实用临床内科诊疗新策略

（上）

刘云顺等◎主编

吉林科学技术出版社

图书在版编目（ＣＩＰ）数据

实用临床内科诊疗新策略/刘云顺等主编. -- 长春：
吉林科学技术出版社，2017.4
ISBN 978-7-5578-2090-9

Ⅰ.①实… Ⅱ.①刘…Ⅲ.①内科—疾病—诊疗
Ⅳ.①R5

中国版本图书馆CIP数据核字(2017)第076360号

实用临床内科诊疗新策略
SHIYONG LINCHUANG NEIKE ZHENLIAO XIN CELUE

主　　编	刘云顺等
出 版 人	李　梁
责任编辑	许晶刚　陈绘新
封面设计	长春创意广告图文制作有限责任公司
制　　版	长春创意广告图文制作有限责任公司
开　　本	787mm×1092mm　1/16
字　　数	900千字
印　　张	36
印　　数	1—1000册
版　　次	2017年4月第1版
印　　次	2018年3月第1版第2次印刷

出　　版	吉林科学技术出版社
发　　行	吉林科学技术出版社
地　　址	长春市人民大街4646号
邮　　编	130021
发行部电话/传真	0431-85635177　85651759　85651628
	85652585　85635176
储运部电话	0431-86059116
编辑部电话	0431-86037565
网　　址	www.jlstp.net
印　　刷	永清县晔盛亚胶印有限公司

书　　号	ISBN 978-7-5578-2090-9
定　　价	105.00元（全二册）

编 委 会

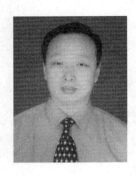

刘云顺，男，1960 年生，1983 年毕业于滨州医学院临床专业。现任青岛市市立医院东院区、离休干部、保健门诊、副主任医师。从事临床工作 33 年，早期主要从事急诊内科工作，现主攻老年性疾病的诊治，对急病慢病有自己的独特理解。对未病及已病的养生饮食、养生中西药调理、养生功法推广、养生手法治疗等方面进行了深入的研究，并发表论文数篇。

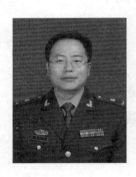

赵建传，1975 年出生，沈阳军区政治部门诊部主任、副主任医师，专业技术八级，硕士研究生学历。1999 年地方大学毕业后入伍，历任基层连队军医、沈阳军区政治部门诊部医师、主治医师等职。工作期间，多次圆满完成上级交给的外出保障任务：3 次外出进修学习，从事医疗保健工作 10 余年，先后担任军区首长、军委首长医疗保健工作。近五年来，先后发表论著、书籍 3 部，获得军区先进个人表彰 1 次，三等功 1 次，嘉奖 3 次。

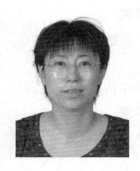

周芳，教授，东营胜利油田中心医院感染病科主任医师，山东省病理生理学会炎症发热感染专业委员会委员，山东省医师协会感染科医师分会委员，山东省中西医结合学会传染病专业委员会常委，东营市医学会肝病专业委员会副主任委员，东营市医学会感染性疾病专业委员会委员，从事感染性疾病工作 25 年，对病毒性肝炎的抗病毒治疗及非肝病感染性疾病、发热待查疾病的诊疗具有丰富的临床经验。

前　言

　　医学科技的发展进步促使了临床内科不断地实践与发展,我们从实践中逐渐对内科疾病的病理生理产生了更加深入的认识。医学科技伴随而来的是更多科学先进的诊疗设备与方法,我们将其逐步应用于临床,以帮助我们更好地服务于患者,帮助患者更好的摆脱疾病困扰。由于近年来临床内科的飞速进展,本编委会特编写此书,为广大内科一线临床医务人员提供借鉴与帮助。

　　本书共分十四章,内容包括:心血管内科疾病、呼吸内科疾病、胃部疾病、肝脏疾病、肠道疾病、消化肿瘤介入治疗、肾内科疾病、感染性疾病、妇产科疾病、职业病、老年病、小儿内科疾病、老年保健以及内科疾病临床护理。

　　对于本书涉及相关疾病均进行了详细叙述,例如:疾病的病理生理、流行病学、病因与发病机制、临床常见症状与表现、常用检查方法、诊断与鉴别诊断、治疗方法、预后、相关临床护理等。本书主要强调疾病的诊断方法及临床常用的内科治疗方法上,本书具有一定的临床实用性,以为广大内科医护人员提供参考。

　　为了更好地提高内科医护人员的临床诊疗水平,本编委会人员在多年内科诊治经验基础上,参考诸多内科疾病相关书籍资料,认真编写了此书,望谨以此书为广大内科医护人员提供微薄帮助。

　　本书在编写过程中,借鉴了诸多内科相关临床书籍与资料文献,在此表示衷心的感谢。由于本编委会人员均身负内科临床诊治工作,故编写时间仓促,难免有错误及不足之处,恳请广大读者见谅,并给予批评指正,以更好地总结经验,以起到共同进步、提高内科医务人员诊疗水平的目的。

《实用临床内科诊疗新策略》编委会

2017 年 4 月

目　　录

第一章　心血管内科疾病

第一节　原发性高血压

原发性高血压(essential hypertension)是以体循环动脉压升高为主要临床表现的心血管综合征,通常简称为高血压。高血压是导致心脑血管疾病的最重要的危险因素,常与其他心血管危险因素共存,可损伤重要脏器,如心、脑、肾的结构和功能,最终导致这些器官的功能衰竭。

一、血压分类和定义

人群中血压呈连续性正态分布,高血压的标准是根据临床及流行病学资料界定的。根据《中国高血压防治指南 2010》,我国目前采用的血压分类和标准见表 1—1。高血压定义为未使用降压药物的情况下诊室收缩压≥140mmHg 和(或)舒张压≥90mmHg。根据血压升高水平,进一步将高血压分为 1～3 级。

表 1—1　血压水平分类和定义

分类	收缩压(mmHg)		舒张压(mmHg)
正常血压	<120	和	<80
正常高值血压	120～139	和(或)	80～89
高血压	≥140	和(或)	≥90
1 级高血压(轻度)	140～159	和(或)	90～99
2 级高血压(中度)	160～179	和(或)	100～109
3 级高血压(重度)	≥180	和(或)	≥110
单纯收缩期高血压	≥140	和	<90

注:当收缩压和舒张压分属于不同分级时,以较高的级别作为标准;以上标准适用于任何年龄的成年男性和女性。

二、流行病学

高血压患病率和发病率在不同国家、地区或种族之间有差别,工业化国家较发展中国家高,美国黑人约为白人的 2 倍。高血压患病率、发病率及血压水平随年龄增加而升高。高血压在老年人较为常见,尤以单纯收缩期高血压为多。

我国自 20 世纪 50 年代以来进行了 4 次(1959 年、1979 年、1991 年和 2002 年)较大规模的成人血压普查,高血压患病率分别为 5.11%、7.73%、13.58%和 18.80%,总体呈明显上升趋势。然而依据 2002 年的调查,我国人群高血压知晓率、治疗率和控制率分别为 30.2%、24.1%和 6.1%,依然很低。

我国高血压患病率和流行存在地区、城乡和民族差别,随年龄增长而升高。北方高于南方,华北和东北属于高发区;沿海高于内地;城市高于农村;高原少数民族地区患病率较高。男、女性高血压总体患病率差别不大,青年期男性略高于女性,中年后女性稍高于男性。

三、病因和发病机制

原发性高血压的病因为多因素,尤其是遗传和环境因素交互作用的结果。但是遗传与环境因素具体通过何种途径升高血压,尚不明确。基础和临床研究表明,高血压不是一种同质性疾病,不同个体间病因和发病机制不尽相同;其次,高血压病程较长,进展一般较缓慢,不同阶段始动、维持和加速机制不同,各种发病机制间也存在交互作用。因此,高血压是多因素、多环节、多阶段和个体差异性较大的疾病。

(一)与高血压发病有关的因素

1.遗传因素 高血压具有明显的家族聚集性。父母均有高血压,子女发病概率高达46%。约60%高血压患者有高血压家族史。高血压的遗传可能存在主要基因显性遗传和多基因关联遗传两种方式。在遗传表型上,不仅高血压发生率体现遗传性,而且在血压高度、并发症发生以及其他有关因素如肥胖等也有遗传性。近年来有关高血压的基因研究报道很多,但尚无突破性进展。关于高血压的基因定位,在全世界进行的20多个高血压全基因组扫描研究中,共有30多个可能有关的染色体区段。

2.环境因素

(1)饮食:不同地区人群血庄水平和高血压患病率与钠盐平均摄入量显著正相关,但同一地区人群中个体间血压水平与摄盐量并不相关,摄盐过多导致血压升高主要见于对盐敏感的人群。钾摄入量与血压呈负相关。高蛋白质摄入属于升压因素。饮食中饱和脂肪酸或饱和脂肪酸/多不饱和脂肪酸比值较高也属于升压因素。饮酒量与血压水平呈线性相关,尤其与收缩压相关性更强。

(2)精神应激:城市脑力劳动者高血压患病率超过体力劳动者,从事精神紧张度高的职业者发生高血压的可能性较大,长期生活在噪声环境中听力敏感性减退者高血压也较多。此类高血压患者经休息后症状和血压可获得一定改善。

(3)吸烟:吸烟可使交感神经末梢释放去甲肾上腺素增加而使血压增高,同时可以通过氧化应激损害一氧化氮(NO)介导的血管舒张引起血压增高。

3.其他因素

(1)体重:体重增加是血压升高的重要危险因素。肥胖类型与高血压发生关系密切,腹型肥胖者容易发生高血压。

(2)药物:服避孕药妇女血压升高发生率及程度与服药时间长短有关。口服避孕药引起的高血压一般为轻度,并且可逆转,在终止服药后3~6个月血压恢复正常。其他如麻黄碱、肾上腺皮质激素、非甾体类抗炎药、甘草等也可使血压增高。

(3)睡眠呼吸暂停低通气综合征:是指睡眠期间反复发作性呼吸暂停。有中枢性和阻塞性之分。患者50%有高血压,血压升高程度与SAHS病程和严重程度有关。

(二)高血压的发病机制

1.激素机制(肾素-血管紧张素-醛固酮系统(RMS)激活) 经典的RAAS包括:肾小球入球动脉的球旁细胞分泌肾素,激活从肝脏产生的血管紧张素原(AGT),生成血管紧张素Ⅰ(AⅠ),然后经肺循环的转换酶(ACE)生成血管紧张素Ⅱ(AⅡ)。AⅡ是RAAS的主要效应物质,作用于血管紧张素Ⅱ受体1(AT1),使小动脉平滑肌收缩,刺激肾上腺皮质球状带分泌醛固酮,通过交感神经末梢突触前膜的正反馈使去甲肾上腺素分泌增加,这些作用均可使血压升高。近年来发现很多组织，例如血管壁、心脏、中枢神经、肾脏及肾上腺，也有 RAAS 各种组成成分。组织 RAAS 对心脏、血管的功能和结构所起的作用，可能在高血压发生和维持中有更大影响。另有研究表明 A I 和 A II 可以通过多条途径产生血管紧张素 1—7(A1—7)，A1—7 通过与 G 蛋白耦联的 MAS 受体发挥扩血管以及抑制血管平滑肌细胞增殖作用，起到降压和心血管系统保护作用，使我们更全面理解 RAAS 系统的心血管作用。

2.肾脏机制　现代高盐饮食加上遗传性或获得性肾脏排钠能力的下降是许多高血压患者的基本病生理异常。摄入钠盐后平均动脉压显著上升者为盐敏感性高血压。肾性钠潴留通过增加血容量，启动全身血流自身调节机制和增加排钠激素（例如内源性类洋地黄物质等），从而使外周血管阻力和血压升高。钠潴留以后还可以通过多种机制，例如：亢进的交感活性使肾血管阻力增加；血管紧张素介导的中枢神经系统效应；血管平滑肌细胞收缩；增加肾脏局部 ATI 表达等使血压增加。血压增高启动压力－利尿钠(pressure－natriuresis)机制将潴留的水钠排泄出去，因此有多种机制导致压力－利尿钠曲线再设定从而将血压升高作为维持体内水钠平衡的一种代偿方式。一个患者是盐敏感还是盐耐受是由遗传因素以及肾内或肾外多种机制决定的。出生低体重幼儿由于肾单位减少也可以通过肾脏机制导致高血压。

3.神经机制　各种原因使大脑皮质下神经中枢功能发生变化，各种神经递质浓度与活性异常，包括去甲肾上腺素、肾上腺素、多巴胺、神经肽 Y、5－羟色胺、血管加压素、脑啡肽、脑钠肽和中枢肾素－血管紧张素系统，最终使交感神经系统活性亢进。交感神经兴奋性增高作用于心脏，可导致心率增快，心肌收缩力加强和心输出量增加；作用于血管 α 受体可使小动脉收缩，外周血管阻力增加和血压升高。肾交感神经活性增强可增加近端肾小管的 α_1 受体介导的钠水重吸收、使肾血管收缩导致肾血流量减少，还可激活 β_1 受体使肾素释放致 A II 生成，A II 可使血管收缩、去甲肾上腺素释放增多和钠盐重吸收增强，还可作用于延髓头端腹外侧核引起肾交感神经的激活产生正反馈作用，这些因素均可增加心排血量及外周阻力使血压增高。

4.血管机制　大动脉和小动脉结构和功能的变化在高血压发病中发挥着重要作用。内皮功能异常是高血压发生的重要机制。随着年龄增长以及各种心血管危险因素，例如血脂异常、血糖升高、吸烟、高同型半胱氨酸血症等，导致血管内皮细胞功能异常，内皮产生舒张因子减少（前列腺素类物质、一氧化氮、缓激肽、心钠素和降钙素基因相关肽等）及收缩因子增加（内皮素、血管收缩因子、A II），造成血压升高。血压高时血管对这些物质的反应亦发生改变。血管壁对缩血管物质反应性增强，对扩血管物质反应减弱，这也是血管持续收缩、张力增加的原因。

内皮功能异常、神经内分泌系统激活以及高血压本身导致的血管重塑可以加重高血压。血管重塑表现为血管壁增厚和壁/腔比值增加等。由于血管平滑肌细胞肥大、增殖和细胞基质合成增多，血管壁增厚，特别是中层增厚，导致血管阻力增高，血管壁反应性增强。阻力血管纤维化及管壁增厚和壁/腔比值增加，使血管口径减小；血管口径变小使切应力增大易致内皮损伤，推动动脉粥样硬化的形成与发展。

5.胰岛素抵抗　胰岛素抵抗(insulin resistance,IR)是指必须以高于正常的血胰岛素释放水平来维持正常的糖耐量，表示机体组织对胰岛素处理葡萄糖的能力减退。约 50% 原发性高血压患者存在不同程度 IR，在肥胖、血甘油三酯升高、高血压及糖耐量减退同时并存的四联症患者中最为明显。近年来认为 IR 是 2 型糖尿病和高血压发生的共同病理生理基础，但 IR

是如何导致血压升高,尚未获得肯定解释。多数认为是 IR 造成继发性高胰岛素血症引起的,继发性高胰岛素血症使肾脏水钠重吸收增强,交感神经系统活性亢进,刺激 $H-Na$ 交换,使细胞内 Na^+、Ca^{2+} 增加,增强血管平滑肌对血管加压物质(如去甲肾上腺素、血管紧张素 Ⅱ)和血容量扩张的敏感性,促进血压升高。此外还可以促使血管壁增厚,血管腔变窄,使外周血管阻力增加而导致血压升高。在一定意义上,胰岛素抵抗所致交感活性亢进使机体产热增加,是对肥胖的一种负反馈调节,这种调节以血压升高和血脂代谢障碍为代价。

(三)我国人群高血压的特点

高钠、低钾膳食是我国大多数高血压患者发病的主要危险因素之一。我国大部分地区人均每天盐摄入量 12~15 克以上。在盐与血压的国际协作研究中,反映膳食钠/钾量的 24 小时尿钠/钾比值,我国人群在 6 以上,而西方人群仅为 2~3。超重和肥胖将成为我国高血压患病率增长的又一重要危险因素。在高血压与心血管风险方面,我国人群监测数据显示,心脑血管死亡占总死亡人数的 40% 以上,其中高血压是首位危险因素。我国脑卒中的年发病率为 250/10 万,冠心病事件的年发病率为 50/10 万,脑卒中发病率是冠心病事件发病率的 5 倍。在临床治疗试验中,脑卒中/心肌梗死发病比值,在我国高血压人群约(5~8):1,而在西方高血压人群约 1:1。另外我国人群叶酸普遍缺乏,导致血浆同型半胱氨酸水平增高,与高血压发病正相关,尤其增加高血压引起脑卒中的风险。这提示脑卒中是我国高血压人群最主要的心血管风险,对于制订更有效的减少我国人群心血管风险的防治策略有重要意义。

四、病理生理和病理

从血流动力学角度,血压主要决定于心输出量和体循环周围血管阻力,平均动脉血压(MBP)=心输出量(CO)×总外周血管阻力(PR)。随年龄增加常可呈现不同血流动力学特征:

1. 对于年轻人(一般 17~25 岁)而言,血流动力学主要改变为心输出量增加和主动脉硬化,体现了交感神经系统的过度激活,一般发生于男性。

2. 对于中年(一般 30~50 岁)而言,主要表现为舒张压增高,伴或不伴收缩压增高。单纯舒张期高血压常见于中年男性,伴随体重增加和代谢综合征。血流动力学主要特点为周围血管阻力增加而心输出量并不增加。

3. 对于老年而言,单纯收缩期高血压是最常见的类型。流行病学显示人群收缩压随年龄增长而增高,而舒张压增长至 55 岁后逐渐下脉压的增加提示中心动脉的硬化以及周围动脉回波速度的增快导致收缩压增加。单纯收缩期高血压常见于老年和妇女,也是舒张性心力衰竭的主要危险因素之一。

心脏和血管是高血压作用的主要靶器官,早期可无明显病理改变。长期高血压引起的心脏改变主要是左心室肥厚和扩大。而全身小动脉病变则主要是壁/腔比值增加和管腔内径缩小,导致重要靶器官如心、脑、肾组织缺血。长期高血压及伴随的危险因素可促进动脉粥样硬化的形成及发展。

1. 心脏 长期压力负荷增高,儿茶酚胺与血管紧张素 Ⅱ 等生长因子都可刺激心肌细胞肥大和间质纤维化引起左心室肥厚和扩张,称为高血压性心脏病。左心室肥厚可以使冠状动脉血流储备下降,特别是在氧耗量增加时,导致心内膜下心肌缺血。高血压性心脏病常可合并冠状动脉粥样硬化和微血管病变。

2.脑　　长期高血压使脑血管发生缺血与变性,形成微动脉瘤,一旦破裂可发生脑出血。高血压促使脑动脉粥样硬化,粥样斑块破裂可并发脑血栓形成。脑小动脉闭塞性病变,引起针尖样小范围梗死病灶,称为腔隙性脑梗死。高血压的脑血管病变部位,特别容易发生在大脑中动脉的豆纹动脉、基底动脉的旁正中动脉和小脑齿状核动脉。这些血管直接来自压力较高的大动脉,血管细长而且垂直穿透,容易形成微动脉瘤或闭塞性病变。因此脑卒中通常累及壳核、丘脑、尾状核、内囊等部位。

3.肾脏　　长期持续高血压使肾小球内囊压力升高,肾小球纤维化、萎缩,肾动脉硬化,导致肾实质缺血和肾单位不断减少。慢性肾衰竭是长期高血压的严重后果之一,尤其在合并糖尿病时。恶性高血压时,入球小动脉及小叶间动脉发生增殖性内膜炎及纤维素样坏死,可在短期内出现肾衰竭。

4.视网膜　　视网膜小动脉早期发生痉挛,随着病程进展出现硬化。血压急骤升高可引起视网膜渗出和出血。眼底检查有助于对高血压严重程度的了解,目前采用 Keith－Wagener 眼底分级:法:Ⅰ级,视网膜动脉变细、反光增强;Ⅱ级,视网膜动脉狭窄、动静脉交叉压迫;Ⅲ级,在上述病:变基础上有眼底出血及棉絮状渗出;Ⅳ级,上述基础上又出现视神经盘水肿。

五、临床表现

（一）症状

大多数起病缓慢,缺乏特殊临床表现,导致诊断延迟,仅在测量血压时或发生心、脑、肾等并发症时才被发现。常见症状有头晕、头痛、颈项板紧、疲劳、心悸等,也可出现视力模糊、鼻出血等较重症状,典型的高血压头痛在血压下降后即可消失。高血压患者可以同时合并其他原因的头痛,往往与血压水平无关,例如精神焦虑性头痛、偏头痛、青光眼等。如果突然发生严重头晕:与眩晕,要注意可能是脑血管病或者降压过度、直立性低血压。高血压患者还可以出现受累器官的症状,如胸闷、气短、心绞痛、多尿等。另外,有些症状可能是降压药的不良反应所致。

（二）体征

高血压体征一般较少。周围血管搏动、血管杂音、心脏杂音等是重点检查的项目。常见的并应重视的部位是颈部、背部两侧肋脊角、上腹部脐两侧、腰部肋脊处的血管杂音。心脏听诊可有主动脉瓣区第二心音亢进、轻微收缩期杂音或偶有收缩早期喀喇音。

有些体征常提示继发性高血压可能,例如腰部肿块提示多囊肾或嗜铬细胞瘤;股动脉搏动延迟出现或缺如,下肢血压明显低于上肢,提示主动脉缩窄;向心性肥胖、紫纹与多毛,提示皮质醇增多症。

六、实验室检查

（一）基本项目

血液生化(钾、空腹血糖、总胆固醇、甘油三酯、高密度脂蛋白胆固醇、低密度脂蛋白胆固醇和尿酸、肌酐);全血细胞计数、血红蛋白和红细胞比积;尿液分析(蛋白、糖和尿沉渣镜检);心电图。

（二）推荐项目

24 小时动态血压监测、超声心动图、颈动脉超声、餐后 2h 血糖、血同型半胱氨酸、尿白蛋白定量、尿蛋白定量、眼底、胸部X线检查、脉搏波传导速度以及踝臂血压指数等。

动态血压监测(ambulatory blood pressure monitoring,ABPM)是由仪器自动定时测量血压,每隔15～30分钟自动测压,连续24小时或更长时间。正常人血压呈明显的昼夜节律,表现为双峰一谷,在上午6～10时及下午4～8时各有一高峰,而夜间血压明显降低。目前认为动态血压的正常参考范围为:24小时平均血压<130/80mmHg,白天均值<135/85mmHg,夜间均值<120/70mmHg。动态血压监测可诊断白大衣高血压,发现隐蔽性高血压,检查难治性高血压的原因,评估血压升高程度、短时变异和昼夜节律以及治疗效果等。

(三)选择项目

对怀疑为继发性高血压患者,根据需要可以分别选择以下检查项目:血浆肾素活性、血和尿醛固酮、血和尿皮质醇、血肾上腺素及去甲肾上腺素、血和尿儿茶酚胺、动脉造影、肾和肾上腺超声、CT或MRI、睡眠呼吸监测等。对有合并症的高血压患者,进行相应的脑功能、心功能和肾功能检查。

七、诊断和鉴别诊断

高血压诊断主要根据诊室血压值,采用经核准的汞柱式或电子血压计,测量安静休息坐位时上臂肱动脉部位血压,一般需非同日测量三次血压值收缩压均≥140mmHg和(或)舒张压均≥90mmHg可诊断高血压。患者既往有高血压史,正在使用降压药物,血压虽然正常,也诊断为高血压。也可参考家庭自测血压收缩压≥135和(或)舒张压≥85mmHg和24动态血压收缩压平均值≥130和(或)舒张压≥80mmHg,白天收缩压平均值≥135和(或)舒张压平均值≥85mmHg,夜间收缩压平均值≥120和(或)舒张压平均值≥70mmHg进一步评估血压状态。一般来说,左、右上臂的血压相差<1.33～2.66kPa(10～20mmHg),右侧>左侧。如果左、右上臂血压相差较大,要考虑一侧锁骨下动脉及远端有阻塞性病变。如疑似直立性低血压的患者还应测量平卧位和站立位血压。是否血压升高,不能仅凭1次或2次诊室血压测量值,需要经过一段时间的随访,进一步观察血压变化和总体水平。

根据WHO减少汞污染的倡议,于2020年全面废除汞柱式血压计的使用,电子血压计将是未来主要的血压测量工具。随着科学技术的发展,血压测量的准确性和便捷性将进一步改进,实现血压的远程监测和无创每搏血压的测量。

一旦诊断高血压,必须鉴别是原发性还是继发性。

八、危险评估和预后

高血压患者的预后不仅与血压水平有关,而且与是否合并其他心血管危险因素以及靶器官损害程度有关。因此从指导治疗和判断预后的角度,应对高血压患者进行心血管危险分层,将高血压患者分为低危、中危、高危和很高危。具体分层标准根据血压升高水平(1、2、3级)、其他心血管危险因素、糖尿病、靶器官损害以及并发症情况,见表1-2。用于分层的其他心血管危险因素、靶器官损害和并发症见表1-3。

表 1－2　高血压患者心血管危险分层标准

其他危险因素和病史	高血压		
	1 级	2 级	3 级
无	低危	中危	高危
1～2 个其他危险因素	中危	中危	很高危
≥3 个其他危险因素或靶器官损害	高危	高危	很高危
临床合并症或合并糖尿病	很高危	很高危	很高危

表 1－3　影响高血压患者心血管预后的重要因素

心血管危险因素	靶器官损害	伴随临床疾患
· 高血压(1～3 级)	· 左心室肥厚	· 脑血管病
· 年龄＞55(男性)；＞65(女性) · 吸烟 · 糖耐量受损和(或)空腹血糖升高 · 血脂异常 $TC \geqslant 5.7mmol/L$（220mg/dl）或 $LDL-C＞3.3mmol/L$（130mg/dl）或 $HDL-C＜1.0mmol/L$（40mg/dl） · 早发心血管病家族史(一级亲属发病年龄男性＜55 岁，女性＜65 岁) · 腹型肥胖(腰围男性≥90cm，女性≥85cm)或肥胖($BMI \geqslant 28kg/m^2$) · 血同型半胱氨酸升高($\geqslant 10\mu mol/L$)	心电图： Sokolow 电压标准：$R_{avl}+SV_1＞4.0mV$(男性)或＞3.5mV(女性) Cornell 电压标准：$R_{avl}+SV_1＞2.8mV$(男性)或＞2.0mV(女性) 超声心动 LVMI 男性≥$125g/m^2$，女性 $120g/m^2$ · 颈动脉超声 $IMT \geqslant 0.9mm$ 或动脉粥样硬化斑块 · 颈股动脉 $PWV \geqslant 12m/s$ · $ABI＜0.9$ · $eGFR＜60ml/min \cdot 1.73m^2$ 或血肌酐轻度升高 115～133μmol/L(1.3～1.5mg/dl，男性)107～124μmol/L(1.2～1.4mg/dl,女性) · 尿微量白蛋白 30～300mg/24 小时或白蛋白/肌酐≥30mg/g	脑出血,缺血性脑卒中,短暂脑缺血发作 · 心脏疾病 心肌梗死,心绞痛,冠状动脉血运重建,慢性心力衰竭 · 肾脏疾病 糖尿病性肾病,肾功能受损,肌肝≥133μmol/L(1.5mg/dl 男性),≥124μmol/L(1.4mg/dl, 女性) 尿 蛋白多 300mg/24h · 周围血管病 · 视网膜病变 出血或渗出,视神经盘水肿 · 糖尿病

注：TC:总胆固醇；LDL－C:低密度脂蛋白胆固醇；HDL－C:高密度脂蛋白胆固醇；BMI:体质量指数；LVMI:左心室质量指数；IMT:内膜中层厚度；ABI:踝臂指数；PWV:脉搏波传导速度；eGFR:估测的肾小球滤过率

高血压与动脉粥样硬化密不可分。高血压患者动脉粥样硬化的严重程度与高血压的治疗和预后密切相关。现有动脉粥样硬化评估指标对高血压的诊断、治疗和预后评估起着重要作用,进一步明确高血压与动脉粥样硬化的关系以及更加准确的判断动脉粥样硬化程度对高血压发生发展以及危险评估具有重要意义。

九、治疗

(一)目的与原则

原发性高血压目前尚无根治方法。临床证据表明收缩压下降 10～20mmHg 或舒张压下降 5～6mmHg,3～5 年内脑卒中、冠心病与心脑血管病死亡率事件分别减少 38％、16％与 20％,心力衰竭减少 50％以上,高危患者获益更为明显。降压治疗的最终目的是减少高血压患者心、脑血管病的发生率和死亡率。

高血压治疗原则如下：

1.治疗性生活方式干预　适用于所有高血压患者。主要包括：

(1)减轻体重:将体质量指数(BMI)尽可能控制在<24kg/m²。体重降低对改善胰岛素抵抗、糖尿病、高脂血症和左心室肥厚均有益;

(2)减少钠盐摄入:膳食中约80%钠盐来自烹调用盐和各种腌制品,所以应减少烹调用盐,每人每日食盐量以不超过6g为宜;

(3)补充钾盐:每日吃新鲜蔬菜和水果;

(4)减少脂肪摄入:减少食用油摄入,少吃或不吃肥肉和动物内脏;

(5)戒烟限酒;

(6)增加运动:运动有利于减轻体重和改善胰岛素抵抗,提高心血管调节适应能力,稳定血压水平;

(7)减轻精神压力,保持心态平衡;

(8)必要时补充叶酸制剂。

2.降压药物治疗对象

(1)高血压2级或以上患者;

(2)高血压合并糖尿病,或者已经有心、脑、肾靶器官损害或并发症患者;

(3)凡血压持续升高,改善生活方式后血压仍未获得有效控制者。

从心血管危险分层的角度,高危和很高危患者必须使用降压药物强化治疗。

3.血压控制目标值 目前一般主张血压控制目标值应<140/90mmHg。对于老年收缩期高血压患者,收缩压控制于150mmHg以下,如果能够耐受可降至140mmHg以下。应尽早将血压降低到上述目标血压水平,但并非越快越好。大多数高血压患者,应根据病情在数周至数月内将血压逐渐降至目标水平。年轻、病程较短的高血压患者,可较快达标。但老年人、病程较长或已有靶器官损害或并发症的患者,降压速度宜适度缓慢。

4.多重心血管危险因素协同控制 大部分高血压患者合并其他心血管危险因素。降压治疗后尽管血压控制在正常范围,其他危险因素依然对预后产生重要影响,因此降压治疗时应同时兼顾其他心血管危险因素控制。降压治疗方案除了必须有效控制血压,还应兼顾对糖代谢、脂代谢、尿酸代谢等多重危险因素的控制。

国际大规模临床研究表明,对中高危险的高血压患者在降压治疗同时给予他汀类药物,可进一步减少心脑血管事件。针对我国高血压人群普遍伴有高同型半胱氨酸血症的特点,在降压同时,补充叶酸,降低血浆同型半胱氨酸,对我国脑卒中的防治有重要意义。

(二)降压药物治疗

1.降压药物应用基本原则 使用降压药物应遵循以下4项原则,即小剂量开始,优先选择长效制剂,联合用药及个体化。

(1)小剂量:初始治疗时通常应采用较小的有效治疗剂量,根据需要逐步增加剂量。

(2)优先选择长效制剂:尽可能使用每天给药1次而有持续24小时降压作用的长效药物,从而有效控制夜间血压与晨峰血压,更有效预防心脑血管并发症。如使用中、短效制剂,则需给药每天2~3次,以达到平稳控制血压的目的。

(3)联合用药:可增加降压效果又不增加不良反应,在低剂量单药治疗效果不满意时,可以采用两种或两种以上降压药物联合治疗。事实上,2级以上高血压为达到目标血压常需联合治疗。对血压≥160/100mmHg或高于目标血压20/10mmHg或高危及以上患者,起始即可采用小剂量两种药物联合治疗或用固定复方制剂。

（4）个体化：根据患者具体情况、药物有效性和耐受性，兼顾患者经济条件及个人意愿，选择适合患者的降压药物。

2.降压药物种类　目前常用降压药物可归纳为五大类，即利尿剂、β受体阻滞剂、钙通道阻滞剂（CCB）、血管紧张素转换酶抑制剂（ACEI）和血管紧张素Ⅱ受体阻滞剂（ARB），详见表1—4。

表1—4　常用降压药物名称、剂量及用法

药物分类	药物名称	单次剂量	用法（每日）
利尿药	氢氯噻嗪（hydrochlorothiazide）	12.5mg	1～2次
	氨苯蝶啶（triamterene）	50mg	1～2次
	阿米洛利（amiloride）	5～10mg	1次
	呋塞米（furosemide）	20～40mg	1～2次
	吲达帕胺（indapamide）	1.25～2.5mg	1次
β受体阻滞剂	美托洛尔（metoprolol）	25～50mg	2次
	阿替洛尔（atenolol）	50～100mg	1次
	比索洛尔（bisoprolol）	5～10mg	1次
	卡维洛尔（carvedilol）	12.5～25mg	1～2次
	拉贝洛尔（labetalol）	100mg	2～3次
钙通道阻滞剂	硝苯地平控释剂（nifedipine GITS）	30～60mg	1次
	尼卡地平（nieardipine）	40mg	2次
	尼群地平（nitredipine）	10mg	2次
	非洛地平缓释剂（felodipine SR）	5～10mg	1次
	氨氯地平（amlodipine）	5～10mg	1次
	左旋氨氯地平（Levamlodipine）	1.25～5mg	1次
	拉西地平（lacidipine）	4～6mg	1次
	乐卡地平（lercanidipine）	10～20mg	1次
	维拉帕米缓释剂（verapamil SR）	240mg	1次
	地尔硫䓬缓释剂（diltiazem SR）	90～180mg	1次
	贝尼地平（benidipine）	2～8mg	1次
血管紧张素转换酶抑制剂	卡托普利（captopril）	12.5～50mg	2～3次
	依那普利（enalapril）	10～20mg	2次
	贝那普利（benazepril）	10～20mg	1次
	赖诺普利（lisinopril）	10～20mg	1次
	雷米普利（ramipril）	2.5～10mg	1次
	福辛普利（fosinopril）	10～20mg	1次
	西拉普利（cilazapril）	2.5～5mg	1次
	培哚普利（perindopril）	4～8mg	1次
血管紧张素Ⅱ受体阻滞剂	氯沙坦（losartan）	50～100mg	1次
	缬沙坦（valsartan）	80～160mg	1次
	厄贝沙坦（irbesartan）	150～300mg	1次
	替米沙坦（telmisartan）	40～80mg	1次
	奥美沙坦（olmesartan）	20～40mg	1次
	坎地沙坦（candesartan）	8～12mg	1次
	阿利沙坦（Allisartan）	240mg	1次

注：具体使用剂量及注意事项请参照药物使用说明书

3.各类降压药物作用特点

(1)利尿剂:有噻嗪类、袢利尿剂和保钾利尿剂三类。噻嗪类使用最多,常用的有氢氯噻嗪。降压作用主要通过排钠,减少细胞外容量,降低外周血管阻力。降压起效较平稳、缓慢,持续时间相对较长,作用持久。适用于轻、中度高血压,对单纯收缩期高血压、盐敏感性高血压、合并肥胖或糖尿病、更年期女性、合并心力衰竭和老年人高血压有较强的降压效应。利尿剂可增强其他降压药的疗效。主要不良反应是低血钾症和影响血脂、血糖、血尿酸代谢,往往发生在大剂量时,因此推荐使用小剂量。其他还包括乏力、尿量增多等,痛风患者禁用。保钾利尿剂可引起高血钾,不宜与 ACEI、ARB 合用,肾功能不全者慎用。袢利尿剂主要用于合并肾功能不全的高血压患者。

(2)β受体阻滞剂:有选择性($β_1$)、非选择性($β_1$ 与 $β_2$)和兼有 α 受体阻滞三类。该类药物可通过抑制中枢和周围 RAAS,抑制心肌收缩力和减慢心率发挥降压作用。降压起效较强而且迅速,不同 β 受体阻滞剂降压作用持续时间不同。适用于不同程度高血压患者,尤其是心率较快的中、青年患者或合并心绞痛和慢性心力衰竭者,对老年高血压疗效相对较差。各种 β 受体阻滞剂的药理学和药代动力学情况相差较大,临床上治疗高血压宜使用选择性 $β_1$ 受体阻滞剂或者兼有 α 受体阻滞作用的 β 受体阻滞剂,达到能有效减慢心率的较高剂量。β 受体阻滞剂不仅降低静息血压,而且能抑制应激和运动状态下血压急剧升高。使用的主要障碍是心动过缓和一些影响生活质量的不良反应,较高剂量治疗时突然停药可导致撤药综合征。虽然糖尿病不是使用 β 受体阻滞剂的禁忌证,但它增加胰岛素抵抗,还可能掩盖和延长低血糖反应,使用时应加以注意。不良反应主要有心动过缓、乏力、四肢发冷。β 受体阻滞剂对心肌收缩力、窦房结及房室结功能均有抑制作用,并可增加气道阻力。急性心力衰竭、病态窦房结综合征、房室传导阻滞患者禁用。

(3)钙通道阻滞剂:根据药物核心分子结构和作用于 L 型钙通道不同的亚单位,钙通道阻滞剂分为二氢吡啶类和非二氢吡啶类,前者以硝苯地平为代表,后者有维拉帕米和地尔硫䓬。根据药物作用持续时间,钙通道阻滞剂又可分为短效和长效。长效包括长半衰期药物,例如氨氯地平、左旋氨氯地平;脂溶性膜控型药物,例如拉西地平和乐卡地平;缓释或控释制剂,例如非洛地平缓释片、硝苯地平控释片。降压作用主要通过阻滞电压依赖 L 型钙通道减少细胞外钙离子进入血管平滑肌细胞内,减弱兴奋—收缩耦联,降低阻力血管的收缩反应。钙通道阻滞剂还能减轻血管紧张素Ⅱ(AⅡ)和 $α_1$ 肾上腺素能受体的缩血管效应,减少肾小管钠重吸收。钙通道阻滞剂降压起效迅速,降压疗效和幅度相对较强,疗效的个体差异性较小,与其他类型降压药物联合治疗能明显增强降压作用。钙通道阻滞剂对血脂、血糖等无明显影响,服药依从性较好。相对于其他降压药物,钙通道阻滞剂还具有以下优势:对老年患者有较好降压疗效;高钠摄入和非甾体类抗炎症药物不影响降压疗效;对嗜酒患者也有显著降压作用;可用于合并糖尿病、冠心病或外周血管病患者;长期治疗还具有抗动脉粥样硬化作用。主要缺点是开始治疗时有反射性交感活性增强,引起心率增快、面部潮红、头痛、下肢水肿等,尤其使用短效制剂时。非二氢吡啶类抑制心肌收缩和传导功能,不宜在心力衰竭、窦房结功能低下或心脏传导阻滞患者中应用。

(4)血管紧张素转换酶抑制剂:降压作用主要通过抑制循环和组织 ACE,使血管紧张素Ⅱ生成减少,同时抑制激肽酶使缓激肽降解减少。降压起效缓慢,3~4 周时达最大作用,限制钠盐摄入或联合使用利尿剂可使起效迅速和作用增强。ACEI 具有改善胰岛素抵抗和减少尿蛋白作用,对肥胖、糖尿病和心脏、肾脏靶器官受损的高血压患者具有相对较好的疗效,特别适用于伴有心力衰竭、心肌梗死、心房颤动、蛋白尿、糖耐量减退或糖尿病肾病的高血压患者。不良反应主要是刺激性干咳和血管性水肿。干咳发生率约 $10\% \sim 20\%$,可能与体内缓激肽增多有关,停用后可消失。高血钾症、妊娠妇女和双侧肾动脉狭窄患者禁用。血肌酐超过 3mg/dl 患者使用时需谨慎,应定期监测血肌酐及血钾水平。

(5)血管紧张素 II 受体阻滞剂(ARB):降压作用主要通过阻滞组织血管紧张素 II 受体亚型 AT1,更充分有效地阻断血管紧张素 II 的血管收缩、水钠潴留与重构作用。近年来的研究表明阻滞 AT1 负反馈引起血管紧张素 II 增加,可激活另一受体亚型 AT2,能进一步拮抗 AT1 的生物学效应。降压作用起效缓慢,但持久而平稳。低盐饮食或与利尿剂联合使用能明显增强疗效。多数 ARB 随剂量增大降压作用增强,治疗剂量窗较宽。最大的特点是直接与药物有关的不良反应较少,一般不引起刺激性干咳,持续治疗依从性高。治疗对象和禁忌证与 ACEI 相同。

除上述五大类主要的降压药物外,在降压药发展历史中还有一些药物,包括交感神经抑制剂,例如利血平(reserpine)、可乐定(clonidine);直接血管扩张剂,例如肼屈嗪(hydrazine);α_1 受体阻滞剂,例如哌唑嗪(prazosin)、特拉唑嗪(terazosin)、多沙唑嗪(doxazosin),曾多年用于临床并有一定的降压疗效,但因副作用较多,目前不主张单独使用,但可用于复方制剂或联合治疗。

4.降压治疗方案　大多数无并发症或合并症患者可单独或联合使用噻嗪类利尿剂、β 阻滞剂、CCB、ACEI 和 ARB,治疗应从小剂量开始。临床实际使用时,患者心血管危险因素状况、靶器官损害、并发症、合并症、降压疗效、不良反应以及药物费用等,都可能影响降压药的具体选择。目前认为,2 级高血压患者在开始时就可以采用两种降压药物联合治疗,联合治疗有利于血压较快达到目标值,也利于减少不良反应。

联合治疗应采用不同降压机制的药物,我国临床主要推荐应用优化联合治疗方案是:ACEI/ARB+二氢吡啶类 CCB;ARB/ACEI+噻嗪类利尿剂;二氢吡啶类 CCB+噻嗪类利尿剂;二氢吡啶类 CCB+β 受体阻滞剂。次要推荐使用的联合治疗方案是:利尿剂+β 受体阻滞剂;α 受体阻滞剂+β 受体阻滞剂;二氢吡啶类 CCB+保钾利尿剂;噻嗪类利尿剂+保钾利尿剂。三种降压药联合治疗一般必须包含利尿剂。采用合理的治疗方案和良好的治疗依从性,一般可使患者在治疗 3～6 个月内达到血压控制目标值。对于有并发症或合并症患者,降压药和治疗方案选择应该个体化。

降压治疗的益处主要是通过长期控制血压而获得,所以高血压患者需要长期降压治疗,尤其是高危和很高危患者。在每个患者确立有效治疗方案血压控制后,仍应继续治疗,不应随意停止治疗或频繁改变治疗方案,停降压药后多数患者在半年内又回复到原来的血压水平。由于降压治疗的长期性,因此患者的治疗依从性十分重要。采取以下措施可以提高患者治疗依从性:医师与患者之间保持经常性的良好沟通;让患者和家属参与制订治疗计划;鼓励患者家中自测血压。

十、特殊类型高血压的处理

(一)老年高血压

我国流行病学调查显示 60 岁以上人群高血压患病率为 49%。老年人容易合并多种临床疾病,并发症较多,其高血压的特点是收缩压增高、舒张压下降,脉压增大;血压波动性大,容易出现体位性低血压及餐后低血压;血压昼夜节律异常、白大衣高血压和假性高血压相对常见。老年高血压患者的血压应降至 150/90mmHg 以下。老年高血压降压治疗应强调收缩压达标,同时应避免过度降低血压;在能耐受降压治疗前提下,逐步降压达标,应避免过快降压。CCB、ACEI、ARB、利尿剂或 β 受体阻滞剂都可以考虑选用。

(二)儿童青少年高血压

儿童青少年高血压以原发性高血压为主,表现为轻、中度血压升高,通常没有明显的临床症状,与肥胖密切相关,近一半儿童高血压患者可发展为成人高血压,左心室肥厚是最常见的靶器官受累。儿童青少年血压明显升高者多为继发性高血压,肾性高血压是首位病因。目前国际上统一采用不同年龄性别血压的 90、95 和 99 百分位数作为诊断"正常高值血压"、"高血压"和"严重高血压"的标准。未合并靶器官损害的儿童与青少年高血压应将血压降至 95 百分位数以下;合并肾脏疾病、糖尿病或出现高血压靶器官损害时,应将血压降至 90 百分位数以下。绝大多数儿童与青少年高血压患者通过非药物治疗即可达到血压控制目标。但如果生活方式治疗无效,出现高血压临床症状、靶器官损害,合并糖尿病、继发性高血压等情况应考虑药物治疗。ACEI 或 ARB 和 CCB 在标准剂量下较少发生不良反应,通常作为首选的儿科抗高血压药物;利尿剂通常作为二线抗高血压药物或与其他类型药物联合使用;其他种类药物如 α 受体阻滞剂和 β 受体阻滞剂,因为不良反应的限制多用于儿童青少年严重高血压患者的联合用药。

(三)顽固性高血压

顽固性高血压或难治性高血压是指尽管使用了三种以上合适剂量降压药联合治疗(一般应该包括利尿剂),血压仍未能达到目标水平。使用四种或四种以上降压药物血压达标也应考虑为顽固性高血压。对于顽固性高血压,部分患者存在遗传学和药物遗传学方面的因素,多数患者还应该寻找原因,针对具体原因进行治疗,常见原因如下:

1.假性难治性高血压 由血压测量错误、"白大衣现象"或治疗依从性差等导致。如:袖带气囊不合适(气囊太短或太容易致血压读数偏高);袖带置于有弹性阻力的衣服(毛线衣)外面;放气速度过快;听诊器的胸件置于袖带之内(致使听诊头向下压力较大而压力增高);听诊器上向下压力较大。假性难治性高血压可发生在广泛动脉粥样硬化和钙化的老年人,测量肱动脉血压时需要比硬化的动脉腔内压更高的袖带压力方能阻断血流。以下情况应怀疑假性高血压:血压明显升高而无靶器官损害;降压治疗后在无血压过度下降时产生明显的头晕、乏力等低血压症状;肱动脉处有钙化证据;肱动脉血压高于下肢动脉血压;重度单纯收缩期高血压。患者治疗依从性差,也可以导致顽固性高血压。

2.生活方式未获得有效改善 比如体重、食盐摄入未得到有效控制,过量饮酒、未戒烟等。

3.降压治疗方案不合理 如:采用了不合理的联合治疗方案;采用了对某些患者有明显不良反应的降压药,导致无法增加剂量提高疗效和依从性;在多种药物联合方案中未包括利尿剂(包括醛固酮拮抗剂)。

4.其他药物干扰降压作用 同时服用干扰降压作用的药物是血压难以控制的一个较隐蔽的原因。非甾体类抗炎药(NSAIDs)引起水钠潴留,增强对升压激素的血管收缩反应,可抵消钙通道阻滞剂外各种降压药的作用。拟交感胺类药物具有激动 α 肾上腺素能活性作用,例如某些滴鼻液、抑制食欲的减肥药,长期使用可升高血压或干扰降压药物作用。三环类抗抑郁药阻止交感神经末梢摄取利血平、可乐定等降压药。环孢素刺激内皮素释放,增加肾血管阻力,减少水钠排泄。重组人促红细胞生成素可直接作用于血管,升高周围血管阻力。口服避孕药和糖皮质激素也可拮抗降压药的作用。

5.容量超负荷　饮食钠摄入过多抵消降压药作用。肥胖、糖尿病、肾脏损害和慢性肾功能不全时通常有容量超负荷。在一些联合治疗依然未能控制血压的患者中,常发现未使用利尿剂,或者利尿剂的选择和剂量不合理。可以采用短期强化利尿治疗试验来判断,联合服用长作用的噻嗪类利尿剂和短作用的袢利尿剂观察治疗效应。

6.胰岛素抵抗　胰岛素抵抗是肥胖和糖尿病患者发生顽固性高血压的主要原因。在降压药治疗基础上联合使用胰岛素增敏剂,可以明显改善血压控制。肥胖者减轻体重5kg就可显著降低血压或减少降压药数量。

7.继发性高血压　见本章第二节,其中睡眠呼吸暂停低通气综合征、肾动脉狭窄和原发性醛固酮增多症是最常见的原因。

顽固性高血压的处理应该建立在对上述可能原因评估的基础上,进行有效生活方式干预,合理制订降压方案,除外继发性高血压,增加患者依从性,大多数患者血压可以得到控制。

(五)高血压急症和亚急症

高血压急症(hypertensive emergiencies)是指原发性或继发性高血压患者,在某些诱因作用下,血压突然和明显升高(一般超过180/120mmHg),伴有进行性心、脑、肾等重要靶器官功能不全的表现。高血压急症包括高血压脑病、颅内出血(脑出血和蛛网膜下腔出血)、脑梗死、急性左心衰竭、急性冠状动脉综合征(不稳定型心绞痛、急性非ST段抬高型和ST段抬高型心肌梗死)、主动脉夹层、子痫、急进性肾小球肾炎、胶原血管病所致肾功能危象、嗜铬细胞瘤危象及围术期严重高血压等。少数患者病情急骤发展,舒张压持续≥130mmHg,并有头痛、视力模糊、眼底出血、渗出和乳头水肿,肾脏损害突出,持续蛋白尿、血尿与管型尿,称为恶性高血压。应注意血压水平的高低与急性靶器官损害的程度并非呈正比,通常需要使用静脉降压药物。高血压亚急症(hypertensive urgencies)是指血压明显升高但不伴严重临床症状及进行性靶器官损害。患者可以有血压明显升高造成的症状,如头痛,胸闷,鼻出血和烦躁不安等。血压升高的程度不是区别高血压急症与亚急症的标准,区别两者的唯一标准是有无新近发生的急性进行性靶器官损害。

及时正确处理高血压急症十分重要,可在短时间内使病情缓解,预防进行性或不可逆性靶器官损害,降低死亡率。高血压急症和亚急症降压治疗的紧迫程度不同,前者需要迅速降低血压,采用静脉途径给药;后者需要在24到48小时内降低血压,可使用快速起效的口服降压药。

1.治疗原则

(1)迅速降低血压:对于高血压急症选择适宜有效的降压药物,静脉滴注给药,同时监测血压。如果情况允许,及早开始口服降压药治疗。

(2)控制性降压:高血压急症时短时间内血压急骤下降,有可能使重要器官的血流灌注明显减少,应采取逐步控制性降压,一般情况下,初始阶段(数分钟到1h内)血压控制的目标为平均动脉压的降低幅度不超过治疗前水平的25%。在随后的2~6h内将血压降至较安全水平,一般为160/100mmHg左右,如果可耐受,临床情况稳定,在随后24~48h逐步降至正常水平。如果降压后发现有重要器官缺血表现,血压降低幅度应更小。在随后的 1~2 周内,再将血压逐步降到正常水平。

(3)合理选择降压药:处理高血压急症的药物,要求起效迅速,短时间内达到最大作用;作用持续时间短,停药后作用消失较快;不良反应较小。另外,最好在降压过程中不明显影响心率、心输出量和脑血流量。

(4)避免使用的药物:应注意有些降压药不适宜用于高血压急症,甚至有害。利舍平肌内注射的降压作用起效较慢,如果短时间内反复注射可导致难以预测的蓄积效应,发生严重低血压,引起明显嗜睡反应,干扰对神志的判断。治疗开始时也不宜使用强力的利尿药,除非有心力衰竭或明显的体液容量负荷过重,因为多数高血压急症时交感神经系统和 RAAS 过度激活,外周血管阻力明显升高,体循环血容量减少,对强力利尿存在风险。

2.降压药选择与应用

(1)硝普钠(sodium nitroprusside):同时直接扩张静脉和动脉,降低前、后负荷。开始以 $10\mu g/min$ 静滴,逐渐增加剂量以达到降压作用,一般临床常用最大剂量为 $200\mu g/min$。使用硝普钠必须密切监测血压,根据血压水平仔细调节滴注速率。停止滴注后,作用仅维持 3~5分钟。硝普钠可用于各种高血压急症。在通常剂量下不良反应轻微,可有恶心、呕吐、肌肉颤动等。硝普钠在体内红细胞中代谢产生氰化物,长期或大剂量使用应注意可能发生硫氰酸中毒,尤其肾功能损害者更容易发生。

(2)硝酸甘油(nitroglycerin):扩张静脉和选择性扩张冠状动脉与大动脉,降低动脉压作用不及硝普钠。开始时以 5~10 $\mu g/min$ 速率静滴。降压起效迅速,停药后数分钟作用消失,可用至 100~200 $\mu g/min$。硝酸甘油主要用于高血压急症伴急性心力衰竭或急性冠脉综合征。不良反应有心动过速、面部潮红,头痛和呕吐等。

(3)尼卡地平(nicardipine):二氢吡啶类钙通道阻滞剂,作用迅速,持续时间较短,降压同时改善脑血流量。开始时从 0.5$\mu g/(kg \cdot min)$ 静脉滴注,可逐步增加剂量到 10$\mu g/(kg \cdot min)$。主要用于高血压急症合并急性脑血管病或其他高血压急症。不良反应有心动过速、面部潮红等。

(4)拉贝洛尔(labetalol):兼有 α 受体阻滞作用的受体阻滞剂,起效较迅速(5~10 分钟),持续时间较长(3~6 小时)。开始时缓慢静脉注射 20~100mg,以 0.5~2mg/min 速率静脉滴注,总剂量不超过 300mg。拉贝洛尔主要用于高血压急症合并妊娠或肾功能不全患者。不良反应有头晕、直立性低血压、心脏传导阻滞等。

(六)高血压合并其他临床情况

高血压可以合并脑血管病、冠心病、心力衰竭、慢性肾功能不全和糖尿病等。急性脑卒中的血压处理尚未完全达成共识。对于稳定期患者,降压治疗目的是减少脑卒中再发。对老年患者、双侧或颅内动脉严重狭窄者及严重体位性低血压患者应该慎重进行降压治疗,降压过程应该缓慢、平稳,最好不减少脑血流量。对于心肌梗死和心力衰竭患者合并高血压,首先考虑选择 ACEI 或 ARB 和 β 受体阻滞剂。慢性肾功能不全合并高血压者,降压治疗的目的主要是延缓肾功能恶化,预防心、脑血管病发生。ACEI 或 ARB 在高血压早、中期能延缓肾功能恶化,但要注意在低血容量或病情晚期(肌酐清除率<30ml/min 或血肌酐超过 265$\mu mol/L$,即 3.0mg/dl)有可能反而使肾功能恶化。1 型糖尿病在出现蛋白尿或肾功能减退前通常血压正常,高血压是肾病的一种表现;2 型糖尿病往往较早就与高血压并存。多数糖尿病合并高血

压患者往往同时有肥胖、血脂代谢紊乱和较严重的靶器官损害,属于心血管疾病高危群体。因此应该积极降压治疗,为达到目标水平,通常在改善生活方式基础上需要2种以上降压药物联合治疗。ACEI 或 ARB 能有效减轻和延缓糖尿病肾病的进展。

(王连友)

第二节　继发性高血压

继发性高血压是指由某些确定的疾病或病因引起的血压升高,约占所有高血压的5%。继发性高血压尽管所占比例并不高,但绝对人数仍相当多,而且某些继发性高血压,如原发性醛固酮增多症、嗜铬细胞瘤、肾血管性高血压、肾素分泌瘤等,可通过手术得到根治或改善。因此,及早明确诊断能明显提高治愈率及阻止病情进展。

临床上凡遇到以下情况时,要进行全面详尽的筛选检查:①中、重度血压升高的年轻患者;②症状、体征或实验室检查有怀疑线索,例如肢体脉搏搏动不对称性减弱或缺失,腹部听到粗糙的血管杂音等;③药物联合治疗效果差,或者治疗过程中血压曾经控制良好但近期又明显升高;④恶性高血压患者。继发性高血压的主要疾病和病因见表1-5。

表1-5 继发性高血压的主要疾病和病因

肾脏疾病	肾小球肾炎
	慢性肾盂肾炎
	先天性肾脏病变(多囊肾)
	继发性肾脏病变(结缔组织病,糖尿病肾病,肾淀粉样变等)
	肾动脉狭窄肾肿瘤
内分泌疾病	Cushing 综合征(皮质醇增多症)
	嗜铬细胞瘤
	原发性醛固酮增多症
	肾上腺性变态综合征
	甲状腺功能亢进
	甲状腺功能减退
	甲状旁腺功能亢进
	腺垂体功能亢进
	绝经期综合征
心血管病变	主动脉瓣关闭不全
	完全性房室传导阻滞
	主动脉缩窄
	多发性大动脉炎
颅脑病变	脑肿瘤
	脑外伤
	脑干感染
其他	妊娠高血压综合征
	红细胞增多症
	药物(糖皮质激素,拟交感神经药,甘草)

一、肾实质性高血压

包括急、慢性肾小球肾炎，糖尿病肾病、慢性肾盂肾炎，多囊肾和肾移植后等多种肾脏病变引起的高血压，是最常见的继发性高血压，终末期肾病 80%～90% 合并高血压。肾实质性高血压的发生主要是由于肾单位大量丢失，导致水钠潴留和细胞外容量增加，以及肾脏 RAAS 激活与排钠减少。高血压又进一步升高肾小球内囊压力，形成恶性循环，加重肾脏病变。

临床上有时难以将肾实质性高血压与原发性高血压伴肾脏损害完全区别开来。一般而言，除恶性高血压，原发性高血压很少出现明显蛋白尿，血尿不明显，肾功能减退首先从肾小管浓缩功能开始，肾小球滤过功能仍长期保持正常或增强，直到最后阶段才有肾小球滤过降低、血肌酐上升；肾实质性高血压往往在发现血压升高时已有蛋白尿、血尿和贫血，肾小球滤过功能减退，肌酐清除率下降。如果条件允许，肾穿刺组织学检查有助于确立诊断。

肾实质性高血压必须严格限制钠盐摄入，每天<3g；通常需要联合使用降压药物治疗；如果不存在使用禁忌证，联合治疗方案中一般应包括 ACEI 或 ARB，有利于减少尿蛋白，延缓肾功能恶化。

二、肾血管性高血压

肾血管性高血压是单侧或双侧肾动脉主干或分支狭窄引起的高血压。常见病因有多发性大动脉炎，肾动脉纤维肌性发育不良和动脉粥样硬化，前两者主要见于青少年，后者主要见于老年人。肾血管性高血压的发生是由于肾血管狭窄，导致肾脏缺血，激活 RAAS。早期解除狭窄，可使血压恢复正常；长期或高血压基础上的肾动脉狭窄，解除狭窄后血压一般也不能完全恢复正常，持久严重的肾动脉狭窄会导致患侧甚至整体肾功能的损害。

凡进展迅速或突然加重的高血压，均应怀疑本症。体检时在上腹部或背部肋脊角处可闻及血管杂音。肾动脉彩超、放射性核素肾图、肾动脉 CT 及 MRI 检查有助于诊断，肾动脉造影可明确诊断和狭窄部位。

治疗方法可根据病情和条件选择经皮肾动脉成形术，手术和药物治疗。治疗的目的不仅是降低血压，还在于保护肾功能。经皮肾动脉成形及支架植入术较简便，对单侧非开口处局限性狭窄效果较好。手术治疗包括血运重建术，肾移植术和肾切除术，适用于不宜经皮肾动脉成形术患者。不适宜上述治疗的患者，可采用降压药物联合治疗。需要注意，双侧肾动脉狭窄、肾功能已受损或非狭窄侧肾功能较差患者禁忌使用 ACEI 或 ARB，因为这类药物解除了缺血肾脏出球小动脉的收缩作用，使肾小球内囊压力下降，肾功能恶化。

三、原发性醛固酮增多症

本症是肾上腺皮质增生或肿瘤分泌过多醛固酮所致。临床上以长期高血压伴低血钾为特征，亦有部分患者血钾正常，临床上常因此忽视了对本症的进一步检查。由于电解质代谢障碍，本症可有肌无力、周期性瘫痪、烦渴、多尿等症状。血压大多为轻、中度升高，约 1/3 表现为顽固性高血压。实验室检查有低血钾、高血钠、代谢性碱中毒、血浆肾素活性降低、血浆和尿醛固酮增多。血浆醛固酮/血浆肾素活性比值增大有较高诊断敏感性和特异性。超声、放射性核素、CT、MRI 可确立病变性质和部位。选择性双侧肾上腺静脉血激素测定，对诊断确有困难者,有较高的诊断价值。

如果本症是肾上腺皮质腺瘤或癌所致,手术切除是最好的治疗方法。如果是肾上腺皮质增生,也可作肾上腺大部切除术,但效果相对较差,一般仍需使用降压药物治疗,选择醛固酮拮抗剂螺内酯和长效钙通道阻滞剂。

四、嗜铬细胞瘤

嗜铬细胞瘤起源于肾上腺髓质、交感神经节和体内其他部位嗜铬组织,肿瘤间歇或持续释放过多肾上腺素、去甲肾上腺素与多巴胺。临床表现变化多端,典型的发作表现为阵发性血压升高伴心动过速、头痛、出汗、面色苍白。在发作期间可测定血或尿儿茶酚胺或其代谢产物 3—甲氧基—4—羟基苦杏仁酸(VMA),如有显著增高,提示嗜铬细胞瘤。超声、放射性核素、CT 或 MRI 可作定位诊断。

嗜铬细胞瘤大多为良性,约 10% 嗜铬细胞瘤为恶性,手术切除效果好。手术前或恶性病变已有多处转移无法手术者,选择 α 和 β 受体阻滞剂联合降压治疗。

五、皮质醇增多症.

皮质醇增多症主要是由于促肾上腺皮质激素(ACTH)分泌过多导致肾上腺皮质增生或者肾上腺皮质腺瘤,引起糖皮质激素过多所致。80% 患者有高血压,同时有向心性肥胖、满月脸、水牛背、皮肤紫纹、毛发增多、血糖增高等表现。24 小时尿 17—羟和 17—酮类固醇增多,地塞米松抑制试验和肾上腺皮质激素兴奋试验有助于诊断。颅内蝶鞍 X 线检查,肾上腺 CT,放射性核素肾上腺扫描可确定病变部位。治疗主要采用手术、放射和药物方法根治病变本身,降压治疗可采用利尿剂或与其他降压药物联合应用。

六、主动脉缩窄

主动脉缩窄多为先天性,少数是多发性大动脉炎所致。临床表现为上臂血压增高,而下肢血压不高或降低。在肩胛间区、胸骨旁、腋部有侧支循环的动脉搏动和杂音,腹部听诊有血管杂音。胸部 X 线检查可见肋骨受侧支动脉侵蚀引起的切迹。主动脉造影可确定诊断。治疗主要采用介入扩张支架植入或外科手术。

(王连友)

第三节 动脉粥样硬化

动脉粥样硬化(atherosclerosis)是西方发达国家的流行性疾病,随着我国人民生活水平提高和饮食习惯的改变,该病亦成为我国的主要死亡原因。动脉粥样硬化始发于儿童时代并持续进展,通常在中年或中老年出现临床症状。由于动脉粥样硬化斑块表现为脂质和坏死组织的聚集,因此以往被认为是一种退行性病变。目前认为本病变是多因素共同作用的结果,首先是血管平滑肌细胞、巨噬细胞及 T 淋巴细胞聚集;其次是胶原、弹力纤维及蛋白多糖等结缔组织基质增生;再者是脂质积聚,其主要含胆固醇结晶及游离胆固醇。粥样硬化斑块中脂质及结缔组织的含量决定斑块的稳定性以及是否容易导致急性缺血事件的发生。

一、病因与发病机制

本病的病因尚不完全清楚,大量的研究表明本病是多因素作用所致,这些因素称为危险因素。

(一)危险因素

1.血脂异常 血脂在血液循环中以脂蛋白形式转运,脂蛋白分为乳糜微粒、极低密度脂蛋白(very low density lipoprotein,VLDL)、低密度脂蛋白(LDL)、中等密度脂蛋白(intermediate density lipoprotein,IDL)及高密度脂蛋白(high density lipoprotein,HDL)。各种脂蛋白导致粥样硬化的危险程度不同:富含甘油三酯(triglyceride,TG)的脂蛋白如乳糜微粒和VLDL被认为不具有致粥样硬化的作用,但它们脂解后的残粒如乳糜微粒残粒和IDL能导致粥样硬化。现已明确VLDL代谢终末产物LDL以及脂蛋白(a)[LP(a)]能导致粥样硬化,而HDL则有心脏保护作用。

血脂异常是指循环血液中的脂质或脂蛋白的组成成分浓度异常,可由遗传基因和(或)环境条件引起,使循环血浆中脂蛋白的形成、分解和清除发生改变,血液中的脂质主要包括总胆固醇(totalcholesterol,TC)和TG。采用3-羟甲基戊二酰辅酶A(HMG-CoA)还原酶抑制剂(他汀类)降低血脂,可以使各种心脑血管事件(包括非致命性MI、全因死亡、脑血管意外等)的危险性降低30%。其中MI危险性下降60%左右。调整血脂治疗后还可能使部分粥样硬化病灶减轻或消退。

2.高血压 无论地区或人种,血压和心脑血管事件危险性之间的关系连续一致、持续存在并独立于其他危险因素。年龄在40～70岁之间,血压在115/75mmHg～185/115mmHg的个体,收缩压每增加20mmHg,舒张压每增加10mmHg,其心血管事件的危险性增加一倍,临床研究发现,降压治疗能减少35%～45%的脑卒中和20%～25%的MI。

血压增高常伴有其他危险因素,如胰岛素抵抗综合征(或称代谢性X综合征),其表现有肥胖、糖耐量减退、高胰岛素血症、高血压、高TG、HDL-C降低;患者对胰岛素介导的葡萄糖摄取有抵抗性,可能还有微血管性心绞痛、高尿酸血症和纤溶酶原激活剂抑制物-1(plasminogen activator inhibitor type-1,PAI-1)浓度增高。

3.糖尿病 胰岛素依赖型和非胰岛素依赖型糖尿病是冠心病的重要危险因素,在随访观察14年的Rancho Bernardo研究中,与无糖尿病患者相比,非胰岛素依赖型糖尿病患者的冠心病死亡相对危险比在男性为1.9,女性为3.3。糖尿病患者中粥样硬化发生较早并更为常见,大血管疾病也是糖尿病患者的主要死亡原因,冠心病、脑血管疾病和周围血管疾病在成年糖尿病患者的死亡原因中占75%～80%。

4.吸烟 Framingham心脏研究结果显示,平均每天吸烟10支,能使男性心血管死亡率增加18%,女性心血管死亡率增加31%。此外,对有其他易患因素的人来说,吸烟对冠心病的死亡率和致残率有协同作用。

5.遗传因素 动脉粥样硬化有家族聚集发生的倾向,家族史是较强的独立危险因素。冠心病患者的亲属比对照组的亲属患冠心病的危险增大2.0～3.9倍,双亲中有70岁前患MI的男性发生MI的相对危险性是2.2。阳性家族史伴随的危险性增加,可能是基因对其他易患因素介导而起作用,如肥胖、高血压、血脂异常和糖尿病等。

6.体力活动减少 定期体育活动可减少冠心病事件的危险,通过对不同职业发病率的回顾性研究表明,与积极活动的职业相比,久坐的职业人员冠心病的相对危险增加1.9。从事中等度体育活动者,冠心病死亡率比活动少的人降低1/3。

7.年龄和性别 病理研究显示,动脉粥样硬化是从婴儿期开始的缓慢发展的过程;出现临床症状多见于40岁以上的中、老年人,49岁以后进展较快;致死性MI患者中约4/5是65岁以上的老年人;高胆固醇血症引起的冠心病死亡率随年龄增加而增高。

本病多见于男性,男性的冠心病死亡率为女性的2倍,男性较女性发病年龄平均早10岁,但绝经期后女性的发病率迅速增加。糖尿病对女性产生的危险较大,HDL-C降低和TG增高对女性的危险也较大。

8.酒精摄入 大量观察表明,适量饮酒可以降低冠心病的死亡率。这种保护作用被认为与酒精对血脂及凝血因子的作用有关,适量饮酒可以升高HDL及载脂蛋白(Apo)A1并降低纤维蛋白原浓度,此外还可抑制血小板聚集。以上都与延缓动脉粥样硬化发展、降低心脑血管死亡率有关。但是大量酒精摄入可导致高血压及出血性脑卒中的发生。

9.其他因素 其他的一些危险因素包括:①肥胖(以腹部脂肪过多为特征的腹型肥胖)及不良饮食方式(摄入含高热量、较多动物性脂肪、胆固醇和糖等);②A型性格(性情急躁、进取心和竞争性强、强迫自己为成就而奋斗);③微量元素铬、锰、锌、钒、硒等的摄取减少,铅、镉、钴的摄取增加;④存在缺氧、抗原-抗体复合物沉积、维生素C缺乏、动脉壁内酶的活性降低等增加血管通透性的因素;⑤一些凝血因子增高,如凝血因子Ⅶ的增加与总胆固醇浓度直接相关;⑥血液中同型半胱氨酸增高、PAI-1和尿酸升高;⑦血管紧张素转换酶基因的过度表达;⑧高纤维蛋白原血症;⑨血液中抗氧化物浓度低。

(二)发病机制

曾有多种学说从不同角度来阐述该病的发病机制。最早提出的是脂肪浸润学说,认为血中增高的脂质(包括LDL、VLDL或其残粒)侵入动脉壁,堆积在平滑肌细胞、胶原和弹性纤维之间,引起平滑肌细胞增生,其与来自血液的单核细胞一样可吞噬大量脂质成为泡沫细胞并释放出胆固醇和胆固醇酯,LDL-C还和动脉壁的蛋白多糖结合产生不溶性沉淀,均可刺激纤维组织增生,所有这些成分共同组成粥样斑块;其后又提出血小板聚集和血栓形成学说以及平滑肌细胞克隆学说,前者强调血小板活化因子(PAF)增多,使血小板黏附和聚集在内膜上,释放血栓素 A_2(thromboxane A_2,TXA_2)、血小板源生长因子(platelet derived growth factor,PDGF)、成纤维细胞生长因子(fibroblast growth factor,FGF)、第Ⅷ因子、血小板第4因子(platelet factor 4,PF4)、PAI-1(plasminogen activator inhibitor-1)等,促使内皮细胞损伤、LDL侵入、单核细胞聚集、平滑肌细胞增生迁移、成纤维细胞增生、血管收缩和纤溶受抑制等,均利于粥样硬化形成。后者强调平滑肌细胞的单克隆性增殖,使之不断增生并吞噬脂质,形成动脉粥样硬化。

随着近年来新资料的不断出现,1973年提出的动脉粥样硬化形成的损伤-反应学说(response to injury)也不断得到修改。此学说的内容涵盖了上述3种学说的一些论点,目前多数学者支持这种学说。该学说的关键是认为内皮细胞的损伤是发生动脉粥样硬化的始动因素,而粥样斑块的形成是动脉对内皮损伤作出反应的结果。可导致本病的各种危险因素最终都损伤动脉内皮细胞,另外还可能包括病毒(如疱疹病毒)以及其他可能的微生物(如在斑块中已见到的衣原体),但微生物与本病的因果关系尚未确立。

内皮损伤后可表现为多种形式的功能紊乱,如内皮的渗透屏障作用发生改变,渗透性增加;内皮表面抗血栓形成的特性发生改变,促凝性增加;内皮来源的血管收缩因子和扩张因子的平衡发生改变,血管易发生痉挛。正常情况下内皮细胞维持内膜表面的连贯性和低转换率,对维持内皮自身稳定状态非常重要,一旦内皮转换加快,就可能导致内皮功能发生一系列改变,包括由内皮细胞合成和分泌的物质如血管活性物质、脂解酶和生长因子等的变化。因此,内皮损伤可引起内皮细胞功能的改变,进而引起严重的细胞间相互作用并逐渐形成动脉粥样硬化病变。

在长期高脂血症情况下,增高的脂蛋白主要是氧化低密度脂蛋白(ox－LDL)胆固醇,对动脉内皮细胞产生功能性损伤,使内皮细胞和白细胞表面特性发生改变,增加单核细胞对内皮细胞的黏附力,单核细胞黏附在内皮细胞的数量增多,通过趋化吸引,内皮细胞间迁移进入内膜后单核细胞转化成有清道夫样作用的巨噬细胞,通过清道夫受体吞噬脂质,主要为内皮下大量沉积的 ox－LDL 胆固醇,巨噬细胞吞噬大量脂质后成为泡沫细胞并形成脂质条纹,巨噬细胞在内膜下积聚,导致内膜进一步发生改变。ox－LDL 对内皮细胞及微环境中的其他细胞均有毒性作用。

正常情况下,巨噬细胞合成和分泌的大量物质能杀灭吞入的微生物和灭活毒性物质。而异常情况下,巨噬细胞能分泌大量氧化代谢物,如 ox－LDL 和超氧化离子,这些物质能进一步损伤覆盖在其上方的内皮细胞。巨噬细胞的另一重要作用是分泌生长调节因子,已证实,活化的巨噬细胞至少能合成和分泌 4 种重要的生长因子:PDGF、FGF、内皮细胞生长因子样因子和 TGF－β。PDGF 是一种强有力的促平滑肌细胞有丝分裂的物质,在某些情况下,FGF 有类似的作用。这些生长因子协同作用,强烈刺激成纤维细胞的迁移和增生,也可能刺激平滑肌细胞的迁移和增生,并刺激这些细胞形成新的结缔组织。

TGF－β 不仅是结缔组织合成的强刺激剂,并且还是迄今所发现的最强的平滑肌增殖抑制剂。大多数细胞能合成 TGF－β,但其最丰富的来源为血小板和活化的巨噬细胞,细胞分泌的 TGF－β 大多数呈无活性状态,在 pH 值降低或蛋白质水解分裂后才有活性。增生抑制剂如 TGF－β 和增生刺激剂如 PDGF 之间的平衡决定了平滑肌的增生情况及随之而引起的粥样病变。因此,泡沫细胞分泌生长因子趋化吸引平滑肌细胞向内膜迁移,导致内膜下纤维肌性增生病变。内膜中的平滑肌细胞也能吞噬 ox－LDL,成为泡沫细胞的另一重要来源。巨噬细胞在粥样硬化形成过程中对诱发和维持平滑肌细胞增生起关键作用,约 20% 的巨噬细胞中存在含有 PDGF－β 链的蛋白,PDGF－β 是最强的生长因子,能刺激平滑肌细胞的迁移、趋化和增生。另外,斑块富含淋巴细胞提示炎症和免疫应答在动脉粥样硬化的发生发展过程中起重要作用。如反复出现内皮细胞损伤与巨噬细胞积聚和刺激的循环,可持续导致病变进展。

损伤反应学说还提供了第三种细胞－血小板作用的机会。内皮损伤后内皮细胞与细胞的连接受到影响,引起细胞之间的分离、内皮下泡沫细胞或(和)结缔组织的暴露,血小板发生黏附、聚集并形成附壁血栓。此时,血小板成为生长因子的第三种来源,可分泌巨噬细胞分泌的相同的 4 种生长因子,在平滑肌细胞增生和纤维组织形成中起非常重要的作用。

二、病理解剖

动脉粥样硬化是累及体循环系统从大型肌弹力型(如主动脉)到中型肌弹力型(如冠状动脉)动脉内膜的疾病。其特征是动脉内膜散在的斑块形成,严重时这些斑块也可融合。每个斑块的组成成分不同,脂质是基本成分。内膜增厚严格地说不属于粥样硬化斑块而是血管内膜对机械损伤的一种适应性反应。

正常动脉壁由内膜、中膜和外膜 3 层构成,动脉粥样硬化斑块大体解剖上有的呈扁平的黄斑或线状(脂质条纹),有的呈高起内膜表面的白色或黄色椭圆形丘(纤维脂质性斑块)。前者(脂质条纹)见于 5～10 岁的儿童,后者(纤维脂质性斑块)始见于 20 岁以后,在脂质条纹基础上形成。

根据病理解剖,可将粥样硬化斑块进程分为 6 期:①第Ⅰ期(初始病变,initial lesion):单核细胞黏附在内皮细胞表面,并从血管腔面迁移到内皮下。②第Ⅱ期(脂质条纹期,fatty streak):主要由含脂质的巨噬细胞(泡沫细胞)在内皮细胞下聚集而成。③第Ⅲ期(粥样斑块前期,preatheroma):Ⅱ期病变基础上出现细胞外脂质池。④第Ⅳ期(粥样斑块期,atheroma):两个特征是病变处内皮细胞下出现平滑肌细胞,以及细胞外脂质池融合成脂核。⑤第Ⅴ期(纤维斑块期,fibroatheroma):在病变处脂核表面有明显结缔组织沉着形成斑块的纤维帽。有明显脂核和纤维帽的斑块为Ⅴa 型病变(图 1—1);有明显钙盐沉着的斑块为Ⅴb 型病变;主要由胶原和平滑肌细胞组成的病变为Ⅴc 型病变。⑥第Ⅵ期(复杂病变期,complicated lesions):此期又分为 3 个亚型:Ⅵa 型病变为斑块破裂或溃疡,主要由Ⅳ期和Ⅴa 型病变破溃而形成;Ⅵb 型病变为壁内血肿,是由于斑块内出血所致;Ⅵc 型病变指伴血栓形成的病变(图 1—2),多由于在Ⅵa 型病变的基础上并发血栓形成,可导致管腔完全或不完全堵塞。

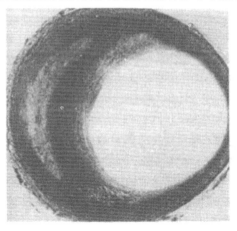

图 1—1 动脉粥样硬化Ⅴa 型病变(可见薄纤维帽和较大的脂核)

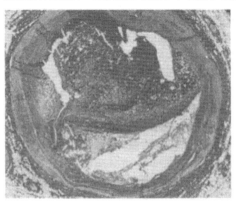

图 1—2 动脉粥样硬化Ⅵc 型病变(斑块破裂引发血栓形成)

三、临床表现

根据粥样硬化斑块的进程可将其临床过程分为4期,但其是非线性发展的临床过程:

(一)无症状期或隐匿期

其过程长短不一,对应于Ⅰ～Ⅲ期病变及大部分Ⅳ期和Ⅴa型病变,粥样硬化斑块已形成,但尚无管腔明显狭窄,因此无组织或器官缺血的临床表现。

(二)缺血期

由于动脉粥样硬化斑块导致管腔狭窄、器官缺血所产生。对应于Ⅴb和Ⅴc及部分Ⅴa型病变。根据管腔狭窄程度及所累及的靶器官不同,所产生的临床表现也有所不同。冠状动脉狭窄导致急性心肌缺血可表现为心绞痛,长期缺血可导致心肌冬眠及纤维化。肾动脉狭窄可引起顽固性高血压和肾功能不全。在四肢动脉粥样硬化中以下肢较为多见,尤其是下肢动脉。由于血供障碍,引起下肢发凉、麻木和间歇性跛行,即行走时发生腓肠肌麻木、疼痛以至痉挛,休息后消失,再走时又出现,严重时可持续性疼痛,下肢动脉尤其是足背动脉搏动减弱或消失。其他内脏器官血管狭窄可产生靶器官缺血的相应症状。

(三)坏死期

由于动脉管腔急性堵塞或血管腔内急性血栓形成而产生靶器官组织坏死的一系列症状。冠状动脉闭塞表现为AMI。下肢动脉闭塞可表现为肢体坏疽。

(四)纤维化期

组织坏死后可经纤维化愈合,但不少患者因长期缺血可不经坏死期而直接进入纤维化期,而在纤维化期的患者也可发生缺血期的表现。靶器官组织纤维化、萎缩而引起症状。心脏长期缺血纤维化,可导致心脏扩大、心功能不全、心律失常等(图1－3)。长期肾脏缺血、纤维化可导致肾萎缩并发展为肾衰竭。

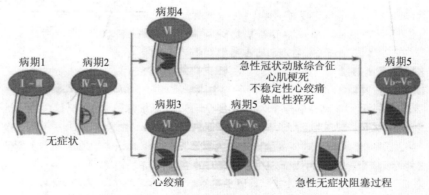

图1－3 冠状动脉粥样硬化临床表现与病理生理学进展的病期和病变形态学

主动脉粥样硬化大多数无特异症状,叩诊时可发现胸骨柄后主动脉浊音区增宽,主动脉瓣区第二心音亢进而带金属音调,并有收缩期杂音。收缩期血压升高,脉压增宽。X线检查可见主动脉结向左上方凸出,主动脉影增宽和扭曲,有时可见片状或弧状钙质沉着阴影。

主动脉粥样硬化还可形成主动脉瘤,以发生在肾动脉开口以下的腹主动脉处最为多见,其次在主动脉弓和降主动脉。腹主动脉瘤多在体检查见腹部有搏动性肿块而诊断,腹壁相应部位可闻及杂音,股动脉搏动可减弱。胸主动脉瘤可引起胸痛、气急、吞咽困难、咯血、喉返神经受压导致的声音嘶哑、气管移位或受压、上腔静脉或肺动脉受压等表现。X线检查可见相应部位血管影增大,二维超声、多排螺旋CT或磁共振成像可显示瘤样主动脉扩张,主动脉瘤一旦破裂,可因急性大量内出血,迅速致命。动脉粥样硬化也可形成动脉夹层分离,但较少见。

四、实验室检查

(一)实验室检查

本病尚缺乏敏感而又特异的早期实验室诊断方法。血液检查有助于危险因素如脂质或糖代谢异常的检出,其中脂质代谢异常主要表现为 TC 增高、LDL－C 增高、HDL－C 降低、TG 增高、Apo－A 降低、Apo－B 和 LP(a)增高。部分动脉病变(如颈动脉、下肢动脉、肾动脉等)可经体表超声检测到。X线平片检查可发现主动脉粥样硬化所导致的血管影增宽和钙化等表现。

(二)特殊检查

CT 或磁共振成像有助于判断脑动脉的功能情况以及脑组织的病变情况。电子束 CT 根据钙化情况来评价冠状动脉病变。随着技术的进步,多排螺旋 CT 血管造影技术因其无创伤性而被广泛用于评价动脉病变情况,包括冠状动脉。静息和负荷状态下放射性核素心脏检查、超声心动图、ECG 以及磁共振检查,有助于诊断冠状动脉粥样硬化所导致的心肌缺血。数字减影血管造影(DSA)可显示管腔狭窄或动脉瘤样病变以及病变所在部位、范围和程度,有助于确定介入治疗或外科治疗的适应证及手术方式的选择。

血管内超声显像(intravascular ultrasound,IVUS)和光学相干断层扫描(optical coherence tomograPhy,OCT)为侵入性检查方法,可直接观察粥样硬化病变,了解病变的性质、组成、分布和管腔狭窄程度,因而对病变的检出更为敏感和准确。血管镜检查在识别粥样病变基础上的血栓形成方面有独特的作用。

五、诊断和鉴别诊断

本病的早期诊断相当困难。当粥样硬化病变发展到引起管腔狭窄甚至闭塞或血栓形成,从而导致靶器官出现明显病变时,诊断并不困难。年长患者有血脂异常,且动脉造影发现血管狭窄性病变,应首先考虑诊断本病。

主动脉粥样硬化引起的主动脉病变和主动脉瘤,需与梅毒性主动脉炎和主动脉瘤鉴别,胸片发现主动脉影增宽还应与纵隔肿瘤相鉴别。其他靶器官的缺血或坏死表现需与其他原因的动脉病变所引起者相鉴别。冠状动脉粥样硬化引起的心绞痛和心肌梗死,需与其他原因引起的冠状动脉病变如冠状动脉夹层、冠状动脉炎、冠状动脉畸形、冠状动脉栓塞等相鉴别。心肌纤维化需与其他心脏病特别是原发性扩张型心肌病相鉴别。肾动脉粥样硬化所引起的高血压,需与其他原因的高血压相鉴别;肾动脉血栓形成需与肾结石相鉴别。四肢动脉粥样硬化所产生的症状,需与多发性动脉炎等其他可能导致动脉病变的原因鉴别。

六、防治和预后

首先应积极预防其发生,如已发生应积极治疗,防止病变发展并争取逆转。已发生器官功能障碍者,应及时治疗,防止其恶化,延长患者寿命。血运重建治疗可恢复器官的血供,其效果取决于可逆性缺血的范围和残存的器官功能。

(一)一般预防措施

1.发挥患者的主观能动性配合治疗　经过防治,本病病情可得到控制,病变可能部分消退,患者可维持一定的生活和工作能力。此外,病变本身又可促使动脉侧支循环的形成,使病情得到改善。因此说服患者耐心接受长期的防治措施至关重要。

2.合理的膳食

(1)膳食总热量不宜过高,以维持正常体重为度,40岁以上者尤应预防超重或肥胖。

(2)超过正常标准体重者,应减少每天饮食的总热量,食用低脂(脂肪摄入量不超过总热量的30%,其中动物性脂肪不超过10%)、低胆固醇(每天不超过300mg)膳食,并限制蔗糖及含糖食物摄入。

(3)年过40岁者即使血脂正常,也应避免经常食用过多的动物性脂肪和含胆固醇较高的食物,如:肥肉、肝、脑、肾、肺等内脏、鱿鱼、墨鱼、鳗鱼、骨髓、猪油、蛋黄、蟹黄、鱼子、奶油及其制品、椰子油、可可油等。如血TC、TG等增高,应食用低胆固醇、低动物性脂肪食物,如鱼肉、鸡肉、各种瘦肉、蛋白、豆制品等。

(4)已确诊有冠状动脉粥样硬化者,严禁暴饮暴食,以免诱发心绞痛或心肌梗死。合并有高血压或心衰者,应同时限制盐的摄入。

(5)提倡饮食清淡,多食富含维生素C(如新鲜蔬菜、瓜果)和植物蛋白(如豆类及其制品)的食物,在可能条件下,尽量以豆油、菜子油、麻油、玉米油、茶油、米糠油、红花油等为食用油。

3.适当的体力劳动和体育锻炼　一定的体力劳动和体育活动对预防肥胖、锻炼循环系统的功能和调整血脂代谢均有益,是预防本病的积极措施。体力活动量应根据个体的身体情况、体力活动习惯和心脏功能状态来衡量,以不过多增加心脏负荷和不引起不适感为原则。体育活动要循序渐进,不宜勉强做剧烈活动;对老年人提倡散步(每天1小时,分次进行)、做保健体操、打太极拳等。

4.合理安排工作和生活　生活要有规律,保持乐观、愉快的情绪,避免过度劳累和情绪激动,注意劳逸结合,保证充分睡眠。

5.提倡不吸烟,不饮烈性酒。

6.积极治疗与本病相关的疾病　包括高血压、肥胖症、高脂血症、痛风、糖尿病、肝病、肾病综合征和有关的内分泌疾病等。

不少学者认为,本病的预防措施应从儿童期开始,即儿童也应避免摄食过量高胆固醇、高动物性脂肪的饮食,防止肥胖。

(二)药物治疗

1.降血脂药　降血脂药又称调脂药物,血脂异常的患者,经上述饮食调节和进行体力活动后仍未正常者,可按血脂具体情况选用下列调脂药物:

(1)HMG-CoA还原酶抑制剂(他汀类药物):HMG-CoA还原酶是胆固醇合成过程中的限速酶,他汀类药物部分结构与HMG-CoA结构相似,可和HMG-CoA竞争与酶的活性部位相结合,阻碍HMG-CoA还原酶的作用,抑制胆固醇的合成,从而降低血胆固醇水平。细胞内胆固醇含量减少又可刺激细胞表面LDL受体合成增加,促进LDL、VLDL通过受体途径代谢而降低血清LDL含量。常见的不良反应有乏力、胃肠道症状、头痛和皮疹等,少数病例可出现肝功能损害和骨骼肌肌病的严重不良反应,也有横纹肌溶解症致死的个别报道,长期用药要注意监测肝、肾功能和肌酸激酶。常用制剂有洛伐他汀(lovastatin)20～40mg,普伐他汀(pravastatin)20～40mg,辛伐他汀(simvastatin)10～40mg,氟伐他汀(fluvastatin)40～80mg,阿托伐他汀(atorvastatin)10～40mg,瑞舒伐他汀(rosuvastatin)5～20mg,均为每晚1次口服。他汀类药物的安全性高、耐受性好,其疗效获益远远大于不良反应风险,但对高龄、低体重、基础肾功能不全及严重心功能不全者应密切监测。

(2)氯贝丁酯类(clofibrate):又称贝丁酸或纤维酸类。其降血 TG 的作用强于降总胆固醇,并使 HDL－C 增高,且可减少组织胆固醇沉积。可选用以下药物:非诺贝特(fenofibrate)100mg,3 次/天,其微粒型制剂 200mg,1 次/天;吉非贝齐(gemfibrozil,吉非罗齐)600mg,2次/天;苯扎贝特(bezafibrate)200mg,2～3 次/天;环内贝特(ciproflbrate)50～100mg,1 次/天等。这类药物有降低血小板黏附性、增加纤维蛋白溶解活性和减低纤维蛋白原浓度、削弱凝血的作用。少数患者有胃肠道反应、皮肤发痒和荨麻疹、一过性血清转氨酶增高和肾功能改变。宜定期检查肝、肾功能。尽量避免吉非贝齐与他汀类合用。与抗凝药合用时,要注意抗凝药的用量。

(3)烟酸类(nicotinic acid):烟酸口服 3 次/天,每次剂量从 0.1g 逐渐增加到最大量 1.0g。有降低血甘油三酯和总胆固醇、增高 HDL－C 以及扩张周围血管的作用。可引起皮肤潮红和发痒、胃部不适等不良反应,故不易耐受;长期应用还要注意检查肝功能。同类药物有阿昔莫司(acipimox,吡莫酸),口服 250mg,3 次/天,不良反应较烟酸少,适用于血 TG 水平明显升高、HDL－C 水平明显低者。

(4)胆酸螯合树脂类(bile acid sequestering resin):为阴离子交换树脂,服后吸附肠内胆酸,阻断胆酸的肠肝循环,加速肝中胆固醇分解为胆酸,与肠内胆酸一起排出体外而使血 TC下降。有考来烯胺(cholestyramine,消胆胺)4～5g,3 次/天;考来替泊(colestipol)4～5g,3～4次/天等。可引起腹胀、便秘等胃肠反应,近年采用微粒型制剂,不良反应减少,患者较易耐受。

(5)胆固醇吸收抑制剂(cholesterol absorption inhibitor):可选择性抑制小肠黏膜刷状缘的一种特殊转运蛋白 NPC1L1 的活性,减少肠道内胆固醇的吸收,降低血浆胆固醇水平以及肝脏胆固醇储量。药物有依折麦布,口服 10mg,1 次/天。

(6)其他调节血脂药:①普罗布考(probucol)0.5g,2 次/天,有抗氧化作用并可降低胆固醇,但 HDL－C 也降低,主要的不良反应包括胃肠道反应和 QT 间期延长;②不饱和脂肪酸(unsaturated fatty acid)类,包括从植物油提取的亚油酸、亚油酸乙酯等和从鱼油中提取的多价 4 不饱和脂肪酸如 20－碳 5－烯酸(EPA)和 22－碳 6－稀酸(DHA),后两者用量为 3～4g/d;③维生素类,包括维生素 C(口服至少 1g/d)、维生素 B6(口服 50mg,3 次/天)、泛酸的衍生物泛硫乙胺(pantethine,口服 200mg,3 次/天)、维生素 E(口服 100mg,3 次/天)等,其降脂作用较弱。

以上调节血脂药多需长期服用,但应注意掌握好用药剂量和不良反应。

2.抗血小板药物　抗血小板黏附和聚集的药物,可防止血栓形成,有助于防止血管阻塞性病变的发展。可选用:①阿司匹林:主要抑制 TXA_2 的生成,较少影响前列环素的产生,建议剂量 50～300mg/d;②氯吡格雷(clopidogrel)、替格瑞洛(ticagrelor):通过拮抗 ADP 受体抑制血小板内 Ca^{2+} 活性,并抑制血小板之间纤维蛋白原桥的形成,氯吡格雷 75mg/d,替格瑞洛 90mg,2 次/天;③血小板糖蛋白Ⅱb/Ⅲa(GPⅡb/Ⅲa)受体阻滞剂,能通过抑制血小板 GP

Ⅱb/Ⅲa 受体与纤维蛋白原的结合而抑制血小板聚集和功能,静脉注射制剂有阿昔单抗(abciximab,或称 ReoPro)、替罗非班(tirofiban)等,主要用于 ACS 患者,口服制剂的疗效不肯定;④双嘧达莫(dipyridamole,潘生丁)50mg,3 次/天,可使血小板内环磷酸腺苷增高,抑制 Ca^{2+} 活性,可与阿司匹林合用;⑤西洛他唑(cilostazol)是磷酸二酯酶抑制剂,50~100mg,2 次/天。

(三)预后

本病的预后随病变部位、程度、血管狭窄发展速度、受累器官受损情况和有无并发症而不同。重要器官如脑、心、肾动脉病变导致脑卒中、心肌梗死或肾衰竭者,预后不佳。

(刘雪玲)

第四节　稳定型心绞痛

稳定型心绞痛是慢性心肌缺血症候群中最常见和最具代表性的临床类型,隐匿型冠心病和缺血性心肌病也在本节中作概述。

一、稳定型心绞痛

心绞痛(angina pectoris)是因冠状动脉供血不足,心肌发生急剧的、暂时的缺血与缺氧所引起的临床综合征,可伴心功能障碍,但无心肌坏死。其特点为阵发性的前胸压榨性或窒息样疼痛感觉,主要位于胸骨后,可放射至心前区与左上肢尺侧面,也可放射至右臂和两臂的外侧面或颈部与下颌部,持续数分钟,往往经休息或舌下含化硝酸甘油后迅速消失。

Braunwald 根据发作状况和机制将心绞痛分为稳定型、不稳定型和变异型心绞痛 3 种,而WHO 根据心绞痛的发作性质进行分型如下:

1. 劳力性心绞痛　是由运动或其他心肌需氧量增加等情况所诱发的心绞痛。包括 3 种类型:

(1)稳定型劳力性心绞痛,1~3 个月内心绞痛的发作频率、持续时间、诱发胸痛的劳力程度及含服硝酸酯类后症状缓解的时间保持稳定;

(2)初发型劳力性心绞痛,1~2 个月内初发;

(3)恶化型劳力性心绞痛,一段时间内心绞痛的发作频率增加,症状持续时间延长,含服硝酸甘油后症状缓解所需时间延长或需要更多的药物,或诱发症状的活动量降低。

2. 静息性心绞痛　与劳力性心绞痛相比,疼痛持续时间一般较长,程度较重,且不易为硝酸甘油所缓解。包括 4 种类型:

(1)卧位型心绞痛(angina decubitus);

(2)变异型心绞痛;

(3)中间综合征;

(4)梗死后心绞痛(postinfarction angina)。目前,临床上很少应用(1),(3)分型。

3. 混合性心绞痛(mixed type angina pectoris)　劳力性和静息性心绞痛同时并存。可以看出,WHO 分型中除了稳定型劳力性心绞痛外,其余均为不稳定型心绞痛,此广义不稳定型心绞痛除去变异型心绞痛即为 Braunwald 分型的不稳定型心绞痛。

临床上所指的稳定型心绞痛(stable angina pectoris)即指稳定型劳力性心绞痛,常发生于劳力或情绪激动时,持续数分钟,休息或用硝酸酯制剂后消失。本病多见于男性,多数患者在

40岁以上,劳力、情绪激动、饱餐、受寒、阴雨天气、急性循环衰竭等为常见诱因。本病多为冠状动脉粥样硬化引起,还可由主动脉瓣狭窄或关闭不全:梅毒性主动脉炎、风湿性冠状动脉炎、肥厚型心肌病、先天性冠状动脉畸形、心肌桥等引起。

(一)发病机制

机械性刺激心脏并不引起疼痛,但心肌缺血、缺氧则引起疼痛。当冠状动脉的供血和供氧与心肌的需氧之间发生矛盾(图1—4),冠状动脉血流量不能满足心肌代谢的需要,引起心肌急剧的、暂时的缺血缺氧时,即产生心绞痛。

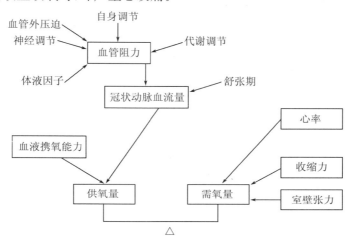

图1—4 影响心肌供氧量和需氧量的各种因素

心肌耗氧量的多少由心肌张力、心肌收缩力和心率所决定,故常用"心率×收缩压"(即二重乘积)作为估计心肌耗氧的指标。心肌能量的产生要求大量的氧供,心肌细胞摄取血液氧含量的65%~75%,而身体其他组织则摄取10%~25%。因此心肌平时对血液中氧的摄取比例已接近于最大血含氧量,若需氧量再增大时,只能依靠增加冠状动脉的血流量来提供。在正常情况下,冠状循环有很大的储备力量,其血流量可随身体的生理情况而有显著的变化:在剧烈体力活动时,冠状动脉适当地扩张,血流量可增加到休息时的6~7倍;缺氧时,冠状动脉也扩张,能使血流量增加4~5倍;动脉粥样硬化而致冠状动脉狭窄或部分分支闭塞时,其扩张性能减弱、血流量减少,且对心肌的供血量相对比较固定。如心肌的血液供应减低但尚能应付心脏平时的需要,则休息时可无症状。一旦心脏负荷突然增加,如劳力、激动、左心衰等,使心肌张力增加(心腔容积增加、心室舒张末期压力增高)、心肌收缩力增加(收缩压增高、心室压力曲线的最大压力随时间变化率增加)和心率增快等致心肌耗氧量增加时,心肌对血液的需求增加;或当冠状动脉发生痉挛(吸烟过度或神经体液调节障碍,如肾上腺素能神经兴奋、TXA_2或内皮素增多)或因暂时性血小板聚集、一过性血栓形成等,使冠状动脉血流量进一步减少;或突然发生循环血流量减少(如休克、极度心动过速等),冠状动脉血流灌注量骤降,心肌血液供求之间矛盾加深,心肌血液供给不足,遂引起心绞痛。严重贫血的患者,在心肌供血量虽未减少的情况下,可因血液携氧量不足而引起心绞痛。慢性稳定型心绞痛心肌缺血的主要发生机制是在心肌因冠状动脉狭窄而供血固定性减少的情况下发生耗氧量的增加。

在多数情况下,劳力诱发的心绞痛常在同一"心率×收缩压"的水平上发生。产生疼痛感觉的直接因素,可能是在缺血缺氧的情况下,心肌内积聚过多的代谢产物如乳酸、丙酮酸、磷酸等酸性物质,或类似激肽的多肽类物质,刺激心脏内自主神经的传入纤维末梢,经 1～5 胸交感神经节和相应的脊髓段,传至大脑,产生疼痛感觉。这种痛觉反映在与自主神经进入水平相同脊髓段的脊神经所分布的区域,即胸骨后及两臂的前内侧与小指,尤其是在左侧,而多不在心脏部位。有人认为,在缺血区内富有神经供应的冠状血管的异常牵拉或收缩,可以直接产生疼痛冲动。

(二)病理和病理生理

稳定型心绞痛患者冠状动脉粥样硬化的病理变化对应于上一节中提到的斑块 Ⅴb 型和 Ⅴc 型,但也有部分为 Ⅳ 型和 Ⅴa 型。一般来说,至少一支冠状动脉狭窄程度＞70% 才会导致心肌缺血。在稳定型心绞痛的患者中,造影显示有 1、2 或 3 支冠状动脉狭窄＞70% 的病变者,分别各有 25% 左右,5%～10% 的患者有左冠状动脉主干狭窄,其余约 15% 的患者无显著狭窄,可因微血管功能不全或严重的心肌桥所致的压迫导致心肌缺血。

1. 心肌缺血、缺氧时的代谢与心肌改变

(1)对能量代谢的影响:缺血引起的心肌代谢异常主要是缺氧的结果。在缺氧状态下,有氧代谢受限,从三磷酸腺苷(ATP)、肌酸磷酸(CP)或无氧糖酵解产生的高能磷酸键减少,导致依赖能源活动的心肌收缩和膜内外离子平衡发生障碍。缺氧时无氧糖酵解增强,除了产生的 ATP 明显减少外,乳酸和丙酮酸不能进入三羧酸循环进行氧化,生成增加,冠状静脉窦乳酸含量增高;而乳酸在短期内骤增,可限制无氧糖酵解的进行,使心肌能源的产生进一步减少,乳酸及其他酸性代谢产物积聚,可导致乳酸性酸中毒,降低心肌收缩力。

(2)心肌细胞离子转运的改变及其对心肌收缩性的影响:正常心肌细胞受激动而除极时,细胞质内释出钙离子,钙离子与原肌凝蛋白上的肌钙蛋白 C 结合后,解除了对肌钙蛋白 I 的抑制作用,促使肌动蛋白和肌浆球蛋白合成肌动球蛋白,引起心肌收缩,这就是所谓兴奋—收缩耦联作用。当心肌细胞受缺血、缺氧损害时,细胞膜对钠离子的渗透性异常增高,钠离子在细胞内积聚过多;加上酸度(氢离子)的增加,减少钙离子从肌浆网释放,使细胞内钙离子浓度降低并可妨碍钙离子对肌钙蛋白的结合作用,使心肌收缩功能发生障碍,因而心肌缺血后可迅速(1 分钟左右)出现收缩力减退。缺氧也使心肌松弛发生障碍,可能因细胞膜上钠—钙离子交换系统的功能障碍及部分肌浆网钙泵对钙离子的主动摄取减少,室壁变得比较僵硬,左室顺应性减低,充盈阻力增加。

(3)心肌电生理的改变:心肌细胞在缺血性损伤时,细胞膜上的钠—钾泵功能受影响,钠离子在细胞内积聚而钾离子向细胞外漏出,使细胞膜在静止期处于低极化(或部分除极化)状态,在激动时又不能完全除极,产生所谓损伤电流。在体表心电图(electrocardiogram,ECG)上表现为 ST 段的偏移。心室壁内的收缩期压力在靠心内膜的内半层最高,而同时由于冠状动脉的分支从心外膜向心内膜深入,心肌血流量在室壁的内层较外层为低。因此,在血流供不应求的情况下,心内膜下层的心肌容易发生急性缺血。受到急性缺血性损伤的心内膜下心肌,其电位在心室肌;静止期较外层为高(低极化),而在心肌除极后其电位则较低(除极受阻),因此,左心室表面所记录的 ECG 出现 ST 段压低。在少数病例,心绞痛发作时急性缺血可累及心外膜下心肌,则 ECG 上可见相反的 ST 段抬高。

2. 左心室功能及血流动力学改变 由于粥样硬化狭窄性病变在各个冠状动脉分支的分布并不均匀,因此,心肌的缺血性代谢:改变及其所引起的收缩功能障碍也常为区域性的。缺血部位心室壁的收缩功能,尤其在心绞痛:发作时,可以明显减弱甚至暂时完全丧失,以致呈现收缩期膨出,正常心肌代偿性收缩增强。如涉及范围较大,可影响整个左心室的排血功能,心室充盈阻力也增加。心室的收缩及舒张障碍都可导致左室舒张期终末压增高,最后出现肺淤血症状。

以上各种心肌代谢和功能障碍常为暂时性和可逆性的,随着血液供应平衡的恢复,可以减轻或者消失。有时严重的暂时性缺血虽不引起心肌坏死,但可造成心肌顿抑,心功能障碍可持续1周以上,心肌收缩、高能磷酸键储备及超微结构均异常。

(三)临床表现

1.症状　心绞痛以发作性胸痛为主要临床表现,疼痛的特点为:

(1)部位:主要在胸骨体上段或中下段之后,可波及心前区,有手掌大小范围,甚至横贯前胸,界限不很清楚。常放射至左肩、左臂内侧达无名指和小指,或至颈、咽或下颌部(图1—5)。

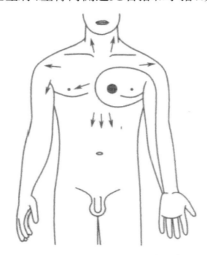

图1—5　心绞痛发作时的疼痛放射范围

(2)性质:胸痛常为压迫、发闷或紧缩感,也可有烧灼感,但不尖锐,不像针刺或刀扎样痛,偶伴濒死的恐惧感。发作时,患者往往不自觉地停止原来的活动,直至症状缓解。

(3)诱因:发作常由体力劳动或情绪激动(如愤怒、焦急、过度兴奋等)所激发,饱食、寒冷、吸烟、心动过速、休克等亦可诱发。疼痛发生于劳力或激动的当时,而不是在一天劳累之后。典型的稳定型心绞痛常在相似的条件下发生。但有时同样的劳力只在早晨引起心绞痛,提示与晨间痛阈较低有关。

(4)持续时间和缓解方式:疼痛出现后常逐步加重,然后在3~5分钟内逐渐消失,一般在原来诱发症状的活动停止后即缓解。舌下含用硝酸甘油也能在几分钟内使之缓解。可数天或数星期发作一次,亦可一日内发作多次。

稳定型劳力性心绞痛发作的性质在1~3个月内并无改变,即每天和每周疼痛发作次数大致相同,诱发疼痛的劳力和情绪激动程度相同,每次发作疼痛的性质和部位无改变,疼痛时限相仿(3~5分钟),用硝酸甘油后,也在相同时间内起效。

根据心绞痛的严重程度及其对体力活动的影响,加拿大心血管学会将稳定型心绞痛分为Ⅳ级(表1—6):

表1－6　稳定型心绞痛的加拿大心血管学会(CCS)分级

分级	心绞痛的严重程度及其对体力活动的影响
Ⅰ级	一般体力活动如步行或上楼不引起心绞痛,但可发生于费力或长时间用力后
Ⅱ级	体力活动轻度受限心绞痛发生于快速步行或上楼、餐后步行或上楼,或者在寒冷、顶风逆行、情绪激动时。平地行走两个街区(200～400m),或以常速上行相当于3楼以上的高度或坡度时,能诱发心绞痛
Ⅲ级	日常体力活动明显受限。在正常情况下以一般速度平地步行100～200m或登1层楼梯时可发作心绞痛。可发生于平地行走1～2个街区,或以常速上行3楼以下的高度
Ⅳ级	轻微活动或休息时即可出现心绞痛症状

2.体征　胸痛发作间隙期体检通常无特殊异常发现,但仔细体检能提供有用的诊断线索,可排除某些引起心绞痛的非冠状动脉疾病如瓣膜病、心肌病等,并确定患者的冠心病危险因素。胸痛发作期间体检,有助于发现有无因心肌缺血而产生的暂时性左心室功能障碍,心绞痛发作时常见心率增快、血压升高、表情焦虑、皮肤冷或出汗,有时出现第四或第三心音奔马律。缺血发作时,可有暂时性心尖部收缩期杂音,由乳头肌缺血、功能失调引起的二尖瓣关闭不全所致;可有第二心音逆分裂或出现交替脉;部分患者可出现肺部啰音。

(四)辅助检查

1.心电图(ECG)　ECG是发现心肌缺血、诊断心绞痛最常用的检查方法。

(1)无症状时ECG检查:稳定型心绞痛患者无症状,ECG一般是正常的,所以ECG正常并不能除外严重的冠心病。最常见的ECG异常是ST－T改变,包括ST段压低(水平型或下斜型)、T波低平或倒置以ST段改变更具特异性。少数可伴有陈旧性MI的表现,可有多种传导障碍,最常见的是左束支传导阻滞和左前分支传导阻滞。不过,无症状ECG上ST－T改变在普通人群常见,在Framingham心脏研究中,8.5%的男性和7.7%的女性有ECG的ST－T改变,并且检出率随年龄而增加;在高血压、糖尿病、吸烟者和女性中,ST－T改变的检出率也增加。其他可造成ST－T异常的疾病包括左心室肥厚和扩张、电解质异常、神经因素和抗心律失常药物等。然而在冠心病患者中,出现无症状时ECG的ST－T异常可能与基础心脏病的严重程度有关,包括病变血管的支数和左心室功能障碍。心肌缺血可增加各种心律失常的可能。

(2)心绞痛发作时ECG检查:据估计,将近95%病例的心绞痛发作时出现明显的、有相当特征的ECG改变,主要为暂时性心肌缺血所引起的ST段移位。心内膜下心肌容易缺血,故常见ST段压低0.1mV以上,有时出现T波倒置,症状缓解后ST－T改变可恢复正常,动态变化的ST－T对诊断心绞痛的参考价值较大。静息ECG上ST段压低(水平型或下斜型)或T波倒置的患者,发作时可变为无压低或直立的所谓"假性正常化",也支持心肌缺血的诊断。T波改变虽然对反映心肌缺血的特异性不如ST段,但如与平时ECG比较有动态变化,也有助于诊断。

(3)ECG负荷试验:ECG负荷试验是对疑有冠心病的患者增加心脏负荷(运动或药物)而激发心肌缺血的ECG检查。ECG负荷试验的指征为:临床上怀疑冠心病;对有冠心病危险因素患者的筛选;冠状动脉搭桥及心脏介入治疗前后的评估;陈旧性MI患者对非梗死部位心肌缺血的监测。禁忌证包括:AMI;高危的UA;急性心肌、心包炎;严重高血压(收缩压≥200mmHg和(或)舒张压≥110mmHg);心功能不全;严重主动脉瓣狭窄;肥厚性梗阻型心肌病;静息状态下有严重心律失常;主动脉夹层。静息状态下ECG即有明显ST段改变的患者如完全性左束支或右束支传导阻滞，或心肌肥厚继发 ST 段压低等也不适合行 ECG 负荷试验。负荷试验终止的指标：ST－T 降低或抬高 ≥ 0.2mV、心绞痛发作、收缩压超过 220mmHg、血压较负荷前下降、室性心律失常（多源性、连续 3 个室早和持续性室速）。

运动负荷试验为最常用的方法，敏感性可达到约 70%，特异性 70%～90%。有典型心绞痛并且负荷 ECG 阳性者，诊断冠心病的准确率达 95% 以上。运动方式主要为分级踏板或蹬车，其运动强度可逐步分期升级，以前者较为常用。常用的负荷目标是达到按年龄预计的最大心率或 85%～90% 的最大心率，前者称为极量运动试验，后者称为次极量运动试验。运动中应持续监测 ECG 改变，运动前和运动中每当运动负荷量增加一级均应记录 ECG，运动终止后即刻和此后每 2 分钟均应重复 ECG 记录，直至心率恢复运动前水平。记录 ECG 时应同步测定血压。最常用的阳性标准为运动中或运动后 ST 段水平型或下斜型压低 0.1mV（J 点后 60～80ms），持续超过 2 分钟，如运动前心电图只有 ST 段下移，则运动后 ST 段在原水平上再下移 ≥ 0.1mV，亦属阳性。

（4）动态 ECG：连续记录 24 小时或 24 小时以上的 ECG，可从中发现 ST－T 改变和各种心律失常，可将出现 ECG 改变的时间与患者的活动和症状相对照分析判断，ECG 上显示缺血性 ST－T 改变而患者当时并无心绞痛症状者，称为无痛性心肌缺血。

2. 超声心动图　超声心动图可以观察心室腔的大小、心室壁的厚度以及心肌舒缩状态；另外，还可以观察到陈旧性 MI 时梗死区域的运动消失及室壁瘤形成。稳定型心绞痛患者的静息超声心动图大部分无异常表现，与静息 ECG 一样。负荷超声心动图可以帮助识别心肌缺血的范围和程度，包括药物负荷（多巴酚丁胺常用）、运动负荷、心房调搏负荷以及冷加压负荷。

3. 放射性核素检查

（1）静息和负荷心肌灌注显像：心肌灌注显像常用 ^{201}Tl 或 ^{99m}Tc－MIBI 静脉注射使正常心肌显影而缺血区不显影的"冷点"显像法，结合运动或药物（双嘧达莫、腺苷或多巴酚丁胺）负荷试验，可查出静息时心肌无明显缺血的患者。

（2）放射性核素心腔造影：用 ^{113m}In、^{99m}Tc 标记红细胞或白蛋白行心室血池显影有助于了解室壁运动，可测定 LVEF 及显示室壁局部运动障碍。

4. 磁共振成像　可同时获得心脏解剖、心肌灌注与代谢、心室功能及冠状动脉成像的信息。

5. 心脏 X 线检查　可无异常发现或见主动脉增宽、心影增大、肺淤血等。

6. CT 检查　电子束 CT（EBCT）可用于检测冠状动脉的钙化、预测冠状动脉狭窄的存在。近年发展迅速的多排螺旋 CT 冠状动脉造影，能建立冠状动脉三维成像以显示其主要分支，并可用于显示管壁上的斑块。随硬件设备和软件的进步，诊断的准确性得到很大提高，已被广泛用于无创性诊断冠状动脉病变（图 1－6A）。

7. 左心导管检查　主要包括冠状动脉造影术（coronary angiography）和左心室造影术，是有创性检查方法。选择性冠状动脉造影术目前仍是诊断冠状动脉病变并指导治疗方案选择，尤其是血运重建术方案的最常用方法，常采用穿刺股动脉或桡动脉的方法，选择性地将导管送入左、右冠状动脉口，注射造影剂使冠状动脉主支及其分支显影，可以准确地反映冠状动脉狭窄的程度和部位（图 1－6B）。而左心室造影术是将导管送入左心室，用高压注射器将 30～40ml 造影剂以 12～15ml/s 的速度注入左心室，以评价左心室整体功能及局部室壁运动状况。

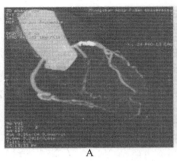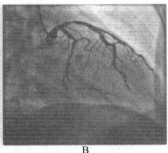

图1—6　冠状动脉造影

同一患者的64排螺旋CT冠状动脉造影(A)和经导管冠状动脉造影图像(B)A图显示3支主要冠状动脉,左前降支近端明显钙化,回旋支近段狭窄;B图示前降支和回旋支近段均可见狭窄病变

根据冠状动脉的灌注范围,将冠状动脉供血类型分为:右冠状动脉优势型、左冠状动脉优势型和均衡型("优势型"的命名是以供应左室间隔后半部分和左室后壁的冠状动脉为标准)。85%为右冠状动脉优势型;7%为右冠状动脉和左冠状动脉回旋支共同支配,即均衡型;8%为左冠状动脉优势型。85%的稳定型劳力性心绞痛患者至少有一支冠状动脉主要分支或左主干存在高度狭窄(>70%)或闭塞。

8.其他有创性检查技术　由于冠状动脉造影只是通过造影剂充填的管腔轮廓反映冠状动脉病变,因此在定性和定量判断管壁上的病变方面存在局限性。而IVUS成像是将微型超声探头送入冠状动脉,显示血管的横断面,可同时了解管腔的狭窄程度和管壁上的病变情况,根据病变的回声特性了解病变性质。OCT的成像原理与IVUS相似,但分辨率更高,不过穿透力较低。血管镜在显示血栓性病变方面有独特的应用价值。血管内多普勒血流速度测定技术能测定冠状动脉血流速度及血流储备,评价微循环功能。冠状动脉内压力测定技术得到的血流储备分数可评价狭窄病变导致的机械性梗阻程度。上述有创的技术对冠状动脉病变的形态和冠状动脉循环的功能评价能提供更多有价值的信息。

(五)诊断和鉴别诊断

根据典型的发作特点和体征,休息或含用硝酸甘油后缓解,结合年龄和存在的冠心病危险因素,除外其他疾病所致的心绞痛,即可建立诊断。发作不典型者,诊断要依靠观察硝酸甘油的疗效和发作时ECG的变化。未记录到症状发作时ECG者,可行ECG负荷试验或动态ECG监测,如负荷试验出现ECG阳性变化或诱发心绞痛时亦有助于诊断;诊断困难者,可行放射性核素检查、冠状动脉CTA或选择性冠状动脉造影检查。考虑介入治疗或外科手术者,必须行选择性冠状动脉造影。

胸痛患者需考虑多种疾病,见表1—7。稳定型心绞痛尤其需要与以下疾病进行鉴别:

表1—7　需与稳定型心绞痛相鉴别的疾病

心源性胸痛	胸部疾患	消化道疾病	神经肌肉疾病	精神性疾病
主动脉夹层	胸膜炎	胃—食管反流	肋间神经痛	焦虑性疾病
心包炎	肺栓塞	食管痉挛	肋骨肋软骨病	情感性疾病(如抑郁症)
心肌病	肺炎	食管失弛缓综合征	带状疱疹	躯体性精神病
重度主动脉瓣狭窄	纵隔肿瘤	食管裂孔疝		思维型精神病
心脏神经症	气胸	消化性溃疡		
心肌梗死		胰腺炎胆囊炎胆囊结石		

1. 心脏神经症 本病患者常诉胸痛,但为短暂(几秒钟)的刺痛或持久(几小时)的隐痛,患者常喜欢不时地吸一大口气或作叹息性呼吸。胸痛部位多在左胸乳房下心尖部附近,或经常变动,症状多在疲劳之后出现,而不在疲劳的当时,作轻度体力活动反觉舒适,有时可耐受较重的体力活动而不发生胸痛或胸闷。含用硝酸甘油无效或在10多分钟后才"见效",常伴有心悸、疲乏及其他神经衰弱的症状。

2. 不稳定型心绞痛和急性心肌梗死 与稳定型劳力性心绞痛不同,UA包括初发型心绞痛、恶化型心绞痛及静息型心绞痛,仔细病史询问有助鉴别。AMI临床表现更严重,有心肌坏死的证据。下一节将详细介绍。

3. 其他疾病引起的心绞痛 包括主动脉瓣严重狭窄或关闭不全、冠状动脉炎引起的冠状动脉口狭窄或闭塞、肥厚型心肌病、X综合征等疾病均可引起心绞痛,要根据其他临床表现来鉴别。其中X综合征多见于女性,ECG负荷试验常阳性,但冠状动脉造影阴性且无冠状动脉痉挛,预后良好,与微血管功能不全有关。

4. 肋间神经痛 疼痛常累及1~2个肋间,但并不一定局限在胸前,为刺痛或灼痛,多为持续性而非发作性;咳嗽、用力呼吸和身体转动可使疼痛加剧,沿肋间神经行走分布处可有压痛,手臂上举活动时局部有牵拉疼痛,故与心绞痛不同。

5. 不典型疼痛 还需与包括胃一食管反流、食管动力障碍、食管裂孔疝等食管疾病以及消化性溃疡、颈椎病等鉴别。

(六)治疗

有两个主要目的:一是预防MI和猝死,改善预后,延长患者的生存期;二是减少缺血发作和缓解症状,提高生活质量。

1. 一般治疗 发作时立刻休息,一般在停止活动后症状即可消除;平时应尽量避免各种已知的诱发因素,如过度的体力活动、情绪激动、饱餐等,冬天注意保暖;调节饮食,一次进食不宜过饱,避免油腻饮食,戒烟限酒;调整日常生活与工作量;减轻精神负担;保持适当的体力活动,以不发生疼痛症状为度;治疗高血压、糖尿病、贫血、甲状腺功能亢进等相关疾病。

2. 药物治疗 药物治疗首先考虑预防MI和死亡,其次是减少缺血、缓解症状及改善生活质量。

(1)抗心绞痛和抗缺血治疗

1)硝酸酯类药物(nitrates):能降低心肌需氧,同时增加心肌供氧,从而缓解心绞痛。除扩张冠状动脉、降低阻力、增加冠状循环的血流量外,还通过对周围容量血管的扩张作用,减少静脉回流心脏的血流量,降低心室容量、心腔内压和心室壁张力,降低心脏前负荷;对动脉系统也有轻度扩张作用,减低心脏后负荷和心脏的需氧。

①硝酸甘油(nitroglycerin):需即刻缓解心绞痛发作,可使用作用较快的硝酸甘油舌下含片,1~2片(0.5~1.0mg),舌下含化,迅速为唾液所溶解而吸收,1~2分钟开始起作用,约半小时后作用消失。延迟见效或完全无效者,首先要考虑药物是否过期或未溶解,如属后者可嘱患者轻轻嚼碎后继续含化。用2%硝酸甘油油膏或橡皮膏贴片(含5~10mg)涂或贴在胸前或上臂皮肤而缓慢吸收,适用于预防夜间心绞痛发作。

②硝酸异山梨酯(isosorbide dinitrate,消心痛),口服3次/天,每次5~20mg,服后半小时起作用,持续3~5小时,缓释制剂药效可维持12小时,可用20mg,2次/天。本药舌下含化后2~5分钟见效,作用维持2~3小时,每次可用5~10mg。

以上两种药物还有供喷雾吸入用的气雾制剂。

③5—单硝酸异山梨酯(isosorbide 5—mononitrate):多为长效制剂,每天 20~50mg,1~2 次。

硝酸酯药物长期应用的主要问题是耐药性,其机制尚未明确,可能与巯基利用度下降、RAAS 激活等有关。防止发生耐药的最有效方法是每天保持足够长(8~10 小时)的无药期。硝酸酯药物的不良反应有头晕、头胀痛、头部跳动感、面红、心悸等,偶有血压下降。

2)β受体阻滞剂:机制是阻断拟交感胺类对心率和心肌收缩力的刺激作用,减慢心率、降低血压、减低心肌收缩力和氧耗量,从而缓解心绞痛的发作;此外,还减少运动时血流动力的反应,使同一运动量水平上心肌氧耗量减少;使不缺血的心肌区小动脉(阻力血管)缩小,从而使更多的血液通过极度扩张的侧支循环(输送血管)流入缺血区。不良反应有心室射血时间延长和心脏容积增加,虽然可能使心肌缺血加重或引起心肌收缩力降低,但其使心肌耗氧量减少的作用远超过其不良反应。常用的制剂是美托洛尔(metoprolol)25~100mg,2~3 次/天,其缓释制剂每天仅需口服 1 次;阿替洛尔(atenolol)12.5~50mg,1~2 次/天;比索洛尔(bisoprolol)5~10mg,1 次/天。

本药常与硝酸酯药物联合应用,比单独应用效果好。但要注意:①与硝酸酯制剂有协同作用,因而剂量应偏小,开始剂量尤其要注意减少,以免引起低血压等不良反应;②停用本药时应逐步减量,如突然停用有诱发 MI 的可能;③支气管哮喘以及心动过缓、高度房室传导阻滞者不用为宜;④部分患者对本药比较敏感,可能难以耐受大剂量。

3)钙通道阻断剂(CCB):机制是抑制钙离子进入心肌内,也抑制心肌细胞兴奋—收缩耦联中钙离子的作用,因而抑制心肌收缩,减少心肌氧耗;扩张冠状动脉,解除冠状动脉痉挛,改善心内膜下心肌的供血;扩张周围血管,降低动脉压,减轻心脏负荷;还降低血黏度,抗血小板聚集,改善心肌的微循环。常用制剂包括:①二氢吡啶类:硝苯地平(nifedipine)10~20mg,3 次/天,亦可舌下含用,其缓释制剂 20~40mg,1~2 次/天。非洛地平(felodipine)、氨氯地平(amlodipine)为新一代具有血管选择性的二氢吡啶类。同类制剂有尼群地平(nitredipine)、尼索地平(nisoldipine)、尼卡地平(nicardipine)、贝尼地平(benidipine)、尼鲁地平(niludipine)、伊拉地平(isradipine)等;②维拉帕米:40~80mg,3 次/天,或缓释剂 120~480mg/d,同类制剂有噻帕米(tiapamil)等;③地尔硫草(硫氮草酮):30~90mg,3 次/天,其缓释制剂 45~90mg,1~2 次/天。

对于需要长期用药的患者,目前推荐使用控释、缓释或长效剂型。低血压、心功能减退和心衰加重可以发生在长期使用该药期间。该药的不良反应包括周围性水肿和便秘,还有头痛、面色潮红、嗜睡、心动过缓或过速和房室传导阻滞等。

CCB 对于减轻心绞痛大体上与β受体阻滞剂效果相当。本类药可与硝酸酯联合使用,其中二氢吡啶类尚可与β受体阻滞剂同服,但维拉帕米和地尔硫草与β受体阻滞剂合用时则有过度抑制心脏的危险。变异型心绞痛首选 CCB 治疗。

4)代谢类药物:曲美他嗪通过抑制脂肪酸氧化、增加葡萄糖代谢而增加缺氧状态下高能磷酸键的合成,治疗心肌缺血,无血流动力学影响,可与其他药物合用。可作为传统治疗不能耐受或控制不佳时的补充或替代治疗。口服 60mg/d,每次 20mg,3 次/天。

5)窦房结抑制剂—伊伐布雷定(ivabradine):该药是目前唯一的高选择 If 离子通道抑制剂,通过阻断窦房结起搏电流 If 通道、降低心率,发挥抗心绞痛的作用,对房室传导功能无影

响该药适用于对 β 受体阻滞剂和 CCB 不能耐受、无效或禁忌又需要控制窦性心率的患者。

（2）预防心肌梗死和死亡的药物治疗

1）抗血小板治疗（antiplatelet therapy）：稳定型心绞痛患者至少需要服用一种抗血小板药物常用药物包括：①阿司匹林：通过抑制血小板环氧化酶和 TXA_2，抑制血小板在动脉粥样硬化斑块上的聚集，防止血栓形成，同时也抑制 TXA_2 导致的血管痉挛，能使稳定型心绞痛的心血管事件危险性平均降低 33%。对所有急性或慢性缺血性心脏病的患者，无论有否症状，只要没有禁忌证，就应每天常规应用阿司匹林 75～100mg。不良反应主要是胃肠道症状和出血，并与剂量有关，使用肠溶剂或缓释剂、抗酸剂可以减少对胃肠道的不良作用。禁忌证包括过敏、严重未控制的高血压、活动性消化性溃疡、局部出血和出血体质。②氯吡格雷、替格瑞洛：通过拮抗二磷酸腺苷（ADP）受体抑制血小板内 Ca^{2+} 活性，并抑制血小板之间纤维蛋白原桥的形成。氯吡格雷的剂量为 75mg，每天 1 次；替格瑞洛为 90mg，2 次/天。替格瑞洛起效更快，个体差异性小，但要注意呼吸困难和心动过缓的不良反应。③其他的抗血小板制剂：西洛他唑是磷酸二酯酶抑制剂，50～100mg，2 次/天。④普拉格雷：为新型抗血小板药物 ADP 受体拮抗剂，推荐应用于 PCI 治疗的患者。

2）降脂药物（lipid－lowering agents）：降脂（或称调脂）药物在治疗冠状动脉粥样硬化中起重要作用，LDL－C 的降低与冠心病死亡率和总死亡率降低有明显关系。他汀类药物可以进一步改善内皮细胞的功能，抑制炎症，稳定斑块，使部分动脉粥样硬化斑块消退，显著延缓病变进展。慢性稳定型心绞痛患者即使只是出现轻到中度 LDL－C 升高，也建议采用他汀类治疗，建议目标是将 LDL－C 水平降到＜80mg/dl。药物和用法详见"动脉粥样硬化"节。

3）血管紧张素转换酶抑制剂（ACEI）：ACEI 并非控制心绞痛的药物，但可降低缺血性事件的发生。ACEI 能逆转左室肥厚及血管壁增厚，延缓动脉粥样硬化进展，能减少斑块破裂和血栓形成；另外，有利于心肌氧供/氧耗平衡和心脏血流动力学，并降低交感神经活性。可应用于冠心病患者的二级预防，尤其是合并糖尿病患者。收缩压＜90mmHg、肾衰竭、双侧肾动脉狭窄和过敏者禁用。不良反应主要包括干咳、低血压和罕见的血管性水肿。常用药物包括培哚普利 4～8mg，1 次/天；福辛普利 10～20mg，1 次/天；贝那普利 10～20mg，1 次/天；雷米普利 5～10mg，1 次/天；赖诺普利 10～20mg，1 次/天；依那普利 5～10mg，2 次/天；卡托普利 12.5～25mg，3 次/天。

3.经皮冠状动脉介入术（percutaneous coronary intervention，PCI）　PCI 已成为冠心病治疗的重要手段，介入治疗的手术数量已超过外科旁路手术（图 1－7）。与内科药物保守疗法相比，能使患者的生活质量明显提高（活动耐量增加），但是总体的 MI 发生和死亡率无显著差异。随着新技术的出现，尤其是新型药物洗脱支架、新型抗血小板药物、腔内影像技术和生理功能检测等应用，PCI 不仅可以改善生活质量，而且对存在大面积心肌缺血的高危患者可明显降低其 MI 的发生率和死亡率。PCI 的适应证也从早期的简单单支病变扩展为更复杂的病变，如多支血管病变、慢性完全闭塞病变及左主干病变等。

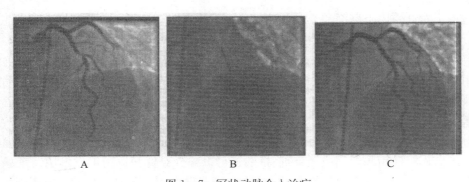

图 1－7　冠状动脉介入治疗

左前降支近段狭窄术前(A),球囊扩张中(B),支架植入后(C)

4.运动锻炼疗法　谨慎安排进度适宜的运动锻炼,有助于促进侧支循环的发展,提高体力活动的耐受量而改善症状。

(七)预后

心绞痛患者大多数能生存很多年,但有发生 AMI 或猝死的危险,有室性心律失常或传导阻滞者预后较差,但决定预后的主要因素为冠状动脉病变范围和心功能。左冠状动脉主干病变最为严重,左主干狭窄患者第一年的生存率为 70%,三支血管病变及心功能减退(LVEF＜25%)患者的生存率与左主干狭窄相同,左前降支近段病变较其他两支的病变严重。患者应积极治疗和预防,二级预防的主要措施可总结为所谓的 ABCDE 方案:A. 阿司匹林和 ACEI；B. β 受体阻滞剂和控制血压；C. 控制胆固醇和吸烟；D. 控制饮食和糖尿病；E. 健康教育和运动。

二、隐匿型冠心病

隐匿型冠心病(latent coronary heart disease)亦称无症状性冠心病,指无临床症状,但有心肌缺血客观证据(ECG、心肌血流灌注及心肌代谢等异常)的冠心病。其心肌缺血的 ECG表现可见于静息时,或在负荷状态下才出现,常为动态 ECG 记录所发现,又称为无症状性心肌缺血。这些患者经过冠状动脉造影或尸检,几乎均证实冠状动脉有明显狭窄病变。

(一)临床表现

本病有 3 种临床类型:①患者有因冠状动脉狭窄引起心肌缺血的客观证据,但从无心肌缺血的症状；②患者曾患 MI,现有心肌缺血但无心绞痛症状；③患者有心肌缺血发作,但有些有症状,有些则无症状,此类患者临床最多见。

心肌缺血而无症状的发生机制尚不清楚,可能与下列因素有关:①生理情况下,血浆或脑脊液中内源性阿片类物质(内啡肽)水平的变化,可能导致痛阈的改变；②心肌缺血较轻或有较好的侧支循环；③糖尿病性神经病变、冠状动脉旁路移植术后、MI 后感觉传入径路中断所引起的损伤,以及患者的精神状态等,均可导致痛阈的改变。隐匿性冠心病患者可转为各种有症状的冠心病临床类型,包括心绞痛或 MI,亦可能逐渐演变为缺血性心肌病,个别患者发生猝死。及时发现这类患者,可为他们提供及早治疗的机会。

(二)诊断和鉴别诊断

诊断主要根据静息、动态或负荷试验的 ECG 检查、放射性核素心肌显像,发现患者有心肌缺血的改变,而无其他原因解释,又伴有动脉粥样硬化的危险因素。能确定冠状动脉存在病变的影像学检查(包括多排螺旋 CT 造影、有创性冠状动脉造影或 IVUS 等检查),有重要诊断价值。

鉴别诊断要考虑能引起 ST 段和 T 波改变的其他疾病,如各种器质性心脏病,尤其是心肌炎、心肌病、心包病,电解质失调,内分泌病和药物作用等情况,都可引起 ST 段和 T 波改变,诊断时要注意鉴别。根据这些疾病和情况的临床特点,不难作出鉴别。心脏神经症患者可因肾上腺素能 β 受体兴奋性增高而在 ECG 上出现 ST 段和 T 波变化,也应予鉴别。

(三)防治

采用防治动脉粥样硬化的各种措施,应用硝酸酯类、β 受体阻滞剂和 CCB 可减少或消除无症状性心肌缺血的发作,联合用药效果更好。建议行冠状动脉造影以明确病变的严重程度,并考虑是否需血运重建手术治疗。

(四)预后

与冠状动脉病变的范围、程度相关,而与有无症状无关。总缺血负荷,即有症状与无症状缺血之和,可作为预测冠心病患者预后的指标。

三、缺血性心肌病

缺血性心肌病(ischemic cardiomyopathy)为冠状动脉粥样硬化病变使心肌长期缺血、缺氧而导致心肌细胞减少、坏死、心肌纤维化、心肌瘢痕形成的疾病。其临床特点是心脏变得僵硬、逐渐扩大,发生心律失常和心力衰竭,因此也称为心律失常和心衰型冠心病或心肌硬化型冠心病。

(一)病理解剖和病理生理

缺血性心肌病主要由冠状动脉粥样硬化性狭窄、闭塞、痉挛和毛细血管网的病变所引起。心肌细胞的减少和坏死可以是 MI 的直接后果,也可因长期慢性心肌缺血累积而造成。心肌细胞坏死,残存的心肌细胞肥大、纤维化或瘢痕形成以及心肌间质胶原沉积增加等均可发生,可导致室壁张力增加及室壁硬度异常、心脏扩大及心衰等。主要累及左心室肌和乳头肌,也累及特殊心肌传导系统。心室壁上既可有块状成片的坏死区,也可有非连续性多发的灶性心肌损害。

心肌细胞凋亡是缺血性心肌病的重要细胞学基础。细胞凋亡与坏死共同形成了细胞生命过程中两种不同的死亡机制。心肌坏死是细胞受到严重和突然缺血后所发生的死亡,而心肌细胞凋亡是指程序式死亡,可以由严重的心肌缺血、再灌注损伤、MI 和心脏负荷增加等诱发。此外,内皮功能紊乱可以促进患者发生心肌缺血,从而影响左心室功能。

(二)临床表现

1. 心脏增大 患者有心绞痛或心肌梗死的病史,常伴有高血压。心脏逐渐增大,以左心室增大为主,可先心肌肥厚,以后心脏扩大,后期则两侧心脏均扩大。部分患者可无明显的心绞痛或 MI 史,由隐匿性冠心病发展而来。

2. 心力衰竭 心衰的表现多逐渐发生,大多先出现左心衰。在心肌肥厚阶段,心脏顺应性降低,引起舒张功能不全。随着病情的发展,收缩功能也衰竭,然后发生右心衰竭,出现相应的症状和体征。

3.心律失常 可出现各种心律失常,一旦出现常持续存在,其中以期前收缩(室性或房性)、房颤、病态窦房结综合征、房室传导阻滞和束支传导阻滞为多见,阵发性心动过速亦时有发现。有些患者在心脏还未明显增大前已发生心律失常。

(三)诊断和鉴别诊断

诊断主要依靠冠状动脉粥样硬化的证据,并且除外可引起心脏扩大、心衰和心律失常的其他器质性心脏病。ECG 检查可见心律失常和冠状动脉缺血的变化,包括 ST 段压低、T 波平坦或倒置、QT 间期延长、QRS 波低电压等;放射性核素检查见心肌缺血;超声心动图可显示室壁的异常运动。如以往有心绞痛或 MI 病史史,有助于诊断。冠状动脉造影可确立诊断。

鉴别诊断要考虑与心肌病(特别是特发性扩张型心肌病)、心肌炎、高血压性心脏病、内分泌病性心脏病等鉴别。

(四)防治

早期的内科防治甚为重要,有助于延缓充血性心衰的发生发展。积极控制冠心病危险因素,治疗各种原因所致的心肌缺血,对缺血区域有存活心肌者,血运重建术可显著改善心肌功能。治疗心衰以应用利尿剂和 ACEI(或 ARB)为主。β 受体阻滞剂长期应用可改善心功能、降低病死率。能阻滞 β_1、β_2 和 α_1 受体的新一代 β 受体阻滞剂卡维地洛 12.5~100mg/d,效果较好。正性肌力药可作为辅助治疗,但强心苷宜选用作用和排泄快速的制剂,如毒毛花苷 K、毛花苷 C、地高辛等。曲美他嗪可改善缺血,解除残留的心绞痛症状并减少对其他辅助治疗的需要。对既往有血栓栓塞史、心脏明显扩大、房颤或超声心动图证实有附壁血栓者应给予抗凝治疗。病态窦房结综合征和房室传导阻滞出现阿一斯综合征发作者,宜及早安置永久性人工心脏起搏器;有房颤的患者,如考虑转复窦性心律,应警惕同时存在病态窦房结综合征的可能,避免转复窦性心律后心率极为缓慢,或窦性停搏对患者反而不利。晚期患者是人工心脏或心脏移植手术的主要对象。

近年来,新的治疗技术如干细胞移植、基因治疗已试用于临床,为缺血性心肌病治疗带来新的希望。

(五)预后

本病预后不佳,5 年病死率约 50%~84%。心脏显著扩大特别是进行性心脏增大、严重心律失常和射血分数明显降低,为预后不佳的预测因素。死亡原因主要是进行性充血性心衰、MI 和严重心律失常。

(王连友)

第五节　感染性心内膜炎

感染性心内膜炎(infective endocarditis,IE)是指由病原微生物经血行途径引起的心内膜、心瓣膜、邻近大动脉内膜的感染并伴赘生物的形成。感染性心内膜炎被认为"致命的感染性疾病综合征"之一,位于尿路感染、肺炎、腹腔感染之后,居第 4 位,属危重病。根据病程分为急性和亚急性,并可分为自体瓣膜,人工瓣膜和静脉药瘾者的心内膜炎。天然瓣和人工瓣感染性心内膜炎总死亡率为 20%~25%,由于非法静脉用药所致死亡率为 10%。

大多数感染性心内膜炎发生于有器质性心脏病的患者,据我国资料显示,感染性心内膜炎患者中半数以上有风湿性心脏病,8%～15%有先天性心脏病,其他如心肌病、肺源性心脏病、甲亢性心脏病以及二尖瓣脱垂症等占10%,无器质性心脏病者发生感染性心内膜炎近几年呈明显增加趋势,约占10%,可能与各种内镜检查和经血管的有创检查以及静脉吸毒有关。

一、流行病学

感染性心内膜炎的发病率相对较低,研究表明年发病率为 1.7/10 万～6.2/10 万,亚洲人发病率更高些,约为 7.6/10 万;病死率一直稳定在 16%～25%。近年来,感染性心内膜炎的流行病学呈现一定的变化:平均年龄增大;风湿性瓣膜病比例降低;人工瓣膜、老年退行性变、经静脉吸毒、无器质性心脏病患者明显增多;医源性获得性感染性心内膜炎更为常见;超声检出赘生物明显提高;因脑梗死、急性左心衰死亡者增加;初发性感染性心内膜炎存活率较以前提高。感染性心内膜炎致病菌有所变化:草绿色链球菌感染减少,而金黄色葡萄球菌感染增加。

随着静脉药瘾者的增加,金黄色葡萄球菌已经取代草绿色链球菌成为感染性心内膜炎的主要致病菌;随着经皮、血管内、胃肠道、泌尿生殖道的手术操作明显增多,以及需长期透析的慢性肾衰患者的增多都使口腔链球菌的感染比例下降,而金黄色葡萄球菌、凝固酶阴性葡萄球菌、肠球菌、牛链球菌感染比例升高。院内感染所致的感染性心内膜炎与社区获得性感染性心内膜炎的致病菌明显不同:社区获得性感染性心内膜炎仍以链球菌为主,院内感染感染性心内膜炎以金黄色葡萄球菌和肠球菌为主。

二、分类

传统的分类依据病情和病程将感染性心内膜炎分为急性感染性心内膜炎(acute infective endocarditis,AIE)和亚急性感染性心内膜炎(subacute infective endocarditis,SIE),前者由毒力强的病原体所致,病情重,有全身中毒症状,未经治疗往往数天至数周内死亡;后者病原体毒力低,病情较轻,病程较长,中毒症状少。

传统分类依据瓣膜类型分为自体瓣膜心内膜炎(NVE)和人工瓣膜心内膜炎(PVE)。也有依据感染的病原体和受累部位分为金黄色葡萄球菌性心内膜炎、真菌性心内膜炎以及右心瓣膜感染性心内膜炎。

目前临床中已经摒弃了沿用多年的急性、亚急性和慢性心内膜炎分类方法,提出按照感染部位及是否存在心内异物将感染性心内膜炎分为四类。

感染性心内膜炎的分类:

1. 左心自体瓣膜感染性心内膜炎。

2. 左心人工瓣膜心内膜炎(瓣膜置换术后<1 年发生称为早期人工瓣膜心内膜炎,术后>1 年发生称为晚期人工瓣膜心内膜炎)。

3. 右心感染性心内膜炎。

4. 器械相关性感染性心内膜炎(包括发生在起搏器或除颤器导线上的感染性心内膜炎,可伴或不伴有瓣膜受累)。

三、病因

感染性心内膜炎的病因主要包括基础心血管病变以及病原微生物两方面。此外血流动力学因素、切应力及其他机械因素造成的损伤、非细菌性血栓性心内膜炎、暂时性菌血症以及血液中致病微生物的数量、毒力、侵袭力和黏附能力均与感染性心内膜炎的发生有关。

1. 心脏病因学　60%～80%的患者都有原发瓣膜病变,如二尖瓣脱垂、主动脉瓣与二尖瓣的退行性变、先天性心脏病、风湿性心脏病。由于心瓣膜病损伤处存在着一定的血液压力阶差,容易引起局部心内膜的内皮受损,可形成非细菌性血栓性心内膜炎,涡流可使细菌沉淀于低压腔室的近端、血压异常流出处受损的心内膜上,使之转为感染性心内膜炎。

2. 病原微生物　过去认为草绿色链球菌是感染性心内膜炎、尤其是亚急性感染性心内膜炎的最主要致病菌,但随着静脉药成瘾者的增加,金黄色葡萄球菌已经成为 IE 的主要致病菌。需要注意的是,几乎所有已知的致病微生物都可以引起本病;且同种病原体既可引起急性病程,也可表现为亚急性病程。

四、病理

心内膜上形成赘生物是感染性心内膜炎的基本病理过程。

赘生物形成受累的瓣膜往往不止一个,以主动脉瓣和二尖瓣多见,可造成瓣叶破坏、穿孔、腱索断裂及心肌脓肿;赘生物碎片脱落致周围血管栓塞;病原体血行播种在远隔部位形成转移性脓肿;激活免疫系统,导致肾小球肾炎、肝脾肿大、关节炎、腱鞘炎、心包、心肌炎。

五、发病机制

感染性心内膜炎的发病机理是三方面共同作用的结果。

1. 心内膜自身病变　心内膜自身病变或者修复延迟为细菌定植提供了场所。心脏器质性病变存在时,血流由正常的层流变为涡流和喷射,从高压腔室分流至低压腔室,形成明显的压力差,冲击血管内膜使其受损,内层胶原暴露,血小板、红细胞、白细胞、纤维蛋白积聚。

2. 菌血症　致病菌所致的菌血症为必要条件,而反复发生的菌血症使机体产生抗体,介导病原体与损伤部位黏附形成赘生物,进一步将细菌包裹于赘生物中不受机体免疫系统作用。

3. 免疫功能异常　自身免疫力异常,未能及时清除致病菌。

以上三方面共同作用,使得细菌得以在心内膜定植并形成赘生物,当赘生物不断增大并破裂时易形成栓塞,其内细菌产生菌血症或脓毒血症并形成转移性播种病灶。

六、血流动力学

常与原发的心脏病变及所侵犯的瓣膜有关。赘生物可导致或加重瓣膜的狭窄和关闭不全;瓣叶穿孔,乳头肌及腱索的缩短或断裂,亦可导致或加重瓣膜关闭不全,而引起相应的血流动力学改变。此外,发热、贫血可增加心肌的耗氧和损害,从而诱发或加剧心功能不全。

七、临床表现及体征

1.发热　见于95％以上患者,为驰张热。但部分患者热型不典型,甚至没有超过38.5℃的发热。

2.心脏杂音　见于90％患者,且杂音易变,最具特征的是新出现的病理性杂音或原有杂音的改变。根据致病菌侵犯的瓣膜不同可以出现不同的杂音。

3.皮肤及其附属器和眼的五大表现　皮肤瘀点,Osler小结,Janeway斑,Roth斑,甲下线状出血。

4.脾大　约30％患者可以出现脾肿大,与病程有关,慢性病程者常见。

5.贫血　为轻、中度Osler小结呈紫或红色,稍高于皮面,直径小至1~2mm,大者可达5~15mm,多发生于手指或足趾末端的掌面,大小鱼际或足底可有压痛,常持续4~5天才消退。需要注意的是Osler小结并不是感染性心内膜炎所特有,在系统性红斑狼疮、伤寒、淋巴瘤等疾病中亦可出现。Janeway损害是指出现在手掌和足底的直径1~4mm无痛性出血性或红斑性损害,为化脓性栓塞所致。少数患者可有视网膜病变,表现为椭圆形黄斑出血伴中央发白,有时眼底仅可见圆形白点成为Roth斑。

八、并发症

1.心脏　心力衰竭(首位死亡原因),心肌脓肿,心包炎,心肌炎。

2.动脉栓塞　约5％~30％,可见于任何器官组织。

3.细菌性动脉瘤　较少见,约3％~5％。

4.转移性感染　可在任何部位形成(金葡菌及念珠菌常见)。

5.神经系统　约30％;脑栓塞,脑膜炎,脑出血,细菌性动脉瘤,脑脓肿,癫痫样发作。

6.肾脏　肾动脉栓塞,肾炎,肾脓肿。

九、诊断

感染性心内膜炎临床表现缺乏特异性,不同患者间差异很大,老年或免疫受损的患者甚至无明确发热病史。感染性心内膜炎及时被检出在一定程度上依靠临床医师的诊断警觉性。

超声心动图和血培养是诊断感染性心内膜炎的两块基石。目前临床诊断主要参考Duck标准(表1-8,1-9)。

表1-8　感染性心内膜炎Duke诊断标准

明确的感染性心内膜炎	病理学标准:有赘生物、或栓塞性赘生物或心内脓肿进行培养或组织学证实有细菌或病理改变;组织病理证实赘生物或心内脓肿有活动性心内膜炎改变
	临床标准(表1-9):2项主要标准,或
	1项主要标准加3项次要标准,或
	5项次要标准
可疑的感染性心内膜炎	有心内膜炎的表现,但不明确,且又不能排除
非感染性心内膜炎	肯定的其他诊断可解释患者临床表现者,或
	抗生素治疗≤4天而"心内膜炎"症状完全消失者,或
	抗生素治疗≤4天手术或尸解没有发现感染性心内膜炎证据者

表1-9　感染性心内膜炎 Duke 临床标准

主要标准

1.感染性心内膜炎血培养阳性

(1)2 次不同血培养标本出现典型的致感染性心内膜炎病原微生物草绿色链球菌*,牛链球菌,HACEK 属或社区获得性金黄色葡萄球菌或肠球菌而无原发感染灶

(2)与感染性心内膜炎相一致的微生物血培养持续阳性包括血培养抽血间隔>12 小时,血培养≥2 次,或所有 3 次,或多4 次血培养中的大多数(首次和末次血至少间隔 1 小时)

2.心内膜受累的证据

(1)感染性心内膜炎超声心动图阳性证据包括:

在瓣膜或其支持结构上,或瓣膜反流路径上,或在医源性装置上出现可移动的物质而不能用其他解剖上的原因解释

脓肿

人工瓣膜的新的部分裂开

(2)新出现瓣膜反流(增强或改变了原来不明确的杂音)

次要标准

1.易患因素　既往有心脏病史或静脉药物成瘾者

2.发热　体温

3.血管表现　主要动脉栓塞,脓毒性肺梗死,真菌性动脉瘤,颅内出血,Janeway 损害

4.免疫系统表现　肾小球肾炎,Osler 小结,Roth 斑,类风湿因子等阳性

5.微生物学依据　血培养阳性但不符合上述主要标准(不包括凝固酶阴性葡萄球菌和不引起心内膜炎细菌的一次培养阳性者),或与感染性心内膜炎相符的致病菌的血清学检查

6.超声心动图表现发现　符合感染性心内膜炎表现但不具备上述主要标准

---

* 包括营养变异菌株

在血培养阴性、感染累及人工瓣膜或起搏器导线、右心感染性心内膜炎等情况下,杜克标准敏感性下降,主要依靠临床判断

超声心动图有经胸超声心动图(Transthoracic echocardiography,TTE)和经食管超声心动图(transesophageal echocardiography,TEE)两种,对于感染性心内膜炎的诊断、处理以及随访均有重大价值。TTE 诊断感染性心内膜炎的敏感性为 40%～63%,TEE 为 90%～100%,TEE 的敏感性和特异性均高于 TTE,有助于检出脓肿和准确测量赘生物的大小(图 1-8)。

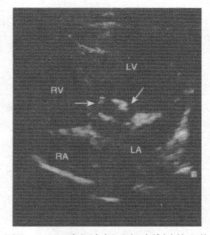

图 1-8　经胸超声提示主动脉瓣赘生物

TTE/TEE 的适应证:

1.一旦怀疑患者有感染性心内膜炎可能,首选 TTE,应尽早检查。

2.高度怀疑感染性心内膜炎而 TTE 正常时,推荐 TEE。

3.TTE/TEE 阴性但临床仍高度怀疑感染性心内膜炎者,应在 7～10 天后再行 TTE/TEE 检查。

4.感染性心内膜炎治疗中一旦怀疑出现新并发症(新杂音、栓塞、持续发热、心力衰竭、脓肿、房室传导阻滞),应立即重复 TTE/TEE 检查。

5.抗生素治疗结束时,推荐 TTE 检查以评价心脏和瓣膜的形态学及功能。

TTE/TEE 结果阴性不能完全排除感染性心内膜炎,因为在有严重瓣膜病变(二尖瓣脱垂、退行性钙化、人工瓣膜)、赘生物很小(＜2mm)、赘生物已脱落或未形成赘生物者中,超声不易或不能检出赘生物。超声心动图也可能误诊感染性心内膜炎,因为有多种疾病可显示类似赘生物的图像,如风湿性瓣膜病、瓣膜黏液样变性、瓣膜血栓、腱索断裂、系统性红斑狼疮患者的利-萨病变(Libman-Sacks lesions,一种非细菌性心内膜炎,常累及二尖瓣)、心腔内小肿瘤(如纤维弹性组织瘤)等。此外,如何诊断局限于心腔内器械表面的感染性心内膜炎以及如何早期准确检出小型脓肿,也是较棘手的难题。

十、鉴别诊断

本病的临床表现涉及全身多脏器,故而,需要鉴别的疾病较多。亚急性病程患者应与急性风湿热、系统性红斑狼疮、左房黏液瘤、淋巴瘤腹腔内感染、结核病等鉴别。急性病程者应与金黄色葡萄球菌、淋球菌、肺炎球菌和革兰氏阴性杆菌败血症鉴别。

十一、治疗

(一)药物治疗

抗生素治疗的原则:高血药浓度;静脉给药;长疗程;首选杀菌抗生素;联合用药;早期治疗。感染性心内膜炎患者自身抵抗能力极弱,战胜疾病主要依靠有效的抗菌药物。抗感染治疗的总体原则应首先选择杀菌抗生素。抗生素应用病程要足够长,一般为 4～6 周,如血培养持续阳性,有并发症者疗程可延长至 8 周以上。通常维持的抗生素血清浓度应在杀菌水平的 8 倍以上。以血培养和药敏结果指导选用抗生素,如结果未报或不能确定致病菌时可行经验给药。

1.经验治疗　在连续送血培养后,对于病情较重的患者立即经静脉给予青霉素每日 600万～1800 万 U,并与庆大霉素合用,每日 12 万～24 万 U 静脉滴注。如疗效欠佳宜改用其他抗生素,如苯唑西林、羟氨苄西林、哌拉西林等,每日 6～12g,静脉滴注。需注意大剂量青霉素可产生神经毒性表现,如肌阵挛、反射亢进、抽搐和昏迷。此时需要注意与本病的神经系统表现相鉴别,一面误诊为本病的进一步发展而增加抗生素剂量。

2.已知致病微生物的治疗

(1)对青霉素敏感的细菌(最低抑菌浓度,minimal inhibitory concentration,MIC 0.1mg/L):草绿色链球菌、牛链球菌、肺炎球菌等多属此类。首选青霉素,400 万 U 每 6 小时静脉缓注或滴注,一般可有效控制病情;对青霉素过敏者可选红霉素、万古霉素或第一代头孢菌素。需注意的是有青霉素严重过敏者,忌用头孢菌素类。所有病例均至少用药 4 周。

(2)对青霉素的敏感性不确定者(0.1mg/L＜MIC＜1.0mg/L):上列细菌或其他细菌对

青霉素敏感试验测定为I时,青霉菌用药量应加大为 400 万 U,每 4 小时一次,同时加用氨基糖苷类抗生素,如庆大霉素,每日 12 万~24 万 U 静脉滴注。前者用药 4 周以上,后者一般用药不超过 2 周。青霉素为细胞壁抑制类药,与氨基糖苷类药物合用,可增强后者进入细胞的能力,从而提高疗效。

(3)对青霉素耐药的细菌(MIC≥1.0mg/L):如肠球菌、粪链球菌等多对青霉素不敏感,青霉素用量需高达 1800 万~3000 万 U,持续静滴;或用氨苄西林 2g,每 4 小时静注或静滴,加用庆大霉素 160~240mg/d,用药 4~6 用。治疗过程中酌减或撤除庆大霉素,预防其毒副作用。上述治疗效果不佳或患者不能耐受者也可改用万古霉素 1g,每 12 小时静滴。对于高度耐药的链球菌应选万古霉素。

(4)金黄色葡萄球菌和表皮葡萄球菌:①萘夫西林或苯唑西林 2g,每 4 小时一次,静注或静滴,用药 4~6 周。②如用青霉素后延迟出现皮疹,用头孢噻吩 2g,每 4 小时一次,或头孢唑啉 2g,每 6 小时一次,静注或静滴,用药 4~6 周。③如对青霉素和头孢菌素过敏或耐甲氧西林菌株(MRSA)致病者,用万古霉素 4~6 周。如有严重感染播散,每一方案的初始 3~5 天加用庆大霉素。④对万古霉素中度耐药的金黄色葡萄球菌和凝固酶阴性葡萄球菌已经广泛出现。它的作用机制是由于染色体基因突变影响了细菌细胞壁的合成。新喹诺酮对该细菌多耐药,研制新的治疗耐万古霉素的葡萄球菌药物是当务之急。

(5)其他细菌:用青霉素、头孢菌素或万古霉素,用药 4~6 周。革兰氏阴性杆菌感染科根据;药敏选用三代头孢,如用头孢哌酮 4~8g/d,头孢噻肟 6~12g/d,也可用氨苄西林合并氨基糖苷类抗生素。对于多耐药性的肠球菌,这类细菌对绝大多数药物都耐药,甚至包括万古霉素,治疗这种细菌就要依靠多种抗生素联合用药及经验性用药。治疗时要依赖确切的药敏试验和测定杀菌、抑菌浓度,测定血药浓度,虽然这类肠球菌对氨基糖苷类经常耐药,但加用氨基糖苷类对其他抑制细菌细胞壁的药物有协同作用。链霉素是一个值得试验的药物,因为当其他氨基糖苷类对肠球菌耐药时,它仍然有杀菌作用。

(6)真菌感染:真菌感染性心内膜炎病死率高达 80%~100%,药物治疗效果有限,应在抗真菌治疗期间早期手术切除受累的瓣膜组织,术后应继续抗真菌治疗才有可能有治愈的机会。药物治疗以用静脉滴注两性霉素 B 为首选,首日 1mg,之后每日递增 3~5mg,直到 25~30mg/d。应注意两性霉素 B 的毒副作用,如发热、头痛、显著的胃肠道反应、局部的血栓性静脉炎和肾功能损害,神经系统和精神系统的损害。氟康唑和氟胞嘧啶是两种毒性较低的抗真菌药物,单独使用只有抑菌效果,而与两性霉素 B 合并使用可增强疗效,减少两性霉素 B 的用量。两性霉素 B 用够疗程后口服氟胞嘧啶 100~150mg/(kg·d),每 6 小时一次,用药数月。

抗生素剂量应考虑赘生物大小以及抗生素的 MIC,一般应达到最大非中毒血浓度。人工瓣膜心内膜炎的赘生物一般较自体瓣膜心内膜炎者为大,抗生素疗程应长于自体瓣膜心内膜炎。由凝固酶阴性葡萄球菌导致的 PVE 中,由于病原微生物与人工瓣膜之间存在着复杂的相互作用,使得抗生素杀菌过程变得极为困难。应用包括利福平在内的三联疗法,将万古霉素和利福平联合应用至少 6 周,并在该疗程的最初 2 周辅以庆大霉素协同治疗。

(二)手术治疗

对于抗生素治疗预期疗效不佳的高危患者,应考虑早期手术干预(表 1—10、10—11)。约半数;感染性心内膜炎患者须接受手术治疗。早期手术旨在通过切除感染物、引流脓肿和修复受损组织,避免心衰进行性恶化和不可逆性结构破坏,预防栓塞事件。但在疾病活动期进行手术的风险很大,因此须掌握适应证,尽早请心外科医师会诊,为患者确定最佳治疗方案。

表 1－10　自身瓣膜心内膜炎手术适应证

主要适应证
1.由瓣膜功能衰竭引起的心力衰竭
2.抗生素治疗后的持续败血症
3.再发栓塞
次要适应证
1.心内脓肿或窦道形成
2.Valsalva 窦瘤破裂
3.抗生素治疗后仍病原不明
4.真菌性心内膜炎
5.伴有心衰的左侧急性金葡菌感染的感染性心内膜炎
6.血培养阴性,足够抗生素治疗,持续发热 10 天以上的再发

表 1－11　置换瓣膜心内膜炎的手术适应证

主要适应证
1.由瓣膜功能衰竭引起的心力衰竭
2.真菌性心内膜炎
3.再发的脓毒性血栓
4.心内脓肿或窦道形成
5.持续败血症(应用 3 种抗生素)
6.抗生素治疗后无效,瓣膜功能
次要适应证
1.非链球菌感染的病原体
2.抗生素治疗后再发
发热大于 10 天,血培养阴性

感染性心内膜炎患者早期手术的三大适应证是心衰、感染不能控制、预防栓塞。早期手术按其实施的时间可分为急诊(24 小时内)、次急诊(几天内)和择期手术(抗生素治疗 1～2 周后)。术后继续抗感染治疗,一般根据血培养情况,联合应用大量有效抗生素 4～6 周,以防止复发。

十二、治愈与复发

临床治愈标准:应用抗生素 4～6 周后体温和血沉恢复正常;自觉症状改善和消失;脾缩小;红细胞、血红蛋白上升;尿常规转阴;停药后第 1、2、6 周作血培养阴性复发,首次发病后＜6 个月由同一微生物(经血培养证实)引起感染性心内膜炎再次发作;再感染,不同微生物引起的感染,或首次发病后＞6 个月由同一微生物引起感染性心内膜炎再次发作。

复发高危患者包括:人工瓣膜及瓣膜修复采用人工材料的患者;既往有感染性心内膜炎病史者;先天性心脏病患者等。高危患者仅在牙科操作下列情况考虑使用抗生素预防:涉及牙龈或牙根尖周围组织的手术或需要口腔黏膜穿孔的手术。

(王月华)

第六节　扩张型心肌病

扩张型心肌病（Dilated cardiomyopathy，DCM）是一类以左心室或双心室扩大伴收缩功能障碍为特征的心肌病。该病较为常见，我国发病率为 13/10 万～84/10 万。病因多样，约半数病因不详。临床表现为心脏扩大、心力衰竭、心律失常、血栓栓塞及猝死。以往采用强心利尿为基础的治疗方案时本病预后差。近年来采用 β 阻滞剂、ACEI/ARB、醛固酮类拮抗剂、左心室起搏等治疗使许多患者的预后明显改善。病因是否去除对预后具有重要意义。

一、病因和发病机制

多数扩张型心肌病的原因不清。已知病因包括感染、非感染的炎症、中毒（包括酒精等）、内分泌和代谢紊乱、遗传、精神创伤（stress）等。随着近年来基因检测技术的开展，发现越来越多患者有家族/遗传性。

1.感染　病原体直接侵袭和由此引发的慢性炎症和免疫反应是造成心肌损害的主要机制。以病毒感染最常见。尤其是 RNA 家族中的小核糖核酸病毒，包括柯萨奇病毒 B、ECHO 病毒、小儿麻痹症病毒、流感病毒、腺病毒、巨细胞病毒、人类免疫缺陷病毒等。

部分细菌、真菌、立克次体和寄生虫等也可引起心肌炎并发展为扩张型心肌病。如 Chagas 病（南美锥虫病），其病原为克氏锥虫，通常经猎蝽虫叮咬传播。

2.炎症　肉芽肿性心肌炎（Granulomatous myocarditis）见于结节病和巨细胞性心肌炎，也可见于过敏性心肌炎。心肌活检有淋巴细胞、单核细胞和大量嗜酸性细胞浸润。此外，肌炎和皮肌炎亦可以伴发心肌炎。多种结缔组织病及血管炎均可直接或间接累及心肌，引起获得性扩张型心肌病。

3.中毒、内分泌和代谢异常　嗜酒是我国扩张型心肌病的常见病因。化疗药物和某些心肌毒性药物和化学品，如阿霉素等蒽环类抗癌药物、锂制剂、依米丁等。某些维生素和微量元素如硒的缺乏（克山病，为我国特有的地方性疾病）也能导致扩张型心肌病。嗜铬细胞瘤、甲状腺疾病等内分泌疾病也可以是扩张型心肌病的病因。血色病累及心肌通常归类为限制型心肌病，但晚期临床表现常常为扩张型。

4.遗传　25%～50%的扩张型心肌病有基因突变或家族遗传背景，遗传方式主要为常染色体显性遗传，X 染色体连锁隐性遗传及线粒体遗传较为少见。目前已发现超过 30 个染色体位点与常染色体显性遗传的扩张型心肌病有关，2/3 的致病基因位于这些位点，这些致病基因负责编码多种蛋白合成，它们的异常将造成心肌不同部位结构和功能异常，包括：心肌细胞肌节（Sarcomere）、闰盘和细胞骨架（Z—disk and Cytoskeleton）、核膜（Nuclear Membrane）、激动—收缩藕联（Excitation—Contraction Coupling）、细胞代谢、线粒体、心肌纤维膜（Sarcolemmal Membrane）及桥粒等。致心律失常右室心肌病（ARVC）主要累及右心室；左室致密化不全（LVNC）则主要累及左心室致密层。

5.其他　许多扩张型心肌病的病因并非单一。一般认为围产期心肌病是获得性心肌病，但多见于某些种族和区域。神经肌肉疾病如 Duchenne 型肌营养不良、Becker 型肌营养不良等也可以伴发扩张型心肌病。有些扩张型心肌病和限制型心肌病存在重叠，如"轻微扩张型心肌病"、血色病、心肌淀粉样变、肥厚型心肌病(终末期)。

二、病理解剖和病理生理

以心腔扩大为主,肉眼可见心室腔扩张,室壁变薄伴纤维瘢痕形成,且常有附壁血栓。瓣膜、冠状动脉多无改变。组织学为非特异性心肌细胞肥大、变性,特别是程度不同的纤维化等病变混合存在。

左心室扩大伴射血分数下降是 DCM 的特征。心肌细胞在遭受第一次打击时损失部分心肌,而其余心肌可能逐渐凋亡。病变的心肌收缩力减弱将触发神经—体液机制,产生水钠潴留、加快心率、收缩血管以维持有效循环。但是这一代偿机制将使病变的心肌雪上加霜,进一步加重心肌损害,造成心脏重构。心腔扩大、瓣膜结构变形造成反流使心衰加重。部分病例在使用 β 阻滞剂和 ACEI/ARB 后心功能明显改善甚至接近正常,说明阻断和改善心肌重构的重要意义。

三、临床表现

本病不同患者临床表现差异大。心脏扩大、心力衰竭、心律失常、栓塞和猝死是 DCM 的主要表现。不同病因造成的 DCM 有其病史特点。家族史、饮酒史、药物和放射治疗史、打鼾等对临床诊断具有重要价值。

(一)症状

本病多数起病隐匿,早期可无症状。临床主要表现为活动时呼吸困难和活动耐量下降。随着病情加重可以出现夜间阵发性呼吸困难和端坐呼吸等左心功能不全症状。并逐渐出现食欲下降、腹胀及下肢水肿等右心功能不全症状。合并心律失常时可表现心悸,头昏、黑朦甚至猝死。持续顽固低血压往往是扩张型心肌病终末期的表现。发生栓塞可以有受累相应脏器疼痛等表现。

(二)体征

主要体征为心界扩大,听诊心音减弱,常可闻及第三或第四心音,心率快时呈奔马律,有时可于心尖部闻及收缩期杂音。肺部听诊可闻及湿啰音,可以仅局限于两肺底,随着心力衰竭加重和出现急性左心衰时湿啰音可以遍布两肺或伴哮鸣音。颈静脉怒张、肝脏肿大及外周水肿等液体潴留体征也较为常见。长期肝淤血可以导致肝硬化、胆汁淤积和黄疸。心力衰竭控制不好的患者还常常出现皮肤湿冷。

四、辅助检查

心电图、胸片和心脏超声是可疑患者的基础检查。进一步检查可能对病因诊断有帮助。

1.胸部 X 线检查(图 1—9) 心影通常增大,心胸比例>50%。可出现肺淤血、肺水肿及肺动脉压力增高的 X 线表现,有时可见胸腔积液。

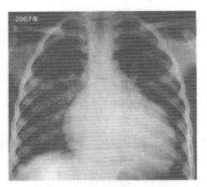

图1—9　扩张型心肌病的胸部X线

显示心影增大，心胸比例＞50%

2.心电图　缺乏诊断特异性，但很重要。患者或多或少可有心电图改变。可以为R波进展不良、室内传导阻滞或左束支传导阻滞。QRS波增宽常提示预后不良。严重的左心室纤维化还可出现病理性Q波，需除外心肌梗死。常见ST段压低和T波倒置。可见各类期前收缩、非持续性室速、房颤、传导阻滞等多种心律失常同时存在。

3.超声心动图　超声心动图是诊断及评估扩张型心肌病最常用的重要手段。疾病早期可仅表现为左心室轻度扩大，后期各心腔均扩大，以左心室扩大为著（图1—10）。室壁运动普遍减弱，心肌收缩功能下降，左心室射血分数显著降低。二尖瓣、三尖瓣本身虽无病变，但由于心腔明显扩大，导致瓣膜在收缩期不能退至瓣环水平而关闭不全。彩色血流多普勒可显示二、三尖瓣反流（图1—11）。

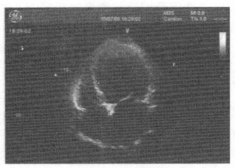

图1—10　扩张型心肌病超声心动图表现

左心室明显扩大，左心房也有所增大

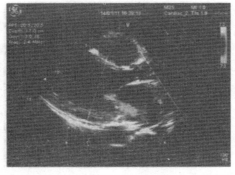

图1—11　扩张型心肌病彩色血流多普勒表现（较大蓝色反流束为血液反流入左心房）

4.心脏磁共振(Cardiac magnetic resonance,CMR) CMR 对于心肌病诊断、鉴别诊断及预后评估均有很高价值。有助于鉴别浸润性心肌病、致心律失常右心室心肌病、心肌致密化不全、心肌炎、结节病等疾病。CMR 显像提示心肌纤维化常常预示心电不稳定。

5.心肌核素显像 运动或药物负荷心肌显像可用于除外冠状动脉疾病引起的缺血性心肌病。核素血池扫描可见舒张末期和收缩末期左心室容积增大,左心室射血分数降低,但一般不用于心功能评价。

6.冠状动脉 CT 检查 通过静脉输入造影剂同时进行冠状动脉 CT 检查,可以发现或除外冠状动脉明显狭窄,有助于鉴别因冠状动脉狭窄造成的心肌缺血、坏死和缺血性心肌病。

7.血液和血清学检查 扩张型心肌病可出现脑钠肽(BNP)或 N 末端脑钠肽(NT-proB-NP)升高,此有助于鉴别呼吸困难的原因。部分患者也可出现 cTnI 轻度升高,但缺乏诊断特异性。

血常规、电解质、肝肾功能等常规检查有助于明确有无贫血、电解质失衡、肝硬化及肾功能 Notes 不全等疾病,这些检查虽然对扩心病的诊断无特异性,但有助于对患者总体病情评价和判断预后。临床尚需要根据患者的合并情况选择性进行一些相关检查,如内分泌功能、炎症及免疫指标、病原学、血清铁和转铁蛋白饱和度等。

8.冠状动脉造影和心导管检查 冠状动脉造影无明显狭窄有助于除外冠状动脉性心脏病。心导管检查不是扩张型心肌病诊断的常用和关键检查。在疾病早期大致正常,在出现心力衰竭时可见左、右心室舒张末期压、左心房压和肺毛细血管楔压增高,心搏量和心脏指数减低。

9.心内膜心肌活检(EMB) 主要适应证包括:近期出现的突发严重心力衰竭、伴有严重心律失常、药物治疗反应差、原因不明,尤其对怀疑爆发性淋巴细胞心肌炎的病例,因为这些患者通过血流动力学支持治疗后预后很好。心肌活检可以明确是否为巨噬细胞心肌炎,有助于启动免疫抑制治疗。此检查也有助于决定患者应该尽早心脏移植还是先用心室辅助泵。

五、诊断及鉴别诊断

对于有慢性心力衰竭临床表现,心脏超声检查有心腔扩大和心脏收缩功能减低的病例,即应考虑扩张型心肌病诊断。

鉴别诊断主要应该除外引起心脏扩大、收缩功能减低的其他继发原因,包括心脏瓣膜病、高血压、冠心病、先天性心脏病等。可通过病史、查体及超声心动图、心肌核素显像、CMR、冠状动脉 CT 检查、冠脉造影等检查进行鉴别诊断。必要时做心内膜心肌活检。

诊断家族性扩张型心肌病首先应除外各种继发性及获得性心肌病。依据是在一个家系中(包括先证者在内)有两个或两个以上扩张型心肌病患者,或在患者的一级亲属中有不明原因 35 岁以下猝死者。仔细询问家族史对诊断极为重要。家庭成员基因筛查有助于确诊。

六、治疗

治疗旨在阻止基础病因导致的心肌损害,阻断造成心力衰竭加重的神经体液机制,控制心律失常和预防猝死,预防栓塞,提高生活质量和延长生存期。

(一)病因治疗

应积极寻找病因,给予相应的治疗。包括控制感染;严格限酒或戒酒、戒烟;避免对心脏有害药物;治疗高血压、高脂血症、内分泌疾病或自身免疫病;纠正肥胖(尤其心衰分级 A 时)、电解质紊乱;改善营养失衡等。

(二)针对心力衰竭的药物治疗

一旦出现心脏扩大、收缩功能损害,即使尚无心力衰竭的临床表现(心衰分级 B),也应积极地进行药物干预治疗,包括 β 受体阻滞剂、血管紧张素转换酶抑制剂或血管紧张素受体拮抗剂,以期减缓心室重构及心肌进一步损伤,延缓病变发展。

随病程进展,心室收缩功能进一步减低,并出现心力衰竭临床表现(心衰分级 C)。此阶段治疗应该包括适当限盐($<3g/d$),规律活动。药物治疗包括:

1.血管紧张素转换酶抑制剂(ACEI)或血管紧张素受体拮抗剂(ARB)的应用　所有左心室射血分数$<40\%$的心力衰竭患者若无禁忌证均应使用 ACEI,从小剂量开始,逐渐递增,直至达到目标剂量。滴定剂量和过程需个体化。对于部分由于 ACEI 不能耐受(如咳嗽)的患者可以考虑使用 ARB。两药不能合用。

2.β 受体阻滞剂　所有左心室射血分数$<40\%$的患者若无禁忌都应使用 β 阻滞剂。包括卡维地洛、美托洛尔和比索洛尔。应在 ACEI 和利尿剂的基础上加用,需从小剂量开始,逐步加量。以达到目标剂量或最大耐受剂量。

3.盐皮质激素受体拮抗剂(Mineralocorticoid receptor antagonist,MRA)　包括依普利酮(Eplerenom)和螺内酯。为保钾利尿剂。对于在 ACEI 和 β 阻滞剂基础上仍有症状且无肾功能严重受损(肌酐清除率$>30mL/min$)的患者应该使用。应密切监测电解质水平($K^+<5.0mEq/dL$)。螺内酯可引起少数男性患者乳房发育。

4.肼屈嗪和二硝酸异山梨醇　此二药合用可以作为 ACEI 和 ARB 不能耐受患者的替代。也可用于那些使用 ACEI、β 阻滞剂和 MRA 后仍有心力衰竭症状的患者。

5.伊伐布雷定(Ivabradine)　是 If 通道阻滞剂,它能减慢窦性心率,但并不减慢房颤时的心室率。对于不能耐受 β 阻滞剂,心率$\geq70/min$ 的患者可使用。

6.利尿剂的应用　能有效改善胸闷、气短和水肿等症状。通常从小剂量开始,如呋塞米每日 20mg 或氢氯噻嗪每日 25mg,根据尿量及体重变化调整剂量。

7.洋地黄　主要用于 ACEI(ARB)、β 阻滞剂、MRA 治疗后仍有症状,或者不能耐受 β 阻滞剂的患者。能有效改善症状,尤其用于减慢房颤心力衰竭患者的心室率,但可能对生存不利。

上述药物中 ACEI、β 阻滞剂和 MRA 对改善预后有明确的疗效。而其他药物对远期生存的影响尚缺乏充分证据,但能有效改善症状。值得指出的是临床上一般不宜将 ACEI、ARB、MRA 三者合用。噻唑烷二酮(Thiazolidinediones)、格列酮类(Glitazones)可能加重心力衰竭,应该避免使用。NASAIDs 和 COX_2 可能造成水钠潴留,也应该避免使用。

(三)心力衰竭的心脏再同步化治疗(Cardiac resynchronization therapy,CRT)

CRT 是通过置入带有左心室电极的起搏器,同步起搏左、右心室使心室的收缩同步化。这一治疗对部分心力衰竭患者有显著疗效。患者需要在药物治疗的基础上选用。

对于经充分药物治疗后纽约心功能分级(NYHA)为Ⅲ或非卧床Ⅳ级的患者,CRT 治疗的适应证为:左心室射血分数(LVEF)$\leq35\%$;左束支阻滞 QRS 波$\geq120ms$,非左束支阻滞的患者 QRS 波$\geq150ms$;预期有质量的寿命在 1 年以上。本治疗可缓解症状,改善心功能,降低死亡率。

对于经充分药物治疗后 NYHA 为Ⅱ级的患者,CRT 治疗的适应证为:左心室射血分数(LVEF)≤35%;左束支阻滞 QRS 波≥130ms,非左束支阻滞的患者 QRS 波≥150ms。预期有质量的寿命在 1 年以上。

（四）晚期或难治性心衰患者（心衰分级 D）治疗

对于晚期心衰患者治疗,除上述介绍的药物外还需要包括:①限制进水,一般每日进水量为在 1.5~2L 内。②静脉使用强心药物以维持重要脏器灌注和功能,常用药物包括多巴胺、多巴酚丁胺、米力农（Milrinone）。③心脏机械循环支持（MCS,Mechanical Circulatory Support）通常作为过渡到心脏移植的一种方式。④严重心力衰竭内科治疗无效的病例可考虑心脏移植。也有试行左心室成形术者,通过切除部分扩大的左心室同时置换二尖瓣,以减轻反流、改善心功能,但疗效尚不确定。⑤临终关怀和关闭植入型心脏复律除颤器（Implantable cardioverter－defibrillator,ICD）功能以减少患者痛苦。

（五）抗凝治疗

血栓栓塞是常见的并发症,对于有房颤或已经有附壁血栓形成或有血栓栓塞病史的患者须长期华法林等抗凝治疗。

（六）心律失常和心脏猝死的防治

对于房颤的治疗可参考心律失常相关章节。心衰患者 ICD 预防心脏猝死的适应证包括:①持续性室速史;②室速、室颤导致的心跳骤停史;③左心室射血分数<35%,纽约心功能分级（NYHA）为Ⅱ～Ⅲ级,预期生存时间>1 年,且有一定生活质量。

七、以心脏扩大为表现的特殊类型心肌病

扩张型心肌病中部分病因比较明确,具有很独特的临床特点,值得专门介绍。其中我国北方曾经流行的、与食物中缺硒有关的克山病几乎绝迹,故不赘述。

（一）酒精性心肌病（Alcoholic cardiomyopathy）

长期大量饮酒可能导致酒精性心肌病。其诊断依据包括:有符合扩张型心肌病的临床表现;有长期过量饮酒史（WHO 标准:女性>40g/d,男性>80g/d,饮酒 5 年以上）;既往无其他心脏病病史。若能早期戒酒,多数患者心脏病情能逐渐改善或恢复。

（二）围产（生）期心肌病（Peripartum cardiomyopathy）

既往无心脏病的女性于妊娠最后 1 个月至产后 6 个月内发生心力衰竭,临床表现符合扩张型心肌病特点可以诊断本病。其发生率约为 1/1300~4000 次分娩。发病具有明显的种族特点,以非洲黑人发病最高。高龄和营养不良、近期出现妊高征、双胎妊娠及宫缩制剂治疗与本病发生有一定关系。通常预后良好,但再次妊娠常引起疾病复发。

（三）心动过速性心肌病（Tachycardia Induced cardiomyopathy）

多见于房颤或室上性心动过速。临床表现符合扩张型心肌病特点。有效控制心室率是治疗关键。同时需要采用包括阻断神经－体液激活的药物,包括 ACEI、β 阻滞剂和 MRA 等。

（四）致心律失常右室心肌病（Arrhythmogenic right ventricular cardiomyopathy,ARVC）

又称为致心律失常右心室发育不良（Arrhythniogenic right ventricular dysplasia,ARVD）,是一种遗传性心肌病,以右心室心肌逐渐被脂肪及纤维组织替代为病理特征,左心室亦可受累。青少年发病,临床以室性心动过速、右心室扩大和右心衰竭等为特点。心电图 V_1 和 V_2 导联可见特殊的 epsilon 波。心室晚电位阳性患者易猝死。

（五）心肌致密化不全（Ventricular non—compaction）

属于遗传性心肌病。患者胚胎发育过程中心外膜到心内膜致密化过程提前终止。临床表现为左心衰和心脏扩大。心脏超声检查左心室疏松层与致密层比例大于 2（图 1—12）。CMR 是另一有效诊断工具。临床处理主要是针对心力衰竭治疗。有左束支阻滞的患者置入 CRT 可望获得良好效果。

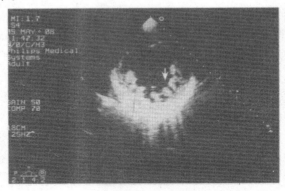

图 1—12　左室致密化不全的超声心动图

左室短轴切面，可见到有较多的疏松肌小梁（箭头），在收缩期，左心室疏松层与致密层之比大于 2

（六）心脏气球样变（Takotsubo cardiomyopathy）

本病少见。发生与过度情绪激动或精神打击等因素有关，如亲人过世、地震等。故又称"伤心综合征（Brocken Heart）"或"应急综合征"（Stress）。临床表现为突发胸骨后疼痛伴心电图 ST 段抬高和或 T 波倒置。冠状动脉相对正常。左心室功能受损，心室造影或心脏超声显示心室中部和心尖部膨出。临床过程呈一过性。精神支持和心理安慰是主要的治疗。B 阻滞剂治疗可望减少心脏破裂的发生。

（七）缺血性心肌病（Ischemic cardiomyopathy）

冠状动脉粥样硬化多支病变造成的弥漫性心脏扩大和心力衰竭称为缺血性心肌病，又称缺血性心脏病。虽然欧美指南中都把冠状动脉疾病排除在心肌病的病因之外，但是文献中通常接受这一定义。

（王月华）

第七节　肥厚型心肌病

肥厚型心肌病（Hypertrophic cardiomyopathy，HCM）是一种遗传性心肌病，以室间隔非对称性肥厚为解剖特点。根据左心室流出道有无梗阻又可分为梗阻性和非梗阻性肥厚型心肌病。人群患病率约为 200/10 万。

本病预后差异很大。是青少年和运动猝死的最主要原因之一。少数进展为终末期心衰。另有少部分出现房颤和栓塞。不少患者症状轻微，预期寿命可以接近常人。

一、病因与分子遗传学

肥厚型心肌病为常染色体显性遗传。目前已发现至少 18 个疾病基因和 500 种以上变异，约一半病例可以检出致病基因。其中最常见的基因突变为 β—肌球蛋白重链及肌球蛋白结合蛋白 C 的编码基因。肥厚型心肌病的表型呈多样性,与致病的突变基因、基因修饰及不同的环境因子有关。

二、病理生理

在梗阻性患者,左心室收缩时快速血流通过狭窄的流出道产生负压,引起二尖瓣前叶前向运动(systolic anterior motion,SAM),加重梗阻。此作用在收缩中、后期较明显。有些患者静息时梗阻不明显,运动后变为明显。静息或运动负荷超声显示左心室流出道压力阶差≥30mmHg 者,属梗阻性肥厚型心肌病,约占 70%。

HCM 患者胸闷气短等症状的出现与左心室流出道梗阻、左心室舒张功能下降、小血管病变造成心肌缺血等因素有关。其中舒张功能下降常常出现很早,甚至在室间隔肥厚发生之前,此时静息状态射血分数和心输出量可以正常,然而运动峰值心输出量由于心率快时心室充盈不良而下降。

三、病理改变

大体解剖主要为心室肥厚,尤其是室间隔肥厚,部分患者的肥厚部位不典型,可以是左心室靠近心尖部位。组织学病理改变有 3 大特点:心肌细胞排列紊乱;小血管病变;间质纤维瘢痕形成。

四、临床表现

(一)症状

最常见的症状是劳力性呼吸困难和乏力,其中前者可达 90% 以上。夜间阵发性呼吸困难较少见。1/3 的患者可有劳力性胸痛。最常见的持续性心律失常是房颤。部分患者有晕厥,常于运动时出现,与室性快速心律失常有关。该病是青少年和运动员猝死的主要原因。

体格检查可见心脏大致正常或轻度增大,可能闻及第四心音。流出道梗阻的患者可于胸骨左缘第 3~4 肋间闻及较粗糙的喷射性收缩期杂音。心尖部也常可听到收缩期杂音,这是因为二尖瓣前叶移向室间隔导致二尖瓣关闭不全所致。增加心肌收缩力或减轻心脏后负荷的措施,如含服硝酸甘油、应用强心药、作 Valsalva 动作或取站立位等均可使杂音增强;相反凡减弱心肌收缩力或增加心脏后负荷的因素,如使用 β 受体阻滞剂、取蹲位等均可使杂音减弱。

五、辅助检查

(一)胸部 X 线检查
普通胸部 X 线心影大小可以正常或左心室增大。
(二)心电图(图 1—13)

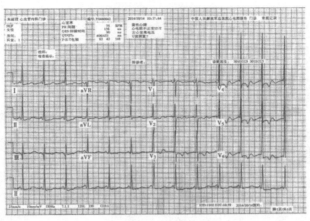

图 1—13　肥厚型心肌病的心电图表现

　　患者,女性,58 岁,体检发现心电图异常 20 年,近 10 年时有心悸。心脏超声显示室间隔厚度达 18mm。ECG 显示左心室高电压、ST 段压低和 T 波倒置与双向

　　变化多端。主要表现为 QRS 波左心室高电压、ST 段压低和 T 波倒置、异常 Q 波。ST 压低和 T 波倒置多见于 Ⅰ、aVL、$V_4 \sim V_6$ 导联。少数患者可有深而不宽的病理性 Q 波。见于导联 Ⅱ、Ⅲ、aVF,和某些胸导联。此外,ECG 可有室内传导阻滞和其他各类心律失常。

　　(三)超声心动图

　　是 HCM 最主要的诊断手段。室间隔不对称肥厚而无心室腔增大为其特征。舒张期室间隔厚度≥15mm 或与后壁厚度之比≥1.3 需考虑诊断(图 1—14)。伴有流出道梗阻的病例可见室间隔流出道部分向左心室内突出、二尖瓣前叶在收缩期前移(Systolic anterior motion,SAM)、左心室顺应性降低等。值得强调的是,由于不同病例严重程度可以存在较大差异,静息状态下室间隔厚度未达上述标准不能完全除外本病诊断。静息状态下无流出道梗阻者需要评估激发状态下的情况。

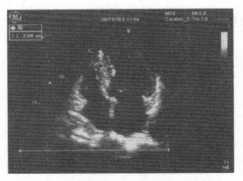

图 1—14　肥厚型心肌病心脏超声图表现

(室间隔厚度达 21mm)

　　部分患者心肌肥厚局限于心尖部,尤以前侧壁心尖部为明显,如不仔细检查,容易漏诊。

　　(四)心脏磁共振(CMR)

　　心脏磁共振有很高的诊断和鉴别诊断价值,尤其是心脏超声检查不能明确诊断时(由于声窗不良无法清晰显示者),或者需要与其他原因引起的心肌肥厚(如心脏淀粉样变、Fabry 病、LAMP2 心肌病)进行鉴别时。CMR 能清晰显示心室壁和(或)室间隔局限性或普遍性增

厚。梗阻性 HCM 在 CMR 上可见左心室流出道狭窄,SAM 征和二尖瓣关闭不全。心尖肥厚病例可见左心室腔呈铁铲样改变伴心尖闭塞。同位素钆延迟增强(LGE)扫描可以发现和评估心肌纤维化及其程度,帮助进行危险分层。CMR 也可用于室间隔切除术或消融术的术前和术后评估肥厚和纤维化程度。

（五）核素显像

核素显像,尤其是 ^{99m}Tc—DPD 可用于心肌淀粉样变与肥厚型心肌病的鉴别,前者呈阳性。具有以下特征的患者应该考虑进行此项检查:年龄＞65 岁;有双侧腕管综合征病史;无肥厚型心肌病家族史;有心电图和心肌影像特征。

（六）心脏 CT

适合心脏超声图像不清楚且有 CMR 禁忌证的患者,如严重肺气肿并植入了心脏起搏器或 ICD 的患者。

（七）心导管检查和冠状动脉造影

心导管检查可显示左心室舒张末期压力增高。有左心室流出道狭窄者在心室腔与流出道之间存在收缩期压力阶差。心室造影显示左心室变形,可呈香蕉状、犬舌状或纺锤状(心尖部肥厚时)。

HCM 患者冠状动脉造影多无异常,但对那些有疑似心绞痛症状和心电图 ST—T 改变的患者有重要鉴别价值。对于不稳定心绞痛、心脏猝死复苏和持续室速患者应该检查。

（八）心内膜心肌活检

一般不用于 HCM 诊断。心肌活检对除外浸润性和储积性心肌病有重要价值,用于高度怀疑而其他方法无法确诊的淀粉样变、糖原贮积症等。

六、诊断与鉴别诊断

（一）诊断标准

根据病史及体格检查,超声心动图显示舒张期室间隔厚度≥15mm 或与后壁厚度之比≥1.3。近年来 CMR 越来越多用于诊断。阳性家族史(猝死、心肌肥厚等)有助于诊断。基因检查有助于明确遗传学异常。

2014 年欧洲心脏学会指南对基因筛查用于先证者、儿童患者、患者亲属等都有详细说明。

（二）鉴别诊断

鉴别诊断需要除外左心室负荷增加引起的心室肥厚,包括高血压、主动脉瓣狭窄、先天性心脏病、运动员心脏肥厚等。这些情况的心肌肥厚多呈对称性。

此外,还需要除外异常物质沉积引起的心肌肥厚,包括淀粉样变、糖原贮积症等。其他相对少见的全身疾病如嗜铬细胞瘤、Fabry 病、血色病、心面综合征、线粒体肌病、Danon 病、遗传性共济失调及某些遗传代谢性疾病也可引起心肌肥厚,但常伴有其他系统受累表现有助鉴别。心脏超声提示心肌储积性疾病或浸润性疾病的征象包括:心肌呈毛玻璃样、颗粒状;房间隔增厚;房室瓣结节样增厚;收缩功能轻度降低伴舒张期功能障碍以及少量心包积液。

HCM 晕厥患者需要进行 12 导联 ECG、直立运动试验、静息和运动多普勒心脏超声、48 小时 Holter 检查。对于 SCD 低危的晕厥患者应该考虑植入性循环记录器(insertable loop recorder,ILR)。

七、HCM 的处理

肥厚型心肌病的治疗旨在改善症状、减少合并症和预防猝死。其方法是减轻流出道梗阻、改善心室顺应性、防治血栓栓塞事件和识别高危猝死患者。治疗需要个体化。

(一)药物治疗

药物治疗是基础。针对流出道梗阻的药物主要有 β 受体阻滞剂和非二氢吡啶类钙拮抗剂。当出现充血性心力衰竭时需要采用针对性处理。对房颤患者需要抗凝治疗。值得指出的是,对病因不清楚的胸闷不适患者使用硝酸酯类药物时需要注意除外梗阻性 HCM,以免使用后加重梗阻。

1.减轻左心室流出道梗阻、改善舒张功能　β 受体阻滞剂是梗阻性肥厚型心肌病的一线治疗用药,可改善心室松弛,增加心室舒张期充盈时间,减少室性及室上性心动过速。非二氢吡啶类钙离子拮抗剂也具有负性变时和减弱心肌收缩力作用,可改善心室舒张功能,对减轻左心室流出道梗阻也有一定治疗效果,可用于那些不能耐受 β 受体阻滞剂的患者。由于担心β 受体阻滞剂与钙离子拮抗剂联合治疗出现心率过缓和低血压,一般不建议合用。此外,丙吡胺能减轻左心室流出道梗阻,也是候选药物,但心脏外副作用相对多见。

2.针对心力衰竭的治疗　疾病后期可出现左心室扩大伴收缩功能减低和慢性心功能不全的临床表现。治疗药物选择与其他原因引起的心力衰竭相同。包括 ACEI、ARB、β 受体阻滞剂、利尿剂、螺内酯甚至地高辛。

3.针对房颤　肥厚型心肌病最常见的心律失常是房颤,发生率达 20%。胺碘酮能减少阵发性房颤发作。对持续性房颤,可予 β 受体阻滞剂控制心室率。除非禁忌,一般需考虑口服抗凝药治疗。

(二)非药物治疗

1.手术治疗　对于药物治疗无效、心功能不全(NYHA Ⅲ~Ⅳ级)患者,若存在严重流出道梗阻(静息或运动时流出道压力阶差大于 50mmHg),需要考虑行室间隔切除术。目前美国和欧洲共识将手术列入合适患者的首选治疗。

2.酒精室间隔消融术　经冠状动脉间隔支注入无水酒精造成该供血区域室间隔坏死,此法可望减轻部分患者左心室流出道梗阻及二尖瓣反流,改善症状。其适应证大致同室间隔切除术。缺点包括:消融范围的不确定性;部分患者需要重复消融;长期预后尚不清楚。目前欧美指南将此列入为手术替代方法,主要针对那些年龄过大、手术耐受差、合并症多以及缺乏技术精良手术医师的情况。

3.起搏治疗　对于其他病因有双腔起搏置入适应证的患者,选择右心室尖起搏可望减轻左心室流出道梗阻。对于药物治疗效果差而又不太适合手术或消融的流出道梗阻患者可以选择双腔起搏。

(三)猝死的风险评估和 ICD 预防

肥厚型心肌病是青年和运动员心源性猝死最常见的病因。预测猝死高危风险的因素包括:曾经发生过心跳骤停;一级亲属中有 1 个或多个 HCM 猝死发生;左心室严重肥厚(≥30mm);Holter 检查发现反复非持续室性心动过速;运动时出现低血压;不明原因晕厥,尤其是发生在运动时。未植入 ICD 的患者每 1~2 年需要进行风险评估。

ICD 植入预防猝死必须与患者/家属充分沟通并共同决定。以下情况有 ICD 植入适应证:①SCD 病史;②有 VF 或 VT 病史;③一级亲属猝死病例;④心室厚度≥30mm;⑤近期有 1 次或多次晕厥史;⑥有非持续室速,年龄小于 30 岁;⑦运动低血压并有其他高危因素;⑧儿童不明原因晕厥、LV 严重肥厚、家庭成员 SCD 史。儿童 ICD 植入时需要顾及手术的高并发症风险。

（四）HCM 孕妇的特殊关注

必须重视 HCM 孕妇的宣教和处理。怀孕前就应该对男;女双方就疾病遗传问题给予咨询。怀孕前已使用 β 阻滞剂的患者应该继续使用。怀孕期间出现症状的患者应该启用 β 阻滞剂。使用 β 阻滞剂的孕妇应该监测胎儿和新生儿生长。β 阻滞剂中最好选择美托洛尔。阴道分娩应该作为多数孕妇的首选分娩方式。房颤患者应该根据情况选用低分子肝素或华法林（孕第 4~6 个月）抗凝。持续房颤应该考虑电复律。

（五）随访

对所有 HCM 患者都应该进行随访。建议对病情稳定者每 12~24 个月检查 12 导联心电图、48 小时动态心电图和心脏超声。出现症状或加重时随时进行 12 导联心电图、动态心电图和心脏超声检查。另外,根据患者病情选择 CMR 和运动试验。

（王月华）

第八节　限制型心肌病

限制型心肌病（restrictive cardiomyopathy,RCM）是以心室壁僵硬度增加、舒张功能降低、充盈受限而产生临床右心衰症状为特征的一类心肌病。患者心房明显扩张,早期左心室不扩张,收缩功能多正常,室壁不增厚或仅轻度增厚。随着病情进展左心室收缩功能受损加重,心腔可以扩张。发病率不详,可能是 3 种类型心肌病中最少见的。除了少数有特殊治疗方法的疾病外,大多数 RCM 确诊后 5 年生存期仅约 30%。

一、病因与发病机制

限制型心肌病多属于混合性心肌病。病因包括特发性,家族/遗传性和由全身疾病引起的特殊类型。家族/遗传性多为常染色体显性遗传,其中部分累及肌钙蛋白 I 基因,也可以累及肌间线蛋白（desmin）基因。少数为常染色体隐性遗传或 X 性联遗传。由全身疾病引起的最多为淀粉样变（包括原发轻链、甲状腺素转运蛋白异常、老年性）,其余为结节病、类癌、硬皮病和蒽环类抗生素毒性等。

本病根据病变可以分为以下 4 类:①浸润性:细胞内或细胞间有异常物质或代谢产物堆积,包括淀粉样变性、结节病、高雪氏病;②非浸润性:包括特发性限制型心肌病,部分可能属于和其他类型心肌病重叠的情况如轻微扩张型心肌病、肥厚型/假性肥厚型心肌病,病理改变以纤维化为特征的硬皮病、糖尿病心肌病等;③储积性:包括血色病、Fabry 病、糖原贮积症;④心内膜病变为主:如心内膜纤维化、心内膜弹力纤维增生症（幼年发病,可能与腮腺炎病毒感染有关）、高嗜酸细胞综合征、放射性、蒽环类抗生素等药物引起,以及类癌样心脏病和转移性癌等。

二、病理改变与病理生理

主要病理改变为心肌纤维化、炎性细胞浸润和心内膜面瘢痕形成。这些病理改变使心室壁僵硬、充盈受限,心室舒张功能减低。心房后负荷增加使心房逐渐增大,静脉回流受阻,静脉压升高,导致临床右心衰表现。

三、临床表现

右心衰较重为本病临床特点。早期表现为活动耐量下降、乏力、呼吸困难。随病程进展逐渐出现肝大、腹腔积液、全身水肿。

体格检查可见颈静脉怒张,Kussmaul 征。心脏听诊常可闻及奔马律,窦性心律时容易听到第四心音。血压低提示预后不良。可有肝大、移动性浊音阳性、下肢可凹性水肿。

四、辅助检查

（一）实验室检查

继发性患者可能伴随相应原发病的实验室异常,如淀粉样变性患者可能有尿本周氏蛋白。BNP 在限制性心肌患者明显增高,此有助于鉴别其他原因引起的呼吸困难,包括缩窄性心包炎。

（二）心电图

心肌淀粉样变患者常常为 QRS 波低电压。QRS 波异常和 ST－T 改变在限制性心肌病较缩窄性心包炎明显。

（三）心脏超声

双心房明显扩大和心室仅轻度肥厚有助于限制型心肌病诊断。心肌呈毛玻璃样改变常常是心肌淀粉样变的特点（图 1－15）。

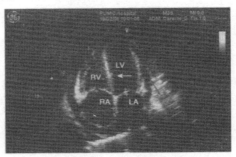

图 1－15 心肌淀粉样变的超声心动图表现

心尖四腔心切面,可以看到左室肥厚,特别是室间隔（黄色箭头）,呈毛玻璃样;通常会伴有心包积液（红色箭头指示 LV 旁的液性暗区）;由于导致心肌限制性舒张功能障碍,会有左房或者双房的增大。LV:左心室;RV:右心室;LA:左心房;RA:右心房

（四）X 线片、冠状动脉 CT、CMR

心影无明显增大（有心包积液时例外）,可以有胸腔积液。胸片中见心包钙化,CT 和 CMR 见心包增厚提示缩窄性心包炎可能。冠状动脉 CT 见严重、多支冠状动脉狭窄提示缺血是心肌损害的可能原因。CMR 检查对某些心肌病有重要价值,如心肌内呈颗粒样的钆延迟显像（LGE）见于心肌淀粉样变性。

（五）心导管检查

有助于鉴别缩窄性心包炎。限制型心肌病患者右心室收缩压明显增高（常常＞50mmHg），尤其是呼气末。而缩窄性心包炎患者呼气末右心室压力相对较低。

（六）心肌活检

对于心肌淀粉样变性和高嗜酸细胞综合征等具有确诊的价值。心肌淀粉样变在刚果红染色后表现为无定型、均匀、淡染的红色物质（图1—16A），在偏光镜下显示为苹果绿（图1—16B）。

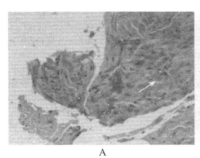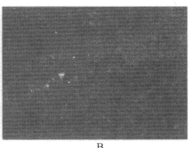

图1—16　心肌淀粉样变时心内膜心肌活检病理表现

A:刚果红染色光镜下可以看到在心肌细胞的间质内有较多的无定型、均匀、淡染为红色的物质（箭头），即淀粉样物质；这些淀粉样物质在偏光显微镜下呈典型的苹果绿色

五、诊断与鉴别诊断

根据运动耐力下降、水肿病史及右心衰表现需要怀疑限制型心肌病。如果患者心电图肢导联低电压、超声心动图见双房增大、室壁不厚或轻度增厚、左心室不扩大而充盈受限，应考虑限制型心肌病。

心肌淀粉样变的心脏超声显示心室壁呈磨玻璃样改变。其他引起限制型心肌病的全身疾病具有相应的临床特征。这些疾病包括：血色病、结节病、高嗜酸细胞综合征、系统性硬化症等。病史中需要询问放射、放疗史，药物使用史等。

鉴别诊断应除外缩窄性心包炎，两者的临床表现及血流动力学改变十分相似。缩窄性心包炎患者以往可有活动性心包炎或心包积液病史。查体心尖搏动消失、可有奇脉、心包叩击音。胸部X线有时可见心包钙化。超声心动图有时可见心包增厚、室间隔抖动征。而限制型心肌病常有双心房明显增大、室壁可增厚。CMR在限制型心肌病有室壁钆延迟强化，而缩窄性心包炎则可见心包增厚。

心导管压力测定有助于疑难病例的鉴别。心内膜心肌活检有助于发现限制型心肌病的某些病因（如淀粉样变性、糖原贮积病）。

六、治疗

原发性限制型心肌病无特异性治疗手段。治疗重点为避免劳累和预防呼吸道感染等可能加重心力衰竭的诱因。该病引起的心力衰竭对常规治疗反应不佳，往往成为难治性心力衰竭。对于继发性限制型心肌病，部分疾病有针对病因的特异性治疗。

（王月华）

第九节　心肌炎

心肌炎(myocarditis)是心肌的炎症性疾病。最常见病因为病毒感染。细菌、真菌、螺旋体、立克次体、原虫、蠕虫等感染也可引起心肌炎,但相对少见。非感染性心肌炎的病因包括药物、毒物、放射、结缔组织病、血管炎、巨细胞性、结节病等。心肌炎起病急缓不定,少数呈爆发性导致急性泵衰竭或猝死。病程多有自限性,但也可进展为扩张型心肌病。本节重点叙述病毒性心肌炎。

一、病因和发病机制

多种病毒都可能引起心肌炎,包括肠病毒、腺病毒、流感病毒、人类疱疹病毒－6、Epstein－Barr病毒、巨细胞病毒、丙肝病毒、细小病毒B19等。有认为近年来细小病毒B19(PVB19)和人类腺病毒6的致病率增加。对于心肌活检未能找到病毒,同时除外其他原因而诊断为淋巴细胞和巨细胞心肌炎的病例,可能属于自身免疫或特发性心肌炎。

病毒性心肌炎的发病机制包括:①病毒直接侵犯机体;②病毒与机体免疫反应共同作用。直接侵犯造成心肌直接损害,而病毒介导的免疫损伤,主要是由T淋巴细胞介导。此外还有多种细胞因子和一氧化氮等介导的心肌损害和微血管损伤。这些变化均可损害心肌组织结构和功能。心肌炎症长期不愈,体内抗体与心肌自身抗原(如肌红蛋白)作用,最终可以导致扩张型心肌病。

二、临床表现

本病见于任何年龄,以青少年多见。症状轻重不一,患者可以无症状而在因其他意外死亡后尸体解剖时发现。

(一)症状

病毒性心肌炎患者临床表现取决于病变的广泛程度与部位,轻者可完全没有症状,重者甚至出现心源性休克及猝死。多数患者发病前1～3周有病毒感染前驱症状,如发热、全身倦怠感和肌肉酸痛,或恶心、呕吐等消化道症状。随后可以有心悸、胸痛、呼吸困难、水肿,甚至晕厥、猝死。临床诊断的病毒性心肌炎绝大部分是以心律失常为主诉或首见症状,其中少数可因此发生昏厥或阿－斯综合征。

(二)体征

查体常有心律失常,以房性与室性期前收缩及房室传导阻滞最为多见。心率可增快且与体温不相称。听诊可闻及第三、第四心音或奔马律,部分患者可在心尖部闻及收缩期吹风样杂音。心衰患者可有颈静脉怒张、肺部湿啰音、肝大等体征。重症可出现低血压、四肢湿冷等心源性休克体征。

(三)临床类型

患者因心肌受累部位和程度不同可以表现为4个不同临床类型。

1.急性冠脉综合征样表现　患者发病前1～4周有呼吸道或消化道感染;胸痛同时有心电图改变(ST抬高/压低,T波倒置),但冠脉造影并未能显示有相应的血管病变;心脏超声或CMR检查显示有或者没有心肌收缩功能障碍;可以伴或不伴cTnT/cTnI升高,变化类似心梗或表现为持续升高较长时间(大于 1 周)。

2.新发心衰或心衰加重 近 2 周至 3 个月出现心衰或心衰加重。心脏超声或 CMR 检查无室壁增厚或心室扩张。无冠心病和其他原因。发病前有消化道或呼吸道感染,或者为围产期。ECG 无特异性改变,可有束支阻滞、房室阻滞和/或室性心律失常。

3.慢性心衰 心衰超过 3 个月,无冠心病和其他原因。心脏超声或 CMR 显示心室功能受损,提示扩张型心肌病或非缺血性心肌病。ECG 显示束支阻滞、房室阻滞和/或室性心律失常。

4.病情危重 无冠心病或其他心衰原因。表现为严重室性心律失常或心脏猝死;左室功能严重受损、心源性休克。

三、辅助检查

(一)胸部 X 线检查

可见心影扩大,有心包积液时可呈烧瓶样改变。

(二)心电图

改变常见但多非特异。包括 ST 段轻度移位和 T 波倒置。合并急性心包炎的患者可有除了 aVR 导联以外广泛导联 ST 段抬高。少数可出现病理性 Q 波。可出现各种心律失常,特别是室性心律失常和房室传导阻滞等。

(三)红细胞沉降率(ESR)和超敏 C 反应蛋白升高

属于非特异性炎症指标,升高也可以见于心包炎等患者。

(四)肌钙蛋白、CK－MB 和脑钠肽

前两者心肌受损时升高,肌钙蛋白比 CK－MB 敏感,但都不属于心肌炎特异性指标,正常也不能除外心肌炎。脑钠肽升高见于心衰病例,对心肌炎的诊断也不具有特异性。

(五)病毒血清学检测

对病毒性心肌炎诊断价值有限。因为非心肌炎人群的血液中 IgG 抗体阳性率较高。而非心肌炎病毒感染造成抗体滴度升高的比例也不低。近来有研究显示血清学病毒抗体阳性与心肌活检结果的相关性较差。

(六)超声心动图检查可正常,也可显示左心室增大,室壁运动减低,左心室收缩功能减低,附壁血栓形成等。合并心包炎者可有心包积液。

(七)心脏磁共振(CMR)

对心肌炎诊断有较大价值。典型表现为钆延迟增强显像(LGE),可见心肌片状强化(图 1－17)。

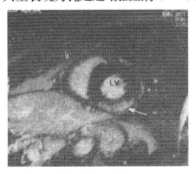

图 1－17 心肌炎的核磁表现

左室短轴切面,钆延迟显像(LGE)时可在侧后壁处心肌内、心外膜下有片状增强(箭头)。LV:左心室

（八）心内膜心肌活检

是心肌炎诊断的金标准。心内膜和心肌内检出病毒、病毒抗原、病毒基因片段或病毒蛋白可以确立诊断。此检查除了用于诊断，还有助于病情及预后的判断。因为属有创，本检查只用于病情急重、治疗反应差、原因不清的患者，对于轻症患者不作为常规检查。

四、诊断与鉴别诊断

（一）诊断

病毒性心肌炎的诊断主要依据临床。包括典型的前驱感染史；心衰和/或心律失常相应的症状及体征；心电图、心肌酶学检查改变；超声心动图、心脏磁共振显示的心肌损伤证据。确诊有赖于心肌活检。

最近发表的欧洲心肌炎诊断标准包括：①临床表现：胸痛；急性或慢性心衰加重；心悸、心律失常、晕厥、猝死幸存；不明原因心源性休克。②辅助检查：ECG/Holter 显示严重心律失常；心肌损害标记物（TnT/TnI）升高；心脏影像/功能异常（ECHO/CMR/造影）；CMR 心肌水肿和 LGE 有片状强化。

（二）鉴别诊断

所有患者必须除外冠心病、高血压所致和其他心脏外的非炎症性疾病。应注意排除甲状腺功能亢进、二尖瓣脱垂综合征以及影响心肌的其他疾患，如结缔组织病、血管炎、药物及毒物等。必要时可采用心内膜心肌活检来明确诊断。

五、治疗和预后

怀疑病毒性心肌炎的患者需要入院监护，因为该病变化无常、发展迅速。患者切忌进行运动试验，必须限制活动。

本病目前尚无特异性治疗，对心力衰竭但血流动力学尚可的患者需要使用利尿剂、血管扩张剂、ACEI/ARB，必要时加用醛固酮拮抗剂。对于有心包炎的患者可以使用非激素类抗炎药物阿司匹林，但对预后的影响不确定。出现快速心律失常者，可以用抗心律失常药物。高度房室传导阻滞或窦房结功能损害而出现晕厥或明显低血压时可考虑使用临时心脏起搏器。急性期患者不推荐 ICD 治疗。

对血流动力学不稳定的患者应该收入 ICU，并给予呼吸支持和必要的机械循环支持。后者主要方法有左心室辅助装置（LVAD）和体外膜肺（ECMO），设法过渡到心脏移植或好转。

近期有研究显示，对慢性和病毒阴性心肌炎患者使用免疫抑制和免疫调节剂治疗可望改善预后，但这些研究结果尚需要随机、对照临床研究确认。糖皮质激素的疗效并不肯定，不主张常规使用。但对其他治疗效果不佳者，仍可考虑在发病 10 天至 1 个月之间使用。此外，临床上还可应用促进心肌代谢的药物如三磷酸腺苷、辅酶 A、环化腺苷酸等。

六、预后

预后取决于病因、临床表现和开始治疗时疾病所处阶段。约一半病例在 2～4 周后好转，约 25% 患者发展为持续心功能不全，另有少数病情恶化而死亡或进展为扩张型心肌病最终需要心脏移植。资料显示，病变累及双心室预后不良。爆发性心肌炎在儿童和婴儿多见，预后差。不明原因巨细胞心肌炎预后也差。所有心肌炎患者需要长期随访，对心肌酶持续升高的患者随访中有必要进行心肌活检。

（王月华）

第十节 急性心包炎

急性心包炎(acute pericarditis)为心包脏层和壁层的急性炎症性疾病。可以单独存在，也可以是某种全身疾病累及心包的表现。

一、病因

最常见病因为特发性，一般认为占 80%～90%。其他包括病毒、细菌、自身免疫病、肿瘤侵犯心包、尿毒症、急性心肌梗死后心包炎、主动脉夹层、胸壁外伤及心脏手术后。经常规检查仍无法明确病因称为特发性急性心包炎或急性非特异性心包炎，其实不少可能属于病毒感染。约 1/4 患者可复发。少数甚至反复发作。

二、临床表现

病毒感染者多有呼吸道或消化道感染前驱症状，同时有乏力、肌肉酸痛、发热等。约 10～12 天后出现胸痛等症状。部分患者可伴有肺炎和胸膜炎临床表现。症状持续通常不超过2周。

（一）症状

胸骨后、心前区疼痛为急性心包炎的特征，常见于炎症变化的纤维蛋白渗出期。疼痛可放；射到颈部、左肩、左臂，也可达上腹部。疼痛性质尖锐，与呼吸运动相关，常因咳嗽、深呼吸、变换体位或吞咽而加重。部分患者可因心包填塞出现呼吸困难、水肿。感染性心包炎可伴发热。

（二）体征

急性心包炎最具诊断价值的体征为心包摩擦音，呈抓刮样、粗糙的高频音。多位于心前区，以胸骨左缘第3、4肋间最为明显。典型的摩擦音可听到与心房收缩、心室收缩和心室舒张相一致的三个成分，称为三相摩擦音。身体前倾坐位、深吸气或将听诊器胸件加压后可能听到摩擦音增强。约 85% 患者病程中可以出现心包摩擦音，持续时间数小时、数天甚至数周当心包脏层和壁层炎症改善心包摩擦音减轻或消失。或当积液增多将二层心包分开时，摩擦音即消失。

三、辅助检查

（一）血清学检查

取决于原发病，如感染性心包炎常有白细胞计数及中性粒细胞增加、红细胞沉降率增快等炎症反应，自身免疫病可有免疫指标阳性，尿毒症患者可见肌酐明显升高等。部分患者肌钙蛋白 T(cTnT)或肌钙蛋白 I(cTnI)轻度升高，此与预后无明确关系。但少数患者 cTnT/cTnI 明显升

（二）胸部 X 线检查

可无异常发现，如心包积液较多，则可见心影增大。当心包腔内液体量成人少于 250ml、

儿童少于 150ml 时，X 线难以检出。

（三）心电图

主要表现为：①除 aVR 和 V_1 导联以外的其他所有常规导联可能出现 ST 段呈弓背向下型抬高，导联 ST 段压低。这些改变可于数小时至数日后恢复。②一天至数天后，随着 ST 段回到基线，T 波逐渐出现低平及倒置。此改变可于数周至数月后恢复正常，也可长期存在。③常有窦性心动过速。积液量较大时可以出现 QRS 波或伴 ST-T 电交替。

（四）超声心动图及心脏磁共振（CMR）

超声心动图可明确有无心包积液，并判断积液量。协助判断临床血流动力学改变是否由心包填塞所致。超声引导下行心包穿刺引流可以增加操作的成功率和安全性。

CMR 能清晰显示心包积液量和分布情况，帮助分辨积液的性质。可测量心包厚度。心包延迟增强强化对诊断心包炎较敏感。对于急性心肌心包炎，CMR 还有助于判断心肌受累情况。

（五）心包穿刺和引流液检查

心包穿刺的主要指征是心包填塞。对积液性质和病因诊断也有一定帮助。可以对心包积液进行常规、生化、病原学（细菌、真菌等）、细胞学相关检查。

四、诊断与鉴别诊断

（一）诊断

诊断根据急性起病、典型胸痛、心包摩擦音、特征性的心电图表现。超声心动图检查可以明确心包积液并判断积液量。CMR 不但可以诊断心包炎并有助于判断心肌受累情况。结合病史和全身表现特点，以及相应的辅助检查有助于病因诊断。

（二）鉴别诊断

诊断急性心包炎应注意与其他可引起急性胸痛的疾病相鉴别。

1. 急性心肌梗死　抬高的 ST 段呈弓背向上，ST-T 演变迅速，在数小时内；ECG 改变导联与梗死部位相对应，范围通常不如心包炎时广泛。心肌酶常常明显增高，且其动态改变特点与心包炎不符合。

2. 夹层动脉瘤破裂　患者常有高血压史。疼痛为撕裂样，程度较剧烈，多位于胸骨后或背部，可向下肢放射。破口入心包腔可出现急性心包炎的心电图改变。超声心动图常可以观察到剥脱的动脉内膜片而明确诊断。增强 CT 有助于揭示破口所在。

3. 肺栓塞　可以出现胸痛、胸闷、咯血、发绀、甚至晕厥等表现。心电图典型表现为 S_I $Q_{III} T_{III}$ 也可见 ST-T 改变。D-二聚体通常升高，确诊需增强肺动脉 CT。

（三）重症病例的识别

并非所有急性心包炎患者都需要入院治疗，但对于病情较重、有以下征象的需要收治：发热 >38℃；血白细胞增高；大量心包积液（超声检查示舒张期液性暗区宽度 >20mm）；心包填塞；急性外伤；非固醇类激素治疗失败；肌钙蛋白增高；复发性心包炎。

五、治疗和预后

治疗应该包括病因治疗、解除心包填塞和对症、支持治疗。

患者宜卧床休息至胸痛消失和发热消退。疼痛时可以给予非甾体类抗炎药如阿司匹林

(2～4g/d),效果不佳可以给布洛芬(400～600mg,一日 3 次),或吲哚美辛(25～50mg,一日 3 次)。

秋水仙碱(Colchicine)能有效缓解疼痛并减少复发。前述药物治疗 1 周无效时可使用。常见副作用为腹泻。其他副作用有肝脏毒性、心肌毒性和骨髓抑制。肾功能不全患者秋水仙碱浓度增加是副作用增加的重要原因。经肝脏 CYP3A4 代谢的其他药物也可以影响本药代谢而增加副作用。对疼痛不缓解的患者必要时可使用吗啡类药物。

糖皮质激素治疗(泼尼松 40～80mg/d)能有效改善病情,但是可能增加复发。因此,只有对前述抗炎药物和秋水仙碱治疗无效并除外某些病因以后才使用。使用 2～4 周且症状消失、C 反应蛋白正常后,应该缓慢递减剂量至停药。

心包渗液多而引起急性心包填塞时需立即行心包穿刺引流。顽固性复发性心包炎病程超过 2 年、激素无法控制、或伴严重胸痛时可考虑外科心包切除术治疗。

部分病例在初发急性心包炎治疗好转后复发,又称复发性心包炎(Relapsing pericarditis)。激素治疗患者心包炎复发率高于其他患者。有认为这类患者可能属于自身免疫异常,部分病例为病毒感染、心包损伤或心肌梗死后。而结核性、化脓性和肿瘤并不是复发性心包炎的病因。复发性心包炎的治疗困难,严重影响生活质量。因此,缓解症状和预防复发是治疗主要目的。激素缓慢减量然后撤除是减少复发的关键。顽固复发患者行心包切除术多有效。

(王月华)

第十一节　心包渗出和心包填塞

心包疾患或其他病因累及心包可以造成心包渗出(Pericardial effusion),即心包积液,当积液迅速积聚或积液量达到一定程度时,可造成心脏输出量和回心血量明显下降而产生相应临床表现,即心包填塞(Cardiac Tamponade),又称心脏压塞。

一、病因

各种病因心包炎均可能伴有心包积液。最常见的原因是特发性心包炎、肿瘤和肾衰竭。严重体循环淤血也可产生漏出性心包积液。穿刺伤、心室破裂等可造成血性心包积液。迅速积聚或大量的心包积液可引起心包填塞。

二、病理生理

正常时心包腔平均压力接近于零或低于大气压,吸气时呈轻度负压,呼气时近于正压。心包内少量积液一般不影响血流动力学。但如果液体迅速增多,即使仅达 200ml 也可以因心包无法迅速伸展而使心包内压力急剧上升,引起心脏受压和心室舒张期充盈受阻,周围静脉压升高。同时使心排血量显著降低,血压下降,产生急性心包填塞的临床表现。慢性心包积液时由于心包逐渐伸展适应,临床表现常常不重,部分病例积液量可达 2000ml 以上。

三、临床表现

心包填塞的临床特征为 Beck's 三联征:血压低;心音弱;颈静脉怒张。

（一）症状

呼吸困难是心包积液时最突出的症状，可能与支气管、肺、大血管受压引起肺淤血有关。呼吸困难严重时，患者可呈端坐呼吸，身体前倾、呼吸浅速、面色苍白，可有发绀。也可因气管、食管受压而产生干咳、声音嘶哑及吞咽困难。还可出现上腹部疼痛、肝脏肿大、全身水肿、胸腔积液或腹腔积液，重症患者可出现休克。

（二）体征

心尖搏动微弱，位于心浊音界左缘的内侧或不能扪及。心脏叩诊浊音界向两侧增大，皆为绝对浊音区。心音低而遥远。积液量大时可于左肩胛骨下出现叩浊音，听诊闻及支气管呼吸音，称心包积液征（Ewart 征），此乃肺组织受压所致。少数病例可于胸骨左缘第 3、4 肋间闻及心包叩击音（见缩窄性心包炎）。大量心包积液可使收缩压降低，而舒张压变化不大，故脉压变小。依心包填塞程度，脉搏可减弱或出现奇脉。大量心包积液影响静脉回流，出现体循环淤血表现，如颈静脉怒张、肝大、肝颈静脉回流征、腹腔积液及下肢水肿等。

（三）心包填塞

短期内出现大量心包积液可引起急性心包填塞。表现为窦性心动过速、血压下降、脉压变小和静脉压明显升高。如果心排血量显著下降，可造成急性循环衰竭和休克。如果液体积聚较慢，则出现亚急性或慢性心包填塞，产生体循环静脉淤血征象。表现为颈静脉怒张和 Kussmaul 征。后者即吸气时颈静脉充盈更明显。患者还可出现奇脉（也称吸停脉），表现为桡动脉搏动呈吸气性显著减弱或消失，呼气时恢复。奇脉也可通过血压测量来诊断，即吸气时动脉收缩压较吸气前下降 10mmHg 或更多。

四、辅助检查

（一）X 线检查

可见心影向两侧增大呈烧瓶状，心脏搏动减弱或消失。特别是肺野清晰而心影显著增大常是心包积液的有力证据，有助于鉴别心力衰竭，后者表现为心影大而肺部淤血。

（二）心电图

心包积液时可见肢体导联 QRS 低电压，大量渗液时可见 P 波、QRS 波、T 波电交替，常伴窦性心动过速。

（三）超声心动图

对诊断心包积液简单易行，迅速可靠。（图 1—18）心包填塞时的特征为：舒张末期右心房塌陷及舒张早期右心室游离壁塌陷。此外，还可观察到吸气时右心室内径增大，左心室内径减少，室间隔左移等。超声心动图还可用于引导心包穿刺引流。

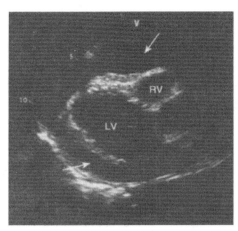

图 1—18　二维超声心动图示大量心包积液(箭头所示为液性暗区)

(四)心包穿刺

主要目的为迅速缓解心包填塞,同时可以对心包积液进行相关检查,但对病因诊断价值有限。有认为对心包积液超过 1 个月、超声检查舒张早期右心室塌陷、心包腔积液超过 20mm的患者应该进行心包穿刺引流。

五、诊断与鉴别诊断

(一)诊断标准

对于呼吸困难的患者,如查体发现颈静脉怒张、奇脉、心浊音界扩大、心音遥远等典型体征,应考虑此诊断。超声心动图见心包积液可确诊。心包积液病因诊断需要根据临床表现、实验室检查、心包穿刺液检查,以及是否存在其他疾病综合分析判断。部分患者可能需要根据诊断性治疗才能知晓诊断,结核性心包炎即为典型例证。

(二)鉴别诊断

心包渗出和心包填塞主要应该与引起呼吸困难的其他临床情况鉴别,尤其是与心力衰竭鉴别。根据患者原有的基础心脏疾病如冠心病、高血压、瓣膜病、先天性心脏病或心肌病等病史,查体闻及肺部湿啰音,并根据心音、心脏杂音和有无心包摩擦音进行判断,心脏超声检查有助于明确诊断。

六、治疗

心包穿刺引流是解除心包填塞最简单有效的手段。对所有血流动力学不稳定的急性心包填塞,均应紧急行心包穿刺或外科心包开窗引流,解除心包填塞。对伴休克患者,需扩容治疗增加右心房及左室舒张末期压力。对于血流动力学稳定的心包积液患者应设法明确病因。针对原发病进行治疗同时应注意血流动力学情况。心包引流减压同时应该将引流液送实验室检查。

(王月华)

第十二节　缩窄性心包炎

缩窄性心包炎(Constrictive pericarditis)是指心脏被致密增厚的纤维化或钙化心包所包裹,导致心室舒张期充盈受限而产生一系列循环障碍的疾病。缩窄性心包炎多为慢性。

一、病因

我国缩窄性心包炎的病因以结核性最为常见,其次为急性特发性心包炎、化脓性心包炎或创伤性心包炎。近年来放射性心包炎和心脏手术后引起者逐渐增多。其他少见的病因包括自身免疫性疾病、恶性肿瘤、尿毒症、某些药物等。

二、病理生理

心包缩窄使心室舒张期扩张受阻、充盈减少、心搏量下降。为维持有效心排血量心率必然代偿性增快。由于回流受阻造成静脉压升高、颈静脉怒张、肝大、腹腔积液、下肢水肿等。由于吸气时周围静脉回流增多,而缩窄的心包限制心室适应性扩张,致使吸气时颈静脉压进一步升高,颈静脉扩张更明显,称 Kussmaul 征。多数患者心包明显增厚和钙化,少数患者可能因为心包缩窄局限于下腔静脉入口而不易被发现。

三、临床表现

(一)症状

患者既往常有急性心包炎、复发性心包炎或心包积液等病史。主要症状与心输出量下降和体循环淤血有关。表现为劳力性呼吸困难、活动耐量下降、疲乏,以及肝大、腹腔积液、胸腔积液和周围水肿等。

(二)体征

心尖搏动减弱或消失,多数患者收缩期心尖呈负性搏动,心浊音界可不增大或稍增大,心音轻而遥远,通常无杂音,可闻及心包叩击音。后者系发生在第二心音 0.1 秒后、短促的拍击样额外音。因舒张期血流突然涌入舒张受限的心室引起心室壁振动所致。患者心率常较快,为窦性或心房颤动、心房扑动,或有期前收缩。可有 Kussmaul 征。

可见颈静脉怒张、肝大、腹腔积液、下肢水肿。缩窄性心包炎的腹腔积液常较下肢水肿出现得早且程度重。此与一般的心力衰竭患者不同,机理不清楚。

四、辅助检查

(一)胸部 X 线检查

心影可以偏小、正常或轻度增大。左右心缘变直,主动脉弓小或难以辨认。上腔静脉常扩张,多数患者可见心包钙化。

(二)心电图

可见 QRS 低电压、T 波低平或倒置。有时可见心房颤动等心律失常,尤其在久病和高龄患者中。

（三）超声心动图

超声心动图诊断缩窄性心包炎的敏感性较低。二维或 M 型超声心动图典型表现有心包增厚（图 1—19）；心脏变形；心房增大；室壁活动减弱，室间隔呈异常运动，即室间隔抖动征（图 1—20）；下腔静脉增宽且不随呼吸变化。多普勒超声示吸气时二尖瓣血流频谱舒张早期 E 峰幅度下降大于 25％。

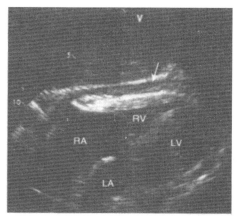

图 1—19　二维超声心动图示缩窄性心包炎心包明显增厚（箭头所示）

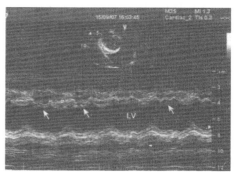

图 1—20　M 型超声显示缩窄性心包炎前室间隔运动异常

前室间隔在舒张早期突然后向运动，且室间隔随呼吸而偏移（箭头），为两心室间依赖性增加的结果

（四）CT 和 CMR

CT 和 CMR 对慢性缩窄性心包炎的诊断价值优于心脏超声。CT 和 CMR 可以定量心包增厚部位和程度（＞4mm）；显示右心室变形、室间隔扭曲；了解是否存在心包肿瘤。心脏搏动过程中直接贴靠的周围肺部组织无活动，强烈提示心包增厚。

（五）心导管检查和左、右心室压力图

右心导管检查可以显示如下特征：

1. 右心房压增高。

2. 肺毛细血管压、肺动脉舒张末压、右心室舒张末压、右心房压和下腔静脉压在心脏舒张末趋于同一水平。

3. 右心室舒张末压明显升高，≥1/3 收缩压。

4. 右心室压力曲线呈"平方根征"（square—root sign），即舒张早期压力下陷，然后迅速升高到高原平台（dip and plateau），然而此特征亦可见于限制型心肌病患者。

　　一个较特异的诊断方法是同步测定左、右心室压力,观察呼吸时左右心室压力的相互影响。此测定也可以用多普勒超声检查。在心包正常的限制型心肌病患者,呼吸时左、右心室压力曲线变化呈一致性。而缩窄性心包炎时,由于心脏舒张受僵硬的心包限制,当吸气末右心室压力达舒张期的最高点时左心室压力达最低点。因此,呼吸时左、右心室压力曲线变化呈矛盾性(图1-21)。

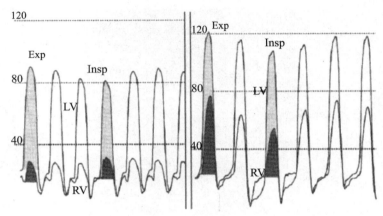

图1-21　心室压力曲线图

　　左图为缩窄性心包炎心室压力记录。与呼气时(Exp)相比,吸气时(Insp)左室(LV)压力曲线面积下降(灰色部分),而右室(RV)压力曲线面积(橙色部分)增加(矛盾性)。右图为限制型心肌病心室压力记录。吸气时RV压力曲线面积下降,而LV曲线面积未变(一致性)

五、诊断与鉴别诊断

　　典型缩窄性心包炎多可以根据典型的临床表现及辅助检查诊断,但是少数患者的鉴别非常困难。

　　主要应该与限制型心肌病鉴别,前述心脏影像学检查和血脑钠肽检查有助于鉴别。少数患者需要借助左、右心室压力测定鉴别。此外,还应该与心力衰竭相鉴别。心力衰竭常有心界扩大、双下肺湿啰音等体征;胸部X线可见心影增大、肺淤血。脑钠肽测定和心脏超声可以帮助明确诊断。当本病以腹腔积液为主要表现时,应注意与肝硬化、结核性腹膜炎等相鉴别。

六、治疗

　　缩窄性心包炎为进展性疾病,天多数患者会发展为慢性缩窄性心包炎。此时,心包切除术是唯一有的治疗方法。由于心包切除术死亡率高达6%~12%。对于近期诊断的病例手术需要慎重。除非患者有恶病质、房颤、肝功能损害、心包明显钙化,应该给予2~3个月非手术治疗观察。手术治疗应该在有经验的中心进行。对于晚期患者、病因为放射性、有严重肾功能不全或心功能不全患者手术尤其需要慎重。对于感染性病例通常在心包感染控制后立刻手术。对于结核患者应在术后继续抗结核治疗1年。

(王月华)

第二章　呼吸内科疾病

第一节　急性上呼吸道感染

急性上呼吸道感染(acute upper respiratory tract infection)是鼻腔、咽或喉部急性炎症的概称,是呼吸道最常见的一种感染性疾病。常见病因为病毒,少数由细菌引起。

一、流行病学

本病全年均可发病,但冬春季节好发。主要通过含有病毒的飞沫传播,也可通过被污染的手和用具传染。多为散发,也有局部或大范围流行。由于病毒表面抗原易发生变异,产生新的亚型,不同亚型之间无交叉免疫,因此同一个人可以多次患本病。年老体弱者和儿童易患本病。

二、病因与发病机制

急性上呼吸道感染70%～80%由病毒引起,主要有流感病毒、副流感病毒、呼吸道合胞病毒、腺病毒、鼻病毒、埃可病毒、柯萨奇病毒、麻疹病毒、风疹病毒等。细菌感染可直接或继发于病毒感染之后,以溶血性链球菌为多见,其次为流感嗜血杆菌、肺炎链球菌和葡萄球菌等。当有受凉、淋雨、过度疲劳等诱发因素,使全身或呼吸道局部防御功能降低时,原已存在于上呼吸道或从外界侵入的病毒或细菌可迅速繁殖,引起本病。

三、病理

鼻腔及咽部黏膜充血、水肿、上皮细胞破坏,少量单核细胞浸润,浆液性及黏液性炎性渗出。继发细菌感染后,中性粒细胞浸润,脓性分泌物渗出。

四、临床表现

根据病因不同,临床表现可有不同类型。

1.普通感冒(common cold)　多为鼻病毒引起,其次为副流感病毒、呼吸道合胞病毒、埃可病毒、柯萨奇病毒等。起病较急,可有咽部不适或咽痛、喷嚏、鼻塞、流涕等,一般无发热及全身症状,或仅有低热、轻度畏寒和头痛。检查可见鼻腔黏膜充血、水肿、有分泌物,咽部充血。如无并发症,一般5天～7天痊愈。

2.流行性感冒(influenza)　是由流感病毒引起的急性传染病。潜伏期1～2天,最长3天。起病急骤,以全身症状为主,呼吸道症状轻微。不同个体之间的临床表现和病情严重程度不一。

(1)单纯型:最为常见。通常先有畏寒或寒战、发热,继之全身不适,头痛,乏力,全身酸痛。部分患者可出现食欲缺乏、恶心、便秘等消化道症状。体温可高达39～40℃,一般持续2～3天后渐降。部分患者有喷嚏、鼻塞、咽痛和咳嗽等症状。多数患者症状持续1周。轻症患者类似普通感冒,病程1~2天。

(2)肺炎型:常发生于老年人、2岁以下儿童或原先有慢性基础疾病者。临床表现为高热、烦躁、呼吸困难、咯血痰和明显发绀,肺部呼吸音减低,可闻及湿啰音、哮鸣音。X线片可见两肺广泛小结节浸润,近肺门部较多。上述症状常进行性加重,抗感染药物治疗无效。病程常在10天至1个月以上。多数患者可逐渐恢复,少数病例可因呼吸、循环衰竭死亡。

(3)胃肠型:以恶心、呕吐和腹泻等消化道症状为主。

(4)中毒型:少见。肺部体征不明显,往往高热不退,神志昏迷。成人常有谵妄,儿童可发生抽搐。部分患者可出现循环衰竭。

3.以咽炎为主要表现的上呼吸道感染

(1)病毒性咽炎和喉炎:病毒性咽炎由鼻病毒、腺病毒、流感病毒及副流感病毒等引起。临床特征为咽部发痒和灼热感,咽部疼痛,咳嗽少见。急性喉炎多为流感病毒、副流感病毒及腺病毒等引起,临床特征为声嘶、讲话困难、咽痛或咳嗽,常有发热。体检可见喉部充血、水肿,局部淋巴结肿大和触痛,可有喘息。

(2)疱疹性咽峡炎:常由柯萨奇病毒A引起。多于夏季发病,表现为咽痛、发热,检查可见咽部充血,软腭、腭垂、咽及扁桃体表面有灰白色疱疹,周围有红晕。

(3)细菌性咽—扁桃体炎:多由溶血性链球菌引起,其次为流感嗜血杆菌、肺炎链球菌、葡萄球菌等引起。急性起病,咽痛、畏寒、发热,体检可见咽部充血,扁桃体充血、肿大,表面有黄色点状渗出物,颌下淋巴结肿大、压痛,肺部无异常体征。

五、并发症

可并发急性鼻窦炎、中耳炎、气管—支气管炎。部分患者可继发风湿病、肾小球肾炎、心肌炎等。

六、实验室检查

1.血象 病毒性感染白细胞计数多为正常或偏低,淋巴细胞比例升高。细菌性感染常有白细胞计数和中性粒细胞增多及核左移现象。

2.病原学检查 视需要进行病毒分离鉴定,以判断病毒的类型。细菌培养和药物敏感试验有助于细菌感染的诊断和治疗。

七、诊断与鉴别诊断

根据病史、流行情况、鼻咽部的症状和体征,结合周围血象和胸部X线检查可作出临床诊断。进行细菌培养和病毒分离,可确定病因诊断。

本病需与下列疾病鉴别:

1.过敏性鼻炎 临床症状与本病相似,易于混淆。过敏性鼻炎起病急骤、鼻腔发痒、频繁喷嚏、流清水样鼻涕,发作与环境、气温突变、异常气味等有关,常数分钟或数小时内缓解。体检可见鼻黏膜苍白、水肿,鼻分泌物涂片可见嗜酸性粒细胞增多。

2.急性传染病前驱症状 如麻疹、脊髓灰质炎、脑炎等病患者初期有上呼吸道感染症状,注意流行季节及相应的症状、体征和实验室检查可资鉴别。

八、治疗

(一)对症治疗

休息、饮足够的水。可选用含有解热镇痛及减少鼻咽充血和分泌物的抗感冒复合剂或中成药。

(二)病因治疗

1.抗病毒感染

(1)离子通道 M_2 阻滞剂：如金刚烷胺及其衍生物甲基金刚乙胺可用于预防和治疗甲型流感病毒，阻滞其在细胞内的复制。在发病 24～48 小时使用，可减轻发热等症状。

(2)神经氨酸酶抑制剂：如奥司他韦和扎那米韦等，能有效治疗和预防甲、乙型流感病毒，早期(48 小时内)使用可减轻症状，缩短症状持续时间。

(3)其他药物：吗啉胍对流感病毒、腺病毒和鼻病毒等有一定疗效；广谱抗病毒药利巴韦林对流感病毒、副流感病毒、呼吸道合胞病毒等 RNA 病毒和 DNA 病毒均有较强的抑制作用，主张早期使用。

2.抗细菌感染　可根据病原及药敏试验选用抗菌药物，常用抗菌药物有：青霉素、头孢菌素、大环内酯类或氟喹诺酮类。病毒感染目前尚无较好的特异性抗病毒药物，对某些病毒可能有一定效果的药物有：吗啉胍、利巴韦林、阿糖胞苷等。

九、预防

坚持体育活动，增强体质，劳逸结合，注意与呼吸道患者的隔离。可应用相关的疫苗预防。

(刘云顺)

第二节　急性气管－支气管炎

急性气管－支气管炎(acute tracheobronchitis)是由感染、物理、化学刺激或过敏等因素引起的气管－支气管黏膜的急性炎症。临床主要症状有咳嗽和咳痰。常见于寒冷季节或气候突变时节。也可由急性上呼吸道感染迁延而来。

一、病因与发病机制

1.感染　可以由病毒、细菌直接感染，也可因急性上呼吸道感染的病毒或细菌蔓延引起本病。常见致病菌为流感嗜血杆菌、肺炎链球菌、葡萄球菌等。也可在病毒感染的基础上继发细菌感染。

2.物理、化学因素　过冷空气、粉尘、刺激性气体或烟雾的吸入，对气管－支气管黏膜急性刺激等亦可引起。

3.过敏反应　多种变应原均可引起气管－支气管的过敏性反应。常见者包括花粉、有机粉尘、真菌孢子等吸入；或对细菌蛋白质过敏，寄生虫(钩虫、蛔虫等)大量幼虫移行至肺，也可引起急性支气管炎。

二、病理

气管、支气管黏膜充血、水肿,有淋巴细胞和中性粒细胞浸润;纤毛上皮细胞损伤、脱落;黏液腺体增生、肥大,分泌物增加。合并细菌感染时,分泌物呈黏液脓性。炎症消退后,气道黏膜的结构和功能可恢复正常。

三、临床表现

起病较急,常先有急性上呼吸道感染。

1.症状　全身症状一般较轻,可有发热(38℃左右),咳嗽、咳痰,先为干咳或少量黏液性痰,随后可转为黏液脓性或脓性,痰量增多,咳嗽加剧,偶有痰中带血。如支气管发生痉挛,可出现程度不等的气促,伴胸骨后发紧感。全身症状3～5天多消失,咳嗽、咳痰可延续2～3周才消失,如迁延不愈,日久可演变成慢性支气管炎。

2.体征　可以在两肺听到散在的干、湿性啰音。啰音部位不固定,咳嗽后可减少或消失。

3.实验室和其他检查　周围血中白细胞计数和分类多正常。细菌感染较重时,白细胞总数和中性粒细胞增高。痰培养可发现致病菌。X线片检查大多正常或仅有肺纹理增粗。

四、诊断与鉴别诊断

根据病史、症状及体征,结合血象和X线片检查,可作出临床诊断,进行病毒和细菌检查,可确定病因诊断。

需与下列疾病相鉴别:

1.流行性感冒　起病急骤,多为高热,全身酸痛、头痛、乏力等明显。常有流行病史,并依据病毒分离和血清学检查,可供鉴别。

2.急性上呼吸道感染　鼻咽部症状明显,一般无咳嗽、咳痰,肺部无异常体征。

3.其他　支气管肺炎、肺结核、肺癌、肺脓肿、麻疹、百日咳等多种肺部疾病可伴有急性支气管炎的症状,应详细检查,以资鉴别。

五、治疗

1.一般治疗　适当休息,多饮水,给予足够的热量。

2.抗菌药物治疗　根据感染的病原体及药物敏感试验选择抗菌药物治疗。一般未能得到病原菌阳性结果前,可以选用青霉素类、头孢菌素类、大环内酯类、氟喹诺酮类。多数患者用口服抗菌药物即可,症状较重者可用肌注或静注。

3.对症治疗　可选用复方氯化铵合剂、溴己新(必嗽平)、氨溴索等镇咳、祛痰,也可雾化帮助祛痰及选用止咳祛痰药的中成药。有气喘症状,可用平喘药如:茶碱类、β_2肾上腺素受体激动剂等。发热可用解热镇痛剂。

六、预防

增强体质,防止感冒。改善劳动卫生环境,防止空气污染,净化环境。清除鼻、咽、喉等部位的病灶。

(刘云顺)

第三节　支气管哮喘

支气管哮喘(bronchial asthma)简称哮喘,是气道的一种慢性变态反应性炎症性疾病。气道炎症是由多种炎性细胞(如嗜酸性粒细胞、肥大细胞、T淋巴细胞、中性粒细胞等)气道结构细胞(如平滑肌细胞、气道上皮细胞等)和细胞组分参与。这种慢性炎症导致气道高反应性、可逆性气流受限,并引起反复发作性的喘息、气急、胸闷或咳嗽等症状,常在夜间和(或)清晨发作、加剧,多数患者可自行缓解或经治疗后缓解。

支气管哮喘是全球最常见的慢性呼吸道疾病之一,全球约有3亿患者,其发病率呈上升趋势,我国哮喘患者人数超过1500万,其患病率随国家和地区不同而异。我国哮喘平均患病率为0.5%~1.0%,随地区不同而异。本病可以累及所有年龄组的人群,但约半数哮喘患者于12岁以前起病,老年人也易患本病。许多患者的病程长达十几年至几十年。哮喘已成为患者家庭和全社会的一个沉重负担。

鉴于全球许多国家和地区的哮喘患病率和死亡率均呈上升趋势,故引起世界卫生组织(WHO)和各国政府的重视。1995年由WHO和美国国立卫生院心、肺、血液研究所组织多国专家共同制定的《哮喘防治的全球创议》(global initiative for asthma,GINA),经过不断更新修订,已成为全球哮喘防治工作的指南。

一、病因与发病机制

1.病因　哮喘的病因还不十分清楚,许多因素参与其中。主要包括宿主因素(遗传因素)和环境因素。

(1)遗传因素:目前认为哮喘是一种多基因遗传病。一些遗传因子控制着气道对环境刺激的反应,使哮喘患者的气道高反应具有一定的遗传性,此外,哮喘患者可能存在特异的哮喘基因、IgE调节基因和特异免疫反应基因。

(2)激发因素:主要包括:①吸入物:如尘螨、花粉、真菌、动物毛屑、二氧化硫、氨气等各种特异和非特异性吸入物;②感染:如细菌、病毒、原虫、寄生虫等;③食物:如鱼蟹、蛋类、牛奶等;④气候改变:气温、湿度、气压等改变时可诱发哮喘;⑤精神因素:情绪激动、精神紧张等;⑥运动:一些哮喘患者在剧烈运动后诱发哮喘;⑦药物:有些药物可诱发哮喘发作,如阿司匹林等;⑧内分泌因素:有些女性患者哮喘发作与月经、妊娠有关。

2.发病机制　哮喘的发病机制不完全清楚。

(1)变态反应学说:当外源性变应原进入特应症患者体内,产生的IgE抗体,并结合于肥大细胞和嗜碱性粒细胞表面的高亲和性的IgE受体,当这种变应原再次进入体内并与IgE抗体结合后,肥大细胞脱颗粒,释放出组胺、白三烯、血小板活化因子等多种活性介质,导致支气管平滑肌痉挛、黏液分泌增加、血管通透性增高和炎症细胞浸润等,使支气管腔狭窄,导致速发相哮喘反应(IAR)。这种I型变态反应通常在几分钟内发生,持续1个多小时。

(2)神经-受体失衡学说:支气管受复杂的自主神经支配。除胆碱能神经、肾上腺素能神经外,还有非肾上腺素能非胆碱能(NANC)神经系统。支气管哮喘与β肾上腺素受体功能低下和迷走神经张力亢进有关,并可能存在α肾上腺素神经的反应性增加。NANC能释放舒张支气管平滑肌的神经介质及收缩支气管平滑肌的介质,两者平衡失调,则可引起支气管平滑肌收缩。

(3)气道炎症学说:是目前公认的最重要的哮喘发病机制。众多研究资料显示,支气管哮喘是一种慢性变态反应性气道炎症,表现为多种炎症细胞特别是肥大细胞、嗜酸性粒细胞和T淋巴细胞等多种炎症细胞在气道的浸润和聚集。这些细胞相互作用可以分泌多种炎症介质和细胞因子,这些介质、细胞因子与炎症细胞互相作用构成复杂的网络,使气道反应性增高,气道收缩,黏液分泌增加,血管渗出增多。根据介质产生的先后可分为快速释放性介质,如组胺;继发产生炎性介质,如前列腺素(PG)、白三烯(LT)、血小板活化因子(PAF)等。肥大细胞激发后,可释放出组胺、嗜酸性粒细胞趋化因子(ECF-A)、中性粒细胞趋化因子(NCF-A)、LT等介质。肺泡巨噬细胞激发后可释放血栓素(TX)、PG、PAF等介质。这些介质均可加重气道反应性和炎症。气道的结构细胞(包括上皮细胞、成纤维细胞、平滑肌细胞)还可分泌内皮素-1(ET-1),各种生长因子促进气道的增殖与重构。此外,黏附分子(adhesion molecules,Ams)是一类能介导细胞间黏附的糖蛋白,在哮喘的发病中亦起重要作用。

近年来研究发现,T淋巴细胞的免疫调节作用失常(Th1功能低下、Th2功能亢进、Th1/Th2低于正常)与哮喘时气道的变态反应性炎症有非常密切的关系。

气道变态反应性炎症是导致哮喘患者气道高反应性和气道弥漫性、可逆性阻塞的病理基础。不同类型、不同病期和不同严重程度的哮喘均存在慢性变态反应性气道炎症,只是程度不一而已。

(4)其他机制:除了上述3种学说外,部分哮喘患者的发病与下列机制有关。①感染:主要与呼吸道的病毒感染有关,部分患者的发病与鼻窦炎有关。②药物:许多药物可以引起哮喘,但其发病机制不尽相同,常见的药物包括阿司匹林在内的解热镇痛药和含碘造影剂。③运动:不少青少年哮喘患者的症状发生于运动后,被称为运动性哮喘,发病机制尚不清楚,哮喘发生与运动类型有关,以冷天户外跑步时最易发生。④遗传:哮喘患者常有家族史。已知哮喘属于多基因遗传,其遗传度甚至可高达80%以上。⑤胃食管反流:哮喘患者中其发生率远远高于正常人群。⑥心理因素:部分哮喘患者的症状与情绪有关,但心理因素仅仅是诱因,而不是独立的发病机制。

二、病理

气道内以嗜酸性粒细胞浸润为主的变态反应性炎症是支气管哮喘的主要病理特征。早期表现为支气管黏膜肿胀、充血、分泌物增多,气道炎症细胞浸润,气道平滑肌痉挛等可逆性的病理改变,病情缓解后可基本恢复正常。但反复发作后,气道呈现慢性炎症改变,表现为上皮细胞纤毛倒伏、脱落,上皮细胞坏死,黏膜上皮层杯状细胞增多,炎性细胞浸润支气管壁,上皮基底膜增厚,支气管平滑肌细胞肥大,肌纤维增多,黏液腺和黏液分泌细胞体积增大,杯状细胞增殖及支气管分泌物增加。哮喘病程愈长,气道阻塞的可逆性愈小,气道重塑也愈明显。

三、临床表现

1.症状　为发作性伴有哮鸣音的呼气性呼吸困难或发作性胸闷和咳嗽,干咳或咳大量白色泡沫痰,甚至出现发绀等,有时咳嗽为唯一的症状(咳嗽变异型哮喘)。哮喘症状可在数分钟内发作,经数小时至数天,可自行缓解或用支气管舒张药缓解。某些患者在缓解数小时后可再次发作或在夜间及凌晨发作。有些青少年,其哮喘症状表现为运动时出现胸闷和呼吸困难(运动性哮喘)。

2.体征 胸部呈过度充气状态,有广泛的哮鸣音,呼气音延长。但在轻度哮喘或严重哮喘发作,哮鸣音可不出现。严重患者肺部过度膨胀,辅助呼吸肌和胸锁乳突肌收缩加强,心率增快、奇脉、胸腹反常运动和发绀。

3.实验室和其他检查

(1)血液检查:发作时可有嗜酸性粒细胞增高,如并发感染可有白细胞总数和中性粒细胞增高。

(2)痰液检查:涂片在显微镜下可见较多嗜酸性粒细胞,也可见尖棱结晶(Charcot-Leyden 结晶体)、黏液栓(Curschmann 螺旋体)和透明的哮喘珠(Laennec 珠)。如合并呼吸道细菌感染,痰涂片革兰染色、细菌培养及药物敏感试验有助于病原菌诊断及指导治疗。近年来认为,通过诱导痰液中细胞因子和炎性介质含量的测定,有助于哮喘的诊断和病情严重程度的判断。呼出气成分如一氧化氮(NO)可作为哮喘时气道炎症的无创标志物。

(3)呼吸功能检查:在哮喘发作时有关呼气流速的全部指标均显著下降,第一秒用力呼气量(FEV_1)、1 秒钟用力呼气量占用力肺活量比值($FEV_1/FVC\%$)、最大呼气中期流速(MMER)、25%与50%肺活量时的最大呼气流量($MEF_{25\%}$与$MEF_{50\%}$)以及呼气流量峰值(PEF)均减少。在发作时用力肺活量减少,残气量增加,功能残气量和肺总量增加,残气占肺总量百分比增高。缓解期上述指标可全部或部分恢复。

(4)动脉血气分析:严重哮喘发作时可有不同程度的低氧血症,PaO_2 降低。$PaCO_2$ 一般正常或降低。若 $PaCO_2$ 增高,提示气道阻塞非常严重或呼吸肌过度疲劳。

(5)胸部 X 线检查:发作时可见两肺透亮度增加,呈过度充气状态;缓解期多无明显异常。如并发呼吸道感染,可见肺纹理增加及炎性浸润阴影。同时要注意肺不张、气胸或纵隔气肿等并发症的存在。

(6)过敏原的检查:过敏原皮试和血清特异性 IgE 测定,有助于了解导致具体患者与哮喘有关的过敏原种类,也可帮助确定特异性免疫治疗方案。

四、诊断

1.典型哮喘的诊断 根据上述临床特点,即喘息等症状的反复发作性、发病时哮鸣音的弥漫性和症状的可逆性,如能排除其他可引起喘息、胸闷和咳嗽的疾病,即可作出诊断。

2.不典型哮喘的诊断 症状不典型者应至少具备下列肺功能试验至少有一项阳性结果,并应能排除其他可引起喘息、胸闷和咳嗽的疾病时方可作出诊断:①支气管激发试验或运动试验;②支气管舒张试验:经吸入 β_2 受体激动剂后,FEV_1 增加 12%以上,且 FEV_1 增加绝对值>200ml;③呼气流量峰值(PEF)日内变异率或昼夜变异率≥20%。

$$PEF\ 昼夜波动率 = \frac{\cdot 日内最高\ PEF - 日内最低\ PEF}{1/2(日内最高\ PEF + 日内最低\ PEF\ 测定)}$$

试验性治疗:给予平喘和抗过敏药物治疗后咳嗽和胸闷症状迅速、明显缓解,也有助于不典型哮喘的诊断。

3.病因学诊断 应尽可能查明与哮喘发病有关的病因,下列方法有助于支气管哮喘的病因学诊断:

(1)详细询问病史:应了解患者哮喘发作与周围环境的关系,必要时应做现场调查;

(2)变应原检测试验:有助于查明过敏原的种类。

4.病情严重程度的分级

(1)慢性哮喘:根据白天和夜间哮喘症状及频度和肺功能测定结果分为4级(表2-1)。该分级方法主要应用于哮喘的临床研究。

表2-1 慢性哮喘的分级

分级	临床特点
间歇发作(第1级)	症状<每周1次,短期发作,夜间哮喘症状≤每月2次,发作间期无症状。PEF或FEV_1≥80%预计值,PEF变异率<20%
轻度持续(第2级)	症状≥每周1次,但<每天1次,夜间症状>每月2次,生活、睡眠可能受影响。PEF或FEV_1≥80%预计值,PEF变异率20%~30%
中度持续(第3级)	每日有症状,发作影响活动和睡眠,夜间症状>每周1次,PEF或FEV_1>60%,≤80%预计值,PEF变异率>30%
重度持续(第4级)	频发加重,症状持续,频繁夜间发作,日常生活受限。PEF或FEV_1<60%预计值,PEF变异率>30%

(2)哮喘控制水平分级:新版GINA主张根据哮喘控制水平,将慢性哮喘分为控制、部分控制和未控制3级(表2-2),这种分级方法易于掌握,有助于哮喘的防治。

表2-2 哮喘控制水平分级

	完全控制(满足以下所有条件)	部分控制(在任何1周内出现以下1~2项特征)	未控制(在任何1周内)
白天症状	无(或≤2次/周)	>2次/周	
活动受限	无	有	
夜间症状/憋醒	无	有	出现≥3项部分控制特征
需要使用缓解药的次数	无(或≤2次/周)	>2次/周	
肺功能(PEF/FEV_1)	正常	<正常预计值(或本人最佳值)的80%	
急性发作	无	≥每年1次	在任何1周内出现1次

(3)急性发作时哮喘严重程度的分级:根据某一次哮喘急性发作时患者的症状、体征、动脉血气分析和肺功能情况判断其严重程度(表2-3)。

表2-3 哮喘急性发作时病情严重程度分级

临床特点	轻度	中度	重度	危重
气短	步行、上楼时	稍事活动	休息时	
体位	可平卧	喜坐位	端坐呼吸	
讲话方式	连续成句	常有中断	单字	不能讲话
精神状态	尚安静	有时焦虑或烦躁	焦虑	嗜睡、意识模糊
出汗	无	有	大汗淋漓	
呼吸频率	轻度增加	增加	>30次/分	
辅助肌活动	无	有	常有	胸腹矛盾运动
哮鸣音	散在,呼气末	响亮、弥漫	响亮、弥漫	减弱或无
脉率	<100次/分	100~120次/分	>120次/分	>120次/分或脉率变慢或不规则
奇脉	无	可有	常有	
PEF占预计值*	>70%	50%~70%	<50%	
PaO_2(吸空气)	正常	60~80mmHg	<60mmHg	
$PaCO_2$	<40mmHg	≤45mmHg	>45mmHg	
SaO_2(吸空气)	>95%	90%~95%	≤90%	
pH			降低	

注:* 使用$β_2$受体激动剂后或平素最高值

（4）支气管哮喘的分期：GINA 将哮喘分为急性发作期和慢性持续期，我国哮喘防治指南中增加了临床缓解期。

1）急性发作期：咳嗽、气喘和呼吸困难症状明显，其持续时间和严重程度不一，多数需要应用平喘药物治疗。

2）慢性持续期：是指每周均不同频度和（或）不同程度地出现症状。

3）临床缓解期：系指经过治疗或未经治疗症状、体征消失，肺功能恢复到急性发作前水平，并维持 3 个月以上。

五、病因学诊断

为了指导临床防治工作，应尽可能查明与该患者哮喘发病有关的病因。下列方法有助于哮喘的病因学诊断。

1.详细询问病史　应了解患者哮喘发作与周围环境的关系，必要应做现场调查。

2.变应原检测试验　有助于查明致喘原的种类。

六、鉴别诊断

应除外其他各种可能引起气喘或呼吸困难的疾病，方可作出哮喘的诊断（表 2—4）。

表 2—4　其他可能引起哮喘的疾病

常见病	少见病
急性细支气管炎	肿块阻塞气道
异物吸入	外压：中央型胸内肿瘤、上腔静脉压迫综合征、胸腺瘤
支气管狭窄	气道内：原发性肺癌、转移性乳腺癌
慢性支气管炎	类癌综合征
心力衰竭	支气管内结节
肺嗜酸性粒细胞浸润症	肺栓塞
	囊性纤维化
	全身性血管炎

1.心源性哮喘　常见于左心衰竭，发作时的症状与哮喘相似，但心源性哮喘多有高血压、冠状动脉粥样硬化性心脏病、风湿性心脏病等病史和体征。常咳出粉红色泡沫痰，两肺可闻及广泛的湿啰音和哮鸣音，心界向左下扩大，心率增快，心尖部可闻及奔马律。胸部 X 线检查时，可见心脏增大、肺淤血征，有助于鉴别。若一时难以鉴别，可静脉注射氨茶碱缓解症状后进一步检查，忌用肾上腺素或吗啡，以免造成危险。

2.喘息型慢性支气管炎　多见于中老年人，有慢性咳嗽、咳痰史，喘息长年存在，冬春季加重。有肺气肿体征，两肺可闻及湿啰音。

3.支气管肺癌　中央型肺癌可导致支气管狭窄，伴发感染时可出现喘鸣音或哮喘样呼吸困难、肺部可闻及哮鸣音。但肺癌的呼吸困难及喘鸣症状进行性加重，常无诱因，咳嗽可有血痰，痰中可找到癌细胞，胸部 X 线摄片、CT、MRI、支气管镜检查常可明确诊断。

4.嗜酸性粒细胞肺浸润症　包括热带性嗜酸性粒细胞增多症、肺嗜酸性粒细胞增多性浸润、外源性变态反应性肺泡炎等。致病原为寄生虫、原虫、花粉、化学药品、职业粉尘等，多有接触史，症状较轻，患者常有发热，胸部 X 线检查可见多发性、此起彼伏的淡薄斑片浸润阴影，可自行消失或再发。肺组织活检有助于鉴别。

七、治疗

目的是控制症状,减少发作,提高生活质量,而不是根治。包括:①达到并维持症状的控制;②维持正常活动,包括运动能力;③维持肺功能水平尽量接近正常;④预防哮喘急性加重;⑤避免因哮喘药物治疗导致的不良反应;⑥预防哮喘导致的死亡。

1. 消除病因　应避免和消除引起哮喘发作的变应原和其他特异性刺激,去除各种诱发因素。

2. 药物治疗　临床上根据药物作用机制将其分为:控制药物和缓解药物两大类。①控制药物是指需要长期每天使用的药物,主要通过抗炎作用使哮喘维持临床控制,其中包括吸入型糖皮质激素(ICS)、全身用糖皮质激素、白三烯调节剂、长效 β_2 受体激动剂(LABA,需与ICS 联合应用)、缓释茶碱、色甘酸钠、抗 IgE 抗体等。②缓解药物是指按需使用的药物,通过迅速解除支气管痉挛而缓解哮喘症状,其中包括速效吸入 β_2 受体激动剂、全身用糖皮质激素、吸入型抗胆碱能药物、短效口服 β_2 受体激动剂等。

(1)支气管舒张药:此类药物除主要作用为舒张支气管,也具有抗炎等某些作用。

1)β_2 受体激动剂:β_2 受体激动剂主要通过激动呼吸道的 β_2 受体,激活腺苷酸环化酶,使细胞内的环磷腺苷(cAMP)含量增加,游离 Ca^{2+} 减少,从而松弛支气管平滑肌,是控制哮喘急性发作症状的首选药物。这类药物种类和制剂很多,根据平喘作用起效的快慢和作用维持时间的长短可分为 4 类(表 2-5):①短效-速效 β_2 受体激动剂:如沙丁胺醇(salbutamol)、特布他林(terbutaline)气雾剂,适用于哮喘急性发作症状的控制;②短效-迟效 β_2 受体激动剂:如沙丁胺醇片和特布他林片,适用于日间哮喘的治疗;③长效-迟效 β_2 受体激动剂:如沙美特罗(salmaterol)气雾剂,适用于夜间哮喘的防治;④长效-速效 β_2 受体激动剂:如福莫特罗干粉吸入剂,既适用于夜间哮喘的防治,也适用于哮喘急性发作症状的控制。长期应用可引起 β_2 受体功能下调和气道反应性增高,因而多不主张长期单独使用 LABA。近年来推荐联合吸入 ICS 和 LABA 治疗哮喘,两者具有协同的抗炎和平喘作用,可获得相当于(或优于)应用加倍剂量的 ICS 时的疗效,并增加患者的依从性,减少较大剂量 ICS 引起的不良反应,尤其适用于中度至重度持续哮喘患者的长期治疗。

表 2-5　β_2 受体激动剂的分类

起效时间	作用维持时间	
	短效	长效
速效	沙丁胺醇吸入剂	福莫特罗吸入剂
	特布他林吸入剂	
	非诺特罗吸入剂	
慢效	沙丁胺醇口服剂	沙美特罗吸入剂
	特布他林口服剂	

β_2 受体激动剂的用药方法可采用手持定量雾化(pMDI)吸入、口服或静脉注射。多用吸入法,常用剂量如沙丁胺醇或特布他林,每次喷 $200\mu g$,每天 3~4 次,每次 1~2 喷。pMDI 和干粉吸入装置吸入速效 β_2 受体激动剂(SABA)不适用重度哮喘急性发作。口服 β_2 受体激动剂如沙丁胺醇或特布他林一般用量 2mg/次,2.5mg/次,每日 3 次,15~30 分钟起效,维持 4~

6小时,但心悸及骨骼肌震颤等副作用较多。静脉注射用药,用于严重哮喘,由于易引起心悸,只在其他疗法无效时使用。

2)茶碱类:茶碱类除能抑制磷酸二酯酶、提高平滑肌细胞内的 cAMP 浓度外,同时具有腺苷受体的拮抗作用;刺激肾上腺分泌肾上腺素,增强呼吸肌的收缩;增强气道纤毛清除功能和抗炎作用。

口服氨茶碱一般剂量每日 6～10mg/kg,控释型茶碱 200～600mg/d。静脉滴注维持量为 0.8～1.0mg/kg,日注射量一般不超过 1.0g。静脉给药主要应用于重、危症哮喘。

茶碱的主要副作用为胃肠道症状(恶心、呕吐),心血管症状(心动过速、心律失常、血压下降),偶可兴奋呼吸中枢,严重者可引起抽搐乃至死亡。由于茶碱的有效血药浓度与中毒血药浓度接近,而且血药浓度受多种因素的影响,用药中应监测其血浆浓度,安全浓度为 6～15μg/ml。

3)抗胆碱药:这类药物通过阻断节后迷走神经通路,降低迷走神经兴奋性,阻断因吸入刺激物引起的反射性支气管收缩而起舒张支气管作用。常与 β₂ 受体激动剂联合吸入治疗,尤其适用于夜间哮喘及多痰的患者。常用药物为异丙托溴铵(ipratropine bromide)吸入,常用剂量为 20～40μg,每日 3～4 次;经雾化泵吸入溴化异丙托品的常用剂量为 50～125μg,每日 3～4 次。本品与 β₂ 受体激动剂联合应用具有协同、互补作用。对有吸烟史的老年哮喘患者较为适宜,但对妊娠早期妇女和患有青光眼或前列腺肥大的患者慎用。

(2)抗炎药

1)糖皮质激素:糖皮质激素是当前防治哮喘最有效的药物。主要作用机制是抑制炎症细胞的迁移和活化;抑制细胞因子的生成;抑制炎症介质的释放;增强平滑肌细胞受体的反应性。可分为吸入、口服和静脉用药。①吸入:吸入剂有 3 种,倍氯米松(beclomethasone)、布地奈德(budesonide)和丙酸氟替卡松(fluticasone propionate)。通常需连续规律吸入 1 周方能生效。吸入治疗药物作用于呼吸道局部,所用剂量较小,药物进入血液循环后在肝脏迅速灭活,全身副作用少。少数患者可引起口咽念珠菌感染、声音嘶哑或呼吸道不适,喷药后用清水漱口可减轻局部反应和胃肠吸收。吸入剂是目前推荐长期抗炎治疗哮喘的最常用药。一般认为剂量>1mg/d 长期使用可引起骨质疏松等全身副作用。为减少副作用,可小剂量糖皮质激素与长效 β₂ 受体激动剂或控释茶碱联合使用。常用吸入型糖皮质激素的给药剂量及互换关系见表 2－6。②口服剂:有泼尼松(强的松)、泼尼松龙(强的松龙)。用于吸入糖皮质激素无效或需要短期加强的患者。可用大剂量,短疗程,30～40mg/d,症状缓解后逐渐减量至≤10mg/d,然后逐渐停用或改用吸入剂。③静脉用药:重度、严重哮喘发作时应及早应用琥珀酸氢化可的松或甲泼尼龙静脉注射作为紧急处理,常用剂量为首次琥珀酸氢化可的松 200mg 静注,并继续给予维持剂量,最初 24 小时可达 400～800mg,甲泼尼龙剂量一般为 1～2mg/kg,亦可用地塞米松 10～30mg/d。系用大剂量短疗程方式给药起效快,不良反应少,大多数在 3～5 日逐渐缓解,病情缓解后可改口服和加用吸入皮质激素,以免因药物骤停而引起病情的严重复发,以后根据疾病的程度进行规范化治疗。

表2-6　成人每日常用吸入激素剂量及互换关系

常用激素	低剂量(g)	中剂量(g)	高剂量(g)
二丙酸倍氯米松	200～500	500～1000	>1000～2000
布地奈德	200～400	400～800	>800～1600
丙酸氟替卡松	100～250	250～500	>500～1000

2)白三烯调节剂:白三烯(LTs)是哮喘发病过程中重要的炎症介质,LTs可诱发支气管收缩,使气道微血管通透性增加,气道黏膜水肿,黏液分泌增加。通过对细胞表面的白三烯受体的拮抗可阻断上述过程,起到抗炎作用。用于哮喘的预防和长期治疗,但不适用于解除急性发作的支气管痉挛,常用药物如扎鲁司特(zafirlukast)20mg,每日2次,或孟鲁司特(montelukast)10mg,每日1次。

3)色甘酸钠:是一种非糖皮质激素抗炎药物。可部分抑制IgE介导的肥大细胞释放介质,对其他炎症细胞释放介质亦有选择性抑制作用。能预防变应原引起的速发和迟发反应,以及运动和过度通气引起的气道收缩。色甘酸钠对部分哮喘患者有效,不良反应很少。雾化吸入3.5～7mg或干粉吸入20mg,每日3～4次,可控制或预防哮喘发作。

(3)其他药物

1)抗组胺药物:口服第二代抗组胺药物(H₁受体拮抗剂)如酮替酚(ketotifen)、阿司咪唑、曲尼斯特、氯雷他定等具有抗变态反应作用,在哮喘治疗中作用较弱,可用于伴有变应性鼻炎哮喘患者的治疗。这类药物的不良反应主要是嗜睡。

2)抗IgE治疗:抗IgE单克隆抗体(omalizumab)可用于血清IgE水平增高的哮喘患者。目前主要用于经过ICS和LABA联合治疗后症状仍未控制的严重哮喘患者。但因该药物使用时间尚短,远期疗效与安全性有待于进一步观察。

3)变应原特异性免疫疗法(SIT):通过皮下给予常见吸入变应原提取液(如尘螨、猫毛、豚草等),可减轻哮喘症状和降低气道高反应性,适用于过敏原明确但难以避免的患者。但其远期疗效和安全性有待于进一步评价。

3.急性发作期的治疗　治疗目的是尽快缓解症状,解除气流受限和改善低氧血症,同时还需要制订长期治疗方案以预防再次急性发作。常根据病情的分度进行综合性治疗。对于具有哮喘相关死亡高危因素的患者,需要给予高度重视,这些患者应尽早到医疗机构就诊。高危患者包括:①曾经有过气管插管和机械通气的濒于致死性哮喘的病史;②在过去一年中因哮喘而住院或看急诊;③正在使用或最近刚刚停用口服激素;④目前未使用吸入激素;⑤过分依赖速效受体激动剂,特别是每月使用沙丁胺醇超过1支的患者;⑥有心理疾病或社会心理问题,包括使用镇静剂;⑦有对治疗计划不依从的历史。

(1)轻、中度:轻度和部分中度急性发作可以在家庭或社区中治疗。家庭或社区中的治疗措施主要为重复吸入速效β₂受体激动剂,如沙丁胺醇、特布他林。在第一小时每20分钟吸入2～4喷。通过MDI或干粉吸入(200～400μg)后,通常5～10分钟即可见效,疗效维持4～6小时,可间断吸入。中度发作时可规律吸入或口服长效β₂受体激动剂,效果不佳时可加口服小量茶碱控释片或静脉应用茶碱,夜间哮喘可以吸入或口服长效β₂受体激动剂。轻、中度发作均需每日吸入糖皮质激素或加用抗胆碱药及白三烯受体拮抗剂。

(2)重度、危重度:①氧疗;②支气管舒张剂,如雾化吸入受体激动剂、抗胆碱药或静脉应用茶碱;③糖皮质激素,应尽快应用如琥珀酸氢化可的松、甲泼尼龙、地塞米松等静脉注射,待病情得到控制和缓解后,再逐渐减量,改为口服给药;④维持水、电解质平衡,纠正酸碱平衡紊乱;⑤缺氧不能纠正时,进行机械通气治疗;⑥预防下呼吸道感染;⑦治疗并发症。

4. 长期治疗方案的确定 哮喘的治疗应以患者病情严重程度为基础,根据其控制水平选择适当的治疗方案。要为每个初诊患者制订哮喘防治计划,定期随访、监测,改善患者的依从性,并根据患者病情变化及时修订治疗方案。哮喘患者长期治疗方案分为5级(表2-7)。

表2-7 根据哮喘病情控制分级制订治疗方案

治疗级别第1级	第2级	第3级	第4级	第5级
哮喘教育、环境控制				
短效 β_2 受体激动剂	按需使用短效 β_2 受体激动剂			
控制性药物	选用1种	选用1种	加用1种或以上	加用1种或2种
	低剂量的 ICS	低剂量的 ICS 加 LABA	中高剂量的 ICS 加 LABA	口服最小剂量的糖皮质激素
	白三烯调节剂	中高剂量的 ICS	白三烯调节剂	抗 IgE 治疗
	低剂量的 ICS 加白三烯调节剂	缓释茶碱		
	低剂量的 ICS 加缓释茶碱			

对以往未经规范治疗的初诊患者一般可选择第2级治疗方案;症状明显者,则可直接选择第3级治疗方案。从第2级到第5级的治疗方案中都有不同的控制药物可供选择,而在每一级中都应按需使用缓解药物,以迅速缓解症状。以上方案为基本原则,但必须个体化,联合应用,以最小量、最简单的联合,副作用最少,达到最佳控制症状为原则。当哮喘控制并维持至少3个月后,可考虑降级治疗。可采用以下减量方案:①单独使用中剂量至高剂量吸入激素的患者,将吸入激素剂量减少50%。②单独使用低剂量吸入激素的患者,可改为每天1次用药。③联合吸入 ICS 和 LABA 的患者,将吸入激素的剂量减少约50%,仍继续使用 LABA 联合治疗。当达到低剂量联合治疗时,可选择改为每天1次联合用药或停用 LABA,单用 ICS 治疗。若哮喘患者使用最低剂量控制药物达到哮喘控制1年并哮喘症状不再发作,可考虑停用药物治疗。以上减量方案需进一步验证。一般情况下,初诊患者2～4周回访,以后1～3个月随访1次,每3～6个月对病情进行一次评估,然后再根据病情进行调整治疗方案,或升级或降级治疗。出现哮喘发作时应随时就诊,发作后两周至1个月进行回访。

八、哮喘的教育与管理

哮喘患者的教育与管理是哮喘防治工作中的重要组成部分,可以显著提高哮喘患者对于疾病的认识,更好地配合治疗和预防,达到减少哮喘发作,持续长期稳定,提高生活质量的目的。可以根据不同的对象和具体情况,采用适当的、灵活多样的、为患者及其家属乐意接受的方式,对患者及家属进行系统教育,并采取一切必要措施对患者进行长期系统管理。

1. 教育 内容包括:①通过长期规范治疗能够有效控制哮喘;②避免触发、诱发因素的方法;③哮喘的本质、发病机制;④哮喘长期治疗方法;⑤药物吸入装置及使用方法;⑥自我监测:哮喘日记、症状评分、PEF、ACT 变化;⑦哮喘先兆、发作征象和自我处理方法、如何与何时就医;⑧哮喘防治药物知识;⑨如何根据自我监测结果,判定控制水平、选择治疗。

2.确定并减少危险因素接触。

3.评估、治疗和监测 哮喘治疗的目标是达到并维持哮喘控制。起始治疗及调整是以患者的哮喘控制水平为依据,包括评估哮喘控制、治疗以达到控制,以及监测以维持控制的持续循环过程。哮喘控制测试(asthma control test,ACT)、哮喘控制问卷(ACQ)、哮喘治疗评估问卷(ATAQ)等是近年来哮喘控制评估的常用工具,其简单方便,既适用于医师也适用于患者自我评价哮喘控制。例如 ACT 仅通过回答有关哮喘症状和生活质量的 5 个问题的评分(表 2—8)进行综合判定,25 分为控制,20~24 分为部分控制,19 分以下为未控制。

表 2—8 哮喘控制测试(ACT)

问题 1	在过去 4 周内,在工作、学习或家中,有多少时候哮喘妨碍您进行日常活动				
	所有时间 1	大多数时间 2	有些时候 3	很少时候 4	没有 5
问题 2	在过去 4 周内,您有多少次呼吸困难				
	每天不止 1 次 1	每天 1 次 2	每周 3~6 次 3	每周 1~2 次 4	完全没有 5
问题 3	在过去 4 周内,因为哮喘症状(喘息、咳嗽、呼吸困难、胸闷及疼痛),您有多少次在夜间醒来或早上比平时早醒?				
	每周 4 晚或更多 1	每周 2~3 晚 2	每周 1 次 3	1 次 4	没有 5
问题 4	在过去 4 周内,您有多少次使用急救药物治疗(如沙丁胺醇)				
	每天 3 次以上 1	每天 1~2 次 2	每周 2~3 次 3	每周 1 次或更少 4	没有 5
问题 5	您如何评价过去 4 周内,您的哮喘控制情况				
	没有控制 1	控制很差 2	有所控制 3	控制很好 4	完全控制 5

九、预防

本病的预防分为 3 级:

1.一级预防 旨在通过去除周围环境中的各种致喘因子,而达到预防哮喘的目的。

2.二级预防 在哮喘患者无临床症状时给予早期诊断和治疗,防止其病情的发展。

3.三级预防 积极控制哮喘症状,防止其病情恶化,减少并发症,改善哮喘患者的预后。

十、预后

哮喘的转归和预后因人而异,与正确的治疗方案关系密切。患者通过合理使用现有的防治哮喘药物,可以控制哮喘症状,避免急性发作。未经合理治疗的哮喘患者,反复发作,病情逐渐加重,可并发肺气肿、肺源性心脏病,预后不良。

(刘云顺)

第四节 支气管扩张症

支气管扩张症(bronchiectasis)是指由支气管及其周围肺组织慢性炎症所导致的支气管

壁组织破坏,管腔形成不可逆性扩张、变形。本病多数为获得性,患者多有童年麻疹、百日咳或支气管肺炎等病史。临床主要表现为慢性咳嗽,咳大量脓痰和(或)反复咯血。

一、病因

多种原因多可以引起支气管扩张。由支气管—肺感染所致的支气管扩张和由支气管—肺结核所致的支气管扩张病例数已明显减少,但仍然是各种原因中最多见的。由其他原因引起的支气管扩张虽然少见,但也不应忽视,如宿主防御功能缺失、一些系统性疾病等。

二、发病机制

支气管扩张发病机制的关键环节为支气管感染和支气管阻塞,两者相互影响,形成恶性循环,最终导致支气管扩张的发生和发展。此外,支气管外部的牵拉作用、支气管先天性发育缺损和遗传因素也可引起支气管扩张。

1.支气管—肺组织感染和支气管器质性阻塞　感染使支气管管腔黏膜充血、水肿,分泌物阻塞使管腔狭小,导致引流不畅而加重感染,两者相互影响,促使支气管扩张的发生和发展。幼儿百日咳、麻疹、支气管肺炎是支气管—肺组织感染所致支气管扩张最常见的原因。由于儿童支气管管腔细,管壁薄弱,易阻塞,反复感染破坏支气管壁各层组织,使弹性减退,或细支气管周围肺组织纤维化,牵拉管壁,致使支气管变形扩张。此外,肿瘤、异物吸入或管外肿大的淋巴结压迫,也可导致远端支气管—肺组织感染而致支气管扩张。

2.支气管外部的牵拉作用　肺组织的慢性感染或结核病灶愈合后的纤维组织牵拉,也可形成支气管扩张。

3.支气管先天性发育缺损和遗传因素

(1)支气管先天性发育障碍,如巨大气管—支气管症,可能是先天性结缔组织异常、管壁薄弱所致的扩张。

(2)因软骨发育不全或弹性纤维不足,导致局部管壁薄弱或弹性较差,常伴有鼻窦炎及内脏转位(右位心),被称为 Kartagener 综合征,常伴支气管扩张。

(3)与遗传因素有关的肺囊性纤维化,支气管黏液腺分泌大量黏稠黏液,血清内含有抑制支气管柱状上皮细胞纤毛活动物质,致分泌物潴留,引起阻塞、肺不张和感染,诱发支气管扩张。

(4)部分遗传性 A 抗胰蛋白酶缺乏症患者也伴有支气管扩张。

4.机体免疫功能失调　目前已发现类风湿关节炎、Crohn 病、溃疡性结肠炎、系统性红斑狼疮、支气管哮喘和泛细支气管炎等疾病可同时伴有支气管扩张。有些不明原因的支气管扩张患者体液免疫和(或)细胞免疫功能有不同程度的异常,提示支气管扩张可能与机体免疫功能失调有关。

三、病理

1.好发部位　继发于支气管—肺组织感染性病变的支气管扩张多见于下叶,左下叶较右下叶多见。左下叶支气管细长,与主气管的夹角大,且受心脏血管压迫,引流不畅,易发生感染。左舌叶支气管开口接近下叶背段支气管,易受下叶感染累及,故左下叶与舌叶支气管常同时发生扩张。支气管扩张位于上叶尖、后段少见,多为结核所致。

2.病理改变 支气管扩张依其形状改变可分为柱状和囊状两种,亦常混合存在。典型的病理改变为支气管壁组织的破坏所致的管腔变形扩大,并可凹陷,腔内含有多量分泌物。黏膜表面常有慢性溃疡,柱状纤毛上皮鳞状化生或萎缩,杯状细胞和黏液腺增生,支气管周围结缔组织常受损或丢失,并有微小脓肿。常伴毛细血管扩张,或支气管动脉和肺动脉的终末支气管扩张张与吻合,形成血管瘤,可出现反复大量咯血。支气管扩张易发生反复感染,炎症可蔓延到邻近肺实质,引起不同程度的肺炎、小脓肿或肺小叶不张,以及伴有慢性支气管炎的病理改变。

四、病理生理

支气管扩张的早期病变轻而且局限,呼吸功能测定可在正常范围。病变范围较大时,表现为轻度阻塞性通气障碍。当病变严重而广泛,且累及胸膜及心包时,则表现为以阻塞性为主的混合性通气功能障碍,吸入气体分布不均匀,而血流很少受限,使通气/血流比值降低,形成肺内动—静脉样分流,以及肺泡弥散功能障碍导致低氧血症。当病变进一步发展,肺泡毛细血管广泛破坏,肺循环阻力增加,以及低氧血症引起肺小动脉痉挛,出现肺动脉高压,右心负荷进一步加重,右心衰竭,并发肺源性心脏病。

五、临床表现

病程多呈慢性经过,发病多在小儿或青年。多数患者在童年有麻疹、百日咳或支气管肺炎迁延不愈病史,以后常有反复发作的下呼吸道感染。

1.症状 典型的症状为慢性咳嗽、大量脓痰和反复咯血。

(1)慢性咳嗽、大量脓痰:痰量与体位改变有关,常在晨起或夜间卧床转动体位时咳嗽、咳痰量增多。感染急性发作时,黄绿色脓痰明显增多,每日可达数百毫升,如痰有臭味,提示合并有厌氧菌感染。收集痰液于玻璃瓶中可为三层:上层为泡沫,下层为脓性黏液,中层为混浊黏液,底层为坏死组织沉淀物。

(2)反复咯血:反复咯血是支气管扩张的另一典型症状,咯血程度不等,咯血量与病情严重程度、病变范围有时不一致。部分患者以反复咯血为唯一症状,平时无咳嗽、咳脓痰等症状,临床上称为"干性支气管扩张",其支气管扩张多位于引流良好的部位。

(3)反复肺部感染:其特点是同一肺段反复发生肺炎并迁延不愈。常由上呼吸道感染向下蔓延,支气管感染加重、引流不畅时,炎症扩展至病变支气管周围的肺组织所致。感染重时,出现发热、咳嗽加剧、痰量增多、胸闷、胸痛等症状。

(4)慢性感染中毒症状:反复继发感染可有全身中毒症状,如发热、乏力、食欲减退、消瘦、贫血等,严重者可出现气促与发绀。

2.体征 早期或干性支气管扩张可无明显体征,病情严重或继发感染时病侧下胸部、背部常可闻及固定持久的湿啰音,有时可闻及哮鸣音,若合并有肺炎时,则可有叩诊浊音和呼吸音减弱等肺炎体征。随着并发症如支气管肺炎、肺纤维化、胸膜肥厚与肺气肿等的发生,可出现相应体征。病程较长的患者可有发绀、杵状指(趾)等体征。

六、辅助检查

所有患者都要进行主要检查,当患者存在可能导致支气管扩张症的特殊病因时应进一步检查(表2—9)。

表2—9 气管扩张症的辅助检查

项目	影像学检查	实验室检查	其他检查
主要检查	胸部 X 线检查、胸部高分辨率 CT 扫描	血炎性标志物、免疫球蛋白(IgG、IgA、IgM)和蛋白电泳、微生物学检查、血气分析	肺功能检查
次要检查	鼻窦 CT 检查	血 IgE、烟曲霉皮试、烟曲霉沉淀素、类风湿因子、抗核抗体、抗中性粒细胞胞质抗体、二线免疫功能检查、囊性纤维化相关检查、纤毛功能检查	支气管镜检查

1.影像学检查 由于支气管扩张的本质特征是其不可逆的解剖学改变,故影像学检查对于诊断具有决定性作用。

(1)后前位胸部平片:诊断的特异性好,但敏感性不高。早期轻症患者一侧或双侧下肺纹理局部增多及增粗,典型的 X 线表现为粗乱肺纹理中有多个不规则的蜂窝状透亮阴影或沿支气管的卷发状阴影,感染时阴影内出现液平面;

(2)胸部高分辨 CT 检查:对于支气管扩张具有确诊价值,可明确支气管扩张累及的部位、范围和病变性质,初次诊断为支气管扩张的患者,如条件允许,均应进行本项检查。柱状扩张管壁增厚,并延伸至肺的周边;囊状扩张表现为支气管显著扩张,成串或成簇的囊样改变,可含气液面;扩张的支气管与伴行的支气管动脉在横截面上表现为印戒征;常见肺不张或肺容积缩小的表现。

以往支气管碘油造影是确诊支气管扩张的金标准,但现在由于 CT 技术的不断发展,其成像时间短,能够薄层扫描,具有很高的空间分辨率和密度分辨率,对支气管扩张的诊断准确率很高;使用方便,没有支气管造影的不良反应,因此目前已基本取代了支气管造影检查。

2.纤维支气管镜检查 可发现出血、扩张或阻塞部位,还可进行局部灌洗做涂片、细菌学、细胞学检查,也可经纤维支气管镜做选择性支气管造影。

3.肺功能检查 支气管扩张的肺功能改变与病变的范围和性质有密切关系。病变局限者,肺功能一般无明显变化。病变严重者肺功能的损害表现为阻塞性通气功能障碍。随着病情进展,出现通气与血流比例失调及弥散功能障碍等,可导致动脉血氧分压降低和动脉血氧饱和度下降。病变严重时,可并发肺源性心脏病、呼吸衰竭、右心衰竭。

4.血液检查 白细胞总数和分类一般在正常范围,急性感染时白细胞及中性粒细胞增高。

5.微生物检查 痰涂片革兰染色、细菌培养及药物敏感试验有助于病原菌诊断及指导治疗。

6.其他 对怀疑由少见病因引起支气管扩张者应进行相应检查,如怀疑有免疫功能缺陷者应对体液免疫与细胞免疫功能进行检查;怀疑有纤毛功能障碍者,应取呼吸道黏膜活检标本进行电镜检查;怀疑囊性纤维化者应测定汗液中的钠浓度,并可进行基因检测。

七、诊断

根据典型的临床症状和体征,结合幼年有诱发支气管扩张的呼吸道感染病史,一般临床表现可作出初步诊断。依据胸部 CT 尤其是高分辨 CT 扫描结果可作出诊断。对于明确诊断支气管扩张者还要注意基础疾病。

八、鉴别诊断

支气管扩张应与下列疾病鉴别：

1.慢性支气管炎 多发生于中老年吸烟患者，多为白色黏液痰，很少或仅在急性发作时才出现脓性痰，反复咯血少见，两肺底有部位不固定的啰音。

2.肺脓肿 起病急，有高热、咳嗽、大量脓臭痰，X线检查可见密度增高的阴影，其中有空腔伴液平面，经有效抗生素治疗后炎症可完全消退。

3.肺结核 常有低热、盗汗等结核性全身中毒症状，干湿啰音多位于上肺局部，X线胸片和痰结核菌检查可作出诊断。

4.支气管肺癌 多发生于40岁以上男性吸烟患者，可有咳嗽、咳痰、咯血等表现，行胸部X线检查、纤维支气管镜检查、痰细胞学检查等可作出鉴别。

5.先天性支气管囊肿 X线检查肺部可见多个边界纤细的圆形或椭圆形阴影，壁较薄，周围组织无炎症浸润，胸部CT检查和支气管造影可助诊断。

九、治疗

支气管扩张症的内科治疗主要是控制感染和促进痰液引流；必要时应考虑外科手术切除。

1.内科治疗

(1)一般治疗：根据病情轻重，合理安排休息。应避免受凉，劝导戒烟，预防呼吸道感染。

(2)控制感染：控制感染是支气管扩张症急性感染期的主要治疗措施。根据病情，参考细菌培养及药物敏感试验结果选用抗菌药物。轻症者可选用口服氨苄西林或阿莫西林0.5g，每日4次，或第一、二代头孢菌素；氟喹诺酮类药物如环丙沙星0.5g，每日3次；左旋氧氟沙星0.2g，每日3次；重症患者，常需静脉联合用药。如有厌氧菌混合感染，加用甲硝唑(灭滴灵)或替硝唑。

(3)去除痰液：包括稀释脓性痰和体位引流。

1)稀释脓性痰，以利痰排出：①祛痰剂：可口服氯化铵0.3～0.6g，或溴己新8～16mg，每日3次；②生理盐水、超声雾化吸入可稀释痰液；③出现支气管痉挛，影响痰液排出时，在不咯血情况下，可应用支气管舒张药，如口服氨茶碱0.1g，每日3～4次或其他缓释茶碱制剂。必要时可加用支气管舒张药喷雾吸入。

2)体位引流：根据病变的部位采取不同的体位，原则上应使患肺处于高位，引流支气管开口朝下，以利于痰液流入大支气管和气管排出。每日2～4次，每次15～30分钟；体位引流时，间歇作深呼吸后用力咳痰，轻拍患部；痰液黏稠不易引流者，可先雾化吸入稀释痰液，易于引流；对痰量较多的患者，要防止痰量过多涌出而发生窒息。

3)纤维支气管镜吸痰：如体位引流痰液仍难排出，可经纤维支气管镜吸痰，及用生理盐水冲洗稀释痰液，也可局部滴入抗生素。

2.外科治疗 反复感染或大咯血患者，其病变范围比较局限，在一叶或一侧肺组织，经药物治疗不易控制，全身情况良好，可根据病变范围作肺段或肺叶切除术。如病变较轻，且症状不明显，或病变较广泛累及双侧肺，或伴有严重呼吸功能损害者，则不宜手术治疗。

十、预防

防治麻疹、百日咳、支气管肺炎及肺结核等急慢性呼吸道感染,对预防支气管扩张症具有重要意义。支气管扩张症患者应积极预防呼吸道感染,坚持体位排痰,增强机体免疫功能以提高机体的抗病能力。

（姜翠英）

第五节　肺脓肿

肺脓肿(lung abscess)是由多种病原菌引起的肺部化脓性感染,早期为肺组织的感染性炎症,继而坏死、液化、外周肉芽组织包围形成脓肿。临床特征为高热、咳嗽,脓肿破溃进入支气管后咳出大量脓臭痰。X线显示含气液平的空腔。多发生于壮年,男多于女。自抗生素广泛应用以来,发病率已有明显降低。

一、病因与发病机制

病原体多为口咽部、上呼吸道定植菌,需氧、厌氧和兼性厌氧菌均可致肺脓肿。其中厌氧菌感染达80%～90%,其他如金黄色葡萄球菌、化脓性链球菌、肺炎克雷伯杆菌、大肠埃希菌、铜绿假单胞菌、流感嗜血杆菌等也较为常见。根据感染途径,可分为以下三种类型。

1. 吸入性肺脓肿　最常见,病原体经口、鼻咽腔吸入至下呼吸道,造成细支气管阻塞,远端肺小叶萎陷、缺氧坏死、病原菌繁殖而发病,以厌氧菌最为多见。病变多为单发病灶,好发部位与支气管解剖走行有关,右主支气管陡直、粗短,故吸入物易进入右肺,仰卧位时好发于右肺上叶后段或下叶背段,坐位或立位时好发于下叶后基底段,右侧卧位时好发于上叶前段或后段(图2—1)。

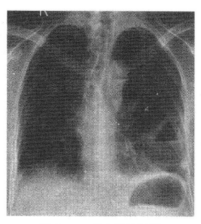

图2—1　吸入性肺脓肿

2. 血源性肺脓肿　常见病因为皮肤感染、疖痈、骨髓炎等所致的败血症、脓毒血症,菌栓经血行播散到肺,引起小血管栓塞、炎症、坏死而形成肺脓肿。致病菌以金黄色葡萄球菌、表皮葡萄球菌及链球菌多见。病变常为多发病灶、以两肺外带分布为多(图2—2)。

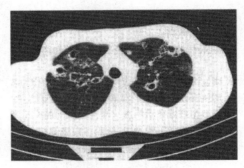
图 2-2 血源性肺脓肿

3.继发性肺脓肿 包括：

(1)肺部病变继发感染所致的肺脓肿,如细菌性肺炎、支气管扩张、支气管囊肿、支气管肺癌、肺结核空洞等;

(2)邻近器官的化脓性病灶,如肝脓肿、膈下脓肿、肾周脓肿、脊柱脓肿等直接蔓延。致病菌多为大肠埃希菌、异链球菌、阿米巴原虫等。

二、病理

病理演变过程包括:①细支气管被感染物阻塞、小血管炎性栓塞,肺组织化脓性炎症、坏死、形成脓肿,镜检有大量中性粒细胞和部分大单核细胞的浸润;②坏死组织液化破溃到支气管,部分坏死组织被咳出,形成有液平的脓腔;③脓肿靠近胸膜,可发生局限性纤维蛋白性胸膜炎、胸膜粘连;④张力性脓肿破溃到胸腔,可形成脓胸、脓气胸、支气管胸膜瘘。

急性肺脓肿经积极抗感染治疗、引流,脓腔逐渐消失而痊愈。若急性期治疗不彻底或引流不畅,坏死组织残留脓腔,致使肉芽组织增生、脓腔壁增厚,经久不愈达 3 个月以上的肺脓肿称为慢性肺脓肿。

三、临床表现

1.吸入性肺脓肿

(1)可有口腔及鼻咽部化脓性病灶,或有口腔、鼻咽手术,昏迷,全身麻醉及异物吸入等病史。

(2)发病急,寒战、高热、咳嗽、咳痰,初起痰量不多,1~2 周后腥臭味的脓性或脓血性痰可突然增多,厌氧菌感染则有恶臭,静置后可分三层,上为泡沫、中为混浊黏液、底层为脓性坏死组织沉淀物。大量脓性痰咳出后体温下降。约 1/3 的患者有咯血。侵犯胸膜时可引起胸痛。

(3)体检:病变范围小且位于肺深部时不易发现体征。病变范围较大时,胸部叩诊呈浊音,语颤增强,呼吸音减弱,可闻及支气管呼吸音或湿啰音。

2.血源性肺脓肿

(1)可有皮肤创伤感染、疖、痈、骨髓炎、产后感染、细菌性心内膜炎等病史。

(2)多先有畏寒、发热等感染中毒症状,后出现咳嗽,咳痰等,脓臭痰量不多,极少咯血。

(3)体检:肺部阳性体征不多见,脓肿破溃到支气管时可闻及湿啰音。

3.继发性肺脓肿

(1)早期呈肺炎症状,脓肿形成时,体温持续增高呈弛张型;痰量突然增多,脓性、伴恶臭,可有咯血;伴发胸膜炎和脓胸时有胸痛。

(2)体检:病变区叩诊浊音或实音。听诊肺泡呼吸音减弱,并有湿啰音。

4.慢性肺脓肿

(1)常有咳嗽、咳脓痰,不规则发热,咯血及贫血,消瘦等表现。

(2)体检:肺部多无异常体征,常有杵状指(趾)。

四、辅助检查

1.血常规检查 急性者血白细胞总数达 $20×10^9$/L,中性粒细胞比例显著升高。慢性者红细胞及血红蛋白降低,白细胞可稍升高或正常。

2.细菌培养 痰、血及胸腔积液进行需氧和厌氧菌培养和药物敏感试验,明确致病菌并指导用药。

3.X线检查 早期 X 线呈大片浓密模糊、边界不清的浸润阴影;脓液经支气管排出后,圆形透亮的脓腔及液平形成,周围环绕着浓密的浸润性阴影。恢复期,脓腔周围炎症吸收后,脓腔逐渐缩小以至消失,最后仅残留纤维条索阴影。慢性肺脓肿腔壁增厚且内壁不规则,有时可呈多房性脓肿,周围有纤维组织增生及胸膜增厚,纵隔可向患侧移位。脓肿破溃到胸腔则可形成脓胸、脓气胸。血源性肺脓肿病灶往往分布在肺的一侧或两侧,呈散在的边缘整齐的类圆形病灶,中央有脓腔和液平,后期可有局限性纤维化或小气囊阴影残留。

4.支气管镜检查 可发现并明确病因,有利于病原学诊断,并可行异物取出和活组织检查,以便进行鉴别诊断,并可通过纤维支气管镜进行治疗,以提高疗效、缩短疗程。

五、诊断与鉴别诊断

1.诊断 对于发病前有全身或局部抵抗力减弱的诱因,突发寒战、高热、咳嗽和咳大量脓臭痰、咯血等症状者,其白细胞总数及中性粒细胞显著增高,X 线示浓密的炎性阴影中有空腔、液平,即可作出急性肺脓肿的诊断;对于有皮肤创伤感染、疖、痈等化脓性感染病灶患者,出现畏寒、高热、咳嗽和咳痰等症状,X 线胸片示两肺多发小脓肿者,可诊断为血源性肺脓肿。痰和血的细菌培养及药敏试验对确诊及选用抗菌药物有重要意义。

2.鉴别诊断

(1)细菌性肺炎:早期两者临床表现及 X 片很相似,但细菌性肺炎有以下特点:①稽留热;②多伴有口唇疱疹;③痰呈铁锈色;④X 线片呈片状淡薄炎症病变,边缘模糊不清、没有空腔形成。

(2)空洞性肺结核继发感染:临床常有:①午后低热、盗汗、乏力等结核中毒症状;②咳嗽、咳痰、无臭味;③痰找结核菌阳性;④胸片所见空洞多无液平,常有增殖、渗出病变并存。

(3)支气管肺癌:肺癌阻塞支气管可引起肺化脓性感染,但其病程相对较长,中毒症状多不明显,脓痰量相对较少。抗生素不易控制。鳞癌中心部位也可发生坏死形成空洞,但洞壁较厚,多呈偏心空洞,内壁凹凸不平,空洞周围多无炎性浸润,局部淋巴结可肿大,经纤维支气管镜活检或痰中找癌细胞可确诊。

(4)肺囊肿继发感染:炎症相对较轻、多无明显中毒症状,脓痰较少,炎症吸收后可见光洁整齐的囊肿壁。

六、治疗

肺脓肿的治疗原则是抗感染和脓液引流。

1.抗感染治疗 急性肺脓肿经及时、有效的抗感染治疗,治愈率可达 90％以上。吸入性肺脓肿多为厌氧菌感染,对青霉素类敏感,一般 480 万～1600 万 U/d 静脉滴注,如青霉素疗效不佳,可用林可霉素(1.8～3.0g/d)、克林霉素(0.6～1.8g/d)或甲硝唑(0.8～1.2g/d)等,若病情重,也可选用头孢菌素或加用氨基糖苷类抗生素。血源性肺脓肿多为球菌感染,可选耐 β—内酰胺酶的青霉素或头孢菌素,最好根据药敏试验选用敏感的抗生素。肺脓肿患者治疗 3～4 日体温下降,7～10 日可退热。恶臭痰在 3～10 日内明显减少。X 线胸片的吸收较缓慢。抗菌药物治疗疗程 8～12 周,至 X 线片上空洞和炎症消失,或仅有少量稳定的纤维化。

2.体位引流 体位引流有利于排痰,促进愈合。体位应取病灶在上、支气管口在下的原则,每日 2～3 次,每次 15～20 分钟。痰液黏稠者可用祛痰药或雾化吸入。但对脓痰甚多,且体质虚弱的患者应监护,以免大量脓痰涌出,无力咳出而致窒息。经支气管镜冲洗及吸痰也是有效的引流方法。

3.外科治疗 病程超过 3 个月,不能闭合的慢性肺脓肿;反复大咯血内科治疗难以控制者;伴有脓胸、支气管胸膜瘘经抽脓、冲洗等治疗效果不佳者;有异物或癌肿阻塞支气管引流不畅者,可考虑手术治疗。

七、预防

避免诱发因素,普及口腔卫生保健知识,及时治疗口腔等部位的感染病灶,增强机体的抗病能力,有助于预防肺脓肿的发生。

(姜翠英)

第六节　肺结核

结核病是由结核分枝杆菌(以下简称结核菌)引起的、可累及全身各个脏器的慢性传染性疾病。由于肺脏的解剖学特点,它是最易受侵犯的部位,因此肺结核(pulmonary tuberculosis)是最常见的结核病,其临床特点为低热、盗汗、乏力、消瘦等结核中毒症状和慢性咳嗽、咳痰及痰中带血等呼吸道症状。病理改变以结核结节、干酪样坏死及空洞形成为特征。由于其病理改变不同,临床表现复杂,缺乏特异性,因此应提高对本病的认识。世界卫生组织(WHO)统计表明,全世界每年发生结核病 800 万～1000 万,每年约有 300 万人死于结核病,是造成死亡人数最多的单一传染病。我国是世界上结核疫情最严重的国家之一。我国的结核病,新中国成立以来在大力开展防治工作的情况下使流行趋势有所下降,但目前全国结核菌感染者近 3.3 亿,现有肺结核患者 590 余万,每年因结核病死亡的人数每年高达 25 万,各地区疫情控制不平衡,仍是全球结核病流行严重的国家之一。当前,结核病仍是一个十分突出的公共卫生问题,是全国十大死亡原因之一,因此结核病的控制工作还面临严峻的挑战。

一、病因与发病机制

1.结核菌 是结核病的致病菌,结核菌属于分枝杆菌,生长缓慢,在改良的罗氏培养基上需培养 4～6 周,才能繁殖成明显的菌落。镜下呈细长稍弯的杆菌,涂片染色具有抗酸性。此菌为需氧菌,对外界抵抗力较强,在阴冷潮湿处能生存 5 个月以上,但在烈日下曝晒 2 小时,5%～12% 来苏接触 2～12 小时,70% 酒精接触 2 分钟,或煮沸 1 分钟,均能被杀灭。痰吐在纸上直接烧掉是最简单的灭菌方法。

结核菌分为人型、牛型和鼠型等种类。前两型为人类结核病的主要病原菌。结核菌菌体含有:①类脂质:可引起单核细胞、上皮样细胞和淋巴细胞浸润而形成结核结节;②蛋白质:可引起过敏反应及中性粒细胞和大单核细胞浸润;③多糖类:能引起某些免疫反应(如凝集反应)。

结核病灶中的结核菌依其生长速度的不同,分为:A 群,生长代谢旺盛,不断繁殖的结核菌,其特点为致病力强,传染性大,是引起结核病传染的重要菌群。采用抗结核的杀菌剂可杀灭此类细菌。异烟肼效果最佳,其次为链霉素、利福平。B 群,在巨噬细胞内的酸性环境中能够生存,但生长缓慢,吡嗪酰胺的杀菌效果较好。C 群,存在于干酪样坏死灶内,偶尔繁殖的细菌,只对少数药物敏感,常为日后复发的根源。D 群,指病灶中无致病能力、无传染性、对人体无害的处于休眠状态的细菌。一般可逐渐被巨噬细胞吞噬杀死或自然死亡,很少引起疾病的复发。

结核病治疗中的关键问题是结核菌的耐药情况。结核菌可分为天然耐药和继发性耐药两种。在结核菌的繁殖过程中其染色体上的基因突变,出现极少数的天然耐药菌,此种耐药也称为原始耐药,其耐药往往见于未使用过抗结核药的患者。当治疗时使用单一的抗结核药时,大量的敏感菌可被杀死,但天然耐药菌能逃避药物的作用而存活,并且还可继续繁殖,最终造成病灶中敏感菌被天然耐药菌所取代,抗结核治疗失败。继发性耐药是指由于结核菌与抗结核药物接触后,某些结核菌发生诱导变异,逐渐适应在有药环境中继续生存、繁殖。多因长期不合理用药,经淘汰或诱导机制出现的耐药。接受治疗患者中很多治疗效果不佳常与继发性耐药菌的出现有关。近年来继发性耐药菌逐渐增多,给结核病的治疗和预防带来了很大的困难。因此,加强对初治患者的管理,避免单一用药、剂量不足、用药不规则、疗程不够等因素,向患者宣传治疗的重要性,坚持诱导化疗,尽量减少耐药结核菌的出现,结核病的化疗才会取得满意的效果。

结核菌侵入人体后是否患病,取决于入侵结核菌的数量、毒力与人体免疫、变态反应的高低,并决定感染后结核病的发生、发展与转归。

2.感染途径　结核菌主要通过呼吸道传播,排菌的肺结核患者(尤其是痰涂片阳性,未经治疗者)是重要的传染源。当排菌的肺结核患者咳嗽、打喷嚏时形成含有结核菌的微滴或吐痰将细菌排出,细菌可在大气中存活一定时间,健康人吸入后可造成感染。传染的次要途径是经消化道进入体内,如进食被结核菌污染的食物。其他感染途径,如通过皮肤、泌尿生殖道,则很少见。感染结核菌后,如果细菌多、毒力强、机体营养不良、免疫力低下则易患肺结核;反之,菌量少、毒力弱、机体抵抗力强,结核菌可被人体免疫防御系统监视并杀灭,而不易患病。

3.人体的反应性

(1)免疫力:人体对结核分枝杆菌的免疫力有两种。

1)非特异性免疫力:是指人体对结核菌的自然免疫力,为先天性,无特异性,对任何感染均有抵抗能力,但抗病能力较弱。

2)特异性免疫力：是接种卡介苗或经过结核菌感染后所获得的免疫力，为后天性，具有特异性，其抗病能力较非特异性免疫力强。但两者对防止结核病的保护作用都是相对的。由于受免疫力的影响，对免疫力强的人，感染后不易发展为结核病；而对于老年人、糖尿病、艾滋病、长期使用免疫抑制剂或严重营养不良等引起免疫状态低下的患者，易患肺结核。生活贫困、居住条件差，以及营养不良是经济落后社会中人群结核病高发的原因。越来越多的证据表明，除病原体、环境和社会经济等因素外，宿主遗传因素在结核病的发生发展中扮演着重要角色，个体对结核病易感性或抗性的差异与宿主某些基因相关。现已筛选出多种人的结核病相关候选基因，例如三类 HLA 基因区多态性与结核病易感性的关系在国内外均有报道，以Ⅱ类基因为多；在非洲和亚洲人群中的研究表明人类基因多态性与结核病易感性相关。所以，并非所有传染源接触者都可能被感染，被感染者也并不一定都发病。

结核病的免疫主要是细胞免疫，当入侵的结核菌被吞噬细胞吞噬后，随之将信息传递给淋巴细胞，使之致敏。当结核菌再次与致敏的 T 淋巴细胞相遇时，T 淋巴细胞释放一系列淋巴因子，如巨噬细胞移动抑制因子、趋化因子、巨噬细胞激活因子等，使巨噬细胞聚集在细菌周围，吞噬并杀灭细菌形成类上皮细胞及朗汉斯巨细胞，最终形成结核结节，使病变局限，并趋于好转、治愈。因此，结核病的细胞免疫表现淋巴细胞的致敏和吞噬细胞作用的加强。

(2)变态反应：结核菌侵入人体后 4~8 周，机体对结核菌及其代谢产物所发生的敏感反应称为变态反应，属于Ⅳ型(迟发型)变态反应。变态反应同样以 T 淋巴细胞介导、以巨噬细胞为效应细胞，但它是另一亚群 T 淋巴细胞释放炎性介质、皮肤反应因子及淋巴细胞毒素等，使局部组织出现渗出性炎症甚至干酪样坏死，病理表现为病灶恶化、浸润、进展，空洞形成。临床表现为发热、乏力及食欲减退等全身症状，还可发生多发性关节炎、皮肤结节性红斑及疱疹性结膜炎等结核病变态反应的表现。

结核菌不像许多细菌有内毒素，外毒素，不存在能防止吞噬作用的荚膜，以及与致病能力相关联的细胞外侵袭性酶类。其毒力基础不十分清楚，可能与其菌体的成分有关。其他类脂质如硫脂质也与结核菌的毒力有关，它不仅增加了索状因子的毒性，且抑制溶酶体—吞噬体的融合，促进结核菌在巨噬细胞内的生长繁殖。磷脂能够刺激机体内单核细胞的增殖、类上皮细胞化、朗汉斯巨细胞的形成。蜡质 D 是分枝菌酸阿糖圜乳聚糖和黏肽相结合的复合物，具有佐剂活性，刺激机体能产生免疫球蛋白，对结核性干酪病灶的液化、坏死、溶解和空洞的形成起重要作用。除了以上类脂质成分外，多糖类物质是结核菌细胞中的重要组成物质，多糖类物质在和其他物质共存的条件下才能发挥对机体的生物学活性效应。多糖是结核菌菌体完全抗原的重要组成成分，具有佐剂活性作用，能对机体引起嗜中性多核白细胞的化学性趋向反应。结核菌的菌体蛋白是以结合形式存在于菌细胞内，是完全抗原，参与机体对结核菌素的反应。

(3)初感染与再感染：将同等量的结核菌接种给两组豚鼠，一组在接种前 6 周已接种过小量的结核菌，另一组从未接触过结核菌。结果前一组豚鼠迅速出现局部炎性反应，红肿、溃烂及坏死，局部淋巴结受累，但坏死灶迅速愈合，病灶无全身播散，这说明豚鼠对结核菌具有免疫力；而后一组局部反应于 2 周后才出现，逐渐形成溃疡，经久不愈，同时细菌大量繁殖，经淋巴和血液循环播散到全身，易于死亡，这说明豚鼠对结核菌无免疫力。这种机体对结核菌再感染与初感染不同反应的现象称为科赫(Koch)现象。

人体对结核菌的反应性表现在免疫与变态反应两个方面，两者常同时存在，但亦不尽平行,这与机体复杂的内外环境、药物的影响以及感染的菌量及毒力等因素有关。从机制来分析,两者虽均与淋巴细胞的致敏有关,但亚群不同;从表面情况看免疫对人体有保护作用,变态反应导致局部组织的破坏,但两者均对细菌不利。总之,结核菌进入人体后是否患病,取决于入侵结核菌的数量、毒力与人体免疫力、变态反应的状态,两者之间的主次变化,决定了感染结核菌后结核病的发生、发展和转归。

二、病理

1.结核病的基本病理变化

(1)渗出性病变:发生在结核病的早期、机体免疫力低下,菌量多,毒力强或变态反应较强时,为浆液性和浆液纤维素性炎症,表现为组织的充血、水肿和白细胞浸润,但很快被巨噬细胞所取代,在巨噬细胞和渗出液内易查见结核分枝杆菌。病情好转时,渗出性病变可以完全消散吸收,不留痕迹或转为以增生为主或以坏死为主的病变。

(2)增生性病变:增生为主的病变发生在菌量较少,毒力较低或人体免疫反应较强时,形成类上皮细胞(为大单核细胞吞噬结核菌后,形态变为大而扁平的细胞)聚集成团,中央可有多核巨细胞(朗汉斯巨细胞,朗格汉斯细胞),外周有淋巴细胞聚集的典型结核结节的特征。当有较强的变态反应时,结核结节中便可出现干酪样坏死。

(3)变质性病变:常发生在渗出或增生性病变的基础上。当人体抵抗力降低或菌量过多,变态反应过于强烈时,上述渗出性病变和结核结节连同原有的组织结构一起坏死。这是一种彻底的组织凝固性坏死。大体标本的坏死区呈灰白略带黄色,质松而脆,状似干酪,故名干酪样坏死。干酪样坏死灶中大多含有一定量的结核菌。有时坏死灶可发生软化和液化,随着液化,结核菌大量繁殖,进一步促进液化的发生。液化虽有利于干酪样坏死物的排出,但更严重的是造成结核菌在体内蔓延扩散,是结核病恶化进展的原因。

上述三种病变可同时存在于一个病灶中,但往往以一种病变为主,而且可以相互转变。

2.结核病的转归　结核菌侵入人体后,在机体免疫力、变态反应及细菌的致病力几种因素的较量中,人体抵抗力处于优势,结核病变部位可吸收、缩小、纤维化、钙化等。反之,病灶则扩散、增多、溶解、干酪样坏死及空洞形成,造成全身播散,其播散的途径有:①支气管播散:肺内结核菌经支气管播散到其他肺叶;②经淋巴管播散:细菌被细胞吞噬进入淋巴道,引起淋巴结结核;③血行播散:肺内、外干酪性结核病灶液化破溃到血管,引起血行播散;④直接播散:肺结核病灶向邻近肺组织或胸膜直接蔓延。

三、分类

根据 2002 年卫生部(现为:国家卫生和计划生育委员会)颁布的肺结核分型标准,共分为5 类。

1.原发性肺结核　原发性肺结核为原发结核感染所致的临床病症。包括原发综合征及胸内淋巴结结核。

2.血行播散性肺结核　包括急性血行播散性肺结核(急性粟粒型肺结核)及亚急性、慢性血行播散性肺结核。

3.继发性肺结核　继发性肺结核是肺结核中的一个主要类型,包括浸润性、纤维空洞及干酪性肺炎等。

4.结核性胸膜炎　临床上已排除其他原因引起的胸膜炎。包括结核性干性胸膜炎、结核性渗出性胸膜炎、结核性脓胸。

5.其他肺外结核　其他肺外结核按部位及脏器命名,如骨关节结核、结核性脑膜炎、肾结核、肠结核等。

四、临床表现

肺结核的症状和体征与疾病的分型、病期有一定的关系,所以临床表现多样化,典型表现常呈慢性经过,长期咳嗽、咳痰,有时咯血,伴有低热、盗汗、消瘦等全身中毒症状。有时患者无症状,仅于健康查体或就诊其他疾病时偶然发现。少数因突然咯血而就诊被确诊为肺结核。重者则可出现高热、甚至发展为败血症或呼吸衰竭。

1.症状

(1)全身症状:可出现午后低热、乏力、食欲减退、体重减轻、盗汗等结核中毒症状,女性可出现月经失调或闭经,少数患者可出现结节性红斑。当肺部病变急剧进展或播散时,常起病突然,持续高热、大汗、衰弱,可见于急性血行播散性肺结核、干酪性肺炎、结核性胸膜炎、结核性脑膜炎等情况。

(2)呼吸系统症状

1)咳嗽和咳痰:一般呈慢性咳嗽、咳痰,多为干咳或咳少量白色黏液痰。当继发感染时痰呈黏液性或黏液脓性,合并慢性支气管炎时,白色黏液痰量可增加。

2)咯血:是肺结核病的一个较常见的症状,1/3～1/2 的患者有不同程度的咯血。咯血量以痰中带血到大咯血不等,甚至危及生命。结核炎性病灶中的毛细血管扩张常引起痰中带血;小血管损伤或来自空洞的血管瘤破裂多引起中等量以上的咯血;有时硬结钙化的结核病灶可因机械性损伤血管或合并支气管扩张而发生咯血。咯血的症状与咯血的量有关,但更重要的是与气道的通畅有关。对于大咯血的患者,要高度警惕血凝块阻塞大气道引起的窒息,此时患者表现为咯血停止、出汗、烦躁不安、神色紧张、挣扎坐起、胸闷、气短、发绀,应立即进行抢救。大咯血有时也可导致失血性休克。

3)胸痛:当肺结核炎性病灶累及壁层胸膜时,相应部位的胸壁有针刺样疼痛。随深呼吸和咳嗽其胸痛加剧。

4)胸闷、气短:结核病引起严重毒血症及高热可出现呼吸频率加快。慢性重症肺结核时,呼吸功能减退,可出现进行性呼吸困难,甚至呼吸衰竭。并发气胸或大量胸腔积液时,则有急性出现的呼吸困难,其呼吸困难的程度与胸水、气胸出现的速度、气液量的多少有关。

2.体征　肺结核患者多呈无力型,营养不良;重症者可出现呼吸困难,多为混合型呼吸困难,可伴有发绀;高热者呈热病容。大部分患者呈扁平胸,当病灶小或位于肺组织深部,多无异常体征。若病变范围较大,患侧胸部呼吸运动减弱,叩诊呈浊音,听诊有时呼吸音减低,或为支气管肺泡呼吸音。因肺结核好发生在上叶的尖后段和下叶背段,故锁骨上下、肩胛间区叩诊略浊,咳嗽后闻及湿啰音,对诊断有参考意义。当肺部病变发生广泛纤维化或胸膜增厚粘连时,则患侧胸廓下陷,肋间隙变窄,气管移向患侧,叩诊浊音,而对侧可有代偿性肺气肿征。

五、辅助检查

1.结核菌检查　痰中找到结核菌是确诊肺结核的依据。其检查方法有:

（1）直接涂片法：适用于痰含菌量多时（每毫升1万～10万条以上）。此方法快速简便易行，抗酸染色较易掌握。

（2）集菌法：收集12～24小时痰，检出率较高，每毫升含1000个结核菌便可获阳性结果。

（3）培养法：较上述2种方法更为精确。当每毫升痰含100个结核菌可获阳性结果，但需时间较长。

因为结核菌的生长缓慢，使用改良的罗氏培养基，通常需要4～6周才能获得结果，虽然培养较费时，但精确可靠，特异性强，并且可对培养菌株做药物敏感测定，为治疗患者特别是复治患者提供参考。将痰标本在体外用聚合酶链反应（PCR）方法、使所含微量结核菌DNA得到扩增、用电泳法检出。40个结核菌就可有阳性结果，而且快速、简便，还可做菌型鉴定，但时有假阳性或假阴性。

2.影像学检查

（1）胸部X线检查：是早期发现肺结核，并对病灶部位、性质、范围以及治疗效果进行判断的重要检查方法。目前，在临床上有相当一部分肺结核是依据胸部X线来诊断的，因此，在诊断肺结核的同时，一定要排除其他肺部疾病，特别是注意与肺部肿瘤的鉴别，避免和减少误诊。常见的X线检查方法有透视、胸片、断层、特殊体位摄片（如前弓位有利于肺尖的暴露）。肺结核的常见X线表现有：①纤维钙化的硬结病灶：斑点、条索、结节状，密度较高、边缘清晰；②浸润性病灶：呈云雾状、密度较淡、边缘模糊等；③干酪性病灶：病灶密度较高，浓度不一；④空洞：为环形透亮区，有薄壁、厚壁等空洞。肺结核的好发部位多见于双肺上野、锁骨上下、其次为下叶背段、下叶后段，且有多种不同性质的病灶混合存在肺内的迹象。渗出性、增殖并渗出性、干酪性病灶、空洞，或动态观察好转和恶化均属于活动性病灶，是化疗的对象；而斑块、条索、硬结钙化、结节性病灶，经动态观察稳定不变的属于非活动性病灶。胸部CT检查对于发现微小或隐蔽病灶，如纵隔病变、肺脏被心脏掩盖的部分等，了解病变范围及组成，对诊断均有帮助。

1）原发综合征：典型的病变表现为哑铃状双极现象，一端为肺内原发灶，另一端为同侧肺门和纵隔肿大的淋巴结，中间为发炎的淋巴管。肺部原发结核病灶一般多单个，开始时呈现软性、均匀一致、边界比较明确的浸润改变，如果病变再行扩大，则可累及整个肺叶。淋巴管炎为一条或数条自病灶向肺门延伸的条索状阴影。同侧肺门和纵隔肿大的淋巴结，边缘光整或呈分叶状。肿大淋巴结压迫支气管使之狭窄阻塞时，则在肺门附近呈基底向肺门、尖端向肺边缘的三角形阴影。这种肺段或肺叶不张多见于右肺中叶，有时在右上叶前段发生（图2—3）。

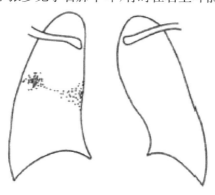

图2—3　原发综合征

2)血行播散性肺结核:表现为两肺广泛均匀分布的密度和大小相近的粟粒状阴影,即所谓"三均匀"X线征。亚急性和慢性血行播散性肺结核的粟粒状阴影则分布不均匀,新旧不等,密度和大小不一(图2-4)。

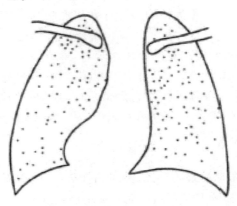

图2-4　血行播散性肺结核

3)继发性肺结核:病灶多发生在肺上叶尖后段、肺下叶背段,病变可局限也可多肺段侵犯,X线影像可呈多形态表现(即同时呈现渗出、增殖、纤维和干酪性病变),也可伴有钙化。可伴有支气管播散灶和胸腔积液、胸膜增厚与粘连。易合并空洞,典型的结核空洞表现为薄壁空腔影,内壁光整,有时有液平,可见引流支气管;不典型的结核空洞可分无壁、张力、干酪厚壁或椭圆形,其周围可以没有或有多少不等的周围炎和纤维性变。干酪性肺炎病变往往限于一个肺段或一个肺叶。初期病变呈毛玻璃样、弥漫性的炎性阴影,其密度较一般肺炎的单纯渗出性阴影更高。在大块炎性阴影中隐约可见密度高的干酪性病灶。病变溶解后,可在浓密的炎性阴影中出现形态不一、大小不等的透明区。小叶性干酪性肺炎的溶解则不明显。呈球形病灶时(结核球)直径多在3cm以内,周围可有卫星病灶,内侧端可有引流支气管征,病变吸收慢(1个月以内变化较小)。晚期肺结核可见蜂窝肺、毁损肺,常表现为两肺或一侧肺的广泛纤维性变、厚壁纤维空洞和沿支气管播散灶,可发生由大量纤维组织和肺气肿所致的胸廓畸形、纵隔移位、膈肌下降、垂位心、垂柳状肺纹和胸膜增厚等种种不同影像(图2-5)。

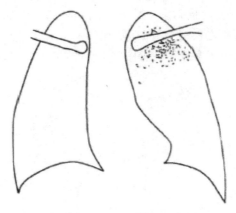

图2-5　继发性肺结核

(2)胸部CT扫描:对X线胸片有补充性诊断价值。肺结核的胸部CT表现可归纳为"三多三少",即多形态、多部位、多钙化和少肿块、少堆聚、少增强。胸部CT扫描可发现胸内隐匿部位病变,包括气管、支气管内的病变;早期发现肺内粟粒阴影;诊断有困难的肿块阴影、空洞、孤立结节和浸润阴影和鉴别诊断;了解肺门、纵隔淋巴结肿大情况,鉴别纵隔淋巴结结核与肿瘤;少量胸腔积液、包裹积液、叶间积液和其他胸膜病变的检出;囊肿与实体肿块的鉴别等。

(3)其他影像学检查:胸部 MRI 扫描对肺结核的诊断价值不如胸部 CT,但可作为 X 线和胸部 CT 扫描的补充,例如用于观察合并支气管结核时气管狭窄的范围和程度。此外,有报道称放射性核素扫描对诊断肺结核有一定的价值,但由于目前缺乏对结核病灶特异性的显像剂,此法诊断结核准确性并不高,需和其他诊断技术联合应用。

3. 内镜检查

(1)支气管镜检查:常用方法包括:①支气管镜直视下观察病变部位;②直视下病变或可疑病变部位的活检和刷检;③支气管镜介导下可疑病变区域行支气管肺泡灌洗术。通过这些方法获取病原学和组织病理学依据,从而提高肺结核的诊断敏感性和特异性。支气管镜检查尤其适用于痰涂片阴性和伴有支气管结核堵塞支气管的病例。

(2)胸腔镜检查:有普通胸腔镜(thoracoscopy)和电视胸腔镜(video assisted thoracic surgery,VATS)之分,检查部位主要是胸膜腔内胸膜或肺表面病变,通过镜下直视病变活检取组织做病理诊断,是肺结核诊断的有效手段之一。

(3)纵隔镜检查:纵隔镜检查术是一种比较安全、可靠的检查手段,尤其是对诊断困难的肺结核合并纵隔淋巴结肿大者提供了有价值的诊断方法。

4. 穿刺活检技术

(1)经皮肺穿刺术:对于靠近胸壁的周围性病变,在 B 超或 CT 引导下进行经皮肺穿,获取活组织进行组织病理学和细菌学检查,是一项提高疑难肺结核诊断率的有效手段。

(2)胸膜穿刺活检术:胸膜活检方法一般为经胸壁针刺活检,国外最常用为 Cope 与 Abrams 穿刺针,国内有医疗工作者采用改良的 Cope 穿刺针取得了较好效果。最近有不少医疗工作者应用 Tru−cut 和 Vacc−cut 细针进行胸膜活检。肺结核合并结核性胸膜炎时,此项检查有助于确诊。

5. 结核菌素试验结核菌素是从生长过结核菌的液体培养基中提炼出来的结核菌的代谢产物,主要含有结核蛋白。临床上有旧结核菌素(OT)和结核菌素的纯蛋白衍化物(PPD)。由于后者不产生非特异性反应,目前已被广泛应用。OT 是用 1∶2000 的稀释液 0.1ml(5IU),在左前臂屈侧做皮内注射,经 48~72 小时测量皮肤硬结直径,小于 5mm 为阴性,5~9mm 为弱阳性,10~19mm 为阳性反应,20mm 以上或局部发生水疱与坏死者为强阳性反应。PPD 0.1ml(5IU),仍做皮内注射,72 小时观察硬结,直径＞5mm 为阳性,临床诊断常采用 5IU,如无反应,可在 1 周后,再用 5IU(产生结核菌素增强效应),如仍为阴性,可排除结核感染。

结核菌素试验阳性反应仅表示结核感染,并不一定患病。我国城市成年居民的结核感染率在 60% 以上,故用 5IU 结核菌素进行检查,其一般阳性结果意义不大。但如用高稀释度(1IU)做皮试呈强阳性者,常提示体内有活动性结核灶。结核菌素试验对婴幼儿的诊断价值比成年人大,3 岁以下强阳性反应者,应视为有新近感染的活动性结核病,须给予治疗。

结核菌素试验阴性反应除提示没有结核菌感染外,还见于:①结核菌感染后需 4~8 周才有变态反应充分建立;②在应用糖皮质激素等免疫抑制剂者,或营养不良及麻疹、百日咳等患者,结核菌素反应也可暂时消失;③严重结核病和各种危重患者对结核菌素无反应,或仅为弱阳性;④淋巴细胞免疫系统缺陷(如淋巴瘤、白血病、结节病、艾滋病等)患者和老年人的结核菌素反应也常为阴性。

6.其他检查　血常规检查可无异常。但长期严重病例可有继发性贫血,合并感染时白细胞升高,急性血行播散型肺结核可出现白细胞减少或类白血病反应。血沉在活动性肺结核时常加快,但无特异性,血沉正常亦不能除外肺结核,如果血沉加快,可作为抗结核治疗疗效观察的指标之一。还可用 ELISA 法检测血清中、痰标本中或支气管灌洗液中人结核分枝杆菌抗体(TB-IgG),为结核病的诊断提供更多的依据。近年出现了结核分枝杆菌效应 T 细胞斑点试验,其敏感性可达到 95.3%～98.8%,特异性 94.1%～100%,为结核病的诊断提供了新的方法。

六、诊断

诊断依据包括:①全身结核中毒症状、呼吸系统症状、体征;②X 线检查为诊断、分型、确定病灶活动性、部位、范围等提供重要依据,尤其是早期无症状的肺结核,X 线的诊断更为重要;③痰菌阳性是确诊肺结核的依据,也是观察疗效,确定传染性,随访病情的重要指标;④结核菌素试验、血沉等检查对诊断具有参考意义。

在临床诊断工作中,诊断包括四个部分,即肺结核类型,病变部位、范围,痰菌检查及治疗史。

1.肺结核分型　同前。

2.病变部位、范围　肺结核病变部位按左、右侧、双侧,范围按上、中、下记录。

3.痰菌检查　痰菌检查是确定传染和诊断、治疗的主要依据。痰菌检查阳性以(＋)表示,阴性以(－)表示。需注明痰检方法,如涂片(涂)、培养(培)等,以涂(＋),涂(－),培(＋),培(－)表示。当患者无痰或未查痰时,则注明(无痰)或(未查)。

4.化疗史　分为初治与复治。

(1)初治:凡既往未用过抗结核药物治疗或用药时间少于 1 个月的新发病例。

(2)复治:凡既往应用抗结核药物 1 个月以上的新发病例、复发病例、初治治疗失败病例等。

5.病历记录　格式按结核病分类、病变部位、范围,痰菌情况、化疗史程序书写。如:原发性肺结核右中涂(－)初治;继发性肺结核双上涂(＋)复治;原发性肺结核左中(无痰)初治;继发性肺结核右上(未查)初治;结核性胸膜炎左侧涂(－)培(－)初治。

血行播散性肺结核可注明(急性)或(慢性),并发症(如自发性气胸、肺不张等),并存病(如矽肺、糖尿病等),手术(如肺切除术后、胸廓成形术后等)可在化疗史后按并发症、并存病、手术等顺序书写。

七、鉴别诊断

肺结核的临床表现和胸部 X 线表现可酷似任何肺部疾病,容易误诊。因此,必须详细搜集临床、实验室和辅助检查资料,进行综合分析并根据需要可采取侵袭性诊断措施,必要时允许进行有限期的动态观察,以资鉴别。

1.肺癌　肺癌的临床表现形式多样化,是常见的易于肺结核相混淆的疾病之一。肺癌多发生在 40 岁以上男性,有长期重度吸烟史,无全身中毒症状,可出现刺激性咳嗽,持续和间断性痰中带血,明显胸痛和进行性消瘦。行纤维支气管镜检查、痰结核菌检查、胸部 CT 等可资鉴别。中央型肺癌应与肺门淋巴结结核相鉴别,其 X 线特点为肺门附近肿块阴影,边界常不规则,有分叶、毛刺。周围型肺癌多呈球形病灶或分叶状块影,有切迹或毛刺,如发生癌性空洞,其特点为壁较厚,内壁凹凸不平,成偏心性,易侵犯胸膜而引起胸水,应与结核球相鉴别。细支气管肺泡癌呈两肺大小不等的结节状播散病灶,边界清楚,密度较高,随病情进展病灶逐渐增大,应与血行播散性肺结核鉴别。

2.肺炎　细菌性肺炎常有发热、咳嗽、胸痛和肺内大片炎性病灶,须与干酪性肺炎相鉴别。其特点是:常见于身体健康的中青年,起病急骤,呈稽留热,可有口唇疱疹,咳铁锈色痰,痰培养肺炎球菌等病原菌阳性,痰中无结核菌,在有效抗生素治疗下,一般在 3 周左右肺部炎症完全消失。干酪性肺炎多见于有结核中毒症状、慢性咳嗽、咳痰的基础上,胸部 X 线可见病灶多在双肺上叶,以右上叶多见,大片密度增高的渗出病灶,密度不均,可有虫蚀样空洞,周围可见卫星病灶,痰中易找到结核菌,抗结核治疗有效。对于可引起肺部淡薄渗出性病灶的支原体肺炎、过敏性肺炎等也应与早期浸润性肺结核相鉴别。支原体肺炎常出现乏力、低热、肌痛,约半数患者无症状,X 线可呈肺部多种形态的渗出性病灶,以肺下野多见,可在 3～4 周自行消散,约 2/3 的患者冷凝集试验阳性。过敏性肺炎的肺部浸润性阴影呈游走性,血嗜酸性粒细胞升高有助诊断。而浸润性肺结核可有轻度的咳嗽、咳痰或无症状或仅以咯血为首发症状而就诊,其 X 线特征多见双肺上叶尖后段,呈云雾状、片絮、边界模糊不清的浸润性病灶。

3.肺脓肿　肺脓肿引起的空洞常需与浸润性肺结核并空洞时相鉴别。患者有高热,呈弛张热型,在病程的 10～14 天剧咳后出现大量脓臭痰是其特征,胸部 X 线病变多见于下叶背段及后段,可见周围环绕着浓密渗出性病灶的向心性空洞,内壁光滑,病灶周围边界不清,抗生素治疗有效。而浸润性肺结核并空洞继发感染时,一般无明显的急性起病过程,全身中毒症状不明显,多为黏液痰或黏液脓性痰,病灶多见于双肺上叶,周围有卫星病灶,痰结核菌阳性等可资鉴别。

4.慢性支气管炎　慢性支气管炎患者的慢性咳嗽、咳痰、气短等症状酷似慢性纤维空洞型肺结核。但前者 X 线检查仅表现肺纹理增多、增粗、紊乱,痰中可培养出一般革兰阳性和阴性菌,无结核菌。而慢性纤维空洞型肺结核除了上述慢性咳嗽、咳痰、气短等症状外,可出现咯血、消瘦、低热。胸部 X 线可见双肺上野体积缩小,密度不均、肺门上抬、胸膜肥厚、厚壁空洞等结核病灶,且痰结核菌检出率高。

5.支气管扩张　支气管扩张的特点是慢性咳嗽、大量脓痰和反复咯血,需与肺结核空洞相鉴别。但支气管扩张胸部 X 线平片多无异常发现或仅见双肺下野肺纹理增粗或典型的蜂窝状、卷发状阴影,痰结核菌阴性,胸部 CT 和支气管造影检查可以确诊。而肺结核空洞痰结核菌阳性率高,胸部 X 线有其特征性改变有利于鉴别。

6.其他　发热性疾病如伤寒、败血症、白血病、纵隔淋巴瘤等应与结核病相鉴别。特别是在急性血行播散性肺结核的早期,肺部的粟粒样病灶小而密度淡薄,胸透不易发现,易于混淆,应高度重视,早期诊断。如伤寒早期时应注意和血行播散性肺结核鉴别,其特点为稽留高热,相对缓脉,玫瑰疹,血清伤寒凝集试验阳性,血、粪伤寒杆菌培养阳性;纵隔淋巴瘤和结节病应注意与肺门淋巴结结核鉴别。淋巴瘤患者可有发热,常有浅表淋巴结肿大,有时肝脾大,活组织检查可确诊;结节病肺门淋巴结肿大多为双侧对称性,不发热,结核菌素试验弱阳性,血管紧张素转换酶活性测定阳性,活组织检查有助确诊。

八、并发症

肺结核的并发症常见的是肺结核空洞并发肺气肿,可引起自发性气胸,亦可导致肺源性心脏病,心功能不全和呼吸功能不全。肺部干酪性病灶破溃到胸膜腔,可引起脓气胸。渗出性结核性胸膜炎如治疗不当或治疗不及时,形成干酪样病灶,最终形成结核性脓胸。肺结核病灶的纤维化,可造成支气管的扭曲变形,引起支气管扩张而咯血。

九、预防

1.控制和消灭传染源　控制和消灭传染源是肺结核预防的中心环节。排菌的肺结核患者是主要传染源,治疗和管理这些患者是肺结核预防成功与否的关键。

(1)早期发现,彻底治疗患者:应在人群中,特别是在易感人群中进行定期健康查体,通过胸部X线检查,早期发现患者,使控制及消灭传染源成为可能。对因症状就诊的可疑肺结核患者应及时进行痰结核菌涂片、胸部X线检查,一经诊断,就应给予正规合理治疗,定期随访,使疾病彻底治愈,有助于消灭传染源,切断播途径及改善疫情。

(2)化学药物预防:开放性肺结核患者家庭中结核菌素试验阳性且与患者密切接触的成员,结核菌素试验新近转为阳性的儿童,以及患非活动性结核病而正在接受长期大剂量皮质激素或免疫抑制剂者,可服用异烟肼(每日5mg/kg)半年至1年,以预防发生结核病。为了早期发现药物引起的肝功能损害,在服药期间宜定期复查肝功能。

(3)管理患者,切断传染途径:建立和健全各级防结核组织是防治结核病工作的关键环节。抓紧对结核病的流行情况、防治规划、宣传教育工作,使人民群众对结核病的传染途径、临床表现等有一定认识,提高全民的预防意识。组织专业人员对肺结核患者进行登记,掌握病情,加强管理。定期随访,动态观察病情变化,监督化疗方案的切实执行,加强消毒隔离,卫生教育,防止传染他人。正如世界卫生组织指出的那样,"结核病控制工作是一项最符合成本效益原则的公共卫生干预活动(DOTS)",只要正确实施以"短程督导化疗"为主的一系列结核病控制措施,就能有效地控制其流行。

2.卡介苗接种　卡介苗(BCG)是活的无毒力牛型结核菌疫苗。接种卡介苗可使人体产生对结核菌的获得性免疫力,提高其对结核病的抗病能力。接种对象是未受感染的人,主要是新生儿、儿童和青少年。已受结核菌感染的人(结核菌素试验阳性)不必接种,否则有时会产生某种程度的反应(Koch现象)。

卡介苗并不能预防感染,但能减轻感染后的发病和病情。新生儿和婴幼儿接种卡介苗后,比没有接种过的同龄人群结核病发病率减少80%左右,其保护力可维持5～10年。卡介苗的免疫是"活菌免疫"。接种后,随活菌在人体内逐渐减少,免疫力也随之减低,故隔数年后对结核菌素反应阴性者还须复种。复种对象为城市中7岁,农村中7岁及12岁的儿童。卡介苗的免疫效果是肯定的,但也是相对的。初种和复种后均应进行结核菌素阳转检测,阴性者复种。

十、治疗

结核病治疗中的关键问题在于化学药物的应用。抗结核治疗适用于所有的活动性肺结核患者。其目的:在最短的时间内提供最安全和最有效的方法。治疗的目标包括:①杀菌以达到控制疾病,临床细菌学转阴;②防止耐药以保证药效;③灭菌以杜绝和防止复发。目前认为化疗不仅是治疗肺结核病的手段,而且还是消灭传染源、控制结核病流行的重要措施。同时根据患者的病情,必要时亦可选用手术,并给予对症支持治疗以提高患者的抗病能力。

1. 化学治疗

(1)抗结核药物:对于结核病的治疗,理想的抗结核药物应在血液中能达到有效的血药浓度,渗入吞噬细胞内、浆膜腔和脑脊液中,具有高效的杀菌、抑菌作用,毒副作用小,使用方便,价格便宜。目前临床常用的抗结核药物约有十余种,其种类、剂量与主要毒副作用详见表2—10。

表2—10　常用抗结核药物成人剂量和主要不良反应

药名	缩写	每日剂量(g)	间歇疗法一日量(g)	制菌作用机制	主要不良反应
异烟肼	H,INH	0.3	0.6～0.8	DNA 合成	周围神经炎、偶有肝功能损害
利福平	R,RFP	0.45～0.6*	0.6～0.9	mRNA 合成	肝功能损害、过敏反应
链霉素	S,SM	0.75～1.0	0.75—1.0	蛋白合成	听力障碍、眩晕、肾功能损害
吡嗪酰胺	Z,PZA	1.5～2.0	2～3	吡嗪酸抑菌	胃肠道不适,肝功能损害、高尿酸血症、关节痛
乙胺丁醇	E,EMB	0.75～1.0**	1.5～2.0	RNA 合成	视神经炎
对氨基水杨酸钠	P,PAS	8～12***	10～12	中间代谢	胃肠道不适、过敏反应、肝功能损害
丙硫异烟胺	1321Th	0.5～0.75	0.5～1.0	蛋白合成	胃肠道不适、肝功能损害
卡那霉素	K,KM	0.75～1.0	0.75～1.0	蛋白合成	听力障碍、眩晕、肾功能损害
卷曲霉素	Cp,CPM	0.75～1.0	0.75～1.0	蛋白合成	听力障碍、眩晕、肾功能损害

注:* 体重<50kg 用 0.45g,≥50kg 用 0.6g;S、Z、Th 用量亦按体重调整;老年人每次 0.75g;** 前 2 个月 25mg/kg;其后减至 15mg/kg;*** 每日分 2 次服用(其他药均为每日 1 次)

1)异烟肼(isoniazid,H):是应用最广泛的抗结核药,它具有杀菌、相对低毒、易吸收和价廉等特点。通过抑制结核菌脱氧核糖核酸(DNA)的合成,阻碍细胞壁的合成而达到杀菌的作用,并具有较好的组织渗透性,易通过血脑屏障,可渗透到全身体液和腔隙中,其药物浓度与血液中浓度近似,是一种杀菌力强的抗结核药物。剂量:成人 300mg/d(或每日 4～8mg/kg),1 次口服;小儿每日 5～10mg/kg(每日不超过 300mg)。对于急性血行播散性肺结核、结核性脑膜炎可适当加大剂量,但应严密观察其毒副作用的出现。异烟肼在常规剂量很少发生不良反应,肝功损害是其主要的毒性反应,偶见末梢神经炎、中枢神经系统中毒(抑制和兴奋)。

2)利福平(rifampin,R):是一种广谱抗生素,为利福霉素的半合成衍生物。通过抑制结核菌的 RNA 聚合酶,阻碍 mRNA 合成,对细胞内外的 A、B、C 群结核菌均有作用。常与异烟肼联合应用,成人 450～600mg/d,1 次口服。利福霉素最常见的副作用是胃肠道不适,其他反应包括皮疹、肝功能损害,偶尔有血小板减少症或胆汁淤积性黄疸,一般这些反应发生率较低。长效利福霉素衍生物如利福喷丁(rifapentine,DL473)在体内半衰期长,每周口服 1～2次,疗效与每日口服利福平相仿。

3)吡嗪酰胺(pyrazinamide,Z):该药在酸性环境中对结核菌有杀菌作用。药物在巨噬细胞中具有抗菌活性。剂量:1500mg/d,分 3 次口服,当血药浓度维持在 30～60μg/ml,它能很好地渗透到许多组织,包括脑脊液中。副作用主要是肝损害、高尿酸血症、关节痛,胃肠道不适偶见。

4）链霉素（streptomycin,S）：该药在碱性环境中具有较强的杀菌作用,对细胞内的结核菌作用较小。杀菌机制是通过干扰结核菌酶的活性,阻碍蛋白合成。剂量：成人 1g/d,肌注,对于老年人或有肾功能减退者可用 0.5～0.75g/d,间歇疗法为每周 2 次,每次肌注 1g,孕妇慎用。其主要副作用为耳毒性,表现为眩晕、耳鸣、耳聋；还有肾毒性,肾功能不全者慎用或不宜使用。耳毒性和肾毒性的危险性与蓄积剂量和高峰血药浓度两种因素有关。其他过敏反应有皮疹、剥脱性皮炎、药物热等。

5）乙胺丁醇（ethambutol,E）：该药对结核菌有抑菌作用,与其他抗结核药物联用时,可延缓细菌对其他药物产生耐药性。剂量：25mg/kg,每日 1 次口服,8 周后改为 15mg/kg。剂量大时可引起球后视神经炎、视力减退、视野缩小、中心盲点等,一旦停药多能恢复。

6）对氨基水杨酸钠（sodium para-aminosalicylate,P）：也是一种抑菌剂,与其他抗结核药物联用可延缓对这些药物发生耐药性。作用机制为在结核菌叶酸合成过程中与对氨苯甲酸（PABA）竞争,影响结核菌的代谢。剂量：成人 8～12g/d,分 2～3 次口服。静脉滴注时应避光。常见的不良反应有食欲减退、恶心、呕吐、腹泻等。如胃肠道反应严重可改为饭后服用。

由于抗结核药的作用不同,分为：①杀菌药物,又可分为：a. 杀菌剂：对代谢活跃、生长繁殖旺盛的结核菌群（如 A 菌群）具有杀灭作用,如异烟肼（INH）、利福平（RFP）、链霉素（SM）、吡嗪酰胺（PZA）等。既能杀灭细胞内又能杀灭细胞外结核菌的药物,称全价杀菌剂,如 INH、RFP。若只能杀灭细胞外,碱性环境的抗结核菌剂（如 SM）,或只能杀灭细胞内,酸性环境的抗结核菌药（如 PZA）,均称为半价杀菌剂；b. 灭菌剂：对代谢低下,生长繁殖迟缓的顽固菌群（如 B、C 菌群）具有杀菌作用,如 RFP、PZA 等。RFP 是全价杀菌剂。又是灭菌剂,短程化疗必须包含 RFP。②抑菌药物：包括对氨基水杨酸钠（PAS）、乙胺丁醇（EMB）、氨硫脲（TB1）、乙硫异烟胺等。

（2）化疗方法：化疗的原则早期、联合、规律、足量、全程。合理化疗是缩短传染期、降低死亡率、感染率及患病率的一个根本性的措施。早期治疗是指一旦结核病确诊,应立即给予药物治疗,及早控制病情；联合用药是依据不同药物对结核菌的不同作用机制,从不同的环节阻止结核菌的生长、繁殖,加强疗效,同时可延缓耐药性的产生；规律用药是指患者必须严格遵照化疗方案规定的用药方法,坚持用药,不能随意调整和停用药物,以免影响疗效,产生耐药菌；抗结核药物具有杀菌和抑菌作用,但同时具有一定的毒副作用,所以对于不同个体、不同病情的患者选择用药量可达到最大限度地杀灭结核菌,同时毒副作用又最小,这是一个理想、合适的剂量；全程是指患者必须遵照方案所定的疗程坚持治疗,短程化疗通常为 6～9 个月。化疗的最终目标是：早期杀菌、最终灭菌,防止耐药产生。为此临床上不断改革化疗方法,以求达到此目标。

1）"标准"化疗（常规化疗或长程化疗）与短期化疗："标准"化疗以 INH,SM 为基础,加用 PAS 或 EMB,每日给药,疗程多采用 12～18 个月。因疗程太长,患者常常难以坚持全程治疗。短程化疗方案必须含有两种或两种以上的杀菌剂,以 INH、RFP 为基础。在强化阶段,若加用 PZA,疗程 6 个月,若加用其他抑菌剂（如 EMB）,不用 PZA,疗程为 9 个月,强化阶段每天用药,巩固阶段不用 PZA。可以间歇用药,亦可每天用药。

2）间歇疗法：结核菌短时间（12～24 小时）接触抗结核药物可使细胞生长延缓,繁殖抑制。因此,有规律地每周 3 次用药,能达到每天用药的效果。在前 1～3 个月强化阶段每日用药,其后巩固阶段采用间歇给药。

3)督导化疗:抗结核治疗的重要环节是患者应将药物服用,促进和检测按方案用药对治疗获得成功至关重要。由于用药时间长,患者往往不能坚持,所以应加强宣传,使患者理解坚持治疗的重要性,取得患者的合作。应常规地询问所有患者坚持服药的情况,抽检血液及数药片均可监测患者用药情况。这些都是化疗中应随时掌握的情况,以保证化疗的实施。

（3）化疗方案

1)初治:应该治疗而从未经过抗结核药物治疗者或化疗未满1个月者为初治者。国内常用的初治化疗方案有:①强化阶段用异烟肼、利福平、吡嗪酰胺及链霉素(或乙胺丁醇),每日用药,共2个月。②巩固阶段4个月只口服异烟肼、利福平。即 2HRZS(或 E)/4HR,斜线上方为强化阶段,下方为巩固阶段,药物前的数字为用药月数,也可在巩固阶段每周用药3次,即 $2HRZS/4H_3R_3$,右下角数字为每周用药次数。或用 $2S_3$(或 E_3)$H_3R_3Z_3/4H_3R_3$。

2)复治:凡有下列情况之一者均应复治:①初治失败或正规化疗已超过6个月,痰菌仍为阳性,病灶恶化者。②临床治愈后复发者。③不正规治疗累计超过3个月者。复治病例应该选择联用敏感药物。根据以往的治疗方案,调整用药,组成最有效或最佳治疗方案进行复治。复治病例应该选择联用敏感药物。复治方案的制订:①初治是用 2SHP/10HP(标准化疗方案),规则治疗、全程治疗后,痰菌仍为阳性,病灶具有活动性,估计仍对化疗药物敏感,只是疗程还不够长,故可用此方案继续治疗到18个月。②初治时虽用标准化疗方案,但治疗不正规,痰菌阳性,病灶仍具活动性或恶化扩展,估计结核分枝杆菌对标准化疗方案中的诸药均已耐药,可换用 2HRZE/7HRE 或 $2S_3H_3R_3Z_3E_3/6H_3R_3E_3$。慢性排菌者可用敏感的一线与二线药联用,如卡那霉素、丙硫异烟胺、卷曲霉素等。

2.对症治疗

（1）结核中毒症状:肺结核患者结核中毒症状,在强有力的化疗后,均可较迅速控制,如结核中毒症状较重,急性粟粒型肺结核及结核性渗出性胸膜炎时,有明显中毒症状,可用泼尼松(强的松)或泼尼松龙(强的松龙)5mg/次,3～4次/日,可使中毒症状减轻,但必须在有效的化疗控制下使用。

（2）咯血:咯血患者应卧床休息,取患侧卧位,患侧可置冰袋,患者要安静,情绪紧张者可给予安定剂。剧咳者可给予喷托维林(咳必清)等,必要时可用可待因。并嘱患者轻轻把血咯出,严密监护,防止大咯血而窒息。

脑垂体后叶素止血作用确切,主要是收缩血管达到间接止血作用。10U 肌内注射,亦可5～10U 稀释于 20～40ml 葡萄糖或生理盐水中,缓慢静注,也可静滴,其副作用有恶心、面色苍白、心悸、头痛及腹痛,有便意。高血压、冠心病及孕妇忌用。其他的止血药有普鲁卡因、酚妥拉明、血凝酶等。大咯血治疗不止者,可行支气管动脉栓塞、或经支气管镜确定出血部位后用稀释的肾上腺素海绵压迫或填塞于出血部位等,必要时在明确出血部位的情况下行肺段、叶切除。大咯血可引起窒息,直接危及生命,一旦发现窒息先兆立即抢救。立即给患者取头低脚高位,轻拍背部,以便血块排出,并尽快取出或吸出口腔、鼻咽腔的积血或血块,气管插管既可吸出积血,保持呼吸道通畅,又可防止血液进入健侧。

3.外科治疗　随化疗的进展,极少病灶采用外科手术治疗。空洞局限于一侧肺或两侧不超过两个肺叶,经内科规范化疗1年以上,空洞不闭合,痰菌持续阳性;一侧或一叶毁损肺;持续大咯血,生命受威胁等均可考虑手术治疗。

（姜翠英）

第三章　胃部疾病

第一节　急性胃炎

急性胃炎是由多种不同的病因引起的急性胃黏膜炎症,包括急性单纯性胃炎、急性糜烂出血性胃炎和吞服腐蚀物引起的急性腐蚀性胃炎与胃壁细菌感染所致的急性化脓性胃炎。其中,临床意义最大和发病率最高的是以胃黏膜糜烂、出血为主要表现的急性糜烂出血性胃炎。

一、流行病学

迄今为止,目前国内外尚缺乏有关急性胃炎的流行病学调查。

二、病因

急性胃炎的病因众多,大致有外源和内源两大类,包括急性应激、化学性损伤(如药物、乙醇、胆汁、胰液)和急性细菌感染等。

（一）外源因素

1.药物　各种非甾体类抗炎药(NSAIDs),包括阿司匹林、吲哚美辛、吡罗昔康和多种含有该类成分复方药物。另外常见的有糖皮质激素和某些抗生素及氯化钾等均可导致胃黏膜损伤。

2.乙醇　主要是大量酗酒可致急性胃黏膜胃糜烂甚或出血。

3.生物性因素　沙门菌、嗜盐菌和葡萄球菌等细菌或其毒素可使胃黏膜充血水肿和糜烂,HP感染可引起急、慢性胃炎,致病机制类似,将在慢性胃炎节中叙述。

4.其他　某些机械性损伤(包括胃内异物或胃柿石等)可损伤胃黏膜。放射疗法可致胃黏膜受损。偶可见因吞服腐蚀性化学物质(强酸或强碱或来苏尔及氯化汞、砷、磷等)引起的腐蚀性胃炎。

（二）内源因素

1.应激因素　多种严重疾病如严重创伤、烧伤或大手术及颅脑病变和重要脏器功能衰竭等可导致胃黏膜缺血缺氧而损伤。通常称为应激性胃炎,如果系脑血管病变、头颅部外伤和脑手术后引起的胃、十二指肠急性溃疡谓之 Cushing 溃疡,而大面积烧灼伤所致溃疡称为 Curling 溃疡。

2.局部血供缺乏　主要是腹腔动脉栓塞治疗后或少数因动脉硬化致胃动脉的血栓形成或栓塞引起供血不足。另外,还可见于肝硬化门静脉高压并发上消化道出血者。

3.急性蜂窝织炎或化脓性胃炎　甚少见。

三、病理生理学和病理组织学

（一）病理生理学
胃黏膜防御机制包括黏膜屏障、黏液屏障、黏膜上皮修复、黏膜和黏膜下层丰富的血流、前列腺素和肽类物质（表皮生长因子等）和自由基清除系统。上述结果破坏或保护因子减少，使胃腔中的 H^+ 逆弥散至胃壁，肥大细胞释放组胺，则血管充血甚或出血、黏膜水肿及间质液渗出，同时可刺激壁细胞分泌盐酸、主细胞分泌胃蛋白酶原。若致病因子损及腺颈部细胞，则胃黏膜修复延迟、更新受阻而出现糜烂。

严重创伤、大手术、大面积烧伤、脑血管意外和严重脏器功能衰竭及其休克或者败血症等所致的急性应激的发生机制为：急性应激→皮质→垂体前叶→肾上腺皮质轴活动亢进、交感→副交感神经系统失衡→机体的代偿功能不足→不能维持胃黏膜微循环的正常运行→黏膜缺血、缺氧→黏液和碳酸氢盐分泌减少以及内源性前列腺素合成不足→黏膜屏障破坏和氢离子反弥散→降低黏膜内 pH→进一步损伤血管与黏膜→糜烂和出血。

NSAID 所引起者则为抑制环氧合酶（COX）致使前列腺素产生减少，黏膜缺血缺氧。氯化钾和某些抗生素或抗肿瘤药等则可直接刺激胃黏膜引起浅表损伤。

乙醇可致上皮细胞损伤和破坏，黏膜水肿、糜烂和出血。另外幽门关闭不全、胃切除（主要是 Billroth II 式）术后可引起十二指肠—胃反流，则此时由胆汁和胰液等组成的碱性肠液中的胆盐、溶血磷脂酰胆碱、磷脂酶 A 和其他胰酶可破坏胃黏膜屏障，引起急性炎症。

门静脉高压可致胃黏膜毛细血管和小静脉扩张及黏膜水肿，组织学表现为只有轻度或无炎症细胞浸润，可有显性或非显性出血。

（二）病理学改变

急性胃炎主要病理和组织学表现以胃黏膜充血水肿，表面有片状渗出物或黏液覆盖为主。黏膜皱襞上可见局限性或弥漫性陈旧性或新鲜出血与糜烂，糜烂加深可累及胃腺体。

显微镜下则可见黏膜固有层多少不等的中性粒细胞、淋巴细胞、浆细胞和少量嗜酸性细胞浸润，可有水肿。表面的单层柱状上皮细胞和固有腺体细胞出现变性与坏死。重者黏膜下层亦有水肿和充血。

对于腐蚀性胃炎若系接触了高浓度的腐蚀物质且长时间，则胃黏膜出现凝固性坏死、糜烂和溃疡，重者穿孔或出血甚至腹膜炎。

另外少见的化脓性胃炎可表现为整个胃壁（主要是黏膜下层）炎性增厚，大量中性粒细胞浸润，黏膜坏死。可有胃壁脓性蜂窝织炎或胃壁脓肿。

四、临床表现

（一）症状

部分患者可有上腹痛、腹胀、恶心、呕吐和嗳气及食欲缺乏等。如伴胃黏膜糜烂出血，则有呕血和（或）黑粪，大量出血可引起出血性休克。有时上腹胀气明显。细菌感染致者可出现腹泻等，并有疼痛、吞咽困难和呼吸困难（由于喉头水肿）。腐蚀性胃炎可吐出血性黏液，严重者可发生食管或胃穿孔，引起胸膜炎或弥漫性腹膜炎。化脓性胃炎起病常较急，有上腹剧痛、恶心和呕吐、寒战和高热，血压可下降，出现中毒性休克。

（二）体征

上腹部压痛是常见体征，尤其多见于严重疾病引起的急性胃炎出血者。腐蚀性胃炎因口腔黏膜、食管黏膜和胃黏膜都有损害，口腔、咽喉黏膜充血、水肿和糜烂。化脓性胃炎有时体征酷似急腹症。

五、辅助检查

急性糜烂出血性胃炎的确诊有赖于急诊胃镜检查,一般应在出血后 24～48h 内进行,可见到以多发性糜烂、浅表溃疡和出血灶为特征的急性胃黏膜病损。黏液湖或者可有新鲜或陈旧血液。一般急性应激所致的胃黏膜病损以胃体、胃底部为主,而 NSAID 或乙醇所致的则以胃窦部为主。注意 X 线钡剂检查并无诊断价值。出血者作呕吐物或大便隐血试验,红细胞计数和血红蛋白测定。感染因素引起者,白细胞计数和分类检查,大便常规和培养。

六、诊断和鉴别诊断

主要由病史和症状做出拟诊,而经胃镜检查得以确诊。但吞服腐蚀物质者禁忌胃镜检查。有长期服 NSAID、酗酒以及临床重危患者,均应想到急性胃炎可能。对于鉴别诊断,腹痛为主者,应通过反复询问病史而与急性胰腺炎、胆囊炎和急性阑尾炎等急腹症甚至急性心肌梗死相鉴别。

七、治疗

(一)基础治疗

其包括给予安静、禁食、补液、解痉、止吐等对症支持治疗。此后给予流质或半流质饮食。

(二)针对病因治疗

其包括根除 HP、去除 NSAID 或乙醇等诱因。

(三)对症处理

表现为反酸、上腹隐痛、烧灼感和嘈杂者,给予 H_2-受体拮抗药或质子泵抑制药。以恶心、呕吐或上腹胀闷为主者可选用甲氧氯普胺、多潘立酮或莫沙必利等促动力药。以痉挛性疼痛为主者,可以莨菪碱等药物进行对症处理。

有胃黏膜糜烂、出血者,可用抑制胃酸分泌的 H_2-受体拮抗药或质子泵抑制药外,还可同时应用胃黏膜保护药如硫糖铝或铝碳酸镁等。

对于较大量的出血则应采取综合措施进行抢救。当并发大量出血时,可以冰水洗胃或在冰水中加去甲肾上腺素(每 200mL 冰水中加 8mL),或同管内滴注碳酸氢钠,浓度为1000mmol/L,24h 滴 1L,使胃内 pH 保持在 5 以上。凝血酶是有效的局部止血药,并有促进创面愈合作用,大剂量时止血作用显著。常规的止血药,如卡巴克络、抗血栓溶芳酸和酚磺乙胺等可静脉应用,但效果一般,内镜下止血往往可收到较好效果。

其他具体的药物请参照慢性胃炎一节和消化性溃疡章节。

八、并发症的诊断、预防和治疗

急性胃炎的并发症包括穿孔、腹膜炎、水电解质紊乱和酸碱失衡等。为预防之,细菌感染者选用抗生素治疗,因过度呕吐致脱水者及时补充水和电解质,并适时检测血气分析,必要时纠正紊乱。对于穿孔或腹膜炎者,则必要时外科治疗。

九、预后

病因去除后,急性胃炎多在短期内恢复正常。相反病因长期持续存在,则可转为慢性胃炎。由于绝大多数慢性胃炎的发生与 HP 感染有关，而 HP 自发清除少见，故慢性胃炎可持续存在，但多数患者无症状。流行病学研究显示，部分 HP 相关性胃窦炎（<20%）可发生十二指肠溃疡。

（李宏宇）

第二节　慢性胃炎

慢性胃炎是由各种病因引起的胃黏膜慢性炎症。根据新悉尼胃炎系统和我国 2006 年颁布的《中国慢性胃炎共识意见》标准，由内镜及病理组织学变化，将慢性胃炎分为非萎缩性（浅表性）胃炎及萎缩性胃炎两大基本类型和一些特殊类型胃炎。

一、流行病学

幽门螺旋杆菌（HP）感染为慢性非萎缩性胃炎的主要病因。大致上说来，慢性非萎缩性胃炎发病率与 HP 感染情况相平行，慢性非萎缩性胃炎流行情况因不同国家、不同地区 HP 感染情况而异。一般 HP 感染率发展中国家高于发达国家，感染率随年龄增加而升高。我国属 HP 高感染率国家，估计人群中 HP 感染率为 40%～70%。慢性萎缩性胃炎是原因不明的慢性胃炎，在我国是一种常见病、多发病，在慢性胃炎中占 10%～20%。

二、病因

（一）慢性非萎缩性胃炎的常见病因

1. HP 感染　HP 感染是慢性非萎缩性胃炎最主要的病因，二者的关系符合 Koch 提出的确定病原体为感染性疾病病因的 4 项基本要求，即该病原体存在于该病的患者中，病原体的分布与体内病变分布一致，清除病原体后疾病可好转，在动物模型中该病原体可诱发与人相似的疾病。

研究表明，80%～95% 的慢性活动性胃炎患者胃黏膜中有 HP 感染，5%～20% 的 HP 阴性率反映了慢性胃炎病因的多样性；HP 相关胃炎者，HP 胃内分布与炎症分布一致；根除 HP 可使胃黏膜炎症消退，一般中性粒细胞消退较快，但淋巴细胞、浆细胞消退需要较长时间；志愿者和动物模型中已证实 HP 感染可引起胃炎。

HP 感染引起的慢性非萎缩性胃炎中胃窦为主全胃炎患者胃酸分泌可增加，十二指肠溃疡发生的危险度较高；而胃体为主全胃炎患者胃溃疡和胃癌发生的危险性增加。

2. 胆汁和其他碱性肠液反流　幽门括约肌功能不全时含胆汁和胰液的十二指肠液反流入胃，可削弱胃黏膜屏障功能，使胃黏膜遭到消化液作用，产生炎症、糜烂、出血和上皮化生等病变。

3. 其他外源因素　酗酒、服用 NSAID 等药物、某些刺激性食物等均可反复损伤胃黏膜。这类因素均可各自或与 HP 感染协同作用而引起或加重胃黏膜慢性炎症。

（二）慢性萎缩性胃炎的主要病因

1973 年 Strickland 将慢性萎缩性胃炎分为 A、B 两型，A 型是胃体弥漫萎缩，导致胃酸分泌下降，影响维生素 B_{12} 及内因子的吸收，因此常合并恶性贫血，与自身免疫有关；B 型在胃窦部，少数人可发展成胃癌，与幽门螺杆菌、化学损伤（胆汁反流、非皮质激素消炎药、吸烟、酗酒等)有关,我国 80% 以上的属于第二类。

胃内攻击因子与防御修复因子失衡是慢性萎缩性胃炎发生的根本原因。具体病因与慢性非萎缩性胃炎相似。包括 HP 感染;长期饮浓茶、烈酒、咖啡、过热、过冷、过于粗糙的食物,可导致胃黏膜的反复损伤;长期大量服用非甾体类消炎药如阿司匹林、吲哚美辛等可抑制胃黏膜前列腺素的合成,破坏黏膜屏障;烟草中的尼古丁不仅影响胃黏膜的血液循环,还可导致幽门括约肌功能紊乱,造成胆汁反流;各种原因的胆汁反流均可破坏黏膜屏障造成胃黏膜慢性炎症改变。比较特殊的是壁细胞抗原和抗体结合形成免疫复合体在补体参与下,破坏壁细胞;胃黏膜营养因子(如胃泌素、表皮生长因子等)缺乏;心力衰竭、动脉硬化、肝硬化合并门脉高压、糖尿病、甲状腺病、慢性肾上腺皮质功能减退、尿毒症、干燥综合征、胃血流量不足以及精神因素等均可导致胃黏膜萎缩。

三、病理生理学和病理学

(一)病理生理学

1. HP 感染　HP 感染途径为粪－口或口－口途径,其外壁靠黏附素而紧贴胃上皮细胞。

HP 感染的持续存在,致使腺体破坏,最终发展成为萎缩性胃炎。而感染 HP 后胃炎的严重程度则除了与细菌本身有关外,还决定与患者机体情况和外界环境。如带有空泡毒素(VacA)和细胞毒相关基因(CagA)者,胃黏膜损伤明显较重。患者的免疫应答反应强弱、其胃酸的分泌情况、血型、民族和年龄差异等也影响胃黏膜炎症程度。此外患者饮食情况也有一定作用。

2. 自身免疫机制　研究早已证明,以胃体萎缩为主的 A 型萎缩性胃炎患者血清中,存在壁细胞抗体(PCA)和内因子抗体(IFA)。前者的抗原是壁细胞分泌小管微绒毛膜上的质子泵 $H^+－K^+－ATP$ 酶,它破坏壁细胞而使胃酸分泌减少。而 IFA 则对抗内因子(壁细胞分泌的一种糖蛋白),使食物中的维生素 B_{12} 无法与后者结合被末端回肠吸收,最后引起维生素 B_{12}吸收不良,甚至导致恶性贫血。IFA 具有特异性,几乎仅见于胃萎缩伴恶性贫血者。

造成胃酸和内因子分泌减少或丧失,恶性贫血是 A 型萎缩性胃炎的终末阶段,是自身免疫性胃炎最严重的标志。当泌酸腺完全萎缩时称为胃萎缩。

另外,近年发现 HP 感染者中也存在着自身免疫反应,其血清抗体能与宿主胃黏膜上皮以及黏液起交叉反应,如菌体 LewisX 和 LewisY 抗原。

3. 外源损伤因素破坏胃黏膜屏障　碱性十二指肠液反流等,可减弱胃黏膜屏障功能。致使胃腔内 H^+ 通过损害的屏障,反弥散入胃黏膜内,使炎症不易消散。长期慢性炎症,又加重屏障功能的减退,如此恶性循环使慢性胃炎久治不愈。

4. 生理因素和胃黏膜营养因子缺乏　萎缩性变化和肠化生等皆与衰老相关,而炎症细胞浸润程度与年龄关系不大。这主要是老龄者的退行性变－胃黏膜小血管扭曲,小动脉壁玻璃样变性,管腔狭窄导致黏膜营养不良、分泌功能下降。

新近研究证明,某些胃黏膜营养因子(胃泌素、表皮生长因子等)缺乏或胃黏膜感觉神经终器对这些因子不敏感可引起胃黏膜萎缩。如手术后残胃炎原因之一是 G 细胞数量减少,而引起胃泌素营养作用减弱。

5. 遗传因素　萎缩性胃炎、低酸或无酸、维生素 B_{12} 吸收不良的患病率和 PCA、IFA 的阳性率很高,提示可能有遗传因素的影响。

（二）病理学

慢性胃炎病理变化是由胃黏膜损伤和修复过程所引起。病理组织学的描述包括活动性慢性炎症、萎缩和化生及异型增生等。此外，在慢性炎症过程中，胃黏膜也有反应性增生变化，如胃小凹上皮过形成、黏膜肌增厚、淋巴滤泡形成、纤维组织和腺管增生等。

近几年对于慢性胃炎尤其是慢性萎缩性胃炎的病理组织学，有不少新的进展。以下结合2006年9月中华医学会消化病学分会的《全国第二次慢性胃炎共识会议》中制订的慢性胃炎诊治的共识意见，论述以下关键进展问题。

1.萎缩的定义　1996年新悉尼系统把萎缩定义为"腺体的丧失"，这是模糊而易歧义的定义，反映了当时肠化是否属于萎缩，病理学家间有不同认识。其后国际上一个病理学家的自由组织－萎缩联谊会（Atrophy Club 2000）进行了3次研讨会，并在2002年发表了对萎缩的新分类，12位作者中有8位也曾是悉尼系统的执笔者，故此意见可认为是悉尼系统的补充和发展，有很高权威性。

萎缩联谊会把萎缩新定义为"萎缩是胃固有腺体的丧失"，将萎缩分为三种情况：无萎缩、未确定萎缩和萎缩，进而将萎缩分两个类型：非化生性萎缩和化生性萎缩。前者特点是腺体丧失伴有黏膜固有层中的纤维化或纤维肌增生；后者是胃黏膜腺体被化生的腺体所替换。这两类萎缩的程度分级仍用最初悉尼系统标准和新悉尼系统的模拟评分图，分为4级，即无、轻度、中度和重度萎缩。国际的萎缩新定义对我国来说不是新的，我国学者早年就认为"肠化或假幽门腺化生不是胃固有腺体，因此尽管胃腺体数量未减少，但也属萎缩"，并在全国第一届慢性胃炎共识会议作了说明。

对于上述第二个问题，答案显然是肯定的。这是因为多灶性萎缩性胃炎的胃黏膜萎缩呈灶状分布，即使活检块数少，只要病理活检发现有萎缩，就可诊断为萎缩性胃炎。在此次全国慢性胃炎共识意见中强调，需注意取材于糜烂或溃疡边缘的组织易存在萎缩，但不能简单地视为萎缩性胃炎。此外，活检组织太浅、组织包埋方向不当等因素均可影响萎缩的判断。

"未确定萎缩"是国际新提出的观点，认为黏膜层炎症很明显时，单核细胞密集浸润造成腺体被取代、移置或隐匿，以致难以判断这些"看来似乎丧失"的腺体是否真正丧失，此时暂先诊断为"未确定萎缩"，最后诊断延期到炎症明显消退（大部分在HP根除治疗3~6个月后），再取活检时做出。对萎缩的诊断采取了比较谨慎的态度。

目前，我国共识意见并未采用此概念。因为：①炎症明显时腺体被破坏、数量减少，在这个时点上，病理按照萎缩的定义可以诊断为萎缩，非病理不能；②一般临床希望活检后有病理结论，病理如不作诊断，会出现临床难出诊断、对治疗效果无法评价的情况。尤其在临床研究上，设立此诊断项会使治疗前或后失去相当一部分统计资料。慢性胃炎是个动态过程，炎症可以有两个结局：完全修复和不完全修复（纤维化和肠化），炎症明显期病理无责任预言今后趋向哪个结局。可以预料对萎缩采用的诊断标准不一，治疗有效率也不一，采用"未确定萎缩"的研究课题，因为事先去除了一部分可逆的萎缩，萎缩的可逆性就低。

2.肠化分型的临床意义与价值用　AB－PAS和HID－AB黏液染色能区分肠化亚型，然而，肠化分型的意义并未明了。传统观念认为，肠化亚型中的小肠型和完全型肠化无明显癌前病变意义，而大肠型肠化的胃癌发生危险性增高，从而引起临床的重视。支持肠化分型有意义的学者认为化生是细胞表型的一种非肿瘤性改变，通常在长期不利环境作用下出现。这种表型改变可以是干细胞内出现体细胞突变的结果，或是表现遗传修饰的变化导致后代细胞向不同方向分化的结果。胃内肠化生部位发现很多遗传改变,这些改变甚至可出现在异型增生前。他们认为肠化生中不完全型结肠型者,具有大多数遗传学改变,有发生胃癌的危险性。但近年越来越多的临床资料显示其预测胃癌价值有限而更强调重视肠化范围,肠化分布范围越广,其发生胃癌的危险性越高。10 多年来罕有从大肠型肠化随访发展成癌的报道。另一方面,从病理检测的实际情况看,肠化以混合型多见,大肠型肠化的检出率与活检块数有密切关系,即活检块数越多,大肠型肠化检出率越高。客观地讲,该型肠化生的遗传学改变和胃不典型增生(上皮内瘤)的改变相似。因此,对肠化分型的临床意义和价值的争论仍未有定论。

3.关于异型增生 异型增生(上皮内瘤变)是重要的胃癌癌前病变。分为轻度和重度(或低级别和高级别)两级。异型增生和上皮内瘤变是同义词,后者是 WHO 国际癌症研究协会推荐使用的术语。

4.萎缩和肠化发生过程是否存在不可逆转点 胃黏膜萎缩的产生主要有两种途径:一是干细胞区室和(或)腺体被破坏;二是选择性破坏特定的上皮细胞而保留干细胞。这两种途径在慢性 HP 感染中均可发生。

萎缩与肠化的逆转报道已经不在少数,但是否所有病患均有逆转可能,是否在萎缩的发生与发展过程中存在某一不可逆转点。这一转折点是否可能为肠化生,已明确 HP 感染可诱发慢性胃炎,经历慢性炎症→萎缩→肠化→异型增生等多个步骤最终发展至胃癌(Correa 模式)。可否通过根除 HP 来降低胃癌发生危险性始终是近年来关注的热点。多数研究表明,根除 HP 可防止胃黏膜萎缩和肠化的进一步发展,但萎缩、肠化是否能得到逆转尚待更多研究证实。

Mera 和 Correa 等最新报道了一项长达 12 年的大型前瞻性随机对照研究,纳入 795 例具有胃癌前病变的成人患者,随机给予他们抗 HP 治疗和(或)抗氧化治疗。他们观察到萎缩黏膜在 HP 根除后持续保持阴性 12 年后可以完全消退,而肠化黏膜也有逐渐消退的趋向,但可能需要随访更为长时间。他们认为通过抗 HP 治疗来进行胃癌的化学预防是可行的策略。

但是,部分学者认为在考虑萎缩的可逆性时,需区分缺失腺体的恢复和腺体内特定细胞的再生。在后一种情况下,干细胞区室被保留,去除有害因素可使壁细胞和主细胞再生,并完全恢复腺体功能。当腺体及干细胞被完全破坏后,腺体的恢复只能由周围未被破坏的腺窝单元来完成。

当萎缩伴有肠化生时,逆转机会进一步减小。如果肠化生是对不利因素的适应性反应,而且不利因素可以被确定和去除,此时肠化生有可能逆转。但是,肠化生还有很多其他原因,如胆汁反流、高盐饮食、乙醇,这意味着即使在 HP 感染个体,感染以外的其他因素亦可以引发或加速化生的发生。如果肠化生是稳定的干细胞内体细胞突变的结果,则改变黏膜的环境也许不能使肠化生逆转。

1992—2002 年文献 34 篇,根治 HP 后萎缩可逆和无好转的基本各占一半,主要由于萎缩诊断标准、随访时间和间隔长短、活检取材部位和数量不统一所造成。建议今后制订统一随访方案,联合各医疗单位合作研究,使能得到大宗病例的统计资料。根治 HP 可以产生某些有益效应,如消除炎症,消除活性氧所致的 DNA 损伤,缩短细胞更新周期,提高低胃酸者的泌酸量,并逐步恢复胃液维生素 C 的分泌。在预防胃癌方面,这些已被证实的结果可能比希望萎缩和肠化生逆转重要得多。

实际上，国际著名学者对有否此不可逆转点也有争论。如美国的 Correa 教授并不认同它的存在，而英国 Aberdeen 大学的 Emad Munir El—Omar 教授则强烈认为在异型增生发展至胃癌的过程中有某个节点，越过此则基本处于不可逆转阶段，但至今为止尚未明确此点的确切位置。

四、临床表现

流行病学研究表明，多数慢性非萎缩性胃炎患者无任何症状。少数患者可有上腹痛或不适、上腹胀、早饱、嗳气、恶心等非特异性消化不良症状。某些慢性萎缩性胃炎患者可有上腹部灼痛、胀痛、钝痛或胀闷且以餐后为著，食欲缺乏、恶心、嗳气、便秘或腹泻等症状。内镜检查和胃黏膜组织学检查结果与慢性胃炎患者症状的相关分析表明，患者的症状缺乏特异性，且症状之有无及严重程度与内镜所见及组织学分级并无肯定的相关性。

伴有胃黏膜糜烂者，可有少量或大量上消化道出血，长期少量出血可引起缺铁性贫血。胃体萎缩性胃炎可出现恶性贫血，常有全身衰弱、疲软、神情淡漠、隐性黄疸，消化道症状一般较少。

体征多不明显，有时上腹轻压痛，胃体胃炎严重时可有舌炎和贫血。

慢性萎缩性胃炎的临床表现不仅缺乏特异性，而且与病变程度并不完全一致。

五、辅助检查

（一）胃镜及活组织检查

1. 胃镜检查　随着内镜器械的长足发展，内镜观察更加清晰。内镜下慢性非萎缩性胃炎可见红斑（点状、片状、条状），黏膜粗糙不平，出血点（斑），黏膜水肿及渗出等基本表现，尚可见糜烂及胆汁反流。萎缩性胃炎则主要表现为黏膜色泽白，不同程度的皱襞变平或消失。在不过度充气状态下，可透见血管纹，轻度萎缩时见到模糊的血管，重度时看到明显血管分支。内镜下肠化黏膜呈灰白色颗粒状小隆起，重者贴近观察有绒毛状变化。肠化也可以呈平坦或凹陷外观的。如果喷撒亚甲蓝色素，肠化区可能出现被染上蓝色，非肠化黏膜不着色。

胃黏膜血管脆性增加可致黏膜下出血，谓之壁内出血，表现为水肿或充血胃黏膜上见点状、斑状或线状出血，可多发、新鲜和陈旧性出血相混杂。如观察到黑色附着物常提示糜烂等致出血。

值得注意的是，少数 HP 感染性胃炎可有胃体部皱襞肥厚，甚至宽度达到 5mm 以上，且在适当充气后皱襞不能展平，用活检钳将黏膜提起时，可见帐篷征，这是和恶性浸润性病变鉴别点之一。

2. 病理组织学检查　萎缩的确诊依赖于病理组织学检查。萎缩的肉眼与病理之符合率仅为 38%～78%，这与萎缩或肠化甚至 HP 的分布都是非均匀的，或者说多灶性萎缩性胃炎的胃黏膜萎缩呈灶状分布有关。当然，只要病理活检发现有萎缩，就可诊断为萎缩性胃炎。但如果未能发现萎缩，却不能轻易排除之。如果不取足够多的标本或者内镜医生并未在病变最重部位（这也需要内镜医生的经验）活检，则势必可能遗漏病灶。反之，当在糜烂或溃疡边缘的组织活检时，即使病理发现了萎缩，却不能简单地视为萎缩性胃炎，这是因为活检组织太浅、组织包埋方向不当等因素均可影响萎缩的判断。还有，根除 HP 可使胃黏膜活动性炎症消退,慢性炎症程度减轻。一些因素可影响结果的判断,如:①活检部位的差异;②HP 感染时胃黏膜大量炎症细胞浸润,形如萎缩;但根除 HP 后胃黏膜炎症细胞消退,黏膜萎缩、肠化可望恢复。然而在胃镜活检取材多少问题上,病理学家的要求与内镜医生出现了矛盾。从病理组织学观点来看,5 块或更多则有利于组织学的准确判断,然而,就内镜医生而言,考虑到患者的医疗费用,主张 2~3 块即可。

(二)HP 检测

活组织病理学检查时可同时检测 HP,并可在内镜检查时多取 1 块组织做快速尿素酶检查以增加诊断的可靠性。其他检查 HP 的方法包括:

1. 胃黏膜直接涂片或组织切片,然后以 Gram 或 Giemsa 或 Warthin-Starry 染色(经典方法),甚至 HE 染色,免疫组化染色则有助于检测球形 HP。

2. 细菌培养,为金标准;需特殊培养基和微需氧环境,培养时间 3~7d,阳性率可能不高但特异性高,且可做药物敏感试验。

3. 血清 HP 抗体测定,多在流行病学调查时用。

4. 尿素呼吸试验,是一种非侵入性诊断法,口服 ^{13}C 或 ^{14}C 标记的尿素后,检测患者呼气中的 $^{13}CO_2$ 或 $^{14}CO_2$ 量,结果准确。

5. 多聚酶联反应法(PCR 法),能特异地检出不同来源标本中的 HP。

根除 HP 治疗后,可在胃镜复查时重复上述检查,亦可采用非侵入性检查手段,如 ^{13}C 或 ^{14}C 尿素呼气试验、粪便 HP 抗原检测及血清学检查。应注意,近期使用抗生素、质子泵抑制药、铋剂等药物,因有暂时抑制 HP 作用,会使上述检查(血清学检查除外)呈假阴性。

(三)X 线钡剂检查

主要是以很好地显示胃黏膜相的气钡双重造影。对于萎缩性胃炎,常常可见胃皱襞相对平坦和减少。但依靠 X 线诊断慢性胃炎价值不如胃镜和病理组织学。

(四)实验室检查

1. 胃酸分泌功能测定 非萎缩性胃炎胃酸分泌常正常,有时可以增高。萎缩性胃炎病变局限于胃窦时,胃酸可正常或低酸,低酸是由于泌酸细胞数量减少和 H^+ 向胃壁反弥散所致。测定基础胃液分泌量(BAO)及注射组胺或五肽胃泌素后测定最大泌酸量(MAO)和高峰泌酸量(PAO)以判断胃泌酸功能,有助于萎缩性胃炎的诊断及指导临床治疗。A 型慢性萎缩性胃炎患者多无酸或低酸,B 型慢性萎缩性胃炎患者可正常或低酸,往往在给予酸分泌刺激药后,亦不见胃液和胃酸分泌。

2. 胃蛋白酶原(PG)测定 胃体黏膜萎缩时血清 PG Ⅰ 水平及 PG Ⅰ/Ⅱ 比例下降,严重时可伴餐后血清 G-17 水平升高;胃窦黏膜萎缩时餐后血清 G-17 水平下降,严重时可伴 PG Ⅰ 水平及 PG Ⅰ/Ⅱ 比例下降。然而,这主要是一种统计学上的差异(图 3-1)。

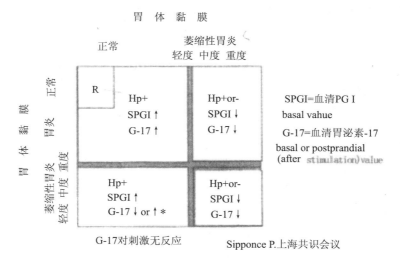

图 3-1 胃蛋白酶原测定

日本学者发现无症状胃癌患者,本法 85% 阳性,PG I 或比值降低者,推荐进一步胃镜检查,以检出伴有萎缩性胃炎的胃癌。该试剂盒用于诊断萎缩性胃炎和判断胃癌倾向在欧洲国家应用要多于我国。

3. 血清胃泌素测定 如果以放射免疫法检测血清胃泌素,则正常值应低于 100pg/mL。慢性萎缩性胃炎胃体为主者,因壁细胞分泌胃酸缺乏、反馈性地 G 细胞分泌胃泌素增多,致胃泌素中度升高。特别是当伴有恶性贫血时,该值可达 1000pg/mL 或更高。注意此时要与胃泌素瘤相鉴别,后者是高胃酸分泌。慢性萎缩性胃炎以胃窦为主时,空腹血清胃泌素正常或降低。

4. 自身抗体 血清 PCA 和 IFA 阳性对诊断慢性胃体萎缩性胃炎有帮助,尽管血清 IFA 阳性率较低,但胃液中 IFA 的阳性,则十分有助于恶性贫血的诊断。

5. 血清维生素 B_{12} 浓度和维生素吸收试验 慢性胃体萎缩性胃炎时,维生素 B_{12} 缺乏,常低于 200ng/L。维生素 B_{12} 吸收试验(Schilling 试验)能检测维生素 B_{12} 在末端回肠吸收情况且可与回盲部疾病和严重肾功能障碍相鉴别。同时服用^{58}Co 和^{57}Co(加有内因子)标记的氰钴素胶囊。此后收集 24h 尿液。如两者排出率均大于 10% 则正常,若尿中^{58}Co 排出率低于 10%,而^{57}Co 的排出率正常则常提示恶性贫血;而二者均降低的常常是回盲部疾病或者肾衰竭者。

六、诊断和鉴别诊断

(一)诊断

鉴于多数慢性胃炎患者无任何症状,或即使有症状也缺乏特异性,且缺乏特异性体征,因此根据症状和体征难以做出慢性胃炎的正确诊断。慢性胃炎的确诊主要依赖于内镜检查和胃黏膜活检组织学检查,尤其是后者的诊断价值更大。

按照悉尼胃炎标准要求,完整的诊断应包括病因、部位和形态学 3 方面。例如诊断为"胃窦为主慢性活动性 HP 胃炎"和"NSAIDs 相关性胃炎"。当胃窦和胃体炎症程度相差 2 级或以上时,加上"为主"修饰词,如"慢性(活动性)胃炎,胃窦显著"。当然这些诊断结论最好是在病理报告后给出,实际的临床工作中,胃镜医生可根据胃镜下表现给予初步诊断。病理诊断则主要根据新悉尼胃炎系统如下图(图 3-2)。

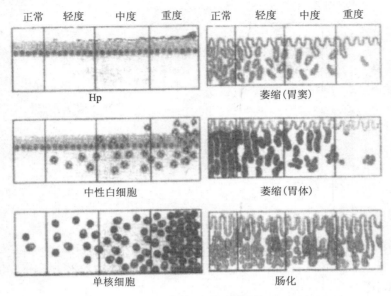

图 3-2 新悉尼胃炎系统

对于自身免疫性胃炎诊断,要予以足够的重视。因为胃体活检者甚少,或者很少开展 PCA 和 IFA 的检测,诊断该病者很少。为此,如果遇到以全身衰弱和贫血为主要表现,而上消化道症状往往不明显者,应做血清胃泌素测定和(或)胃液分析,异常者进一步做维生素 B$_{12}$ 吸收试验,血清维生素 B$_{12}$ 浓度测定可获确诊。注意不能仅仅凭活检组织学诊断本病,特别标本数少时,这是因为 HP 感染性胃炎后期,胃窦肠化,HP 上移,胃体炎症变得显著,可与自身免疫性胃炎表现相重叠,但后者胃窦黏膜的变化很轻微。另外淋巴细胞性胃炎也可出现类似情况,而其并无泌酸腺萎缩。

A 型、B 型萎缩性胃炎特点如下表(表 3-1)。

表 3-1　A 型和 B 型慢性萎缩性胃炎的鉴别

项目		A 型慢性萎缩性胃炎	B 型慢性萎缩性胃炎
部位	胃窦	正常	萎缩
	胃体	弥漫性萎缩	多然性
血清胃泌素		明显升高	不定,可以降低或不变
胃酸分泌		降低	降低或正常
自身免疫抗体(内因子抗体和壁细胞抗体)阳性率		90%	10%
恶性贫血发生率		90%	10%
可能的病因		自身免疫,遗传因素	幽门螺杆菌、化学损伤

(二)鉴别诊断

1.功能性消化不良　2006 年《我国慢性胃炎共识意见》将消化不良症状与慢性胃炎做了对比:一方面慢性胃炎患者可有消化不良的各种症状;另一方面,一部分有消化不良症状者如果胃镜和病理检查无明显阳性发现,可能仅仅为功能性消化不良。当然,少数功能性消化不良患者可同时伴有慢性胃炎。这样在慢性胃炎与消化不良症状功能性消化不良之间形成较为错综复杂的关系。但一般说来，消化不良症状的有无和严重程度与慢性胃炎的内镜所见或组织学分级并无明显相关性。

2.早期胃癌和胃溃疡　几种疾病的症状有重叠或类似，但胃镜及病理检查可鉴别。重要的是，如遇到黏膜糜烂，尤其是隆起性糜烂，要多取活检和及时复查，以排除早期胃癌。这是因为即使是病理组织学诊断，也有一定局限性。原因主要是：

(1)胃黏膜组织学变化易受胃镜检查前夜的食物(如某些刺激性食物加重黏膜充血)性质、被检查者近日是否吸烟、胃镜操作者手法的熟练程度、患者恶心反应等诸种因素影响；

(2)活检是点的调查，而慢性胃炎病变程度在整个黏膜面上并非一致，要多点活检才能做出全面估计，判断治疗效果时，尽量在黏膜病变较重的区域或部位活检，如系治疗前后比较，则应在相同或相近部位活检；

(3)病理诊断易受病理医师主观经验的影响。

3.慢性胆囊炎与胆石症　其与慢性胃炎症状十分相似，同时并存者亦较多。对于中年女性诊断慢性胃炎时，要仔细询问病史，必要时行胆囊B超检查，以了解胆囊情况。

4.其他　慢性肝炎和慢性胰腺疾病等，也可出现与慢性胃炎类似症状，在详询病史后，行必要的影像学检查和特异的实验室检查。

七、预后

慢性萎缩性胃炎常合并肠上皮化生。慢性萎缩性胃炎绝大多数预后良好，少数可癌变，其癌变率为1%～3%。目前认为慢性萎缩性胃炎若早期发现，及时积极治疗，病变部位萎缩的腺体是可以恢复的，其可转化为非萎缩性胃炎或被治愈，改变了以往人们对慢性萎缩性胃炎不可逆转的认识。根据萎缩性胃炎每年的癌变率为0.5%～1%，那么，胃镜和病理检查的随访问期定位多长才既提高早期胃癌的诊断率，又方便患者和符合医药经济学要求。这也一直是不同地区和不同学者分歧较大的问题。在我国，城市和乡村由不同胃癌发生率和医疗条件差异。如果纯粹从疾病进展和预防角度考虑，一般认为，不伴有肠化和异型增生的萎缩性胃炎可1～2年做内镜和病理随访1次；活检有中重度萎缩伴有肠化的萎缩性胃炎1年左右随访1次。伴有轻度异型增生并剔除取于癌旁者，根据内镜和临床情况缩短至6～12个月随访1次；而重度异型增生者需立即复查胃镜和病理，必要时手术治疗或内镜下局部治疗。

八、治疗

慢性非萎缩性胃炎的治疗目的是缓解消化不良症状和改善胃黏膜炎症。治疗应尽可能针对病因，遵循个体化原则。消化不良症状的处理与功能性消化不良相同。无症状、HP阴性的非萎缩性胃炎无须特殊治疗。

(一)一般治疗

慢性萎缩性胃炎患者，不论其病因如何，均应戒烟、忌酒，避免使用损害胃黏膜的药物如NSAID等，以及避免对胃黏膜有刺激性的食物和饮品，如过于酸、甜、咸、辛辣和过热、过冷食物，浓茶、咖啡等，饮食宜规律，少吃油炸、烟熏、腌制食物，不食腐烂变质的食物，多吃新鲜蔬菜和水果，所食食品要新鲜并富于营养，保证有足够的蛋白质、维生素(如维生素C和叶酸等)及铁质摄入，精神上乐观，生活要规律。

（二）针对病因或发病机制的治疗

1. 根除 HP 慢性非萎缩性胃炎的主要症状为消化不良,其症状应归属于功能性消化不良范畴。目前国内外均推荐对 HP 阳性的功能性消化不良行根除治疗。因此,有消化不良症状的 HP 阳性慢性非萎缩性胃炎患者均应根除 HP。另外,如果伴有胃黏膜糜烂,也该根除 HP。大量研究结果表明,根除 HP 可使胃黏膜组织学得到改善;对预防消化性溃疡和胃癌等有重要意义1对改善或消除消化不良症状具有费用—疗效比优势。

2. 保护胃黏膜 关于胃黏膜屏障功能的研究由来已久。1964 年美国密歇根大学 Horace Willard Davenport 博士首次提出"胃黏膜具有阻止 H^+ 自胃腔向黏膜内扩散的屏障作用"。1975 年,美国密歇根州 Upjohn 公司的 A. Robert 博士发现前列腺素可明显防止或减轻 NSAID 和应激等对胃黏膜的损伤,其效果呈剂量依赖性。从而提出细胞保护的概念。1996 年加拿大的 Wallace 教授较全面阐述胃黏膜屏障,根据解剖和功能将胃黏膜的防御修复分为五个层次—黏液—HCO_3^- 屏障、单层柱状上皮屏障、胃黏膜血流量、免疫细胞—炎症反应和修复重建因子作用等。至关重要的上皮屏障主要包括胃上皮细胞顶膜能抵御高浓度酸、胃上皮细胞之间紧密连接、胃上皮抗原递呈,免疫探及并限制潜在有害物质,并且它们大约每 72h 完全更新一次。这说明它起着关键作用。

近年来,有关前列腺素和胃黏膜血流量等成为胃黏膜保护领域的研究热点。这与 NSAID 药物的广泛应用带来的不良反应日益引起学者的重视有关。美国加州大学戴维斯分校的 Tarnawski 教授的研究显示,前列腺素保护胃黏膜抵抗致溃疡及致坏死因素损害的机制不仅是抑制胃酸分泌。当然表皮生长因子(EGF)、成纤维生长因子(bFGF)和血管内皮生长因子(VEGF)及热休克蛋白等都是重要的黏膜保护因子,在抵御黏膜损害中起重要作用。

然而,当机体遇到有害因素强烈攻击时,仅依靠自身的防御修复能力是不够的,强化黏膜防卫能力,促进黏膜的修复是治疗胃黏膜损伤的重要环节之一。具有保护和增强胃黏膜防御功能或者防止胃黏膜屏障受到损害的一类药物统称为胃黏膜保护药。包括铝碳酸镁、硫糖铝、胶体铋剂、地诺前列酮(喜克溃)、替普瑞酮(又名施维舒)、吉法酯(又名惠加强—G)、谷氨酰胺类(麦滋林—S)、瑞巴派特(膜固思达)等药物。另外,合欢香叶酯能增加胃黏膜更新,提高细胞再生能力,增强胃黏膜对胃酸的抵抗能力,达到保护胃黏膜作用。

3. 抑制胆汁反流 促动力药如多潘立酮可防止或减少胆汁反流;胃黏膜保护药,特别是有结合胆酸作用的铝碳酸镁制剂,可增强胃黏膜屏障、结合胆酸,从而减轻或消除胆汁反流所致的胃黏膜损害。考来烯胺可络合反流至胃内的胆盐,防止胆汁酸破坏胃黏膜屏障,方法为每次 3～4g,1 日 3～4 次。

（三）对症处理

消化不良症状的治疗由于临床症状与慢性非萎缩性胃炎之间并不存在明确关系,因此症状治疗事实上属于功能性消化不良的经验性治疗。慢性胃炎伴胆汁反流者可应用促动力药(如多潘立酮)和(或)有结合胆酸作用的胃黏膜保护药(如铝碳酸镁制剂)。

1. 有胃黏膜糜烂和(或)以反酸、上腹痛等症状为主者,可根据病情或症状严重程度选用抗酸药、H_2 受体拮抗药或质子泵抑制药(PPI)。

2. 促动力药如多潘立酮、马来酸曲美布汀、莫沙必利、盐酸伊托必利主要用于上腹饱胀、恶心或呕吐等为主要症状者。

3. 胃黏膜保护药如硫糖铝、瑞巴派特、替普瑞酮、吉法酯、依卡倍特适用于有胆汁反流、胃黏膜损害和(或)症状明显者。

4.抗抑郁药或抗焦虑治疗　可用于有明显精神因素的慢性胃炎伴消化不良症状患者,同时应予耐心解释或心理治疗。

5.助消化治疗　对于伴有腹胀、食欲缺乏等消化不良症而无明显上述胃灼热、反酸、上腹饥饿痛症状者,可选用含有胃酶、胰酶和肠酶等复合酶制剂治疗。

6.其他对症治疗　包括解痉止痛、止吐、改善贫血等。

7.对于贫血,若为缺铁,应补充铁剂。大细胞贫血者根据维生素 B_{12} 或叶酸缺乏分别给予补充。

(曲云)

第三节　胃黏膜巨肥症

胃黏膜巨肥症有两个综合征,即 Menetrier 病和肥厚性高酸分泌性胃病。Menetrier 病的特点是胃黏膜皱襞粗大及增厚仅限于胃底及胃体的黏膜层,可曲折迂回呈脑回状,有的呈结节状或息肉样隆起,大弯侧较显著,皱襞嵴上可见糜烂或溃疡,但黏膜下及肌层往往正常。组织学显示黏膜层增厚,胃小凹增生延长,伴有明显囊状扩张,胃底腺主细胞和壁细胞相对减少,代之以黏液细胞化生,导致胃泌酸功能降低,但炎症细胞浸润不明显。

胃黏膜巨肥症的病因不明,表现一定的家族易感性,有报道与巨细胞病毒感染有关,转化生长因子-α(TGF-α)也可能在其发病中起重要作用,TGF-α可促进胃黏膜细胞更新、抑制胃酸分泌,临床表现亦无特异性,男性比女性多见,发病多在 50 岁以后,也可见于儿童,有2.5 岁儿童患本病的报道,推测与巨细胞病毒感染有关。主要症状为上腹痛、水肿、体重减轻及腹泻。由于血浆蛋白经增生的胃黏膜漏入胃腔,造成低蛋白血症与水肿。有时患者可无自觉症状,仅以全身水肿为表现。少数患者出现反复上消化道大出血或梗阻表现。内镜检查可见巨大皱襞,充气后不消失,表面颜色可为苍白、灰色或红色。皱襞表面不规则,嵴上可见糜烂或溃疡,皱襞间有深的裂隙。儿童患者症状和内镜下表现轻于成人。病理活检有助于诊断。

本症轻者无须特殊治疗。上腹痛明显者给予抗酸或解痉治疗多数有效。低蛋白血症者可静脉注射清蛋白及高蛋白、高热量饮食。目前已证实激素对本病无效。对反复上消化道出血及蛋白丧失严重者应考虑手术治疗。因 8%～10% 的本症可发生癌变,故应对患者密切随访观察。少数患者亦可自行缓解。

肥厚性高胃酸分泌性胃病是胃体黏膜全层肥厚增大包括胃腺体在内,壁细胞和主细胞显著增多,引起高胃酸分泌,常同时伴十二指肠溃疡,但缺乏卓-艾综合征的特点。

(曲云)

第四节　急性胃扩张

急性胃扩张是指胃和十二指肠内由于大量气体、液体或食物潴留而引起胃和十二指肠上段的高度扩张。Rokitansky 于 1842 年首先描述,Fagge 于 1873 年简述了急性胃扩张的临床特征及治疗。儿童及成人均可发病,男性多见,发病年龄大多在 21～40 岁。

一、病因及发病机制

该病多发生于腹部手术后、某些慢性消耗性疾病及长期卧床的患者,而国内报道多因暴饮暴食所致。常见病因可分类为以下几种。

（一）胃及肠壁神经肌肉麻痹

其主要见于:①麻醉和外科手术后;②中枢神经损伤;③腹腔及腹膜后的严重感染;④慢性消耗性疾病如慢性肺源性心脏病、尿毒症、肝性脑病时的毒血症;⑤代谢性疾病及电解质紊乱如糖尿病合并神经病变、低血钾症等;⑥药物如抗胆碱药物过量;⑦暴饮暴食;⑧其他如自主神经功能紊乱等。

（二）机械性梗阻见于

其主要见于:①脊柱前凸性畸形;②肠系膜上动脉压迫综合征;③胃幽门区良性狭窄及恶性肿瘤;④十二指肠肿瘤及其周围良性狭窄和恶性肿瘤等。

在前述某一或多个病因存在下,胃排空障碍而使胃扩张,达到一定程度时,胃壁肌肉张力降低,使胃和十二指肠交界处角度变成锐角,胃内容物排出受阻,胃腔膨大,进而可压迫十二指肠,并将系膜和小肠挤向盆腔,造成幽门远端的梗阻。而当胃和十二指肠麻痹后,其所分泌的液体如胃液、胆汁、胰液及十二指肠液因不能被吸收而潴留在胃和(或)十二指肠内,加上吞咽的气体及发酵产生的气体,使胃和十二指肠进一步扩张,形成恶性循环。大量液体潴留在胃和十二指肠内,造成反应性呕吐,大量频繁的呕吐,除导致水分的大量丢失造成脱水外,同时造成了电解质成分的丢失,引起酸碱平衡紊乱。在胃扩张后,扩张胃机械性地压迫门静脉、下腔静脉,使血液潴留在腹腔内脏,回心血量减少,加之水分的丢失使有效血容量减少,最后导致休克。

二、诊断要点

根据病史、查体及腹部 X 线检查一般可以明确诊断。基本要点如下。

（一）病史

病前有相关外科手术史、慢性疾患史或暴饮暴食史存在。

（二）症状

1. 腹痛、腹胀　病初有上腹部饱胀,上腹部或脐周持续性胀痛,可有阵发性加重,但多不剧烈。

2. 恶性、呕吐　伴随腹胀、腹痛的加重而出现,并且逐渐加重。呕吐物初为胃内容物,反复频繁呕吐后转为棕褐色酸性液体。

3. 排气排便停止　在后期易于出现。

4. 脱水、休克　主要因失水及电解质丢失所致。表现有口渴、精神萎靡、嗜睡、半昏迷、呼吸急促、少尿或无尿和血压下降等。

（三）查体

可有脱水貌—腹部高度膨隆,可见"巨胃窦征",可有腹部压痛和肌紧张,但反跳痛不明显。胃区振水音阳性,肠鸣音减弱或消失。

（四）辅助检查

1. 胃管吸液　插入胃肠减压管吸出大量胃内液体(3～4L)则可确诊。

2.腹部 X 线检查　立位透视或平片,可见大胃泡伴液气平。在肠穿孔时,可有膈下游离气体出现。

3.B 型超声波　可见胃高度扩张,胃壁变薄,可见大量潴留物,气体较多时,界限不易与肠胀气区别。

4.实验室检查　白细胞计数多不增高,但有穿孔等并发症存在时,可有细胞计数增高甚至出现核左移。在明显脱水时,可见红细胞计数及血红蛋白增高。尿液检查,可见尿比重增高、蛋白尿、管形尿。血生化检查可见低钾、低钠、低氯,尿素氮和二氧化碳结合力升高等。

三、鉴别诊断

（一）胃扭转

亦有腹胀、腹痛和呕吐。但其起病急,腹痛较剧烈,呕吐频繁而量少,胃内溶液无胆汁,查体见上腹部膨胀呈半球状而脐下平坦,胃管不能插入胃内,X 线透视或腹部平片可见胃腔扩大,出现一个或二个液气平。钡剂造影钡剂不能进入胃内而在食管下段受阻,梗阻端呈尖削阴影等有助于鉴别。

（二）原发或继发性腹膜炎

腹部亦膨胀、肠鸣音减弱或消失。但其常有脏器穿孔或（和）腹腔感染史,腹部呈弥漫性膨隆伴腹膜刺激征,腹水征阳性,腹穿呈渗出性改变,胃肠减压不能使症状缓解有助于鉴别。

（三）高位机械性肠梗阻

亦可有腹痛和呕吐,腹胀满可见肠胃型,X 线腹部立位透视或平片照相检查可见胃肠腔扩大。但其多有消化性溃疡、手术后局部粘连、胃肠及腹腔肿瘤等病史存在,腹痛多为急性发作性腹部绞痛,常伴高亢的肠鸣音,X 线腹部立位透视或平片照相检查可见肠管呈多个梯形液气平,胃肠减压症状不能缓解有助于鉴别。

（四）急性胃炎

急性胃炎在饱餐之后亦可出现呕吐和上腹部疼痛,有时较明显,但急性胃炎在呕吐后腹痛可减轻,且无明显胀满或扩大的胃型等有助于鉴别。

四、并发症

（一）电解质及酸碱平衡紊乱

由于频繁和大量呕吐,胃液成分大量丢失,可出现低血钾、低血钠、低血氯和二氧化碳结合力增高。

（二）穿孔

由于胃壁过度扩张,胃壁变薄,其表面血管扩张、充血,胃黏膜缺血而发生胃壁坏死,严重者出现穿孔。

（三）休克

主要由于呕吐引起的水分大量丢失所致。

五、治疗

（一）一般治疗

1.禁食、禁水　一经确诊,应予禁食禁水,以免使胃的扩张加重。

2.洗胃　可用等渗温盐水洗胃,直至胃内容物清除干净,吸出正常胃液为止。

3.持续胃肠减压　清除胃内容物后,应继续给予持续胃肠减压,直至恶心、呕吐、腹痛、腹胀症状消失、肠鸣音恢复为止。

4.病情容许时可采取治疗性体位,即俯卧位或膝胸卧位。在腹胀减轻、肠鸣音恢复后,可进少量流食,如症状无反复,可逐渐增加进食量,并逐步过渡到半流食、普食。

(二)药物治疗

1.输液、补充足够的水分、热卡和电解质,维持有效血容量和能量需要。常用液体有5%~10%葡萄糖、5%葡萄糖生理盐水、平衡盐、复合氨基酸、脂肪乳、维生素及钾盐等。在禁食患者,输液量一般需3000~4000mL;具体入液量可根据体重、体液丢失量计算,同时应注意心肺功能情况,供应热卡应不少于30kcal/(kg·d)。

2.抗感染　在合并穿孔时,应给予积极抗感染治疗。常用的有氨苄青霉素、氧哌嗪青霉素、环丙沙星、甲硝唑等。感染较重时,可给予输新鲜血及血浆,以便加强支持治疗和提高抗病能力。

(三)治疗并发症

1.抗休克　在并发休克时,应积极抗休克治疗。

2.纠正酸碱平衡和电解质紊乱　由于呕吐导致大量酸性胃液丢失及电解质丢失,前者易于引起代谢性碱中毒,后者容易导致钠钾氯等离子的丢失。对此可给予0.1%~0.2%氯化氢或氯化铵静脉滴注,注意前者必须选用大静脉,否则可能导致严重的周围静脉炎,亦可给予精氧酸静脉滴注,并注意补充钾盐。

3.穿孔　合并穿孔时,应及时给予手术治疗。

(四)外科治疗

力求简单有效,术后处理与其他胃疾病相同。方法有:①胃壁切开术;②胃壁内翻缝合术;③胃部分切除术;④十二指肠—空肠吻合术。

六、预后

急性胃扩张是内科急症,既往在治疗不及时得当的情况下,死亡率可高达20%。随着近代医疗卫生知识的普及和诊疗技术的进展,发生率已明显减少。单纯性急性胃扩张若能及时地获得诊断和治疗,大部分预后良好;伴有休克、穿孔等严重并发症者,预后仍较差。

(王苏丽)

第五节　胃扭转

胃扭转是指胃的一部分绕另一部分发生180°或更大的旋转,造成闭合襻甚至梗阻。其可分为原发性胃扭转和继发性胃扭转。

一、病因

原发性胃扭转的致病因素主要是胃的支持韧带发生先天性松弛或过长,同时伴胃运动功能异常,如饱餐后胃的重量增加容易导致胃扭转。除解剖学因素外,急性胃扩张、剧烈呕吐、横结肠胀气等亦是胃扭转的诱因。

　　继发性胃扭转多为胃本身或周围脏器的病变造成,最常见的是作为食管旁疝的并发症之一;也可能与其他先天性或获得性腹部异常如先天性粘连、外伤性疝、左膈突出、膈神经麻痹、胃底折叠术、胃或十二指肠肿瘤等相关;亦可由胆囊炎、肝脓肿等造成胃粘连牵拉引起。

二、病理

（一）按旋转方位分类

1.器官轴型扭转（沿长轴扭转）　器官轴型扭转指胃绕其解剖轴的扭转,即胃沿贲门至幽门的连线为轴心向上扭转,造成胃大弯在上、胃小弯在下,胃后壁变成"胃前壁",贲门和胃底的位置基本无变化。胃绕其长轴扭转后形成新生合袢,产生梗阻,这是最常见的类型（约占2/3）。

2.系膜轴型扭转（左右扭转）　系膜轴型扭转指胃绕胃大、小弯中点连线为轴线的扭转。扭转后胃体与胃窦重叠,使胃形成两个小腔,自左向右旋转时胃体位于胃窦之前,自右向左旋转时胃窦位于胃体之前。此类型较常见（约占1/3）。

3.混合型扭转　有器官轴型扭转及系膜轴型扭转两者的特点。此类型少见。

（二）扭转范围分类

1.完全扭转　整个胃除了与横膈附着处以外都发生扭转。

2.部分扭转　仅胃的一部分发生扭转,常为胃幽门终末部。

（三）扭转性质分类

1.急性胃扭转　发病急、症状重,有急腹症的临床表现。

2.慢性胃扭转　发病缓慢,常出现上腹部不适,偶有呕吐等临床表现,可以反复发作。

（四）病因分类

1.原发性胃扭转　不伴有胃本身或邻近器官的病变。

2.继发性胃扭转　继发于胃本身或周围脏器的病变。

三、临床表现和诊断

与扭转的范围、程度及发病的快慢有关。

（一）急性胃扭转

约1/3患者表现为急性。临床上常出现:①上腹部突然剧烈疼痛,可放射至背部及左胸部;②呕吐,量常不多,不含胆汁,以后有难以消除的干呕,进食后可立即呕出,这是由于胃扭转使贲门口完全闭塞所致;③上腹部进行性膨胀,下腹部平坦柔软;④鼻胃管不能经食管插入胃中;⑤急性胃扭转易并发血管绞窄和胃壁坏死,引起穿孔,甚至发生休克,死亡率高达30%~50%。1904年,Brochard描述了急性胃扭转的特征性三联征,即突然发作的剧烈上腹痛、干呕、不能插入胃管。

胃扭转可产生假性心绞痛症状,表现为胸痛并有心电图改变。疼痛可向颈部、肩部、背部放射,与呼吸困难有关。若幽门被牵拉至裂孔水平,压迫胆总管可出现梗阻性黄疸。

X线检查可有以下表现:①立位腹部平片可显示显著扩张并充满气体和液体的胃阴影;②胃呈"发针"样袢,胃角向右上腹或向后,此袢位置固定,不因体位改变而变化;③钡餐检查钡剂停留在食管下端不能通过贲门;④可有膈疝或膈膨升等X线征。

急性胃扭转应与胃十二指肠溃疡急性穿孔、急性胆囊炎及急性胰腺炎等疾病鉴别。

(二)慢性胃扭转

较急性胃扭转多见,多为系膜轴扭转型,可有各种不同的临床表现,亦可无症状仅在钡餐检查时才发现。主要症状是间断发作的上腹部疼痛,有的病史可长达数年。进食后可诱发疼痛发作,可伴有呕吐和上腹膨胀。

钡餐检查显示:①胃腔有两个液平;②胃大弯在小弯之上;③贲门和幽门在同一水平面;④胃黏膜皱襞扭曲交叉;⑤腹腔段食管比正常增长;⑥胃可呈葫芦形或伴有胃溃疡、胃肿瘤或膈疝等X线征。

四、治疗

(一)急性胃扭转

1.内科保守治疗　可先试行放置胃管,如能插入胃内吸出大量气体和液体可使急性症状缓解,但疗效短暂且易复发。插入胃管时有损伤食管下段的危险,操作时应予注意。

2.急诊手术

治疗急性胃扭转大多需急诊手术治疗。如胃管不能插入应做好术前准备,尽早手术治疗。手术治疗的目的是:①减轻、消除胃膨胀;②复位;③病因探查和治疗;④胃固定。手术中异常扩张扭转的胃囊复位多较困难,常需用套管针插入胃腔抽吸大量气体和液体后才能将扭转的胃复位。根据患者情况可进一步作胃固定或胃大部切除等,手术后需持续胃肠减压直至胃肠道功能恢复正常。

3.辅助治疗

(1)禁食和胃肠减压:手术或非手术复位成功后应持续胃肠减压、禁食,以保持胃腔空虚,一般术后3~4天方可少量进食。

(2)补液:纠正失水、电解质紊乱和酸碱失调,并补充热量。

(3)饮食:胃肠减压停止后,可少量进食流质,逐渐增加饮食量。

(二)慢性胃扭转

1.内科保守治疗　如无症状,无须治疗。对有症状者可采用鼻胃管减压,也可试用中医中药,本病属中医学胃脘痛范畴,多因肝气太盛,横逆犯胃,胃弱不堪重负而致胃扭转发作。可用调胃汤,药物组成:柴胡、白术、砂仁、旋覆花、炙甘草、莪术各10g,枳实、佛手、茯苓、代赭石、薏苡仁各15g,气滞胁痛加川楝子、延胡索各10g,郁金15g;口苦、胃脘灼热加蒲公英15g,白花蛇舌草30g;脾虚加党参15g,五味子10g。水煎,每日1剂,分2次口服,15剂为1疗程,一般2~3个疗程。

2.内镜复位　治疗方法是:首先进行注气复位,胃镜进入胃腔后,循腔进镜,边进镜边注气观察,如胃镜顺利进入幽门,说明复位成功。如单用注气法不能复位,可将胃镜进到胃窦部,然后抽干胃腔内气体,使胃壁与镜身相贴,弯曲镜头适当注气,按胃扭转相反方向转动镜身并不断拉直镜身,从而使胃扭转复位。如仍不能转复,可按上述方法重新进行。

3.手术治疗　手术适应证为:①症状较重,发作频繁;②内镜复位失败或复位后迅速复发;③继发性慢性胃扭转须进行病因治疗,如膈疝、胃癌等。手术治疗原则是将扭转的胃复位,寻找、纠正致病原因以达到根治及预防复发的目的。伴有胃溃疡或胃肿瘤者可作胃大部切除术;由粘连引起者则分离粘连;合并有食管裂孔疝或膈疝者应作修补术;对膈膨升症者除作膈升部膈肌折叠缝合修补外,有人主张做胃固定及结肠移位术。对原发性胃扭转的患者,复位后应行胃固定术。

（王苏丽）

第六节　胃内异物

一、外源性异物

外源性异物是指不能被消化的异物经过有意或无意吞服，并滞留在消化道内的异物。

（一）病因

1. 无意吞服　常见于儿童将各种玩具、硬币等放于口中无意吞服，成人义齿也可能无意吞服入胃内。进餐时也可能将鱼刺、鸡鸭骨等无意中吞入消化道，此类异物因为多为不规则尖锐异物，常嵌顿在食管第一狭窄处。

2. 有意吞服　常见于罪犯、吸毒者为逃避法律制裁而故意将异物吞服，此类异物多为尖锐异物，如玻璃、刀片、金属等。

3. 医源性因素　如外科小器械、手术后吻合钉、缝合线等。

（二）分类

依据异物的形状和性质，可将外源性异物分为：

1. 圆形异物，如金属硬币、戒指、瓶盖、棋子等。

2. 长条状异物，筷子、钥匙、电视天线、牙刷、笔套等。

3. 不规则异物，如义齿、鱼骨、鸡鸭骨等。

4. 尖锐异物，铁丝、缝针、刀片、鱼刺、玻璃等。光滑异物较容易吞服进入胃内，尖锐异物常常滞留或嵌顿在消化道狭窄处，并可能引起消化道出血或穿孔。

（三）临床表现

消化道异物的临床表现可因异物的性质、形状、大小以及在消化道滞留的部位的不同而不同。直径小于1cm，表面光滑的异物，多可以通过消化道自然排出而无特殊不适。如果异物较大，不能通过幽门，异物滞留在胃内可以引起腹胀，甚至幽门梗阻。尖锐的异物常在食管狭窄处，尤其是食管第一狭窄处嵌顿，可以引起咽喉部和胸骨后疼痛，在吞咽时加重，以致患者常常不敢吞咽。婴儿常常哭闹不止、拒食。尖锐的异物还可以引起消化道黏膜损伤，表现为消化道出血，严重者甚至出现消化道穿孔。手术后残留的丝线和手术钉长期滞留可以引起吻合口炎症，表现为吻合口充血、糜烂、溃疡。

（四）诊断

病史对诊断消化道异物具有重要的作用，大部分患者具有明确的意外或有意吞服异物的病史。对怀疑有消化道异物者，如果为金属类不能透过X线者，可以行X线透视明确，也可以口服少量稀钡透视观察，以确定异物滞留的部位、异物大小和形状。对怀疑有鱼刺、动物骨嵌顿在食管者，可以吞服稀钡后，X线透视观察食管有无钡剂滞留帮助判断。对不能透过X线者，尤其是可能引起消化道穿孔和出血者，需要胃镜取出时，可以通过胃镜检查来确定有无异物，并在胃镜下行异物取出术。

（五）治疗

较小的、表面光滑的消化道异物常常可以自行排出，口服润肠剂（如液状石蜡、蓖麻油等）

有助于保护胃肠黏膜。对于直径超过 2cm、可能引起胃肠穿孔的尖锐异物以及含有对身体有毒的异物应该及时取出。吻合口残留的丝线和吻合钉常常引起吻合口炎,不管是否有症状也应该择期取出。消化道异物取出术首选内镜直视下用异物钳等内镜器械取出。内镜直视下可以根据异物的形状选择异物钳、鳄口钳、三爪钳、网篮等器械将异物钳住后置于内镜前端与内镜一起缓慢退出,退出时在经过贲门、食管狭窄处要注意不能强力通过,必要时要调整方向以利于异物通过。对针、刀片等可能引起消化道黏膜损伤的锐利异物,可以在胃镜前端安置专用橡胶套,将异物尖锐端置于保护套内,以免划伤消化道黏膜。对于嵌顿在食管壁的异物,应特别注意不能强行取出,以免加重损伤。有时异物可能已经刺穿消化道壁,强力取出后可能引起纵隔气肿和纵隔炎,如果刺入大血管内,强行取出异物可能导致大出血。对已经刺入食管内的嵌顿异物,如果位于大血管旁要特别注意,必要时需要手术取出。90%以上的异物可以在胃镜直视下,通过各种专用器械取出,一般无严重并发症。但对于尖锐异物、较大的不规则异物、异物嵌顿在取出过程中可能造成消化道黏膜损伤,严重者甚至可能导致穿孔和大出血死亡,因此对此类异物除需要熟练的内镜技巧外,还应选择合适的器械,试行不同的方向。对确实胃镜下取出困难的异物,应谨慎权衡,必要时应采用外科手术取出。

对异物在消化道引起黏膜损伤,尤其是伴有消化道出血时应使用抑制胃酸分泌药物和黏膜保护药。一般不需抗生素治疗,但对消化道有穿孔、伴有纵隔炎者应及时使用抗生素治疗。

二、内源性异物

内源性异物是指主要在体内逐渐形成的不能通过消化道自身排除的异物,也称为胃石。依据胃石的核心成分可以将胃石分为植物性胃石、毛发性胃石和混合性胃石。

（一）病因

植物性胃石最常见的原因是进食柿子引起,故也称为胃柿石。柿子中含有大量的鞣酸,尤其是未成熟的柿子中鞣酸的含量可以达 25%。鞣酸具有很强的收敛性,在胃酸的作用下,能与蛋白结合成不易溶解的鞣酸蛋白沉淀,以此为核心和柿皮、柿纤维、食物残渣等混合形成胃柿石,除进食柿子外,进食枣、山楂等含鞣酸的植物果实也可以引起胃石。毛发结石多见于女性和儿童。常有异食癖病史,吞食的毛发在胃内黏附于胃壁不易排除,相互缠绕形成发球,以发球为核心和食物残渣、胃液沉积物等混合形成毛发结石。

（二）临床表现

大部分患者有腹胀、食欲缺乏、上腹部隐痛、恶心、呕吐。严重者出现幽门梗阻、胃潴留、上消化道出血、肠梗阻等表现。出血是因为胃石长期刺激胃黏膜引起胃黏膜糜烂和溃疡,如果不取出胃石,溃疡则很难愈合。也有患者平时无明显症状,而以出血和梗阻为首发症状,体检时可以在上腹部触及包块。

（三）实验室检查

内镜和 X 线检查是诊断本病的主要方法,尤其是内镜,不仅可以确诊,还可以进行治疗,是本病首选的诊断方法。X 线检查时胃石不能透过 X 线,腹部平片在上腹部可以发现密度增高的胃石影。钡餐造影时可以见到胃内活动性圆形或椭圆形的充盈缺损。内镜下可以观察到黑褐色可以移动的胃石,毛发胃石还可以看到胃石上的残留毛发,一般胃石位于胃体黏液湖内,因为该处位置最低。有时较小的胃石由于胃内浑浊的黏液覆盖,可能漏诊,需要将胃黏液抽吸干净后更易观察到胃石。

（四）治疗

一旦确定为胃石,应该通过药物、内镜或手术等将胃石取出,否则胃石在胃内会逐渐增大,而出现梗阻、出血、溃疡等并发症。直径在 1.5cm 以下的胃石一般通过内镜,用取石篮或圈套器可以顺利取出。超过 2cm 的胃石取出时,通过贲门时可能会困难,如果强行通过可能造成贲门损伤,可以用异物钳或网篮将大的胃石绞成小的胃石再取出。对于有些质地坚硬的胃石,机械分割困难时,可用激光气化等方法将胃石分成小的胃石取出。一般 1cm 以下的胃石可以通过自然排出,加用促动力药物和润肠剂有利于胃石排除。由于大部分胃石的表面黏附着大量的黏液沉积物,用大量 5% 碳酸氢钠溶液洗胃可使胃石表面的沉积物溶解,使胃石体积缩小,有利于排除或内镜取出。植物性胃石常常含有大量的鞣酸和果胶,有人使用果胶酶治疗柿石取得了较好的效果,果胶酶可以使柿石大部分溶解排出。对于体积太大的胃石或内镜取石失败的患者需要通过外科手术取石。

（王苏丽）

第七节　消化性溃疡

消化性溃疡(peptic ulcer)主要指发生在胃和十二指肠的慢性溃疡,即胃溃疡(gastric ulcer,GU)和十二指肠溃疡(duodenal ulcer,DU),因溃疡形成与胃酸/胃蛋白酶的消化作用有关而得名。溃疡的黏膜缺损超过黏膜肌层,不同于糜烂。

一、流行病学

消化性溃疡是全球性常见病。西方国家资料显示,自 20 世纪 50 年代以后,消化性溃疡发病率呈下降趋势。我国临床统计资料提示,消化性溃疡患病率在近十多年来亦开始呈下降趋势。本病可发生于任何年龄,但中年最为常见,DU 多见于青壮年,而 GU 多见于中老年,后者发病高峰比前者约迟 10 年。男性患病比女性较多。临床上 DU 比 GU 为多见,两者之比为(2～3)∶1,但有地区差异,在胃癌高发区 GU 所占的比例有增加。

二、病因和发病机制

在正常生理情况下,胃十二指肠黏膜经常接触有强侵蚀力的胃酸和在酸性环境下被激活、能水解蛋白质的胃蛋白酶,此外,还经常受摄入的各种有害物质的侵袭,但却能抵御这些侵袭因素的损害,维持黏膜的完整性,这是因为胃、十二指肠黏膜具有一系列防御和修复机制。目前认为,胃十二指肠黏膜的这一完善而有效的防御和修复机制,足以抵抗胃酸/胃蛋白酶的侵蚀。一般而言,只有当某些因素损害了这一机制才可能发生胃酸/胃蛋白酶侵蚀黏膜而导致溃疡形成。近年的研究已经明确,幽门螺杆菌和非甾体抗炎药是损害胃十二指肠黏膜屏障从而导致消化性溃疡发病的最常见病因。少见的特殊情况,当过度胃酸分泌远远超过黏膜的防御和修复作用也可能导致消化性溃疡发生。现将这些病因及其导致溃疡发生的机制分述如下。

（一）幽门螺杆菌(Helicobacter pylori)

确认幽门螺杆菌为消化性溃疡的重要病因主要基于两方面的证据:①消化性溃疡患者的幽门螺杆菌检出率显著高于对照组的普通人群,在 DU 的检出率约为 90%、GU 为 70%～

80%(幽门螺杆菌阴性的消化性溃疡患者往往能找到。NSAID 服用史等其他原因);②大量临床研究肯定,成功根除幽门螺杆菌后溃疡复发率明显下降,用常规抑酸治疗后愈合的溃疡年复发率为 50%～70%,而根除幽门螺杆菌可使溃疡复发率降至 5%以下,这就表明去除病因后消化性溃疡可获治愈。至于何以在感染幽门螺杆菌的人群中仅有少部分人(约 15%)发生消化性溃疡,一般认为,这是幽门螺杆菌、宿主和环境因素三者相互作用的不同结果。

幽门螺杆菌感染导致消化性溃疡发病的确切机制尚未阐明。目前比较普遍接受的一种假说试图将幽门螺杆菌、宿主和环境 3 个因素在 DU 发病中的作用统一起来。该假说认为,胆酸对幽门螺杆菌生长具有强烈的抑制作用,因此正常情况下幽门螺杆菌无法在十二指肠生存,十二指肠球部酸负荷增加是 DU 发病的重要环节,因为酸可使结合胆酸沉淀,从而有利于幽门螺杆菌在十二指肠球部生长。幽门螺杆菌只能在胃上皮组织定植,因此在十二指肠球部存活的幽门螺杆菌只有当十二指肠球部发生胃上皮化生才能定植下来,而据认为十二指肠球部的胃上皮化生是十二指肠对酸负荷的一种代偿反应。十二指肠球部酸负荷增加的原因,一方面与幽门螺杆菌感染引起慢性胃窦炎有关,幽门螺杆菌感染直接或间接作用于胃窦 D、G 细胞,削弱了胃酸分泌的负反馈调节,从而导致餐后胃酸分泌增加;另一方面,吸烟、应激和遗传等因素均与胃酸分泌增加有关(详后述)。定植在十二指肠球部的幽门螺杆菌引起十二指肠炎症,炎症削弱了十二指肠黏膜的防御和修复功能,在胃酸/胃蛋白酶的侵蚀下最终导致 DU 发生。十二指肠炎症同时导致十二指肠黏膜分泌碳酸氢盐减少,间接增加十二指肠的酸负荷,进一步促进 DU 的发生和发展过程。

对幽门螺杆菌引起 GU 的发病机制研究较少,一般认为是幽门螺杆菌感染引起的胃黏膜炎症削弱了胃黏膜的屏障功能,胃溃疡好发于非泌酸区与泌酸区交界处的非泌酸区侧,反映了胃酸对屏障受损的胃黏膜的侵蚀作用。

(二)非甾体抗炎药(non-steroidal anti-inflammatory drug,简称 NSAID)

NSAID 是引起消化性溃疡的另一个常见病因。大量研究资料显示,服用 NSAID 患者发生消化性溃疡及其并发症的危险性显著高于普通人群。临床研究报道,在长期服用 NSAID 患者中 10%～25%可发现胃或十二指肠溃疡,有 1%～4%的患者发生出血、穿孔等溃疡并发症。NSAID 引起的溃疡以 GU 较 DU 多见。溃疡形成及其并发症发生的危险性除与服用 NSAID 种类、剂量、疗程有关外,尚与高龄、同时服用抗凝血药、糖皮质激素等因素有关。

NSAID 通过削弱黏膜的防御和修复功能而导致消化性溃疡发病,损害作用包括局部作用和系统作用两方面,系统作用是主要致溃疡机制,主要是通过抑制环氧合酶(COX)而起作用。COX 是花生四烯酸合成前列腺素的关键限速酶,COX 有两种异构体,即结构型 COX-1 和诱生型 COX-2。COX-1 在组织细胞中恒量表达,催化生理性前列腺素合成而参与机体生理功能调节;COX-2 主要在病理情况下由炎症刺激诱导产生,促进炎症部位前列腺素的合成。传统的 NSAID 如阿司匹林、吲哚美辛等旨在抑制 COX-2 而减轻炎症反应,但特异性差,同时抑制了 COX-1,导致胃肠黏膜生理性前列腺素 E 合成不足。后者通过增加黏液和碳酸氢盐分泌、促进黏膜血流增加、细胞保护等作用在维持黏膜防御和修复功能中起重要作用。

NSAID 和幽门螺杆菌是引起消化性溃疡发病的两个独立因素,至于两者是否有协同作用则尚无定论。

（三）胃酸和胃蛋白酶

消化性溃疡的最终形成是由于胃酸/胃蛋白酶对黏膜自身消化所致。因胃蛋白酶活性是 pH 依赖性的，在 PH＞4 时便失去活性，因此在探讨消化性溃疡发病机制和治疗措施时主要考虑胃酸。无酸情况下罕有溃疡发生以及抑制胃酸分泌药物能促进溃疡愈合的事实均确证胃酸在溃疡形成过程中的决定性作用，是溃疡形成的直接原因。胃酸的这一损害作用一般只有在正常黏膜防御和修复功能遭受破坏时才能发生。

DU 患者中约有 1/3 存在五肽胃泌素刺激的最大酸排量（MAO）增高，其余患者 MAO 多在正常高值，DU 患者胃酸分泌增高的可能因素及其在 DU 发病中的间接及直接作用已如前述。GU 患者基础酸排量（BAO）及 MAO 多属正常或偏低，对此，可能解释为 GU 患者多伴多灶萎缩性胃炎，因而胃体壁细胞泌酸功能已受影响，而 DU 患者多为慢性胃窦炎，胃体黏膜未受损或受损轻微因而仍能保持旺盛的泌酸能力。少见的特殊情况如胃泌素瘤患者，极度增加的胃酸分泌的攻击作用远远超过黏膜的防御作用，而成为溃疡形成的起始因素。近年来非幽门螺杆菌、非 NSAID（也非胃泌素瘤）相关的消化性溃疡报道有所增加，这类患者病因未明，是否与高酸分泌有关尚有待研究。

（四）其他因素

下列因素与消化性溃疡发病有不同程度的关系：①吸烟：吸烟者消化性溃疡发生率比不吸烟者高，吸烟影响溃疡愈合和促进溃疡复发，吸烟影响溃疡形成和愈合的确切机制未明，可能与吸烟增加胃酸分泌、减少十二指肠及胰腺碳酸氢盐分泌、影响胃十二指肠协调运动、黏膜损害性氧自由基增加等因素有关；②遗传：遗传因素曾一度被认为是消化性溃疡发病的重要因素，但随着幽门螺杆菌在消化性溃疡发病中的重要作用得到认识，遗传因素的重要性受到挑战，例如消化性溃疡的家族史可能是幽门螺杆菌感染的"家庭聚集"现象；O 型血胃上皮细胞表面表达更多黏附受体而有利于幽门螺杆菌定植，因此，遗传因素的作用尚有待进一步研究；③急性应激可引起应激性溃疡已是共识，但在慢性溃疡患者，情绪应激和心理障碍的致病作用却无定论，临床观察发现长期精神紧张、过劳，确实易使溃疡发作或加重，但这多在慢性溃疡已经存在时发生，因此情绪应激可能主要起诱因作用，可能通过神经内分泌途径影响胃十二指肠分泌、运动和黏膜血流的调节；④胃十二指肠运动异常：研究发现部分 DU 患者胃排空增快，这可使十二指肠球部酸负荷增大，部分 GU 患者有胃排空延迟，这可增加十二指肠液反流入胃，加重胃黏膜屏障损害。但目前认为，胃肠运动障碍不大可能是原发病因，但可加重幽门螺杆菌或 NSAID 对黏膜的损害。

概言之，消化性溃疡是一种多因素疾病，其中幽门螺杆菌感染和服用 NSAID 是已知的主要病因，溃疡发生是黏膜侵袭因素和防御因素失平衡的结果，胃酸在溃疡形成中起关键作用。

三、病理

DU 发生在球部，前壁比较常见；GU 多在胃角和胃窦小弯。组织学上，GU 大多发生在幽门腺区（胃窦）与泌酸腺区（胃体）交界处的幽门腺区一侧。幽门腺区黏膜可随年龄增长而扩大（假幽门腺化生和（或）肠化生），使其与泌酸腺区之交界线上移，故老年患者 GU 的部位多较高。溃疡一般为单个，也可多个，呈圆形或椭圆形。DU 直径多小于 10mm，GU 要比 DU 稍大。亦可见到直径大于 2cm 的巨大溃疡。溃疡边缘光整、底部洁净，由肉芽组织构成，上面覆盖有灰白色或灰黄色纤维渗出物。活动性溃疡周围黏膜常有炎症水肿。溃疡浅者累及黏膜肌层,深者达肌层甚至浆膜层,溃破血管时引起出血,穿破浆膜层时引起穿孔。溃疡愈合时周围黏膜炎症、水肿消退,边缘上皮细胞增生覆盖溃疡面,其下的肉芽组织纤维转化,变为瘢痕,瘢痕收缩使周围黏膜皱襞向其集中。

四、临床表现

上腹痛是消化性溃疡的主要症状,但部分患者可无症状或症状较轻以至不为患者所注意,而以出血、穿孔等并发症为首发症状。典型的消化性溃疡有如下临床特点:①慢性过程,病史可达数年至数十年;②周期性发作,发作与自发缓解相交替,发作期可为数周或数月,缓解期亦长短不一,短者数周、长者数年;发作常有季节性,多在秋冬或冬春之交发病,可因精神情绪不良或过劳而诱发;③发作时上腹痛呈节律性,表现为空腹痛即餐后2~4小时或(及)午夜痛,腹痛多为进食或服用抗酸药所缓解,典型节律性表现在DU多见。

(一)症状

上腹痛为主要症状,性质多为灼痛,亦可为钝痛、胀痛、剧痛或饥饿样不适感。多位于中上腹,可偏右或偏左。一般为轻至中度持续性痛。疼痛常有典型的节律性如上述。腹痛多在进食或服用抗酸药后缓解。

部分患者无上述典型表现的疼痛,而仅表现为无规律性的上腹隐痛或不适。具或不具典型疼痛者均可伴有反酸、嗳气、上腹胀等症状。

(二)体征

溃疡活动时上腹部可有局限性轻压痛,缓解期无明显体征。

五、特殊类型的消化性溃疡

(一)复合溃疡

复合溃疡指胃和十二指肠同时发生的溃疡。DU往往先于GU出现。幽门梗阻发生率较高。

(二)幽门管溃疡

幽门管位于胃远端,与十二指肠交界,长约2cm。幽门管溃疡与DU相似,胃酸分泌一般较高。幽门管溃疡上腹痛的节律性不明显,对药物治疗反应较差,呕吐较多见,较易发生幽门梗阻、出血和穿孔等并发症。

(三)球后溃疡

DU大多发生在十二指肠球部,发生在球部远段十二指肠的溃疡称球后溃疡。多发生在十二指肠乳头的近端。具DU的临床特点,但午夜痛及背部放射痛多见,对药物治疗反应较差,较易并发出血。

(四)巨大溃疡

巨大溃疡指直径大于2cm的溃疡。对药物治疗反应较差、愈合时间较慢,易发生慢性穿透或穿孔。胃的巨大溃疡注意与恶性溃疡鉴别。

(五)老年人消化性溃疡

近年老年人发生消化性溃疡的报道增多。临床表现多不典型,GU多位于胃体上部甚至胃底部、溃疡常较大,易误诊为胃癌。

(六)无症状性溃疡

约15%消化性溃疡患者可无症状,而以出血、穿孔等并发症为首发症状。可见于任何年龄,以老年人较多见;NSAID 引起的溃疡近半数无症状。

六、实验室和其他检查

(一)胃镜检查

胃镜检查是确诊消化性溃疡首选的检查方法。胃镜检查不仅可对胃十二指肠黏膜直接观察、摄像,还可在直视下取活组织作病理学检查及幽门螺杆菌检测,因此胃镜检查对消化性溃疡的诊断及胃良、恶性溃疡鉴别诊断的准确性高于 X 线钡餐检查。例如:在溃疡较小或较浅时钡餐检查有可能漏诊;钡餐检查发现十二指肠球部畸形可有多种解释;活动性上消化道出血是钡餐检查的禁忌证;胃的良、恶性溃疡鉴别必须由活组织检查来确定。

内镜下消化性溃疡多呈圆形或椭圆形,也有呈线形,边缘光整,底部覆有灰黄色或灰白色渗出物,周围黏膜可有充血、水肿,可见皱襞向溃疡集中。内镜下溃疡可分为活动期(A)、愈合期(H)和瘢痕期(S)三个病期,其中每个病期又可分为 1 和 2 两个阶段。

(二)X 线钡餐检查

适用于对胃镜检查有禁忌或不愿接受胃镜检查者。溃疡的 X 线征象有直接和间接两种:龛影是直接征象,对溃疡有确诊价值;局部压痛、十二指肠球部激惹和球部畸形、胃大弯侧痉挛性切迹均为间接征象,仅提示可能有溃疡。

(三)幽门螺杆菌检测

幽门螺杆菌检测应列为消化性溃疡诊断的常规检查项目,因为有无幽门螺杆菌感染决定治疗方案的选择。检测方法分为侵入性和非侵入性两大类。前者需通过胃镜检查取胃黏膜活组织进行检测,主要包括快速尿素酶试验、组织学检查和幽门螺杆菌培养;后者主要有^{13}C 或^{14}C 尿素呼气试验、粪便幽门螺杆菌抗原检测及血清学检查(定性检测血清抗幽门螺杆菌 IgG 抗体)。

快速尿素酶试验是侵入性检查的首选方法,操作简便、费用低。组织学检查可直接观察幽门螺杆菌,与快速尿素酶试验结合,可提高诊断准确率。幽门螺杆菌培养技术要求高,主要用于科研。^{13}C 或^{14}C 尿素呼气试验检测幽门螺杆菌敏感性及特异性高而无需胃镜检查,可作为根除治疗后复查的首选方法。

应注意,近期应用抗生素、质子泵抑制剂、铋剂等药物,因有暂时抑制幽门螺杆菌作用,会使上述检查(血清学检查除外)呈假阴性。

(四)胃液分析和血清胃泌素测定

一般仅在疑有胃泌素瘤时作鉴别诊断之用。

七、诊断和鉴别诊断

慢性病程、周期性发作的节律性上腹疼痛,且上腹痛可为进食或抗酸药所缓解的临床表现是诊断消化性溃疡的重要临床线索。但应注意,一方面有典型溃疡样上腹痛症状者不一定是消化性溃疡,另一方面部分消化性溃疡患者症状可不典型甚至无症状,因此单纯依靠病史难以做出可靠诊断。确诊有赖胃镜检查。X 线钡餐检查发现龛影亦有确诊价值。

鉴别诊断本病主要临床表现为慢性上腹痛,当仅有病史和体检资料时,需与其他有上腹痛症状的疾病如肝、胆、胰、肠疾病和胃的其他疾病相鉴别。功能性消化不良临床常见且临床表现与消化性溃疡相似,应注意鉴别。如作胃镜检查,可确定有无胃、十二指肠溃疡存在。

胃镜检查如见胃、十二指肠溃疡,应注意与引起胃十二指肠溃疡的少见特殊病因或以溃疡为主要表现的胃十二指肠肿瘤鉴别。其中,与胃癌、胃泌素瘤的鉴别要点如下。

（一）胃癌

内镜或 X 线检查见到胃的溃疡,必须进行良性溃疡（胃溃疡）与恶性溃疡（胃癌）的鉴别。Ⅲ型（溃疡型）早期胃癌单凭内镜所见与良性溃疡鉴别有困难,放大内镜和染色内镜对鉴别有帮助,但最终必须依靠直视下取活组织检查鉴别。恶性溃疡的内镜特点为:①溃疡形状不规则,一般较大;②底凹凸不平、苔污秽;③边缘呈结节状隆起;④周围皱襞中断;⑤胃壁僵硬、蠕动减弱（X 线钡餐检查亦可见上述相应的 X 线征）。活组织检查可以确诊,但必须强调,对于怀疑胃癌而一次活检阴性者,必须在短期内复查胃镜进行再次活检;即使内镜下诊断为良性溃疡且活检阴性,仍有漏诊胃癌的可能,因此对初诊为胃溃疡者,必须在完成正规治疗的疗程后进行胃镜复查,胃镜复查溃疡缩小或愈合不是鉴别良、恶性溃疡的最终依据,必须重复活检加以证实。

（二）胃泌素瘤

亦称 Zollinger－Ellison 综合征,是胰腺非 β 细胞瘤分泌大量胃泌素所致。肿瘤往往很小（<1cm）,生长缓慢,半数为恶性。大量胃泌素可刺激壁细胞增生,分泌大量胃酸,使上消化道经常处于高酸环境,导致胃、十二指肠球部和不典型部位（十二指肠降段、横段、甚或空肠近端）发生多发性溃疡。胃泌素瘤与普通消化性溃疡的鉴别要点是该病溃疡发生于不典型部位,具难治性特点,有过高胃酸分泌（BAO 和 MAO 均明显升高,且 BAO/MAO>60％）及高空腹血清胃泌素（>200pg/mL,常>500pg/mL）。

八、并发症

（一）出血

溃疡侵蚀周围血管可引起出血。出血是消化性溃疡最常见的并发症,也是上消化道大出血最常见的病因（约占所有病因的 50％）。

（二）穿孔

溃疡病灶向深部发展穿透浆膜层则并发穿孔。溃疡穿孔临床上可分为急性、亚急性和慢性三种类型,以第一种常见。急性穿孔的溃疡常位于十二指肠前壁或胃前壁,发生穿孔后胃肠的内容物漏入腹腔而引起急性腹膜炎。十二指肠或胃后壁的溃疡深至浆膜层时已与邻近的组织或器官发生粘连,穿孔时胃肠内容物不流入腹腔,称为慢性穿孔,又称为穿透性溃疡。这种穿透性溃疡改变了腹痛规律,变得顽固而持续,疼痛常放射至背部。邻近后壁的穿孔或游离穿孔较小,只引起局限性腹膜炎时称亚急性穿孔,症状较急性穿孔轻而体征较局限,且易漏诊。

（三）幽门梗阻

主要是由 DU 或幽门管溃疡引起。溃疡急性发作时可因炎症水肿和幽门部痉挛而引起暂时性梗阻,可随炎症的好转而缓解;慢性梗阻主要由于瘢痕收缩而呈持久性。幽门梗阻临床表现为:餐后上腹饱胀、上腹疼痛加重,伴有恶心、呕吐,大量呕吐后症状可以改善,呕吐物含发酵酸性宿食。严重呕吐可致失水和低氯低钾性碱中毒。可发生营养不良和体重减轻。体检可见胃型和胃蠕动波,清晨空腹时检查胃内有振水声。进一步做胃镜或 X 线钡剂检查可确诊。

（四）癌变

少数 GU 可发生癌变，DU 则否。GU 癌变发生于溃疡边缘，据报道癌变率在 1％ 左右。长期慢性 GU 病史、年龄在 45 岁以上、溃疡顽固不愈者应提高警惕。对可疑癌变者，在胃镜下取多点活检做病理检查；在积极治疗后复查胃镜，直到溃疡完全愈合；必要时定期随访复查。

九、治疗

治疗的目的是消除病因、缓解症状、愈合溃疡、防止复发和防治并发症。针对病因的治疗如根除幽门螺杆菌，有可能彻底治愈溃疡病，是近年消化性溃疡治疗的一大进展。

（一）一般治疗

生活要有规律，避免过度劳累和精神紧张。注意饮食规律，戒烟酒。服用 NSAID 者尽可能停用，即使未用亦要告诫患者今后慎用。

（二）治疗消化性溃疡的药物及其应用

治疗消化性溃疡的药物可分为抑制胃酸分泌的药物和保护胃黏膜的药物两大类，主要起缓解症状和促进溃疡愈合的作用，常与根除幽门螺杆菌治疗配合使用。现就这些药物的作用机制及临床应用分别简述如下。

1. 抑制胃酸药物　溃疡的愈合与抑酸治疗的强度和时间成正比。抗酸药具中和胃酸作用，可迅速缓解疼痛症状，但一般剂量难以促进溃疡愈合，故目前多作为加强止痛的辅助治疗。H_2 受体拮抗剂（H_2RA）可抑制基础及刺激的胃酸分泌，以前一作用为主，而后一作用不如 PPI 充分。使用推荐剂量各种 H_2RA 溃疡愈合率相近，不良反应发生率均低。西咪替丁可通过血脑屏障，偶有精神异常不良反应；与雄性激素受体结合而影响性功能；经肝细胞色素 P450 代谢而延长华法林、苯妥英钠、茶碱等药物的肝内代谢。雷尼替丁、法莫替丁和尼扎替丁上述不良反应较少。已证明 H_2RA 全日剂量于睡前顿服的疗效与 1 日 2 次分服相仿。由于该类药物价格较 PPI 便宜，临床上特别适用于根除幽门螺杆菌疗程完成后的后续治疗，及某些情况下预防溃疡复发的长程维持治疗（详后）。质子泵抑制剂（PPI）作用于壁细胞胃酸分泌终末步骤中的关键酶 H^+-K^+ATP 酶，使其不可逆失活，因此抑酸作用比 H_2RA 更强且作用持久。与 H_2RA 相比，PPI 促进溃疡愈合的速度较快、溃疡愈合率较高，因此特别适用于难治性溃疡或 NSAID 溃疡患者不能停用 NSAID 时的治疗。对根除幽门螺杆菌治疗，PPI 与抗生素的协同作用较 H_2RA 好，因此是根除幽门螺杆菌治疗方案中最常用的基础药物。使用推荐剂量的各种 PPI，对消化性溃疡的疗效相仿，不良反应均少。

2. 保护胃黏膜药物　硫糖铝和胶体铋目前已少用作治疗消化性溃疡的一线药物。枸橼酸铋钾（胶体次枸橼酸铋）因兼有较强抑制幽门螺杆菌作用，可作为根除幽门螺杆菌联合治疗方案的组分，但要注意此药不能长期服用，因会过量蓄积而引起神经毒性。米索前列醇具有抑制胃酸分泌、增加胃十二指肠黏膜的黏液及碳酸氢盐分泌和增加黏膜血流等作用，主要用于 NSAID 溃疡的预防，腹泻是常见不良反应，因会引起子宫收缩故孕妇忌服。

（三）根除幽门螺杆菌治疗

对幽门螺杆菌感染引起的消化性溃疡，根除幽门螺杆菌不但可促进溃疡愈合，而且可预防溃疡复发，从而彻底治愈溃疡。因此，凡有幽门螺杆菌感染的消化性溃疡，无论初发或复发、活动或静止、有无合并症，均应予以根除幽门螺杆菌治疗。

1.根除幽门螺杆菌的治疗方案 已证明在体内具有杀灭幽门螺杆菌作用的抗生素有克拉霉素、阿莫西林、甲硝唑（或替硝唑）、四环素、呋喃唑酮、某些喹喏酮类如左氧氟沙星等。PPI 及胶体铋体内能抑制幽门螺杆菌，与上述抗生素有协同杀菌作用。目前尚无单一药物可有效根除幽门螺杆菌，因此必须联合用药。应选择幽门螺杆菌根除率高的治疗方案力求一次根除成功。研究证明以 PPI 或胶体铋为基础加上两种抗生素的三联治疗方案有较高根除率。这些方案中，以 PH 为基础的方案所含 PPI 能通过抑制胃酸分泌提高口服抗生素的抗菌活性从而提高根除率，再者 PPI 本身具有快速缓解症状和促进溃疡愈合作用，因此是临床中最常用的方案。而其中，又以 PPI 加克拉霉素再加阿莫西林或甲硝唑的方案根除率最高。幽门螺杆菌根除失败的主要原因是患者的服药依从性问题和幽门螺杆菌对治疗方案中抗生素的耐药性。因此，在选择治疗方案时要了解所在地区的耐药情况，近年世界不少国家和我国一些地区幽门螺杆菌对甲硝唑和克拉霉素的耐药率在增加，应引起注意。呋喃唑酮（200mg/d，分2次）耐药性少见、价廉，国内报道用呋喃唑酮代替克拉霉素或甲硝唑的三联疗法亦可取得较高的根除率，但要注意呋喃唑酮引起的周围神经炎和溶血性贫血等不良反应。治疗失败后的再治疗比较困难，可换用另外两种抗生素（阿莫西林原发和继发耐药均极少见，可以不换）如PPI 加左氧氟沙星（500mg/d，每天 1 次）和阿莫西林，或采用 PPI 和胶体铋合用再加四环素（1500mg/d，每天 2 次）和甲硝唑的四联疗法。

2.根除幽门螺杆菌治疗结束后的抗溃疡治疗 在根除幽门螺杆菌疗程结束后，继续给予一个常规疗程的抗溃疡治疗（如 DU 患者予 PPI 常规剂量、每日 1 次、总疗程 2～4 周，或H2RA 常规剂量、疗程 4～6 患者 PPI 常规剂量、每日 1 次、总疗程 4～6 周，或 H_2RA 常规剂量、疗程 6～8 周）是最理想的。这在有并发症或溃疡面积大的患者尤为必要，但对无并发症且根除治疗结束时症状已得到完全缓解者，也可考虑停药以节省药物费用。

3.根除幽门螺杆菌治疗后复查 治疗后应常规复查幽门螺杆菌是否已被根除，复查应在根除幽门螺杆菌治疗结束至少 4 周后进行，且在检查前停用 PPI 或铋剂 2 周，否则会出现假阴性。可采用非侵入性的 ^{13}C 或 ^{14}C 尿素呼气试验，也可通过胃镜在检查溃疡是否愈合的同时取活检做尿素酶及（或）组织学检查。对未排除胃恶性溃疡或有并发症的消化性溃疡应常规进行胃镜复查。

（四）NSAID 溃疡的治疗、复发预防及初始预防

对服用 NSAID 后出现的溃疡，如情况允许应立即停用 NSAID，如病情不允许可换用对黏膜损伤少的 NSAID 如特异性 COX－2 抑制剂（如塞来昔布）。对停用 NSAID 者，可予常规剂量常规疗程的 H_2RA 或 PPI 治疗；对不能停用 NSAID 者，应选用 PPI 治疗（H_2RA 疗效差）。因幽门螺杆菌和 NSAID 是引起溃疡的两个独立因素，因此应同时检测幽门螺杆菌，如有幽门螺杆菌感染应同时根除幽门螺杆菌。溃疡愈合后，如不能停用 NSAID，无论幽门螺杆菌阳性还是阴性都必须继续 PPI 或米索前列醇长程维持治疗以预防溃疡复发。对初始使用NSAID 的患者是否应常规给药预防溃疡的发生仍有争论。已明确的是，对于发生 NSAID 溃疡并发症的高危患者，如既往有溃疡病史、高龄、同时应用抗凝血药（包括低剂量的阿司匹林）或糖皮质激素者，应常规予抗溃疡药物预防，目前认为 PPI 或米索前列醇预防效果较好。

（五）溃疡复发的预防

有效根除幽门螺杆菌及彻底停服 NSAID，可消除消化性溃疡的两大常见病因，因而能大大减少溃疡复发。对溃疡复发同时伴有幽门螺杆菌感染复发（再感染或复燃）者，可予根除幽

门螺杆菌再治疗。下列情况则需用长程维持治疗来预防溃疡复发：①不能停用 NSAID 的溃疡患者，无论幽门螺杆菌阳性还是阴性（如前述）；②幽门螺杆菌相关溃疡，幽门螺杆菌感染未能被根除；③幽门螺杆菌阴性的溃疡（非幽门螺杆菌、非 NSAID 溃疡）；④幽门螺杆菌相关溃疡，幽门螺杆菌虽已被根除，但曾有严重并发症的高龄或有严重伴随病患者。长程维持治疗一般以 H_2RA 或 PH 常规剂量的半量维持，而 NSAID 溃疡复发的预防多用 PPI 或米索前列醇，已如前述。

（六）外科手术指征

由于内科治疗的进展，目前外科手术主要限于少数有并发症者，包括：①大量出血经内科治疗无效；②急性穿孔；③瘢痕性幽门梗阻；④胃溃疡癌变；⑤严格内科治疗无效的顽固性溃疡。

十、预后

由于内科有效治疗的发展，预后远较过去为佳，死亡率显著下降。死亡主要见于高龄患者，死亡的主要原因是并发症，特别是大出血和急性穿孔。

（王苏丽）

第八节　功能性消化不良

一、概述

功能性消化不良（functional dyspepsia，FD）为一组持续或反复发作的上腹部疼痛或不适的消化不良症状，包括上腹胀痛、餐后饱胀、嗳气、早饱、腹痛、厌食、恶心呕吐等，经生化、内镜和影像检查排除了器质性疾病的临床综合征，是临床上最常见的一种功能性胃肠病，几乎每个人一生中都有过消化不良症状，只是持续时间长短和对生活质量影响的程度不同而已。国内最新资料表明，采用罗马Ⅲ诊断标准对消化专科门诊连续就诊消化不良的患者进行问卷调查，发现符合罗马Ⅲ诊断标准者占就诊患者的 28.52%，占接受胃镜检查患者的 7.2%。FD 的病因及发病机制尚未完全阐明，可能是多种因素综合作用的结果。目前认为其发病机制与胃肠运动功能障碍、内脏高敏感性、胃酸分泌、幽门螺杆菌感染、精神心理因素等有关，而内脏运动及感觉异常可能起主导作用，是 FD 的主要病理生理学基础。

二、诊断

（一）临床表现

FD 的临床症状无特异性，主要有上消化道症状，包括上腹痛、腹胀、早饱、嗳气、恶心、呕吐、反酸、烧心、厌食等，以上症状多因人而异，常以其中某一种或一组症状为主，在病程中这些症状及其严重程度多发生改变。起病缓慢，病程长短不一，症状常呈持续或反复发作，也可相当一段时间无任何症状，可因饮食精神因素和应激等诱发，多数无明显诱因。腹胀为 FD 最常见的症状，多数患者发生于餐后或进餐加重腹胀程度，早饱、嗳气也较常见。上腹痛也是 FD 的常见症状，上腹痛无规律性，可表现为弥漫或烧灼样疼痛。少数可伴烧心反酸症状，但经内镜及 24 小时食管 pH 检测，不能诊断为胃食管反流病。恶心呕吐不常见，一般见于胃排空明显延迟的患者,呕吐多为干呕或呕出当餐胃内食物。有的还可伴有腹泻等下消化道症状。还有不少患者同时合并精神症状如焦虑、抑郁、失眠、注意力不集中等。

（二）诊断标准

依据 FD 罗马Ⅲ诊断标准,FD 患者临床表现个体差异大,罗马Ⅲ标准根据患者的主要症状特点及其与症状相关的病理生理学机制以及症状的模式将 FD 分为两个亚型,即餐后不适综合征(PDS)和上腹痛综合征(EPS),临床上两个亚型常有重叠,有时难以区分,但通过分型对不同亚型的病理生理机制的理解对选择治疗将有一定的帮助,在 FD 诊断中,还要注意 FD 与胃食管反流病和肠易激综合征等其他功能性胃肠病的重叠。

FD 的罗马Ⅲ诊断标准必须包括:①以下 1 项或多项:餐后饱胀;早饱感;上腹痛;上腹烧灼感;②无可以解释上述症状的结构性疾病的证据(包括胃镜检查),诊断前症状出现至少 6个月,且近 3 个月符合以上诊断标准。

PDS 诊断标准必须符合以下 1 项或 2 项:①正常进食后出现餐后饱胀不适,每周至少发生数次;②早饱阻碍正常进食,每周至少发生数次。诊断前症状出现至少 6 个月,近 3 个月症状符合以上标准,支持诊断标准是可能存在上腹胀气或餐后恶心或过度嗳气。可能同时存在 EPS。

EPS 诊断标准必须符合以下所有条件:①至少中等程度的上腹部疼痛或烧灼感,每周至少发生 1 次;②疼痛呈间断性;③疼痛非全腹性,不位于腹部其他部位或胸部;④排便或排气不能缓解症状;⑤不符合胆囊或 Oddi 括约肌功能障碍的诊断标准。诊断前症状出现至少 6个月,近 3 个月症状符合以上标准。支持诊断标准是疼痛可以烧灼样,但无胸骨后痛。疼痛可由进餐诱发或缓解,但可能发生于禁食期间。可能同时存在 PDS。

三、鉴别诊断

鉴别诊断见图 3—3。

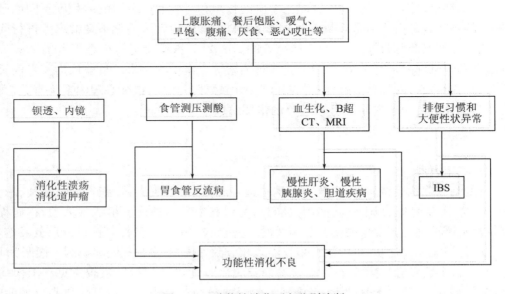

图 3—3　功能性消化不良鉴别诊断

四、治疗

FD 的治疗措施以对症治疗为主,目的是在于缓解或消除症状,改善患者的生活质量。

2007 年指南对 FD 治疗提出规范化治疗意见,指出 FD 的治疗策略应是依据其可能存在的病理生理学异常进行整体调节,选择个体化的治疗方案。

经验治疗适于 40 岁以下,无报警征象,无明显精神心理障碍的患者。与进餐相关的消化不良(即 PDS)者可首先用促动力药或合用抑酸药;与进餐无关的消化不良/酸相关性消化不良(即 EPS)者可选用抑酸药或合用促动力药。经验治疗时间一般为 2~4 周。无效者应行进一步检查,明确诊断后有针对性进行治疗。

(一)药物治疗

1.抗酸药　抗酸剂如氢氧化铝、铝碳酸镁等可减轻症状,但疗效不及抑酸药,铝碳酸镁除抗酸外,还能吸附胆汁,伴有胆汁反流患者可选用。

2.抑酸药　目前广泛应用于 FD 的治疗,适用于非进餐相关的消化不良中以上腹痛、烧灼感为主要症状者。常用抑酸药包括 H_2 受体拮抗药(H_2RA)和质子泵抑制药(PPI)两大类。H_2RA 常用药物有西咪替丁 400mg,2~3/d;雷尼替丁 150mg,2/d;法莫替丁 20mg,2/d,早、晚餐后服,或 40mg 每晚睡前服;罗沙替丁 75mg,2/d;尼扎替丁 300mg 睡前服。不同的 H_2 受体拮抗药抑制胃酸的强度各不相同,西咪替丁最弱,雷尼替丁和罗沙替丁比西咪替丁强 5~10 倍,法莫替丁较雷尼替丁强 7.5 倍。这类药主要经肝脏代谢,肾脏排出,因此肝肾功能损害者应减量,75 岁以上老人服用药物剂量应减少。PPI 常用药物有奥美拉唑 20mg,2/d;兰索拉唑 30mg,1/d;雷贝拉唑 10mg,1/d;泮托拉唑 40mg,1/d;埃索美拉唑 20mg,1/d。

3.促动力药　促动力药可明显改善与进餐相关的上腹症状,如上腹饱胀、早饱等。常用的促动力剂包括多巴胺受体拮抗药、5-HT_4 受体激动药及多离子通道调节剂等。多巴胺受体拮抗药常用药物有甲氧氯普胺 5~10mg,3/d,饭前半小时服;多潘立酮 10mg,3/d,饭前半小时服;伊托必利 50mg,3/d 口服。甲氧氯普胺可阻断延髓催吐化学敏感区的多巴胺受体而具有强大的中枢镇吐作用,还可以增加胃肠道平滑肌对乙酰胆碱的敏感性,从而促进胃运动功能,提高静止状态时胃肠道括约肌的张力,增加食管下端括约肌张力,防止胃内容物反流,增强胃和食管的蠕动,促进胃排空以及幽门和十二指肠的扩张,加速食物通过。主要的不良反应见于中枢神经系统,如头晕、嗜睡、倦怠、泌乳等,用量过大时,会出现锥体外系反应,表现为肌肉震颤、斜颈、发音困难、共济失调等。多潘立酮为选择性外周多巴胺 D_2 受体拮抗药,可增加食管下端括约肌的张力,增加胃运动,促进胃排空、止吐。不良反应轻,不引起锥体外系症状,偶有流涎、惊厥、平衡失调、泌乳现象。伊托必利通过拮抗多巴胺 D_2 受体和抑制乙酰胆碱酯酶活性起作用,增加胃的内源性乙酰胆碱,促进胃排空。5-HT_4 受体激动药常用药物为莫沙必利 5mg,3/d 口服。莫沙必利选择性作用于上消化道,促进胃排空,目前未见心脏严重不良反应的报道,但对 5-HT_4 受体激动药的心血管不良反应仍应引起重视。多离子通道调节剂药物为马来酸曲美布汀,常用量 100~200mg,3/d 口服。该药对消化道运动的兴奋和抑制具有双向调节作用,不良反应轻微。红霉素具有胃动素作用,静脉给药可促进胃排空,主要用于胃轻瘫的治疗,不推荐作为 FD 治疗的首选药物。

4.助消化药　消化酶和微生态制剂可作为治疗消化不良的辅助用药。复方消化酶、益生菌制剂可改善与进餐相关的腹胀、食欲缺乏等症状。

5.根除幽门螺杆菌治疗　　根除 Hp 可使部分 FD 患者症状得以长期改善,对合并 Hp 感染的 FD 患者,应用抑酸、促动力剂治疗无效时,建议向患者充分解释根除治疗的利弊,征得患者同意后给予根除 HP 治疗。根除 Hp 治疗可使部分 FD 患者的症状得到长期改善,使胃黏膜炎症得到消退,而长期胃黏膜炎症则是消化性溃疡、胃黏膜萎缩/肠化生和胃癌发生的基础病变,根除 Hp 可预防胃癌前病变进一步发展。

根据 2005 年欧洲幽门螺杆菌小组召开的第 3 次 MaastrichtⅢ共识会议意见,推荐在初级医疗中实施"检测和治疗"策略,即对年龄小于 45 岁,有持续消化不良症状的成人患者应用非侵入性试验(尿素呼气试验、粪便抗原试验)检测 Hp,对 Hp 阳性者进行根除治疗。包含 PPI、阿莫西林、克拉霉素或甲硝唑每日 2 次给药的三联疗法仍推荐作为首选疗法。包含铋剂的四联疗法,如可获得铋剂,也被推荐作为首选治疗选择。补救治疗应结合药敏试验结果。

对 PPI(标准剂量,2/d),克拉霉素(500mg,2/d),阿莫西林(1000mg,2/d)或甲硝唑 400mg 或 500mg 2/d,组成的方案,疗程 14 天比 7 天更有效,在克拉霉素耐药率小于 15%～20%的地区,仍推荐 PPI 联合应用克拉霉素、阿莫西林/甲硝唑的三联短程疗法作为一线治疗方案。其中 PPI 联合克拉霉素和甲硝唑方案应当在人群甲硝唑耐药率小于 40%时才可应用,含铋剂四联治疗除了作为二线方案使用外,还可作为可供选择的一线方案。除了药敏感试验外,对于三线治疗不作特别推荐。喹诺酮类(左氧氟沙星、利福霉素、利福布汀)抗生素与 PPI 和阿莫西林合用作为一线疗法,而不是作为补救的治疗,被评估认为有较高的根除率,但利福布汀是一种选择分枝杆菌耐药的抗生素,必须谨慎使用。

6.黏膜保护药　　FD 发病原因中可能涉及胃黏膜防御功能减弱,作为辅助治疗,常用的胃黏膜保护药有硫糖铝、胶体铋、前列腺素 E,复方谷氨酰胺等,联合抑酸药可提高疗效。硫糖铝餐前 1 小时和睡前各服 1.0g,肾功不全者不宜久服。胶体次枸橼酸铋一次剂量 5mL 加水至 20mL 或胶囊 120mg,4/d,于每餐前半小时和睡前一次口服,不宜久服,最长 8 周,老年人及肾功能障碍者慎用。已用于临床的人工合成的前列腺素为米索前列醇(喜克溃),常用剂量 200mg,4/d,主要不良反应为腹泻和子宫收缩,孕妇忌服。复方谷氨酰胺,常用量 0.67g,3/d,剂量可随年龄与症状适当增减。

(二)精神心理治疗

抗焦虑、抑郁药对 FD 有一定的疗效,对抑酸和促动力药治疗无效,且伴有明显精神心理障碍的患者,可选用三环类抗抑郁药或 5－HT$_4$ 再摄取抑制药;除药物治疗外,行为治疗、认知疗法及心理干预等可能对这类患者也有益。精神心理治疗不但可以缓解症状还可提高患者的生活质量。

(三)外科手术

经过长期内科治疗无效的严重患者,可考虑外科手术。一般采用胃大部切除术、幽门成形术和胃空肠吻合术。

(曲云)

第四章　肝脏疾病

第一节　病毒性肝炎

病毒性肝炎(viral hepatitis)是由多种肝炎病毒引起的、以肝脏损害为主的一组全身性传染病。目前按病原学明确分类的有甲、乙、丙、丁、戊五型肝炎病毒。各型病毒性肝炎临床表现相似,以疲乏、食欲减退、厌油、肝功能异常为主要临床表现,部分病例出现黄疸。甲型和戊型肝炎主要表现为急性感染,经粪－口途径传播;乙型、丙型和丁型肝炎多呈慢性感染,部分病例可发展为肝硬化或肝细胞癌,主要经血液和体液等胃肠外途径传播。

一、病原学

病毒性肝炎的病原是肝炎病毒,目前已证实的病毒性肝炎致病因子至少有甲、乙、丙、丁、戊五型肝炎病毒;不排除其他未发现的嗜肝病毒成员的存在。此外,巨细胞病毒、EB病毒、单纯疱疹病毒、风疹病毒和黄热病毒及其他某些病毒感染亦可引起肝脏炎症,这些病毒所致的肝炎是全身感染的一部分,不包括在"病毒性肝炎"范畴内。

(一)甲型肝炎病毒

甲型肝炎病毒(hepatitis A virus,HAV)是1973年由Feinstone等应用免疫电镜方法在急性肝炎患者的粪便中发现的,1987年获得HAV全长核苷酸序列。1981年曾将HAV归类为肠道病毒属72型,1993年由于它在许多方面的特征与肠道病毒有所不同而归入嗜肝RNA病毒属(Heparnavirus)。

HAV呈球形,直径27～32nm,无包膜,由32个亚单位结构(称为壳粒)组成20面对称体颗粒。电镜下见实心和空心两种颗粒,实心颗粒为完整的HAV,有传染性;空心颗粒为未成熟的不含RNA的颗粒,具有抗原性,但无传染性。HAV基因组为单股线状RNA,全长由7478个核苷酸组成。根据核苷酸序列的同源性,HAV可分为7个基因型,其中Ⅰ型、Ⅱ型、Ⅲ型和Ⅶ型来自于人类,Ⅳ型、Ⅴ型和Ⅵ型来自于猿猴。目前我国已分离的HAV均为Ⅰ型。在血清型方面,能感染人的血清型只有1个,因此只有1个抗原抗体系统。感染后早期产生IgM型抗体,是近期感染的标志,一般持续8～12周,少数可延续6个月,IgG型抗体则是既往感染的标志,可长期存在。

许多灵长类动物,如黑猩猩、绒猴、狒狒、恒河猴、猕猴和短尾猴等均对HAV易感。1979年Provost等在狨猴原代肝细胞中培养HAV获得成功。目前体外培养主要用亚历山大(Alexander)肝癌细胞、二倍体成纤维细胞、猴肾细胞和Vero细胞等,细胞培养中HAV生长缓慢,接种后约需4周才可检出抗原。滴度低,很少释放到细胞外,一般不引起细胞病变,经多次传代后,HAV的致病性大大减弱甚至消失,据此已制备出HAV减毒活疫苗并用于临床。

HAV对外界抵抗力较强,耐酸碱,室温下可生存1周,干粪中25℃能生存30天,在贝壳类动物、污水、淡水、海水和泥土中能生存数月。在－70～－20℃数年后仍有感染力,在甘油内－80℃可长期保存。能耐受60℃ 1h,10～12h部分灭活;100℃ 1min全部灭活;紫外线1min,余氯1.5～12.5mg/L 30min,3%甲酸5min均可灭活;70%乙醇2513min可部分灭活。

（二）乙型肝炎病毒

1965 年 Blumberg 等报道发现澳大利亚抗原，1967 年 Krugman 等发现澳大利亚抗原与肝炎有关，故称其为肝炎相关抗原（hepatitis associated antigen，HAA），1972 年世界卫生组织将其命名为乙型肝炎表面抗原（hepatitis B surface antigen，HBsAg）。1970 年 Dane 等在电镜下发现乙型肝炎病毒（hepatitis B virus，HBV）完整颗粒，称为 Dane 颗粒。1979 年 Galibert 测定了 HBV 全基因组序列。HBV 是嗜肝 DNA 病毒科（Hepadnavirus）正嗜肝 DNA 病毒属（Orthohepadnavirus）的一员，该属其他成员包括土拨鼠肝炎病毒（woodchuck hepatitis，WHV）及地松鼠肝炎病毒（ground squirrel hepatitis virus，GSHV）。鸭乙型肝炎病毒（duck hepatitis B virus，DHBV）则是同科中禽嗜肝 DNA 病毒属（Avihepadnavirus）的一员。HBV 的抵抗力很强，对热、低温、干燥和紫外线及一般浓度的消毒剂均能耐受。在 37℃可存活 7 天，在血清中 30～32℃可保存 6 个月，－20℃可保存 15 年。100℃ 10min、65℃ 10h 或高压蒸汽消毒可被灭活，对 0.2％苯扎溴铵及 5％过氧乙酸敏感。

1. 形态与生物学特性　在电镜下观察，HBV 在感染者血清中存在三种形式的颗粒：①大球形颗粒，为完整的 HBV 颗粒，又名 Dane 颗粒，直径 42mn，由包膜与核心组成。包膜含 HBsAg、糖蛋白与细胞脂质；核心直径 27nm，内含环状双股 DNA、DNA 聚合酶（DNA polymerase，DNAP）、核心抗原（hepatitis B core antigen，HBcAg），是病毒复制的主体。②小球形颗粒，直径 22nm。③丝状颗粒，直径 22nm，长 100～1000nm。后两种颗粒由 HBsAg 组成，为空心包膜，不含核酸，无感染性。一般情况下，血清中小球形颗粒最多，Dane 颗粒最少。

对 HBV 易感的动物很局限，灵长类动物如黑猩猩是较理想的动物模型。体外细胞培养，如通过转染含 HBV 基因的重组质粒获得的一些细胞株（如 HepG2）可支持完整病毒的复制和病毒蛋白的表达。近年研发的转基因小鼠可进行 HBV 相关的一些研究。

2. 基因组结构与编码蛋白　HBV 基因组结构独特而精巧（图 4－1），由不完全的环状双链 DNA 组成，长链（负链）约含 3200 个碱基（hp），短链（正链）的长度可变化，为长链的 50％～80％。HBV 基因组中 4 个开放读码框（open reading frame，ORF）均位于长链，分别是 S 区、C 区、P 区和 X 区，其中 S 区完全嵌合于 P 区内，C 区和 X 区分别有 23％和 39％与 P 区重叠，C 区和 X 区有 4％～5％重叠。

S 区又分为前 S1、前 S2 及 S 三个编码区，分别编码前 S1 蛋白（pre－S1），前 S2 蛋白（pre－S2）及 HB－sAg。HBsAg 为小分子蛋白或主蛋白；Pre－S2 与 HB－sAg 合称为中分子蛋白；三者合称为大分子蛋白。前 S 蛋白有很强的免疫原性。HBsAg 的抗原性较复杂，有一个属特异性的共同抗原决定簇"a"和至少两个亚型决定簇"d/y"和"w/r"，并据此将 HBsAg 分为 10 个亚型，其中主要亚型是 adw、adr、ayw 和 ayr。我国长江以北 adr 占优势，长江以南 adr 和 adw 混存。根据 HBsAg 抗原性进行分型有一定的流行病学意义，但与基因分型并不完全一致。

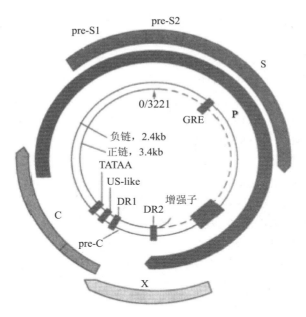

图 4-1　HBV 基因组结构

C 区由前 C 基因和 C 基因组成,编码 HBeAg(hepatitis B e antigen)和 HBcAg(hepatitis B c anti-gen)。前 C 基因开始编码(含前 C 基因和 C 基因)的蛋白质经加工后分泌到细胞外即为 HBeAg,C 基因开始编码(仅含 C 基因)的蛋白质为 HBcAg。P 区是最长的读码框,编码多种功能蛋白,包括具有反转录酶活性的 DNA 聚合酶、RNA 酶 H 等,均与 HBV 复制有关。

X 基因编码 X 蛋白,即 HBxAg(hepatitis B x antigen),HBxAg 具有反式激活作用(transactivation),可激活 HBV 本身的、其他病毒或细胞的多种调控基因。另外,HBxAg 在原发性肝细胞癌(hepatocellular carcinoma,HCC)的发生中可能起重要作用。

HBV DNA:血液中 HBV DNA 主要存在于 Dane 颗粒内,检测前须裂解病毒。HBV DNA 是病毒复制和传染性的直接标志。定量检测 HBV DNA 对于判断病毒复制程度、传染性强弱和抗病毒药物疗效等具有重要意义。

HBV 基因组变异:HBV 有很高的复制率,且因其聚合酶缺乏校对活性,故容易产生基因突变。S 基因突变可引起 HBsAg 亚型改变或隐匿性乙型肝炎(HBsAg 阴性);前 C 基因 1896 位核苷酸是最常发生变异的位点之一,变异后导致 HBeAg 蛋白表达终止,不能产生 HBeAg,形成 HBeAg 阴性的前 C 区变异株;C 区突变可致抗 HBc 阴性乙型肝炎;P 区突变可导致复制缺陷或复制水平的降低,长期抗病毒治疗出现某些特定位点的变异与病毒耐药有关。

HBV 基因型:根据 HBV 全基因序列异质性≥8% 的界限,可将其分为不同的基因型。目前,已鉴定的 HBV 基因型有 A～H 8 种,HBV 基因型的分布具有明显的地理学特点,亦可能对感染后的表现有影响。在我国流行的主要为基因型 B 和基因型 C,其中在长江以北地区,以基因型 C 为主;而在长江以南地区则以基因型 B 为多。

3.HBV 的抗原抗体系统

(1)HBsAg 与抗-HBs:成人感染 HBV 后最早 1～2 周、最迟 11～12 周血中首先出现 HBsAg。急性自限性 HBV 感染时血中 HBsAg 大多持续 1～6 周,最长可达 20 周。无症状携带者和慢性患者 HBsAg 可持续存在数十年,甚至终身。HBsAg 本身只有抗原性,无传染性。抗—HBs 是一种保护性抗体,在急性感染后期,HBsAg 转阴后一段时间开始出现,在 6～12 个月内才逐步上升至高峰,可持续多年,但滴度会逐步下降;约半数病例抗 HBs 在 HBsAg 转阴后数月才可检出;少部分病例 HBsAg 转阴后始终不产生抗—HBs。抗—HBs 阳性表示对 HBV 有免疫力,见于乙型肝炎恢复期、既往感染及乙肝疫苗接种后。

(2)HBcAg 与抗—HBc:血液中 HBcAg 主要存在于 Dane 颗粒的核心,游离的 HBcAg 极少,故不用于临床常规检测。HBcAg 有很强的免疫原性,HBV 感染者几乎均可检出抗—HBc,除非 HBV C 基因序列出现变异或感染者有免疫缺陷。抗—HBc IgM 是 HBV 感染后较早出现的抗体,绝大多数出现在发病第一周,多数在 6 个月内消失,抗—HBc IgM 阳性提示急性期或慢性肝炎急性发作。抗—HBc IgG 出现较迟,但可保持多年甚至终身。

(3)HBeAg 与抗—HBe:HBeAg 是一种可溶性蛋白,一般仅见于 HBsAg 阳性血清。急性 HBV 感染时 HBeAg 的出现时间略晚于 HBsAg,在病变极期后消失,如果 HBeAg 持续存在预示趋向慢性。在慢性 HBV 感染时 HBeAg 是重要的免疫耐受因子,大部分情况下其存在表示患者处于高感染低应答期。HBeAg 消失同时抗—HBe 产生称为 HBeAg 血清转换(HBeAg seroconversion),每年约有不到 10％慢性病例可发生自发血清转换。抗—HBe 阳转后,病毒复制多处于低水平或静止状态,传染性降低;部分患者仍有病毒复制和肝炎活动,称为 HBeAg 阴性慢性乙型肝炎。

(三)丙型肝炎病毒

丙型肝炎病毒(hepatitis C virus,HCV)是 1989 年经分子克隆技术发现的,1991 年国际病毒命名委员会将其归为黄病毒科(Flaviviridae)丙型肝炎病毒属(Hepacivirus)。

1.形态及生物学特性　HCV 呈球形颗粒,直径 30～60nm,外有脂质外壳、囊膜和棘突结构,内有由核心蛋白和核酸组成的核衣壳。

HCV 对有机溶剂敏感,10％氯仿可杀灭 HCV。煮沸、紫外线等亦可使 HCV 灭活。血清经 60℃ 10h 或 1/1000 甲醛 37℃ 6h 可使 HCV 传染性丧失。血制品中的 HCV 可用于 80℃ 72h 或加变性剂使之灭活。

2.基因组结构及编码蛋白　HCV 基因组为单股正链 RNA,全长约 9.4kb。基因组两侧分别为 5'和 3'非编码区,中间为 ORF,编码区从 5'端依次为核心蛋白区(C)、包膜蛋白区(E_1、E_2/NS_1)、非结构蛋白区(NS_2、NS_3、NS_4、NS_5),核心蛋白与核酸结合组成核衣壳。包膜蛋白为病毒外壳的主要成分,含有与肝细胞结合的表位,推测其可刺激机体产生保护性抗体。NS_3 基因区编码螺旋酶和蛋白酶,NS_3 蛋白具有强免疫原性,可刺激机体产生抗体,在临床诊断上有重要价值。NS_5 区编码依赖 RNA 的 RNA 多聚酶,在病毒复制中起重要作用。

HCV 基因组具有显著的异质性,同一基因组不同区段变异程度有显著差别。5'非编码区最保守,在设计用于诊断 HCV 感染的聚合酶链反应(PCR)引物时,此区段是首选部位。E_2/NS_1 区变异程度最大,此区含有两个高变区(HVR_1/HVR_2)。同一病例存在准种(quasispecies),即 HCV 感染后,在感染者体内形成以一个优势株为主的相关突变株病毒群。根据基因序列的差异,以 Simmonds 的分型命名系统,目前可将 HCV 分为 6 个不同的基因型,同一基因型可再分为不同亚型。基因型以阿拉伯数字表示,亚型则在基因型后加英文字母。基因型分布有显著的地区性差异,不同国家或地区的 HCV 基因组序列有所差异,我国以 1b 亚型为主。

黑猩猩对 HCV 易感,是目前较理想的动物模型。体外细胞培养比较困难,但获得了部分成功。

3.抗原抗体系统

（1）HCV Ag 与抗－HCV：血清中 HCV Ag 含量很低，检出率不高。抗－HCV 不是保护性抗体，是 HCV 感染的标志。抗－HCV 又分为 IgM 型和 IgG 型。抗－HCV IgM 在发病后即可检测到，一般持续 1～3 个月。如果抗－HCV IgM 持续阳性，提示病毒持续复制，易转为慢性。

（2）HCV RNA：感染 HCV 后第一周即可从血液或肝组织中用反转录聚合酶链反应（reverse transcription－polymerase chain reaction，RT－PCR）法检出 HCVRNA，但其含量少，并随病程波动。HCV RNA 阳性是病毒感染和复制的直接标志。HCV RNA 定量测定有助于了解病毒复制的程度、抗病毒治疗的选择及疗效评估等。HCV 基因分型在流行病学和抗病毒治疗方面有重要意义。

（四）丁型肝炎病毒

1977 年在 HBsAg 阳性肝组织标本中发现了 δ 因子，1983 年将其命名为丁型肝炎病毒（hepatitis D virus HDV）。HDV 呈球形，直径 35～37nm。HDV 是一种缺陷病毒，在血液中由 HBsAg 包被，其复制、表达抗原及引起肝损害须有 HBV 的辅佐。但细胞核内的 HDV RNA 无需 HBV 的辅助即能自行复制。HDV 基因组为单股环状闭合负链 RNA，长 1679bp，其二级结构具有核糖酶（ribozyme：）活性，能进行自身切割和连接。黑猩猩和美洲土拨鼠为易感动物。HDV 可与 HBV 同时感染人体，但大部分情况下是在 HBV 感染的基础上出现的重叠感染。当 HBV 感染结束时，HDV 感染亦随之结束。

HDV 的抗原抗体系统：

1.HDVAg 是 HDV 唯一的抗原成分，因此 HDV 仅有一个血清型。HDVAg 最早出现，然后分别是抗 HDV IgM 和抗 HDV IgG，一般三者不会同时存在。抗 HDV 不是保护性抗体。

2.HDV RNA 血清或肝组织中 HDV RNA 是诊断 HDV 感染最直接的依据。

（五）戊型肝炎病毒

戊型肝炎病毒（hepatitis E virus，HEV）是 α 病毒亚组的成员。1983 年采用免疫电镜在患者粪便中观察到 HEV，1989 年通过分子克隆技术获得 HEV cDNA。HEV 呈二十面对称体圆球形颗粒，无包膜，直径 27～34nm。HEV 基因组为单股正链 RNA，全长 7.2～7.6kb，含 3 个 ORF，ORF－1 编码非结构蛋白，ORF－2 编码核壳蛋白，ORF－3 与 ORF－2 部分重叠，可能编码部分核壳蛋白。HEV 在碱性环境下较稳定，对高热、氯仿、氯化铯敏感。

目前已发现黑猩猩、多种猴类、家养乳猪等对 HEV 易感，HEV 可在多种猴类中传代，连续传代后毒力无改变。

HEV Ag 主要定位于肝细胞胞质内，血液中一般检测不到 HEA Ag。抗－HEV IgM 在发病初期产生，多数在 3 个月内阴转。因此，抗－HEV IgM 阳性是近期 HEV 感染的标志。抗－HEV IgG 持续时间在不同病例差异较大，多数于发病后 6～12 个月阴转，但亦有持续几年甚至十多年者。戊型肝炎患者发病早期，粪便和血液中存在 HEV，但持续时间不长。

二、流行病学

病毒性肝炎在世界范围内均有流行，我国是病毒性肝炎的高发区。甲型肝炎人群流行率

(抗－HAV 阳性)约为 80％。全世界 HBsAg 携带者约 3.5 亿,其中我国约为 9300 万,约占全国总人口的 7.18％(2006 年调查数据)。全球 HCV 感染者约 1.7 亿,我国人群抗 HCV 阳性者达 3.2％,约 4000 万。丁型肝炎人群流行率约 1％,戊型肝炎约 17％。

（一）甲型肝炎

1.传染源 甲型肝炎(甲肝)传染源是急性期患者和亚临床感染者。粪便排毒期在起病前 2 周至血清谷丙转氨酶(ALT)高峰期后 1 周,少数患者可延长至其发病后 30 天。当血清抗 HAV 出现时,粪便排毒基本停止。

2.传播途径 HAV 主要由粪—口途径传播。粪便污染饮用水源、食物、蔬菜、玩具等可引起流行。水源或食物污染可致暴发流行。日常生活接触多为散发性发病,输血后甲型肝炎极罕见。

3.易感人群 抗－HAV 阴性者。6 个月以下的婴儿有来自母亲的抗－HAV 而不易感,6 个月龄后,血中抗－HAV 逐渐消失而成为易感者。在我国,大多在幼儿、儿童、青少年时期获得感染,以隐性感染为主,成人抗－HAV IgG 的检出率达 80％。甲型肝炎的流行率与居住条件、卫生习惯及教育程度有密切关系,农村高于城市,发展中国家高于发达国家。感染后可产生持久免疫。

（二）乙型肝炎

1.传染源 乙型肝炎(乙肝)患者和携带者都可以成为传染源。急性乙型肝炎患者从起病前数周开始,持续于整个急性期。慢性无症状携带者数量大,无明显症状,难于发现,是我国 HBV 传播最重要的传染源。

2.传播途径 HBV 主要经血和血制品、母婴、破损的皮肤和黏膜及性接触传播。主要传播途径有下列几种:

(1)母婴传播:由带有 HBV 的母亲传给胎儿和婴幼儿,是我国乙型肝炎病毒传播的最重要途径。可通过宫内、围生期垂直传播和出生后的水平传播。HBV 不能透过胎盘,HBSAg 阳性母亲所生新生儿宫内感染一般不到 5％,可能与妊娠期胎盘轻微剥离有关。经精子或卵子传播的可能性未被证实。围生期传播是母婴传播的主要方式,婴儿因破损的皮肤或黏膜接触母血、羊水或阴道分泌物而传染。分娩后传播主要由于母婴间密切接触。虽然母乳中可检测到 HBV,但母乳喂养与人工喂养相比并不增加婴儿 HBV 感染的机会。

(2)血液、体液传播:血液中 HBV 含量很高,微量的污染血进入人体即可造成感染,经皮肤黏膜传播主要发生于使用未经严格消毒的医疗器械、注射器、侵入性诊疗操作和手术及静脉内滥用毒品等。其他如修足、纹身、打耳洞、医务人员工作中的意外暴露、共用剃须刀和牙刷等也可传播。随着一次性注射用品的普及,医源性传播有下降趋势。由于对献血员实施严格的 HBsAg 筛查,经输血或血液制品引起的 HBV 感染已较少发生,但不能筛除 HBsAg 阴性的 HBV 携带者。

(3)日常生活接触传播:HBV 可以通过日常生活密切接触传播给家庭成员。主要通过隐蔽的胃肠道外传播途径而患者不自知。如在日常生活中共用剃须刀、牙刷等引起 HBV 的传播;或易感者有渗液的皮肤病灶,接触带有 HBV 的体液等,是家庭内水平传播的重要途径。需要指出的是日常工作或生活接触,如同一办公室工作(包括共用计算机等办公用品)、握手、拥抱、同住一宿舍、同一餐厅用餐和共用厕所等无血液暴露的接触,一般不会传染 HBV。

(4)性接触传播:HBV 可以经性接触传播。与 HBV 阳性者性接触,特别是有多个性伴侣者,其感染 HBV 的危险性增高。婚前应检查 HBsAg,如一方为 HBsAg 阳性,另一方为 HBV 易感者,在婚前应对易感者行乙肝疫苗的预防接种。

(5)其他传播途径:虽然经破损的消化道、呼吸道黏膜或昆虫叮咬在理论上有可能,但经吸血昆虫叮咬传播未被证实。实际意义并不重要。

3.易感人群　抗-HBs 阴性者。婴幼儿是获得 HBV 感染的高危时期。高危人群包括 HBsAg 阳性母亲的新生儿、HBsAg 阳性者的家属、反复输血及血制品者(如血友病患者)、血液透析患者、多个性伴侣者、静脉药瘾者、接触血液的医务工作者等。

4.流行特征　乙型肝炎流行有一定地区性差异。按流行的严重程度分为低、中、高度三种流行地区。低度流行区 HBsAg 携带率为 0.2%~0.5%,以北美、西欧、澳大利亚为代表。中度流行区 HBsAg 携带率为 2%~7%,以东欧、地中海、日本、俄罗斯为代表。高度流行区 HBsAg 携带率为 8%~20%,以热带非洲、东南亚和中国为代表。本病婴幼儿感染多见;发病男性高于女性,男女比例约为 1.4:1;以散发为主;有家庭聚集现象。

(三)丙型肝炎

1.传染源　丙型肝炎(丙肝)的主要传染源是慢性 HCV 感染者,特别是无症状感染者具有重要的流行病学意义。急性患者在起病前 12 天即具传染性,并可长期持续或终生携带病毒。

2.传播途径　类似乙型肝炎,由于体液中 HCV 含量较少,且为 RNA 病毒,对外界的抵抗力较低,其传播较乙型肝炎局限。

(1)输血及血制品:曾是最主要的传播途径,输血后肝炎 70% 以上是丙型肝炎。随着筛查方法的改善,此传播方式已得到明显控制,但个别抗 HCV 阴性的 HCV 携带供血员尚不能完全筛除,输血仍有传播丙型肝炎的可能,特别是反复接受输血或血制品者。

(2)其他血液、体液传播:注射、针刺、器官移植、骨髓移植、血液透析可能传播。

(3)性接触传播:有研究报道无输血史的丙肝患者中,有性接触或家庭内接触肝炎史者颇为多见,还发现丙型肝炎发病与接触新的性伙伴明显相关,说明 HCV 存在性传播,但不是主要传播途径。

(4)母婴传播:HCV RNA 阳性母亲传播给新生儿的概率为 4%~7%。

(5)日常生活接触传播:尽管经血传播是主要传播途径,但仍有部分散发性丙型肝炎,无输血或肠道外暴露史。日常生活密切接触也可能是散发性丙肝的原因。

3.易感人群　人类对 HCV 普遍易感。抗-HCV 并非保护性抗体,感染后对不同株可能无保护性免疫。

(四)丁型肝炎

我国由于 HBV Ag 携带率较高,故有引起 HDV 感染传播的基础。我国 HDV 感染不仅存在于边疆少数民族地区,也存在于中原、西南及北方地区。急、慢性丁型肝炎(丁肝)患者和 HDV 携带者是主要的传染源。传播途径与乙型肝炎相似。与 HBV 以重叠感染或同时感染的形式存在,以前者为主。我国西南地区感染率较高,在 HBsAg 阳性人群中超过 3%。人类对 HDV 普遍易感。抗-HDV 不是保护性抗体。HBV 感染者,包括慢性无症状 HBsAg 携带者是 HDV 感染的高危人群;另外,多次输血者、静脉药病者、同性恋者均为易感人群。

(五)戊型肝炎

戊型肝炎(戊肝)流行病学特征与甲型肝炎相似,但有以下特点:本病主要发生在发展中国家,发达国家仅有个别输入性病例;以经水源传播最为多见;主要发生在雨季或洪水后;青壮年发病率高;孕妇病死率高;病后有一定免疫力,但持续时间较短;抗-HEV不是保护性抗体,目前尚无特异性免疫制剂可供预防。我国各省、市、自治区均有戊型肝炎发生,其中吉林、辽宁、河北、山东、内蒙古、新疆和北京曾发生本病的暴发或流行,其他地区有散发病例。

三、发病机制与病理解剖

（一）发病机制

病毒性肝炎的发病机制较为复杂,简述如下。

1.甲型肝炎　发病机制至今尚未充分阐明。既往认为甲型肝炎的发病机制是HAV对肝细胞有直接杀伤作用。近年的研究表明,实验感染HAV的动物肝细胞及HAV体外细胞培养时均不发生细胞病变;致敏淋巴细胞对HAV感染的靶细胞显示细胞毒性;患者外周血CD8+细胞亚群升高;患者肝组织内炎症反应明显,浸润较多的CD8+细胞、CD4+细胞及B细胞;针对I类MHC抗原的特异性抗体,能阻抑CD8+细胞对HAV感染靶细胞的杀伤作用;患者外周血淋巴细胞产生并释放γ-干扰素(IFN-γ)。根据这些研究结果,目前认为甲型肝炎的发病机制倾向于宿主免疫损伤为主。发病早期,可能是由于HAV在肝细胞内大量增殖及CD8+细胞毒性T细胞杀伤作用共同导致肝细胞损害,内源性IFN-γ可诱导受感染肝细胞膜I类MHC抗原的表达从而促进Tc细胞的细胞毒性作用。病程后期,可能主要是免疫病理损害,即内源性IFN-γ诱导I类MHC抗原表达,促使Tc细胞特异性杀伤受HAV感染的肝细胞,导致肝细胞坏死,同时HAV清除。

2.乙型肝炎　发病机制非常复杂,目前尚未完全阐明。HBV侵入人体后,未被单核-吞噬细胞系统清除的病毒到达肝脏或肝外组织,如胰腺、胆管、脾、肾、淋巴结、骨髓等。病毒包膜与肝细胞膜融合,病毒侵入细胞。HBV进入肝细胞后即开始其复制过程,HBV DNA进入细胞核形成共价闭合环状DNA(covalently closed circular DNA,cccDNA),以cccDNA为模板合成前基因组mRNA,前基因组mRNA进入胞质作为模板反转录为负链DNA,再以负链DNA为模板合成正链DNA,两者形成完整的HBV DNA。HBV复制过程非常特殊:细胞核内有稳定的cccDNA存在(HBV持续存在的来源);有一个反转录步骤。

一般认为,HBV并不直接导致肝细胞病变,肝细胞病变主要取决于机体的免疫应答,尤其是细胞免疫应答。免疫应答既可清除病毒,又可导致肝细胞损伤。机体免疫反应不同,导致临床表现各异。当机体处于免疫耐受状态,不发生免疫应答,多成为无症状携带者;当机体免疫功能正常时,多表现为急性肝炎,成年感染HBV者常属于这种情况。正常成人期感染HBV者,95%以上可彻底清除病毒;当机体免疫功能低下、不完全免疫耐受、自身免疫反应产生、HBV基因突变逃避免疫清除等情况下,可导致慢性肝炎;当机体发生超敏反应时,大量抗原-抗体复合物产生并激活补体系统,以及在肿瘤坏死因子(tumor necrosis factor,TNF)、白细胞介素1(interleukin 1,1L-1)、白细胞介素6(IL-6)、内毒素等参与下,导致大片肝细胞坏死,发生重型肝炎。

乙型肝炎的肝外损伤可能主要由免疫复合物引起。急性乙型肝炎早期偶尔出现的血清病样表现很可能是循环免疫复合物沉积在血管壁和关节腔滑膜并激活补体所致,此时血清补体滴度通常显著下降;慢性乙型肝炎时循环免疫复合物可沉积在血管壁,导致膜性肾小球肾炎伴发肾病综合征,在肾小球基膜上可检出HBsAg、免疫球蛋白和补体C3;免疫复合物也可

　　导致结节性多动脉炎,这些免疫复合物多是抗原过剩的免疫复合物。

　　乙型肝炎慢性化的发生机制是研究的热点和难点。有证据表明,免疫耐受是关键因素之一。由于 HBeAg 是一种可溶性抗原,HBeAg 的大量产生可能导致免疫耐受。免疫抑制亦与慢性化有明显关系。慢性化还可能与遗传因素有关。

　　人感染 HBV 后,病毒持续 6 个月仍未被清除者称为慢性 HBV 感染。HBV 感染后的自然病程是复杂和多变的,同时受到很多因素的影响,包括感染的年龄、病毒因素(HBV 基因型、病毒变异和病毒复制的水平)、宿主因素(性别、年龄和免疫状态)和其他外源性因素,如同时感染其他嗜肝病毒和嗜酒等。HBV 感染的临床谱包括从症状不明显的肝炎到急性有症状的肝炎,甚至急性重型肝炎,从非活动性 HBsAg 携带状态到慢性肝炎、肝硬化等各种状况,15%～40%的慢性 HBV 感染者会发展为肝硬化和晚期肝病。

　　感染时的年龄是影响慢性化的最主要因素。在围生期和婴幼儿时期感染 HBV 者中,分别有 90%和 25%～30%将发展成慢性感染。最近将慢性 HBV 感染的自然史进一步分为四个阶段,即免疫耐受期、免疫清除期、非活动或低(非)复制期和再活动期(图 4—2)。免疫耐受期的特点是 HBV 复制活跃,血清 HBsAg 阳性和 HBeAg 阳性,HBVDNA 滴度较高(>10^5 拷贝/ml),血清 ALT 水平正常,肝组织学无明显异常。免疫清除期表现为血清 HBV DNA 滴度>10^5 拷贝/ml,但一般低于免疫耐受期,ALT/AST 持续或间歇升高,肝组织学有坏死炎症等表现。非活动或低(非)复制期表现为 HBeAg 阴性,抗 HBe 阳性,HBV DNA 检测不出(PCR 法)或低于检出阈值,ALT 水平正常,肝组织学无炎症或仅有轻度炎症。

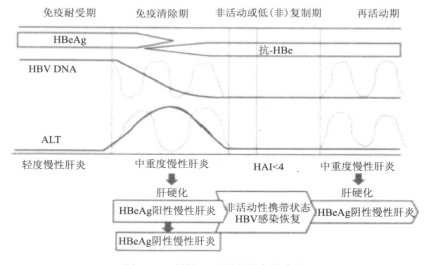

图 4—2　慢性乙型肝炎的自然病程

　　在青少年和成人期感染 HBV 者中,仅 5%～10%发展成慢性,一般无免疫耐受期。早期即为免疫清除期,表现为活动性慢性乙型肝炎;后期为非活动或低(非)复制期,肝脏疾病缓解。无论是围生期和婴幼儿时期,或是在青少年和成人感染 HBV 者,在其非活动或低(非)复制期的 HBV 感染者中,部分患者又可再活动,出现 HBeAg 阳转;或发生前 C 或 C 区启动子变异,HBV 再度活动,但 HBeAg 阴性,两者均表现为活动性慢性乙型肝炎。

　　慢性乙型肝炎患者中,肝硬化失代偿的年发生率约为 3%,5 年累计发生率约为 16%。慢性乙型肝炎、代偿期和失代偿期肝硬化的 5 年病死率分别为 0～2%、14%～20%和 70%～

86％。其影响因素包括年龄、血清白蛋白和胆红素水平、血小板计数及脾大等。自发性或经抗病毒治疗后 HBeAg 血清学转换，且 HBV DNA 持续转阴和 ALT 持续正常者的生存率较高。

HBV 感染是 HCC 的重要相关因素，HBsAg 和 HBeAg 均阳性者的 HCC 发生率显著高于单纯 HBsAg 阳性者。肝硬化患者发生 HCC 的高危因素包括男性、年龄、嗜酒、黄曲霉素污染的食物、合并 HCV 或 HDV 感染、持续的肝脏炎症、持续 HBeAg 阳性及 HBV DNA 持续高水平（≥10^5 拷贝/ml）等。在 6 岁以前受感染的人群中，约 25％在成年时将发展成肝硬化和 HCC，但有少部分与 HBV 感染相关的 HCC 患者无肝硬化证据。HCC 家族史也是相关因素，但在同样的遗传背景下，HBV 病毒载量更为重要。

3.丙型肝炎　HCV 进入体内后，首先引起病毒血症，病毒血症间断地出现于整个病程。第 1 周即可从血液或肝组织中用 RT－PCR 法检出 HCV RNA。第 2 周开始，可检出抗 HCV。少部分病例感染 3 个月后才检测到抗 HCV。目前认为 HCV 致肝细胞损伤有下列因素的参与：①HCV 直接杀伤作用。HCV 在肝细胞内复制干扰细胞内大分子的合成，增加溶酶体膜的通透性，引起细胞病变；另外，HCV 表达产物（蛋白）对肝细胞有毒性作用。②宿主免疫因素。肝组织内存在 HCV 特异性细胞毒性 T 淋巴细胞（CD8+ T 细胞），可攻击 HCV 感染的肝细胞；另外，CD4+ T 细胞被致敏后分泌的细胞因子，在协助清除 HCV 的同时，也导致了免疫损伤。③自身免疫。HCV 感染者特别是白种人常伴有自身免疫改变，如胆管病理损伤与自身免疫性肝炎相似。常合并自身免疫性疾病，血清中可检出多种自身抗体，如杭核抗体、抗平滑肌抗体、抗单链 DNA 抗体、抗线粒体抗体等，均提示自身免疫机制的参与。④细胞凋亡。正常人肝组织无 Fas 分子的表达，HCV 感染肝细胞内有较大量 Fas 表达，同时，HCV 可激活 CTL 表达 FasL，Fas 和 FasL 是一对诱导细胞凋亡的膜蛋白分子，两者结合导致细胞凋亡。

HCV 感染后 60％～85％转为慢性。慢性化的可能机制主要有：①HCV 的高度变异性。HCV 在复制过程中由于依赖 RNA 的 RNA 聚合酶缺乏校正功能；同时由于机体免疫压力，使 HCV 不断发生变异，同一个体内常出现准种毒株群，来逃避机体的免疫监视，导致慢性化。②HCV 对肝外细胞的泛嗜性。存在于外周血单核细胞中的 HCV，可能成为反复感染肝细胞的来源。③HCV 在血液中载量相对低，免疫原性弱，机体对其免疫应答水平低下，甚至产生免疫耐受，造成病毒持续感染。

HCV 与 HCC 的关系也很密切。HCV 与 HBV 不同，它不经过与宿主肝细胞基因组整合的过程。从 HCV 感染到 HCC 的发生通常要经过慢性肝炎和肝硬化的阶段。现在认为，慢性炎症导致肝细胞不断的破坏和再生是 HCC 发生的重要因素。

由于绝大多数 HCV 感染者在急性期及慢性感染早期症状隐匿，所以确切的 HCV 感染自然史很难评估。急性 HCV 感染一般临床表现较轻，很少出现较重的临床表现，罕见出现重型肝炎，且往往几周后随着 ALT 的降低症状更加隐匿。慢性丙型肝炎发生后，HCV RNA 滴度开始稳定，自发痊愈的病例较少见。和乙型肝炎相反，年轻的丙型肝炎患者的慢性化率较低，20 岁以下的丙型肝炎患者慢性化率为 30％，而 40 岁的患者高达 76％。在感染 20 年后，感染时小于 20 岁、21～30 岁、31～40 岁、41～50 岁和大于 50 岁的感染者分别有 2％、6％、10％、37％和 63％发生肝硬化。女性 HCV 感染者病情较轻，特别是年轻女性。在感染 17～20 年后，只有 2％～4％发展为肝硬化。HCV 相关肝细胞癌发生率在感染 30 年后平均为 1％

～3％,主要见于肝硬化和进展性肝纤维化患者,一旦发展成为肝硬化,肝癌的年发生率为1％～7％。

肝组织炎症坏死的程度和ALT水平是提示慢性丙型肝炎预后的重要标志;肝脏病理学检查是评价丙型肝炎病情及发展的金标准。

4.丁型肝炎　同乙型病毒性肝炎一样,丁型肝炎的发病机制尚未完全阐明。研究认为HDV的复制对肝细胞有直接的致病作用,体外实验表明,高水平表达的HDVAg对培养肝癌细胞有直接的细胞毒作用,且HDV与HBV重叠感染时,常见肝细胞损害加重,并向慢性化发展。最近研究提示,免疫应答可能是HDV导致肝细胞损害的主要原因。因此,从目前的研究结果来看,丁型肝炎的发病机制可能既有HDV的直接致病作用,又有宿主免疫反应的介导因素参与。

5.戊型肝炎　关于戊型肝炎的发病机制目前尚不清楚,可能与甲型肝炎相似,细胞免疫是引起肝细胞损伤的主要原因。动物实验表明,主要为HEV诱发的细胞免疫反应介导的肝细胞溶解

(二)病理解剖

1.基本病变　病毒性肝炎以肝损害为主,肝外器官可有一定损害。各型肝炎的基本病理改变表现为肝细胞变性、坏死,同时伴有不同程度的炎症细胞浸润、间质增生和肝细胞再生。肝细胞变性通常表现为气球样变和嗜酸性变。病变早期以气球样变(ballooning degeneration)为主,表现为肝细胞肿胀,胞核浓缩,胞质颜色变浅、透亮,状如气球。一些肝细胞体积缩小,胞核固缩甚至消失,由于核酸含量减少,胞质嗜酸性染色增强,成伊红色圆形小体,称嗜酸性小体(eosinophilic body),也称凋亡小体。

慢性肝炎的肝组织基本病理学特点是:肝纤维化的形成和积累,同时急性肝炎的各种基本病变仍然存在。汇管区炎症细胞浸润是判断炎症活动度的一个重要指标,浸润细胞主要为淋巴细胞,以$CD8^+$或$CD4^+$的T细胞为主,其他尚有单核细胞、浆细胞和组织细胞。炎症细胞聚集常引起汇管区扩大,并可破坏界板引起界面肝炎(interface hepatitis),又称碎屑样坏死(piecemeal necrosis,PN)。汇管区炎症及其界面肝炎是慢性乙型肝炎病变活动及进展的特征性病变。小叶内肝细胞变性、坏死,包括融合性坏死和桥形坏死(bridging necrosis,BN)等,随病变加重而日趋显著。肝细胞炎症坏死、汇管区及界面肝炎可导致肝内胶原过度沉积,肝纤维化及纤维间隔形成。如进一步加重,可引起肝小叶结构紊乱,形成假小叶并进展为肝硬化。

2.各临床型肝炎的病理特点

(1)急性肝炎(acute hepatitis):肝大,肝细胞气球样变和嗜酸性变,形成点、灶状坏死,汇管区炎症细胞浸润,坏死区肝细胞增生,网状支架和胆小管结构正常。黄疸型病变较非黄疸型重,有明显的肝细胞内胆汁淤积。甲型和戊型肝炎,在汇管区可见较多的浆细胞;急性乙型肝炎汇管区炎症不明显;丙型肝炎有滤泡样淋巴细胞聚集和较明显的脂肪变性。

(2)慢性肝炎(chronic hepatitis):病理诊断主要按炎症活动度和纤维化程度进行分级(G)和分期(S),见表4-1。

表4-1 慢性肝炎分级及分期标准

炎症活动度(G)			纤维化程度(S)	
	汇管区及周围	小叶内		
0级	无炎症	无炎症	0期	无
1级	汇管区炎	变性及少数点、灶状坏死	1期	汇管区纤维化扩大,局限窦周及小叶内纤维化
2级	轻度PN	变性,点、灶状坏死或嗜酸小体	2期	汇管区周围纤维化,纤维间隔形成,小叶结构保留
3级	中度PN	变性、融合坏死或见BN	3期	纤维间隔伴小叶结构紊乱,无肝硬化
4级	重度PN	BN范围广,累及多个小叶(多小叶坏死)	4期	早期肝硬化

慢性肝炎病理诊断与临床分型的关系:轻度慢性肝炎,$G_1 \sim G_2$,$S_0 \sim S_2$期;中度慢性肝炎,G_3,$S_1 \sim S_3$;重度慢性肝炎,G_4,$S_2 \sim S_4$。

(3)重型肝炎(severe hepatitis):①急性重型肝炎,发病初肝脏无明显缩小,约1周后肝细胞大块坏死或亚大块坏死或桥接坏死,坏死的肝细胞占2/3以上,周围有中性粒细胞浸润，纤维组织增生,亦无明显的肝细胞再生。肉眼观肝体积明显缩小,由于坏死区充满大量红细胞而呈红色,残余肝组织淤胆而呈黄绿色,故称之为红色或黄色肝萎缩。②亚急性重型肝炎,肝细胞呈亚大块坏死,坏死面积小于1/2。肝小叶周边可见肝细胞再生,形成再生结节,周围被增生胶原纤维包绕,伴小胆管增生,淤胆明显。肉眼肝脏表面见大小不等的小结节。③慢性重型肝炎,在慢性肝炎或肝硬化病变基础上出现亚大块或大块坏死,大部分病例可见桥接及碎屑状坏死。

(4)肝炎肝硬化(cirrhosis):①活动性肝硬化,肝硬化伴明显炎症、坏死,假小叶边界不清;②静止性肝硬化,肝硬化结节内炎症轻,假小叶边界清楚。

(5)淤胆型肝炎(cholestatic hepatitis):除有轻度急性肝炎变化外,还有毛细胆管内胆栓形成,肝细胞内胆色素淤积,出现小点状色素颗粒。严重者肝细胞呈腺管状排列,吞噬细胞肿胀并吞噬胆色素。汇管区扩大和小胆管扩张,中性粒细胞浸润。

(6)慢性无症状携带者(chronic asymptomatic carrier,AsC):大部分病变轻微,少部分可有慢性肝炎甚至肝硬化的病理改变。一些病例由于病变分布不均匀,取材部位对无症状携带者的病理诊断有一定影响。

四、病理生理

1.黄疸 以肝细胞性黄疸为主。主要由于肝细胞膜通透性增加及胆红素的摄取、结合、排泄等功能障碍引起;部分病例有不同程度的肝内胆汁淤积。

2.肝性脑病(hepatic encephalopathy) 发生机制尚未清楚阐明,目前较为认同的有以下几种。

(1)血氨及其他毒性物质的潴积:目前认为是肝性脑病产生的主要原因。大量肝细胞坏死时,肝脏解毒功能降低;肝硬化门-腔静脉短路,均可引起血氨及其他有毒物质,如短链脂肪酸、硫醇、某些有毒氨基酸(如色氨酸、蛋氨酸、苯丙氨酸等)的储积,导致肝性脑病。

(2)支链氨基酸/芳香氨基酸比例失调:重型肝炎时芳香氨基酸(苯丙氨酸、酪氨酸等)显著升高,而支链氨基酸(缬氨酸、亮氨酸、异亮氨酸等)正常或轻度减少;肝硬化时则芳香氨基酸升高,支链氨基酸减少。

(3)假性神经递质假说:肝衰竭时,某些胺类物质(如羟苯乙醇胺)不能被清除,通过血脑屏障取代正常的神经递质,导致肝性脑病。

肝性脑病发生的诱因有:大量利尿引起低钾和低钠血症、消化道大出血、高蛋白饮食、合并感染、使用镇静剂、大量放腹水等。

3.出血 重型肝炎肝细胞坏死时凝血因子合成减少,肝硬化时脾功能亢进致血小板减少,DIC导致凝血因子和血小板消耗,少数并发血小板减少性紫癜或再生障碍性贫血等因素都可引起出血。

4.急性肾功能不全 又称肝肾综合征(hepatorenal syndrome)或功能性肾衰竭。重型肝炎或肝硬化时,由于内毒素血症、肾血管收缩、肾缺血、前列腺素 E_2 减少、有效血容量下降等因素导致肾小球滤过率和肾血流量降低,引起急性肾功能不全。

5.肝肺综合征 重型肝炎和肝硬化患者可出现肺功能损害,临床上表现胸闷、气促、呼吸困难、胸痛、发绀、头昏等症状,严重者可致晕厥与昏迷。肝肺综合征是基础肝病、肺血管扩张和动脉血液氧合障碍的三联症候群,产生的根本原因是肺内毛细血管和小血管异常扩张,出现动—静脉分流,严重影响气体交换功能所致。肝衰竭导致门静脉循环受阻、门—腔静脉分流,使肠道细菌进入肺循环释放内毒素也可能是原因之一。

6.腹水 重型肝炎和肝硬化时,由于醛固酮分泌过多和利钠激素的减少导致钠潴留,钠潴留是早期腹水产生的主要原因。门静脉高压、低蛋白血症和肝淋巴液生成增多是后期腹水产生的主要原因。

五、临床表现

不同病原类型的病毒性肝炎潜伏期不同,甲型肝炎2~6周,平均4周;乙型肝炎1~6个月,平均3个月;丙型肝炎2周~6个月,平均40天;丁型肝炎4~20周;戊型肝炎2~9周,平均6周。临床上,甲型肝炎、戊型肝炎表现为急性肝炎,乙型肝炎、丙型肝炎及丁型肝炎可转为慢性肝炎;各型肝炎均可能发生肝衰竭。病毒性肝炎的临床类型及其临床表现如下。

(一)急性肝炎

急性肝炎包括急性黄疸型肝炎和急性无黄疸型肝炎。

1.急性黄疸型肝炎 临床经过的阶段性较为明显,可分为三期。①黄疸前期:甲型肝炎、戊型肝炎起病较急,乙型肝炎、丙型肝炎、丁型肝炎起病相对较缓,仅少数有发热。此期主要症状有全身乏力、食欲减退、恶心、呕吐、厌油、腹胀、肝区痛、尿色加深等,肝功能改变主要为ALT升高,本期持续5~1天。②黄疸期:可总结为"热退黄疸现,自觉症状减"。症状明显好转,发热消退;但尿色加深,巩膜和皮肤出现黄疸,1~3周内黄疸达高峰。部分患者可有皮肤瘙痒等胆汁淤积表现。肝大,质软、边缘锐利,有压痛及叩痛。部分病例有轻度脾大。肝功能检查ALT和胆红素升高,尿胆红素阳性,本期持续2~6周。③恢复期:症状逐渐消失,黄疸消退,肝、脾回缩,肝功能逐渐恢复正常,本期持续1~2个月。总病程2~4个月。

2.急性无黄疸型肝炎 除无黄疸外,其他临床表现与急性黄疸型肝炎相似。临床上无黄疸型肝炎发病率远高于黄疸型。无黄疸型通常起病较缓慢,症状较轻或没有任何临床症状,易被忽视,病程多在3个月内。

急性丙型肝炎的临床表现一般较轻,多无明显症状,少数病例有低热,血清ALT轻中度升高。无黄疸型肝炎占2/3以上,即使是急性黄疸型病例,黄疸亦属轻度。

急性丁型肝炎可与HBV感染同时发生(同时感染,coinfection)或继发于慢性HBV感染者(重叠感染,superinfection),其临床表现部分取决于与 HBV 感染的模式。同时感染者临床表现与急性乙型肝炎相似,大多数表现为黄疸型,有时可见双峰型 ALT 升高,分别表示 HBV 和 HDV 感染,预后良好,极少数可发展为重型肝炎。重叠感染者病情常较重,ALT 升高可达数月之久,部分可进展为急性重型肝炎,此种类型大多会向慢性化发展。

戊型肝炎与甲型肝炎相似,但黄疸前期较长,平均为 10 天,症状较重,自觉症状至黄疸出现后 4~5 天才开始缓解,病程较长。HBV 慢性感染者重叠戊型肝炎时病情较重,病死率增高。一般认为戊型肝炎无慢性化过程,也无慢性携带状态,但临床观察、流行病学调查和肝组织检查均发现,3%~10%的急性戊型肝炎患者可有病程超过 6 个月的迁延现象。

(二)慢性肝炎

甲型肝炎、戊型肝炎不转为慢性肝炎,成年急性乙型肝炎约 10%转为慢性肝炎,丙型肝炎超过 60%,丁型肝炎约 70%转为慢性肝炎。急性肝炎病程超过半年,或原有慢性病原携带史因免疫应答而出现肝炎症状、体征及肝功能异常者;发病日期不明确或虽无肝炎病史,但根据肝组织病理学或根据症状、体征、化验及 B 超检查综合分析符合慢性肝炎表现者,依据病情轻重可分为轻、中、重三度。其中,慢性乙型肝炎依据 HBeAg 阳性与否可分为 HBeAg 阳性慢性乙型肝炎或 HBeAg 阴性慢性乙型肝炎。

轻度:病情较轻,可反复出现乏力、头晕、食欲有所减退、厌油、尿黄、肝区不适、睡眠欠佳、肝稍大有轻触痛,可有轻度脾大。大部分病例无症状,体征缺如。肝功能指标仅 1 项或 2 项轻度异常。

中度:症状、体征、实验室检查居于轻度和重度之间。

重度:有明显或持续的肝炎症状,如乏力、食欲缺乏、腹胀、尿黄、便溏等,伴肝病面容。肝掌、蜘蛛痣、脾大,ALT 和(或)AST 反复或持续升高,白蛋白降低、丙种球蛋白明显升高。

(三)重型肝炎

病毒性肝炎发生肝衰竭(liver failure)时称为重型肝炎。肝衰竭是指由于大范围的肝细胞坏死,导致严重的肝功能破坏所致的凶险的临床症候群。可由多种病因引起,诱因复杂,是一切肝脏疾病重症化的共同表现。临床表现为从肝病开始的多脏器损害症候群:极度乏力,严重消化道症状;神经、精神症状(嗜睡、性格改变、烦躁不安、昏迷等);有明显出血现象,凝血酶原时间显著延长及凝血酶原活动度(PTA)<40%;黄疸进行性加深,胆红素每天上升≥17.1μmol/L 或大于正常值的 10 倍;可出现中毒性鼓肠和肝肾综合征等;可见扑鼻样震颤及病理反射,肝浊音界进行性缩小;胆酶分离,血氨升高等。

根据病理组织学特征和病情发展速度,可将重型肝炎分为三种亚型。

1.急性重型肝炎(急性肝衰竭,acute liver failure,ALF) 又称暴发型肝炎(fulminant hepatitis),特征是起病急骤,常以发病 2 周内出现以Ⅱ度以上肝性脑病为特征的肝衰竭症候群。发病多有诱因。本型病死率高,病程不超过 3 周。

2.亚急性重型肝炎(亚急性肝衰竭,subacute liver failure,SALF) 又称亚急性肝坏死。起病较急,发病 15 日至 26 周内出现肝衰竭症候群。首先出现Ⅱ度以上肝性脑病者,称脑病型;首先出现腹水及其相关症状(包括胸腔积液等)者,称为腹水型。晚期可有难治性并发症,如脑水肿、消化道大出血、严重感染、电解质紊乱及酸碱平衡失调。白细胞升高,血红蛋白下降,低血糖,低胆固醇,低胆碱酯酶。一旦出现肝肾综合征,预后极差。本型病程较长,常超过 3 周至数月。容易转化为慢性肝炎或肝硬化。

3.慢性重型肝炎(慢性肝衰竭,chronic liver failure,CLF) 是在肝硬化基础上,肝功能进行性减退导致的以腹水或门静脉高压、凝血功能障碍和肝性脑病等为主要表现的慢性肝功能失代偿。

为便于临床病情判断和预后估计,亚急性重型肝炎和慢性重型肝炎可根据其临床表现分为早、中、晚三期。早期符合 ALF 的基本条件:①严重的全身及消化道症状;②黄疸进行性加深,血清总胆红素(TBil)大于正常上限 10 倍;③PTA≤40%或经病理证实为重型肝炎,但无明显肝性脑病,也无腹水。中期除了具备重型肝炎的 3 个基本条件外,出现 II 度以上肝性脑病或明显腹水。晚期有难治性并发症,如肝肾综合征、消化道大出血、严重感染和脑水肿。此期已趋向多器官衰竭。

由于我国重型肝炎的分型与国际尚未接轨,作为重要补充,2006 年我国出台了"肝衰竭诊疗指南",将肝衰竭分为急性肝衰竭、亚急性肝衰竭、慢加急性肝衰竭(acute on chronic liver failure,ACLF)和慢性肝衰竭(表 4-2)。

表 4-2 肝衰竭分类

分类	定义
急性肝衰竭	急性起病,2 周以内出现 II 度以上肝性脑病为特征的肝衰竭
亚急性肝衰竭	起病较急,15 日至 26 周出现肝衰竭临床表现
慢加急性肝衰竭	在慢性肝病基础上,出现急性肝功能失代偿
慢性肝衰竭	在肝硬化基础上出现慢性肝功能失代偿

(四)淤胆型肝炎

淤胆型肝炎(cholestatic viral hepatitis)是一种特定类型的病毒性肝炎,同时有病毒性肝炎及肝内淤胆的表现。急性淤胆型肝炎起病类似急性黄疸型肝炎,大多数患者可恢复。在慢性肝炎或肝硬化基础上发生上述表现者,为慢性淤胆型肝炎。肝内淤胆表现为梗阻性黄疸,可有皮肤瘙痒和脂肪性腹泻。肝功能检查血清总胆红素明显升高,以直接胆红素为主,γ-谷氨酰转肽酶(γ-GT 或 GGT)、碱性磷酸酶(ALP 或 AKP)、总胆汁酸(TBA)、胆固醇(CHOL)等升高。有黄疸深,消化道症状较轻,ALT,AST 升高不明显,PT 无明显延长等特点。

(五)肝炎肝硬化

由于病毒持续复制、肝炎反复活动而发展为肝硬化。根据是否伴有肝脏炎症情况分为活动性与静止性两型。①活动性肝硬化:同时有慢性肝炎活动及肝硬化的表现,乏力及消化道症状明显,ALT 升高,黄疸持续,白蛋白下降。伴有腹壁、食管静脉曲张,腹水,肝缩小、质地变硬,脾进行性增大,门静脉、脾静脉增宽等门静脉高压征表现。②静止性肝硬化:无肝脏炎症活动的表现,症状轻或无特异性,可有上述体征。

根据肝组织病理及临床表现分为代偿性肝硬化和失代偿性肝硬化。①代偿性肝硬化:指早期肝硬化,属 Child-Pugh A 级。ALB≥35g/L,TBil<35μmol/L,PTA>60%。可有门静脉高压征,但无腹水、肝性脑病或上消化道大出血。②失代偿性肝硬化:指中晚期肝硬化,属 Child-Pugh B、C 级。有明显肝功能异常及失代偿征象,如 ALB<35g/L,A/G<1.0,TBil>35μmol/L,PTA<60%。可有腹水、肝性脑病或门静脉高压引起的食管、胃底静脉曲张或破裂出血。

(六)特殊人群的肝炎

1.小儿病毒性肝炎 小儿急性肝炎多为黄疸型,以甲型肝炎为主。一般起病较急,黄疸前期较短,消化道症状和呼吸道症状较明显,早期易误诊为上呼吸道感染或消化道疾病。肝脾大较显著。黄疸消退较快,病程较短。婴儿肝炎病情常较重,可发展为急性重型肝炎。小儿慢性肝炎以乙型和丙型多见,病情大多较轻。因小儿免疫系统发育不成熟,感染 HBV 后易形成免疫耐受状态,多无症状而成为无症状 HBV 携带者。

2.老年病毒性肝炎　老年急性病毒性肝炎以戊型肝炎较多见,黄疸型为主。老年慢性肝炎较急性者为多,特点是黄疸发生率高,程度较深,持续时间较长,易发生淤胆;并发症较多;肝衰竭发生率高,预后较差。

3.妊娠期合并肝炎　病情常较重,尤其以妊娠后期为严重,产后大出血多见,较易发展为肝衰竭,病死率较高。妊娠合并戊型肝炎时病死率可高达 30% 以上。

六、实验室检查

（一）血常规

急性肝炎初期白细胞总数正常或略高,黄疸期白细胞总数正常或稍低,淋巴细胞相对增多,偶可见异型淋巴细胞。重型肝炎时白细胞可升高,红细胞及血红蛋白可下降。肝炎肝硬化伴脾功能亢进者可有血小板、红细胞、白细胞减少的现象。

（二）尿常规

尿胆红素和尿胆原检测有助于黄疸的鉴别诊断。肝细胞性黄疸时两者均阳性,溶血性黄疸以尿胆原为主,梗阻性黄疸以尿胆红素为主。深度黄疸或发热患者,尿中除胆红素阳性外,还可出现少量蛋白质、红细胞、白细胞或管型。

（三）肝功能检查

1.血清酶测定

（1）谷丙转氨酶（ALT）:在肝细胞损伤时释放入血,是目前临床上反映肝细胞功能的最常用指标。ALT 对肝病诊断的特异性比谷草转氨酶高。急性肝炎时 ALT 明显升高,AST/ALT 常小于 1,黄疸出现后 ALT 开始下降。慢性肝炎和肝硬化时 ALT 轻、中度升高或反复异常,AST/ALT 常大于 1。重型肝炎患者可出现 ALT 快速下降,胆红素不断升高的"胆酶分离"现象,提示肝细胞大量坏死。

（2）谷草转氨酶（AST）:此酶在心肌含量最高,依次为心、肝、骨骼肌、肾和胰腺。在肝脏,AST 80% 存在于肝细胞线粒体中,仅 20% 在胞质。肝病时血清 AST 升高,提示线粒体损伤,病情易持久且较严重,通常与肝病严重程度呈正相关。急性肝炎时如果 AST 持续处于高水平,则有转为慢性肝炎的可能。

（3）γ—谷氨酰转肽酶（GGT）:肝炎和肝癌患者可显著升高,在胆管炎症、阻塞的情况下更明显。

（4）碱性磷酸酶（ALP 或 AKP）:正常人血清中 ALP 主要来源于肝和骨组织,ALP 测定主要用于肝病和骨病的临床诊断。当肝内或肝外胆汁排泄受阻时,ALP 生成增加而排泄减少,导致血清 ALP 活性升高。儿童生长发育期可明显增加。

2.血清蛋白　主要由白蛋白（A）和 α_1 球蛋白、α_2 球蛋白、β 球蛋白及 γ 球蛋白组成。前四种主要由肝细胞合成,γ 球蛋白主要由浆细胞合成。白蛋白半衰期较长,约为 21 天。急性肝炎时,血清蛋白的质和量可在正常范围内。慢性肝炎中度以上、肝硬化、（亚急性及慢性）重型肝炎时白蛋白下降,γ 球蛋白升高,白/球（A/G）比例下降甚至倒置。

3.胆红素　急性或慢性黄疸型肝炎时血清胆红素升高,活动性肝硬化时亦可升高,且消退缓慢,重型肝炎常超过 $171\mu mol/L$。胆红素含量是反映肝细胞损伤严重程度的重要指标。直接胆红素在总胆红素中的比例尚可反映淤胆的程度。

4.凝血酶原活动度(PTA)　PTA 高低与肝损伤程度成反比,<40% 是诊断重型肝炎的重要依据,亦是判断重型肝炎预后最敏感的实验室指标。

5.血氨　肝衰竭时清除氨的能力减退或丧失,导致血氨升高,常见于重型肝炎、肝性脑病患者。

6.血糖　超过 40% 的重型肝炎患者血糖降低。临床上应注意低血糖昏迷与肝性脑病的鉴别。

7.血浆胆固醇　60%～80% 的血浆胆固醇来自肝脏。肝细胞严重损伤时,胆固醇在肝内合成减少,故血浆胆固醇明显下降,胆固醇越低,提示病情越重,预后越差。

8.补体　当肝细胞严重损害时,补体合成减少。临床检测 CH_{50} 和 C3 补体对预后有评估作用。

9.胆汁酸　血清中胆汁酸含量很低,当肝炎活动时胆汁酸升高。由于肝脏对胆红素和胆汁酸的运转系统不同,检测胆汁酸有助于鉴别胆汁淤积和高胆红素血症。

(四)病原学检查

1.甲型肝炎

(1)抗 HAV IgM:是早期诊断甲型肝炎最简便而可靠的血清学标志。在发病后数天即可呈现阳性,3～6 个月转阴。临床上多采用酶联免疫吸附试验(ELISA)检测。

(2)抗 HAV IgG:出现稍晚,于 2 个月达到高峰,持续多年或终身。属于保护性抗体,是具有免疫力的标志。单份抗 HAV IgG 阳性表示曾受 HAV 感染。如果急性期及恢复期双份血清抗 HAV IgG 滴度有 4 倍以上增长,是诊断甲型肝炎的重要依据。

其他检测方法如免疫电镜观察和鉴定 HAV 颗粒,体外细胞培养分离病毒,cDNA-RNA分子杂交法检测 HAV RNA,反转录聚合酶链反应(RT-PCR)检测 HAV RNA 等,仅用于实验研究。

2.乙型肝炎

(1)HBsAg 与抗-HBs:HBsAg 在感染 HBV 两周后即可呈现阳性。HBsAg 阳性反映现症 HBV 感染。抗-HBs 为保护性抗体,阳性表示对 HBV 有免疫力。少部分病例始终不产生抗-HBs。HBsAg 和抗-HBs 同时阳性可出现在 HBV 感染恢复期,此时 HBsAg 尚未消失,抗-HBs 已产生;另一种情形是 S 基因发生变异,原型抗-HBs 不能将其清除;或抗-HBs 阳性者感染了免疫逃避株等。

(2)HBeAg 与抗-HBe:急性 HBV 感染时 HBeAg 的出现时间略晚于 HBsAg。HBeAg 与 HBV DNA 有良好的相关性,HBeAg 阳性者 90% 左右可检测到 HBVDNA,因此,HBeAg 的存在表示病毒复制活跃,且有较强的传染性。HBeAg 消失而产生抗-HBe 称为血清学转换(seroconversion)。抗-HBe 阳转后,病毒复制多处于静止状态,传染性降低。长期抗-HBe 阳性者并不代表病毒复制停止或无传染性,研究显示 20%～50% 仍可检测到 HBV DNA。

(3)HBcAg 与抗-HBe:血清中 HBcAg 主要存在于 HBV 完整颗粒(Dane 颗粒)的核心中,游离的极少,常规方法不能检出。抗-HBc IgM 是 HBV 感染后较早出现的抗体,在发病第 1 周即可出现,持续时间差异较大,多数在 6 个月内消失。高滴度的抗—HBc IgM 对诊断急性乙型肝炎或慢性乙型肝炎急性发作有帮助。抗—HBc IgM 的检测受类风湿因子(RF)的影响较大,低滴度的抗—HBc IgM 应注意假阳性。抗—HBc IgG 在血清中可长期存在,高滴度的抗—HBc IgG 表示现症感染,常与 HBsAg 并存;低滴度的抗—HBc IgG 表示过去感染,常与抗—HBs 并存。单一抗—HBc IgG 阳性者可以是过去感染,因其可长期存在;亦可以是低水平感染,特别是高滴度者。

(4)HBV DNA:是病毒复制和传染性的直接标志。目前常用聚合酶链反应(PCR)和分子杂交检测。分子杂交敏感性较低,目前临床已不用于常规检测。PCR 技术灵敏,定性方法对临床诊断有帮助。实时荧光定量技术对于准确判断病毒复制程度、传染性大小、抗病毒药物疗效等有重要意义。在 HBV DNA 检测方面,还有前 C 区变异、基因分型及基因耐药变异位点等检测。基因耐药变异位点检测对核苷类似物抗病毒治疗有重要意义。

(5)组织中 HBV 标志物的检测:可用免疫组织化学方法检测肝组织中 HBsAg 和 HBeAg 的存在及分布,原位杂交或原位 PCR 方法检测组织中 HBV DNA 的存在及分布。对血清中 HBV 标志物阴性患者的诊断有较大意义。

3.丙型肝炎

(1)抗—HCV IgM 和抗 HCV IgG:HCV 抗体不是保护性抗体,是 HCV 感染的标志。抗—HCV IgM 在发病后即可检测到,一般持续 1~3 个月,因此抗—HCV IgM 阳性提示现症 HCV 感染。抗—HCV IgM 的检测受较多因素的影响,如球蛋白、RF 等,稳定性不如抗—HCV IgG。抗—HCV IgG 阳性提示现症感染或既往感染。

(2)HCV RNA:HCV 在血液中含量很少,常采用巢式(nested)PCR 以提高检出率。HCV RNA 阳性是病毒感染和复制的直接标志。HCV RNA 定量检测有助于了解病毒复制程度、抗病毒治疗的选择及疗效评估等。

(3)HCV 基因分型:HCV RNA 基因分型方法较多,国内外在抗病毒疗效考核研究中,应用 Sim—monds 等 1~6 型分型法最为广泛。HCV RNA 基因分型结果有助于判定治疗的难易程度及制订抗病毒治疗的个体化方案。

4.丁型肝炎

(1)HDVAg、抗—HDV IgM 及抗—HDV IgG:HDVAg 是 HDV 颗粒内部成分,阳性是诊断急性 HDV 感染的直接证据。在慢性 HDV 感染中,由于有高滴度的抗 HDV,HDVAg 多为阴性。抗—HDV IgM 阳性是现症感染的标志,当感染处于 HDVAg 和抗—HDV IgG 之间的窗口期时,可仅有抗—HDV IgM 阳性。抗—HDV IgG 不是保护性抗体,高滴度抗—HDV IgG 提示感染的持续存在,低滴度提示感染静止或终止。

(2)HDV RNA:血清或肝组织中 HDV RNA 是诊断 HDV 感染最直接的依据。可采用分子杂交和 RT—PCR 方法检测。

5.戊型肝炎

(1)抗—HEV IgM 和抗—HEV IgG:抗—HEV IgM 在发病初期产生,是近期 HEV 感染的标志,大多数在 3 个月内阴转。抗—HEV IgG 在急性期滴度较高,恢复期则明显下降。如果抗—HEV IgG 滴度较高,或由阴性转为阳性,或由低滴度升为高滴度,或由高滴度降至低滴度甚至阴转,均可诊断为 HEV 感染。抗—HEV IgG 持续时间报道不一,较多认为于发病后 6~12 个月阴转,亦有报道持续几年甚至十多年。少数戊型肝炎患者始终不产生抗—HEV

IgM 和抗－HEV IgG,两者均阴性时不能完全排除戊型肝炎。

(2)HEV RNA:采用 RT－PCR 法在粪便和血液标本中检测到 HEVRNA,可明确诊断。

(五)甲胎蛋白

甲胎蛋白(alpha－fetoprotein,AFP)含量的检测是筛选和早期诊断 HCC 的常规方法。肝炎活动和肝细胞修复时 AFP 有不同程度的升高,应动态观察。急性重型肝炎 AFP 升高时,提示有肝细胞再生,对判断预后有帮助。

(六)肝纤维化指标

肝纤维化指标包括透明质酸(HA)、Ⅲ型前胶原肽(PⅢP)、Ⅳ型胶原(CⅣ)、层连蛋白(LN)、脯氨酸羟化酶等,对肝纤维化的诊断有一定参考价值,但缺乏特异性。

(七)影像学检查

B 型超声有助于鉴别阻塞性黄疸、脂肪肝及肝内占位性病变,对肝硬化有较高的诊断价值,能反映肝脏表面变化,门静脉、脾静脉直径,脾脏大小,胆囊异常变化,腹水等。在重型肝炎可动态观察肝脏大小变化等。彩色超声尚可观察血流变化。CT、MRI 的应用价值基本同 B 超。肝脏弹性测定(hepatic elastography)对肝纤维化和肝硬化也有辅助诊断价值。

(八)肝组织病理检查

肝组织病理检查对明确诊断、衡量炎症活动度、纤维化程度及评估疗效具有重要价值。还可在肝组织中原位检测病毒抗原或核酸,以助确定诊断。

七、并发症

甲型肝炎与戊型肝炎仅引起急性肝炎,少数可发展为肝衰竭。

慢性肝炎时可出现多个器官损害。肝内并发症多发生于 HBV 和(或)HCV 感染,主要有肝硬化、肝细胞癌、脂肪肝。肝外并发症包括胆道炎症、胰腺炎、糖尿病、甲状腺功能亢进、再生障碍性贫血、溶血性贫血、心肌炎、肾小球肾炎、肾小管性酸中毒等。

各型病毒型肝炎所致肝衰竭时则可发生严重并发症,主要有以下几方面。

(一)肝性脑病

肝功能不全所引起的神经精神症候群,可发生于重型肝炎和肝硬化。常见诱因有上消化道出血、高蛋白饮食、感染、大量排钾利尿、大量放腹水、使用镇静剂等,其发生可能是多因素综合作用的结果。

(二)上消化道出血

病因主要有:①凝血因子和血小板减少;②胃黏膜广泛糜烂和溃疡;③门静脉高压。上消化道出血可诱发肝性脑病、腹水、感染、肝肾综合征等。

(三)肝肾综合征

肝肾综合征(hepatorenal syndrome)往往是严重肝病的终末期表现。约半数病例有出血、放腹水、大量利尿、严重感染等诱因。主要表现为少尿或无尿、氮质血症、电解质平衡失调。

(四)感染

肝衰竭时易发生难于控制的感染,以胆道、腹膜、肺多见,革兰阴性杆菌为主,细菌主要来源于肠道,且肠道中微生态失衡与内源性感染的出现密切相关,应用广谱抗生素后,也可出现真菌感染。

八、诊断

病毒性肝炎的诊断主要依靠临床表现和实验室检查,流行病学资料具有参考意义。

(一)流行病学资料

食物或水引起的流行或暴发,病前是否在肝炎流行区停留,有无进食未煮熟海产如毛蚶、蛤蜊及饮用污染水等,儿童发病多见,以及秋、冬季节为高发,有助于甲型肝炎的诊断。持续水源型暴发流行或中年以上的急性肝炎患者,则应考虑戊型肝炎的可能。输血、不洁注射史,与 HBV 感染者接触史,家庭成员有无 HBV 感染者,特别是婴儿母亲是否 HBsAg 阳性等有助于乙型肝炎的诊断。有输血及血制品、静脉吸毒、血液透析、多个性伴侣、母亲为 HCV 感染等病史的肝炎患者应怀疑丙型肝炎。丁型肝炎:同乙型肝炎,我国以西南部感染率较高。

(二)临床诊断

1.急性肝炎 起病较急,常有畏寒、发热、乏力、食欲缺乏、恶心、呕吐等急性感染症状。肝大、质偏软,ALT 显著升高,既往无肝炎病史或病毒携带史。黄疸型肝炎血清胆红素<17.1μmol/L,尿胆红素阳性。

2.慢性肝炎 病程超过半年或发病日期不明确而有慢性肝炎症状、体征、实验室检查改变者。常有乏力、厌油、肝区不适等症状,可有肝病面容、肝掌、蜘蛛痣、胸前毛细血管扩张、肝大质偏硬、脾大等体征。根据病情轻重、实验室指标改变等综合评定轻、中、重三度。

3.重型肝炎(肝衰竭) 主要有肝衰竭症候群表现。急性黄疸型肝炎病情迅速恶化,2 周内出现Ⅱ度以上肝性脑病或其他重型肝炎表现者,为急性肝衰竭;15~26 周出现上述表现者为亚急性肝衰竭;在慢性肝病基础上出现的急性肝功能失代偿为慢加急性(亚急性)肝衰竭。在慢性肝炎或肝硬化基础上出现的渐进性肝衰竭为慢性肝衰竭。

4.淤胆型肝炎 起病类似急性黄疸型肝炎,黄疸持续时间长、症状轻,有肝内淤胆的表现。

5.肝炎肝硬化 是慢性肝炎发展的结果,肝组织学表现为弥漫性纤维化及假小叶形成,两者必须同时具备,才能做出肝炎肝硬化的病理诊断。临床上分为如下两种。

(1)代偿期肝硬化:属 Child—Pugh A 级。可有轻度乏力、食欲减退或腹胀症状,ALT 和 AST 可异常,但尚无明显肝衰竭表现。可有门静脉高压征,如脾功能亢进及轻度食管胃底静脉曲张,但无食管胃底静脉曲张破裂出血、腹水和肝性脑病等。

(2)失代偿期肝硬化:一般属 Child—Pugh B、C 级。患者已发生食管胃底静脉曲张破裂出血、肝性脑病、腹水等严重并发症。多有明显的肝功能失代偿,如血清白蛋白<35g/L,胆红素>35μmol/L,ALT 和 AST 有不同程度的升高,凝血酶原活动度(PTA)<60%。

(三)病原学诊断

1.甲型肝炎 有急性肝炎临床表现,并具备下列任何一项均可确诊为甲型肝炎:抗—HAV IgM 阳性;抗—HAV IgG 急性期阴性,恢复期阳性;粪便中检出 HAV 颗粒或抗原或 HAV RNA。

2.乙型肝炎 急性乙型肝炎现已少见。慢性 HBV 感染可分为以下几种。

(1)慢性乙型肝炎

1)HBe Ag 阳性慢性乙型肝炎:血清 HBsAg、HBV DNA 和 HBeAg 阳性,抗—HBe 阴性,血清 ALT 持续或反复升高,或肝组织学检查有肝炎病变。

2）HBeAg 阴性慢性乙型肝炎：血清 HBsAg 和 HBV DNA 阳性，HBeAg 持续阴性，抗—HBe 阳性或阴性，血清 ALT 持续或反复异常，或肝组织学检查有肝炎病变。

（2）HBV 携带者

1）慢性 HBV 携带（免疫耐受状态）：血清 HBsAg 和 HBV DNA 阳性，HBeAg 阳性，但 1 年内连续随访 3 次以上，血清 ALT 和 AST 均在正常范围内，肝组织学检查一般无明显异常。

2）非活动性 HBsAg 携带者：血清 HBsAg 阳性、HBeAg 阴性、抗—HBe 阳性或阴性，HBV DNA 检测不到（PCR 法）或低于最低检测限，1 年内连续随访 3 次以上，ALT 均在正常范围，肝组织学检查显示：Knodell 肝炎活动指数（HAI）<4 或其他的半定量计分系统病变轻微。

（3）隐匿性慢性乙型肝炎：血清 HBsAg 阴性，但血清和（或）肝组织中 HBV DNA 阳性，并有慢性肝炎的临床表现。患者可伴有血清抗—HBs、抗—HBe 和（或）抗—HBc 阳性。另约 20% 隐匿性慢性乙型肝炎患者除 HBV DNA 阳性外，其余 HBV 血清学标志均为阴性。

3.丙型肝炎　具备急、慢性肝炎临床表现，抗 HCV IgM 和（或）IgG 阳性，同时 HCV RNA 阳性，可诊断为丙型肝炎。无任何症状和体征，肝功能和肝组织学正常者为无症状 HCV 携带者。

4.丁型肝炎　有现症 HBV 感染，同时血清 HDVAg 或抗—HDV IgM 或高滴度抗—HDV IgG 或 HDV RNA 阳性，或肝内 HDVAg 或 HDV RNA 阳性。可诊断为丁型肝炎。低滴度抗—HDV IgG 有可能为过去感染。不具备临床表现，仅血清 HBsAg 和 HDV 血清标志物阳性时，可诊断为无症状 HDV 携带者。

5.戊型肝炎　急性肝炎患者抗—HEV IgG 高滴度，或由阴性转为阳性，或由低滴度到高滴度，或由高滴度到低滴度甚至阴转，或血 HEV RNA 阳性，或粪便 HEV RNA 阳性或检出 HEV 颗粒，均可诊断为戊型肝炎。抗—HEV IgM 阳性可作为诊断参考，但须排除假阳性。

九、鉴别诊断

（一）其他原因引起的黄疸

1.溶血性黄疸常有药物或感染等诱因，表现为贫血、腰痛、发热、血红蛋白尿、网织红细胞升高，黄疸大多较轻，主要为间接胆红素升高。治疗后（如应用肾上腺皮质激素）黄疸消退快。

2.肝外梗阻性黄疸常见病因有胆囊炎、胆石症、胰头癌、壶腹周围癌、肝癌、胆管癌和阿米巴脓肿等。有原发病症状、体征，肝功能损害轻，以直接胆红素为主。肝内外胆管扩张。

（二）其他原因引起的肝炎

1.其他病毒所致的肝炎　巨细胞病毒、EB 病毒等感染均可引起肝脏炎症损害。可根据原发病的临床特点和病原学、血清学检查结果进行鉴别。

2.感染中毒性肝炎　如流行性出血热、恙虫病、伤寒、钩端螺旋体病、阿米巴肝病、急性血吸虫病、华支睾吸虫病等。主要根据原发病的临床特点和实验室检查加以鉴别。

3.药物性肝损害　有使用导致肝损害药物的历史，停药后肝功能可逐渐恢复。如为中毒性药物，肝损害与药物剂量及使用时间相关；如为变态反应性药物，可伴有发热、皮疹、关节疼痛等表现。

4.酒精性肝病　有长期大量饮酒的历史，可根据个人史和血清学检查综合判断。

5.自身免疫性肝炎　主要有原发性胆汁性肝硬化（PBC）和自身免疫性肝病。鉴别诊断主要依靠自身抗体的检测和组织病理学检查。

6.脂肪肝及妊娠急性脂肪肝　脂肪肝大多继发于肝炎后或身体肥胖者。血中三酰甘油多增高,B超有较特异的表现。妊娠急性脂肪肝多发生于妊娠期末3个月,是产科急症,以急性腹痛起病,恶心、呕吐,伴有黄疸,肝正常或缩小,约半数伴高血压、蛋白尿等先兆子痫的症状,肝功能检查异常,肝脏B超可表现为回声增强。通常根据临床和常规检查可鉴别。

7.肝豆状核变性(Wilson病)　先天性铜代谢障碍性疾病。血清铜及铜蓝蛋白降低,眼角膜边沿可发现K-F环(Kayser-Fleischer ring)。

十、预后

(一)急性肝炎

多数患者在3个月内临床康复甲型肝炎预后良好,病死率约为0.01%;急性乙型肝炎60%~90%可完全康复,10%~40%转为慢性或病毒携带;急性丙型肝炎易转为慢性或病毒携带;急性丁型肝炎重叠HBV感染时约70%转为慢性;戊型肝炎病死率为1%~5%,妊娠晚期合并戊型肝炎病死率较高。

(二)慢性肝炎

轻度慢性肝炎患者一般预后良好;重度慢性肝炎预后较差,约80%五年内发展成肝硬化,少部分可转为HCC。中度慢性肝炎预后居于轻度和重度之间。慢性丙型肝炎预后较慢性乙型肝炎稍好。

(三)重型肝炎

重型肝炎预后不良,病死率为50%~70%。年龄较小、治疗及时、无并发症者病死率较低。急性重型肝炎(肝衰竭)存活者,远期预后较好,多不发展为慢性肝炎和肝硬化;亚急性重型肝炎(肝衰竭)存活者多数转为慢性肝炎或肝炎肝硬化;慢性重型肝炎(肝衰竭)病死率最高,可达80%以上,存活者病情可多次反复。

(四)淤胆型肝炎

急性者预后较好,一般都能康复。慢性者预后较差,容易发展成胆汁性肝硬化。

(五)肝炎肝硬化

代偿性肝硬化可较长时间维持生命。失代偿性肝硬化5年生存率低于20%。

十一、治疗

病毒性肝炎的治疗须根据不同病原、不同临床类型及组织学损害区别对待。各型肝炎的治疗原则均以足够的休息、营养为主,辅以适当药物,避免饮酒、过劳和损害肝脏的药物。

(一)急性肝炎

急性肝炎一般为自限性,多可完全康复。以一般治疗及对症支持治疗为主,急性期应进行隔离,症状明显及有黄疸者应卧床休息,恢复期可逐渐增加活动量,但要避免过劳。饮食宜清淡易消化,适当补充维生素,热量不足者应静脉补充葡萄糖。避免饮酒和应用损害肝脏药物,辅以药物对症及恢复肝功能,药物不宜过多,以免加重肝脏负担。

急性肝炎一般不采用抗病毒治疗,但丙型肝炎例外,急性丙型肝炎易转为慢性,早期应用抗病毒治疗可降低慢性化率。可选用普通干扰素或长效干扰素联合利巴韦林治疗,疗程为24周。

(二)慢性肝炎

根据患者具体情况采用综合性治疗方案,包括合理的休息和营养,心理疏导,改善和恢复肝功能,系统、规范、有效的抗病毒治疗是慢性乙型肝炎及丙型肝炎的重要治疗手段。

1. 一般治疗

(1)适当休息:症状明显或病情严重者应强调休息,卧床可增加肝脏血流量,有助恢复。病情轻者以活动后不觉疲乏为度。

(2)合理饮食:适当的高蛋白、高热量、高维生素的易消化食物有利于肝脏修复,不必过分强调高营养,以防发生脂肪肝,避免饮酒。

(3)心理疏导:使患者有正确的疾病观,对肝炎治疗应有耐心和信心。切勿乱投医,以免延误治疗。

2. 常规护肝药物治疗

(1)非特异性护肝药:维生素类、还原型谷胱甘肽、葡醛内酯(肝泰乐)等。

(2)降酶药:五味子类(联苯双酯等)、山豆根类(苦参碱等),甘草提取物(甘草酸苦等)、垂盆草、齐墩果酸等有降氨基转移酶的作用。部分患者停药后有 ALT 反跳现象,故显效后逐渐减量至停药为宜。

(3)退黄药物:丹参、茵栀黄制剂、门冬氨酸钾镁、前列腺素 E、腺苷蛋氨酸、低分子右旋糖酐、山莨菪碱、苯巴比妥、糖皮质激素等。应用糖皮质激素须慎重,慢性乙型肝炎使用前提是病毒得到有效控制;症状较轻、肝内淤胆严重、其他退黄药物无效、无禁忌证时可选用。

3. 抗病毒治疗　对于慢性乙型肝炎和慢性丙型肝炎,抗病毒治疗是目前最重要的治疗手段。

慢性乙型肝炎的总体治疗目标是:最大限度地长期抑制 HBV,减轻肝细胞炎症坏死及肝纤维化,延缓和减少肝脏失代偿、肝硬化、HCC 及其并发症的发生,从而改善生活质量和延长存活时间。符合适应证者应尽可能进行规范的抗病毒治疗。

抗病毒治疗的一般适应证包括:①慢性乙型肝炎,HBV DNA≥10^5 copies/ml(HBeAg 阴性肝炎者为 HBV DNA≥10^4 copies/ml);②ALT≥2×ULN;③如 ALT<2×ULN,但肝组织学显示 Knodell HAI≥4,或≥G2 炎症坏死;④丙型肝炎 HCV RNA 阳性。

抗病毒治疗疗效判断:①完全应答,HBV DNA 或 HCV RNA 阴转,ALT 正常,HBeAg 血清转换;②部分应答,介于完全应答和无应答之间者;③无应答,HBV DNA 或 HCV RNA、ALT、HBeAg 均无应答者。

(1)α 干扰素(IFN－α):可用于慢性乙型肝炎和丙型肝炎的抗病毒治疗,它主要通过诱导宿主产生细胞因子起作用,在多个环节抑制病毒复制。干扰素的疗效与病例选择有明显关系,以下是有利于干扰素疗效的因素:肝炎处于活动期,ALT 升高;病程短;女性;HBV DNA 滴度低;HCV 非 1b 基因型;组织病理有活动性炎症存在等。

1)IFN－α 治疗慢性乙型肝炎:治疗方案(成年)叙述如下。普通干扰素每次 3～5MU,推荐剂量为每次 5MU,每周 3 次或隔日 1 次,皮下注射或肌内注射,疗程 1 年,根据病情可延长至 2 年。长效干扰素(聚乙二醇化干扰素)每周 1 次,疗程 1 年。长效干扰素治疗慢性乙型肝炎,目前认为其抗病毒效果优于普通干扰素。

有下列情况之一者不宜用 IFN－α:①血清胆红素>正常值上限的 2 倍;②失代偿期肝硬化;③有自身免疫性疾病;④有重要器官病变(严重心、肾疾病,糖尿病,甲状腺功能亢进或低下及精神异常等)。

IFN－α 的不良反应与处理:①类流感综合征,通常在注射后 2 发生,可给予解热镇痛剂等对症处理,不必停药。②骨髓抑制,表现为粒细胞及血小板计数减少。如中性粒细胞绝对计数≤1.0×10⁹/L 和(或)血小板<50×10⁹/L,应降低 IFN－α 剂量;如中性粒细胞绝对计数≤0.75×10⁹/L 和(或)血小板<30×10⁹/L,则应考虑停药。③神经精神症状,如焦虑、抑郁、兴奋、易怒、精神病。出现抑郁及精神症状时应会同专科医师有效诊治,否则应及时停药。④失眠、轻度皮疹、脱发,视情况可不停药。出现少见的不良反应如癫痫、肾病综合征、间质性肺炎和心律失常等时,应停药观察。⑤诱发自身免疫性疾病,如甲状腺炎、血小板减少性紫癜、溶血性贫血、风湿性关节炎等,亦应停药。

2)IFN－α 治疗慢性丙型肝炎:目前的研究认为,只要血清 HCVRNA 阳性均应给予 IFN－α 联合利巴韦林治疗。治疗前应进行 HCV 基因分型(1 型和非 1 型)和血中 HCV RNA 定量,以决定抗病毒治疗的疗程和利巴韦林的剂量。已经证实,慢性丙型肝炎治疗最强的疗效预测因子是 HCV 基因型、宿主 IL－28 B 基因多态性和肝纤维化程度。

基本治疗方案:普通 IFN－α 3~5MU/次,3 次/周,或 PEG－IFN－α－2a 135~180μg/次,或 PEG－IFN－α－2b 1.0~1.5μg/(kg·次),1 次/周;均应联合服用利巴韦林 1.0~1.2g/d。具体疗程须根据 HCV 基因型及治疗过程中的应答情况个体化执行。临床研究证实,长效干扰素联合利巴韦林治疗是丙型肝炎较好的抗病毒治疗方案。一般而言,HCV 基因 1 型者疗程为 48~72 周;基因非 1 型者为 24 周。用药期间应注意干扰素及利巴韦林两者的副作用,以及患者的治疗应答情况。近年来国际上报道小分子直接抗病毒药物特拉普韦(telaprevir)或博赛普韦(boceprevir)与上述干扰素为基础的联合治疗构成三联疗法,取得了更好的疗效;并有无干扰素的联合治疗方案出台,可用于有干扰素禁忌证的患者。但我国尚未批准用于临床。

3)干扰素治疗的监测和随访:由于干扰素的不良反应,治疗开始后的监测与随访是必要的。

治疗前应评估的项目:①生化学指标,包括 ALT、AST、胆红素、白蛋白、肾功能及血糖;②血常规、尿常规及甲状腺功能;③病毒学标志,包括 HBsAg、HBeAg、抗－HBe 和 HBV DNA 的基线状态或水平;④对于中年以上患者,应做心电图检查和测血压;⑤排除自身免疫性疾病。

治疗过程中应检查:①开始治疗后的第 1 个月,应每 1~2 周检查 1 次血常规,以后每月检查 1 次,直至治疗结束;②生化学指标,包括 ALT、AST 等,治疗开始后每月 1 次,连续 3 次,以后随病情改善可每 3 个月 1 次;③病毒学标志,治疗开始后每 3 个月检测 1 次 HBsAg、HBeAg、抗－HBe 和 HBV DNA;④其他,每 3 个月检测 1 次甲状腺功能、血糖和尿常规等指标;如治疗前就已存在甲状腺功能异常,则应每月检查甲状腺功能;⑤应定期评估精神状态,尤其是对有明显抑郁症和有自杀倾向的患者,应立即停药、针对性治疗并密切监护。

治疗结束后,不论有无应答,停药后 6 个月内每 2 个月检测 1 次,以后每 3~6 个月检测 1 次 ALT、AST、HBV 血清标志物和 HBV DNA。如随访中病情有变化,应缩短检测间隔。

(2)核苷(酸)类似物:目前该类药物仅用于慢性乙型肝炎的抗病毒治疗,这些药物大致可分为核苷类似物和核苷酸类似物两类,前者包括拉米夫定(lamivudine)、恩替卡韦(entecavir)、替比夫定(tel－bivudine)等,后者包括阿德福韦酯(adefovir dipivox－il)、替诺福韦

(tenofovir)等。其中,拉米夫定、阿德福韦酯、恩替卡韦、替比夫定已先后在我国上市。核苷(酸)类似物作用于 HBV 的聚合酶区,通过取代病毒复制过程中结构相似的核苷,终止 HBV DNA 链的延长,从而抑制病毒复制。

1)拉米夫定:剂量为每日 100mg,顿服。拉米夫定耐受性良好,毒性作用轻微。随用药时间的延长患者发生病毒耐药变异的比例增高(第 1、第 2、第 3、第 4 年分别约为 14%、38%、49%、66%),从而限制其长期应用。部分病例在发生病毒耐药变异后会出现病情加重,少数甚至发生肝功能失代偿。另外,部分患者在停用本药后,会出现 HBV DNA 和 ALT 水平升高,个别患者甚至发生肝功能失代偿。我国 SFDA 已批准拉米夫定用于肝功能代偿的成年慢性乙型肝炎患者。

2)阿德福韦酯:是 5'—单磷酸脱氧阿糖腺苷的无环类似物。本药对拉米夫定耐药变异的代偿期和失代偿期肝硬化患者均有效。在较大剂量时有一定肾毒性,但每日 10mg 剂量对肾功能影响较小,每日 10mg,治疗 48~96 周,有 2%~3% 患者血清肌酐较基线值上升 > 0.5mg/dl(44.2μmol/L),因此,对应用阿德福韦酯治疗者,应定期监测血肌酐和血磷。

阿德福韦酯已获我国 SFDA 批准用于治疗慢性乙型肝炎,其适应证为肝功能代偿的成年慢性乙型肝炎患者。本药适合于需长期用药或已发生拉米夫定耐药者。

3)恩替卡韦:是环戊酸鸟苷类似物,具有很强的抗 HBV 能力,可迅速降低患者 HBV 病毒载量,耐药发生率低。成人每日口服 0.5mg 能有效抑制 HBV DNA 复制。Ⅲ期临床研究表明,对发生 YMDD 变异者将剂量提高至每日 1mg 能有效抑制 HBV DNA 复制。对已发生 YMDD 变异者治疗 1 年时的耐药发生率为 5.8%;对于初始治疗选用恩替卡韦的慢性乙型肝炎患者 3 年累积耐药率约为 1.7%。该药在 2005 年 3 月已获美国 FDA 批准;我国 SFDA 也已批准用于治疗慢性乙型肝炎患者。

4)替比夫定:是胸腺嘧啶核苷类似物,具有较强的抑制 HBV DNA 聚合酶的作用。用于乙型肝炎的剂量为 600mg,每天一次口服。

5)其他药物:正在进行临床试验的有替诺福韦、恩曲他滨、克拉夫定等。其中替诺福韦在国外治疗慢性乙型肝炎已有较多疗效良好的报道,已经被欧洲肝病学会和亚太肝病学会 2012 年发布的临床指南列为一线抗 HBV 药物,但我国尚未批准用于治疗慢性乙型肝炎。

使用核苷(酸)类似物时必须注意:没有适应证不应轻易启动抗病毒治疗,治疗中也不应随意停药,应严格掌握停药指征。在 HBeAg 阳性患者治疗中,如 HBV DNA 和 ALT 复常,HBeAg 转阴但未出现抗—HBe 者,建议继续用药,直至 HBeAg 血清学转换后至少再继续用药 12 个月,总疗程 2 年,经监测 2 次(每次至少间隔 6 个月),HBeAg 血清学转换并伴有检测不出 HBV DNA(PCR 法)时,可以停药。HBeAg 阴性患者治疗中至少经监测连续 3 次(至少间隔 6 个月)检测不出 HBV DNA,可以考虑停药,疗程 3 年以上。但停药后容易复发。

应用核苷(酸)类似物治疗时的监测和随访如下所述。

治疗前检查项目包括:①生化学指标包括 ALT、AST、胆红素、白蛋白等;②病毒学标志包括 HBeAg、抗—HBe 和 HBV DNA 的基线状态或水平;③根据病情需要,检测血常规、血小板、磷酸肌酸激酶和血肌酐等。另外,有条件的单位治疗前后可行肝穿刺检查。

治疗过程中应对相关指标定期监测和随访,以评价疗效和提高依从性:①生化学指标治疗开始后每月 1 次,连续 3 次,以后随病情改善可每 3 个月 1 次;②病毒学标志治疗开始后每 3 个月检测 1 次 HBsAg、HBeAg、抗—HBe 和 HBV DNA;③根据病情需要,检测血常规、血小板、血清磷酸肌酸激酶和肌酐等指标。

无论治疗前 HBeAg 阳性或阴性患者,于治疗 1 年时仍可检测到 HBV DNA,或 HBV DNA 下降＜2 lg 10 者,应改用其他抗病毒药治疗(可先重叠用药 1～3 个月)。但对肝硬化或肝功能失代偿患者,不可轻易停药。

治疗药物的选择和流程:目前国内外公认有效的抗 HBV 药物主要包括干扰素类和核苷(酸)类似物,并各有其优缺点。前者的优点是疗程相对固定,HBeAg 血清学转换率较高,疗效相对持久,无耐药变异;其缺点是需要注射给药,不良反应较明显,不适于肝功能失代偿者。后者的优点是口服给药,抑制病毒作用强,不良反应少而轻微,可用于肝功能失代偿者,其缺点是疗程相对不固定,HBeAg 血清学转换率低,疗效不够持久,长期应用可产生耐药变异,停药后可出现病情恶化等。临床医生应根据自己的专业知识和临床经验,在综合考虑患者具体病情及其个人意愿的基础上,在中华医学会肝病学分会,中华医学会感染病学分会制定的《慢性乙型肝炎防治指南(2010 年版)》的原则框架下确定个体化的治疗方案。

4.抗肝纤维化治疗　祖国医学在此方面可能有一定疗效。主要有丹参、冬虫夏草、核仁提取物、γ 干扰素等。丹参抗纤维化作用有较一致共识,研究显示其能提高肝胶原酶活性,抑制 Ⅰ、Ⅲ、Ⅳ 型胶原合成。γ 干扰素在体外试验中抗纤维化作用明显,有待更多临床病例证实。

(三)重型肝炎(肝衰竭)

重型肝炎(肝衰竭)主要是以支持和对症疗法为主的综合性治疗,为肝细胞再生创造条件,预防和治疗各种并发症。有条件时可采用人工肝支持系统,争取行肝移植治疗。早期防治各种可能的加重因素优于危重时的救治。

1.一般措施　患者应卧床休息,实施重症监护,密切观察病情,防止院内感染。饮食方面要避免油腻,清淡易消化为宜。热量摄入不足时,应给予以糖类为主的营养支持治疗,以减少蛋白质的分解。补液量为 1500～2000ml/d,注意出入量、电解质及酸碱平衡。尽可能减少饮食中的蛋白质,以控制肠内氨的来源,维持正氮平衡、血容量和胶体渗透压,减少脑水肿和腹水的发生。补充足量维生素 B、维生素 C 及维生素 K。输注新鲜血浆、白蛋白或免疫球蛋白以加强支持治疗。禁用对肝、肾有损害的药物。

2.促进肝细胞再生

(1)胰高血糖素－胰岛素(G－I)疗法:胰高血糖素 1mg 和胰岛素 10U 加入 10％葡萄糖 500ml 中(胰岛素/葡萄糖为 1/5),缓慢静脉滴注,1 次/天,疗程 14 天。其疗效尚有争议。

(2)前列腺素 E(PGE):可保护肝细胞,减少肝细胞坏死,改善肝脏的血液循环。静脉滴注 10～20μg/d。

3.并发症的防治

(1)防治肝性脑病:①减少肠道来源的氨和其他有毒因子。包括低蛋白饮食;保持大便通畅,可口服乳果糖;口服诺氟沙星抑制肠道细菌等措施减少氨的产生和吸收;也可采用乳果糖或弱酸溶液保留灌肠,及时清除肠内含氮物质,使肠内 pH 保持在 5～6 的偏酸环境中,减少氨的形成和吸收,达到降低血氨的目的;在合理应用抗生素的基础上,及时应用微生态制剂,调节肠道微环境,改善肠道菌群失调,减轻内毒素血症。②降低血氨。静脉用乙酸谷酸胺、谷氨酸钠、精氨酸、门冬氨酸钾镁有一定的降血氨作用。③纠正假性神经递质。可用左旋多巴,其在大脑转变为多巴胺后可取代羟苯乙醇胺等假性神经递质,静脉滴注 0.2～0.6g/d;维持支链/芳香氨基酸平衡可用氨基酸制剂。④防治脑水肿。出现脑水肿表现者可用 20％甘露醇和呋塞米(速尿)快速滴注,并注意水电解质平衡。治疗肝性脑病的同时,应积极消除其诱因。

(2)防治消化道大出血:预防出血可使用组胺 H_2 受体阻断剂,如雷尼替丁(ranitidine)、法莫替丁(famotidine)等,或使用质子泵阻滞剂,如奥美拉唑等;补充维生素 K 和维生素 C;输注凝血酶原复合物、新鲜血浆或血液、浓缩血小板、纤维蛋白原等;降低门静脉压力,可用普萘洛尔(心得安)等。出血时可口服凝血酶或去甲肾上腺素或云南白药;也可应用垂体后叶素、reptilase(巴曲酶)、生长抑素、安络血等。必要时在内镜下直接止血(血管套扎,电凝止血,注射硬化剂等)。

(3)防治继发感染:肝衰竭患者极易合并感染,加重病情。须加强护理,严格消毒隔离。感染多发生于胆道、腹腔、呼吸道、泌尿道等。一旦出现感染,应及早应用得力抗菌药物,根据细菌培养结果选择敏感抗生素。有真菌感染时,可选用抗真菌药物。

(4)防治肝肾综合征:主要在于防止诱发因素,避免强烈利尿,谨慎处理腹水,避免损肾药物,避免引起血容量降低的各种因素。肝肾综合征的治疗须针对原发因素,早期可试行扩容治疗,纠正低血容量;使用肾血管活性药物或提高周围血管舒张压的药物如加压素等可能有效;人工肝系统或透析可延长生存时间,条件允许时尽早行肝脏移植,对于既往无肾脏基础疾病者,肝移植后肾功能多能恢复正常。

4.抗病毒治疗 肝衰竭患者 HBV 水平急剧降低,如 HBV DNA$\geqslant 10^4$ 拷贝/ml,则应尽早抗病毒治疗;抗病毒治疗药物选择强效核苷类药物,不得使用干扰素类;抗病毒治疗对患者近期病情改善不明显,但对长期治疗及预后有重要意义。

(四)淤胆型肝炎

早期治疗同急性黄疸型肝炎,黄疸持续不退时,在有效抗病毒治疗前提下,可加用泼尼松 40~60mg 口服或静脉滴注地塞米松 10~20mg/d,2 周后如血清胆红素显著下降,则逐步减量。

(五)肝炎肝硬化

参照慢性肝炎和重型肝炎的治疗,有脾功能亢进或门静脉高压明显时可选用手术或介入治疗。有肝炎病毒活动时,应积极进行抗病毒治疗。

(六)慢性乙型肝炎和丙型肝炎病毒携带者

其可照常工作,但应定期检查,随访观察,并动员其做肝穿刺活检,以便进一步确诊和做相应治疗。

十二、预防

(一)对患者和携带者的管理

对急性甲型肝炎和戊型肝炎患者应适当隔离治疗。对急性或慢性乙型、丙型和丁型肝炎患者,可根据其病情,确定是否住院或在家治疗。

(二)切断传播途径

1.甲型和戊型肝炎 搞好环境卫生和个人卫生,加强粪便、水源管理,做好食品卫生、食具消毒等工作,防止"病从口入"。

2.乙型、丙型和丁型肝炎 患者用过的医疗器械及用具(如采血针、针灸针、手术器械、划痕针、探针、各种内镜及口腔科钻头等)应严格消毒,尤其应加强对带血污染物的消毒处理。对慢性病毒携带者,除不能献血及从事直接接触食品和保育员工作外,可照常工作和学习,但要加强随访。提倡使用一次性注射用具;各种医疗器械及用具实行一用一消毒的措施。对带血及体液的污染物应严格消毒处理。加强血制品管理,每一个献血员和每一个单元血液都要经过最敏感的方法检测 HBsAg 和抗 HCV,有条件时应同时检测 HBV DNA 和 HCV RNA。采取主动和被动免疫阻断母婴传播。

（三）保护易感人群

1.甲型肝炎　甲肝疫苗用于预防易感人群感染 HAV。目前,在国内使用的甲肝疫苗有甲肝纯化灭活疫苗和减毒活疫苗两种类型。灭活疫苗的成分是灭活后纯化的全病毒颗粒,而减毒活疫苗的成分以减毒的活病毒为主。减毒活疫苗水针剂具有价格低廉的特点,保护期限可达 5 年以上,但其存在疫苗稳定性差的弱点。冻干减毒活疫苗近年已经问世。灭活疫苗抗体滴度高,保护期可持续 20 年以上,由于病毒被充分灭活,不存在毒力恢复的危险,安全性有充分保障,国外均使用灭活疫苗。接种对象为抗 HAV IgG 阴性者。在接种程序上,减毒活疫苗接种一针,灭活疫苗接种两针(0、6 个月)。于上臂三角肌处皮下注射,一次 1.0ml。甲肝减毒活疫苗应在冷藏条件下运输,2～8℃保存有效期为 5 个月。对近期有与甲型肝炎患者密切接触的易感者,可用人丙种球蛋白进行被动免疫预防注射,时间越早越好,免疫期为 2～3个月。

2.乙型肝炎　乙型肝炎疫苗和乙型肝炎免疫球蛋白(HBIG):接种乙型肝炎疫苗是预防 HBV 感染的最有效方法。易感者均可接种。我国卫生部于 1992 年将乙型肝炎疫苗纳入计划免疫管理,对所有新生儿接种乙型肝炎疫苗,但疫苗及其接种费用需由家长支付;自 2002年起正式纳入计划免疫,对所有新生儿免费接种乙型肝炎疫苗,但需支付接种费;自 2005 年 6月 1 日起改为全部免费。因此新生儿应进行普种,与 HBV 感染者密切接触者、医务工作者、同性恋者、静脉药瘾者等高危人群,以及从事托幼保育、食品加工、饮食服务等职业的人群亦是主要的接种对象。

乙型肝炎疫苗全程接种共 3 计,按照 0、1、6 个月程序,即接种第 1 针疫苗后,间隔 1 个月及 6 个月注射第 2 针及第 3 针疫苗。新生儿接种乙型肝炎疫苗越早越好,要求在出生后 24h内接种。接种部位新生儿为大腿前部外侧肌肉内,儿童和成人为上臂三角肌中部肌内注射。单用乙型肝炎疫苗阻断母婴传播的保护率约为 87%。

对 HBSAg 阳性母亲的新生儿,应在出生后 24h 内尽早注射乙型肝炎免疫球蛋白(HBIG),最好在出生后 12h 内,剂量应≥100U,同时在不同部位接种 10μg 重组酵母或 20%中国白鼠卵母细胞(CHO)乙型肝炎疫苗,可显著提高阻断母婴传播的效果。也可在出生后12h 内先注射 1 针 HBIG,1 个月后再注射第 2 针 HBIG,并同时在不同部位接种一针 10μg 重组酵母或 20μg CHO 乙型肝炎疫苗,间隔 1 个月和 6 个月分别接种第 2 针和第 3 针乙型肝炎疫苗。新生儿在出生 12h 内注射 HBIG 和乙型肝炎疫苗后,可接受 HBsAg 阳性母亲的哺乳。

目前对丙型、丁型、戊型肝炎尚缺乏特异性免疫预防措施。

附:肝纤维化

肝纤维化(hepatic fibrosis)在国际疾病分类(international classification of disease,ICD—10)中列为独立的病名(K74.001)。肝纤维化通常作为一种组织病理学的概念,指肝组织内细胞外基质(ECM)成分过度增生与异常沉积,导致肝脏结构与功能发生异常改变,结构表现为肝窦毛细血管化和肝小叶内及汇管区纤维化;表现为肝功能减退,抑或有门静脉高压等。

一、病因与发病机制

肝纤维化的发生多由于肝炎病毒、乙醇、药物与毒物、血吸虫、代谢与遗传、胆汁淤积、自身免疫性肝病等多种损伤性因素，长期慢性刺激肝脏，损伤与修复反复交替发生，使肝窦内的星状细胞（hepatic stellate cell，HSC）活化，致使 ECM 发生代谢失衡，生成大于溶解，导致肝脏 ECM 沉积与肝组织结构重构。肝纤维化进一步发展即为肝硬化。

近 20 年来，肝纤维化的研究，包括动物试验与临床观察取得了长足进展，改变了既往的观点：①肝纤维化是一种主动性的基质增生的病理过程；②肝星状细胞的活化是主要的病理形成机制；③血清学试验、影像学检查及病理学检查可以明确诊断；④通过治疗，肝纤维化乃至早期肝硬化是可逆的，部分药物可以逆转肝纤维化。

二、诊断

（一）临床表现

肝纤维化患者多数均有原发肝病的基础，临床表现多无特异性，且差异较大。多数有疲倦乏力、消化道症状、肝区不适等。部分患者面色晦暗，或有肝掌、蜘蛛痣等。

（二）实验室检查

实验室检查主要为反映肝脏炎症和纤维化的指标。

1.ECM 代谢成分　包括透明质酸（hyaluronic acid，HA）、Ⅲ型前胶原肽或其代谢片段（如 P－Ⅲ－P 或 PCⅢ）、Ⅳ型胶原或其代谢片段（包括Ⅳ－C、Ⅳ－7S、Ⅳ－NC1）及层黏蛋白（laminin，LN）。

2.ECM 代谢相关酶及其抑制物　如基质金属蛋白酶组织抑制因子－1（tissue inhibitor of metallo－proteinase－1，TIMP－1）等。

3.纤维化形成的细胞因子　如转化生长因子 β_1 等。

此外，常规肝脏功能试验中，倾向于 AST/ALT 值、GGT、APRI（AST/血小板值，AST to platelet ratio index，APRI）等数值升高对诊断意义较大。

（三）影像学检查

B 超、CT 和 MRI 合理使用及前后对照对肝纤维化的诊断和治疗效果的评估，均有一定的参考价值。目前认为肝脏弹力测定价值较大，主要方法包括肝纤维扫描（FibroScan）和最近推出的磁共振弹性测定技术（magnetic resonance elastography）。此类技术的优点是能够测定更大范围甚至整个肝脏的弹性情况，弥补了肝活组织检查的局限性。其缺点为肝脂肪沉着、腹水、腹腔炎症时可影响测定结果的准确性。

（四）肝活组织检查

肝组织苏木精－伊红，Masson 三色染色和网状纤维染色，可观看到纤维组织增生程度。

0 期：无纤维化增生。

1 期：汇管区纤维化扩大，局限窦周及小叶内纤维化。

2 期：汇管区周围纤维化，纤维间隔形成，小叶结构尚保留。

3 期：纤维间隔伴小叶结构紊乱，无肝硬化。

4 期：早期肝硬化。

三、治疗

抗肝纤维化近期目标在于抑制肝纤维化进一步发展；远期目标在于逆转肝硬化，改善患者的肝脏功能与结构，延缓肝硬化及其失代偿期发生，改善生活质量，延长患者的生存期。

首先要治疗原发病，去除致病因素。其次要抗肝脏炎症、抑制胶原纤维形成与促进胶原降解等。

抗纤维化的药物可抑制肝脏炎症，抑制肝星状细胞活化、增殖及成纤维作用，增强基质的降解和促进肝星状细胞的凋亡。目前研究初步认定可能有效的药物；①血管紧张素受体拮抗剂，如依贝沙坦（irbesartan）对酒精性肝病、丙肝肝纤维化有一定效果；②过氧化物酶增殖体激活受体激动剂，匹格列酮（抗糖尿病药）可抑制肝星状细胞激活和胶原基因表达；③吡非尼酮已证明对丙型病毒性肝炎有抗纤维化作用。

（赵怡）

第二节　酒精性肝病

酒精性肝病（alcoholic liver disease，ALD）是由于长期大量饮酒导致肝细胞的变性和坏死，由此引起的脂肪肝，进而可发展成酒精性肝炎、肝纤维化和肝硬化，甚至肝癌。严重酗酒时可诱发广泛肝细胞坏死，甚至肝衰竭。据估计全球有 1500 万～2000 万人酗酒，这些人中有10％～20％的人有不同程度的酒精性肝病。我国尚缺乏酒精性肝病的全国性大规模流行病学调查资料，但地区性流行病学调查显示我国饮酒人群和酒精性肝病的患病率有上升趋势。华北地区流行病学调查显示，从 20 世纪 80 年代初到 90 年代初，嗜酒者在一般人群中的比例从 0.21％升至 14.3％；21 世纪初，南方及中西部省份流行病学调查显示饮酒人群增至30.9％～43.4％。饮酒人群中一部分嗜酒者或饮酒过量的人群出现酒精相关健康问题，其中酒精性肝病是酒精所致的最常见的脏器损害。21 世纪初，南方及中西部省份酒精性肝病流行病学调查资料显示，成人群体酒精性肝病患病率为 4.3％～6.5％。酒精性肝病占同期肝病住院患者的比例在不断上升，从 1991 年的 4.2％增至 19％年的 21.3％；酒精性肝硬化在肝硬化的病因构成比从 1999 年的 10.8％上升到 2003 年的 24.0％。酒精所致的肝脏损害已经在中国成为一个不可忽视的问题。

一、发病原因

影响酒精性肝损伤进展或加重的因素较多，目前国内外研究已经发现的危险因素主要包括：饮酒量、饮酒年限、酒精饮料品种、饮酒方式、性别、种族、肥胖、肝炎病毒感染、遗传因素、营养状况等。

（一）饮酒量或饮酒年限

达到一定饮酒量或饮酒年限，就会大大增加肝损害风险。然而，由于个体差异较大，也有研究显示饮酒与肝损害的剂量效应关系并不十分明确。

（二）酒精饮料品种及饮酒方式

不同的酒精饮料对肝脏所造成的损害也有差异。饮酒方式也是酒精性肝损伤的一个危险因素，空腹饮酒较伴有进餐的饮酒方式更易造成肝损伤。

（三）性别

女性对酒精介导的肝毒性更敏感，与男性相比，更小剂量和更短的饮酒期限就可能出现更重的酒精性肝病。饮用同等量的酒精饮料，男女血液中酒精水平明显有差异。

（四）种族和遗传

汉族人群的酒精性肝病易感基因乙醇脱氢酶（ADH）2、ADH3 和乙醛脱氢酶（ALDH）2 的等位基因频率及基因型分布不同于西方国家，可能是中国嗜酒人群和酒精性肝病的发病率低于西方国家的原因之一。并不是所有的饮酒者都会出现酒精性肝病，只是发生在一小部分人群中，表明同一地区群体之间还存在着个体差异。

（五）营养状况

酒精性肝病病死率的上升与营养不良的程度相关。维生素 A 的缺少或维生素 E 水平的下降，也可能加重肝脏损害。富含多不饱和脂肪酸的饮食可促使酒精性肝病的进展，而饱和脂肪酸对酒精性肝病起到保护作用。肥胖或体重超重可增加酒精性肝病进展的风险。

（六）肝炎病毒感染者

肝炎病毒感染与酒精对肝脏损害起协同作用，在肝炎病毒感染基础上饮酒，或在酒精性肝病基础上并发 HBV 或 HCV 感染，都可加速肝脏疾病的发生和发展。

二、发病机制

ALD 主要是酒精进入肝细胞后经过 AND 代谢为乙醛，再通过 ALDH 代谢为乙酸，进入三羧酸循环，酒精及其衍生物的代谢过程中直接或间接诱导的炎症反应、氧化应激、肠源内毒素、炎症介质和营养失衡等多种因素相互作用结果。

（一）肝细胞代谢紊乱

酒精代谢过程中还原型辅酶Ⅰ/辅酶Ⅰ（NADH/NAD$^+$）比例增加，肝内氧化还原状态异常，抑制三羧酸循环，使脂代谢紊乱。

（二）氧化应激和脂质过氧化作用

酒精在代谢过程中，产生过多的氧化应激产物，通过脂质过氧化反应，影响细胞线粒体及细胞膜功能，对 ALD 的发生和发展起着关键作用。

（三）免疫和炎症损伤

酒精代谢产物乙醛与多种蛋白形成的乙醛复合物具有很强的免疫原性，刺激机体产生抗体引起免疫损伤，导致包括蛋白酶在内的重要蛋白质及 DNA 的损伤。ALD 时肠道屏障功能受损引起肠源性内毒素血症，内毒素与脂多糖结合蛋白结合，形成脂多糖结合蛋白复合物，增加炎性细胞因子的转录与释放，炎症因子产生放大炎症效应，刺激星状细胞向成纤维细胞转化，导致肝纤维化的发生。

（四）二次打击学说

酒精因素作为初次打击，通过氧化应激促使反应性氧化物增加，而诱发肝脏脂肪聚集。在氧化应激相关的脂质过氧化及炎性细胞因子作用下，使脂肪变的肝细胞发生第二次打击，导致脂肪肝发生炎症、坏死和纤维化。

三、病理

酒精性肝病病理学改变主要为大疱性或大疱性为主伴小疱性的混合性肝细胞脂肪变性。

依据病变肝组织是否伴有炎症反应和纤维化,可分为单纯性脂肪肝、酒精性肝炎、肝纤维化和肝硬化。酒精性肝病的病理学诊断报告应包括肝脂肪变程度($F_{0\sim4}$)、炎症程度($G_{0\sim4}$)、肝纤维化分级($S_{0\sim4}$)。

(一)单纯性脂肪肝

依据脂肪变性肝细胞占肝组织切片的比例,以及肝细胞脂肪变性占据所获取肝组织标本量的范围将肝脂肪变程度分为 4 度($F_{0\sim4}$):F_0,<5%肝细胞脂肪变;F_1,5%～33%肝细胞脂肪变;F_2,33%～66%肝细胞脂肪变;F_3,66%～75%肝细胞脂肪变;F_4,75%以上肝细胞脂肪变。

(二)酒精性肝炎和肝纤维化

酒精性肝炎时肝脂肪变程度与单纯性脂肪肝一致,分为 4 度($F_{0\sim4}$),依据炎症程度分为 4 级($G_{0\sim4}$):G_0,无炎症;G_1,腺泡 3 带呈现少数气球样肝细胞,腺泡内散在个别点灶状坏死和中央静脉周围炎;G_2,腺泡 3 带明显气球样肝细胞,腺泡内点灶状坏死增多,出现 Mallory 小体,门管区轻至中度炎症;G_3,腺泡 3 带广泛的气球样肝细胞,腺泡内点灶状坏死明显,出现 Mallory 小体和凋亡小体,门管区中度炎症伴或不伴门管区周围炎症;G_4,融合性坏死和(或)桥接坏死。

依据纤维化的范围和形态,肝纤维化分为 4 期($S_{0\sim4}$):S_0,无纤维化;S_1,腺泡 3 带局灶性或广泛的窦周/细胞周纤维化和中央静脉周围纤维化;S_2,纤维化扩展到门管区,中央静脉周围硬化性玻璃样坏死,局灶性或广泛的门管区星芒状纤维化;S_3,腺泡内广泛纤维化,局灶性或广泛的桥接纤维化;S_4,肝硬化。

酒精性肝病的病理学诊断报告需包括肝脂肪变程度($F_{0\sim4}$)、炎症程度($G_{0\sim4}$)和肝纤维化分级($S_{0\sim4}$)。

(三)肝硬化

肝小叶结构完全毁损,代之以假小叶形成和广泛纤维化,为小结节性肝硬化。根据纤维间隔有否界面性肝炎,分为活动性肝硬化和静止性肝硬化。

四、诊断

(一)病因诊断

有长期饮酒史,一般超过 5 年,折合酒精量男性≥40g/d,女性≥20g/d;或 2 周内有大量饮酒史,折合酒精量>80g/d。但应注意性别、遗传易感性等因素的影响。酒精量(g)换算公式=饮酒量(ml)×酒精含量(%)×0.8。

(二)临床症状及体征

临床症状为非特异性,可无症状,或有右上腹胀痛、食欲缺乏、乏力、体重减轻、黄疸等;随着病情加重,可有神经精神症状、蜘蛛痣和肝掌等表现。

(三)实验室检查

血清谷草转氨酶(AST)、谷丙转氨酶(ALT)、γ-谷氨酰转移酶(GGT)、总胆红素(TBil)、凝血酶原时间(PT)、平均红细胞容积(MCV)和缺糖转铁蛋白(CDT)等指标升高。其中 AST/ALT>2、GGT 升高、MCV 升高为酒精性肝病的特点,而 CDT 测定虽然较特异,但临床未常规开展。禁酒后这些指标可明显下降,通常 4 周内基本恢复正常(但 GGT 恢复较慢),有助于诊断。

（四）影像学检查

1.超声显像诊断

（1）肝脏 B 超影像：用于反映肝脏脂肪浸润的分布类型，粗略判断弥漫性脂肪肝的程度，提示是否存在肝硬化，但其不能区分单纯性脂肪肝与脂肪性肝炎，且难以检出＜33％的肝细胞脂肪变。

具备以下三项腹部超声表现中的两项者为弥漫性脂肪肝：①肝脏近场回声弥漫性增强，回声强于肾脏；②肝脏远场回声逐渐衰减；③肝内管道结构显示不清。

（2）FibroScan：是目前全球最先进且唯一可实现对肝脏硬度及脂肪变进行无创定量检测的设备，大大提高了患者肝纤维化、肝硬化、脂肪肝的检出率。其原理是利用振动控制的瞬时弹性成像技术（VCTE）来评估肝脏的硬度值及利用受控衰减参数理论（CAP）来评估肝组织的脂肪变数值。弹性数值越大，表示肝组织硬度值越大。CAP 越大，表示脂肪变数值越大。为肝纤维化、脂肪肝的早期诊断、早期治疗和预防提供了可能。FibroScan 适用于各种慢性肝病包括病毒性肝炎、酒精性肝炎及自身免疫性肝病等所导致的肝纤维化、肝硬化和脂肪肝的检查。

FibroScan 能够快速对肝脏硬度值、脂肪变数值做出诊断，精确度高、重复性好，完全避免了肝穿刺带来的创伤。FibroScan 对纤维化各期的分级诊断准确性皆在 85％以上。

2.CT 影像学诊断　弥漫性肝脏密度降低，肝脏与脾脏的 CT 值之比≤1.0。弥漫性肝脏密度降低，肝/脾 CT 值≤1.0、但大于 0.7 者为轻度；肝/脾 CT 值≤0.7、但＞0.5 者为中度；肝/脾 CT 值≤0.5 者为重度。

（五）病理诊断标准

肝穿活组织检查是确诊酒精性肝病及了解分期、分级的可靠方法。酒精性肝病病理学改变主要为大疱性或大疱性为主伴小疱性的混合性肝细胞脂肪变性。

依据病变肝组织是否伴有炎症反应和纤维化，可分为单纯性脂肪肝、酒精性肝炎、肝纤维化和肝硬化。酒精性肝病的病理学诊断报告应包括肝脂肪变程度（$F_{0\sim4}$）、炎症程度（$G_{0\sim4}$）和肝纤维化分级（$S_{0\sim4}$），见表 4-3。

表 4-3　酒精性肝病病理分级与分期

分级	脂肪变（F）	炎症（G）	纤维化（S）
0	＜5％	无炎症	无纤维化
1	5％～33％	腺泡 3 带呈现少数气球样肝细胞，腺泡内散在个别点灶状坏死和中央静脉周围炎	腺泡 3 带局灶性或广泛的窦周/细胞周纤维化和中央静脉周围纤维化
2	33％～66％	腺泡 3 带明显气球样肝细胞，腺泡内点灶状坏死增多，出现 Mallory 小体，门管区轻至中度炎症	纤维化扩展到门管区，中央静脉周围硬化性玻璃样坏死，局灶性广泛的门管区星芒状纤维化
3	66％～75％	腺泡 3 带广泛的气球样肝细胞，腺泡内点灶状坏死明显，出现 Mallory 小体和凋亡小体，门管区中度炎症伴或不伴门管区周围炎症	腺泡内广泛纤维化，局灶性或广泛的桥接纤维化
4	75％以上	融合性坏死和（或）桥接坏死	肝硬化

（六）酒精性肝病临床分型

1.轻症酒精性肝病　肝脏生物化学指标、影像学和组织病理学检查基本正常或轻微异常。

2.酒精性脂肪肝　影像学诊断符合脂肪肝标准,血清 ALT、AST 或 GGT 可轻微异常。

3.酒精性肝炎　是短期内肝细胞大量坏死引起的一组临床病理综合征,可发生于有或无肝硬化的基础上,主要表现为血清 ALT、AST 升高和血清 TBil 明显增高,可伴有发热、外周血中性粒细胞升高。重症酒精性肝炎是指酒精性肝炎患者出现肝衰竭的表现,如凝血机制障碍、黄疸、肝性脑病、急性肾衰竭、上消化道出血等,常伴有内毒素血症。

4.酒精性肝硬化　有肝硬化的临床表现和血清生物化学指标的改变。

五、鉴别诊断

排除嗜肝病毒现症感染,以及药物、中毒性肝损伤和自身免疫性肝病等。

六、治疗

酒精性肝病的治疗原则是:戒酒和营养支持,减轻酒精性肝病的严重程度;改善已存在的继发性营养不良和对症治疗酒精性肝硬化及其并发症。

1.戒酒　是治疗酒精性肝病的最重要的措施,戒酒过程中应注意防治戒断综合征。

2.营养支持　酒精性肝病患者需良好的营养支持,应在戒酒的基础上提供高蛋白、低脂饮食,并注意补充维生素 B、维生素 C、维生素 K 及叶酸。

3.药物治疗

(1)糖皮质激素:可改善重症酒精性肝炎(有脑病者或 Maddrey 指数＞32)患者的生存率。但感染、急性胃肠出血、肾功能不全、胰腺炎、未控制的糖尿病者不适合应用。

(2)美他多辛 0.5g,一日 2 次,可加速酒精从血清中清除,有助于改善酒精中毒症状和行为异常,可用于酒精中毒有行为异常者。

(3)抗炎保肝药物

1)腺苷蛋氨酸 500～1000mg/d,静脉滴注、肌内注射或口服。腺苷蛋氨酸治疗可以改善酒精性肝病患者的临床症状和生物化学指标。

2)多烯磷脂酰胆碱口服 456mg,每日 3 次,严重者可静脉滴注 465～930mg/d。多烯磷脂酰胆碱对酒精性肝病患者有防止组织学恶化的趋势。

3)还原型谷胱甘肽 400mg,每日 3 次,或静脉注射 1200mg/d,严重者可 2400mg/d。

4)甘草酸制剂。

5)水飞蓟宾类。

6)双环醇 25mg,每日 3 次。

水飞蓟宾类、多烯磷脂酰胆碱和还原型谷胱甘肽等药物有不同程度的抗氧化、抗炎、保护肝细胞膜及细胞器等作用,临床应用可改善肝脏生物化学指标。但不宜同时应用多种抗炎保肝药物,以免加重肝脏负担及因药物间相互作用而引起不良反应。

(4)酒精性肝病患者肝脏常伴有肝纤维化的病理改变,故应重视抗肝纤维化治疗。目前有多种抗肝纤维化中成药或方剂,如安络化纤胶囊等。

(5)积极处理酒精性肝硬化的并发症(如门静脉高压、食管胃底静脉曲张、自发性细菌性腹膜炎、肝性脑病和肝细胞肝癌等)。

七、预后

评价酒精性肝病严重程度的指标:有多种方法用于评价酒精性肝病的严重程度及近期存

活率,有 Child—Pugh 积分系统,凝血酶原时间—血清胆红素判别函数(Maddrey 判别函数,Maddrey discriminant function,MDF),终期肝病模型(MELD)评分系统。其中,Maddrey 判别函数有较高价值。

1. Maddrey 判别函数(MDF) 4.6×(患者凝血酶原时间—对照值)+血清胆红素(mg/dl),指数>32,近期死亡率为 50%。

2. 终期肝病模型(MELD)评分系统 可用于预测酒精性肝病死亡率。其计算公式:$R=0.378 \log[胆红素(mg/dl)]+1.12 \log(INR)+0.95 \log[肌酐(mg/dl)]+0.64$(病因:胆汁性或酒精性 0,其他 1)。R>11 有预测价值,越高,其风险越大,生存率越低。后为计算方便,Kamath 等将公式改良为 $R=3.8 \log[胆红素(mg/dl)]+11.2 \log(INR)+9.6 \log[肌酐(mg/dl)]+6.4$(病因:胆汁性或酒精性 0,其他 1)。

MELD 分级中使用的血清肌酐、胆红素、INR 等指标,容易受非肝病因素的影响,这将直接影响判断真实的肝病病情,并指出为了避免肝外因素造成的血清肌酐波动影响 MELD 分级的准确性,在利用 MELD 分级判断病情时,应在患者血流动力学稳定和充分补液的基础上使用。如使用血清肌酐清除率代替血清肌酐,将能使 MELD 分级更准确地反映肝功能变化;凝血酶原活性(PTA)较 INR 变化更小,如使用 PTA 代替 INR,可能使 MELD 分级具有更好的统一性。

(阿力木江·毛拉艾沙)

第三节 非酒精性脂肪性肝病

非酒精性脂肪性肝病(nonalcoholic fatty liver disease,NAFLD)是一种与胰岛素抵抗(IR)和遗传易感密切相关的代谢应激性肝脏损伤,由多种原因所致的病变主体在肝小叶,以肝细胞弥漫性脂肪变性为主,且无过量饮酒的临床病理综合征。包括非酒精性单纯性脂肪肝(nonalcoholic simple fatty liver,NAFL)、非酒精性脂肪性肝炎(nonalcoholic steato—hepatilis,NASH)及其相关肝硬化和肝细胞癌(hepatocellular carcinoma,HCG)。

按照病因,其可分为原发性和继发性两类。原发性 NAFLD 是由于肥胖和代谢紊乱所致,需排除其他慢性肝病(病毒性肝炎、自身免疫性肝病等)。继发性 NAFLD 较少见,与胰岛素抵抗(insulin resistance,IR)和代谢综合征(metabolism syndrome,MetS)无关,由多种疾病(如血色病、Wilson 病、低 β 脂蛋白血症等)或药物(皮质类固醇、雌激素等)、手术后(如空回肠旁路手术、广泛小肠切除术等)所致,少量饮酒(日均酒精摄入量女性 20g,男性 30g)对敏感个体可致脂肪肝。

1842 年 Bowman 首先提出"脂肪肝"的概念,随着 B 超和 CT 检查的普及,1980 年和 1986 年 Ludwig 和 Schaffner 等相继提出 NASH 和 NAFLD 的概念,使脂肪肝成为独立的临床病理综合征。但当时未引起重视,直到 1998 年 Day 等报道 15%～50%NASH 患者发生不同程度肝纤维化,NAFLD 方得到极大关注。

随着肥胖及相关代谢紊乱的增多,NAFLD 发病率不断攀高,在西方发达国家,NAFLD 是引起肝功能异常和慢性肝病的最常见原因,在我国有望成为慢性肝病的首要病因。NAFLD 在种族、性别和年龄等方面存在差异。NAFLD 患病率随年龄增加而增高,40～65 岁男性和 50—60 岁女性患病率最高。发达国家普通成人 NAFLD 患病率为 20%～33%,我国成人 NAFLD 患病率为 12%～16%。

NAFLD 患病率有低龄化趋势。儿童 NAFLD 主要与肥胖症和 IR 有关，与成人相比，儿童 NAFLD 中 NASH 比例偏高，儿童 NASH 汇管区病变较小叶内严重，进展为肝硬化更快。西方发达国家儿童 NAFLD 患病率至少为 1%～2%，肥胖儿童 NAFLD 患病率高达 22.5%～52.8%。我国肥胖儿童 NAFLD 可达 60%以上。

NAFLD 的死因主要为代谢综合征相关恶性肿瘤、动脉硬化性心血管事件及肝硬化，而 NASH 的主要死因依次为肝硬化、肿瘤和心血管疾病。

一、病因和发病机制

目前尚不明确。一般认为它是一种遗传一环境一代谢应激相关性疾病，可能主要与遗传易感性、胰岛素抵抗、氧化应激、脂质代谢紊乱及脂肪细胞因子所致肝损伤等多种因素有关。"二次打击"学说：初次打击为由各种原因引起的胰岛素抵抗，引起外周脂肪组织降解，形成过多的 FFA，肝细胞对脂肪酸摄入增加，导致肝细胞脂肪沉积和脂肪变。肝细胞脂肪沉积和脂肪变作为"初次打击"，使肝脏对炎症反应和各种损伤因素的易感性增高，而氧化应激和脂质过氧化、内质网应激、细胞因子的释放、线粒体功能异常等因素形成"二次打击"，诱导肝脏炎症反应、肝细胞变性坏死和肝纤维化的发生。

（一）IR 引起 NAFLD 的主要原因是脂质过多和高胰岛素血症

IR 时脂蛋白脂酶活性及脂肪合成能力减弱，可导致脂肪组织分解释放游离脂肪酸（FFA）增多，并进入肝脏组织，同时进食后的脂质也以脂肪酸的形式被肝脏摄取，使肝脏三酰甘油（TG）的合成明显增多，TG 在微粒体转运蛋白（MTP）催化的反应中，与载脂蛋白 B100（ApoB－100）结合转化为极低密度脂蛋白（VLDL）。当 TG 的形成超过其输出及 VLDL 的合成障碍时，就会影响 TG 转运出肝，TG 便蓄积在肝内，形成脂肪肝。脂肪储存过多的肝脏，血脂代谢紊乱导致细胞膜结构、功能异常，肝细胞表面胰岛素受体数目减少且出现受体缺陷，从而使肝细胞对胰岛素的敏感性、反应性降低。多数报道认为，高三酰甘油血症的 FFA 增多，干扰了胰岛素在周围组织中与受体结合，使胰岛素作用下降，并产生 IR。增多的 FFA 又可通过抑制胰岛素的信号转导，减少胰岛素的清除，加重 IR。而高胰岛素血症通过增加糖降解，增加脂肪酸的合成，又可减少 ApoB－100 的合成，增加脂类物质在肝脏的蓄积。以上因素综合作用造成了 NAFLD 患者出现 IR，IR 又通过上述机制诱发 NAFLD，而形成 IR 和 AFLD 之间的恶性循环。胰岛素抵抗的诱导因子包括：高糖血症和高胰岛素血症、游离脂肪酸、氧化应激、内质网应激、脂肪细胞因子（如瘦素和脂联素、IL－6 和 TNF－α 等）。

（二）肠源性内毒素与 NAFLD/NASH

正常肠道菌群及其代谢产物与 NAFLD 的发病密切相关。肠菌过度增殖或有益菌减少可能参与脂肪变炎症的进展过程，最主要的肠源性信号来自内毒素。

（三）脂肪细胞因子

脂肪分泌一些蛋白，包括细胞因子、激素样因子如瘦素和脂联素、IL－6 和 TNF－α、抵抗素和内脏脂肪素；随着瘦素、脂联素、抵抗素等多种脂肪因子被发现，以瘦素、抵抗素为代表的多数脂肪因子均可作用于胰岛素信号通路，并通过不同靶位，影响肝脏糖脂代谢，促进脂肪肝形成。相反，脂联素则通过与肝内受体结合抑制游离脂肪酸的摄取，促进后者氧化和脂质输出，从而抑制脂肪在肝脏堆积并提高胰岛素敏感性，因此对 NAFLD 发生起保护作用。

（四）内质网应激

内质网应激（ERS）细胞应付各种应激时的一种普遍生物学现象，积聚在内质网部位的非折叠或错误折叠蛋白引发适应性反应以缓解ERS即非折叠蛋白反应（UPR）。具有促进脂质合成的作用。

（五）氧应激及脂质过氧化损伤与NAFLD

氧应激与脂质过氧化是非酒精性脂肪肝受到第二次打击进一步发展的重要因素。在肝脏中FFA可能是氧化应激和随后产生脂质过氧化的根源。外源性高脂饮食使血清FFA增加，肝对FFA摄取的增加使线粒体β氧化速度代偿性加快，进而增加了反应性氧化物（ROS）的产出。当肝细胞内ROS的产生及其作用超过抗氧化系统清除能力时便产生氧应激。ROS刺激花生四烯酸的代谢，产生白三烯等类脂质，触发链式过氧化反应产生脂质过氧化物（LPO）如丙二醛（MDA）和4-羟基壬醇烯酸（HNE）。LPO能趋化中性粒细胞（炎症坏死）、刺激肝星状细胞（纤维化）和上调转化生长因子（transforming growth factor，TGF-β），这些物质又可改变线粒体DNA，也能与线粒体蛋白反应抑制氧化呼吸链上的电子传递，进一步使ROS、脂质过氧化产物的产生增加，受到损害的线粒体能产生氧应激，而氧应激又加剧线粒体的损害作用，形成一个恶性循环。氧应激/脂质过氧化发生可直接损伤生物膜，引起线粒体跨膜电位的丧失，导致线粒体肿胀、破裂，最终导致细胞坏死。同时MDA释放增多，MDA可吸引炎性细胞浸润肝组织，并导致细胞蛋白质形成交链聚合，造成肝脏生化和结构的破坏。星状细胞增加胶原蛋白的合成而导致肝纤维化。

二、病理

NAFLD病理特征为肝腺泡3区大疱性或以大疱为主的混合性肝细胞脂肪变，伴或不伴有肝细胞气球样变、小叶内混合性炎症细胞浸润及窦周纤维化。

在NAFLD早期，肝组织学检查仅仅示肝细胞明显的脂肪变性，此即为单纯性脂肪肝；在脂肪变性的基础上出现肝细胞气球样变和小叶内混合性炎症细胞浸润，则为脂肪性肝炎，可伴或不伴有糖原核、Mallory小体、肝细胞点状坏死及肝纤维化；晚期，脂肪性肝炎因细胞周围纤维化和中央静脉周围纤维化进展，桥接纤维化形成，导致肝小叶结构改建、假小叶及再生结节形成，最终发生脂肪性肝硬化。

非酒精性脂肪性肝炎患者肝组织学改变叙述如下。

1. 必备表现

（1）肝脂肪变性，大疱性及小疱性，常见于肝腺泡3区。

（2）小叶内炎症，小叶内多形核细胞和单核细胞浸润。

（3）肝细胞气球样变，常邻近于脂肪变肝细胞的周围。

2. 常见但非诊断必备的表现

（1）肝腺泡3区窦周纤维化。

（2）肝腺泡1区肝细胞内糖原核蓄积。

（3）小叶内脂性肉芽肿，大小不一，通常较小。

（4）偶见嗜酸颗粒或过碘酸希夫染色阳性库普弗细胞。

（5）脂肪囊肿。

3.可能存在但非诊断必备的表现

(1)在气球样变的肝细胞内出现 Mallory—Denk 小体:常见于 NASH 肝腺泡 3 区,形态通常不典型,需要免疫染色(泛素、p62、角蛋白 7/18/19)。

(2)门管周围轻度肝细胞沉积或窦内皮细胞里含有散在的铁颗粒。

(3)肝细胞内巨大线粒体。

4.不常见于 NASH,应考虑其他原因相关肝损伤

(1)轻度大疱性肝脂肪变或非条带状分布。

(2)小疱性或者主要表现为小疱性的肝脂肪变。

(3)硬化性透明坏死,门静脉阻塞性损伤,静脉周围纤维化,静脉硬化。

(4)门静脉炎症浸润比小叶内炎症严重,结节样淋巴细胞聚集,门静脉周围纤维化较肝腺泡 3 区窦周纤维化严重,门静脉—门静脉桥接纤维化而没有并发窦周纤维化。

(5)小叶结构紊乱,明显的炎症或合并桥接纤维化。

(6)急性胆汁淤积:胆栓。

(7)慢性胆汁淤积伴或不伴严重的胆管损伤、胆管缺失、胆管增生;铜在门静脉周围肝细胞内蓄积。

(8)过碘酸希夫染色门静脉周围肝细胞内 α_1 抗胰蛋白酶染色呈球状。

(9)肝细胞内明显的球状铁颗粒蓄积,特别是从肝腺泡 1 区到 3 区渐次减少。

儿童 NAFLD 病理表现与成人不同,肝细胞气球样变、腺泡 3 区的纤维化和肝小叶炎症等成人 NASH 的典型特征在儿童并不常见。儿童 NASH 汇管区病变(炎症和纤维化)通常较小叶内严重。儿童 NASH 分两型:1 型 NASH,病理特征与成人相似,约占 17%;2 型 NASH,为大疱脂肪变伴门管区炎症(通常为淋巴细胞)、无或极轻微的气球样变、伴或不伴门管区纤维化,见于 51% 的患儿;另外 32% 为混合性。

三、临床表现

(一)症状

本病起病隐匿,症状不典型,可有乏力、食欲减退、腹胀、肝区隐痛等表现,肝脾大等非特异性症状及体征。可有体重超重和(或)内脏性肥胖、空腹血糖增高、血脂紊乱、高血压等代谢综合征相关症状。儿童 NAFLD 表现与成人相似,大部分儿童超重或肥胖,通常有 NAFLD、IR 或糖尿病病史,患儿可并发睡眠呼吸暂停综合征、甲状腺功能低下和 IR 相关的临床疾病,黑棘皮病的发生率高达 30%～50%,约 1/4 的肥胖 NAFLD 儿童患有糖代谢异常。

(二)体征

肝大为 NAFLD 的常见体征,发生率可高达 75% 以上,多为轻至中度肝大,表面光滑,边缘钝,质地正常或稍硬,无触痛,门静脉高压症等慢性肝病的体征相对较少,脾大一般不超过 25%。

四、实验室及其他检查

(一)血清学指标

1.肝功能　谷丙转氨酶(ALT)和谷草转氨酶(AST)视脂肪侵蚀的程度、范围和病因而定,轻度脂肪肝时血清 ALT 和 AST 多数正常,中重度脂肪肝由于脂肪囊肿的破裂及肥大的

脂肪细胞压迫胆道,可出现血清氨基转移酶增高,一般不超过参考值上限的 2~4 倍。随着脂肪肝的好转,ALT 和 AST 也逐渐降至正常,若持续增高和明显增高提示出现脂肪性肝炎,非酒精脂肪性肝炎血清 AST/ALT 多<1。血清 ALP 也可增高。肝硬化时,可出现血清 ALB 下降、A/G 值下降等。而球蛋白比例增高。血清 TBA 增高是反映肝脏代谢功能下降较灵敏的指标。

2. γ—谷氨酰转移酶(GGT)　各种脂肪肝患者血清 GGT 可轻度增高或正常,阳性率约为 63%,血清 GGT 增高可能是脂肪肝唯一的异常检验指标’除外饮酒因素和药物影响之后,血清 ALT 正常而 GGT 轻度增高,常要考虑非酒精性单纯性脂肪肝的可能。

3. ALP　有时可增高,且随着脂肪肝的好转,ALP 也逐渐降至正常。脂肪肝时血清胆碱酯酶(SChE)常增高;无论脂肪肝的原因如何,SChE 增高均与肝内脂肪化程度相关。SChE 活性高者多伴有高脂蛋白血症,在反映肝脂类代谢异常及脂肪肝严重程度方面,SChE 活性增高可能较其他任何一项生化检验均敏感。这与肝实质损害时因肝蛋白质合成功能下降导致的血清 SChE 活性下降不同,NAFLD 时常导致 SChE 降低。

4. 凝血功能障碍　严重非酒精性脂肪性肝病患者常出现凝血因子减少,表现为 PT、APTT 延长等。

5. 血清肝纤维化标志物　血清 PCⅢ、CⅣ、LamP1 和 HA 的浓度与肝脏纤维化程度密切相关,可作为慢性肝病肝脏纤维化的诊断依据。这些纤维化指标的血清浓度在单纯性脂肪肝时多在正常范围,脂肪性肝纤维化时多增高,脂肪性肝硬化时显著增高;因此,血清纤维化指标测定有助于确定 NAFLD 的分期,推测 NAFLD 的预后。

6. 血常规　肝硬化、脾功能亢进时有三系细胞减少。

7. 血清脂联素、瘦素　血清脂联素降低,瘦素增高。

8. 血脂、血糖、尿酸测定

(二)影像学检查

1. B 超

(1)肝区近场回声弥漫性增强(强于肾脏和脾脏),远场回声逐渐衰减。

(2)肝内管道结构显示不清。

(3)肝脏轻至中度肿大,边缘角圆钝。

(4)彩色多普勒血流显像提示肝内血流信号减少或不易显示,但肝内血管走向正常。

(5)肝右叶包膜及横膈回声显示不清或不完整。

具备上述第 1 项及第 2~4 项中一项者为轻度脂肪肝;具备上述第 1 项及第 2~4 项中两项者为中度脂肪肝;具备上述第 1 项及第 2~4 项中两项和第 5 项者为重度脂肪肝。

2. CT　弥漫性肝脏密度降低,肝/脾 CT 值≤1.0 但>0.7 者为轻度;肝/脾 CT 值≤0.7 但>0.5 者为中度;肝/脾 CT 值≤0.5 者为重度。

3. 瞬时弹性成像技术(FibroScan)　测量肝脏硬度,对明显肝纤维化(>F₂)的 NAFLD 患者特异性和敏感性可达到 75% 和 91%,但不能评估气球样变和坏死性炎症,受操作者的影响较大。

4. MRI 和磁共振波谱分析　量化脂肪变的严重程度,提供脂肪储存部位信息。

5. 肝脏穿刺肝活体组织检查　肝活检和组织学检查是诊断和判断肝组织炎症、坏死和纤维化的唯一可靠方法,是进行分期与分级敏感和特异的检查手段,有助于了解预后。

五、诊断

(一)诊断标准

1.临床诊断　中华医学会肝脏病学分会脂肪肝和酒精性肝病学组 2010 年修订的"非酒精性脂肪性肝病诊疗指南"的诊断标准叙述如下。非酒精性脂肪性肝病的诊断需具备以下 3 项条件:①无饮酒史或饮酒含酒精量每周小于 140g(女性<70g)。②除外病毒性肝炎、药物性肝病、全胃肠外营养、肝豆状核变性等可导致脂肪肝的特定疾病。③肝活检组织学改变符合脂肪性肝病的病理学诊断标准。

鉴于肝组织学诊断难以获得,NAFLD 定义:肝脏影像学表现符合弥漫性脂肪肝的诊断标准,且无其他原因可供解释和(或)有代谢综合征相关组分的患者出现不明原因的血清 ALT 和(或)AST、CGT 持续增高半年以上。减肥和改善 IR 后,异常酶谱和影像学脂肪肝改善甚至恢复正常者可明确 NAFLD 的诊断。

2.病理学诊断　NAFLD 病理特征为肝腺泡 3 区大疱性或以大疱为主的混合性肝细胞脂肪变,伴或不伴有肝细胞气球样变、小叶内混合性炎症细胞浸润及窦周纤维化。与成人不同,儿童 NASH 汇管区病变(炎症和纤维化)通常较小叶内严重。推荐 NAFLD 的病理学诊断和临床疗效评估参照美国国立卫生研究院 NASH 临床研究网病理工作组指南,常规进行 NAFLD 活动度积分(NAFLD activity score,NAS)和肝纤维化分期。

NAS 积分(0~8 分):①肝细胞脂肪变。0 分,<5%;1 分,5%~33%;2 分,34%~66%;3 分,>66%。②小叶内炎症(20 倍镜计数坏死灶)。0 分,无;1 分,<2 个;2 分,2~4 个;3 分,>4 个。③肝细胞气球样变。0 分,无;1 分,少见;2 分,多见。NAS 为半定量评分系统而非诊断程序,NAS<3 分可排除 NASH,NAS>4 分则可诊断 NASH,介于两者之间者为 NASH 可能。规定不伴有小叶内炎症、气球样变和纤维化,但肝脂肪变>33%者为 NAFL,脂肪变达不到此程度者仅称为肝细胞脂肪变。

肝纤维化分期(0~4):0,无纤维化;1a,肝腺泡 3 区轻度窦周纤维化;1b,肝腺泡 3 区中度窦周纤维化;1c,仅有门静脉周围纤维化;2,腺泡 3 区窦周纤维化合并门静脉周围纤维化;3,桥接纤维化;4,高度可疑或确诊肝硬化,包括 NASH 合并肝硬化、脂肪性肝硬化及隐源性肝硬化(因为肝脂肪变和炎症随着肝纤维化进展而减轻)。不要轻易将没有脂肪性肝炎组织学特征的隐源性肝硬化归因于 NAFLD,必须寻找有无其他可能导致肝硬化的原因。

3.影像学诊断　规定具备以下三项腹部超声表现中的两项者为弥漫性脂肪肝:①肝脏近场回声弥漫性增强("明亮肝"),回声强于肾脏;②肝内管道结构显示不清;③肝脏远场回声逐渐衰减。CT 诊断脂肪肝的依据为肝脏密度普遍降低,肝/脾 CT 值<1.0。其中,肝/脾 CT 值<1.0 但>0.7 者为轻度,≤0.7 但>0.5 者为中度,≤0.5 为重度脂肪肝。

4.代谢综合征的诊断　推荐代谢综合征组分的诊断采用改良的 2005 年国际糖尿病联盟标准,符合以下五项条件中三项者诊断为代谢综合征。

(1)肥胖症:腰围>90cm(男性),>80cm(女性),和(或)BMI>25kg/m²;

(2)三酰甘油增高:血清 TG≥1.7mmol/L,或已诊断为高三酰甘油血症;

(3)HDL-C 降低:HDL-C<1.03mmol/L(男性),<1.29mmol/L(女性);

(4)血压增高:动脉血压≥130/85mmHg(1mmHg=0.133kPa)或已诊断为高血压;

(5)空腹血浆葡萄糖(FPG)增高:FPG≥5.6mmol/L 或已诊断为 2 型糖尿病。

（二）排除标准

1.在将影像学或病理学脂肪肝归结于 NAFLD 之前,需除外酒精性肝病(ALD)、慢性丙型肝炎、自身免疫性肝病、肝豆状核变性等可导致脂肪肝的特定肝病;除外药物(他莫昔芬、胺碘酮、丙戊酸钠、甲氨蝶呤、糖皮质激素等)、全胃肠外营养、炎症性肠病、甲状腺功能减退症、库欣综合征、β 脂蛋白缺乏症及一些与 IR 相关的综合征(脂质萎缩性糖尿病、Mauriac 综合征)等可导致脂肪肝的特殊情况。

2.在将血清氨基转移酶和(或)GGT 增高归结于 NAFLD 之前,需除外病毒性肝炎、ALD、自身免疫性肝病、肝豆状核变性、$α_1$ 抗胰蛋白酶缺乏症等其他类型的肝病;除外肝脏恶性肿瘤、感染和胆道疾病,以及正在服用或近期内曾经服用可导致肝脏酶谱升高的中西药物者。

3.对于无过量饮酒史的慢性 HBV 及非基因 3 型 HCV 感染患者,并存的弥漫性脂肪肝通常属于 NAFLD 范畴。对于血清氨基转移酶持续异常的 HBsAg 阳性患者,若其血清 HBV DNA 载量低于 10^4 拷贝/ml,且存在代谢危险因素,则氨基转移酶异常更有可能是由 NAFLD 所致。

4.每周饮用酒精介于少量(男性<140g/周,女性<70g/周)和过量(男性>280g/周,女性>140g/周)之间的患者,其血清酶学异常和脂肪肝的原因通常难以确定,处理这类患者时需考虑酒精滥用和代谢因素并存的可能。同样,对于代谢综合征合并嗜肝病毒现症感染和(或)酒精滥用者,需警惕病毒性肝炎与脂肪性肝病及 ALD 与 NAFLD 并存的可能。

（三）病情评估

1.对于存在代谢危险因素(内脏性肥胖、2 型糖尿病、血脂紊乱、高血压、代谢综合征,以及近期体重增加或急剧下降)的患者,除需评估心、脑、肾等器官有无损伤外,建议常规检测肝功能和进行上腹部超声检查。

2.对于无症状性肝大、血清肝脏酶谱异常和(或)影像学检查提示弥漫性脂肪肝的患者,建议进一步询问病史并做相关检查,明确有无其他损肝因素、是否存在 NAFLD 并寻找潜在的代谢因素。除详细采集包括近期体重和腰围变化、饮酒史、药物与肝毒物质接触史及糖尿病和冠状动脉粥样硬化性心脏病(冠心病)家族史外,常规检查项目包括以下几方面。

（1）人体学指标(身高、体重、腰围)和动脉血压。

（2）全血细胞计数。

（3）血清酶学指标,如 ALT、AST、GGT 和碱性磷酸酶(反映胆汁淤积)。

（4）HBsAg(阳性者检测 HBV DNA)、抗 HCV(阳性者检测 HCV RNA)、抗核抗体。

（5）包括 TG、HDL－C、LDL－C 的血脂谱。

（6）FPG 和糖化血红蛋白:如果 FPG≥5.6mmol/L 且无糖尿病病史者则做葡萄糖糖耐量试验(OGTT)。

3.对于临床诊断的 NAFLD 患者,可供选择的参考指标包括以下几方面。

（1）根据 FPG 和空腹胰岛素计算稳态模型评估 IR 指数。根据 OGTT 判断餐后血糖调节能力和胰岛素敏感性。

（2）全血黏度、超敏 C 反应蛋白、尿酸及尿微量白蛋白等检测代谢综合征有关组分。

（3）血清总胆红素、白蛋白及凝血酶原时间反映肝脏功能储备,疑似肝硬化的患者行胃镜筛查食管胃底静脉曲张,并检测甲胎蛋白筛查肝癌。

（4）颈部血管彩色多普勒超声检测动脉粥样硬化。

（5）肝脏超声检查结论不清,特别是不能除外恶性肿瘤时,行 CT 和 MRI 检查。

（6）相关检查明确有无铁负荷过重、睡眠呼吸暂停综合征、多囊卵巢综合征、甲状腺功能减退症、腺垂体功能减退症等情况。

（7）尽管肝活检至今仍是区分 NAFL 与 NASH 及判断 NAFLD 分级和分期的唯一方法,但是 NAFLD 的临床诊断通常无需肝活检证实。

4. 建议肝活检组织学评估主要用于以下几方面。

（1）经常规检查和诊断性治疗仍未能明确诊断的患者。

（2）有进展性肝纤维化但缺乏临床或影像学肝硬化证据者。

（3）入选药物临床试验和诊断试验的患者。

（4）由于其他目的而行腹腔镜检查（如胆囊切除术、胃捆扎术）的患者。

（5）患者强烈要求了解肝病的性质及其预后。肝活检的费用和风险应与活检结果对估计预后和指导治疗的价值相权衡,肝组织学评估要考虑标本和读片者误差等因素。

六、鉴别诊断

注意与酒精性肝病、自身免疫性肝病、遗传性血色病、药物及中毒性肝病、肝豆状核变性等相鉴别。

七、治疗

治疗原则:首要目标为改善胰岛素抵抗,防治代谢综合征及其相关终末期器官病变,从而改善患者生活质量和延长存活时间;次要目标为减少肝脏脂肪沉积,并避免因"二次打击"而导致 NASH 和肝功能失代偿,NASH 患者则需阻止肝病进展,减少或防止肝硬化、肝癌及其并发症的发生。

（一）非药物治疗

健康宣传教育,改变生活方式。通过健康宣教纠正不良生活方式和行为。

控制体重,减少腰围。体重下降≥7%的患者,单纯性脂肪肝、小叶炎症、气球样变性均有显著改善。

饮食治疗:参照代谢综合征的治疗意见,推荐中等程度的热量限制,肥胖成人每日摄入量需减少 2092～4184kJ（500～1000kcal）;改变饮食组分,建议低糖低脂的平衡饮食,减少含蔗糖饮料及饱和脂肪和反式脂肪的摄入,并增加膳食的纤维含量。

体育锻炼:建议中等量有氧运动,每周 4 次以上,每次有氧运动 30～45min 以上,累计锻炼时间每周至少 150min。

（二）药物治疗

1. 降脂药物　NAFLD 患者他汀类药物起始治疗的指征:控制饮食、增加运动 3～6 个月后血脂未达到指标（TC>6.46mmol/L,LDL－C>4.16mmol/L,HDL－C<0.9mmol/L,TG>2.26mmol/L）。用药过程注意监测肝功能。

2. 保肝抗炎药物防治肝炎和纤维化　保肝抗炎药物在 NAFLD 防治中的作用和地位至今仍有争论,目前并无足够证据推荐 NAFLD/NASH 患者常规使用这类药物。在基础治疗的前提下,保肝抗炎药物作为辅助治疗主要用于:①肝组织学确诊的 NASH 患者;②临床特征、实验室改变及影像学检查等提示可能存在明显肝损伤和(或)进展性肝纤维化者,如合并血清氨基转移酶增高、代谢综合征、2 型糖尿病的 NAFLD 患者;③拟用其他药物因有可能诱发肝损伤而影响基础治疗方案实施者,或基础治疗过程中出现血清氨基转移酶增高者;④合并嗜肝病毒现症感染或其他肝病者。建议根据疾病活动度和病期及药物效能与价格,合理选用多烯磷脂酰胆碱、水飞蓟宾、甘草酸制剂、双环醇、维生素 E、S 腺苷蛋氨酸和还原型谷胱甘肽等 1~2 种中西药物,疗程通常需要 6~12 个月及以上。

3. 其他药物

(1)白黎芦醇(resveratrol)在高脂饮食诱导的 NAFLD 小鼠中可降低 IL-6、TNF-α,NF-κB mRNA 在肝脏的表达,降低血胆固醇、三酰甘油和氨基转移酶。

(2)部分血管紧张素转化酶抑制剂和血管紧张素 I 型受体阻断剂可改善胰岛素抵抗和肝纤维化。

(3)内消旋二氢愈疮木脂酸(MDGA)在高脂饮食诱导的 NAFLD 小鼠中选择性抑制肝 X 受体(LXR),减轻肝脏脂肪变性。

(4)改变肠道菌群增殖,恢复肠道微生态平衡可能防治 NAFLD:益生菌减轻炎症、调节免疫以阻止 NAFL 向 NASH 进展或延缓 NASH 的肝病进展。⑤胰高血糖素样多肽改善 IR 和肝脂肪变。

(三)监测与随访

1. 通过健康宣教加强自我监督,设置能让患者针对自己的饮食、运动、体重、腰围及与生活质量相关观察指标进行自我记录的图表,以供医患之间交流及完善个体化的饮食和锻炼计划。

2. 疗效判断需综合评估代谢综合征各组分、血清酶谱和肝脏影像学的变化并监测不良反应,以便及时启动和调整药物治疗方案;动态肝组织学检查仅用下临床试验和某些特殊目的的患者。

3. 推荐 NAFLD 患者每半年测量体重、腰围、血压、肝功能、血脂和血糖,每年做包括肝脏、胆囊和脾脏在内的上腹部超声检查。建议根据患者实际情况并参照有关诊疗指南,筛查恶性肿瘤、代谢综合征相关终末期器官病变及肝硬化的并发症(如肝癌和食管胃底静脉曲张)。

八、预后

NAFLD 患者肝病进展速度主要取决于初次肝活组织检查组织学类型。NAFL 进展很慢,随访 10~20 年肝硬化发生率低,为 0.6%~3%,而 NASH 患者 10~15 年内肝硬化发生率高达 15%~25%。年龄>50 岁、肥胖(特别是内脏性肥胖)、高血压、2 型糖尿病、ALT 增高、AST 与 ALT 比值>1 及血小板计数减少等指标是 NASH 和进展性肝纤维化的危险因素。在 NAFLD 漫长病程中,NASH 为 NAFL 发生肝硬化的必经阶段。与慢性丙型肝炎和酒精性肝炎相比,NASH 患者肝纤维化进展相对缓慢,失代偿期肝硬化和肝细胞癌通常发生于老年人。

(阿力木江·毛拉艾沙)

第四节　多囊肝

肝囊肿通常指非寄生虫性肝囊肿,是由上皮细胞包围的液性囊腔。多囊肝(polycystic liver disease,PLD)是一种以肝脏多发性散在囊肿的常染色体显性遗传病。目前临床上因 B 超、CT 等影像学诊断方法的普及多囊肝病例发现有增多的趋势。多囊肝半数以上的患者合并有多囊肾,多囊肝常侵犯整个肝脏,也有少数多囊肝患者的病变局限于肝脏的一叶或半肝范围。

一、病因及发病机制

多囊肝是常染色体显性遗传病,是常染色体显性遗传性多囊肾病(autosomal dominant polycystic kidney disease,ADPKD)和常染色体显性遗传性多囊肝病(polycystic liver disease,PCLD)的部分表型;系肝内胆小管发育障碍所致。在胚胎发育时期,多余的胆管自行退化而不与远端胆管连接,若肝内多余胆管未完全退化和吸收,并逐渐呈结节状和囊状扩张,则可形成多囊肝。多囊肝常伴有多囊肾、胰腺囊肿、肺或脾囊肿及其他畸形,如脑动脉瘤、憩室、双输尿管、马蹄肾或室间隔缺损等,亦可作为其先天发育异常的佐证。多囊肝可发生于同一家庭的不同成员中。

多囊肝病主要涉及两个基因的突变,即 PKD1 基因和 PKD2 基因,两者分别编码多囊蛋白 1 和多囊蛋白 2。PCLD 与 PRKCSH 和 SEC6 基因突变有关,这两种基因分别编码肝囊肿蛋白和 SEC63 蛋白。胆道细胞增殖和凋亡异常及分泌增强可能是多囊肝发病的关键因素,在囊性肝中,几种信号转导通路的激活发生了变化导致过度增生和分泌过多,事实上,血管内皮生长因子(VEGF)、雌激素和胰岛素样生长因子 1 在多囊肝上皮细胞高表达,通过自分泌的方式促进胆管细胞增生。此外,还发现肝囊肿中高水平的磷酸化 ERK、磷酸化 AKT、磷酸化哺乳动物西罗莫司(MTOR)R 的靶点及其下游效应器(S6RP),第二信使环磷酸腺苷(cAMP)也参与了胆管增殖和体液分泌。在多囊肾病鼠模型中研究发现,胆管细胞的过度增生和囊性扩大与较高水平的 cAMP 有关。

二、病理

多囊肝的囊肿多数呈多发性,也有因多房性融合成单发性。多囊肝绝大多数累及全肝,囊内含清亮的无胆汁的液体,肝脏增大变形,肝表面可见大小不一的灰白色囊肿,可小如针尖,大如儿头,肝切面呈蜂窝状。囊肿亦可密集于肝的一叶,以右叶受累较多。囊肿大小可自针尖大小至 8～10cm,但极少超过 10cm。囊液可多至 2000ml。囊壁薄,内可有清液、浆液、胶状液,有出血或感染时可为血性或脓性,其中不含胆汁。

囊肿一般随年龄增加而缓慢增大,但肝体积可数年保持不变。当囊肿间隔破裂时,它可融合成较大的囊肿组织学示肝小叶结构无改变,肝细胞正常,囊肿有纤维被膜包围,其囊壁是由胶原结缔组织组成,内衬柱状上皮或扁平胆管上皮,外层为胶原样组织。如囊内积液多,上皮可转扁平甚或缺如。除肝肾外,其他器官如胰、脾、肺、卵巢、精囊也可有囊肿,该病还可伴其他先天畸形,包括脊柱裂及多指畸形。囊肿间一般为正常肝组织,久病者亦可出现纤维化和胆管增生,晚期可引起肝功能损害、肝硬化和门静脉高压。

三、临床表现

（一）症状

患上多发性肝囊肿后，首先表现出来的是消化道症状。如消化不良、食欲减退、恶心、呕吐和右上腹痛，但程度不重。继发感染后可出现寒战和发热。

（二）体征

可发现肝大，质地从软到硬，可显结节状，部分患者可触及腹部包块。如囊内出血，合并感染或带蒂囊肿扭转时，可有急腹症表现。如合并多囊肾，触诊时可以扪到肾脏。少见有巨大囊肿压迫胆总管或肝管出现黄疸的情况。

（三）实验室检查

1.血常规　囊肿出血者偶见贫血，白细胞计数一般正常。

2.肝功能试验改变与肝增大不成比例，仅偶有间接胆红素及 BSP 轻度增高。碱性磷酸酶增高仅见于部分病例。

3.血尿素氮、肌酐在多囊肾肾单位减少者可升高。

（四）影像学检查

1.B 超　可见大小不等的暗区、囊腔，肝扫描可见多个缺损。

2.胃肠钡餐　见胃及十二指肠、结肠有移位。静脉肾盂造影可有多囊肾的征象。腹腔镜检查可见肝脏增大，其表面有许多囊肿。肝活检有时可得到囊壁组织。

3.CT　示外形光滑、境界清楚的圆形低密度病灶，边缘呈线形，囊内容物密度均匀，无分房现象，平扫即可确诊，强化后，对比更清楚，出血或继发感染时，CT 值＞20HU。

4.肝动脉造影　见无血管区，迫使血管移位。

四、诊断

多囊肝多有家族史或有多囊肾家族史；临床上多年龄超过 30 岁，外表健康，肝大，肝功能大多正常；有压迫症状和影像检查可确诊。诊断可疑者可行剖腹探查。

五、鉴别诊断

单纯性肝囊肿：对家族史的询问尤为重要，其他脏器囊肿存在的证据有助于鉴别两者。

肝包虫病：依据流行病学史，后者还有囊壁钙化、嗜酸粒细胞增多、包虫皮内试验（Casoni试验）及包虫补体结合试验阳性，均有鉴别价值。

肝癌：肝癌液化时亦可有多个液性化段，但肝增大迅速，肝质地硬，CT 增强扫描显示为血供丰富的实质性占位，并有其他肝癌特点，易于区别。

六、治疗

1.生长抑素类似物　生长抑素类似物抑制剂可降低 cAMP 水平，并可抑制多种细胞增生，是囊肿形成的一种新调控剂。长效奥曲肽可使患者肝脏总体积减小。

2.mTOR 信号传导通路抑制剂是雷巴霉素的哺乳动物靶点抑制剂。本类药物具有很强的抗增殖作用，已成为器官移植后一种重要的免疫抑制剂。mTOR 抑制剂西罗莫司亦称雷帕霉素，可使患者的肝脏体积减少。

3.介入治疗　通过介入治疗可减小肝脏体积而缓解症状。

七、预后

除肝移植外,其他治疗手段均不能改变该病的自然过程。

(阿力木江·毛拉艾沙)

第五节　增生性结节性肝病

增生性结节性肝病(focal nodular hyperplasia,FNH),曾被称为肝局灶性硬化、肝错构瘤、良性肝细胞瘤和肝混合腺瘤等,是由增生的肝实质构成的良性病变,其中央瘢痕含有血管和放射状间隔。在肝脏良性肿瘤中居肝血管瘤和肝脏腺瘤之后的第三位,较为少见,约占肝脏良性肿瘤的8%。该病自1958年由Edmondson从病理上明确并命名,1975年及1976年分别被WHO及国际肝脏研究协会承认,欧美报告多,日本及我国报告较少。FNH发病自3周至88岁均可见,多见于30~40岁,女性多见,男女比例为1∶12~1∶8。大多为单发,也可多发,右叶多见,一般无出血及恶变倾向。

一、病因和发病机制

FNH病因及发病机制至今尚未有定论,国内外很多学者认为FNH是一种错构瘤,在先天性血管畸形的基础上,因为肝细胞酶系缺损,容易受到激素类药物的刺激造成坏死后修复再生而形成;可能与肝窦血供动脉化或血流量增加引起肝细胞反应性增生有关,部分患者还合并有身体其他部位的血管畸形及中枢神经肿瘤等病变,有学者将其统称为FNH综合征。

口服避孕药也被认为是引起该病的原因,Reddy等报道,女性患者中60%有口服避孕药史,且容易引起增生结节破裂出血;另外文献报道酗酒也可能引发该病。动物实验和临床检查发现,排卵抑制剂可引起肝组织变化,并且临床也出现过妊娠期间发生FNH的病例,以及患有库欣综合征的女性出现FNH的病例,由此说明,FNH的发生与性激素代谢有关。但有文献报道任何年龄和性别均出现过FNH,不服用避孕药物的女性也同样如此。如Foster等报道63例患者,其中女性43例,确定服用避孕药物7例(16.3%),未服用避孕药物者22例(51.2%),因此其认为排卵抑制剂对发生FNH并无直接作用,只是对已经存在的肝脏病变有促进作用。

还有一种观点认为FNH的发生可能与炎症、创伤等引起的局限性血供减少或血管畸形而引起肝细胞萎缩和肝组织的代偿性增生有关,是肝脏局限性的"再生性变性"的一种表现。

二、病理

(一)大体病理

肉眼观FNH多为单发,为边界清晰、坚硬、无包膜、黄褐色或浅棕色的实质性肿块,常位于肝包膜下,直径为1~20cm,以<6cm多见,肝表面可呈脐形凹陷。

(二)显微镜下表现

Nguyen等对168例FNH形态学特点进行总结,分为经典型(80%)和非经典型(20%)两类。前者主要病理特征为:病灶中央有星形瘢痕伴放射状纤维分隔结构,将病变分隔成许多大小不等的小叶。星状瘢痕由增生的纤维组织和胆管、薄壁小静脉、厚壁肝动脉及炎症细胞浸润等构成,病灶中常可见不同程度的胆汁淤积,坏死与出血罕见。肿块与其周围肝组织分界清楚,但无包膜。非经典型 FNH,其病灶中无增生的纤维间隔,而是扩张充血的血管腔。两种类型镜下均可见正常的库普弗细胞,常围绕小胆管及血管排列。95.0%的不典型者与17.6%的典型者大体上无中央星状瘢痕。

三、临床表现

临床上约 75%的患者无特异性症状,常于体检时发现。绝大多数无肝炎、肝硬化等病史。肝功能及 AFP 一般正常,乙型及丙型肝炎多为阴性。有症状者可表现为右上腹疼痛不适、肝大或右上腹包块等非特异症状,且症状与病灶大小关系不大。

四、实验室及其他检查

(一)实验室检查

多无明显阳性发现。

(二)影像学检查

1.超声及血管造影　常规二维超声诊断 FNH 正确率低,表现以低或稍低回声为主,形态呈类圆形或结节状,边界多较清晰,且均未见声晕表现。彩色多普勒超声具有一定的诊断价值,特征性表现为病灶内典型轮辐状血流信号或粗大动脉,血流频谱呈高速低阻。典型的FNH 造影时多表现为"快进慢出"的模式,肝细胞性肝癌(HCC)则多为"快进快出"模式,超声造影对表现典型的 FNH 和 HCC 易于鉴别。超声造影技术结合定量分析对鉴别造影表现不典型的 HCC 和 FNH 具有一定的临床价值。但临床确诊仍需依靠超声引导穿刺活检。

2.CT　CT 诊断 FNH 的灵敏度和特异性一般,部分文献报道仅 30%~50%的患者可有较典型的改变。平扫呈稍低或等密度灶,中央瘢痕组织呈星芒状更低密度。增强可见动脉期及门静脉早期显著强化迅速,门静脉晚期及延迟期强化程度迅速或逐渐下降,而围绕 FNH 的边缘引流血管门静脉期及延迟期呈不完整的薄环状强化,中央瘢痕延迟强化。FNH 的动态增强表现与其血流动力学基础密切相关,即一条或多条滋养动脉从中央瘢痕发出,以轮辐状向边缘放射分布。新近文献报道增强 CT 检查 FNH 时中心瘢痕的发生概率为 50%~70%,动脉期及门静脉期常呈低密度,而延迟期则可出现强化,这是由于中央瘢痕内纤维间隙大导致造影剂潴留所致,此为其特异性表现。

3.MRI　MRI 诊断 FNH 具有很高的灵敏度和特异性(分别达 70%和 98%),较 CT 更容易发现中心瘢痕。FNH 可表现为典型和不典型,可为单发或多发病灶。典型表现者 T_1WI呈等或略低信号;T_2WI 呈等或略高信号;中央瘢痕组织 T_1WI 呈低信号,T_2WI 及 PDWI 为高信号,信号均匀,MRI 能显示直径>2mm 的瘢痕,符合其中两点即可提示 FNH。不典型者在 MRI 可呈高或稍高信号,可能与周围肝脂肪变性或窦状隙扩张有关,极少数因病灶内出血坏死或脂肪浸润所致。近年来,随着新型肝脏 MRI 对比剂研究的增多及逐渐应用于临床,肝脏局灶性病变的检出率及诊断准确性较以往明显提高。使用新型磁对比剂超顺磁性氧化铁(SPIO)、枸橼酸铁铵(Gd-EOB-DTPA)等扫描对诊断 FNH 有特异性。肝内占位仅 FNH病灶内有库普弗细胞,可吞噬 SPIO 颗粒,病灶信号随肝组织一同降低,而肝癌、肝细胞腺瘤、血管瘤等病灶信号无改变,易与 FNH 鉴别。Gd-EOB-DTPA 被肝细胞摄入,经胆管排泄,

有效降低肝组织的 T_1 时间，T_1WI 上病灶呈高信号，中心瘢痕为低信号，延迟扫描病灶呈等信号，中心瘢痕为低信号，从而与非肝细胞肿瘤鉴别。Sophie Ferlicot 使用锰类对比剂（Mn-DPDP）增强 MRI 表现，对比剂增强使病灶强化，T_1WI 延迟扫描见病灶中央钆螯合剂聚集区，并建议仅仅缺乏星状瘢痕的 FNH 患者，每年行 1 次对照的 MRI 检查，若连续 3 年无变化则可不用再做 MRI 检查。而病灶＞3cm 缺乏星状瘢痕者务必要行活检明确。

4. 核素显像　由于 FNH 内的库普弗细胞正常，对 [99m]TcSC 有正常或正常以上的摄取。而其他肿瘤则不能显示正常摄取。

五、诊断与鉴别诊断

（一）诊断

FNH 的临床诊断困难，无典型的临床症状，易误诊为肝癌。B 超、CT 及实验室检查对诊断本病有一定的帮助，最终确诊需做病理学检查。

（二）鉴别诊断

1. 原发性肝癌（HCC）　多见于中老年，常发生于慢性肝炎肝硬化的基础上，AFP 升高，表现为"快进快出"，动脉期强化明显且不均匀，门静脉期及延迟期多为低密度，强化程度低于肝实质，假包膜延迟强化。应注意小的动脉期均匀强化的 HCC 与小的无中央瘢痕的 FNH 鉴别困难，需密切结合临床。

2. 纤维板层型肝细胞癌（fibrolamellar hepatocellular carcinoma，FLC）　常发生于无肝病病史的年轻患者，亦常位于肝表面。一般纤维板层型肝细胞癌最大径＞10cm，MRI 强化不均，常存在宽大的中央或偏心瘢痕及放射性分隔，内可伴钙化，中央瘢痕在 T_1WI 及 T_2WI 均为低信号，延迟期有时可见完整假包膜强化，部分病例合并血管及胆管侵犯、淋巴结肿大及转移等。FNH 病灶内无钙化、无假包膜，边缘引流静脉可形成假包膜样强化，无血管及胆管侵犯，无淋巴结肿大及转移等。

3. 肝血管瘤（hepatic hemangioma）　典型表现为"快进慢出"，CT 增强可见从周边开始呈结节状或环形向中心扩展性强化，延迟扫描逐渐由边缘向中央弥散，最后变为等密度。部分不典型小血管瘤动脉期病灶均匀强化呈高密度，门静脉期、延迟期呈略高密度或等密度，与小病灶 FNH 鉴别困难。MRI 增强示病灶边缘开始出现点状、结节状强化，逐渐向中心充填，延时扫描病变呈等密度或略高密度。T_2WI 呈典型的"灯泡征"。

4. 肝腺瘤（hepatocellular adenoma，HCA）　是发病率仅次于肝血管瘤的良性肿瘤，中青年女性多见，与口服避孕药和性激素治疗相关，特征表现为内部出血，有时可见包膜，缺乏中央瘢痕。HCA 增强 CT 动脉期强化程度均低于 FNH，同时呈不均匀强化。MRI 示病灶 T_1WI 呈等或略高信号，较大病灶周缘可见低信号包膜，其内可见液性囊变坏死区和出血；T_2WI 呈高或等信号。MRI 增强后多明显富血供，门静脉期和延迟期病灶可见明显强化包膜。

5. 肝转移瘤（liver metastases）　多有原发病史，常为多发。CT 增强动脉期边缘不规则强化，门静脉期病灶出现均匀或不均匀增强，延迟期增强消退，典型表现为"牛眼征"。MRI 增强示 T_1WI 稍低信号，T_2WI 稍高信号。约 25％ 的瘤灶中心 T_1WI 为低信号，T_2WI 为高信号，称为"环靶征"。

6. 肝结节性再生性增生（nodular regenerative hyperplasia，NRH）　临床少见，用于描述

病理上肝实质内弥漫肝细胞结节形成,而不伴有纤维化或仅伴有极其轻微的纤维化。与免疫功能异常、药物毒性、肝实质内微循环障碍等有关。超声可见肝内多发或局灶性结节,边界清晰,呈低或等回声,极少为高回声,病灶内部回声可以不均匀。CT示病灶在动脉期增强,或仅周边的环状增强,延迟像多为等密度,无消退。典型MRI见 T_1WI 或稍高信号,T_2WI 成像各异,可为低或等信号。

7.肝炎性假瘤(inflammatory pseudotumor liver,IPL)　是一种以肝脏局部肝实质性细胞成分炎性增生形成瘤样结节为主要病理特征的良性增生性病变。青壮年男性多见,多单发。发病可能与创伤、感染及免疫变态反应等有关。CT增强扫描动脉期无明显增强,门静脉期、延迟期病灶为边缘增强、间隔增强及中心壁结节增强,中心可有更低密度区为凝固性坏死。MRI扫描 T_1WI 呈等或稍低信号;T_2WI 呈稍高或等信号,增强扫描呈轻度边缘强化。

六、治疗

(一)保守治疗

目前普遍认为FNH是一种肝脏良性病变,经过长期观察,多数患者的病灶无增大,有些女性患者停用口服避孕药后甚至出现病灶变小的迹象,由此,很多专家提出,针对那些确诊患有FNH但瘤体比较小,而且没有明显症状的患者,可以暂时密切随访和定期观察。

(二)手术治疗

目前手术切除被认为是治疗FNH的最优选择,既可以切除病灶,又能明确诊断,不过需要严格掌握手术适应证。首先手术切除适用于诊断不明确但也没有足够证据排除恶性肿瘤或腺瘤的患者,其次FNH诊断明确,但有下列情况之一的患者建议实施手术治疗。

1.肿瘤直径>5cm,临床症状比较明显者。

2.合并其他需要手术处理的上腹部疾病者。

3.随访观察期间发现肿瘤进行性增大者。

七、预后

FNH预后良好,很少发生破裂出血,一般不发生恶变,可密切随访观察。如FNH由女性口服避孕药引起的应立即停药,男性由酗酒所致的,应忌酒。FNH在未做手术前与肝细胞腺瘤、肝结节状再生性增生,高分化肝细胞肝癌等病变难以区分,故临床上多采用积极手术切除,手术安全性高,并发症少,极少手术死亡。

(阿力木江·毛拉艾沙)

第六节　肝豆状核变性

肝豆状核变性(hepatolenticular degeneration,HLD)又称威尔逊病(WD),由 Wilson 首先报道和描述,是一种常染色体隐性遗传的铜代谢障碍疾病。临床上表现为进行性加重的椎体外系症状、肝硬化、精神症状、肾功能损害及角膜色素环(K-F环)等,关键在于早期诊断、早期治疗,晚期或不恰当治疗可致残甚至死亡。世界范围发病率为 1/10 万~1/3 万,基因携带者为 1/90,在中国人群中的发病率较高,且越来越多见。

一、病因及发病机制

本病属于常染色体隐性遗传性铜代谢异常疾病,致病基因 ATP7B 定位于染色体 13q14.3 上,编码一种铜转运 P 型 ATP 酶。虽然 ATP7B 可在包括脑在内的多种组织表达,但是主要表达于肝细胞,临床上多数患者广泛的铜蓄积几乎完全是肝细胞 ATP7B 功能损害引起,因为 HLD 患者在肝移植后铜蓄积可完全逆转。ATP7B 蛋白质缺乏或功能降低可致铜蓝蛋白生物合成和肝细胞向胆汁排铜的减少引起肝铜的蓄积和肝脏损伤,最终铜释放到血流中,沉积在其他各种器官内,特别是脑、肾和角膜之中,伴随细胞内持续的铜蓄积,铜平衡受损,最终导致组织铜的过量引起各脏器细胞损伤。铜蓄积引起细胞损伤的机制尚不清楚。

二、病理

1. 肝脏　光学显微镜下最早可观察到的病变是汇管区肝细胞核的糖原样变性和中度脂肪浸润肝细胞线粒体在大小和形状上有明显的不一致性,如基质密度增加。正常靠近的内外线粒体膜分离,嵴间空间增大,基质中出现一些空泡和晶体包涵体或致密包涵体。

在肝豆状核变性脂肪变性中观察到的脂滴中,1%～2%为具有酸性磷酸酶活性的脂质溶酶体脂滴。这些超微结构的异常,特别是线粒体和脂肪变性,常发展为纤维化,最终导致硬化。偶尔,在窦状隙可发现胶原纤维和基膜物质,也可见到肝细胞异常分离和假性腺体的形成。

从脂肪浸润到硬化,病理改变与其他原因导致的慢性活动性肝炎难以区别,均有单核细胞浸润(大多数是淋巴和浆细胞),超越界板的碎屑坏死,肝实质细胞的塌陷,桥接状肝细胞坏死及纤维化等,进展为大结节性肝硬化,或者迅速发展为难治性急性重型肝炎。向肝硬化进展的过程中常伴有轻微的肝实质炎性细胞浸润或细胞坏死。组织学表现为大结节性肝硬化或小结节—大结节性混合性肝硬化,胆管增生和不同程度的圆形细胞浸润。

2. 神经系统　神经系统的病理变化是在豆状核、尾状核和大脑皮质。表现为神经元变性和数目的减少,星形细胞显著增加,局部发生软化或空洞形成。

3. 角膜　角膜后弹力层切片可见金属色铜颗粒。

三、临床表现

出现症状时的平均年龄为 10～13 岁,在多数 WD 患者早期临床主要表现为肝脏症状与神经精神症状两大方面。晚期可出现肾、骨关节和肌肉损害等症状。

(一)肝脏症状

本病通常 5～10 岁发病。由于肝脏内铜离子沉积达超饱和,引起急性肝衰竭。临床表现为全身倦怠、嗜睡、食欲缺乏、恶心呕吐、腹部膨胀及高度黄疸,病情迅速恶化,多于 1 周至 1 个月死亡,往往在其同胞被确诊为肝豆状核变性后,回顾病史时方考虑本病的可能。

半数患者在 5～10 岁内出现一过性黄疸、短期谷丙转氨酶增高和(或)轻度腹水,不久迅速恢复。数年后当神经症状出现时,肝脏可轻度肿大或不能扪及,肝功能轻度损害或正常范围,但 B 超检查已有不同程度损害。

少儿期缓慢进行性食欲缺乏、轻度黄疸、肝大和腹水,酷似肝硬化的表现。经数月至数年,消化道症状迁延不愈或日益加重,而渐渐出现震颤、肌僵直等神经症状。神经症状一旦出现,肝症状迅速恶化,多于几周至 2～3 个月内陷入肝性脑病。因此,对原因不明的肝硬化患儿应排除本病。

部分青少年患者可表现缓慢进行性脾大,并引致贫血、白细胞或血小板减少等脾功能亢进征象,一般在脾切除和(或)门静脉分流术后不久出现神经症状并迅速恶化,常于短期内死亡;少数患者因食管静脉破裂致上消化道出血而迅速促发神经症状。

(二)神经精神症状

震颤:早期常限于上肢,渐延及全身。多表现为快速、节律性、似扑翼样震颤,可并有运动时加重的意向性震颤。

发音障碍与吞咽困难:多见于儿童期发病的 HLD 说话缓慢似吟诗,或音调平坦似念经,也可有含糊不清、暴发性或震颤性语言。吞咽困难多发生于晚期患者。

肌张力改变:大多数患者肌张力呈齿轮样、铅管样增高,往往引致动作迟缓、面部表情减少、写字困难、步行障碍等。少数舞蹈型患者伴肌张力减退。

精神症状:早期患者智能多无明显变化,但急性起病的儿童较早发生智力减退;大多数肝豆状核变性具有性格改变,如自制力减退、情绪不稳、易激动等;重症可出现抑郁、狂躁、幻觉、妄想、冲动等,可引起伤人自伤行为。少数患者以精神症状为首发症状,易被误诊为精神分裂症。

(三)肾脏表现

本病可出现氨基酸尿、高钙尿、肾性糖尿等,造成肾小管性酸中毒。

(四)血液系统表现

血液系统表现包括溶血性贫血、脾大、脾破裂、脾功能亢进(贫血、白细胞或血小板减少)。

(五)眼部表现

眼部可见角膜色素环,肉眼或裂隙灯在角膜后弹力层周边部可见棕色 K－F 环。

四、临床分型

Wilson 病根据临床表现分为肝型、脑型、其他型和混合型。脑型另分为帕金森综合征亚型和运动障碍亚型。

1. 肝型 表现为急性或慢性肝炎、肝硬化(代偿或失代偿)或严重肝功能损害。

2. 脑型 以神经、精神症状表现为主,多数在儿童、青少年或青年起病,同胞中常有相同患者。起病隐匿,病程进展缓慢。最初的症状可能为学业下降,继而出现运动障碍,表现为扭转痉挛、手足徐动、舞蹈症状、步态异常、共济失调等。还可表现为动作缓慢、流涎、构音困难、声音低沉、吞咽障碍等。

3. 其他类型 以肾脏、骨骼和关节及肌肉损害或溶血性贫血为主。

4. 混合型 以上各型的组合。

这种分型不仅突出了主要受损器官,更重要的是能够帮助临床医师选择恰当的治疗措施。

五、辅助检查

1. 铜蓝蛋白测定 血清铜蓝蛋白正常参考值为 200～500mg/L,＜200mg/L 为异常;血清铜蓝蛋白＜80mg/L 是诊断 Wilson 病的强有力证据。Wilson 病患者血清铜蓝蛋白水平与病情严重程度和驱铜治疗效果无明显相关性。多数患者经驱铜治疗后,血清铜蓝蛋白水平无明显改变,但症状与体征改善。因此,血清铜蓝蛋白仅作为诊断指标,不作为监测疗效的指标。

2.血清铜测定　血清铜总量可能下降。

3.24 小时尿铜测定　24h 尿铜亦是诊断 Wilson 病的重要指标之一。国内指南规定,24h 尿铜正常参考值为 $<100\mu g$,$\geqslant 100\mu g$ 为异常。另外 24h 尿铜作为监测病情、调整药物剂量的依据亦十分重要。

4.肝铜测定　肝铜 $>250\mu/g$ 肝组织(干重)是诊断 Wilson 病的强有力证据。

5.角膜 K-F 环检查　角膜 K-F 环是诊断 Wilson 病的金标准之一。可疑 Wilson 病患者须经裂隙灯检查证实角膜 K-F 环阳性。有神经症状明显但角膜 K-F 环阴性者,不能排除 Wilson 病。<7 岁的 Wilson 病患儿很少出现角膜 K-F 环。

6.基因诊断　ATP7B 基因检测是诊断本病的直接证据。

7.影像学检查

(1)肝豆状核变性的肝脏 B 超检查:有其特殊的声像图,并将肝实质的声像图按肝损害的不同程度依次分为光点闪烁型、岩层征型、树枝状光带型和结节型,对肝豆状核变性具有特征性诊断价值。对尚未出现神经症状的肝豆状核变性肝硬化者(结节型)与慢性肝炎肝硬化者有鉴别价值。可评估脾脏大小、形态,可显示胆结石、肾结石、肾钙质沉着。

(2)食管钡剂造影摄片:脾门静脉造影或动脉造影,可对疑有门静脉高压临床表现的肝豆状核变性患者进一步确诊。

(3)骨关节 X 线检查

1)骨关节 X 线改变是本病潜在的诊断指标。临床上难以确诊的病例,不管有无骨关节症状,都可利用该检查帮助诊断。

2)在儿童、少年期出现不明原因的病理性骨折,或 X 线照片发现腕、膝关节异常,要考虑到患肝豆状核变性的可能性。

3)通过先证者做家系调查时可作为判断是否为症状前或症状早期患者的辅助方法。

(4)颅脑 CT、MRI

颅脑 CT:无症状的肝豆状核变性及无脑症状的肝型肝豆状核变性患者颅脑 CT 扫描以脑萎缩为多见,而脑型肝豆状核变性则以基底核区对称性低密度影为特征。因此,CT 扫描对不典型的潜伏型、肝型及脑型肝豆状核变性患者都有辅助诊断价值。

颅脑 MRI:可显示出比 CT 更为清晰的颅内异常表现,侵犯基底核神经核团时均表现为双侧对称性,且为豆状核、尾状核头部的大部分受累,而丘脑则为局部受累。脑干病灶则以脑桥和中脑病变为主,少见小脑病灶。因而,对称性基底核异常信号同时伴有脑干病灶是肝豆状核变性的影像特征之一。

8.电生理检查

(1)脑电图:以脑症状为主的脑型肝豆状核变性患者脑电图多正常或轻度异常;以肝脏损害为主的腹型或肝型肝豆状核变性患者的脑电图多为中度、重度异常。脑电图检查有助于对有癫痫发作的肝豆状核变性进行诊断。

(2)脑干听觉诱发电位(BAEP):肝豆状核变性患者可出现 BAEP 异常,有一定的辅助诊断价值。

9.心理测试及 IQ 检测　对精神障碍型肝豆状核变性或呈现精神症状的其他类型肝豆状核变性,可通过心理测试以区别属于行为障碍或器质性精神病。IQ 检测能了解患者智能障碍的程度。

10.其他检查　腹腔镜检查可看到肝脏硬化结节,有助于直接了解肝豆状核变性患者肝脏损害的程度。

六、诊断

有家族遗传史、父母是近亲婚配、同胞有肝豆状核变性患者或死于原因不明的肝病者。表现为缓慢进行性震颤、肌僵直、构语障碍等锥体外系症状、体征及肝症状即可诊断。40 岁以下起病的不明原因的慢性活动性肝病、肝硬化、溶血性贫血者均应做血清铜蓝蛋白和 ATP7B 基因的筛查,除外本病的可能。若肉眼或裂隙灯证实有角膜 K－F 环,血清铜蓝蛋白降低或 24h 尿排铜量增高,诊断可以确立。

慢性不明原因的肝炎、肝硬化,血清铜蓝蛋白降低(CP)＜80mg/L,24h 尿铜≥100μg,肝铜＞250μg/g 肝组织(干重),是诊断本病的强烈证据。

基因诊断是本病的直接证据,有家属史者诊断较易,无家属史者应做 ATP7B 基因突变检查。

七、鉴别诊断

(1)本病应与慢性活动性肝炎、慢性胆汁淤滞综合征或门静脉性肝硬化等肝病鉴别。但无血清铜降低、尿铜增高、血清铜蓝蛋白和铜氧化酶显著降低等铜代谢异常,亦无角膜 K－F 环。

(2)帕金森病:无铜代谢异常及角膜 K－F 环,可与肝豆状核变性区别。

八、并发症

肝豆状核变性患者免疫功能部分低下,部分患者有假性延髓麻痹的症状,如吞咽困难、饮水反呛等,特别是长期卧床的患者更容易患坠积性肺炎、尿路感染与褥疮。有锥体外系症状的患者,行走困难、易跌倒而出现骨折。

肝豆状核变性患者在肝硬化失代偿期有门静脉高压合并食管胃底静脉曲张者,易出现急性上消化道出血,甚至发生出血性休克;少数肝脏的解毒能力下降,易出现肝性脑病、肝肾综合征等;亦有患者由于脑部损害而合并癫痫发作。

九、治疗

(一)饮食治疗

1.避免高铜饮食　每日食物中含铜量不应＞1mg,不宜进食动物内脏、鱼虾海鲜和坚果等含铜量高的食物。

2.适宜的低铜饮食　如精面、精白米、新鲜青菜、苹果、梨、鱼类、猪肉、鸡鸭肉等。

3.勿用铜制的食具

(二)驱铜及阻止铜吸收的药物治疗

药物治疗的目的是促进体内铜离子排泄、减少其吸收。这是一个需要长期维持的生理、生化代谢过程,因此,患者需要终身治疗(成功施行肝脏移植手术者则无需终身服药)。

1.D-青霉胺 应施行个体化方案,剂量 0.75～1.0g,自小剂量开始给药,最大可达 2.0g。检测 24h 尿铜(1 次/周),当其水平开始下降时,再缓慢增加 D-青霉胺剂量,防止肝脏等组织中沉积的铜一次动员过多,导致脑组织中铜离子水平短暂性升高。另外,对于已经发生面部或手足畸形的患者,不推荐应用 D-青霉胺治疗,因 D-青霉胺可能使其症状加重,甚至完全不能发声。应用 D-青霉胺过程中,建议每以 24h 尿铜作为调整药物剂量的依据,若多次检测 24h 尿铜均为 200～500μg,且患者症状稳定,可适当减少 D-青霉胺剂量或转为间歇给药,如服药 2 周停药 2 周,或服药 10 天停药 10 天。

2.二巯丙磺酸钠(DMPS) 剂量 2.5～5mg/kg,每天 1 次,用药 3 天停 4 天为 1 个疗程,一般 3～5 个疗程。

3.二巯丁二酸 成人 1 次 0.5g,一天 3 次,连用 3 天为 1 个疗程,停药 4 天再用;或每次 0.5g,每天 2 次,隔天服药,共 10 天,停药 5 天再用。一般 2～3 个疗程即可。

儿童每次口服 10mg/kg 或 350mg/m²,每 8h 1 次,连用 5 天,然后改为每 12h 1 次,连用 2 周,共 19 天为 1 个疗程。

4.依地酸二钠钙 每天 0.5～1g 溶于 5%～10% 葡萄糖溶液 250～500ml 中,静脉滴注,3 天为 1 个疗程,间歇 4 天后进行第二疗程。一般用 2～4 个疗程。肌内注射,每次 0.25～0.5g,每天 1 次,加 2% 普鲁卡因 2ml(先做普鲁卡因皮试)。

小儿:静脉滴注,每次 12.5～25mg/kg,每天 2 次,每天最大剂量不超过 1g,疗程同上。

5.锌制剂等药物 可减少铜离子吸收。硫酸锌 10～300mg,每天 3 次,葡萄糖酸锌 500mg,每天 3 次。

(三)对症治疗

苯海索(安坦)开始时每天 1～2mg;逐日递增至每天 5～10mg,分次服用。用于帕金森病,改善流涎有效,缓解僵直等。

(四)Wilson 病妊娠患者的治疗原则

国内指南建议:Wilson 病妊娠患者在整个妊娠期应继续服药,最好应用锌制剂治疗。

(五)Wilson 病的终身治疗原则

药物治疗的目的是促进体内铜离子排泄、减少其吸收。这是一个需要长期维持的生理、生化代谢过程,因此,患者需要终身治疗(成功施行肝脏移植手术者则无需终身服药)。临床上,不少患者经治疗后病情好转即自行停药,这样不但使新摄入的铜离子沉积于器官或组织,而且使已经与铜离子结合的复合物解离出游离铜离子而产生毒性作用,症状再次加重。发生这种情况,必须立即重新开始药物治疗。对于初诊患者尤其应强调终身治疗的重要性,当然终身治疗不是每天都要服药,症状稳定者可间歇给药。临床上,Wilson 病治疗的最大问题是患者依从性差。由于各种现实问题,如对长期服药的厌烦、对药物不良反应的担心、症状好转后的侥幸心理、购药困难(一般只能在大城市的某些医院才能购到 D-青霉胺)或经济困难等因素,使得许多患者依从性差,导致病情进展,最后病残,甚至死亡。因此,临床医师应尽可能给予患者用药指导和监督。

十、预后

肝豆状核变性患者出现并发症往往病情加重,如不及时、准确地处理,部分患者预后较无并发症的患者差。

十一、预防

对患者的家庭成员测定血清铜蓝蛋白、血清铜、尿铜及体外培养皮肤纤维细胞的含铜量，有助于发现肝豆状核变性症状前纯合子及杂合子，并给予尽早治疗。杂合子应禁忌与杂合子结婚，以免其子代发生纯合子。产前检查如发现为纯合子，应终止妊娠。

（阿力木江·毛拉艾沙）

第七节　药物性肝病

药物性肝病（drug－induced liver disease，DILD）也称药物性肝炎、药物性肝损害，是指在药物治疗过程中受药物及其代谢产物引起的肝细胞毒性损害或肝脏对药物及其代谢产物的过敏反应所致的肝脏疾病，重者可致药物性肝衰竭（drug－induced liver failure，DILF），出现肝性脑病和凝血障碍等临床危象，甚至死亡。近年来新药品种的不断研发与应用，有超过1000种药物可引发 DILD，几乎遍及各类药物，加上不正确使用和滥用，发病率在逐渐增高，药物性肝病成为当今临床上的常见病和药物不良反应。尽管临床上 DILD 的发病屡见不鲜，越来越受到人们的关注，但引起临床的重视还不够。

DILD 的发病率仅次于病毒性肝炎、脂肪性肝病，是临床不明原因肝病的常见原因。据统计，药物引起的消化道不良反应占全部药物不良反应的 20%～40%，DILD 在药物不良反应中的发生率仅次于皮肤黏膜损害和药物热。在全球所有药物不良反应中，DILD 发生率为3%～9%。我国门诊的 DILD 发病率为 0.1%，约占急性肝炎住院患者的 10%，占慢性肝炎的1/4～2/3。在氨基转移酶升高的成人中 10%～50% 是由药物引起的。资料统计 1994—2006年 DILD 病例的年发病例数在逐年增加。2000—2006 年国内 16 家大型医院急性 DILD 和急性重症 DILD 多中心回顾性病例调查结果显示，我国急性 DILD 和急性重症 DILD 住院病例数有逐年增加趋势，病死率和恶化出院率较高。但实际上的 DILD 发病例数远比报道的病例数多，亚临床型 DILD 的发生率远比有症状或黄疸表现者为高。有统计在服用处方药物的人群中估计每年 10000～100000 例中就有 1 例 DILD 患者，甚至高达 14/100000。老年人 DILD的发病率比中青年人高，可达 20% 或 40% 以上。在美国 DILD 占住院肝病患者的 2%～5%，占成人肝病患者的 10%。冰岛 2013 年公布该国 25 万成人中，2 年确诊 96 例 DILD，推算年发病率为 19/10 万。

随着 DILD 发病率的增加，DILF 发病率亦随之增加，据报道发病率为 14/10 万。在各种原因导致的急性肝衰竭（ALF）中，药物所致居第三位。据报道在 418 例 DILD 中发生肝衰竭81 例，占 19.4%，其中急性肝衰竭 28 例，占 6.7%，亚急性肝衰竭 43 例，占 10.3%，慢性肝衰竭 10 例，占 2.4%。20%～30% 的暴发性肝衰竭与药物有关；有 50% 以上为中草药所致。在欧美国家，DILD 占 ALF 病因的 30%～40%。根据美国多中心 ALF 研究学组（ALFSG）从来自 25 个研究单位的统计资料显示，一半以上的 ALF 由 DILD 引起；其中 3/4 的 DILD 由对乙酰氨基酚引起。新加坡国立大学及国立大学医院学者报告，在 1992—2008 年收治的 ALF中，HBV 感染引起者占 44.5%，DILD 引起者占 36.6%，其中中药引起者占 DILD 的 42%。据世界卫生组织统计，DILD 已上升为全球死亡原因的第五位死因。国内文献统计 DILD 的死亡率在 3.21%甚至达 6.90%。药物性 ALF 预后差,病死率为 40%,甚至高达 50%以上。

一、病因和发病机制

(一)病因

临床上 DILD 的发病率在逐渐增高,究其原因与不合理用药有关,包括临床上药物滥用、误用、长期过量用药等。不同种类的损肝药物比例国内外报道不一致,20 世纪 60~70 年代,最常见损肝药物是抗感染药物,占 1/4~1/3,其次为抗肿瘤药、抗结核药、心血管药、镇静及解热镇痛药等。目前国内报道多以抗结核药为主,资料统计 696 例 DILD 的损肝药依次是抗结核药(42.11%)、中草药(17%)、抗生素(8.91%)、抗肿瘤药(7.33%)和抗甲亢药(4.59%)。在国内 2003—2007 年文献资料共统计 12527 例 DILD 病例,前五类损肝药为抗结核药(43.78%)、中药(16.17%)、抗微生物药(12.60%)、甲亢用药(5.60%)及抗肿瘤药(5.11%)。也有报道中草药居损肝药物的首位,在 2001—2011 年 9355 例 DILD 患者中,前五位的损肝药是:中草药 1979 例(21.15%)、抗结核药 1898 例(20.29%)、抗微生物药 1135 例(12.13%)、解热镇痛药 740 例(7.91%)、抗肿瘤药 662 例(7.07%)。在亚洲,因各种传统滋补药引起的 DILD 所占比例较大,远高于欧洲国家。西方如法国最常见于抗感染药,占 25%;西班牙报道抗生素为主,其中阿莫西林占 12.8%。

抗结核药是目前 DILD 的主要病因,已成为损肝药之首,与近年来结核病发病率回升,广泛应用含异烟肼、利福平、吡嗪酰胺的化疗方案有关,也与药物质量低劣有关。有文献报道 1994—2003 年抗结核药致 208 例 DILD 病例中,前 4 年 DILD 发病率在 1%以下,后 6 年发病率达 4.01%。

既往认为安全无毒或毒性少的中草药也是主要的损肝药,文献报道约有 100 多种中草药和 30 余种中成药可引起肝损害。常见损肝单味中药如雷公藤、黄独、何首乌、斑蝥、蜈蚣粉、苍耳子等。金不换和大白屈菜可引起免疫原性急性肝炎;麻黄、大柴胡汤等可诱发自身免疫性肝炎;石蚕属和并头草属植物通过 CYP3A4 氧化转换可造成线粒体损伤。近来国外文献报道认为白藓皮、牡丹皮、黄芩、柴胡及小柴胡汤等中草药均可能具有肝损害作用。常见损肝中成药如壮骨关节丸、消核片、消遥丸、消银片、消癣宁、华佗再造丸、大活络丹、小柴胡汤等;中草药汤剂或民间草药汤剂引起肝损害也逐渐增多,甚至成为主要的损肝中草药,原因与中草药的过度使用、滥用和民间偏方的使用等有关,当前应用中草药、植物性药及其制剂治疗疾病在国内外相当普遍,草药的应用比 10 年前增加了 5 倍。草药的潜在肝毒性有不同的机制,如吡咯双烷生物碱可以引起直接的、剂量依赖性肝毒性,导致典型的肝窦阻塞综合征,后期可出现肝纤维化或肝硬化。

有报道在 120 例 DILF 中 61 例(50.83%)由中草药引起。另一文献报道 141 例 DILF 患者中,损肝药物首位为中药(中药汤剂 50 例,占 35.5%;中成药 30 例,占 21.3%)。在对国内近 20 年报道的 2747 例中药不良反应的统计中发现,主要器官损害以肝脏最多。因此临床医师对中草药的肝毒性应有正确认识。

同时,国外也越来越关注中草药引起的 DILD,新加坡的一项研究把中药列为首位原因,日本也越来越重视传统中草药(汉方药)与 DILD 的关系,据有汉方医专家出诊的富山医科药科大学和汉药诊疗部门诊调研统计,汉方药导致肝损害的发生率为 0.1%。另据之后对小柴胡汤售后调查,其肝损害发生率为 0.64%。到目前为止,已有大量关于小柴胡汤、柴苓汤、大柴胡汤、半夏泻心汤、柴胡桂枝汤、柴胡桂枝干姜汤和温清饮等引致肝损害的报道。通过对其共有的生药分析发现,可能含有郁金的汉方药的肝损害发生率较高。近年研究汉方药引起肝损害中的 89% 含有郁金。现知,小柴胡汤等柴胡方剂中也含有郁金。冰岛 2013 年公布 DILD16% 由草药和营养保健品引起。

某些治疗肝病药物也可引起 DILD,如乙肝抗病毒药物干扰素,国外报道应用干扰素治疗 2490 例慢性肝炎,8 例出现致命性肝功能恶化,其中 5 例肝衰竭,可能对肝细胞有直接毒性作用,使肝细胞溶解坏死,其实是干扰素治疗效应的一部分。近来发现联苯双酯在治疗肝炎中可加重肝损害,引起谷丙转氨酶(ALT)、谷草转氨酶(AST)升高及黄疸。有学者报道 40 例服用小柴胡汤治疗者,9 例出现氨基转移酶升高及黄疸,肝活检证实为急性肝损害,停药后恢复,其中 4 例再次用药后,重现肝损害,说明小柴胡汤确能诱发急性肝炎。还有 20%~30% 的肝病患者在采用中药治疗,因此在治疗肝病中,病情在加重,无其他原因解释者应注意这种因素的存在。

(二)发病机制

DILD 的发病机制尚未完全明确,目前认为与年龄性别、营养状态、肝脏及肝外疾病、慢性酒精滥用、药物相互作用等有关,与遗传也有关,包括细胞色素 P450(cytochrome P450,CYP450)的缺陷乙酰化作用和磺化氧化作用异常、谷胱甘肽合成酶缺陷、谷胱甘肽 S-转移酶缺陷、免疫系统遗传变异等。DILD 可区分为可预测性和不可预测性两种,可预测性主要是药物的直接毒性作用所致,临床上直接肝细胞毒性药物引起的肝损害比例下降,大多数 DILD系不可预测性。

中毒性肝损害具有可预测性,直接损害为其药物多属于原浆毒性,对肝细胞及细胞器无选择性。药物本身含有的及其通过 CYP450 代谢产生的毒性产物,如亲电子基、氧自由基等有害活性物质,通常可经过还原型谷胱甘肽(glutathione GSH)结合、环氧化物水解及苯醌降解而失活。当反应代谢物不是这些酶的底物时,则逃脱失活过程,或当数量巨大失活过程不能代偿,都对细胞产生损伤。毒性代谢产物具有改变各种细胞大分子功能的潜力,可导致组织坏死、细胞凋亡、化学致癌性、超敏性、复制受损及异质性毒性。

间接损害主要通过药物对肝细胞正常代谢的干扰,继之发生结构的改变而致。根据其干扰代谢的环节不同,可分为细胞毒型和胆汁淤积型。①细胞毒型:药物选择性地干扰肝细胞的某个环节,最终影响蛋白质的合成,导致肝细胞脂肪变性或坏死,如四环素、甲氨蝶呤、硫唑嘌呤等。②胆汁淤积型:此型又分为两类,单纯淤胆(毛细胆管型)和淤胆伴有肝细胞损伤与炎症(肝细胞毛细胆管型)。前者的典型药物有甲睾类同化激素与口服避孕药。后者典型药物为氯丙嗪。

免疫介导性肝损害,又称药物介导的过敏性肝炎。其药物分子质量小,无抗原性,故不直接激发机体的免疫应答。但是,某些特异质的个体将这种药物与肝脏内特异性蛋白结合,形成一种特殊抗原或半抗原,诱导免疫应答,导致抗体形成(抗体介导的细胞毒性作用)或 T 细胞介导的细胞溶解作用,引发炎症反应和肝脏中毒,导致肝损害。还可能激发体液免疫,形成机体的自身抗体或激发细胞免疫,释放淋巴因子,终致免疫性肝细胞损伤。也可能通过两种激发途径共同作用,导致肝损害。

依其发生机制又可分:代谢异常和过敏反应两类,即为代谢特异体质(metabolic idiosyncrasy)和过敏特异体质(hypersensitive idiosyncrasy)。

代谢特异体质：在正常人的安全剂量下，对代谢特异体质的患者却可能有强烈肝毒性。如乙酰转移酶2的慢性乙酰化状态是抗结核药引起DILD的明显易患因素。细胞色素P4502E1的基因多态性也与抗结核药引起的DILD有关。

过敏特异体质：特异体质患者用药后经免疫反应致病。首次用药后1～5周发病，再次用药后迅即发病。

免疫介导性肝损害有以下特点：①不可预测性；②仅发生在某些人或人群（特异体质），或有家族集聚现象；③与用药剂量和疗程无关；④在实验动物模型上常无法复制；⑤具有免疫异常的指征；⑥可有肝外组织器官损害的表现。

DILD的相关影响因素叙述如下。

①药物相互作用：药物可由不同途径产生肝毒性。酶的诱导可增加某种药物的毒性代谢产物，如利福平和异烟肼合用时，前者加速了异烟肼向毒性代谢产物的转换；苯巴比妥的酶诱导可因同样机制来加速抗抑郁药的肝毒性。

②个体因素：遗传性特异质体质可使某些人对一些药物的敏感性增加，因此过敏体质或有药物过敏史的患者，更易发生DILD。

③基础疾病的因素：有肝病或有累及肝的疾病时滥用、长期用药易发生DILD。结核病伴HBV携带者在抗结核治疗时发生DILD概率比正常人高3倍以上；伴脂肪性肝病者在抗结核治疗时发生DILD的概率也明显增高。甲亢可促进卤烷性肝炎，HIV可加重磺胺的肝毒性。

④年龄与性别的因素：老年人好发DILD，与微粒体酶系统活性降低，肝肾功能减退有关。新生儿肝内药代谢酶系统发育不全，丙戊酸和水杨酸盐易引起的肝损害，特别是水杨酸盐常诱导小囊泡性脂肪肝和Reye综合征。女性易出现甲基多巴和呋喃妥因引起的肝毒性，而男性易出现硫唑嘌呤诱导的肝损伤。

⑤疗程与剂量的因素：对肝有直接毒性的药物与剂量有关。剂量越大、疗程越长，肝损害越重。如四氯化碳、中药黄药子，多数患者服黄药子总量达500～1500g后才发病。

⑥慢性酒精滥用：可造成酒精性肝损害，也促进对乙酰氨基酚性肝毒性，与CYP450的诱导，由CYP2E1形成的毒性代谢产物及因GSH缺陷降低了对这些代谢产物的抵抗力，增加机体对药物毒性的敏感性。

⑦妊娠因素：妊娠期使用四环素者易诱导严重肝炎或肝脂肪变性。动物实验中，孕鼠对乙酰氨基酚肝毒性更为敏感。

⑧营养状况：可多方面影响造成肝损害，例如，肥胖可促进氟烷的肝毒性；营养不良可消耗肝细胞GSH，可促进对乙酰氨基酚性肝炎，也增加其他肝损害的机会。

二、病理

DILD的组织改变复杂多样，有肝细胞变性、坏死，炎性细胞浸润，胆汁淤积与胆色素沉积，以及纤维组织和胆管增生等。尽管某些药物可引起一定的病理特征，但通常并不能依据组织学的变化来确定损肝药物，也不能依据组织学的变化来判断肝脏的生化学指标。根据损肝药种类、剂量、持续时间和活检的时间关系及个体反应性不同，组织学变化可能有很大差异，多为非特异性病理变化，有时可以某一种组织病变为突出表现。

（一）肝炎

1.急性肝炎　轻者见散在嗜酸小体、点状坏死和轻度炎症细胞浸润。重者类似病毒性肝炎，两者常难鉴别，但如门静脉区有较多嗜酸性细胞浸润或肉芽肿，胆管损害而缺乏炎症表现时要注意药物损伤的可能。特别是小叶内肝细胞坏死显著而门静脉区缺乏炎症时药物损害可能性更大。

重度损伤造成融合坏死，呈带状分布，时伴桥状坏死，可波及全小叶。坏死区出现吞噬色素的库普弗细胞和其他单核细胞的集簇，门静脉区炎症反应轻。增生的细胆管常伴有中性粒细胞浸润。残存肝细胞脂肪变和再生性变化。

2.慢性肝炎　多呈慢性活动性肝炎表现，肝小叶界板碎屑坏死，门静脉区周围纤维化，有时形成纤维性间隔。

（二）胆汁淤积

轻度仅单纯毛细胆管性胆汁淤积，多核肝细胞为其特征。常在小叶中心到中间带，重度可累及全小叶。伴肝细胞损伤和炎症细胞浸润时为胆汁淤积性肝炎，有肝细胞气球样肿大、灶状坏死和门静脉区轻中度单核细胞浸润，常见嗜酸性细胞。

细胆管可增生和闭塞，可合并小叶间急性胆管炎。有报告药物可引起非炎症性胆管变性，表现为胆管上皮细胞浓染缩小，细胞质明显嗜酸性和核浓缩，而胆管上皮内无，或仅有很轻炎症细胞浸润。慢性胆汁淤积可见 Mallory 小体，门静脉区和门静脉区周围纤维化，多数病例小叶间胆管进行性破坏和消失，表现为肝动脉支旁或门静脉区内失去伴行胆管，一般胆管数减少 50% 可认为胆管减少。重者常可见架桥坏死和肝硬化。

（三）脂肪性变

脂肪性变可分为大泡型和小泡型两种，前者是单一脂滴充满肝细胞质，核挤在一边。常见原因为酒精，在全胃肠外营养的 DILD 者可见。脂肪肝还有肝细胞肿大，Mallory 小体和炎症细胞浸润，可有各种程度的中心静脉周围性、细胞周围性和门静脉区周围性纤维化，和酒精肝相似，但本病 Mallory 小体在门静脉周围区比中心区多见。

（四）肉芽肿

多数药物可引起肝肉芽肿，如别嘌呤和卡马西平等。肉芽肿为非干酪性，于门静脉区或小叶内，形态多种，伴有嗜酸性细胞浸润往往暗示药物性。

（五）纤维化和肝硬化

纤维化为普遍病变，发展成肝硬化者多数从慢性活动性肝炎、慢性胆汁淤积和脂肪肝发展而来，但很少见。

（六）血管病变

血管病变可损伤肝血管系任何一级水平，如肝静脉闭塞症，组织学以终末肝静脉支的纤维性闭塞和静脉流出路闭塞为特征，初起急性，以后呈慢性化。主要是用有毒性的吡咯定生物碱植物药或免疫抑制剂和抗肿瘤药。肝紫斑病特征是肝窦明显扩张，被血液充满，肝细胞束萎缩，呈血管瘤样病变。

（七）肝肿瘤

多种药物可引起肝肿瘤。肝细胞腺瘤和避孕药有关，危险性随使用期延长而增加，长期使用雄激素也可发生。肝细胞癌和上述药也有关,但其病因作用还有争论。推测和药物有关的还有胆管细胞癌和血管肉瘤。

三、临床表现

(一)潜伏期

DILD 多有一定的潜伏期,用药 2 周内发病者占 $50\%\sim70\%$;8 周内者达 $80\%\sim90\%$;3 个月以内者很少。资料统计 696 例 DILD 病例 1 个月内发病的有 416 例(59.8%),2 个月内发病的有 473 例(68.0%),3 个月内发病的有 514 例(73.6%),1~2 个月内发病者占大多数。也有长达数年的报道。

(二)症状和体征

DILD 临床表现复杂而无特征性,轻到无症状,重到发生伴有肝性脑病、凝血功能障碍的 ALF。不同药物引起的 DILD 的临床表现和类型也不同,如异烟肼、氟烷和对乙酰氨基酚,引起肝细胞坏死为主,类似病毒性肝炎;大剂量四环素、皮质激素、门冬酰胺酶可致脂肪肝;睾酮、氯丙嗪等可引起肝内淤胆,类似于淤胆性肝炎或肝外梗阻;雷公藤引起轻度 ALT 增高;酒精性肝炎以 ALT 增高为主,慢性酒精中毒可致肝硬化;联苯双酯主要为 AST 增高为主;克银丸或消银片与中药黄独可引起重肝甚至死亡。还有一些药物可诱发肝肿瘤,如达那唑可诱发原发性肝细胞癌,一般在用药后 3 年或更长时间出现。

免疫介导性肝损害发病的潜伏期较长,急性期类似病毒性肝炎,$80\%\sim90\%$在用药 8 周内发病,有乏力、厌食、恶心、尿色深、肝大压痛,可有发热、皮疹、嗜酸粒细胞增多、氨基转移酶、胆红素升高,凝血酶原时间延长。

文献报道 7606 例 DILD 的表现有乏力、恶心、纳差、呕吐、中上腹不适、发热、皮肤巩膜黄染、皮疹,最常见的是皮肤黄染,其次为乏力、恶心、纳差。另有报道 141 例 DILF 患者的常见症状有乏力(87.9%)、食欲减退(79.4%)、恶心(51.8%)、发热(36.9%)、腹胀(31.2%)、厌油(21.3%)、呕吐(17.0%)和皮肤瘙痒(8.5%);其中 29 例(20.6%)出现自身抗体阳性;最常见的并发症为胸腔积液、腹水、电解质紊乱和肝性脑病。但不是所有患者都出现症状,文献报道亚临床型的无症状者约有 10.14%,甚至达 41.2%。

大多数 DILD 表现与实验室检查无特殊性,临床诊断困难。不同药物引起肝损害的组织学、临床表现和实验室检查有所不同,据此来确定损肝药也比较困难,特别是在联合或复杂用药的情况下更难。在临床中由于 DILD 病变轻微,呈隐匿性经过,不易早期发现;原有肝病叠加 DILD 时容易误认为肝病复发;原有疾病并发肝损害,容易掩盖或混淆 DILD 的表现;在同时应用数种药物治疗者,诊断具有一定难度。有些 DILD 发病时间差异大,临床表现与用药的关系也比较隐蔽。目前大多数医师对肝病的诊断重点在常见的病毒性肝炎或所谓的病因未定的病毒性肝炎上。有资料提示,本病最初被诊断为 DILD 的仅有 20.4%,而诊断为急性病毒性肝炎者达 57.30%。因此对不明原因的肝病、不典型的肝病,应想到 DILD 的可能。实际上,仅有组织学和(或)生化改变而无临床表现的亚临床型 DILD 发生率远比有症状表现者为高,因此它是临床上一个值得重视的医源性疾病。

（三）临床分型

DILD 按临床特征可分为急性和慢性两型，按医学科学国际组织委员会规定：肝功能损害持续时间不超过 3 个月者为急性肝损害；超过 3 个月者为慢性肝损害。我国以第一次发病，肝功能异常持续半年以内的为急性肝损害，两次以上发病或肝功能异常持续半年以上者为慢性肝损害。其中又分为肝细胞型、肝淤胆型、混合型、胆红素代谢障碍型和肿瘤型。

文献报道 8552 例 DILD 的临床分型为肝细胞型 5005 例（62.73%）、胆汁淤积型 2039 例（23.84%），混合型 1508 例（17.63%），统计显示以肝细胞型最多。

从现有资料和研究结果来看，DILD 大致可做如下分类（表 4—4）。

表 4—4　DILD 的分类

分类	相关药物举例
急性药物性肝病	
急性肝细胞性损伤	氟烷、对乙酰氨基酚、四环素等
急性胆汁淤积性损伤	
单纯性	同化激素、甾体类避孕药
炎症性	氯霉素、红霉素酯
混合性肝细胞胆汁淤积性损伤	异烟肼、环氟拉嗪
亚临床性肝损伤	
亚急性药物性肝损伤	辛可芬、异丙异烟肼、甲基多巴等
慢性药物性肝病	
慢性肝实质损伤	
慢性肝炎	
Ⅰ型	氯美辛、呋喃妥因、甲基多巴、二甲基四环素、酚丁
Ⅱ型	替尼酸、肼屈嗪、氟烷
Ⅲ型	苯壬四烯酯、磺胺药
Ⅳ型	对乙酰氨基酚、阿司匹林、异烟肼
脂肪变性	2—丙基戊酸钠
磷脂沉积症	哌克昔林、胺碘酮、己烷雌酚
肝纤维化和肝硬化	甲氨蝶呤
慢性肝内胆汁淤积	有机砷、氯丙嗪
胆管硬化	5—氟去氧尿苷、甲醛
血管病变	
肝静脉血栓	甾体类避孕药
静脉闭塞性疾病	吡咯双烷生物碱、乌拉坦等
紫癜性肝病	同化激素、甾体类避孕药
非肝硬化性门静脉高压	化疗药、免疫抑制剂、无机砷
肿瘤	甾体类避孕药

四、实验室及其他检查

(一)实验室检查

肝损害的传统血清指标有 ALT、AST、ALP、GGT 和总胆红素。新型血清指标有苹果酸脱氢酶(malate dehydrogenase,MDH)、嘌呤核苷磷酸化酶(purine nucleoside phosphorylase,PNP)、对氧磷酶-1(paraoxonase-1,PON-1)和总胆酸等。肝脏再生指标有甲胎蛋白、维生素 A 结合蛋白和钙调蛋白等。多种指标的联合应用可能对肝损害的诊断和预后评估有一定的价值。

研究人员运用蛋白质组学等方法,对 19 种与肝毒性损伤可能相关的生物标志物进行严格评价后,发现 MDH、PNP 和 PON-1 是最有可能成为肝毒性早期诊断的生物标志物。

1. 血清酶学检测 肝损害时 ALT 和 AST 可通过被破坏的肝细胞膜渗漏入血,通过这些酶含量变化可判断损害程度。

ALT 与 AST 能直接反应肝细胞损害及程度,有助于观察、判断预后及观察疗效;ALT/AST 值可判断肝损害的程度:急性肝损害 ALT>AST;严重肝损害 AST>ALT,说明线粒体有损害;如出现胆酶分离,则预后较差。

2. 胆碱酯酶(ChE) 重肝该酶活性下降,说明肝细胞损害严重,胆碱酯酶减少,肝储备功能差、预后差。

3. 碱性磷酸酶(ALP 或 AKP) 产于胆管上皮细胞中,胆汁淤积或梗阻性黄疸时升高,严重肝细胞损害时下降、胆红素升高,则预后差。

4. 血清胆红素 检测总胆红素(total bilirubin,TBil)、直接胆红素(direct bilirubin,DBil)和间接胆红素(indirect bilirubin,IBil),有助于判断黄疸的性质,胆汁酸在胆汁淤积时升高。

5. 脂肪代谢测定 胆固醇在胆汁淤积时升高,严重肝细胞坏死时明显下降,与胆碱酯酶降低时意义相同。

6. 凝血功能 主要包括凝血酶原时间(PT)、凝血酶原活动度(PTA)、国际标准化比值(international normalized ratio,INR)、纤维蛋白原(fibrinogen,FIB)。其中 PT、PTA 是肝衰竭诊断和预后判断的重要指标。

7. 血常规 外周血象显示白细胞总数和嗜酸粒细胞增多,后者增加 10% 以上者占 15%~30%,肝淤胆型较多见。

DILD 时 ALT 和 AST 增高,TBil 增高和 PT 延长与肝受损程度有关。ALP 和白蛋白影响小,常规 DILD 的实验室检查虽无特殊性,但对诊断、判断病情和指导治疗在临床上起着重要的作用。

(二)病理检查

DILD 的病理表现复杂多样,肝活检对肝病患者在诊断和鉴别诊断,特别是除外 DILD 方面具有积极的意义(表 4-5)。

表 4－5 DILD 组织学分类

分类	代表表现
肝炎样改变	急性:有或无传染性单核细胞增多症样炎症
	慢性:以碎屑样坏死为特征
融合坏死	带状坏死
	多小叶坏死
胆汁淤积	急性(有或无胆管病变)
	慢性
脂肪变性	巨泡型
	微泡型
	混合性
肉芽肿	纤维化或肝硬化
血管病变	Budel－Chari 综合征
	肝内肝静脉硬化症
	肝紫斑病
	肝窦扩张
	肝静脉闭塞症
新生物	肝细胞腺病
	肝细胞癌
	胆管细胞癌
	血管肉瘤
其他	毛玻璃样肝细胞
	色素沉着

五、诊断与鉴别诊断

目前对于 DILD 尚无特异性诊断试验,也没有一种可靠的方法能从患者所接受的治疗药物中分辨出损肝的药物,所以必须仔细询问用药史,依据其与发病时间和临床表现并排除其他因素进行综合判断。但有些患者不能提供详细用药史,所以 DILD 的误诊或漏诊率很高。

从可疑损肝药治疗到发病多在 1 周到 3 个月,停药后症状在几天内消失,而氨基转移酶在一周内下降超过 50％以上,对诊断非常有帮助;再次给药致肝损害是诊断 DILD 的重要标准,但不可故意重新给予可疑损肝药,因有时会引起肝衰竭。长期以来,对 DILD 诊断一直存在困惑,目前尚无统一、公认的标准,下面介绍几种常用的诊断标准。

(一)通用诊断标准

我国 2007 年前常采用的诊断标准(通用诊断标准)包括:①用药后多在 1～4 周内出现肝损害的表现,少数潜伏期可达数月或更长时间;②部分患者初发症状有发热、皮疹、瘙痒等;③周围血嗜酸粒细胞大于 $0.06×10^9$/L;④巨噬细胞或淋巴母细胞转化试验(＋);⑤有肝实质细胞损害或肝内胆汁淤积的临床征象和(或)病理表现;⑥HBsAg、乙型肝炎病毒核心抗体、抗甲型肝炎病毒抗体(IgM 型)、抗丙型肝炎病毒抗体、抗丁型肝炎病毒抗体、抗戊型肝炎病毒抗体均(－);⑦偶然再次给予相同药后又发生肝损害。

具有①,再加上②～⑦中的任何 2 条,即可诊断为 DILD。

（二）Maria 评分标准

临床至今确实没有一个很好的确诊方法和非常规范可靠的诊断标准。1997 年 Maria 等在 Hepa－tology 上发表了改良的新诊断标准表：Maria 评分标准。该标准在用药与肝损害的时间关系、肝外症状和该药物致肝损害的报告统计情况等项目各自量化评分，以期进一步提高诊断的准确性和可操作性（表 4－6）。

表 4－6　DILD 的诊断标准（Maria 评分）

内容	分数
（1）用药与临床症状出现的时间关系	
1）用药至症状出现或检查异常时间	
4 天～8 周（再用药时 4 天以内）	3
4 天以内或 8 周以后	1
2）从停药至症状出现时间	
0～7 天	3
8～15 天	0
＞16 天	－3
3）停药至检查正常的时间	
胆汁淤积＜6 个月或肝细胞损伤＜2 个月	3
肝细胞损伤＞2 个月	0
（2）除外其他原因	
病毒性肝炎（HAV、HBV、HCV、CMY 和 EBV）、酒精性肝炎、阻塞性黄疸、其他（妊娠、血压低下）	
完全除外	3
部分除外	－1
可能有其他原因	－1
可疑其他原因	－3
（3）肝外症状	
出疹、发热、关节痛、内细胞减少、嗜酸细胞增多（＞6％）	
4 项以上阳性	3
2～3 项阳性	2
1 项阳性	1
无	0
（4）有意或无意再用药	
出现症状	3
无症状或未再给药	0
（5）所用药物有肝损害报告	
有	2
无（上市 5 年内）	0
无（上市 5 年以上）	－3

注：最后判断，＞17 分者，确定；14～17 分者，可能性大；10～13 分者，可能；6～9 分者，可能性小；＜6 分者除外。

（三）Dan 诊断标准

通用诊断标准和 Maria 评分标准在我国 DILD 临床诊断应用中显示了较好的一致性，但其敏感性和特异性有待提高，根据我国具体情况，全国肝病协作组建议使用 Dan 等提出的 DILD 诊断标准，也称 Dan 诊断标准。

1.诊断标准　符合以下（1）＋（2）＋（3），或前 3 项中有 2 项符合，加上（4），均可确诊为DILD。

（1）有与 DILD 发病规律相一致的潜伏期，初次给药后出现肝损害的潜伏期为 5～90 天（提示），有特异质反应者可小于 5 天，慢代谢药物导致肝损害的潜伏期可大于 90 天（可疑）。停药后出现肝细胞损伤的潜伏期≤15 天，出现胆汁淤积性肝损害潜伏期≥30 天（可疑）。

（2）有停药后异常肝脏生化指标迅速恢复的临床过程，血清谷丙转氨酶在 8 天内下降大于 50％（高度提示），或 30 天内下降≥50％（提示），胆汁淤积性的碱性磷酸酶或总胆红素 180天内下降≥50％（提示）。

（3）能排除其他原因或疾病的肝损害，若有病毒性肝炎标志物阳性但服药前肝功能正常。

（4）再次给药后迅速激发肝损害，肝酶活性水平至少升高至正常上限的 2 倍以上。但不可故意重新给予可疑损肝药物，以免引起严重肝损害甚至肝衰竭。

2.排除标准

（1）不符合 DILD 的常见潜伏期，即用药前已出现肝损害，或停药后发生肝损害间期大于15 天，发生胆汁淤积性或混合性肝损伤＞30 天（除慢代谢药物外）。

（2）停药后肝功能异常升高的指标不能迅速恢复，肝细胞性，血清 ALT 峰值水平在 30 天内下降＜50％；胆汁淤积性，血清 ALP 或 TBil 峰值水平在 180 天内下降＜50％。

（3）有导致肝损害的其他病因或疾病的临床证据，服药前有肝功能异常。如具备（3）项，且具备（1）、（2）中的 1 项，则认为药物与肝损害无相关性，可临床排除 DILD。

3.疑似病例

（1）用药与肝损害之间存在合理的时序关系，但同时存在可能导致肝损害的其他病因或疾病状态。

（2）用药与发生肝损害的时序关系（即首剂用药至发生肝损害的时间一般在 5～90 天内；停药后肝功能异常指标一般迅速恢复；再次服用该药后又出现肝功能指标明显异常）没有达到相关的评价标准，但也没有导致肝损害的其他病因或疾病的临床证据。

在确诊与排除之间，诊断 DILD 会出现一种"中间状态"，难以判断。如用药与肝损害之间虽存在合理的时间关系，但同时存在可能导致肝损害的其他病因或疾病状态，用药与发生肝损害的时间关系也难以评价，与此同时也找不到导致肝损害的其他病因或疾病的临床证据。

（四）DDW 诊断标准

Maria 评分表简单易行，但对长潜伏期、胆汁淤积型，停药后演变为慢性和死亡者与 Dan-an 评分表一级不符合达 47％，二级不符合达 31％。目前欧美倾向于 1993 年改良 Danan 评分表，在此基础上 2004 年 DDW 日本会议提出新的诊断标准（表 4—7）。

表 4-7　DILD 诊断标准(2004,DDW Japan)

	肝细胞型		胆汁淤积或混合型		评价
(1)服药至发病时间					
	首次用药	再次用药	首次用药	再次用药	
用药中发病	5~90 天	1~15 天	5~90 天	1~90 天	2
	<5 天或>90 天	>15 天	<5 天或>90 天	>90 天	1
停药后发病	≤15 天	≤15 天	≤30 天	≤30 天	1
(2)病程					
	ALT 峰值与 ALT 正常上限之间的差值		ALP 峰值与正常上限的差值		
停药后	8 天内降低>50%		不适用		
	30 天内降低>50%		180 天内下降≥50%		2
	不适用		180 天内下降<50%		1
	无相关资料或在 30 天内下降≤50%		不变、上升或无资料		0
	30 天后下降<50%或再升高		不适用		-2
继续用药或不明					
(3)危险因子					
	饮酒		饮酒或妊娠		1
	无饮酒		无饮酒和妊娠		0
(4)药物以外原因	所有原因,包括 1)和 2)完全排除				2
1)近期有 HAV、HBV 或 HCV 感染;胆道疾患、酗酒和急性循环衰竭	所有原因排除				
	4~5 个原因排除				1
	少于 3 个原因被排除				0
	非药物原因高度可能性				-2
2)近期有提示巨细胞、病毒、EB 病毒感染。病毒 HAV Ig、HBsAg、抗 HCV、抗-CMV-IgM、IgM-EBVCA 抗体判断					-3
(5)药物既往肝损伤报道					
	曾有报道或药物反应在产品介绍中已标明				1
	无				0
(6)嗜酸性细胞					
	嗜酸性细胞>6%				1
	嗜酸性细胞<6%或未检测				0
(7)DLST *					
	DLST(+)				2
	DLST 可疑(+)				1
	DLST(-)或未检测				0

（续表）

	肝细胞型		胆汁淤积或混合型		评价
(8)偶然再用药反应					
单用该药	ALT 升高倍增		ALP(或 TBil#)倍增		3
与首次损伤时合并用药	ALT 升高倍增		ALP(或 TBil)倍增		1
一起给药					
与首次损伤时同样条件下给药	ALT 升高仍在正常范围		ALP(或 TBil)仍在正常范围		—2
未再用药或不明			0		

注：最后判断，≤2 可能性低；3、4 有可能；≥5 可能性大。

＊药物淋巴细胞刺激试验；♯总胆红素。

六、治疗

（一）治疗要点

治疗原则应为维护肝细胞功能的稳定性，减少肝细胞组织的炎症程度；应密切观察和监测肝功能等指标，特别是 ALF，对肝损害进行系统性生物化学评估，选择抗氧化剂、保护性物质的前体、阻止损伤发生中的干预剂或膜损伤的修复剂。

1. 一般疗法

（1）服药 6h 内可通过洗胃、导泻（硫酸镁）、吸附（活性炭）等清除胃肠残余的药物。必要时可血液透析、渗透性利尿以促进药物的排泄。

（2）维持水、电解质、酸碱平衡：每日热量应维持 1500～2000kcal，可输注高渗糖液配制的能量合剂和脂肪乳以维持正氮平衡。在无额外液体丧失情况下，每日输液量为前 1 日尿量加 500～700ml，监测和纠正电解质紊乱与酸碱平衡失调。

（3）能量合剂：由 ATP、辅酶 A、细胞色素。门冬氨酸钾镁（或 10％氯化钾）、肌苷及维生素 C 组成，有助于肝细胞的修复和肝毒物的解毒。对急性药物性肝损害，在应用 GSH 基础上静脉滴注维生素 C3～5g/d，轻者口服即可。

（4）新鲜冻干血浆：重者可酌情适量输注新鲜冻干血浆，可纠正凝血机制障碍。

2. 治疗原发病 如抗甲亢药引起的肝损害，应及时更换其他药物继续治疗甲亢。

（二）病因治疗

最关键的方法是立即停药和防止重新应用损肝药或可疑损肝药，避免同时使用多种药物和不必要的药物，轻者在停药或脱离暴露后，口服保肝药，多短期内康复，对重者或肝衰竭，应按肝衰竭处理。防止重新给予损肝药和有相关化学结构的药物之间的交叉毒性反应；避免激发试验，因为再次的肝损害可能比第一次刺激后的肝损害更严重，尤其是免疫性肝损害。

停药原则：①无症状，仅单项氨基转移酶轻度增高时可在护肝观察下继续用药；②单项氨基转移酶增高超过正常上限的 3 倍者，轻度黄疸时（25.65μmol/L）应复查，如继续增高应停药；③症状明显、出现黄疸、重症肝炎、过敏性反应、氨基转移酶超过正常上限的 5 倍时立即停药。

（三）药物治疗

1. 保护肝细胞

（1）多烯磷脂酰胆碱（polyenylphosphtidylcho－line）：含有人体内不能合成的必需磷脂，

可稳定肝细胞膜性结构、抑制细胞凋亡,保护和修复细胞膜系统,能明显减轻中毒性肝损害的组织学变化并改善其肝功能。是目前治疗 DILD 的常用药;轻症患者经口服途径给药,重症患者经静脉滴注。

(2)甘草酸制剂:主要为甘草酸二胺,具有抗炎和抗脂质过氧化、调节免疫和稳定溶酶体等作用,药理实验证明能减轻四氯化碳、硫代乙酰胺和半乳糖胺所致的肝损害,减轻肝细胞的变性、坏死及炎性细胞的浸润,阻止 ALT 的升高,目前第四代制剂是异甘草酸镁,因此可用于 DILD。

(3)N-乙酰半胱氨酸:对于对乙酰氨基酚过量的患者有特殊疗效,通常 N-乙酰半胱氨酸应在 8h 内给药,最迟不超过 36h。

2. 治疗肝内胆汁淤积

(1)腺苷蛋氨酸(ademetionine):可通过转甲基作用,增加膜磷脂的生物合成和膜流动性,并增加 Na^+-K^+-ATP 酶活性,加快胆酸的转运,通过转硫基作用,增加生成细胞内 GSH 和半胱氨酸,生成的牛磺酸可与胆酸结合,增加其可溶性,可防治肝内胆汁淤积。每天 1～2g,静脉滴注 2 周,后改为每天 1.6g 分 2 次口服,一般 4～8 周。

(2)熊去氧胆酸(ursodeoxycholic acid,UDCA):对药物所致的肝内胆汁淤积,首选 UDCA,机制叙述如下。①能在回肠内竞争性地吸收,减少肠肝循环池中疏水性胆汁酸在该肠段的吸收;②被吸收后由肝细胞摄取再分泌至胆小管中,与其中碳酸的氢离子结合,促进胆汁分泌,减少胆栓形成;③口服后在血中的含量增加 10～20 倍,占总胆汁酸盐成分的 40%～50%,而疏水性胆汁酸盐的含量相应减少,减少胆汁淤积引起的肝损害。剂量为 0.25g,每日 2～3 次口服。

(3)前列腺素 E(prostaglandin E,PGE):近 20 年来有不少关于 PGE 保护肝细胞的实验与临床研究报道。它作为一种抗氧化剂可用于 DILD 的辅助治疗,有人观察了 PGE 治疗 HBV 与药物引起肝衰竭的疗效,结果提示早期治疗有效。用法:200mg/d,静脉滴注。

(4)消胆胺(考来烯胺),又名胆酪胺,胆汁淤积至皮肤瘙痒时可选用,为一种阴离子交换树脂,与胆酸结合能减轻症状。开始剂量为 4～5g/次,每日 3 次口服,症状缓解后可减至 4g/d。

(5)肾上腺皮质激素:它具有解毒、抗炎、利胆及抗过敏作用,对 DILD 的治疗有一定的疗效。但对轻、中度者一般不用激素;ALF 并发脑水肿时,可用激素突击治疗。免疫特异质性介导的肝内胆汁淤积,如氯丙嗪所致者,激素的疗效尚难肯定。类似自身免疫性肝炎的,激素能改善全身症状及血清病样综合征,但不能缩短病程及提高生存率。肝肉芽肿与超敏反应有关,激素能抑制其免疫反应,改善症状和肝功能,并促使肉芽肿消散,如泼尼松 30mg/d,短程治疗。

3. 特殊解毒剂　还原型谷胱甘肽(glutathione,GHS)是由谷氨酸、半胱氨酸、甘氨酸组成的三肽,含有活性的 SH 基键;含 α-谷氨酸胺键,能维持膜完整性和正常细胞膜骨架,并参与转运氨基酸功能;含有甘氨酸和半胱氨酸残基而参与胆酸代谢;含活性巯基能和脂质过氧化物反应抑制自由基形成和(或)自由基直接结合,使有毒或有潜在毒性的药物在肝内转化为水溶性的代谢产物与 GSH 结合而被解毒,还能起抗过敏作用。方法:还原型谷胱甘肽针 1.2g/d,静脉滴注。

七、预防及宣教

目前,由于新药品种的大量应用,人类面临肝毒性药物的危害也在增加,且难于预测其潜在毒性。这些新药在动物实验中只是排除明显可能的肝毒性,如果动物实验能予通过,检测临床效果和进行毒力试验必须进行渐进的、大范围的Ⅰ期、Ⅱ期和Ⅲ期的临床研究。通常这过程可筛选剔除可能潜在的肝毒性制剂,但是尚不能排除药物导致的特异质肝损害。因此,在各期临床研究后仍会有相关的DILD发生,所以在药物上市后,临床仍应系统观察。

要熟悉药物的适应性和毒性作用,注意个体的差异,注意询问既往用药史和过敏史,对过敏体质者应特别谨慎;对年老体弱、妊娠妇女、儿童、肝肾功能不全者应慎重用药;要按照药物的说明书结合临床规范应用;避免饮酒后服药和与苯巴比妥或氯丙嗪类药物同时服用;能单用药者一定要单用,对患有肝病者要避免用药的盲目性和肝毒性药物,有肝毒性的药物要尽量慎用或不用;应监测肝功能,早期发现,及时处理,避免肝损害的发生及发展。

抗结核药是临床常用的药物,并且都在联合使用,应重视它的肝毒性,积极加强监测。中草药化学成分复杂,其有效性和安全性常基于经验,缺乏临床对照试验和药理学研究,因此,它的安全性规范和管理监控的加强迫在眉睫。抗生素导致DILD在逐年增加,与其广泛使用甚至滥用有关,据报道,我国医院抗生素使用率平均为67%～82%,已引起相关部门的重视,遏制其滥用是当务之急。解热镇痛药多数为OTC药物,它引起的DILD已造成严重后果,人们需要用药时,应按OTC药物管理方法,在医师指导下应用。在目前社会上有些减肥药的成分值得注意,一些广告宣传和标榜只含中草药成分的减肥药和减肥茶,可能内含有麻黄、酚氟拉明或氟特拉明等损肝药;营养保健品的无序应用也是DILD的原因之一。

八、预后

国内文献统计了9325例DILD患者的预后,其中治愈和好转的为8654例(92.80%),无效239例(2.56%),自动出院及恶化131例(1.40%),死亡299例(3.21%)。另一文献共记录8748例DILD患者的预后,其中治愈好转8144例(95.23%),未愈及死亡604例(6.90%)。因此,DILD如能早诊断、早停药、早治疗,大多预后良好。因此提高公众及临床医师对DILD的认识和警惕性,对于防治DILD具有重要意义。

(赵怡)

第八节　中毒性肝病

蕈俗称蘑菇,是一类高等真菌食物,鲜美可口,营养丰富,具有很高的食用价值,有些还有药用价值;毒蕈即毒蘑菇、毒菌,种类繁多。毒蕈中毒(mushroom poisoning)常由采食毒性较小的,但烹调不当的蕈类或误食外观与无毒蕈相似的毒蕈所致。因毒蕈和可食蕈类往往混生,形态相似,辨别困难,误将野生毒蕈当作可食用蕈来食用是毒蕈中毒的主要原因,此类食物中毒事件比较常见,属于真菌性食物中毒,病死率较高,引起了社会的广泛关注。2004—2011年,通过突发公共卫生事件管理信息系统共报告符合真菌性食物中毒判定标准的食用蘑菇中毒病例2856例,死亡606例,病死率为21.2%,在我国毒蕈中毒高发省份是云南、广西、四川、贵州,6～9月份是高发期,所致死亡人数占各类食物中毒事件总死亡人数的50.0%以上。毒蕈中毒中以中毒性肝炎型最为凶险,发病率占毒蕈中毒的 9.26%,如不积极治疗,容易发展为多器官功能衰竭(MODS)而死亡,死亡率约为 40%,甚至达 50%～90%。

一、病因和发病机制

世界上约有毒蕈 200 多种,在我国发现有 190 余种,能致死的达 30 多种。引起中毒的常见毒蕈是:①白毒伞(Amanita vema),又名致命白毒伞、白罗伞、白鹅膏、白帽菌、致命鹅膏菌;②毒伞(Amanita phalloides),又名绿帽菌;③鹿花蕈(Gyromitra escu－lenta);④褐鳞环柄菇(Lepiota helveola),又名褐鳞小伞、褐鳞小伞菌;⑤秋盔孢伞(Galerina autumnalis),又名焦脚菌等 10 多种。

引起肝损害的常见毒蕈有:①白毒伞;②毒伞;③鳞柄白毒伞(Amanita virosa),又名毒鹅膏;④包脚黑褶伞(Clarkinda pequinii),又名包脚黑伞;⑤褐鳞小伞,又名褐鳞环柄菇、褐鳞小伞菌;⑥秋生盔孢伞。

毒蕈所含的毒素及量不一,毒素成分和种类比较复杂,毒素有 150 多种,大致分三类:①毒蕈碱,类似乙酰胆碱的生物碱,其可兴奋副交感神经,表现为流涎、流泪、大汗、瞳孔缩小、恶心、呕吐、腹痛、腹泻、虚脱;中枢神经受累可出现瞳孔扩大、强直痉挛、烦躁不安、幻觉、谵妄等精神症状;有时能引起肺水肿。②毒蕈毒素(95%毒蕈中毒由此毒素引起),此为肽类毒素,毒性很强,主要引起心肝肾脑等实质细胞的变性坏死,重度中毒时可致死亡。亦可损伤血管的内皮细胞。③毒蕈溶血素,此类毒素可引起红细胞溶解。表现出黄疸、贫血及血红蛋白尿等溶血现象。

常见的毒素有毒肽(鬼笔毒肽 phallotoxin)、毒伞肽(毒伞毒素 amatoxin)、毒蕈碱(muscarine)、光盖伞素(psilocybin)、鹿花毒素(gyromitra toxin)等。中毒性肝炎型毒蕈中毒的毒素由原浆毒素所引起,原浆毒素主要为鹅膏多肽毒素,其致人中毒的毒素为 α－鹅膏毒肽。鹅膏菌多肽毒素按其氨基酸的组成和结构分为鹅膏多肽、鬼笔毒肽和毒伞毒素三类。鬼笔毒素作用快,主要作用于肝细胞内质网,降低蛋白质的合成和转运,下调肝细胞的解毒功能,影响 P450 氧化酶活化;毒伞毒素作用较迟缓,但毒性较鬼笔毒素大 20 倍,能直接作用于细胞核,有可能抑制 RNA 聚合酶,并能显著减少肝糖原而导致肝细胞迅速坏死。毒蕈毒素可单独或联合作用,一种毒蕈含有数种毒素,或一种毒素含于数种毒蕈中,几种毒素可同时存在,有的相互拮抗,有的相互协同,引起中毒的机制和临床表现也比较复杂,毒素可通过下列机制造成肝脏损伤。

(一)直接抑制

真核细胞 RNA 聚合酶 2 的活性实验证实:大剂量鹅膏多肽使肝细胞坏死,其机制是鹅膏多肽毒素特异性抑制 RNA 多聚酶 2 的 SB2 亚单位,阻止其翻译延长。同时可抑制 RNA 多聚酶 3,导致 rRNA、mRNA、tRNA 形成受阻,细胞生存所需的蛋白质合成被抑制,引起细胞变性、坏死。并对细胞中的其他蛋白质有束缚作用。此外,毒素能明显减少肝糖原的合成,导致细胞迅速死亡。

(二)间接免疫作用

小剂量鹅膏多肽毒素是一种免疫刺激剂。一方面,它能刺激 T 淋巴细胞、巨噬细胞,使 TNF 产生增加,同时使中毒的肝细胞对 TNF 敏感。另一方面,鹅膏多肽毒素使机体对内源性和外源性脂多糖敏感,中毒使脂多糖比较容易从肠道吸收,脂多糖刺激肝细胞分泌 TNF,

而肝脏是巨噬细胞聚集的主要脏器。所以鹅膏多肽毒素主要引起肝细胞的损害。

（三）自由基损伤

TNF可迅速导致中性粒细胞聚集、脱颗粒和呼吸暴发,产生大量自由基。自由基对肝细胞的毒性作用主要通过两种方式:活化分子氧,产生超氧离子(O_2^-),使内质网膜上的多价不饱和脂肪酸发生脂质过氧化,从而破坏肝细胞内膜性结构,导致肝损害。自由基和膜蛋白、酶蛋白结合,使肝细胞内抗氧化物和蛋白含量降低,从而影响物质在肝细胞内的代谢。

二、病理

毒蕈中毒时数种毒素的相互作用,使组织学改变出现了多样性,如毒伞肽作用于肝细胞核,引起肝细胞浑浊肿胀,脂肪变性、坏死,为肝小叶周边直至中心出血性坏死,如大片坏死则肝索支架塌陷、肝窦扩张,呈急性或亚急性重型肝炎。毒伞肽作用于细胞内质网,形态学改变特征是早期可见小空疱,晚期可见巨大腔隙充满于内质网内。中毒时肝脏实质充血、水肿,肝细胞变性、坏死,肝内网状内皮系增生及炎细胞浸润致肝内纤维结缔组织增生,脂肪堆积、浸润等。

应用毒伞肽给小白鼠注射,一般2~4h内死亡,病理解剖发现小白鼠中毒1~2h后肝脏大量集血,肝重可达原来的2倍以上,窦状隙附近细胞内大量液泡化。肝部驻留大量血液使循环系统的血量减少至原来的35%~40%,小白鼠因循环衰竭而死亡。同时伴随其他症状,如糖原衰竭,ATP含量减少,蛋白质合成减少,细胞质中Ca^{2+}浓度增加。

文献报道1例白毒伞中毒死亡者做肝穿刺细胞活检,表现为肝细胞普遍疏松、水肿、气球样变,少数肝细胞脂肪样变,可见点状坏死及小灶性炎细胞浸润,毛细胆管及肝细胞淤胆现象明显。

三、临床表现

按各种毒蕈中毒的主要临床表现,其大致分为四型。

（一）胃肠炎型

本型由误食毒粉褶菌（Rhedophyllus sinatus）、毒红菇（Russla emetica）、虎斑蘑（Tricholomatigrinum）,红网牛肝菌（Boletus luridus）及墨汁鬼伞（Caprinus atramentarius）等毒蕈所引起,潜伏期为0.5~6h,表现为剧烈腹泻、腹痛等,中毒的毒素尚未明了,经适当的对症处理中毒者即可迅速康复,死亡率甚低。

（二）神经精神型

本型由误食毒蝇伞（Amanita muscaria）、豹斑毒伞（Amanita pantherina）等毒蕈所引起,其毒素为类似乙酰胆碱的毒蕈碱,潜伏期为1~6h,临床表现除肠胃炎的症状外,尚有副交感神经兴奋症状,如多汗、流涎、流泪、脉搏缓慢、瞳孔缩小等,用阿托品类药物治疗效果甚佳,少数病情病重者可有谵妄、幻觉、呼吸抑制等表现,个别病例可因此而死亡。

由误食角鳞灰伞菌（Amanita spissacea）及臭黄菇（Russula foetens）等引起者除肠胃炎症状外,可有头晕、精神错乱、昏睡等症状,即使不治疗,1h至2天亦可康复,死亡率甚低。

由误食牛肝蕈（Bolets）引起者除肠胃炎等症状外,多有幻觉（矮小幻视）、谵妄等症状,部分病例有迫害妄想等类似精神分裂症的表现,经过适当治疗也可康复,死亡率亦低。

（三）溶血型

本型因误食鹿花蕈等引起,其毒素为鹿花蕈素,潜伏期为6~12h,临床表现除肠胃炎症状外,并有溶血表现,可引起贫血、肝脾大,此型中毒对中枢神经系统亦常有影响,可有头痛等症状,给予肾上腺皮质激素及输血等治疗多可康复,死亡率不高。

这三种类型中毒病情较轻,不引起脏器功能损伤,预后较好。

(四)中毒性肝炎型

本型由误食白毒伞、毒伞、鳞柄白毒伞、包脚黑褶伞、褐鳞环柄菇、秋盔孢伞等引起,其毒素损肝程度与摄入毒蕈的量和时间长短有关,急性中毒 15h 后有轻至中度肝功能异常,中毒至 48～60h 肝功能损害进一步加重,有可能抑制 RNA 聚合酶,并能显著减少肝糖原而导致肝细胞迅速坏死。

本型典型表现为中毒后恶心、呕吐等消化道症状,并加重伴黄疸、肝大,重者胆红素进行性升高、酶胆分离、凝血酶原时间延长,出现肝性脑病和凝血障碍。部分患者中毒后有 1～2 天的假愈期,而后再次出现明显消化道症状,如能积极有效治疗,2～4 周后渐趋恢复,重者死亡。此型最为严重,病情凶险,短时间内引发肝衰竭,甚至 MODS,死亡率甚高。

此型中毒的临床经过可分为 5 期,因毒素的质与量的不同,以及患者的机体状况不同,其分期可无明显界限,有些患者可不经过 3、4 期,直接进入 5 期(恢复期),有些患者在胃肠炎期即可同时表现出内脏损害的症状。

1. 潜伏期　为 1～30h,一般为 6h,最短者 5min(捕蝇蕈、斑毒蕈),最长者为 24 天(毒伞、白毒伞等含有的非环肽类毒素)。

2. 胃肠炎期　潜伏期后即进入此期,表现为恶心、呕吐、腹痛、腹泻,少数出现类似霍乱症状,迅速死亡,此期可持续 1 天左右。

3. 假愈期　有部分患者经过胃肠炎期后,胃肠道症状缓解,患者并无明显症状,或仅有乏力、不思饮食。此时毒素侵袭实质脏器,轻症者可进入恢复期,但此期不易被人们重视,往往失去治疗机会,患者则进入脏器损害期,此期持续 1～2 天,应引起医务人员及患者的高度警惕。

4. 脏器损害期　患者的心、肝、肾、脑等脏器受损,表现为黄疸、肝大、肝坏死、中毒后 2～3 天肝功能异常并进一步加重、谷丙转氨酶(ALT)和谷草转氨酶(AST)明显升高,往往大于 1000U/L,高峰持续时间平均为 5 天、凝血障碍;血糖下降;少尿、无尿、蛋白尿、管型尿、肾功能异常;心律失常,心肌酶升高,心功能不全;溶血;神经精神症状等。重者出现 MODS,此期持续约 1 周。

5. 恢复期　经积极治疗一般在 2～3 周进入此期,各项症状、体征及理化检查结果逐渐恢复正常。

四、实验室及其他检查

(一)实验室检查

1. 血清酶学检测　肝损害时主要的血清酶可通过损伤的肝细胞膜渗漏入外周血。主要有 ALT、AST,通过检测血中血清酶的含量变化可判断肝损害的程度,并有助于观察疗效和判断预后。有研究显示,肝酶升高对预后有指导意义,肝酶升高者病死率高,病程长。如出现胆红素升高而血清酶下降,即临床上的胆酶分离现象,则预后差。

2. 血清胆红素　检测总胆红素(TBil)、直接胆红素(DBil)和间接胆红素(IBil),有助于判断黄疸的性质,是肝衰竭诊断的重要指标。总胆汁酸(TBA)在胆汁淤积时升高,也是判断毒蕈中毒损害的敏感指标。

3.碱性磷酸酶(ALP或AKP)　此酶产于胆管上皮细胞中,胆汁淤积或梗阻性黄疸时升高,严重肝细胞损害时,此酶下降、胆红素升高,则预后差。

4.胆碱酯酶(ChE)　重症肝炎该酶活性下降说明肝细胞损害严重,该酶减少肝储备功能差、预后差。

5.凝血功能　主要包括凝血酶原时间(PT)、由PT计算得到的凝血酶原活动度(PTA)、国际标准化比值(INR)、纤维蛋白原(FIB)、活化部分凝血酶原时间(APTT)、血浆凝血酶时间(TT)。其中,PT、PTA是肝衰竭诊断和预后判断的重要指标。

对于中毒性肝炎型毒蕈中毒,有研究表明毒蕈中毒患者预后与PTA呈正相关,而与ALT、AST、TBil升高水平呈负相关。较高的ALT、AST、TBil水平提示肝细胞受损严重,存在肝衰竭可能。而较低或正常的水平预示着较好的临床转归。因此早期(尤其是前72h内)连续监测患者肝、肾、出凝血功能等对毒蕈中毒的严重程度具有重要的判断价值,对其预后评估有非常重要的临床意义。

有研究发现,TBA、PT及AST是判断毒蕈中毒肝衰竭程度的最敏感指标,提出TBA$\geqslant$50μmol/L、PT$\geqslant$40s或AST$\geqslant$800U/L,均提示肝功能已严重破坏,死亡风险增加。另有学者认为,PT及ALT可能是更好的预后指标。

(二)病理检查

在病理尸检下可见肝脏显著缩小,切面呈槟榔状,显微镜下可见肝细胞大片坏死,肝细胞索支架塌陷,肝小叶结构破坏,肝窦扩张,星形细胞增生,或有肝细胞脂肪变性。

(三)超声检查

超声显像检查发现肝大,肝内回声降低、密集、增粗,分布欠均匀,出现局限性回声减低区或回声增高区。肝内胆管胆汁淤积致超声显像胆小管管壁回声增强、增粗,胆囊壁毛糙、增厚,甚至呈双线。

五、诊断与鉴别诊断

毒蕈中毒的临床表现虽各不相同,但起病时多有吐泻症状,如不注意询问食蕈史常易被误诊为肠胃炎、细菌性痢疾或一般食物中毒等。故当遇到此类症状的患者时,尤在夏秋季节呈一户或数户同时发病时,应考虑到毒蕈中毒的可能性。如有食用野蕈史,结合临床症状诊断不难确定。如能从现场觅得鲜蕈加以鉴定,或用以饲养动物证实其毒性则诊断更加完善。

鉴别诊断:临床上对于有不洁饮食史的患者或食用过蕈类食物而出现剧烈腹泻、腹痛、恶心、呕吐等消化道症状者应与急性胃肠炎、细菌性痢疾或其他急性中毒相鉴别。

六、治疗

(一)治疗要点

对于中毒性肝炎型毒蕈中毒的治疗,主要采取综合治疗措施,包括及时、彻底洗胃以排除尚未吸收的毒物;适当补充蛋白质,摄入充足的热量,补充多种足量的维生素,以利于肝细胞修复与再生,促进病情恢复。

在救治上,首先应尽快判定和明确中毒类型与毒素种类,掌握不同类型毒蕈中毒的治疗原则,进行特异的解毒治疗,是毒蕈中毒治疗的关键。对于胃肠炎型和神经精神型甚至溶血型中毒患者,一般无需特殊治疗,预后较佳;对于中毒性肝炎型毒蕈中毒,病情危重凶险,如不积极治疗,死亡率甚高。

（二）病因治疗

1.清除肠道毒素,阻止毒素吸收　催吐:刺激咽喉部引起呕吐,或用催吐药物。催吐后立即用1:(1500～2000)高锰酸钾或1%～4%鞣酸溶液、浓茶等反复洗胃,洗胃后灌入药用炭,以吸附胃内残存毒物。然后再灌入硫酸钠或硫酸镁20～30g导泻,亦可口服蓖麻油15～30ml。尤其对误食毒伞、白毒伞等毒蕈者,其发病时当已距中毒6h以上,但仍宜给予洗胃、导泻等,可用微温盐水做高位结肠灌洗。如患者已有严重的呕吐和腹泻,则不必导泻。中毒后6h以内效果最佳。但有报道在中毒36h后的十二指肠液中仍发现毒素存在,且有60%的毒素进行肝肠循环,所以对较晚期的患者仍需清除胃肠道毒素。

2.对症治疗　包括对肝脏损害、溶血症状、有神经精神症状、中毒性心肌炎、中毒性脑炎、脑水肿、呼吸衰竭和循环衰竭等症状的处理。

（三）药物治疗

1.阿托品应用　如有毒蕈碱样症状时,应立即皮下或肌内注射阿托品。如同时有阿托品样症状者,应慎用或不用阿托品。山莨菪碱应用:据报道显示,山莨菪碱对有毒蕈碱样表现的神经精神型中毒有较明显的治疗效果。可根据病情轻重,采用0.5～1mg皮下注射,每0.5～6h一次。必要时可加大剂量或改用静脉注射。阿托品尚可用于缓解腹痛、吐泻等胃肠道症状。对因中毒性心肌炎而致房室传导阻滞亦有作用。

2.巯基解毒药应用　巯基解毒药可能与某些毒素如毒伞肽相结合,保护体内含巯基酶的活性,使其毒力减弱;对于有肝脏损害的毒蕈如白毒伞蕈等,阿托品常不奏效。此药与毒素分子结合,打断分子中的巯醚键,可使其毒力下降,但应注意其肝毒性作用。常用的有以下两种药物。

（1）二巯丁二钠(Na_2-DMS)0.5～1g稀释后静脉注射,每6h 1次,首剂加倍,症状缓解后改为每日注射2次,5～7天为1个疗程。

（2）二巯丙磺钠5%溶液5ml肌内注射,每6h 1次,症状缓解后改为每日注射2次,5～7天为1个疗程。

3.有条件时可给予抗蕈毒血清　白毒伞、毒伞等毒性很强的毒蕈中毒,可酌情使用抗蕈毒血清40ml肌内注射,注射前应做皮内过敏试验。

4.肾上腺皮质激素　如氢化可的松、地塞米松等可用于严重毒蕈中毒,特别是马鞍蕈中毒引起的溶血性反应,以及其他毒蕈中毒引起的中毒性心肌炎、中毒性脑炎、肝损害和出血倾向等。

5.保肝治疗　还原型谷胱甘肽(GHS)是由谷氨酸、半胱氨酸、甘氨酸组成的三肽,能通过纠正乙酰胆碱、胆碱酯酶的不平衡状态,起到抗过敏反应、减轻肝内胆汁淤积和肝细胞损害的作用。还原型谷胱甘肽,1.2g/d,静脉滴注。草酸制剂主要为甘草酸二胺,具有类似皮质激素的作用,药理实验证明能减轻四氯化碳、硫代乙酰胺和半乳糖胺所致的急性肝损害,因此可用于保肝治疗。能量合剂由ATP、辅酶A、细胞色素c、门冬氨酸钾镁、肌苷及维生素C等组成,有助于肝细胞的修复,增强肝细胞对肝毒物的解毒作用。

重视假愈期的治疗,假愈期实为内脏损害已经开始,这期间积极的护肝治疗可使部分轻度患者由此进入恢复期。

6.血液净化治疗　重度毒蕈中毒一旦合并 MODS 者,病死率极高,一个约 50g(1 两)的白毒伞所含毒素量足以毒死一个 50kg 的成年人,对误食致死量毒蕈的患者,最好在 24h 内进行血液净化治疗。血液净化治疗是一种行之有效的方法,国内外均报道,采用连续性肾脏替代治疗加血液灌流治疗较单纯血液灌流治疗能够有效降低患者的 CRP、TNF、IL－6、IL－1、IL－10 及干扰素水平,阻止由于炎性介质激发的"瀑布效应"从而有利于缓解全身炎性反应综合征的临床症状,阻断全身炎性反应向 MODS 的发展,缓解脏器功能,改善毒蕈中毒所致的MODS,降低病死率。连续性肾脏替代治疗能够替代肾脏清除肌酐等成分,对肌酐和尿酸这类小分子毒物有着更高的清除率,而且还能清除分子毒物,有效地维持了体内内环境的稳定,从而为治疗提供了宝贵的时机。血液透析是一种清除炎症因子,保护脏器功能的有效手段。

(四)预防

1.应加强宣传科学普及教育和预防,毒蕈种类繁多,其外表特点难以掌握和鉴别,我们应通过科普教育,使群众能识别毒蕈而避免采食,掌握常见毒蕈的识别方法,一般而言,凡色彩鲜艳,有疣、斑、沟裂,生泡流浆,有蕈环、蕈托及奇形怪状的野蕈皆不能食用,有部分毒蕈包括剧毒的毒伞、白毒伞等皆与可食蕈极为相似,故如无充分把握,仍以不随便采食野蕈为宜,或提倡不食用野蘑菇。可选择当地确认无毒的蘑菇和田园中生产的蘑菇食用。

各地卫生部门应宣传毒蕈中毒自救措施,提高公众的自我保护能力,对当地野生蕈种开展调查,制定可食蕈和毒蕈图谱,并结合当地的气候特点与公众采食野生植物和蘑菇的习惯,在毒蕈中毒高发季节前及时预警。

2.对同食毒蕈而未发病者,应密切观察,随时进行抢救治疗。

3.重视早期洗胃、导泻,观察肝功能、凝血酶原时间变化以判断预后,在护肝等综合治疗基础上早期进行血液净化治疗。

4.注重临床分型,不同的中毒类型其临床表现、危重程度、治疗重点不尽相同,应予以针对性的治疗。

七、预后

毒蕈中毒的预后取决于毒蕈的种类、毒素的性质及进食量等。儿童及老人对中毒的耐受力较低,预后较差。一般说来,肠胃炎型、神经精神型及溶血型中毒病情较轻,不引起脏器功能损伤,如能积极治疗死亡率不高,预后较好,唯中毒性肝炎型毒蕈中毒病情危重,常在短时间内引发 MODS 而危及生命,死亡率高。

(阿力木江·毛拉艾沙)

第五章　肠道疾病

第一节　吸收不良综合征

　　吸收不良综合征是指由于多种原因所致营养物质消化吸收障碍而产生的一组症候群。吸收不良综合征通常包括消化或吸收障碍或二者同时缺陷使小肠对脂肪、蛋白质、氨基酸、糖类、矿物质、维生素等多种营养成分吸收不良，但也可只对某一种营养物质吸收不良。

　　消化不良和吸收不良的区别在于：消化不良为营养物质的分解缺陷而吸收不良为黏膜的吸收缺陷。吸收不良综合征临床上表现为脂肪泻、消瘦、体重减轻等，脂肪泻常占主要地位。

一、分类

　　吸收不良综合征的病因和发病机制多种多样，根据消化和吸收病理生理变化将吸收不良分为下列几种情况。

　　(一)消化不良

　　1.胰酶缺乏或失活　慢性胰腺炎、胰腺癌、胰腺囊性纤维化、原发性胰腺萎缩、胰腺切除术后、胰脂肪酶失活、胃泌素瘤(Zollinger—Ellison综合征可因肠内的高酸度抑制脂肪酶的活性，导致脂肪吸收不良)。

　　2.胆盐缺乏　严重肝实质病变(肝炎、肝硬化、肝癌等)，所致胆盐合成减少、回肠切除术后、克罗恩病、长期肝内外胆管梗阻以及小肠细菌过度生长、新霉素、秋水仙碱、碳酸钙、考来烯胺等与胆盐结合的药物。

　　3.食物和胆汁胰液混合不充分　胃空肠吻合术后。

　　4.刷状缘酶缺陷　双糖酶缺乏、乳糖酶缺乏、蔗糖酶—异麦芽糖酶缺乏、海藻糖酶缺乏。

　　(二)吸收不良

　　1.小肠黏膜的吸收面积减少　如短肠综合征等(大量小肠切除、胃结肠瘘、小肠—结肠瘘等)。

　　2.小肠黏膜广泛性病变　克罗恩病、多发性憩室炎、小肠结核，乳糜泻、热带性口炎性腹泻、寄生虫病(贾第鞭毛虫病、蓝伯鞭毛虫病、钩虫、姜片虫等)、放射性小肠炎、内分泌病、糖尿病、甲状旁腺功能亢进、肾上腺皮质功能不全、系统性病变(蛋白质营养不良、淀粉样变、系统性红斑狼疮、硬皮病等)、选择性 IgA 缺乏症。

　　3.黏膜转运障碍　无 β—脂蛋白症、内因子或某些载体缺陷致维生素 B_{12} 和叶酸转运障碍、AIDS 等。

　　4.原因不明　Whipple 病、特发性脂肪泻、Fancth 细胞缺乏、先天性小肠旋转不良、假性肠梗阻等。

　　(三)淋巴或血液循环障碍所致运送异常

　　1.淋巴系统发育异常　小肠淋巴管扩张、遗传性下肢淋巴水肿。

　　2.淋巴管梗阻　腹膜后恶性肿瘤、右心衰竭、小肠淋巴管扩张、Whipple 病、小肠结核及结核性肠淋巴管炎。

3.肠黏膜血运障碍 肠系膜动脉硬化或动脉炎。

二、临床表现

吸收不良肠道早期症状仅有大便次数增多或正常而量较多,可伴有腹部不适、肠鸣、乏力、精神不振、体重减轻及轻度贫血等。随病情进展可出现典型症状,如腹泻、消瘦、乏力、心悸、继发营养不良及维生素缺乏等表现。不分昼夜频繁的水样泻是典型的特征,但并不常见。腹泻3～4次/日,为稀便或溏便,有时发生脂肪泻(粪便量多,恶臭,面有油腻状的光泽,漂浮水面),可伴腹痛、恶心、呕吐、腹胀、肛门排气增多、食欲不振。持续严重的吸收不良可出现各种营养物质缺乏的表现,铁、叶酸及维生素 B_{12} 缺乏可致贫血,维生素(如维生素 A、维生素 B、维生素 D、维生素 K)缺乏致皮肤粗糙、夜盲、舌炎、口角炎、神经炎、感觉异常、骨痛、手足抽搐、出血倾向等改变。面肌抽搐和轻叩面部肌抽搐是钙吸收不良的征象。维生素 D 和钙吸收障碍时,可有击面试验征和束臂试验征阳性。部分患者可有肌内压痛、杵状指、血液系统如皮肤出血点、淤斑。晚期可出现全身营养不良、恶液质等表现。

三、实验室检查

(一)血液检查

1.常规及生化检查 常有贫血,小细胞性或巨幼红细胞性贫血,凝血酶原时间延长。血清蛋白、胆固醇降低。低血钙,低血磷,血清碱性磷酸酶活性增高,低血钾。严重疾病血清叶酸、维生素 B_{12} 水平降低。

2.血清 β－胡萝卜素浓度测定 血清 β－胡萝卜素测定是脂肪吸收不良的非特异性实验。低于 $100\mu g/100mL$ 提示脂肪泻,少于 $47\mu g/100mL$ 提示严重脂肪泻,但其浓度超过 $100\mu g/100mL$ 并不能排除轻度的脂肪泻。

β－胡萝卜素可在肝脏疾病或进食 β－胡萝卜素缺陷饮食的酗酒者中发现假性降低。脂蛋白紊乱或包含胡萝卜素食物的摄入也影响其结果。

3.乳糖耐量试验 主要用于检查双糖酶(主要是乳糖酶)缺乏。受试者口服乳糖50g,每1/2h抽血测血糖共2h,正常情况下,口服乳糖经小肠黏膜乳糖酶水解为葡萄糖和半乳糖而吸收。正常人血糖水平上升,超过空腹血糖 1.1mmol/L。乳糖酶缺乏者,血糖水平上升不明显,同时可出现腹鸣、腹痛、嗳气等乳糖不耐受症状。

(二)粪便检查

寄生虫病患者粪便可查到孢囊,钩虫卵或姜片虫卵等。

1.粪脂肪定性测量 如发现有脂肪吸收不良存在可进行粪显微镜下脂肪分析。粪苏丹Ⅲ染色可见橘红色的脂肪小球,在每高倍视野直径小于 $4\mu m$ 达到 100 个小球被认为是正常的。苏丹Ⅲ染色其敏感性为78%,特异性为70%。为检测粪脂肪最简便的定性方法,可作为粪脂肪测定的初筛试验,但不能作为主要的诊断依据。

2.粪脂肪定量测定 一般用 Van de kamer 方法测定。其被认为是脂肪吸收不良的金标准。试验方法:连续进食标准试餐(含脂量 80～100g/d)3 天,同时测定其粪脂量 3 天,取其平均值,并按公式 $\dfrac{\text{摄入脂肪量}-\text{粪质量}}{\text{摄入脂肪量}}\times 100\%$ 计算脂肪吸收率。正常人粪脂低于 6g/d,脂肪吸收率高于 95%。如粪脂增加,吸收率下降,提示吸收不良。

3. ^{131}I 一三酰甘油及 ^{131}I 一油酸吸收试验　本试验服 ^{131}I 一三酰甘油或 ^{131}I 一油酸,收集 72h 内粪便。测定并计算粪便排出放射量占摄入放射量的百分比。^{131}I 一三酰甘油在十二指肠及空肠被胰脂肪酶分解为 ^{131}I 一油酸和游离脂肪酸。胰脂肪酶减少,粪便中 ^{131}I 含量增高,^{131}I 一三酰甘油试验反映胰腺功能。^{131}I 一油酸可直接由小肠吸收,可用于检查小肠吸收功能。两种放射性检查标记试验有助于鉴别消化不良和吸收不良。粪便 ^{131}I 一三酰甘油排出率高于 5% 或 ^{131}I 一油酸高于 3%,提示吸收不良。

（三）尿液检查

1. 右旋木糖吸收试验　右旋木糖试验用以区别小肠疾病或胰腺所致吸收不良。木糖通过被动扩散和主动转运吸收后,一半被代谢,其中由尿中排出。

本实验方法为:禁食一夜后排去尿液,口服右旋木糖 25g(如引起腹泻可用 5g 法),鼓励患者饮水以保持足够的尿量,收集随后 5h 尿液标本,同时在摄入后 1h 时取静脉血标本。尿中右旋木糖低于 4g(5g 法小于 1.2g)或血清右旋木糖浓度低于 200mg/L(20mg/dL)提示小肠吸收不良。

在直接比较中,传统的尿试验明显较 1h 血液实验可靠。当尿收集时间太短,患者脱水,肾功能障碍,明显腹水,胃排空延迟时可出现假阳性。

2. 维生素 B_{12} 吸收试验(Schilling test)　Schilling test 临床上用来区别胃和空肠引起维生素 B_{12} 缺陷,评估患者回肠功能。对评估胰腺分泌不足,细菌过度生长没有重要的临床意义。

口服维生素 B_{12} 后在胃内与内因子结合,于远端回肠吸收。给予小剂量(1mg)放射性标记的维生素 B_{12} 使体内库存饱和。然后口服 ^{57}Co 或 ^{58}Co 标记的维生素 B_{12} 2μg,收集 24h 尿,测定尿中放射性含量。如尿中排泄量低于 7%,提示吸收障碍或内因子缺乏。为明确维生素 B_{12} 吸收不良的位置,可做第二阶段 Schilling test,在重复给药同时,口服内因子,如系内子缺乏所致恶性贫血,24h 尿放射性维生素 B_{12} 排泄量可正常。

（四）呼吸试验

1. ^{13}C 一或 ^{14}C 一三油酸甘油酯呼气试验　^{14}C 一三油酸甘油酯呼气试验测定被 ^{14}C 标记的三酰甘油代谢后产生 $^{14}CO_2$ 从呼气中排出的量。一般将 $(1.85 \sim 3.7) \times 10^5 Bq (5 \sim 10 \mu ci) ^{14}C$ 标记甘油酸加入 20~50g 的脂肪载体口服,间断收集 6~8h 呼吸标本。检查结果常用单位时间内排除的 ^{14}C 标记 CO_2 占服用试餐中含量的百分率表示(即 ^{14}C 排除率)。脂肪吸收不良,$^{14}CO_2$ 排除率下降。再用 ^{14}C 一软脂酸或 ^{14}C 一辛酸做呼气试验,则可进一步鉴别脂肪吸收不良的原因。

发热、甲状腺疾病、肝病、糖尿病等可影响脂肪的代谢而影响呼吸试验的准确率。肺部疾病,患者对轻度吸收不良缺乏敏感性,射线的暴露及需要昂贵的设备,限制了其临床应用。如改用稳定同位素 ^{13}C 标记不同底物,通过质谱仪测定可避免放射性。对人体无害,可用于儿童和孕妇,扩大了应用范围。

2. 氢呼气试验　氢呼气试验是一种很方便的非侵入性糖吸收不良诊断实验。空腹予一定量的双糖,如疑为乳糖吸收不良,一般用 50g 乳糖液做试验餐。对蔗糖吸收不良,试验餐为 1.5~2.0g/kg 蔗糖。如为单糖吸收不良,则选用 50g 木糖或 8g 葡萄糖做试验餐。正常情况下在小肠全部被消化吸收,呼气中无或仅有极微量的氢气。吸收不良者,这些糖到达结肠,被结肠细菌发酵产氢,呼气中氢气增多。这些实验中以乳糖呼气试验最佳,乳糖氢呼气试验仍被许多研究者认为是诊断乳糖吸收不良的金标准。

（五）内镜检查和黏膜的活检

结肠镜检查可以提供引起吸收不良的原因。如克罗恩病可有小溃疡，原发性和继发性淋巴管扩张可见白斑，内分泌肿瘤导致的吸收不良如促胃泌素瘤、生长抑素瘤或腹部肿瘤阻塞胰管有时也可通过内镜检查出来。

内镜可直接观察小肠黏膜病变，并可取活检。也可用小肠黏膜活检器经口活检，必要时可行电镜、免疫学和组织培养等检查。尽管小肠黏膜活检取材盲目，对于孤立性病变易出现假阴性结果。但对诊断绒毛破坏或萎缩的吸收不良综合征十分重要，是不可缺少的确诊手段之一。

（六）影像学检查

小肠钡灌的主要作用在评估有细菌过度生长倾向所致吸收不良，如憩室、肠腔内液体、黏液积聚过多、小肠扩张、肠瘘管和肿瘤。溃疡和狭窄可由不同的原因所致，如克罗恩病、放射性肠炎、乳糜泻、肠淋巴瘤、结核等。小肠钡罐结果正常不能排除肠病所致吸收不良和阻止临床上进行肠活检。

CT 可用来显示小肠壁的厚度、肠瘘管、肠扩张、腹膜后淋巴结、胰腺疾病所致胰腺钙化、胰管扩张、胰腺萎缩、肿瘤阻塞的定位。

腹部 B 超和经十二指肠镜逆行胰胆管造影，对诊断胰腺疾病价值较大。

四、诊断

吸收不良综合征的诊断需要首先结合临床表现疑及本征，第二证明其存在，第三证明其病因。吸收不良常根据疑诊患者的既往史、症状和体征以及相应的实验室检查做出诊断。

既往史和临床表现对明确病因有很大的帮助，应仔细询问以下既往史：①既往有无手术史，如胃肠切除或胃肠旁路术；②家族或幼年有无乳糜泻；③既往是否到过热带口炎性腹泻、贾第鞭毛虫病或其他胃肠疾病感染地；④是否嗜酒；⑤患者是否有慢性胰腺炎的历史或胰腺肿瘤的症状；⑥患者是否有甲状腺毒症、Addison 病、whipple 病、肝或胆病、糖尿病神经病变的特征患者是否有糖类吸收不良的高饮食（甜食如山梨醇、果糖）或脂肪替代品或能导致营养不良的不平衡饮食；⑧有无增加免疫缺陷性病毒感染的可能性；⑨患者既往有无器官移植或不正常的射线暴露。

合理地确立引起吸收不良的方法需依赖患者的背景。临床有显著腹泻、消瘦、贫血、维生素及微量元素缺乏应疑及吸收不良。应结合临床进行不同的实验室检查，如果没有时间限制可使用非侵入性试验，以进一步指导侵入性试验，以在最短的时间用最少的可能检查来诊断。如疑为寄生虫感染，粪便检查可以提供快速的非侵入性实验诊断。大细胞贫血提示叶酸和维生素 B_{12} 缺乏。

吸收不良综合征的常用诊断步骤如下：对早期疑诊病例可做粪脂肪定量试验，高于 6g 即可确定为脂肪泻，若粪脂正常亦不能完全排除吸收不良，必要时可做一些选择性检查。其病因诊断可作右旋木糖试验，若正常可大致排除小肠疾病，需进一步检查胰腺疾病或胆盐缺乏性疾病。若木糖试验不正常，可进一步做小肠影像学检查及小肠活组织检查，病因进一步的检查依赖其既往史和症状以及以前的检查，以资鉴别。

五、治疗

吸收不良综合征的治疗主要为病因治疗。对病因不明者,主要进行纠正营养缺乏及必要的替代治疗。

(一)病因治疗

病因明确者。应进行病因治疗,如能除去病因,则吸收不良状态自然纠正或缓解,如乳糜泻给予无麦胶饮食,炎症性肠病患者给予激素、SASP 等治疗。

(二)营养支持

对症治疗给予富含营养的饮食及补液,注意调解电解质平衡。补充各种维生素、铁、钙、叶酸、矿物质以及微量元素以避免缺陷综合征,腹泻明显者以低脂蛋白饮食为宜,给予止泻药,必要时予以中链三酰甘油口服,对病情严重者给予要素饮食或胃肠外营养支持治疗,对因肠道细菌繁殖过度所致吸收不良可予以抗生素治疗。

(三)替代治疗

各种吸收不良综合征,均可致机体某些营养成分的不足或缺乏,因此,替代治疗对治疗本征来说也很重要。

如糖尿病患者可补充胰岛素,胰酶缺乏者可补充消化酶,制剂如胰酶 $6\sim8g/d$ 或 viokase $4\sim12g/d$ 或 cotazytn $4\sim12g/d$ 分次服用。低丙种免疫球蛋白伴反复感染者可肌内注射丙种免疫球蛋白 $0.05g/kg$,每 $3\sim4$ 周 1 次。

(曲云)

第二节　十二指肠炎

十二指肠炎(duodenitis,DI)是指由各种原因引起的急性或慢性十二指肠黏膜的炎症性疾病。十二指肠炎可单独存在,也可以和胃炎、消化性溃疡、胆囊炎、胰腺炎、寄生虫感染等其他疾病并存。据统计,十二指肠炎的内镜检出率为 $10\%\sim30\%$,临床将十二指肠炎分为原发性和继发性两类。

一、原发性十二指肠炎

原发性十二指肠炎又称非特异性十二指肠炎,临床上我们一般所说的十二指肠炎就属该型。近年来随着消化内镜检查的逐渐普及,病例发现人数的增加,才引起人们的关注。该疾病男性多见,男女比例为 3:1～4:1,可发生于各年龄组,以青年最多见,城镇居民多于农民。原发性十二指肠炎发生于壶腹最多见,约占 35%,其他依次发生于乳头部、十二指肠降部、纵行皱襞等部位。胃酸测定提示该病患者的基础胃酸分泌、最大胃酸分泌均低于十二指肠溃疡患者;预后也不形成瘢痕,随访发现患者多不发展为十二指肠溃疡。目前,认为 DI 是一种独立的疾病。

(一)病因和发病机制

最新研究成果表明,幽门螺旋杆菌(Hp)与十二指肠炎的发病有着密切的关系。Hp 感染、胃上皮化生、十二指肠炎三者之间有着高度相关性。研究表明,胃上皮细胞可能存在与 Hp 特异结合的受体,胃上皮细胞的化生反过来又为 Hp 的定植提供了条件;同时十二指肠炎是胃上皮化生的基础。Hp 感染时,其产生的黏液酶、脂酶、磷脂酶及其他产物,破坏十二指肠黏膜的完整性,降解十二指肠的黏液,使黏膜的防御机制降低,胃液中的氢离子反弥散入黏膜,引起十二指肠炎症,有时甚至发生十二指肠溃疡。国内外许多学者研究发现,组织学正常的十二指肠黏膜未发现 Hp 感染,相反,活动性十二指肠炎的黏膜不仅可以发现 Hp 感染,并与十二指肠炎的严重程度呈正相关。

同样,胃酸在 DI 发病过程中也发挥着重要的作用。有人观察,十二指肠炎患者的胃酸分泌是正常的,因此胃酸过多并不是 DI 的根本原因。研究显示,吸烟、饮酒、刺激性食物、药物、放射线照射以及其他应激因素可以使十二指肠黏膜对胃酸的抵抗力下降,进入十二指肠的胃酸未被稀释和中和,发生反弥散,刺激肥大细胞释放组胺等血管活性物质,引起十二指肠黏膜的充血、水肿,炎性细胞浸润,发生炎症。

研究表明,DI 和 DU 虽然属于两种独立的疾病,但两者之间存在密切的联系。两者的组织学表现及内镜下表现有相似之处,且常常合并存在,可以互相演变,Rivers 提出十二指肠炎是十二指肠溃疡的前驱表现,而十二指肠溃疡可能是整个炎症过程的一部分,Cheli 认为 DI 是一种独立疾病,而糜烂性十二指肠炎是属于消化性 DI。十二指肠炎进展加重可以使黏膜对于胃酸分泌的反馈抑制作用减弱,导致高胃酸分泌,为十二指肠溃疡的发生提供了条件;同时炎症使上皮细胞破坏,隐窝部细胞增生,当出现所谓的高增殖衰竭时,在高胃酸因素作用下,黏膜产生糜烂,甚至形成溃疡。

(二)病理

十二指肠炎光镜下可见充血、水肿、出血、糜烂、炎性细胞浸润,活动期时多以中性粒细胞为主。研究发现,DI 的病理变化主要有绒毛缩短、肠腺延长和有丝分裂增加;上皮细胞核过度染色,呈假分层现象;周围层内淋巴细胞、浆细胞、嗜酸性细胞、嗜中性粒细胞和上皮层内淋巴细胞及嗜中性粒细胞数量增加;另外,胃上皮化生是 DI 的重要病理特征,常发生在矮小、萎缩的绒毛上。其中绒毛萎缩变短、十二指肠隐窝细胞活性增加、黏膜固有层炎症细胞浸润具有一定的诊断意义。

许多学者将多核细胞数增加作为组织学证实十二指肠炎的证据,当十二指肠黏膜上皮细胞中发现中性多核细胞时,更具诊断意义。绒毛的形态对于诊断也极为重要,重度十二指肠炎时绒毛可呈败絮状或虫蚀样改变。

Cheli 等依照组织学将十二指肠炎分为三型:①浅表型,炎症细胞浸润局限于绒毛层,绒毛变形或扩大,上皮细胞变性较少,可伴有嗜银网状纤维增生;②萎缩型,炎症细胞可以扩展至整个黏膜层,上皮细胞变性严重,肠腺减少或消失;③间质型,炎症细胞局限在腺体之间,与黏膜肌层中的黏膜紧邻。

有学者把十二指肠黏膜的组织学改变分为五级:0 级是指黏膜表面完整无损,无细胞浸润;1 级是指炎症细胞浸润较轻;2 级是指固有膜层中度炎症细胞浸润;3 级是指炎症细胞浸润伴血管增多;4 级是指弥漫性炎症细胞浸润,表层上皮细胞被黏液细胞替代。0~2 级者可视为正常十二指肠黏膜,3 级以上可诊断为十二指肠炎。

(三)临床表现

十二指肠炎症可以使黏膜对酸、胆汁及其他损害因素敏感性增强,可出现上腹痛,伴有反酸、胃灼热、嗳气,有时酷似十二指肠溃疡的空腹痛,进食后可以缓解;十二指肠炎引起的烧灼样上腹痛,可被抑酸药缓解;部分十二指肠炎患者可无特异性症状,当合并胃炎、食管炎、胆囊炎、胰腺炎等疾病时,可表现为合并疾病的临床症状,少数严重患者可以发生上消化道出血,表现为呕血、黑粪。据此我们将 DI 依照临床表现分为 3 种类型。

1. 胃炎型　患者临床症状与胃炎相似,如上腹隐痛、饱胀、胃灼热等。

2. 溃疡型　伴有较为典型的十二指肠溃疡症状,如规律性上腹痛(饥饿痛、夜间痛),进食后疼痛可减轻,反胃、反酸、嗳气等。

3. 上消化道出血型　患者以呕血、黑粪为首发或主要临床表现,其多具有起病隐匿,多无明显诱因;常年发病,无季节性;出血前病程多较长;出血方式以黑粪为主;预后良好等临床特点。

(四)辅助检查

1. 十二指肠引流术　十二指肠引流的 D 胆汁(即十二指肠液)可表现为浑浊、有黏液,镜检可见较多的白细胞及上皮细胞。十二指肠液化验分析有助于排除寄生虫感染等。

2. 超声检查　正常情况下,患者禁食、禁水 8h,对十二指肠进行超声检查时,可见十二指肠壶腹呈圆形、椭圆形或三角形的"靶环"征,外层为强回声浆膜层之光环,中间为低回声之肌层,内层为较强回声黏膜层之光环。

当发现十二指肠内气体消失,代之以长 2~4cm,宽 1.3~2cm 的液性暗区,其内可见食糜回声光点时,为异常现象。

考虑小肠排空时间 3~8h,当十二指肠远端不完全梗阻或狭窄时,导致十二指肠近端不同程度扩张,同时可使十二指肠排空延迟,十二指肠内容物长时间停留在十二指肠肠腔内,引起十二指肠黏膜的炎症性改变。但超声检查只是间接的诊断方式,对十二指肠黏膜炎症侵犯程度及炎症类型无法明确,有很大局限性和非特异性,其诊断价值远远低于胃镜。

3. X 线钡餐检查　DI 的 X 线钡餐检查缺乏特异性征象,诊断符合率不高。十二指肠炎常常具有十二指肠溃疡 X 线改变的一些间接征象,如:十二指肠有激惹、痉挛、变形,黏膜紊乱、增粗,十二指肠壶腹边缘毛糙,呈锯齿样改变。因此易被误诊为十二指肠溃疡,但是 DI 缺乏特征性龛影等直接的 X 线征象,不会出现固定畸形及持久性的壶腹变形,低张或增加十二指肠壶腹充盈压力可恢复正常形态。

4. 内镜检查　内镜下 DI 的改变表现为黏膜充血、水肿,充气后不能消失的增厚皱褶,假息肉形成,糜烂、渗出、黏膜苍白或黏膜外血管显露等。

内镜下把十二指肠炎分为炎症型、活动型和增殖型 3 型:①炎症型,黏膜红白相间,呈点片状花斑,黏膜表面粗糙不平,色泽变暗或毛细血管显露;②活动型,黏膜有片状充血、水肿、渗出物附着、糜烂、出血;③增殖型,黏膜有颗粒形成,小结节增生或肉阜样增厚、球腔变形。

Venables 根据炎症程度和范围用打分来评估炎症轻重,程度分为 3 级:① I 级,红斑;② Ⅱ级,红斑伴黏膜水肿,或同时伴有接触性出血;③Ⅲ级,在 Ⅱ级基础上黏膜颜色发灰。依照炎症累及范围分为 3 度:<33%、33%~66%、>66%。各打 1、2、3 分,最高积分可达 9 分。

DI 的诊断在内镜和组织学之间有一定差异,不能单纯根据充血诊断为炎症。有些内镜下无异常变化,但组织学上却有十二指肠炎的表现,有些内镜下黏膜呈明显充血水肿,但病理组织学却无炎症细胞浸润,其原因可能为:肉眼不能辨认黏膜的轻度变化;内镜医师主观性影响,镜下观察有误;内镜下观察到的充血、血管网显露,可能是由于黏膜血流改变所致,而组织学无实质性改变。

需要指出的是,粗糙隆起或结节不都是炎症性改变,其他可能原因为:①胃黏膜异位,内镜下可见直径 1～5mm 的粉红色小结节,紧密簇集在一起致黏膜粗糙隆起,常局限于球后壁,偶可表现为单个结节,直径大于 5mm,内镜下喷洒刚果红,具有泌酸功能的异位胃黏膜变黑,可予以确诊,组织学显示十二指肠黏膜全层被类似于胃底黏膜覆盖,含有主细胞和壁细胞,无炎症细胞浸润,黏膜活检无 Hp 感染;②十二指肠腺增生,多见于壶腹,降部少见,组织学显示十二指肠腺位于黏膜固有层中部以上,50%病例十二指肠腺可达黏膜表面上皮,内镜下可见单个或多个圆形、椭圆形结节,直径在 5～15mm,密集成堆或散在分布,顶端可见潮红,将其大致分为 3 类:局限性增生(增生的十二指肠腺仅在壶腹)、弥漫性增生(十二指肠腺增生可发生于大部分十二指肠)、腺瘤样增生(十二指肠腺增生表现为有蒂或无蒂的息肉);③淋巴滤泡增生,多个大小不等结节,散在分布,多位于壶腹,直径在 1～5mm,颜色较周围正常黏膜淡,有明显的生发中心,但无炎症及上皮细胞损害表现。临床上,我们强调内镜检查必须结合组织学活检来诊断十二指肠炎。

5. Hp 检测　活动期患者 HP 检测多呈阳性,检出率可达 90%以上。

6. 其他　伴有糜烂性十二指肠炎患者常伴有十二指肠胃反流,分析可能是炎症造成十二指肠压力明显高于正常以及幽门闭合功能下降引起的。患者外周血皮质醇、促胃液素、胰岛素、T_3、促甲状腺激素等分泌高于正常水平。

(五)诊断

原发性十二指肠炎有下列特征有助于诊断和鉴别诊断。

1. 症状　多有类似十二指肠溃疡症状,如上腹痛、反酸、嗳气、食欲缺乏等,也可表现为出血,但一般不发生穿孔或幽门梗阻。

2. X 线钡餐检查　十二指肠激惹、痉挛、变形,黏膜增粗紊乱,无特征性龛影,此可与十二指肠溃疡鉴别。

3. 内镜检查　可见十二指肠黏膜充血、水肿、糜烂、渗出伴炎性分泌物、出血、血管显露、黏膜粗糙不平、黏膜皱襞粗大呈颗粒状、息肉样改变,十二指肠壶腹变形,但无溃疡。

4. 黏膜活检　绒毛上皮变性,扁平萎缩,固有膜内大量炎性细胞浸润,胃上皮化生等。

具备 1、2 条为疑似诊断,同时具备 3、4 条可确诊。

(六)治疗

DI 治疗上与十二指肠溃疡处理相同,目前认为应用 H_2 受体阻滞药和 PPI 可以缓解和改善临床症状,但是不能逆转十二指肠黏膜的病理学异常。国内外研究显示,慢性十二指肠炎患者内镜下糜烂者、组织学检查呈重度炎症者,其 Hp 感染率显著升高,很多学者认为根除 Hp 可以降低发病率和该疾病的复发率,甚至可以预防十二指肠溃疡的发生。

目前抗 Hp 的抗生素及胶体铋的应用在治疗上也很广泛,但缺乏大样本的临床调查,尚缺乏规范的治疗策略和方案。

中医认为,十二指肠炎的治疗上需审证求因,辨证论治,以健脾和胃、理气止痛为主要治疗原则。十二指肠炎属于中医胃脘痛的范畴。单方验方治疗:如马齿苋、辣蓼草、紫珠叶、桃仁、五灵脂、百合、丹参等,中成药有附子理中丸、香砂养胃丸、逍遥散、加味柴胡汤、加味四逆散等,其他如针灸、耳针、推拿按摩也有一定疗效。

有人提出,对药物治疗无效者可行迷走神经切除术、幽门成形术或高度选择性迷走神经切除术等处理。

二、继发性十二指肠炎

继发性十二指肠炎顾名思义是指继发于十二指肠以外的各类疾病,包括各种感染、十二指肠邻近器官及腹腔其他脏器疾病、烧伤、中毒、各种应激条件、全身性疾病等,可能由于邻近器官病变的直接影响或原发疾病的致病因素作用于十二指肠黏膜致黏膜损害引起。继发性十二指肠炎根据病程分为急性和慢性十二指肠炎;根据病因又分为感染性和非感染性。

(一)急性感染性十二指肠炎

由细菌和病毒感染引起。细菌感染多为金黄色葡萄球菌感染性胃肠炎、沙门菌感染、霍乱、痢疾、败血症等疾病,病毒感染多见于轮状病毒、脊髓灰质炎病毒、诺瓦克病毒、肝炎病毒、鼻病毒等。儿童巨细胞病毒感染时,可以并发十二指肠炎。

(二)急性非感染性十二指肠炎

非感染性十二指肠炎可见于急性心肌梗死、急性肝衰竭、肾衰竭、急性胰腺炎、烧伤、脑外伤、手术、严重创伤等。急性心肌梗死合并十二指肠炎可以表现为十二指肠出血;急性肝衰竭、肾衰竭可有十二指肠黏膜充血、糜烂、多发浅溃疡;急性胰腺炎引起的十二指肠炎主要改变是降部及壶腹黏膜充血、水肿。

精神刺激、药物(如阿司匹林、非甾体类抗炎药)、大量饮酒等均可引起该疾病,且常同时伴有胃黏膜病变。

(三)慢性感染性十二指肠炎

结核杆菌感染、十二指肠淤滞、憩室炎、十二指肠盲襻等因细菌滞留、过度增殖而发病。少见的尚有并存于胃梅毒的十二指肠梅毒、长期应用 H_2 受体阻滞药、PPI、激素、广谱抗生素以及免疫抑制药激发引起或继发于慢性消耗性疾病及年老体弱者的白色念珠菌等真菌感染,内镜下典型表现为白色点片状或斑块状隆起,呈弥漫性分布。

曼氏及日本血吸虫病常因门静脉高压或肝内门静脉分支阻塞,使虫卵逆行至胃幽门静脉和十二指肠静脉,可与胃血吸虫病并存。炎症起始于壶腹,越远越重。贾第兰鞭毛虫可侵入十二指肠远端及空肠黏膜。钩虫卵在泥土中发育,钩蚴可由皮肤感染,引起钩蚴皮炎,再由小静脉、淋巴管进入肺泡、气管,经吞咽动作经如胃肠道,十二指肠是钩虫感染最易侵犯的部位之一,成虫吸附在十二指肠黏膜上,可致黏膜出血和小溃疡,多为 3~5mm 散在的出血、糜烂,临床上有明显的上腹痛、饱胀、消化道出血和贫血、腹泻或便秘等改变。蛔虫卵进入十二指肠后,幼虫穿过十二指肠黏膜进入血液循环,第一阶段可致十二指肠炎症。

(四)慢性非感染性十二指肠炎

偶可见到单独侵犯十二指肠的克罗恩病、嗜酸细胞性炎症、Whipple 病等。邻近器官疾病如胰腺炎、胆管感染、化脓性胆管炎等可合并十二指肠炎。ERCP 时由于造影剂注入十二指肠可以引起十二指肠黏膜炎症,甚至坏死。阿司匹林和非甾体类抗炎药等引起的慢性十二指肠损伤并非少见。

继发性十二指肠炎的临床表现和原发性十二指肠炎相同,但往往被原发性所掩盖不易引起注意。各型继发性十二指肠炎的治疗原则是积极治疗原发疾病,药物所致的损伤除及时停药外,应同时给予黏膜保护药。

三、儿童十二指肠炎

随着胃镜检查的普及,临床上确诊为十二指肠炎的儿童患者逐渐增多,因其叙述病史不清楚、不详尽,症状和体征不典型,因此常常被误诊为肠道寄生虫、胃肠痉挛、胃炎或被漏诊。

儿童十二指肠炎发病年龄在 2～14 岁,病程 1 个月～3 年不等,临床上常以腹痛就诊,其他消化道症状少见。给予相应对症治疗后,腹痛症状往往可以得到缓解,但类似腹痛常反复发作。因此,临床上对于此类患儿,要引起高度重视,对反复上腹痛并排除其他诊断者,要联想到该病。

儿童十二指肠炎的发病机制目前还不十分清楚,分析多与不良饮食习惯(包括喜吃零食、挑食、喝饮料、进食不规律等)、作息时间不规律、睡眠差、精神紧张以及服用对黏膜损害药物有关。

长期不良饮食习惯,可使迷走神经兴奋,一方面释放乙酰胆碱与壁细胞上受体结合,刺激胃酸分泌;另一方面,通过迷走神经—促胃液素作用促进胃酸大量分泌,使胃内 pH 值明显降低,激活胃蛋白酶,引起胃酸、胃蛋白酶对黏膜的侵蚀加重,同时十二指肠黏膜损害,黏膜防御机制下降,导致黏膜充血水肿、糜烂。

有研究显示该疾病与遗传因素、对食物、药物的变态反应、人工喂养等因素呈正相关,另外,寄生虫感染在儿童十二指肠炎的发病中也值得注意。

胃镜可见十二指肠黏膜充血、水肿、散在多发糜烂。但胃镜有一定痛苦,儿童不易接受,且对于呕吐患者及幽门水肿、十二指肠壶腹狭窄、变形者检查效果不佳,X 线钡餐检查可以弥补胃镜的这些不足。

X 线钡餐检查提示十二指肠壶腹充盈欠佳,黏膜增粗、紊乱,边缘毛糙,可见十二指肠激惹征及不规则痉挛,但无龛影。在慢性十二指肠炎活动期,血清中游离唾液酸和 IgA 均可以升高。

治疗上同前述十二指肠炎。无特殊治疗,积极去除病因,纠正不良饮食习惯,避免精神紧张,保持良好睡眠,避免用口咀嚼食物喂养儿童,避免对胃十二指肠黏膜刺激性的食物和药物。可给予抑酸、保护黏膜药物对症治疗,对有 Hp 感染者,应给予规范的抗 Hp 治疗方案,疗程结束后复查。

四、十二指肠白点综合征

十二指肠白点综合征(duodenal white spot syndrome,DWSS)是日本学者根据内镜下所见提出的一种疾病新概念,是指十二指肠黏膜呈现散在的粟粒样大小的白点或白斑,不同于十二指肠溃疡的霜样溃疡。由于在活检病理检查时均有十二指肠炎存在,因此国内大部分学者认为其实质是一种十二指肠炎的特殊类型,而不是一种独立疾病,也称为白点型十二指肠炎,有报道本疾病的内镜检出率为 4%～12%。

(一)病因及发病机制

DWSS 的病因及临床意义尚未清楚。有学者认为是上消化道炎症,尤其是萎缩性胃炎,是由于胃酸分泌减少,胰液分泌也下降,胰液中的胰酶不足,加重了脂肪消化、吸收和转运障碍,使脂质储存在吸收上皮细胞或黏膜固有层而呈现白色病变。临床上易出现脂肪泻。但是我国萎缩性胃炎患者病变部位多位于胃窦部,胃窦部并无分泌胃酸的壁细胞,因此临床上见到的萎缩性胃炎胃酸分泌多正常;同时在十二指肠白点处活检,病理组织学呈炎症表现,故研究认为该疾病是一种特殊的十二指肠炎。

有研究认为,DWSS 伴有脂肪吸收不良及脂肪泻是脂肪吸收转运障碍所致,使脂肪潴留于肠吸收上皮或黏膜固有层而呈现白色的绒毛。但病理活检提示,脂肪吸收运转障碍似乎不是本症的病因,这可能是由于炎症影响细胞内脂肪代谢所致。尽管在电镜下十二指肠白点处组织可见淋巴管扩张等改变,但可能只是局部炎症的表现,而非全身脂肪代谢紊乱的表现。

有人认为,DWSS与慢性胆系疾病、胰腺疾病有关,目前还缺乏流行病学及临床调查支持。但多数研究显示,DWSS与十二指肠溃疡无明确因果关系。

（二）病理

1. 光镜检查 镜下可见白点处十二指肠黏膜呈慢性炎症改变。主要表现为淋巴细胞、浆细胞、单核细胞及嗜酸性细胞浸润,绒毛间质中的淋巴管和血管扩张,十二指肠肠腔扩大,绒毛末端呈现灶状透亮空泡分布。冷冻切片检查可见有脂肪沉着。这些改变都提示了本疾病的发生过程是一种慢性炎症。

2. 电镜检查 正常十二指肠绒毛呈现指状或分叶状,隐窝紧密相靠。十二指肠炎时绒毛排列紊乱,不规则,绒毛增粗变短,隐窝体积及相互间距扩大。特征性改变是肠黏膜吸收上皮细胞内大量脂质储存。

随着炎症加重,可观察到储存脂质可对细胞核、细胞器挤压的现象。细胞器内亚微结构退行性变,电子密度减低。细胞立体变性、增多,密集分布在细胞核周围。粗面内质网扩张成囊状或球状,滑面内质网代偿性增多。个别染色体呈凝集现象。

（三）临床表现

本病发病以青壮年多见,男性多于女性。临床上多无特异性症状,常表现为无规则的上腹部疼痛或不适,恶心、胃灼热、嗳气、食欲缺乏,消化道出血少见。

有少数患者可表现为典型的脂肪泻:粪量较多,不成形,呈棕黄色或略发灰色,恶臭,表面有油脂样光泽,镜检可见大量脂肪球。

临床上观察,一部分患者常伴有慢性胃炎、消化道溃疡、慢性胆囊炎、胆石症、慢性胰腺炎等,临床上DWSS更容易与其他消化道疾病相混淆,要与十二指肠息肉、Brunner腺增生症、十二指肠霜样溃疡、十二指肠淀粉样变性等疾病相鉴别,因此大部分患者在内镜检查前往往难以预测有十二指肠白点综合征的存在。

（四）辅助检查

1. 实验室检查 多无明显异常,少数老年患者生化检查可提示有血脂升高,部分患者粪常规可见脂肪球。Hp检测结果显示该疾病似与Hp感染无关。

2. 内镜检查 内镜下十二指肠黏膜白点多位于壶腹,特别是前壁大弯侧,后壁较少发生,少数位于十二指肠上角或降部,病变部位可能与血管、淋巴管的走行有关。

白点可呈密集成簇或散在稀疏分布,圆形或椭圆形,直径在1～3mm,多数平坦,少数微突出于黏膜表面呈斑块状或轻度凹陷呈脐状,表面乳白色或灰白色,为脂肪储存、淋巴管扩张所致。边界清晰,多无分泌物,从淡黄色十二指肠炎黏膜过渡到正常黏膜。白点或白斑表面光滑,质地硬,反光增强。镜下观察斑块可呈绒毛状,有些可被胆汁染成黄白色,用水冲洗后无变化。病变周围的十二指肠黏膜可有充血水肿、粗糙不平、花斑样改变,失去正常绒毛外观。由于十二指肠炎常伴有慢性胃炎、消化性溃疡,因此在内镜检查时,要仔细、完整地观察整个上消化道,避免遗漏其他病变,做出正确的内镜诊断。

内镜下相关鉴别的主要疾病主要有十二指肠炎性息肉、十二指肠布氏腺增生症、十二指肠霜样溃疡。十二指肠炎性息肉多为广基、扁平样隆起,表面充血,息肉周围的十二指肠黏膜呈现不同程度的炎症表现。十二指肠布氏腺增生症内镜下表现为结节状多发性微隆起，表面色泽正常。十二指肠霜样溃疡多呈点片状糜烂，溃疡表浅，多散在分布，之间黏膜充血、水肿，溃疡表面可覆薄白膜，似霜降样，故此得名。

（五）治疗

治疗原则同前述十二指肠炎，多数针对症状采取相应治疗措施。

对有明显胃灼热、上腹痛，胃酸检测偏高的患者可应用抑制胃酸药物，常用 PPI 类或 H_2 受体阻滞剂类药物，多可取得满意疗效；对有上腹部不适、腹胀、食欲缺乏的患者，内镜下诊断明确后，可给予改善胃动力药物（多潘立酮、莫沙必利），配合黏膜保护药也可对缓解症状有帮助。

目前，关于 Hp 感染在该疾病的发病机制中尚不清楚，有报道称，十二指肠白点综合征经抑酸、抗幽门螺旋杆菌治疗，可使十二指肠白点减少或消失，相关研究有待进一步深入。

（李冰）

第三节　真菌性肠炎

真菌性肠炎是由于人体免疫功能异常、肠道菌群紊乱，使真菌在体内获得适宜的环境而过度生长繁殖，引起肠道黏膜炎性改变的一系列深部真菌病。现在由于广谱抗生素、肾上腺糖皮质激素、免疫抑制剂、抗肿瘤等药物的广泛使用，引起继发性肠道真菌感染日益增多，尤其是医院感染病例大量增多。

一、病原学和发病机制

引起真菌性肠炎的病原菌主要有假丝酵母菌、放线菌、毛霉、隐球菌等，其中以白假丝酵母菌最为多见。假丝酵母菌广泛分布于自然界，是人类的正常菌群之一，正常人体的皮肤、口腔、肠道、肛门、阴道等处均可分离出本菌，以消化道带菌率最高（50%）。正常无症状人群的大便培养可以分离出白假丝酵母菌，且其检出率随胃肠道的下行而增加。医院内患者及工作人员的假丝酵母菌带菌率较高，是发生假丝酵母菌医院感染的有利条件之一。严重创伤、恶性肿瘤、长期透析、长期静脉内置管输液以及大手术后（特别是消化道手术后）患者，机体抗感染能力明显削弱，宿主带菌率可明显增高。广谱抗生素的大量使用，可以造成肠道菌群失调，为真菌感染创造了有利条件。

二、临床表现

有基础疾病的患者经抗生素治疗后出现急性腹泻，以儿童多见，常发生于严重衰竭的婴儿。大多数患者表现为间断性、突发性腹泻，每日排便可达 10～20 次，粪便呈水样或豆腐渣样，多有泡沫而呈黄绿色，甚或血便。患者多伴腹胀，但很少腹痛，可伴低热及呕吐。如不治疗可持续 3 个月以上。在恶性肿瘤（尤其是白血病）及粒细胞减少症患者可出现侵袭性假丝酵母菌性肠炎，往往有一般抗生素难以控制的发热（多为弛张热）、精神倦怠、恶心、呕吐及血压下降等真菌性毒血症表现，与细菌性感染难以区分；大便次数增多达数次至 30 次，呈水样或黄色稀便，可有发酵味，个别重症患者可有血便。假丝酵母菌肠炎可同时伴有鹅口疮及咽部、食管等部位的真菌感染表现。

三、诊断

结合患者有引起免疫力降低的病史,或有长期使用广谱抗生素、肾上腺皮质激素、免疫抑制剂、抗肿瘤等药物史;临床表现主要为长期的黏液样腹泻、腹痛或消化不良,并经抗生素治疗无效或症状加重者,应高度怀疑本病。确诊有赖于大便涂片镜检发现真菌孢子或菌丝,大便培养亦有利于确诊。相关的实验室及辅助检查有下述几种。

（一）外周血

非侵袭性真菌性肠炎患者周围血象通常不高,而侵袭性真菌性肠炎常有血象增高甚至出现类白血病反应。

（二）真菌镜检和培养

对粪便和肠黏膜标本直接涂片镜检如发现成群的孢子和大量菌丝即可确诊。病理检查同时结合真菌培养,更有利于明确诊断。

（三）内镜检查

内镜检查可了解病变范围及程度,病变好发于直肠及乙状结肠,重者可累及全大肠甚至回肠末端。内镜下所见肠腔黏膜有白斑附着,或有较多的黄白色稠性分泌物。有的肠壁可见多个表面呈黄色的溃疡表现。内镜下取黏膜涂片镜检可见大量真菌菌丝,病理见黏膜破溃处有菌丝侵入。

四、治疗

1.病原治疗　首先应停用抗生素,尤其是广谱抗生素,或改用窄谱敏感抗生素。对非侵袭性真菌性肠炎,可用制霉菌素50万U或100万U,每日3次口服,可在72h内使症状缓解,治疗持续7～10天很少复发;或用克霉唑0.5～1.0g,每日3次口服;酮康唑20mg,每日1次,连用7天效果良好,保留灌肠效果良好并可减少不良反应。伊曲康唑胶囊200mg,每日1～2次,服用3天。

2.纠正肠道菌群紊乱　可用双歧杆菌、乳酸杆菌或其他微生态制剂口服。对停用抗生素困难者,可增加微生态制剂口服。微生态对轻症患者一般可取得较好效果,重症患者仍需加用抗真菌药物。

3.支持治疗　还需纠正电解质紊乱及酸碱失衡,加强支持疗法。

五、预防

1.勿滥用广谱抗生素和皮质类固醇激素。

2.长期应用抗生素、皮质类固醇激素和免疫抑制剂者,应仔细观察,定期检查大便。

3.对必须长期应用抗生素及皮质类固醇激素的患者,可间断给予口服抗真菌药物,如制霉菌素等,以预防肠炎的发生。

4.对免疫受损、白细胞减少、癌症化疗、使用长期静脉导管的患者,随时监测有无真菌感染,及时采取措施。

（李冰）

第四节 肠结核

肠结核是结核杆菌侵犯肠壁引起的慢性特异性感染,临床上常有腹痛及腹部压痛、排便异常、腹部肿块和结核中毒症状。过去在我国较常见,近年来由于人民生活水平的提高、卫生保健事业的发展及结核患病率的下降,本病在我国已渐减少。本病患者多为青壮年,20~40岁约占60%~70%,女性多于男性,约占3∶1。

一、病因和发病机制

本病90%以上由人型结核杆菌引起,少数由牛型结核杆菌引起。

结核杆菌侵犯肠道主要经口感染,有开放性肺结核或喉结核的患者,经常吞下含结核杆菌的痰液,或经常和开放性肺结核患者共餐,忽视餐具消毒隔离,均可引起本病。

结核杆菌多在回盲部引起结核病变,可能与下列因素有关:①肠内容物在回盲部停留较久,增加了肠黏膜的感染机会;②回盲部有丰富的淋巴组织,而结核杆菌容易侵犯淋巴组织。

肠结核也可由血行播散引起;或由腹腔内或盆腔内结核病灶直接蔓延引起。

结核病的发病是人体和结核杆菌相互作用的结果。经上述途径而获得感染仅是致病的条件,只有当入侵的结核杆菌数量较多、毒力较大,人体免疫功能低下、肠功能紊乱引起局部抵抗力削弱时才会发病。

二、病理

肠结核主要位于回盲部,其他部位依次为升结肠、空肠、横结肠、降结肠、阑尾、十二指肠和乙状结肠等处,少数见于直肠。偶有胃结核、食管结核的报道。

本病的病理变化随机体对结核杆菌的免疫力与变态反应的情况而定。如机体的免疫反应强,病变以渗出为主;当感染菌量多、毒力大,可有干酪样坏死,形成溃疡,称为溃疡型结核。如机体免疫状况良好,感染较轻,则表现为肉芽组织增生,进一步可纤维化,称为增生型肠结核。实际上,兼有这两种病变者并不少见,称为混合型或溃疡增生型肠结核,其病理表现是两型的综合。

(一)溃疡型肠结核

肠壁的集合淋巴结和孤立淋巴结滤泡充血、水肿,进而发展为干酪样坏死,肠管环形狭窄,随之形成溃疡。溃疡边缘不整,深浅不一。溃疡边缘与基底多有闭塞性动脉炎,故引起出血机会较少;病变肠管与附近肠外组织紧密粘连,一般不发生急性穿孔;晚期患者可有慢性穿孔,形成腹腔内包裹性肿块或肠瘘;因有纤维组织增生和瘢痕形成,肠段收缩变形。

(二)增生型肠结核

有大量结核肉芽肿和纤维组织增生,使肠壁局限性增厚与变硬,往往可见瘤样肿块突入肠腔,使肠腔狭窄而梗阻。

(三)混合型肠结核

其又称溃疡增生型肠结核。同时具备上述两种病理改变。近年来,经纤维结肠镜检查发现的早期病变可表现为黏膜内结核,仅有充血、水肿、渗出及糜烂,无溃疡及纤维组织增生性病变,有人称之为炎症型肠结核。

三、临床表现

本病一般见于青壮年,女性略多于男性。多数起病缓慢,病程较长。

(一)腹痛

多位于右下腹。常有上腹或脐周疼痛,系回盲部病变引起的牵涉痛。疼痛一般为隐痛或钝痛,有时在进餐时诱发,排便后缓解。并发肠梗阻时可有阵发性绞痛。

(二)排便异常

溃疡型肠结核主要表现为腹泻,一般每日 2~4 次不等。严重时可达 10 多次。粪便呈糊状或水样,但可间有便秘,大便呈羊粪状,数日后再腹泻。这些可能是胃肠功能紊乱的表现。增生型肠结核多以便秘为主要表现。

(三)腹部肿块

主要见于增生型肠结核,也可见于溃疡型肠结核合并局限性腹膜炎而病变肠曲和周围组织粘连或同时有肠系膜淋巴结核等情况。包块常位于右下腹,较固定,中等质地,伴有压痛。

(四)全身症状和肠外结核的表现

溃疡型肠结核常有结核毒血症状,如发热、盗汗、食欲缺乏、消瘦、贫血、全身虚弱等。可同时伴有肠外活动性结核如肺结核的表现。增生型肠结核很少有这些症状。

四、实验室和辅助检查

(一)常规检查

溃疡型肠结核可有轻、中度贫血;红细胞沉降率加速;粪便多为糊状,显微镜下可见少量脓细胞与红细胞,浓缩检查结核杆菌有时可获阳性结果,但只有痰菌阴性才有意义。结核菌素实验强阳性对本病诊断有一定参考价值。

(二)X 线检查

钡餐或钡灌肠造影对本病有意义。对并发肠梗阻者应行钡灌肠检查而不应进行钡餐检查,以免加重梗阻。溃疡型肠结核时,钡剂于病变肠段呈激惹现象,排空很快,充盈不佳,而在病变的上下段充盈良好,称钡影跳跃征象。病变肠段如能充盈,显示黏膜粗乱、边缘不整、有时呈锯齿状。也可见肠腔变窄、肠段短缩变形、回肠与盲肠正常角度消失。增生型肠结核时主要表现为病变肠管充盈缺损。

(三)结肠镜检查

可见整个大肠与回肠末段的病变,并可做活组织检查,对本病的诊断有重要价值。

五、并发症

本病可并发肠系膜淋巴结结核与结核性腹膜炎,或三者并存。常并发肠梗阻;肠出血少见;晚期可有慢性肠穿孔;偶有急性肠穿孔。

六、诊断

下列几点可作为诊断的主要依据:①青壮年患者有肠外结核,主要是肺结核;②腹痛、腹泻和(或)便秘、发热、盗汗等症状;③右下腹压痛、压痛性包块或不明原因的肠梗阻;④X 线钡剂造影有回盲部激惹现象、充盈缺损或肠腔狭窄,对诊断有困难者应进行结肠镜检查,多可确诊,也可进行 2~3 周的试验性抗结核治疗,通过观察疗效有利于明确诊断。对增生型肠结核有时须剖腹探察,才能确定诊断。

七、鉴别诊断

(一)右侧结肠癌

本病发病年龄较大,常在 40 岁以上;无肠外结核证据及结核毒血症表现;消瘦、贫血等全身表现更明显;腹部包块粘连固定不如肠结核显著、压痛常缺如、表面有结节感、质地较坚硬;X 线检查有钡剂充盈缺损,但涉及范围较局限,不累及回肠;结肠镜检查及活检可确定结肠癌诊断。

(二)克罗恩病

本病的临床表现与 X 线表现有时酷似肠结核。鉴别要点包括:①无肺结核或其他肠外结核证据;②有缓解复发趋势;③粪便反复检查找不到结核杆菌;④X 线所见病变以回肠末段为主,其他肠段也可受累,并呈阶段性分布;⑤抗结核药物治疗无效,免疫抑制治疗可使病情缓解;⑥剖腹探察切除标本有非干酪性肉芽肿,镜检及动物接种均无结核杆菌。

(三)阿米巴病或血吸虫病性肉芽肿

病变累及盲肠者常和肠结核相似,但既往有相应感染史、脓血便常见、可从粪便检查发现有关病原体、相应特效药治疗有明显疗效、结肠镜检查多可明确诊断。

(四)其他

腹痛、腹泻为主要表现者应和溃疡性结肠炎、肠道恶性淋巴瘤鉴别;有稽留热者应和伤寒、副伤寒或其他感染性疾病鉴别。

八、治疗

肠结核的早期病变可逆,所以应强调早期诊断、早期治疗。

(一)休息与营养

休息与营养可加强患者抵抗力。活动性肠结核需卧床休息,积极改善营养,必要时应给予静脉内高营养。

(二)抗结核药物治疗

尽早应用规范的抗结核药物是治疗的关键。现多采用短程疗法,疗程为 6~9 个月。一般在治疗的开始的头 2 个月,用异烟肼和利福平,加上链霉素或乙胺丁醇或吡嗪酰胺,进行三联治疗,以后继续用异烟肼和利福平治疗至疗程结束。

(三)对症治疗

腹痛可用颠茄、阿托品等抗胆碱药;严重腹泻或摄入不足应注意补充液体与电解质;对不完全性肠梗阻需进行胃肠减压;无肠梗阻表现而有便秘者可用开塞露或西沙必利。

九、预后

本病愈后取决于早期诊断和治疗,在早期渗出性病变阶段经治疗可完全愈合。如延误治疗或未能合理、正确治疗,可发生各种并发症,增加治疗上的困难而影响预后。

十、预防

肠结核预防应强调有关结核病的卫生宣传教育;应强调肠外结核、特别是肺结核的早期诊断和治疗；肺结核患者不可吞咽痰液，应保持排便通畅，应与他人分餐；应避免饮用未经消毒的牛奶。

（李冰）

第五节　克罗恩病

局限性回肠炎名称很多，如局限性肠炎、Crohn病、慢性肉芽肿性肠炎等，该病于1932年由Crohn、CinzBurg和Oppenheimet所描述，因而得名克罗恩病，表现为慢性肠壁的全层性炎症改变。最初的发现认为该病是回肠末端的疾病，所以国内较早称之为局限性回肠炎。近些年来观察发现这种病变可侵犯胃肠道的任何部位，包括从口腔到肛门。1973年世界卫生组织正式将本病定名为Crohn病，其定义为：Crohn病是一种原因未明的慢性炎症性肠道疾病，以青壮年多发，病理为特异性的非干酪性肉芽肿性改变。合并纤维化与溃疡。肠道任何部位均可受累，并可转移至肠道外，以皮肤受损多见，本病在西方发达国家较多报道，并认为似乎与种族有关。随着我国检诊水平的提高，近年报道的例数有逐年增加的趋势。

一、病因和发病机制

虽然该病自发现到现在已有60多年的历史。但其病因和发病机制，尚无最后明确的定论。最初因本病的临床表现和病理都与肠结核相似，所以曾怀疑是由结核杆菌引起，但用各种方法均未能分离出病菌。

有人提出本病与结节病有一定关系，原因是经Crohn病患者的组织匀浆接种，在脚趾上发生肉芽肿的大鼠，约有1/3 Kvein试验为阳性，但此试验在Crohn病患者皮肤是阴性，而在结节病患者则为阳性。所以克罗恩病与结节病是否有交叉免疫反应尚有争论。

近年随着免疫学的进展，许多学者从免疫的角度对本病进行了探讨。有人将豚鼠用卵蛋白致敏，然后再以卵蛋白注射于肠壁，引起豚鼠肠壁发生肉芽肿。同样方法也可使兔肠壁产生肉芽肿。亦有人证实了大肠杆菌和事先孵育的淋巴细胞，在试管中对肠上皮有细胞毒作用。虽然免疫方面做了大量的工作，但迄今仍未能阐明本病的病因。

当前认为，本病的发生可能和机体对肠道内许多抗原刺激的免疫应答反应异常所致。有一些证据表明，免疫异常在本病的发病机制中的重要作用：①炎性病变中有淋巴细胞、浆细胞与肥大细胞增多；②可产生自身抗体、免疫复合物、T细胞与吞噬细胞活性的异常，机体缺乏对免疫反应的调控能力；③可同时伴随其他具有免疫异常的疾病；④本病可具有肠道外表现；⑤免疫抑制剂或激素治疗可改进临床症状。

目前，有关发生非特异性炎性肠病自身免疫反应的过程包括被认为是：开始肠上皮与肠壁固有层的免疫细胞如巨噬细胞及其他免疫细胞将吞噬外来抗原并在HLAⅡ型分子（HLA—DR，HLA—DP，HLA—DG）的辅助下，对抗原予以加工，并释放出白细胞介素1和2，进而致敏与激活T与B淋巴细胞，产生细胞介导与体液介导性免疫反应。前者具有细胞毒效应，致敏的B细胞可产生大量IgG与IgM抗体，并能产生抗原抗体复合物与补体，导致组织损伤和炎症。

Crohn病的发病与遗传有一定的关系。因为本病在某些家族中较一般人发病率高，可能是因为有多基因作为背景，加上环境因素而引起发病。

另外有人观察并认为吸烟可能是 Crohn 病发病的一个因素。也有人怀疑分枝杆菌为本病的病因。特别是最近有几个研究组报道他们从 Crohn 病患者组织中分离出副结核杆菌,并且只见于 Crohn 病,但结果尚有待进一步证实。

二、病理

Crohn 病在胃肠道的发病部位以小肠和结肠同时受累最为常见,约占 60% 左右;小肠末端单独发病的约占 30%～50%;肛门或直肠的病变多与小肠或结肠的病变同时存在,单独发生者约占 3%,胃或十二指肠、食管、口腔部病变则更少。

早期病变呈口疮样小溃疡,炎性病变累及肠壁全层,显微镜下肠黏膜层、黏膜下层和浆膜层有淋巴细胞聚集,可见生发中心。淋巴细胞聚集的部位与血管和扩张的淋巴管有密切关系。浆膜层的淋巴细胞聚集,可形成玫瑰花环样,也可见到浆细胞、多核细胞和嗜酸性粒细胞。黏膜层可见到陷窝脓肿。非干酪性肉芽肿为本病的特征之一,由上皮细胞和巨细胞组成,中心无干酪性坏死。肉芽肿亦常很不典型,有由淋巴细胞形成的明显边界。可见于肠壁的全层,但以黏膜下层,甚至更深,穿透肠壁形成内瘘管和皮肤外瘘管。肉眼下裂隙组织学上为纵行的线状溃疡,表面覆以一层坏死组织,一般较深,可以深入整个肠壁,可有分支,周围为水肿和岛状黏膜;横断面上,裂隙分支表现为壁内脓肿,脓肿穿透肠壁便会形成内瘘。

三、诊断要点

(一)临床表现

Crohn 病起病隐袭,早期常无症状,或症状轻微,容易被忽略。从有症状到确诊,一般平均 1～3 年。有些患者发展到症状明显时才就医。

1. 症状

(1)全身表现:体重下降,日渐消瘦为常见的症状。大约有 1/3 的患者有低热或中等发热,发热时常提示有克罗恩病的活动性病变。

(2)腹痛:为本病的最多见症状,间歇性发作,轻者仅有肠鸣和腹部不适,重者可为严重的绞痛。进食粗纤维的食物常易引起腹痛发作。病变进一步发展,可出现部分肠梗阻,此时常有腹胀,甚至腹部有肠型出现。有些病例既往无任何病史和症状,突然发生腹痛,与急性阑尾炎或肠穿孔相似,成为本病的首发症状,因此常误诊为急性阑尾炎或肠穿孔,手术时才确诊 Crohn 病。病变侵犯空肠,可表现为上腹痛,发展为肉芽肿性脓肿和广泛的肠系膜损害时,常以背痛为主诉而被误诊为骨髓或肾脏病变。

(3)腹泻:大部分患者有腹泻,多为间歇性发作,大便次数与病变范围有关。每日数次,有的甚至达数十次,多为软便或稀便,广泛弥漫性小肠病变可有水样便或脂肪便。腹泻的发作常与进食粗纤维的食物有关。情绪激动或紧张也可诱发。

(4)肛门和直肠周围病变:肛门周围或直肠周围脓肿,窦道和瘘管是 Crohn 病较常见的表现。肛门周围和臀部可有广泛溃疡和肉芽肿性病变,个别患者肛门瘘管是本病的第一个征象。

(5)腹腔内瘘和脓肿:病变侵及肌层及浆膜层,如进一步发展,与另一小肠肠段,结肠或邻近的内脏粘连穿透,则形成内瘘。如瘘管与膀胱或阴道相通,可从尿道或阴道中排出肠内容物。窦道如继发感染则形成脓肿。

(6)肠壁外瘘:本病腹部手术瘢痕常出现瘘管,可在术后数周或数年后发生,也可自然形成。外瘘的出现说明有广泛的肠周围炎。

(7)恶心、呕吐和出血:病变侵犯胃和十二指肠、空肠、回肠或形成肠管狭窄引起部分肠梗阻时,则出现恶心、呕吐、腹痛等症状。上消化道大出血和黑便则提示病变侵犯十二指肠。肛门有溃疡时,可以出现便血。

(8)其他:多年的临床观察到,本病与妇女妊娠有密切的关系,妊娠可使 Crohn 病的病情加重或恶化。如在妊娠期发生 Crohn 病,对胎儿和母亲都将造成威胁,易发生死胎、流产、早产、胎儿畸形等。另外肠道的广泛病变可引起吸收面积减少导致营养缺乏。营养不良的程度与病变的范围和部位有密切关系,常表现为:贫血、低蛋白血症、维生素缺乏、电解质紊乱等。本病亦常伴多发性关节炎、皮肤荨麻疹、多形性红斑、结节性红斑、结膜炎、虹膜睫状体炎、角膜溃疡、角膜炎等。这些情况常被称为本病的肠道外表现。

2.体征 因病变侵犯的部位不同,其临床体征亦各不一样。在病变的部位常可触及包块,局部有明显的压痛。以右下腹部肿块较为多见,条索状,边界不清,比较固定。腹块的出现常预示有内瘘形成。有肠梗阻时常伴有腹胀,在腹壁可以看到肠型和触及扩张的肠管。肛门周围可见溃疡、窦道或瘘管、个别病例有杵状指、肝掌、结节性红斑等。

3.分期和分类

(1)病期:依临床症状可分为活动期和缓解期。缓解期基本没有临床症状。

(2)分类:按临床表现可分为 3 型:轻型:无全身症状或仅有极轻微的全身症状;中等型:临床表现介于轻型与重型之间;重型:全身症状明显,发热,脉搏快,每日多次黏液样便、水样便、腹痛、血沉快等。

按临床过程,可分为复发缓解型、慢性持续型、暴发型、单次发作型(只有一次发作,如以后复发,很可能成为复发缓解型)。

按病变的肉眼所见,可分为假息肉型,萎缩性结肠炎型。

(二)辅助检查

1.实验室检查 多数患者有不同程度的贫血,病变有活动时,末梢血白细胞明显增高。大约有一半以上的患者可查到血沉增快,大便潜血阳性,血清免疫球蛋白增高。

2.X 线检查 小肠钡剂灌肠检查在病变区可显示小肠壁深部慢性炎症表现。X 线片上可见狭窄、瘘管、较深的纵行溃疡以及跳跃式节段分布的征象,有时可以见到钡剂进入窦道与邻近的肠襻相通或进入瘘管深入到腹腔。较高技术的小肠气钡双重造影,可显示早期病变的浅小黏膜溃疡。结肠气钡双重造影,特别是使钡剂通过回盲瓣进入小肠末端,可见裂隙状溃疡、纵行溃疡,溃疡之间为正常黏膜。正常黏膜在 X 线下呈鹅卵石样改变,这是因为正常黏膜的黏膜下层炎症、水肿及纤维化,使正常黏膜隆起。Crohn 病与回盲部结核在 X 线有两种不同的表现。肠结核常伴有回盲瓣病变,因结核病变使回盲瓣变形、开放,造影剂可自由通过。而 Crohn 病在 X 线下表现为回盲部狭窄。

3.内镜检查 胃、肠镜检查对 Crohn 病的诊断具有重要价值,并可取活组织。通过活组织检查,得到更确切的诊断,其意义远大于 X 线。内镜可看到病变的部位,范围。本病在上消化道胃镜下,表现为多发性口疮样溃疡或纵行的溃疡。后期黏膜呈颗粒状,胃窦和十二指肠形成狭窄。结肠病变在肠镜下表现为口疮样溃疡,大小不一,周围发红,溃疡之间黏膜正常。随着病变的发展,口疮样溃疡融合为纵行溃疡,黏膜变为水肿或苍白隆起呈卵石样,或呈弥漫性炎症,可形成假息肉和狭窄。病变区呈节段性分布,病理特点为非干酪性肉芽肿。

（三）诊断

诊断 Crohn 病主要的依据为病理,再辅以内镜下及 X 线的表现以及临床症状。Crohn 病患者主要症状为腹痛、腹泻和体重下降,同时再具备 X 线下,内镜下的特殊表现,以及病理的特点,临床即可作出诊断。

四、鉴别诊断

Crohn 病的鉴别诊断非常重要,特别是临床上误诊率比较高。需与下列疾病进行鉴别。

（一）溃疡性结肠炎

Crohn 病与溃疡性结肠炎的鉴别主要依据临床表现、X 线、内镜及病理特征。

溃疡性结肠炎患者在临床上往往有血便,而 25%～30%Crohn 病患者可无便血的症状。Crohn 病病变多在左半结肠,70%～85%有小肠累及,病变呈节段分布,肛周病变及内瘘形成是其特征,在病理活检中,25%～30% 的 Crohn 病患者可有非干酪性肉芽肿,手术标本的检测率可更高,非干酪性肉芽肿不是诊断 Crohn 病的必备条件,但是如果找到非干酪性肉芽肿则具有诊断意义。内镜下 Crohn 病的溃疡往往发生在相对正常的黏膜上,而溃疡性结肠炎的溃疡周围都有较明显的黏膜炎症如充血、水肿、出血、糜烂等。

根据以上特点,两病的鉴别并不困难,Crohn 病与溃疡性结肠炎的病理比较见表 5－1。

表 5－1　Crohn 病与溃疡性结肠炎的病理比较

异常	Crohn	溃疡性结肠炎
大体：		
肠壁增厚	+++	+
肠腔狭窄	+++	+
跳跃性损害	++	—
散在的黏膜溃疡	++	—
线样溃疡	++	—
大体:裂沟和瘘管	++	—
镜下：		
全层性的炎症	+++	+
黏膜下浸润	+++	+
黏膜下增厚	+++	—
穿透性溃疡	+++	++
裂隙	+++	+
非干酪性肉芽肿	++	—

（二）急性阑尾炎

右下腹痛比较严重,常有转移性右下腹痛的病史。病程急,伴发热,白细胞增加,腹部压痛及肌紧张更明显,一般腹泻少见。在与 Crohn 病难以区分时,应手术探查,以免延误诊断和治疗。

（三）肠结核

与 Crohn 病不易鉴别,X 线表现也很相似。一般肠结核在肠道外的脏器多有结核病灶或既往病史。结肠镜检查及活检有助鉴别。亦可试用抗结核治疗。剖腹探查,病理最确切可靠。结核病病理为干酪性肉芽肿,而 Crohn 病则为非干酪性肉芽肿。

（四）其他

十二指肠球后溃疡,小肠淋巴瘤,非肉芽肿性溃疡性空回肠炎,以及溃疡性结肠炎,阿米巴肠炎,缺血性肠炎等都应与 Crohn 病进行鉴别。在鉴别过程中主要依据临床表现、X 线、内镜检查以及一些特殊的化验,一般并不困难。必要时亦可考虑剖腹探查。

五、治疗

因为到目前 Crohn 病的病因尚未完全明确,所以亦无特效的药物和方法。治疗上的措施主要有以下几个方面。

（一）饮食

Crohn 病患者在饮食上要尽可能少渣,多吃高热量、易消化的食物,避免像酒、茶、咖啡、冷食等对胃肠刺激较大的食物。

（二）休息

病情较重者应卧床休息;较轻者应适当注意劳逸结合,增加休息时间。

（三）适当补充维生素

根据病变的部位不同及患者不同的临床表现,补充不同的维生素。最近有人提出,Crohn 病患者存在着微量元素的缺乏,应给予补充。

（四）低蛋白血症或贫血

明显者可适量输血,必要时可用静脉高营养。

（五）药物治疗

主要是对症治疗。

1.解痉剂　腹泻、腹痛时可考虑适当给以抗胆碱能药物,如阿托品、654－2、颠茄等,也可给复方苯乙哌啶或易蒙停,剂量应因人而异,并不断调整。

2.抗菌药　本病抗炎症的药物以水杨酰偶氮磺胺吡啶疗效较好,开始 $0.5\sim1.0g,4/d$,如效果不显著可增加到 $1.5\sim2.0g,4/d$。长期使用不良反应较少,对结肠 Crohn 病效果尤好,但对本病的复发无预防作用。

3.镇静剂　对减轻腹泻、全身不适、情绪烦躁皆有帮助。可使用安定 $2.5\sim5mg$ 或眠尔通 $0.2\sim0.4g,3/d$。

4.ACTH 和肾上腺皮质激素　可暂时有效,使食欲增加,体温下降,精神改善,但有副作用,如加重出血、肠穿孔、肠坏死以及精神反应等。一般临床掌握使用激素的指征为:

（1）其他药物效果不佳,但又无手术指征时;

（2）病情严重,处于危险状态,但尚无手术适应证时;

（3）有全身并发症,如关节炎、结节性红斑、色素膜炎等;

（4）多次手术,病情复杂和恶化,已不宜再行手术时。剂量应在专科医师的指导下调整。ACTH 和肾上腺皮质激素虽有一定的疗效,但经长期观察,最终要较不使用激素者死亡率增加两倍以上,多由于引起并发症而死亡。

5.卡介苗治疗　根据本病的发生可能与肠黏膜对细菌过敏或对肠道菌产生不适当反应有关,有人用卡介苗作皮肤划痕,1/4d,共 3 次,有少数病例有效,包括瘘管愈合、体重增加、体温恢复等。此方法简单,值得试用。

6.微生态制剂的治疗　有人认为 Crohn 病的诱发可能与肠道菌群失调有关,所以提出用微生态制剂治疗。目前临床上使用的有双歧杆菌制剂和地依芽孢杆菌制剂。个别患者在缓解腹泻、腹痛等症状上有效。临床上可以试用。

7.经肠道高营养疗法　最近日本有文献报告经肠道高营养治疗 Crohn 病,取得一些成绩,方法是用一种细软鼻饲管,向胃内注入高热量营养液,这种营养成分在上胃肠全部吸收,3～4/d 灌注可提供 24h 的热量,这样使回肠、结肠充分休息。有些 Crohn 患者有明显的效果,患者可在家中自行操作,简单易行。国内也正在观察这方面的情况。效果有待进一步确认。

(李冰)

第六节　蛋白丢失性胃肠病

一、概述

蛋白丢失性胃肠病是由多种病因引起的过量血浆蛋白,从胃肠道丢失的一种低蛋白血症性证候群。临床上它以全身性水肿为主要表现,偶或伴有腹水和胸水。

引起蛋白丢失性胃肠病的原因或疾病,主要包括以下几类:①胃肠道黏膜炎症性、溃疡性、新生物性病变,如食管癌、胃炎、巨大或多发性胃溃疡、胃癌、胃泌素瘤、类癌、严重胃肠炎、肠结核、溃疡性结肠炎、Crohn 病、多发性胃肠道息肉等;②胃肠道其他病变,如胃黏膜巨大增生病(menetirer 病)、高分泌性肥大性胃炎、嗜酸细胞性胃肠病、麸质性肠病、热带口炎性肠病、钩虫病、缺血性肠病、肠淋巴管扩张症、肠非特异性肉芽肿、Whipple 病、肠和肠系膜淋巴结淋巴瘤、腹膜后纤维化等;③其他:充血性心力衰竭、肝硬化门脉高压症、淀粉样变等。

胃肠道对血浆蛋白的代谢和降解起着显著作用。用标记清蛋白的研究结果提示正常 $10\%\sim20\%$ 的清蛋白周转是由肠蛋白丢失来解释。血浆蛋白主要由肝脏合成,其中仅免疫球蛋白由免疫系统制造。据估计正常人每天合成清蛋白量约为 150mg/kg 体重,而在清蛋白过度丧失时合成率最多能提高一倍。蛋白丢失性胃肠病患者从胃肠道丢失的血浆蛋白量远远超过正常丧失量;其每天蛋白的降解率可达循环血浆蛋白总量的 60% 以上,使肝脏合成难以代偿。

胃肠道丢失过量蛋白的机制:①黏膜炎症和溃疡可有大量血浆蛋白渗入胃肠道内,这是容易理解的;②黏膜结构异常,如麸质性肠病、嗜酸细胞性胃肠病、多发性息肉、癌、肥大性或萎缩性胃炎等,其黏膜上皮细胞层对血浆蛋白的通透性增高;③肠淋巴管扩张症、肠淋巴组织和系膜淋巴结病变(如结核、淋巴瘤等)以及充血性心力衰竭和肝硬化所致淋巴管内压力增高,甚至破裂,可使含蛋白的淋巴液进入肠道。

二、临床表现

蛋白丢失性胃肠病的主要表现是低蛋白血症所致全身性水肿,尤以下肢水肿最为明显,偶或伴有水和胸水。同时由于球蛋白减少,患者易受各种感染。大部分病例有与原发病有关的胃肠道和全身性症状,如食欲不振、恶心、呕吐、腹胀、腹痛、腹泻、贫血、全身乏力等。少数发生低钙性搐搦,儿童可有生长发育障碍。

三、辅助检查

（一）验室检查

1.确定胃肠道蛋白丢失的程度　确定胃肠道蛋白丢失的程度是诊断该病的最好检验方法，可采用的方法有以下几种。

(1)^{131}I—血清蛋白：清蛋白 25mg 静脉滴注后，测完整体清蛋白的分解率和合成率。在蛋白丢失性胃肠病患者体内清蛋白代谢池缩小，半衰期缩短（高分解代谢性低蛋白血症），分解率和周转率加快。然而，由于^{131}I—清蛋白从血液向胃肠腔内渗出后，即被分解为氨基酸，其依附于氨基酸上的^{131}I 同氨基酸一起被再吸收，而在粪中不能测出。因此，用该法来检测胃肠道蛋白丢失不可靠。

(2)^{131}I—聚乙烯吡咯烷酮(^{131}I—PVP)：PVP 是一种人工合成的大相对分子质量（约40000）聚合物，可用以检测胃肠道血浆蛋白的丢失。静脉注射^{131}I—PVP($10\sim15\mu ci$)后，收集96 小时粪便送检。正常人仅排出 $0\%\sim1.5\%$，而在蛋白丢失性胃肠病者则可排出 $2.9\%\sim32.5\%$。该试验的不良反应有胸痛、背痛、皮肤潮红，甚至神志昏糊。此外，粪便受尿液污染可影响结果的准确性，尤其在女性。

(3)^{51}Cr—氯化铬：静脉注射：^{51}Cr—标记的转铁蛋白（$10\mu ci$)为较好的试验方法，因为^{51}Cr 不被消化道吸收，而且^{51}Cr—转铁蛋白也不从正常消化液分泌入胃肠道。正常 4 天粪便中排出不足 1%，而对该病患者则大大超过 2%；但也需注意绝对避免尿液污染粪便标本。

(4)^{67}Cu—铜蓝蛋白、^{59}Fe 右旋糖酐铁、^{51}Cr—清蛋白、^{13}N—清蛋白等试验也能被应用。

2.其他　血浆蛋白显著降低，而血脂正常或降低。血常规显示贫血、淋巴细胞减少；外周血嗜酸细胞增多提示嗜酸细胞性胃肠病。尿常规可有氨基酸尿，偶或有蛋白尿。粪在炎症性肠病中有黏液、脓液、红细胞、白细胞。在麸质性肠病的粪中含较多脂肪；要注意寄生虫卵，尤其是钩虫卵。

（二）影像学检查

根据临床表现及可能的原发病，有选择地做心脏和心包 X 线摄片、B 超、CT、胃肠钡餐系列检查、小肠和结肠钡灌伴气钡双对比造影。淋巴管造影有助于诊断肠淋巴管扩张症和淋巴瘤。对缺血性肠病，需做血管造影。近年用^{99m}Tc 标记—HSA 静脉滴注后作腹部闪烁扫描图，有助于该病的定位诊断。

（三）内铣检查和活检

检查胃肠黏膜各种病变。

总之，应通过合适的检查以确定原发病变，因为这是进行有效治疗的基础。

四、治疗和预后

蛋白丢失性胃肠病其实是多种病因引起的一组证候群，而并非是一种独立的疾病，因此其治疗和预后取决于原发病。适当的饮食、药物和外科手术可使半数以上病例的低蛋白血症和水肿等证候得以改善或完全纠正。因此，如能及时诊断和治疗，该病的预后大多是乐观的。

（一）饮食治疗

总的原则是采用高蛋白平衡食谱，并补充各种维生素和微量元素。有食物过敏（变态反应）者需记录好各种可能的致敏原，并严格避免接触。麸质性肠病患者应食用无麸质（麦类）

饮食。肠淋巴管扩张症、肠和肠系膜淋巴结结核、淋巴瘤患者宜给予低脂饮食,而以中链三酰甘油替补。

（二）药物治疗

用驱虫剂治疗寄生虫病（钩虫等）。抗生素治疗胃肠炎症性病变、Whipple 病。抗结核联合疗法用于治疗肠结核、肠系膜淋巴结结核和结核性腹膜炎。皮质类固醇对过敏性疾病和结缔组织病、嗜酸细胞性胃肠病、肉芽肿性肠炎、非特异性溃疡性结肠炎和淋巴瘤等有效。化疗（结合放疗）适用于淋巴瘤。以质子泵抑制剂或 H_2 受体阻滞药结合生长抑素制剂治疗胃泌素瘤、高分泌性肥大性胃炎等可显著改善症状。

1998 年日本 Nosho 等报道一例并发蛋白丢失性胃肠病的混合结缔组织病患者,以环磷酰胺每月 4 次"脉冲式"治疗获得成功。

同时,低盐饮食、利尿剂和人体清蛋白治疗可改善水肿。

（吴春燕）

第七节　短肠综合征

各种原因引起小肠广泛切除或旷置后,肠道吸收面积显著减少,残存的功能性肠管不能维持患者营养需要,从而导致水、电解质代谢紊乱以及各种营养物质吸收障碍的综合征,被称为短肠综合征（short bowel syndrome,SBS）。SBS 临床上主要表现为严重腹泻、脱水、吸收不良、维生素缺乏、代谢障碍和进行性营养不良。在小儿可影响发育,甚至危及生命。

近年来,随着对 SBS 代谢变化、残留肠道代偿机制的认识加深,对 SBS 患者的治疗措施也日趋完善。

通过合理的营养支持和肠道康复治疗,可促进残留肠道的代偿,不少患者已可能摆脱肠外营养（parenteral nutrition,PN）而长期生存,有些甚至能被治愈。

一、病因及病理生理改变

在成年人,导致 SBS 的病因是多方面的。小肠被悬浮于肠系膜上,其血液供应来源于单一的血管即肠系膜上动脉,并有相应的静脉伴行,其主干动脉血栓的形成或静脉栓塞常导致广泛的小肠及近端结肠坏死,SBS 患者中很大一部分原因是肠系膜上动脉的血栓形成或肠系膜上静脉的栓塞所致。有些患有先天性小肠回旋不良的患者因小肠扭转也可使这些血管闭合,肠系膜上动、静脉的钝性或锐性损伤以及腹膜后肿瘤切除所致的损伤都有可能成为 SBS 的病因。另一种常见的病因是克罗恩病少数为放射性肠炎,这些患者通常经历多次小肠切除,最终导致了 SBS 的发生。

短肠综合征亦可因广泛肠道切除而引起,另一种原因见于因病态肥胖而行空回肠分流术,吸收表面不足导致热量摄入不足;维生素 B_{12} 以及其他维生素吸收不良,继之引起严重的营养不良并伴有神经缺陷,严重的钙镁缺乏会导致脑病,手足搐搦、抽搐。糖类能通过小肠被结肠细菌酵解为左旋和右旋乳酸。由于后者进入血液后不能进一步代谢,故导致右旋乳酸性酸中毒,引起兴奋过敏、神经功能障碍或症状明显的脑病,胃肠道丢失电解质会引起低钾血症,肠道外营养会引起低磷血症,从而导致肌肉麻痹。

与肠切除相关的症状主要取决于残存肠的生理学特征。由于绒毛长、吸收面积大、消化酶浓度高、有很多运输携带者蛋白,空肠是大多数营养素的首要消化吸收场所。切除空肠会导致对大多数营养吸收短暂显著性减退。空肠还以有相对多孔的上皮为特征。空肠内部分消化的营养素的高张浓度导致水及电解质从血管进入肠腔而丢失大量液体,正常情况下应在回肠及结肠重吸收。若回肠切除,则这些分泌物的主要吸收场所之一丧失,而剩下的结肠不能重吸收大部分液体。因此,切除回肠的患者在一次大量或含高浓度快速消化糖类喂饲的反应时,特别容易发生大量液体丢失。回肠也是维生素 B_{12} 及胆汁酸重吸收的主要场所,若切除回肠,这些部位的特异受体不在空肠及结肠出现,因而会导致终身有维生素 B_{12} 及胆汁酸吸收障碍。

SBS 是肠衰竭的主要原因之一,是由于各种原因(包括这些原因导致的手术切除)引起的大量小肠缺失或手术造成的小肠短路,致使小肠吸收面积减少而出现的严重腹泻、吸收不良、失水、电解质与代谢障碍及进行性营养不良。

二、临床表现

临床上习惯将 SBS 病程人为地分为急性期、代偿期和恢复期 3 个阶段。短肠急性期,肠道还不能适应肠黏膜吸收面积的骤然减少,由于肠道过短,通过速度加快,患者可以出现严重腹泻,每日肠液排泄量可达 5～10L。大量消化液的丢失不但造成体液丧失,而且使营养状况迅速恶化,容易出现水、电解质紊乱、感染和血糖波动,这一阶段持续 2 个月左右。代偿期,肠道逐渐适应肠黏膜吸收面积明显减少所带来的变化,腹泻量明显减少,饮食量可以逐渐增加。代偿期从术后 2 个月左右开始,至代偿完全一般需经过 1～2 年。恢复期是指机体达到一个平衡状态,没有新的适应性变化和进展。此时,部分患者能从肠道获得足够的营养,不再需要补充肠外营养(PN)。若患者不能耐受普通饮食和肠内营养(enteral nutrition,EN),则必须依赖 PN 维持生命。

(一)腹泻

常为多因素,包括肠通过时间缩短、动力紊乱、肠腔内容物渗透压增加肠菌过度繁殖使肠细胞膜刷状缘双糖酶活性减低且水、电解质分泌增加。还有,胆盐吸收障碍可影响粪 pH,回肠和右半结肠失去对氯化钠的吸收能力,结肠内脂肪酸影响水和电解质的分泌等都是产生腹泻的原因。

(二)胃液分泌过多和消化性溃疡

对 SBS 患者,高胃酸分泌不但可引起消化性溃疡,也可导致弥漫性黏膜损伤。

(三)营养缺乏

由于蛋白质、脂肪、糖类的吸收减少,可有严重消瘦、乏力,儿童中可有发育延迟,开始几星期内粪便量可达 5L,严重低血容量、低钠、低钾血症,钙可因脂肪吸收不良、皂化而缺乏或因维生素 D 缺乏,引起手足搐搦。长期钙、维生素 D 和蛋白质吸收不良可致骨软化和骨质疏松。维生素 A 缺乏会致暗适应差,维生素 K 缺乏会有出血倾向,但叶酸缺乏引起巨幼红细胞性贫血却不常见。

(四)草酸尿和肾结石

回肠切除后结肠对草酸钙的吸收增加,主要通过以下机制。

1.脂肪泻增加草酸盐的吸收,因为脂肪与钙结合形成皂斑,使不溶性草酸钙形成,因而草酸的吸收增加。

2.胆盐和脂肪酸可改变结肠黏膜的通透性,从而使草酸盐的吸收增加。

（五）肠道菌群过分增殖

回盲部切除会增加肠道菌群过分增殖的危险,主要是回盲瓣也被切除,但也有认为与肠道动力变化有关。

（六）胆石症

回肠切除胆石症发生率增加 2～3 倍。胆汁酸的肠肝循环中断及吸收不良,导致肝内胆固醇合成增加,胆汁内胆固醇过饱和形成胆结石;另一方面,胆汁酸的肠肝循环中断,易发生色素结石。

三、诊断

依赖病史、症状和小肠钡剂灌肠检查多可明确诊断。小肠钡剂灌肠检查可显示空肠短,而回肠适应性反应的 X 线表现为皱襞数目增加,小肠瓣厚度、深度增加以及肠腔轻度扩张。

四、治疗

SBS 的处理目的是保证补充丢失的营养与液体,预防缺乏症的发生与防止肠外营养并发症的发生,供给肠内营养以期小肠能获得最佳代偿。对待 SBS 应该预防和治疗并重,两方面都有重要意义。正确处理相关的外科问题,可预防 SBS 的发生或减轻其严重程度;若采取积极的治疗措施,则能使患者顺利度过失代偿期,恢复正常肠功能。SBS 的治疗主要基于其病理生理变化,另外强调循序渐进,要细心和耐心。

（一）水、电解质及营养物质的补充

1.急性期　应采用完全胃肠外营养疗法,以预防严重的营养缺乏和恶病质,减轻腹泻,抑制胃液分泌和肠管蠕动,促进伤口愈合,在小肠功能得到代偿以前使机体保持在较好的营养状态。

补液量可参照粪量、尿量、胃肠造口及引流管的丢失量来估计,一般每天需补液 5000～6000mL,并定时测量体重以及血清钾、钠、钙、镁、磷,以调整水、电解质的补给量;还要注意预防高血糖及高渗性脱水等并发症。

2.经胃肠营养疗法　在术后 1 周左右,当剩余小肠功能出现功能代偿,腹泻有所缓解时,应尽早少量进食,以促进剩余肠段适应,并预防胰腺和肠的萎缩。但胃肠外营养疗法仍应继续,并逐步减少补液量,增加进食量,直至患者能完全耐受口服营养,所需能量完全能经胃肠道得到满足时为止。最先用少量生理盐水,再葡萄糖,再蛋白、脂肪,从量、质方面逐渐增加。一般来说,比较广泛的肠切除者,这一过程约需几周至几个月。

食物应易消化,含高蛋白、高糖、低脂肪。但蛋白质应逐渐增量,开始每天 7g,能耐受后改为 15g、30g、40g 等;由于持续脂肪泻,故除补充糖类外,并采用中链三酰甘油来代替 50%～75% 的食物脂肪,口服困难者,可鼻饲营养要素混合流汁,但要避免配制太浓以防引起高渗性腹泻。

3.维生素与电解质的补充　宜补充维生素 A、维生素 B、维生素 C、维生素 D、维生素 K,并肌注维生素 B_{12};适量补充钙、铁、镁等。但纠正低镁血症时,硫酸镁需肌注,如口服硫酸镁会加重腹泻。

4.低草酸盐饮食　查出高草酸尿症者,宜采用低草酸食谱,限制进食水果和蔬菜量,服用考来烯胺和钙剂可减少饮食中草酸盐的吸收,预防泌尿系统草酸盐结石的形成。

(二)药物治疗

1.谷氨酸胺(glutamine,Gln)、生长激素(growth hormone,GH)及膳食纤维(dietfibre,DF)对残留小肠有明显的促代偿作用。Gln在体内含量丰富,是体内代谢率高的细胞,尤其是肠黏膜细胞的能源物质,对肠黏膜细胞的增殖及代谢具有显著的促进作用。食物中含Gln很丰富,但在常规的TPN中并不含有Gln,需要专门给予补充。虽然以往成年患者很少应用GH,但其促进增生及代偿的作用完全能被临床医师接受。膳食纤维的作用主要是能产生短链脂肪酸(short chain fatty acids,SCFAS),后者对结肠有营养作用。

2.复方地芬诺酯及洛哌丁胺等对本病有止泻作用,可选用。

3.回肠切除90cm以内者,每天给考来烯胺8~12g或氢氧化铝凝胶45~60mL,有助于控制由于胆盐吸收障碍所引起的腹泻。切除范围更广泛者,考来烯胺不仅无效,而且可因进一步减少患者的胆酸储备,而加重已有的脂肪泻。

4.胃酸分泌亢进者,可采用西咪替丁、雷尼替丁等组胺H_2受体拮抗药物。

5.残肠有细菌过度生长者,可选用氨苄西林、卡那霉素、新霉素等抗生素7~10d,以控制肠内细菌过度繁殖。

6.口服胰酶及促胰液素也是有益的。

(三)短肠综合征的营养支持

迄今为止,营养支持仍是SBS患者的首选治疗方法,部分SBS患者需要终身依赖人工营养。

1.肠外营养(PN)支持 在SBS早期,所有患者几乎都需接受PN支持,因为此时残留的小肠一时无法承担消化、吸收的任务,任何经消化道的食物摄入甚至是饮水,均可能加重腹泻和内环境紊乱。因此,手术后当患者循环、呼吸等生命体征稳定,并且水、电解质紊乱得到纠正时,应立即开始PN。尽早开始PN还可预防营养不良的发生。

由于SBS患者需要PN支持的时间往往相当长,因此营养液的输入以经中心静脉途径为宜,临床上常采用颈内静脉或锁骨下静脉穿刺置管的方式进行。由于导管留置的时间往往很长,为预防感染性并发症的发生,导管宜通过约20cm长的皮下隧道从前胸壁引出,建议选用高质量导管以避免长期使用引起导管堵塞等并发症。

SBS患者PN配方的基本原则与普通PN计划并无明显差异,在制定PN配方时应注意对水、热量、氮源以及微量元素等的供应。在短肠早期要补充足够的水分,若有较多的肠液丢失,应增加营养液的液体总量。热量的补充要恰当,避免摄入过多热量导致代谢性并发症的发生。通常按照83.7~104.61kJ/(kg·d)供能,采用双能源系统,糖和脂肪的供能比分别为60%~70%和30%~40%。建议脂肪乳剂的使用量不宜过大,并采用中长链脂肪乳代替长链脂肪乳剂,以免加剧肝损害和免疫功能抑制。氮的供给量为0.15~0.20g/(kg·d),应用平衡型氨基酸作为氮源。电解质方面,除常规补充K、Na、Cl之外,还要注意补充Ca、Mg、P等。对每日正常需要量的维生素和微量元素也应有适当供给。此外,对于需要接受家庭肠外营养的患者,应做好患者及其家属的培训工作。具体内容包括无菌概念及无菌操作技术、全合一营养液配制、导管护理、营养输注等。最后,还应对患者定期做生化指标检测、营养状况评价等。

SBS患者行PN时应注意:热能不宜过多,避免不必要的代谢性并发症,通常以104.6kJ/

(kg·d)为宜；要用糖＋脂肪的混合能源，糖脂比例为1∶1或2∶1，0.15～0.20g/(kg·d)；注意补充电解质、微量元素和维生素；可加用特殊营养物质[如：①Gln，常用的有力太(无锡华瑞)、多蒙特(四川科伦)；②hgh，常用的有思增、金磊赛增(长春金赛)]；要保持患者水、电解质平衡，预防肝功能损害。

2.肠外营养支持过渡至肠内营养支持　虽然PN是SBS患者在相当长时间内赖以生存的必要手段，但PN不仅费用昂贵，不利于患者残留肠道的代偿，而且容易出现各种并发症，有些并发症可导致不可逆的脏器损害，甚至危及患者生命。因此，临床上应尽可能使患者早日摆脱PN而过渡到EN，甚至是经口进食。总的来说，撤离PN过程中，必须满足患者每日热量与液体量摄入，应经常随访患者症状、尿量、粪便量、微量营养元素水平、体重和是否缺水。

撤离PN后要注意微量营养元素的补充和监测，腹泻致粪便量过多时要注意锌的补充。并不需要经常补充铁，因为铁的吸收是在十二指肠进行的，而SBS患者很少存在十二指肠缺损。镁、脂溶性维生素和必需脂肪酸需要经常补充。由于过多摄入脂溶性维生素和某些微量元素也会造成不良后果，因此在PN治疗时必须经常监测它们的水平。末端回肠切除超过50～60cm的患者需要终生补充维生素B_{12}。

3.肠内营养(EN)支持　EN实施得越早，越能促进肠功能代偿。但是，临床上对SBS患者实施EN却有一定难度，使用不当可加重腹泻，患者往往不愿接受。加之如果摄入的是普通饮食，常不易被患者吸收，最后并没有达到营养支持的目的。为此，SBS患者在进行EN时应在营养制剂的选择和摄入方式等方面做些调整。

SBS早期肠内营养制剂应采用短肽、单糖和脂肪酸为主要成分的产品，这些制剂在肠道内几乎不需消化就能被小肠吸收。而SBS后期应选择整蛋白类型的肠内营养制剂。

EN可通过口服摄入，也可通过放置细的鼻饲管，用输液泵持续、缓慢地输入。在EN同时可以逐渐添加糖类与蛋白质混合食物。EN需要量仍以具体测定结果为依据，从低容量、低浓度开始，循序渐进，逐渐提高输注速度和营养液浓度，不可操之过急，否则容易加重腹泻。在EN早期，当单纯EN无法满足患者营养需求时，不足部分可通过PN进行补充。

SBS患者行EN时应注意以下几点。

(1)所用的肠内制剂以要素膳为宜，如百普素、百普力、爱伦多。

(2)摄入方式口服最佳，但因要素膳普遍口感不佳，患者不适应，可留置鼻胃管，尽量选用管径细、质地软、组织相容性好的胃管，如复尔凯(CH_8或CH_{10})。

(3)输入方式以输液泵持续缓慢输入为佳，尤其是刚开始使用EN时，从30～60mL/h起，逐渐增加。

(4)应注意补充能促进肠功能代偿的物质：①DF，不论是可溶性还是不可溶性的DF，对小肠黏膜均具有一定的促增生作用，因为DF在细菌作用下分解出的SCFAs可作为肠细胞的能源，对肠道黏膜发挥营养作用，刺激小肠黏膜、陷窝细胞增生；②Gln：它是肠上皮细胞的最主要能量来源，不论是加入PN液还是直接滴入肠道，都能促进肠道黏膜增生，增强残留小肠的吸收功能；③hgh：联合应用hgh和Gln，可明显改善残留小肠功能，增加对营养物质的吸收，显著减少PN的需要量，可按0.1～0.2U/(d·kg)皮下注射。

4.膳食治疗　膳食治疗对于SBS患者残留肠道代偿十分重要。肠腔内营养物质刺激肠道代偿是一个复杂的过程，可分为3个主要部分：直接接触上皮细胞来刺激黏膜增生(刺激胃肠道营养激素的分泌;刺激胆、胰营养性分泌物产生。此外,食物的非营养性成分,如膳食纤维,也可以在结构上和功能上影响肠道适应代偿,其作用与结肠中的细菌对可溶性纤维素发酵产生短链脂肪酸有关。

饮食治疗一般开始于恢复期,此阶段由 EN 逐渐过渡到经口饮食为主,EN 与普通饮食的比例视患者对普通饮食的消化吸收情况而定,如患者依靠普通饮食不能维持营养状况,则 EN 比例应适当增加。由于短肠患者的肠道吸收面积减少,因此,即使其吸收功能接近正常,也往往需要服用比需要量多的营养物质才能满足营养摄入的需求。如患者不能耐受普通饮食和 EN,则必须依赖 PN 维持生命。饮食治疗时需要进行定期随访和监测患者的依从性。如果持续 EN 能被耐受,可逐渐缩短 PN 时间,转变为间断周期性 PN,最好控制为夜间进行 8~12h,以改善患者的生活质量。如果患者通过经口饮食,每周体重下降低于 0.5kg,则表示患者残余肠道已代偿或康复。如果患者通过经口饮食无法维持体重及营养状况,一般推荐每周补充 2~4 次 PN。研究发现,病情稳定 1 年以上并已耐受经口饮食的患者,可以不限制脂肪摄入,也不必将液体和固体食物分开。

在饮食调整治疗过程中,患者的依从性很重要,一项成功的饮食方案需要根据患者的偏好、生活方式(对儿童还要按发育年龄)等制定。

SBS 患者治疗后的最佳结果是小肠功能完全代偿,口服饮食后小肠基本能消化、吸收,维持体重及营养状态。但是有许多因素会影响其代偿:①残留小肠的长度:这是最关键的,至少要保留 1cm/kg,越少代偿越困难;②年龄:小儿的代偿能力明显强于成人;③残留的是空肠还是回肠:空肠蠕动较快,且无法代偿地吸收胆盐和维生素 B_{12},而回肠蠕动较慢,利于代偿;④回盲瓣是否保留:无回盲瓣则无法限制食物快速通过小肠,且易发生小肠菌群失调,因而不利于代偿;⑤结肠是否保留:SBS 患者结肠也参与了消化、吸收的代偿作用,保留完整结肠者代偿作用强;⑥术后是否进食:及时恢复经肠营养也很重要,如果长期使用 TPN 或因为害怕明显的腹泻而不愿进食,则不利于代偿,而且还会使小肠黏膜屏障受损,导致严重后果。另外,如果小肠存在其他疾病,如克罗恩病,一旦发生 SBS,代偿就非常困难。

(吴春燕)

第八节　缺血性结肠炎

缺血性结肠炎是由各种因素导致某一段结肠供血不足或血液回流受阻所引起的病变,是下消化道出血常见病因之一。本病 1963 年首先由 Boley 提出。临床上根据其严重程度可分为一过型、狭窄型和坏疽型,后又将其分为坏疽型和非坏疽型。人群发病率 0.2%~10.0%,可发生于各个年龄组,但 60 岁以上的老人占 90%。

一、病因与发病机制

凡能引起结肠缺血者均可致本病,如全身血流动力学异常或肠系膜血管病变。供血不足是病变的基础,炎症反应是其继发性改变。

好发于肠系膜下动脉供血区左半结肠,因为肠系膜下动脉从腹主动脉发出时呈较小锐角下行,与腹主动脉近乎平行,导致从胸主动脉冲下的栓子易进入形成栓塞。主要病因归纳如下。

1.动脉狭窄或血栓形成、栓子脱落　动脉硬化是引起结肠缺血的最常见的原因,特别是病变位于肠系膜动脉开口部位最为严重。粥样硬化斑块脱落形成栓子是另一常见原因。

2.肠系膜静脉炎　糖尿病或结缔组织病累及肠系膜血管。

3.育龄期妇女口服避孕药　可致静脉内膜炎,也可能由于激素水平变化,血液黏稠度增加。

4.正常血流量减低　如心肌梗死、心肌病、充血性心力衰竭、休克、严重脱水、大出血等引起心脏排血量减少,外周血管灌注不良时,如弥漫性血管内凝血,可严重影响结肠血流灌注,导致缺血。

5.肠管因素　当出现肠梗阻、肠粘连、肠系膜扭转及长期顽固性便秘、灌肠时,导致肠腔内压力增高,肠壁血流量降低,导致缺血。

6.腹部手术损伤或结扎肠系膜下动脉。

7.约15%的患者没有明确原因,可能与血管痉挛、肠道血流调节机制复杂有关。

当各种因素引起肠道缺血、缺氧时,肠黏膜及黏膜下层首先出现损伤,当缺血继续时,损伤向肌层及浆膜层方向发展,引起肠壁全层坏死。黏膜坏死使其防御能力降低,致病菌可侵入肠壁形成炎症,严重时可侵入腹腔或者血液导致腹膜炎及败血症。此外,肠道缺血时释放花生四烯酸、血管活性肽等炎症介质,从而加重炎症的发生,形成恶性循环,最后有效循环不足、发生代谢性酸中毒、中毒性休克及多器官功能衰竭,严重者危及生命。

二、诊断步骤

(一)病史采集要点

1.起病情况　多为突发性,可无明确诱因。

2.主要临床表现　一般发生于50岁以上老年人,表现为腹痛、继发便血和腹泻三联征。腹痛多为阵发性绞痛,位于左侧腹部或脐周。但老年人有时症状可不明显,须提高警惕。腹痛后多继发便血,排褐色或鲜红色血便,但出血量一般不多,基本不需要输血。大量肠液渗出、肠蠕动过快、肠黏膜坏死导致腹泻,部分出现里急后重。可伴有发热、恶心、呕吐、腹胀等症状。病变肠段扩张时可出现腹部膨隆。

3.既往病史　注意询问有无动脉硬化(高脂血症、冠心病等)、糖尿病、胶原血管病(如硬皮病、类风湿性关节炎、系统性红斑狼疮)病史,有无口服避孕药或血管收缩药物史,注意最近是否有休克、大出血、脱水或心衰等病史。

(二)体格检查要点

阳性体征并不明显,左下腹可呈轻度的压痛、反跳痛,直肠指检带血。肠鸣音可亢进、减弱甚至消失。严重时如肠坏疽、肠穿孔,可有明显的肌紧张、反跳痛。

(三)临床资料分析

1.大便常规及隐血　大便常规见红细胞、白细胞,隐血试验阳性。

2.血常规　外周血白细胞增高,核左移。

3.腹部X平片　见结肠内大量积气,病变处边缘呈锯齿状或乳头状突起,受累肠段痉挛收缩变细、结肠袋消失,重症可见肠壁内线性气影,甚至门静脉积气。

4.其他　必要时继续检查有关项目。

(四)内镜及组织病理学检查

1.结肠镜检查　是诊断本病的主要和可靠的手段,但怀疑肠坏疽或穿孔时应避免做结肠镜。检查前不一定必须做肠道准备,检查时结肠内避免多充气及滑行。病变部位主要在左侧结肠,直肠罕见;病变呈节段性分布,与正常肠段之间有明显界限;活检后出血少;病变形态变化快。依据病程,内镜下分为三期。

(1)急性期,发病后 1～3 天,表现为黏膜不同程度的充血、水肿、血管网消失。黏膜常有散在的小出血点、红斑或浅表糜烂、不规则溃疡等。

(2)亚急性期,发病后 3～7 天,以明显的溃疡形成特征,可呈纵行或潜行性。

(3)慢性期,发病后 2 周至 3 个月以内,结肠黏膜可完全恢复正常或有轻度慢性炎症改变,表现为水肿慢慢消失,溃疡逐渐变白,少数可出现肠腔狭窄。

病理学检查显示为结肠黏膜非特异性炎症改变,对病因诊断帮助不大,但可排除肿瘤、结核等。活检标本注意寻找黏膜及黏膜下层的血管病变,血管炎、血栓形成或多量含铁血黄素沉着较具有特征性。

2.气钡双重造影 结肠气钡双重造影有一定的诊断价值。其影像学特征性改变为:①指压痕征,出现率最高;②管腔狭窄,但能恢复正常;③多发龛影;④囊袋形成。但病情较重的缺血性结肠炎由于出血明显,钡剂不能很好地附着于肠黏膜,会导致影像不清;而且肠腔过度充气,会加重病情,严重时可导致肠穿孔,因此此检查不作为首选,须掌握好适应证。

3.超声检查 彩色多普勒超声能够测量门脉和肠系膜静脉的血流量,可见缺血性肠段的血液明显减少,对判断血管内血栓形成有一定价值,并有助于确定缺血的范围,判定预后。内镜超声检查表现为肠壁黏膜及黏膜下层的弥漫性增厚,回声不均。肠壁增厚不低于 1.2cm 要高度怀疑坏疽型可能。

4.选择性肠系膜动脉造影 有助于了解血管的走行分布,发现血管一些特征性病变,如肠系膜动脉分支变窄、肠道血管分支不规则、动脉弓痉挛以及透壁血管充盈缺损等。但阴性结果并不能排除此病。

5.CT 检查 可见不规则肠壁增厚、呈节段性分布,有时可发现引起缺血的血管性病变,对病因学诊断有一定帮助。

6.其他 大便培养均为阴性。可出现代谢性酸中毒、电解质紊乱、氮质血症等。血生化可出现转氨酶、淀粉酶、脂肪酶、乳酸脱氢酶、碱性磷酸酶等升高,但很少超过正常 2 倍以上。

三、诊断对策

(一)诊断要点

1.年龄大于 60 岁老人,尤其是既往有高血压、糖尿病、高脂血症、类风湿关节炎等基础疾病的患者,或长期口服避孕药的年轻女性。

2.有突发性腹痛,继而出现便血、腹泻等典型临床表现。

3.结肠镜、钡剂灌肠等辅助检查支持。

(二)鉴别诊断要点

本病临床表现无特异性,易造成误诊,须注意与其他疾病鉴别。

1.炎症性肠病 缺血性结肠炎最常被误诊为炎症性肠病,但缺血性结肠炎具有症状消失快,内镜下病变恢复快的特点,有别于其他肠道疾病。缺血性结肠炎多见于中老年人,而克罗恩病及溃疡性结肠炎多见于中青年人。缺血性结肠炎与溃疡性结肠炎相比,呈节段性分布,病变黏膜和正常黏膜分界清楚,不累及直肠;和克罗恩病相比,无鹅卵石样改变。

2.肿瘤　个别患者充血水肿严重,肠镜下表现为黏膜呈暗红色,结节状,甚至呈痛样隆起,易误诊为结肠癌,须提高警惕。活检有疑问时,动态观察病情变化非常重要。

3.肠结核　中青年患者多合并肠外结核,主要是肺结核;有发热、盗汗等结核毒血症状;可能发现腹部包块,右下腹多见;慢性过程;卡介苗纯蛋白衍生物(PPD)试验阳性;抗结核治疗有效;纤维结肠镜检查病变主要在回盲部,活检发现干酪样坏死或分枝杆菌具有诊断意义。

4.抗生素致急性出血性结肠炎　有长期大量使用广谱抗生素史;患者多为老年、免疫功能低下等;大便中可能出现伪膜;大便中找到机会致病菌。

四、临床类型

按缺血程度分为三型。

(一)一过型

缺血程度轻、短暂,仅引起黏膜和黏膜下层的病理改变,但均可逆,能完全恢复正常。

(二)狭窄型

缺血程度较重或短暂反复发作,肠壁多次破坏、修复,纤维组织增生,引起肠管不可逆性狭窄。

(三)坏死型

缺血程度重、完全,发生速度快,造成肠壁扩张,全层坏死、穿孔。

五、治疗对策

(一)治疗原则

治疗原则以对症支持治疗为主。

(二)治疗计划

1.患者卧床休息、吸氧、禁食、胃肠减压和肠道外营养以减轻肠道负担,促进病变肠段的恢复。

2.补充血容量,可用低分子右旋糖酐改善微循环。

3.纠正电解质、酸碱平衡紊乱。

4.适当应用对肠道细菌敏感的抗生素如甲硝唑或广谱抗生素等防治感染,可减轻内毒素血症,有利于肠缺血的恢复。

5.可疑肠坏疽或穿孔时应及时剖腹探查以切除病变肠段。

6.治疗方案的选择　大部分非坏死型结肠炎为一过性和自限性,即使没有特殊治疗,也可自行缓解。对于临床症状和体征较明显的患者,在积极治疗原发病的基础上,以对症支持治疗为主,并密切观察病情。约2%的患者即使进行积极的非手术治疗病情仍会进一步发展,如果出现腹部疼痛进行性加重,同时全身情况恶化,伴有白细胞计数增高、酸中毒等,提示有肠坏死的可能,应当及时进行结肠镜检查,确定肠坏死的范围和程度,然后进行剖腹探查。如果患者伴有明显的肠管扩张,最好先经结肠镜进行肠腔减压,再行手术。对于缺血性结肠炎引起的肠管狭窄,由于大部分患者是不完全狭窄,不会引起肠梗阻,无须手术。

六、病程观察及处理

1.病情观察要点　观察腹痛、血便量及次数,记录大便量。观察血压和心率,避免因为禁食导致容量不足。症状持续者要加强腹部体征的观察。

2.疗效判断与处理。

七、预后评估

由于缺血性结肠炎在临床上较少见,且大部分为一过性和自限性疾病,但确有部分患者发展迅速,预后凶险。本病的发展与转归取决于以下因素。

1.血管闭塞或血流灌注不足的程度。

2.闭塞血管的直径。

3.缺血的时间与程度。

4.缺血过程的发展速度。

5.侧支循环建立的程度和有效性。

八、出院随访

观察大便情况,尤其是坏死型和狭窄型的要随访肠梗阻程度,必要时手术解除梗阻。

(李宏宇)

第九节　假膜性肠炎

假膜性肠炎是主要发生于结肠的急性黏膜坏死性炎症,并覆有假膜。此病常见于应用抗生素后,肠道菌群失调,难辨梭状芽孢杆菌异常繁殖产生毒素,造成肠黏膜血管壁通透性增加,组织缺血坏死,并刺激黏液分泌,与炎性细胞等形成假膜。

一、病因和发病机制

本病大多数发生于应用广谱抗生素之后,亦见于腹部手术之后。过去因发现粪便中或假膜中有凝固酶阳性的金黄色葡萄球菌,而认为是金黄色葡萄球菌增生过度所致。但该菌引起的肠炎不一定有假膜,患者粪便及假膜中仅部分查及此菌。1977年Lowson首次发现假膜性肠炎大便中存在难辨梭状芽孢杆菌,并证实其滤液对实验动物有致病作用。此后研究表明,该菌存在于约3%的正常人及50%的婴儿肠内,在污染物中可存活达数月之久。在监护病房获得该菌感染者可高达22%,因此,常为一种院内感染疾病。抗生素,特别是林可霉素(洁霉素)、氯林可霉素(氯洁霉素)、庆大霉素、头孢菌素使用之后,在老年、体弱及手术后的患者,均可能由于正常菌群的抑制,有利于Cd的定植。该菌产生两种毒素;毒素A为肠毒素,主要刺激肠黏膜上皮的环磷腺苷(cAMP)系统,引起分泌性腹泻,亦可使黏膜细胞变性坏死;毒素B为细胞毒素,可引起细胞内细微结构的破坏及纤维素性渗出,形成假膜。推测此毒素尚可引起肠黏膜局部的Schwartzman反应,致血管内凝血及血管壁坏死,导致黏膜缺血性损害。肠黏膜损伤后肠道气体得以通入肠壁,形成肠气囊肿,提示预后严重。

二、临床表现

1.患者常有使用广谱抗生素、外科大手术史、或其他严重的全身疾病等病史。

2.腹泻　多在应用抗生素4～10d内,或在停药后的1～2周内,或于手术后5～20d发生。轻者大便每日 2～3 次,停用抗生素后可自愈。重者大便每日达 30 余次,可持续 4～5周,少数病例可排出假膜。

3.腹痛、腹胀　较多见,可伴恶心、呕吐等。

4.其他表现　可出现发热等毒血症表现,重者可有低血压休克、电解质失平衡以及代谢性酸中毒、少尿,甚至急性肾功能不全等表现。

5.外周血象白细胞升高,多在(10～20)×10⁹/L 以上,以中性粒细胞增多为主。

三、辅助检查

1.粪便检查　常规检查仅有白细胞;粪便细菌特殊条件下(厌氧)培养,多数病例可发现有难辨梭状芽孢杆菌生长。

2.粪细胞毒素检测有确诊价值。

3.内镜检查　病变早期或治疗及时者,内镜可无典型表现;严重者黏膜脆性增加、溃疡形成,表面覆有黄白或黄绿色假膜。病变多累及左半结肠。

4.X 线检查　腹部平片可显示肠扩张。钡剂灌肠可见肠壁水肿增厚,结肠袋消失;如见到肠壁间有气体,提示有部分肠壁坏死,结肠细菌侵入所致;或可见到溃疡或息肉样病变。

四、治疗

1.及早停用所有正在使用的抗生素。加强支持疗法,纠正休克及水电解质、酸碱失衡。

2.抗菌治疗

(1)甲硝唑(灭滴灵):首选药物,250～500mg/次,3/d,7～10d,重症病例可静滴给药,但疗效低于口服给药;

(2)万古霉素:有效率和复发率与甲硝唑(灭滴灵)相似,口服 125～250mg/次,4/d,7～10d;

(3)杆菌肽:25000U/次,4/d,7～14d。多用于上述两种药无效或复发者。

3.考来烯胺(消胆胺)可吸附毒素,减少毒素吸收;特异性抗毒素可中和毒素。

4.恢复肠道正常菌群,轻者停用抗生素后可自行恢复。严重病例可口服乳酸杆菌制剂、维生素 C 以及乳糖、麦芽糖等扶植大肠杆菌;口服叶酸、复合维生素 B、谷氨酸及维生素 B₁₂ 以扶植肠球菌。

(李宏宇)

第十节　肠梗阻

当肠内容物不能正常运行或通过发生障碍时,称为肠梗阻。肠梗阻是外科急腹症中常见的疾病之一,其发病率仅次于胆管疾病和急性阑尾炎。肠梗阻的病因和类型很多,发病后不但可引起肠管局部的变化,而且可引起全身性病理改变。虽然治疗效果较前有很大改观,但病情严重者如绞窄性肠梗阻的死亡率仍相当高。

一、病因和分类

(一)根据梗阻发生的原因分类

1.机械性肠梗阻　由各种机械因素引起肠腔狭小或不通,致使肠内容物不能通过,是临床上最常见的类型。常见的病因包括：

(1)肠腔堵塞：如肠内息肉样肿瘤、寄生虫、粪块、胎粪、大胆石、异物等；

(2)肠管病变：先天性(如肠管闭锁等)、肿瘤(如结肠癌等)、炎症(如克罗恩病等)、医源性(如肠吻合术后狭窄等)；

(3)肠外因素：最常见的是粘连及索带压迫，其次是嵌顿疝，还有肿瘤压迫等。

2.动力性肠梗阻　根据发病原理，可分为痉挛性和麻痹性肠梗阻。痉挛性肠梗阻是由于肠管肌肉过度收缩而引起的暂时性肠腔不通，临床上较少见。

而麻痹性较为常见，多发生在腹腔手术后、腹部创伤或弥漫性腹膜炎患者，原因可能为：①腹膜炎性反应的结果，或为腹膜外炎症和创伤的反射性作用所引起；②可能为全身中毒或体液及代谢(如低钾血症)改变所致；③可能是由于肠管前期极度膨胀，使肠管肌肉过度伸张以致失去张力而不能恢复所造成，最常见的是腹腔手术后的暂时性肠麻痹。此外，麻痹和痉挛也可同时发生在同一患者的不同肠管上，即所谓混合型动力性肠梗阻。

3.血运性肠梗阻　由于系膜血管栓塞或血栓形成，使肠管血运障碍，继而发生肠蠕动障碍而使肠内容物不能运行。血运性肠梗阻实质上也为动力性肠梗阻的一种，但因其可迅速发展为肠坏死，在处理上与肠麻痹截然不同。随着人口老龄化、动脉硬化等增多，血运性肠梗阻现已不少见。

4.原因不明的假性肠梗阻　无明显的病因，是一种慢性疾病，也可能是一种遗传性疾病，表现有反复发作的肠梗阻症状，如腹部绞痛、呕吐、腹胀，甚至有腹泻与脂肪泻，肠鸣音减弱或正常，腹部X线平片不显示有机械性肠梗阻时出现的肠胀气与气液平面。假性肠梗阻治疗上主要采取非手术治疗，仅在并发穿孔、坏死等情况时才进行手术治疗。

(二)根据肠壁血运有无障碍分类

1.单纯性肠梗阻　肠壁血运正常，仅肠腔内容物不能通过，称为单纯性肠梗阻。一般在机械性肠梗阻中，肠腔内病变或堵塞以及肠外肿物、索带压迫所致的肠腔狭小都是单纯性肠梗阻。

2.绞窄性肠梗阻　肠壁有血运障碍的称为绞窄性肠梗阻，如肠扭转、肠套叠、肠系膜血管栓塞或血栓形成的梗阻多为绞窄性肠梗阻。绞窄性肠梗阻病情发展快，如不及时解除梗阻，短期内可引起肠管坏死或破裂，对全身影响甚大，死亡率颇高。

单纯性肠梗阻的后期往往也可发生肠壁血循环障碍，转变为绞窄性肠梗阻。

(三)根据梗阻部位分类

可分为高位小肠(空肠)梗阻、低位小肠(回肠)梗阻和结肠梗阻。结肠梗阻常呈"闭襻型"，由于回盲瓣的存在，使梗阻局限于闭锁的肠襻之间，小肠内的气体和液体通过回盲瓣进入结肠，而在结肠下段又有机械性肠梗阻，肠内容物积聚导致肠管张力大，极易导致肠壁破裂，因此，"闭襻型"肠梗阻需紧急处理。肠扭转亦属闭襻性肠梗阻。

(四)根据梗阻程度分类

其可分为完全性和不完全性肠梗阻。

(五)根据发病缓急分类

其可分为急性与慢性肠梗阻。

肠梗阻的分类主要是为了便于临床诊断和治疗。上述分类在不断变化的病理过程中是可以互相转化的。例如，单纯性肠梗阻治疗不及时，可能发展为绞窄性肠梗阻，机械性肠梗阻致肠管过度扩张后,会出现麻痹性肠梗阻的表现。慢性不全性肠梗阻可因炎症水肿而变成急性完全性肠梗阻,所以,要重视早期诊断,适时给予合理治疗。

二、病理生理

肠梗阻引起的病理生理改变主要分为肠管局部和机体全身改变。

(一)肠管局部病理生理改变

1.肠腔积气和积液　在肠梗阻的情况下,梗阻以上的肠腔内将有明显的积气和积液。梗阻部以上肠腔积气来源于:①咽下的空气;②中和碳酸氢盐所产生的二氧化碳;③细菌发酵产生的有机气体。咽下的空气是最主要的气体来源,因空气中氮浓度高达70%,而氮又是一种不被肠黏膜吸收的气体,所以肠内气体主要为氮。二氧化碳易于被吸收,不是产生肠胀气的主要成分。梗阻肠襻中的积液大部分来自消化道的分泌。研究显示,消化道每天产生的分泌液包括:①唾液1500(500~2000)mL;②胃液1500(100~4000)mL;③胆汁50~800mL;④胰液100~800mL;⑤十二指肠液100~2000mL;⑥小肠液3000(100~9000)mL。

上述的液体在正常情况下到达回肠末段时几乎已全部被吸收,估计每天仅约400mL进入结肠。但梗阻发生时,一方面因肠壁静脉受压,消化液吸收减少,另一方面肠内压增高刺激肠黏膜使腺体分泌更多的消化液,此外,肠内压增高压迫静脉使其回流受阻,加上缺氧使毛细血管通透性增高,大量液体渗入腹腔和肠腔也是液体积聚的一个来源。

2.肠膨胀和肠坏死　肠梗阻后,梗阻以上的肠腔内积聚了大量的气体和液体。这时肠内压增高,使肠管扩张而引起肠膨胀。肠膨胀的程度和梗阻部位及发病时间密切相关。梗阻部位愈低,时间愈长,肠膨胀愈明显。梗阻以下肠管由于肠腔空虚而萎瘪,因此,扩大和萎瘪肠襻的交界处,即是梗阻部位,这对手术时寻找梗阻部位有指导意义。急性完全性梗阻时,肠管迅速膨胀,肠壁变薄,肠腔压力不断升高。正常小肠腔内压力为0.27~0.53kPa,发生完全性梗阻时,梗阻近端压力可增至1.33~1.87kPa,强烈蠕动时可达4kPa以上,可使肠壁静脉回流受阻,毛细血管和淋巴管淤积,肠壁充血水肿,液体外渗。同时由于缺氧,细胞能量代谢障碍,致使肠壁及毛细血管通透性增加,肠壁上有出血点,并有血性渗出液进入肠腔和腹腔。在闭襻型肠梗阻,肠内压可增加至更高点。最初主要表现为静脉回流受阻,肠壁充血、水肿,呈暗红色;继而出现动脉血运受阻,血栓形成,肠壁失去活力,肠管变成紫黑色。加之肠壁变薄,缺血和通透性增加,肠内容物和大量细菌渗入腹腔,引起腹膜炎。最后,肠管可因缺血坏死而溃破穿孔。

(二)全身性病理生理改变

1.体液和电解质丧失及酸碱平衡紊乱　急性肠梗阻时,由于不能摄取食物及频繁呕吐,丢失大量胃肠液体,使水及电解质大量丢失,尤以高位肠梗阻为甚。低位肠梗阻时,这些液体不能吸收而聚集在肠腔内,实际上等于丧失了液体。另外,肠管过度扩张,影响肠壁静脉回流,使肠壁水肿和血浆向肠腔和腹腔渗出。如有肠绞窄,更丢失大量血液。这些变化可造成严重缺水,并导致血容量减少和血液浓缩以及酸碱失衡。但其变化也因梗阻部位不同而有差别。高位梗阻时,早期因大量胃酸丧失而引起代谢性碱中毒,之后因进食少,脂肪分解加强,酮体产生增多,加上脱水使肾血流量减少,引起肾功能障碍,可转变为代谢性酸中毒。低位梗阻丧失的主要是胰液和肠液,其中含有大量HCO_3^-产生代谢性酸中毒,之后患者因不能进食和脱水的影响,使酸性产物在体内潴留而加重酸中毒。胃液中钾离子浓度约为血清钾离子的

2倍,胰液、胆汁及肠液中钾离子浓度也与血清钾离子的浓度相等。随着消化液的大量丢失,钾离子也大量丢失。严重缺钾可加重肠扩张,并可引起肌无力和心律失常。

2.感染和中毒 在梗阻以上肠腔内,细菌数量显著增加,细菌大量繁殖进而产生多种毒素。由于肠壁血运障碍或失去活力,细菌和毒素渗至腹腔内引起严重的腹膜炎和中毒。

3.休克 严重的缺水、血液浓缩、血容量减少、电解质紊乱、酸碱平衡失调、细菌感染、中毒等,均可引起休克。

当肠坏死、穿孔、发生腹膜炎时,全身中毒尤为严重,最后可引起严重的低血容量性休克和中毒性休克。

4.呼吸和循环功能障碍 肠膨胀时腹压增高,横膈上升,影响肺内气体交换;腹痛和腹胀可使腹式呼吸减弱;腹压增高和血容量不足可使下腔静脉回流量减少,心排血量减少。

三、临床表现

各种不同原因引起肠梗阻的临床表现虽不同,但肠内容物不能顺利通过肠腔则是一致的,其共同的临床表现为腹痛、呕吐、腹胀和肛门停止排气排便等症状。这些症状的出现与梗阻发生的急缓、部位的高低及肠腔堵塞的程度密切相关。

(一)症状

1.腹痛 腹痛是在肠道发生梗阻后最先出现的症状,大多出现在脐周附近,呈阵发性绞痛,与剧烈的肠蠕动同时发生。疼痛呈间歇性,在每次肠蠕动开始时出现,由轻微疼痛至逐渐加重,达到高峰后消失,间隔一段时间后再次发生。如有持续性隐痛者,则提示有肠绞窄的存在。这种绞痛是由于肠蠕动亢进,企图使肠内容物挤过梗阻部位所引起。腹痛发作时,患者自觉有气体在肠内窜行,到达梗阻部位而不能通过时,疼痛最重。但若为不完全性肠梗阻,当气体通过后则感疼痛立即减轻或消失。若肠梗阻发展至绞窄时,有大量毒素和细菌的液体积聚在腹腔内,刺激腹膜,则转为持续性腹痛,阵发性加剧。至病程晚期,由于梗阻部位以上肠管过度膨胀,收缩能力减弱,则疼痛的程度和频率都减低。当出现肠麻痹后,则不再有阵发性绞痛,而是持续性胀痛。

2.呕吐 呕吐也是肠梗阻的一个主要症状。在梗阻早期,呕吐多为反射性,呕吐物为之前所进食物,以后呕吐物与梗阻部位相关:高位的小肠梗阻可引起频繁呕吐,其内容物主要为胃液、十二指肠液及胆汁和胰液,一般量较多;而低位小肠梗阻初期可出现反射性呕吐,之后呕吐不明显,待肠腔因积气、积液高度膨胀时引起肠襻逆蠕动,再次出现反逆性的呕吐,呕吐物先为胆汁样液体,继而出现具有臭味的棕黄色肠液,即所谓"呕粪"现象;结肠梗阻时一般不出现呕吐现象,这是因为回盲瓣起了活瓣作用,小肠内容物可进入结肠,而结肠的内容物却不能流回小肠。但长时间梗阻导致回盲瓣失效后也可出现呕吐。一般呕吐后腹痛能得到暂时缓解或减轻。

3.腹胀 发生在腹痛之后,其程度与梗阻部位有关,高位肠梗阻腹胀不明显,但有时可见胃型。低位肠梗阻及麻痹性肠梗阻腹胀显著,遍及全腹;在腹壁较薄的患者,常可显示梗阻以上肠管膨胀,出现肠型。结肠梗阻时,如果回盲瓣关闭良好,梗阻以上肠襻可成闭襻,则腹周膨胀显著。腹部隆起不对称,是肠扭转等闭襻性肠梗阻的特点。

4.肛门停止排气、排便 完全性肠梗阻的患者多有此症状;但梗阻早期,尤其是高位肠梗阻,可因梗阻以下肠腔内尚存粪便和气体,仍可自行或灌肠后排出,不能因此而否认肠梗阻存在。某些绞窄性肠梗阻,如肠套叠、肠系膜血管栓塞或血栓形成时,则可排出血性黏液或果酱样粪便。

（二）体征

单纯性肠梗阻早期,患者全身情况多无明显改变。梗阻晚期或绞窄性肠梗阻患者,可表现唇干舌燥、眼窝内陷、皮肤弹性消失,尿少或无尿等明显缺水征,或脉搏细速、血压下降、面色苍白、四肢发凉等中毒和休克征象。

1.腹部检查

（1）视诊,机械性肠梗阻常可见肠型和蠕动波;肠扭转时腹胀多不对称;麻痹性肠梗阻则腹胀均匀。

（2）触诊,单纯性肠梗阻肠管扩张,可有轻度压痛,但无腹膜刺激征。绞窄性肠梗阻时,可有固定压痛和腹膜刺激征。压痛的包块,常为绞窄的肠襻。蛔虫性肠梗阻时,常在脐区触及条索状肿块。

（3）叩诊,绞窄性肠梗阻时,腹腔有渗液,移动性浊音可呈阳性。

（4）听诊,机械性肠梗阻表现为肠鸣音亢进,有气过水声或金属音;而肠鸣音减弱或消失则为麻痹性肠梗阻表现。

2.直肠指诊　如触及包块,可能为直肠肿瘤、极度发展的肠套叠套头或低位肠腔外肿瘤。

四、辅助检查

（一）实验室检查

单纯性肠梗阻早期变化不明显,随着病情发展,血红蛋白值及血细胞比容可因失水、血液浓缩而升高,尿比重也增高。绞窄性肠梗阻时白细胞计数和中性粒细胞比值常升高。

肠梗阻严重时可出现水、电解质及酸碱平衡紊乱。如高位梗阻时,呕吐频繁,胃液大量丢失,可出现低钾、低氯与代谢性碱中毒;低位肠梗阻时,可有电解质普遍降低与代谢性酸中毒;腹胀明显影响呼吸时,可出现低氧血症及呼吸性酸（或碱）中毒。

当有绞窄性肠梗阻或腹膜炎时,血象和血生化测定指标等改变明显。呕吐物和大便检查,有大量红细胞或潜血阳性,应考虑肠管有血运障碍。

（二）X线检查

在正常情况下,腹部平片上只能看到胃和结肠内有气体,但在肠梗阻发生后 4～6h 的 X 线平片上即可显示出肠腔内的气体。检查时应行立位（或侧卧位）及仰卧位的透视或拍腹部平片。立位时,可见梗阻以上的肠腔内有液平面,平卧位检查时,可见梗阻以上肠腔有不同程度的胀气。由于梗阻的部位不同,X 线表现也各有其特点,空肠黏膜的环行皱襞在肠腔充气时呈鱼骨刺样;回肠扩张的肠襻多可见阶梯状的液平面;结肠胀气位于腹部周边,显示结肠袋形。

（三）CT 和 MRI 检查

CT 检查除能诊断肠梗阻外,在鉴别梗阻的原因与梗阻的部位时,是最为有效的辅助手段之一,特别在体征危重、需要手术干预的病例,但又不明确病因及病变部位时。通过 MRI 检查可减少肠蠕动导致的放射性检查局限性,对梗阻的原因与定位可能比 CT 更为精确。

此外还有复式多普勒超声、肠镜、腹腔镜等检查,不一一赘述。

五、诊断和鉴别

根据腹痛、呕吐、腹胀和停止排气排便等典型症状,肠梗阻一般不难诊断,然而在有些病例中并不完全表现出这些典型症状,导致诊断困难或延误诊断,引起患者死亡,可见肠梗阻的正确诊断有重大意义。在肠梗阻的诊断过程中,实际上需要解决以下几个问题。

(一)是否有肠梗阻存在

一般根据腹痛、呕吐、腹胀和肛门停止排气排便以及肠鸣音亢进或气过水音等特征,应考虑有肠梗阻存在的可能。但肠梗阻患者有时不一定上述的四症俱全,另一方面,除肠梗阻以外的其他急腹症却也常有腹痛、呕吐,甚至腹胀的现象,因此需要仔细鉴别。临床诊断有疑问时,X线检查具有重要的诊断价值。

(二)梗阻是单纯性还是绞窄性

肠梗阻的诊断初步确定后,首先决定梗阻的病理性质是单纯性或为绞窄性,因从治疗角度看,绞窄性肠梗阻必须手术,且应尽早手术。当出现下列表现时,应考虑绞窄性肠梗阻的可能。

1. 腹痛发作急骤,腹痛剧烈,为持续性疼痛,可有频繁的阵发加剧,不因呕吐而减轻,有时伴腰背部疼痛。

2. 全身中毒症状出现较早且较严重,如体温升高、脉搏增快、血压下降,早期即出现休克现象,虽经抗休克治疗;改善仍不明显。

3. 腹部不对称或腹胀不明显,但有明显的腹膜刺激征,腹部触诊或做直肠、阴道指诊时可能触及具有压痛的肿块,即为绞窄的肠襻。

4. 腹膜穿刺时可抽得血性浆液,肛门指诊时也可能发现血性黏液,均为绞窄肠襻有血性渗出的结果。

5. 血常规常可见白细胞及中性比值增高,X线片上有孤立的胀大肠襻,不因时间和体位而改变位置。

6. 各种保守治疗,如输液和胃肠减压等大多无效,脱水与血液浓缩等现象极难好转,腹痛、呕吐亦无改善。

(三)梗阻是机械性还是动力性

对肠梗阻患者除了首先要鉴别它是单纯性还是绞窄性的以外,同等重要的是需确定其究竟为机械性还是麻痹性(或痉挛性)。因机械性梗阻多数需要手术治疗,而麻痹性(或痉挛性)梗阻通常仅适用非手术疗法。机械性梗阻与麻痹性梗阻的鉴别一般并无困难,因机械性梗阻多有阵发性的腹痛,同时伴有肠鸣音亢进的现象,而麻痹性梗阻者腹痛多不显著,蠕动反而减弱,有时甚至完全消失。机械性梗阻者呕吐较为剧烈而腹胀较不明显,而麻痹性梗阻者呕吐并不显著但腹胀却多严重。腹部X线平片对鉴别诊断较有价值,麻痹性肠梗阻显示大、小肠全部充气扩张;而机械性肠梗阻的胀气扩张限于梗阻以上的部分肠管,即使晚期并发肠绞窄和麻痹,结肠也不会全部胀气。

(四)梗阻部位是在高位小肠、低位小肠或是结肠

临床上高位小肠梗阻常呕吐频繁而腹胀不明显。低位小肠梗阻则呕吐次数较少,呕吐物呈粪性,但腹胀一般比较显著,有典型肠鸣音亢进,因此临床诊断高位或低位小肠梗阻并不困难。然而低位小肠梗阻与结肠梗阻都呈呕吐少而腹胀著的特点。虽然前者绞痛较严重,后者

以腹胀为主,可作为区别。但对两者的临床判断有时却并不容易,需借助 X 线诊断。X 线平片可见低位小肠梗阻扩张的肠襻在腹中部,呈"阶梯状"排列,结肠梗阻时扩大的肠襻分布在腹部周围,可见结肠袋,胀气的结肠阴影在梗阻部位突然中断,盲肠胀气最显著。钡灌肠检查或结肠镜检查可进一步明确诊断。

（五）梗阻是急性完全性还是慢性不完全性

一般完全性肠梗阻患者的腹痛和呕吐明显,完全停止肛门排气和排便,症状急剧,体征明显,病情较重;而不完全性肠梗阻患者往往起病慢,症状轻,可因肛门排气而使腹部窜痛暂时缓解。X 线平片可加以鉴别。

（六）肠梗阻的原因

肠梗阻患者解决了以上几个问题以后,基本上可确定治疗方案,梗阻原因的诊断并非绝对必要。但如能正确诊断,则对于决定手术的方式及预后有一定帮助。据统计,我国肠梗阻以粘连、疝、肿瘤、扭转、套叠及蛔虫病等最为常见。粘连性肠梗阻多发生于既往有过腹部手术、损伤或腹膜炎病史的患者。嵌顿性或绞窄性腹外疝是常见的肠梗阻原因,新生儿以肠道先天性畸形为多见,2 岁以内的小儿多为肠套叠。蛔虫团所致的肠梗阻常发生于儿童。老年人则以肿瘤及粪块堵塞为常见原因。

六、治疗

肠梗阻的治疗方法和步骤决定于梗阻的性质、类型、部位、程度以及患者的全身情况。治疗有手术和非手术 2 类的不同措施,前者的目的在于解除肠道的梗阻,而非手术疗法主要在于矫正因肠梗阻而引起的生理紊乱。在无需手术治疗的情况下,非手术治疗也是解除梗阻的基本方法,而在需要手术治疗时,又是一种不可缺少的术前准备措施。

（一）非手术治疗（即基本治疗）

1. 禁食、胃肠减压　胃肠减压的目的是吸出胃肠道内气体和液体,减轻肠管膨胀,降低肠腔内压力,减少肠腔内细菌和毒素,减轻腹胀;改善肠壁血液循环,减少肠壁水肿,使部分因肠壁水肿而致完全性梗阻得以缓解,有利于改善局部病变和全身情况。胃肠减压还可以减轻腹内压,改善因膈肌抬高而导致的呼吸与循环障碍。目前多采用鼻胃管（Levin 管）减压,对低位小肠梗阻,可采用较长的双腔 Miller—Abhott 管。

2. 纠正水、电解质紊乱和酸碱失衡　水、电解质与酸碱失衡是急性肠梗阻最突出的生理紊乱,应及早给予纠正。最重要的是静点等张盐水。如肠梗阻已存在多日,也需补钾,在高位小肠梗阻以及呕吐频繁的患者尤为重要。输液所需液体量和种类需根据呕吐情况、缺水体征、血液浓缩程度、尿量和尿比重,并结合血 Na^+、Cr^+、K^+ 和血气分析监测结果而定。单纯性肠梗阻,特别是早期,上述生理紊乱较易纠正。在单纯性肠梗阻的晚期或是绞窄性肠梗阻,常有大量血浆和血液渗出至肠腔或腹腔,需要补充血浆和全血。

3. 预防感染和中毒　肠梗阻后,肠壁血循环障碍,肠黏膜屏障功能受损而有肠道细菌移位,有时肠腔内细菌可直接穿透肠壁至腹腔内产生感染。肠腔内细菌亦可迅速繁殖。同时,膈肌升高影响肺部气体交换与分泌物排出,易发生肺部感染。因此,肠梗阻时应给予抗生素以预防和治疗腹部或肺部感染。

4. 其他治疗　可从胃管注入液状石蜡或用甘油栓剂润滑肠道,治疗蛔虫团、粪块等引起的肠梗阻;还可用低压肥皂水灌肠等刺激肠蠕动,促使肠内容物排出,疑有绞窄性肠梗阻时,禁用灌肠,需立即手术。根据病情可用镇静药物、解痉药物等,但在诊断未明前禁用止痛药物。为减轻胃肠道的膨胀,可给予生长抑素以减少胃肠液的分泌。

(二)手术治疗

手术是治疗肠梗阻的一个重要措施,大多数肠梗阻需要手术治疗。手术的目的是解除梗阻,去除病因。手术方法多种多样,其选择主要是决定于以下2个因素:①梗阻的时间是早期还是晚期;②梗阻的性质是单纯性还是绞窄性。在任何情况下以保证患者的生命安全为主,然后再以解除梗阻为首要任务。

(王苏丽)

第十一节 小肠憩室

一、十二指肠憩室

十二指肠憩室是小肠憩室中最常见的,是从十二指肠腔向外伸延的袋状或囊样病变。本病一般见于中年以上的人,年龄在45～60岁为多见,男性多于女性,男、女之比为1.9∶1。

(一)病因与发病机制

十二指肠憩室的发生取决于肠壁原有的局部解剖结构弱点和肠腔内压力增高,与疝的形成机制相似。肠壁软弱的原因为先天性肌层发育不全,缺乏内在的肌肉紧张力,或随着年龄增大,肠壁肌层发生退行性病变。在此基础上,由于肠腔内压力的长期影响,十二指肠憩室为好发部位。Vater壶腹周围有胆管、血管通过,缺乏结缔组织支持,易有缺陷,可形成憩室。此外,憩室的形成还可能因肠外病变所致,如溃疡瘢痕收缩或囊肿炎性粘连、牵拉所致。

(二)诊断要点

1.临床表现　十二指肠憩室很少出现临床症状,常因消化性溃疡、慢性胃炎、胃癌等疾病出现症状,进行X线检查时,意外发现有十二指肠憩室。少数患者有慢性上腹不适,腹部呈胀痛或钝痛,常位于上腹正中,右上腹或脐周,伴有嗳气,进食特别是饱餐后加重。无溃疡病典型的规律性。此症状是由憩室炎或憩室周围炎所致。憩室内含有移位胃黏膜时,症状同消化性溃疡,易并发出血或穿孔。

2.诊断　主要依据X线钡剂造影检查。X线表现为圆形、卵圆形、条带形。憩室和肠腔常有一狭窄与颈部相连。肠黏膜从肠壁延伸进憩室,立位时有时可见气、液、钡平面。此外,不同并发症可出现不同征象。如憩室周围炎可使其周边不光滑和憩室变形。十二指肠镜检查可发现十二指肠憩室口,同时配合直视下碘油或擕水造影可确立诊断。

(三)治疗

无症状的十二指肠憩室无须处理,治疗仅限于憩室炎及出现并发症者。内科治疗主要是休息、饮食、制酸、解痉剂治疗,腹部按摩、体位引流,口服抗生素如庆大霉素、黄连素、灭滴灵等。手术有一定危险及并发症,对于无症状憩室应严格掌握,对合并大出血、穿孔、憩室蒂扭转的患者,可行外科手术治疗。对于憩室炎及出血量不多的患者,先行内科保守治疗,若疗效不佳方可考虑手术治疗。

二、Meckel 憩室

梅克尔憩室为胚胎期卵黄囊管闭锁不全而留下的先天性畸形,具有完整的浆膜肌层和黏膜,属于真性憩室。约90%以上患者的梅克尔憩室位于回肠末段1m之内,95%均在肠系膜对侧。1809年首先由梅克尔作较详细描述,男女发病率大致相同。

(一)发病机制

在胚胎发育早期,初级卵黄囊分为2部分,其中较大部分分化为原肠,小部分继续作为卵黄囊与胎盘相连。两部分由卵黄管连接,此后,原肠回转返回腹腔,卵黄管应逐渐退化萎缩成一纤维索条,卵黄管连脐的一段退化闭锁。当小肠端的卵黄管仍与肠腔相通时,即可形成梅克尔憩室。

(二)诊断要点

1.临床表现　多数患者为终身无症状,仅4%左右患者有症状,且多为10岁以下儿童。成年人很少出现症状,当并发憩室炎和溃疡时,与急性阑尾炎不易区别。若憩室炎引起穿孔,则可出现化脓性腹膜炎的表现。

憩室出血是10岁以下儿童肠道大出血最为常见的原因。憩室所致的肠梗阻主要为低位小肠急性绞窄性肠梗阻,为突然性腹部剧烈绞痛、恶心、呕吐、发热,中毒症状明显,腹胀严重,晚期可出现化脓性腹膜炎征象。梅克尔憩室也是引起幼儿肠套叠的一个常见原因。

2.诊断　多数梅克尔憩室的诊断是在手术中明确的,一般检查甚难发现,双重气钡小肠造影是主要的诊断方法。

(三)治疗

对有症状的憩室应手术切除,在开腹探查发现的憩室也应切除,手术时应严格避免造成回肠肠腔狭窄,对婴儿更应注意。

(王苏丽)

第六章　消化肿瘤介入治疗

第一节　食管癌经血管介入治疗

一、食管动脉解剖

食管没有专供血管。动脉供血来自周围其他器官的动脉分支。其分支起源、起始高度、方向不同。呈节段性分布。颈部食管动脉多由锁骨下动脉的甲状颈干发生的甲状腺动脉的食管支供应,其中以甲状腺下动脉升支起始的动脉分支为最粗。颈部食管动脉还有从锁骨下动脉、椎动脉、甲状腺上动脉、颈浅动脉以及肋颈干的最上肋间动脉发出的食管支供应。胸部食管动脉主要接受主动脉弓、胸主动脉和右侧肋间动脉的分支供应。腹部食管动脉由腹腔干发出的胃左动脉的食管支供应。腹部食管动脉还可以由食管同有动脉下支、左膈下动脉、胃十二指肠动脉、腹主动脉、脾动脉及左肝动脉发出的食管支供血。

二、食管癌动脉灌注化疗的适应证与禁忌证

(一)适应证

1. 不能手术切除的中晚期食管癌;虽无远处转移,但失去手术条件者。
2. 不能手术或放疗的患者。行动脉插管化疗使肿瘤缩小后再择机手术或放疗者。
3. 有手术禁忌证或拒绝手术者。
4. 手术切除前局部化疗以增加切除机会。
5. 手术切除后残端遗留或手术后复发者。
6. 配合放疗以获得放疗增敏的疗效。

(二)禁忌证

1. 心、肺、肝、肾功能严重损害或衰竭的恶液质患者;
2. 食管有出血、穿孔倾向者;
3. 食管一气管瘘形成急性肺感染,感染尚未控制者;
4. 其他化疗及血管造影禁忌证。

三、食管癌动脉灌注化疗常用药物及术前准备、器械准备

(一)药品准备

1. 化疗药物的准备与方案选择　氟尿嘧啶(5-FU)1000～1500mg、顺铂(DDP)80～120mg、丝裂霉素(MMC)20～30mg、阿霉素(ADM)60～80mg、卡铂(CBP)500～700mg、平阳霉素(PYM)32～48mg、博来霉素(BLM)30～40mg、环磷酰胺(CTX)1000mg。可以单药应用。也可选用2～3种化疗药物联合应用。如DDP加PYM,DDP+5-FU、ADM+MMC、DDP+MMC+PYM等。

2. 造影剂准备　安其格纳芬(泛影葡胺)100ml、优维显370 100ml或碘海醇100ml。

3. 其他　肝素12 500U、地塞米松10～15mg、昂丹司琼8mg、利多卡因2ml、强痛

定 100mg。

（二）患者术前准备

1.完善术前检查。如肝功能，肾功能，血常规，血型，出、凝血时间及凝血酶原时间、血离子、胃镜、食管 CT、X 射线胸片等检查。同时血常规白细胞计数＞3.5×10^9/L，血小板计数＞100×10^9/L。

2.备皮、造影剂皮试、抗生素皮试。

3.术前禁食水 4h；术前 30min 肌注地西泮 10mg、异丙嗪 25mg。

（三）器械准备

1.血管造影手术包 1 个。

2.Seldinger 穿刺针、超滑导丝 1 根、动脉鞘 1 个。

3.导管　Cobra、Headhunter、Hook、Judkins、RH 导管、BLG 导管、RLG 导管等。根据血管不同选用不同的导管。

四、食管癌动脉灌注方法

采用常规 Seldinger 技术。经股动脉穿刺插管。在电视透视下进行选择性食管动脉捕管和血管造影。一般来说，颈段食管癌需行甲状颈干插管。多应用 Headhunter 导管。支气管动脉选用不同型号的 Cobra、Headhunter、Hook、Judkins、BLG 导管。食管同有动脉使用 Hook、RLG 导管。胃左动脉选用 RLG、RH、Cobra 导管。

颈段病变需行双侧锁骨下动脉－甲状颈干动脉造影。甲状颈干为椎动脉发出的第一个分支。向上走行。胸段根据病变位置高低分别选择支气管和食管同有动脉。中段偏上的食管癌选择支气管动脉。中段偏下食管癌选择食管动脉。其开口在支气管动脉下方（胸水平）胸主动脉侧后壁。在近膈肌处癌选择左膈下动脉和胃左动脉进行插管。贲门癌选择胃左动脉。

五、动脉灌注化疗的并发症及处理

1.脊髓损害　这是食管癌介入治疗最严重的并发症之一。造成脊髓损害的主要原因有：①多见于食管中段癌。中段癌血供多来源于支气管－肋间动脉支。肋间动脉有脊髓动脉分支。离子型造影剂或化疗药物进入脊髓动脉支。造成脊髓损伤。②导管插入血管后阻碍血供或者形成血栓引起暂时性脊髓缺血。③离子型造影剂的毒性作用。④化疗药物对脊髓的毒性作用。

脊髓损害的主要临床表现：①注射药物时出现胸痛。②肢体麻木、乏力、背痛，重者出现偏瘫。受损节段以下感觉迟钝、大小便障碍及锥体束征等。

脊髓损害的预防：①选用非离子型造影剂如优维显。或将常用的离子型造影剂如泛影葡胺稀释至 50％以下。②导管插入肋间动脉等可疑血管内应立即退出。重新选择。后阻碍血供或者形成血栓引起暂时性脊髓缺血。③如注射药物后出现胸痛等症状时立即给予肝素生理盐水静推。防止形成血栓。④稀释化疗药物。

脊髓损害的治疗：①早期可以应用脱水剂减轻水肿。②应用血管扩张剂如复方丹参、潘生丁等药物。③应用激素如地塞米松等。

2.血栓形成　为防止血栓形成。应术前用肝素盐水浸泡冲洗导管和导丝。

3.食管出血和穿孔　多见于溃疡型。由于化疗后肿瘤细胞坏死和管壁的脆性增加。易使食管破裂穿孔和出血。出现食管—纵隔瘘或食管—气管瘘。可行覆膜支架介入治疗。如出血量不多。可对症处理。如出血多可按照急性上消化道出血处理。

4.其他　局部血肿、恶心、呕吐、感染等。

六、区域动脉灌注化疗的疗效评价

姬统理等对60例晚期食管中下段癌进行动脉灌注化疗。用药均为卡铂300mg。5—FU 1200mg。四氢叶酸400mg，表阿霉素60mg。60例患者可评价疗效有效率为95％。张伟生等报道，大剂量顺铂联合方案治疗食管癌（62％），介入治疗疗效明显高于静脉化疗，且毒副反应较小。

Sarref等经过对35例食管癌患者进行介入灌注化疗及辅助放疗后观察到经过综合治疗的患者生存期明显延长。平均生存期为14.1月。5年生存率达到27％。较单独放疗的患者生存期明显延长。

陈彤宇等针对食管癌的患者进行介入灌注化疗后。发现患者的临床症状明显减轻。哽咽、进食困难明显好转。

刘璋等通过对45例晚期中下段食管癌的患者进行了介入化疗加放射治疗后，行手术治疗，发现肿瘤瘤体明显缩小，术后病理比较术前可见癌巢中心坏死、间质纤维化和炎症细胞浸润。并且患者无明显副作用。可见介入灌注化疗的优势。

（张明浩）

第二节　食管内支架植入术

Symonds首次报道植管术治疗晚期食管癌以来，支架植入术已经得到了广泛的应用。采用食管内支架植入术治疗食管狭窄的适应证为：①心肺功能欠佳，不能耐受剖胸手术的食管癌、贲门癌患者；②食管癌、贲门癌患者无手术指征或手术无法切除者；③无法切除的纵隔肿瘤压迫食管致吞咽困难者；④食管癌、贲门癌术后吻合口狭窄者；⑤癌性食管、气管瘘者。食管支架植入术可在短时间解决上述问题，改善患者的饮食及营养状况，为后续治疗赢得时间。

一、术前准备

1.病变长度的确定　患者术前行X射线钡餐检查确定狭窄的长度及瘘口的位置，其方法简单易行，因患者多数为食管重度狭窄，内镜不能通过，如扩张后再行内镜检查可增加患者的痛苦。

2.食管扩张适度　术前适当扩张食管，食管扩张仅需大于5mm，植入器能通过即可，不必扩张到10～15mm，这样可减少扩张时患者的疼痛，减少发生出血和穿孔，并可缩短支架植入的操作时间。

3.食管支架的选择　支架直径大、小选择适当可减少患者痛苦及并发症的发生。柔软型支架顺应性较好，患者能耐受，适用于食管不规则狭窄患者，可减轻术后疼痛。抗反流型支架下端带有抗反流瓣膜，可阻止反流，适用于食管中下段及贲门狭窄患者，可减少术后反酸等症状。

二、支架植入方法

取左侧卧位,常规注射阿托品 0.5mg、地西泮 10mg,2%利多卡因咽部局麻,插入内镜测量门齿至食管狭窄上端的距离。在直视下从活检孔插入导引钢丝,退出内镜。重度狭窄者先行扩张术,采用沙氏扩张器,由细到粗,扩张至 6~8mm 即可。将附有带膜金属支架的植入器沿导丝插入狭窄部,再次插入内镜,在直视下确定支架准确位置后,缓慢释放支架,推出支架植入器和导丝,内镜观察支架充分膨胀后,退出内镜。术后让患者饮温水,如无吞咽困难或饮水呛咳,提示支架放置成功。

三、术后处理

术前口服抗生素及餐后清洁食管,有利于避免病原菌寄生在食管表面与支架之间,发生继发感染。术后禁食 12h,观察生命体征,注意有无呛咳、呕血、黑便等症状,常规应用止血、抗感染及抗反流等药物。12~24h 后开始进流质饮食,后逐渐过渡到普食。忌食大块固体食物及饮冰水,部分恶性患者植入支架后接受放、化疗。

四、术后并发症及其处理

1.疼痛　可表现为咽部、胸骨后、上腹部疼痛。咽部疼痛与器械插入有关,术者熟练、轻柔的操作可减轻症状;术后胸骨后和上腹部疼痛一般是因支架膨胀后压迫并刺激局部所致,1周左右可消失,无需特殊处理。

2.出血　早期出血为扩张使局部组织撕裂所致,后期出血为支架与黏膜发生摩擦或支架压迫使肿瘤血运受限、血管损伤引起。为防止术中或术后大出血,术前应常规检查凝血四项、血小板,异常者给予纠正,术前应配血以备急用;术中应选择适当的支架;术后采用止血、抑酸、抗感染等治疗措施。

3.反流症状　这主要是支架放置接近胃食管连接处,使胃食管抗反流屏障减弱或消失所致。对食管下段病变,放置支架时应尽量保持与贲门的距离,以保留贲门生理功能;贲门失弛缓症狭窄和胃食管吻合口病变,可放置防反流支架,以阻挡胃内容物反流。因支架覆盖的食管部分基本无蠕动功能,术后应嘱患者取坐位进食,应用抑酸、胃动力药辅以半卧位等措施。

4.支架移位及脱落　如有发生,应立即在胃镜直视下用专用拉钩或鼠齿钳调整支架位置。为防止支架移位,术中扩张度要适宜,选择直径及长度适当的支架,另外术后禁食不应少于 12h,并禁冷饮。对吻合口狭窄者应注意扩张时应适度,因吻合口的箍力可增加植入支架的稳定性。

5.术后再狭窄　文献报道食管支架植入术后再狭窄十分严重,可应用电灼狭窄部位或电灼后再行 Savary 探条扩张,重新植入支架,可改善吞咽困难症状。

（张明浩）

第三节　胃癌介入治疗

一、胃的血管解剖基础及胃癌的主要供血动脉

一般认为,贲门和胃体部南胃左动脉供血,胃窦小弯侧和胃窦大弯侧分别由胃有动脉和胃网膜右动脉供血,胃底主要由脾动脉发出的胃短动脉供血。邹寿椿观察了胃癌的供血动脉情况,其中胃左动脉供血占 83.3％,胃十二指肠动脉占 26.2％,胃后动脉占 14.28％,左隔下动脉占 9.5％,胃右动脉占 9.5％。

二、胃癌的血管造影表现及意义

①胃癌的血管造影表现主要有:血管包绕,肿瘤血管,肿瘤染色,血管受压移位,供血动脉增粗。根据血供多少,可分两种类型。无染色和少量染色为乏血运型;中量染色和大量染色为富血运型。②其他表现有:肿瘤所在区域血供增加,供血动脉及分支增粗、扩张、扭曲、动脉托直、异位,偶有其他部位血供;可见相应的供血血管不同程度地不均匀狭窄或闭塞;肿瘤血管和肿瘤染色,于动脉期可见肿瘤局部血管的粗细不均、分布杂乱,实质期肿瘤内造影剂存留;肿瘤出血可见造影剂外溢;偶可见肝脏、胰腺、脾脏或腹腔淋巴结转移的血管改变等。

胃癌血管造影的意义有:①作为胃癌诊断的辅助方法之一使用;②根据染色量的多少推测胃癌的预后及治疗效果;③根据肿瘤部位的血管在影像学上的改变,估计肿瘤的大小、浸润范围以及其周围比邻关系,从而判断肿瘤切除的可能性;④行局部灌注化疗。

三、胃癌血管介入治疗的适应证及禁忌证

(一)适应证

1. 胃癌切除术前化疗。

2. 不能外科手术切除的胃癌患者。

3. 高龄或拒绝外科手术的胃癌患者。

4. 胃癌伴远处转移的胃癌患者。

5. 胃癌术后预防性动脉内化疗。

(二)禁忌证

1. 心、肝、肺、肾功能严重不良,全身衰竭者。

2. 出、凝血功能障碍者。

3. 已有全身广泛转移者。

4. 有化疗禁忌证,对化疗药物过敏及对碘过敏者。

5. 明显的深溃疡型胃癌者应慎重,注意防止此类型患者出现胃穿孔。

四、术前准备、药物选择、剂量及灌注方法

(一)术前准备

1. 完善术前检查。如肝功能,肾功能,血常规,血型,出、凝血时间及凝血酶原时间,血离子,胃镜,腹部 CT、X 射线胸片等检查。凝血酶原时间需＞70％。在凝血酶原时间 60％～

70％时,出、凝血时间需正常。同时血常规白细胞计数＞3.0×10⁹/L;血小板计数＞8×10⁹/L。

2.备皮、造影剂皮试、抗生素皮试。

3.术前禁食水 4h(有消化道梗阻症状需禁食水 12h),术前 30min 肌注地西泮 10mg、异丙嗪 25mg。

(二)药品准备

1.化疗药物的准备　5－FU 750～1250mg、MMC 10～20mg、DDP 60～120mg、ADM/EADM 60～90mg、卡铂 500mg、VP－16 100～200mg。选用 3 种化疗药物联合应用。

2.造影剂准备　安其格纳芬(泛影葡胺)200ml 或优维显 370 100ml 或碘海醇 100ml。

3.栓塞剂　40％围产碘化油或进口超液化碘化油 10～20ml,明胶海绵。

4.其他　肝素 12500U、地塞米松 10～15mg、昂丹司琼 8mg、利多卡因 0.2、强痛定 100mg。

(三)器械准备

1.血管造影手术包 1 个。

2.Seldinger 穿刺针、超滑导丝 1 根、动脉鞘 1 个。

3.导管。向右两弯导管(RH 导管)、RLG 导管。向左两弯导管(LH 导管)。Simmons－Ⅰ导管、盘曲型导管。

(四)插管技术及造影方法

1.插管技术　采用 Seldinger 法插管到腹腔干,可采用 Cobra、肝动脉、脾动脉和单弯导管。寻找腹腔动脉开口(在第 12 胸椎右下角处),注射造影剂,胃癌证实后如为术前化疗或有肝、腹腔淋巴结转移者即可直接给药。如需要行局部病灶化疗,可根据病灶的位置选择胃左动脉或胃右动脉。胃左动脉是腹腔动脉的第一主要分支,但变异较多。一般选用胃左动脉导管(RLG)、盘曲型导管,与腹腔动脉起始处附近进行插管,一般可以成功。

2.造影方法　首先行腹腔干造影,了解胃癌病灶的血供情况,造影剂用量 20～25ml,注射速度为 6～10ml/s。胃左动脉造影的造影剂用量为 10～15ml,流速为 2～3ml/s。

3.药物选择　通常选择联合用药,如①FAC 方案:5－FU±ADM/EH＋DDP/CBP。②FMC 方案:5－FU＋MMC＋DDP/CBP。③FAM 方案:5－FU＋MMC 加 ADM。④FCM 方案:5－FU＋MMC＋CTX。注射时间在 15～30mm。一定要缓慢注射,防止压力过高,以免造成化疗药物进入正常胃组织中,引起化学性胃炎,推注后需用生理盐水反复冲洗导管,防止药物残留,造成皮肤和皮下组织坏死。

4.胃动脉栓塞化疗　通常行胃癌灌注化疗后给予碘化油与化疗药物的混合乳液,碘化油乳液有:进口碘化油 5～10ml＋MMC 10～20mg、进口碘化油 5～10ml＋ADM 30～60mg。碘化油乳液注射应在监视下推注,根据肿瘤供血情况选定用量,防止碘化油反流引起误栓。

五、灌注化疗后手术时机的选择

化疗后的手术时机目前认为灌注化疗后 5～30d 手术。普遍认为平均 12d 左右手术较为适宜。化疗次数各家报道不一。邹寿椿等报道,为 1～3 次,间隔时间 10～72d。孙洪山等报道,半年内连续 2～3 次插管化疗为宜。普遍认为需要 1～3 周后手术。若估计不能切除,则在第一次介入后,根据肿瘤缩小程度,间隔 3～4 周行第二次或第三次介入治疗,以争取较高的手术切除率。

六、血管介入治疗的并发症及处理

胃癌的血管介入治疗的并发症，除了介入手术的常见并发症之外，主要为化学性胃炎，介入手术的并发症主要有造影剂过敏、局部血肿、出血、急性动脉血栓形成和栓塞、急性血栓性静脉炎、假性动脉瘤或夹层动脉瘤、内膜下通道、血管穿孔和破裂等。通常手术后为防止并发症的出现给予下列处置：术后禁食 1d，流食 1 周。加强营养支持治疗，3d 复查肝功能、肾功能、血常规、便常规。注意消化道出血的防治等。

化学性胃炎的防治，首先应特别强调行胃癌灌注化疗时严格控制推注化疗药的速度和压力，防止过快和压力过大，并尽可能超选至肿瘤的供血血管，避开正常的胃动脉分支，降低化学性胃炎的发生，化学性胃炎治疗以黏膜保护及抑酸治疗为主。

七、胃癌血管介入治疗疗效评价

李东等对 3 例进展期胃癌患者进行术前动脉介入化疗。其化疗方案为 FAM：5－FU 750mg/m²、MMC 10mg/m²、DDP 60mg/m²。通过对手术前后肿瘤组织的病理对比发现胃癌介入灌注化疗可提高肿瘤部位的药物浓度，增强对肿瘤细胞的杀伤作用，缩小病灶提高手术切除率，防止术中医源性扩散，降低化疗的毒副反应，提高化疗疗效。对已存在的微小转移灶和亚临床病灶能得到较早的控制，以减少手术的复发和转移，同时通过对切除后标本的病理检查，有助于了解肿瘤细胞对化疗药物的敏感性，有利于术后化疗药物的选择，介入化疗对肿瘤细胞的组织病理学作用，介入化疗的重要作用是增加肿瘤细胞的病理，控制癌细胞增殖，促进肿瘤病理性坏死。

黄文等对 14 例胃癌患者术前行经股动脉穿刺置管到达腹腔干或肝总动脉，注入化疗药氟尿嘧啶脱氧核苷（FUDR）0.8mg/m²、表阿霉素 40mg/m²，奥沙利铂 80mg/m²。化疗后 5～7d 行根治性切除术。通过对介入灌注化疗患者的手术前后的肿瘤组织和手术中肿瘤切除的观察得出结论为：大剂量、高浓度的化疗药可引起肿瘤区域小动脉炎症，血管内膜水肿，血栓形成，引起肿瘤缺血坏死。术前肿瘤组织坏死与术后化疗引起坏死的机制显然不一样，其坏死灶远离血管，是由于肿瘤生长过快，肿瘤相对供血不足引起的组织坏死。介入治疗创伤小。只要患者无严重的器官功能障碍，均可以接受，化疗药对肿瘤组织进行一次高浓度冲击化疗后。药物进入全身血液循环。药浓度明显降低，对机体无明显影响，不影响手术伤口愈合，也不会延误手术时机。化疗后的主要反应为轻度的胃肠道反应。

金雪熙报道，术中发现肿瘤病灶周围均出现不同程度的纤维化，浸润粘连少，局部组织疏松水肿，肿瘤容易剥离，术中清扫淋巴结出血少，粘连少，操作方便。同时发现癌组织变性、坏死主要在癌边缘的血管周围，血管壁炎症水肿，血管内膜增厚，管腔狭窄，沿血管壁纵轴出现大片多灶凝同性坏死。介入治疗后 7～10d，15 例复查胃肠钡餐或胃镜，癌变溃疡明显缩小、接近消失者占 13%；肿瘤体积不同程度缩小的占 53%；CT 复查 7 例，病灶缩小变薄，与胰腺后腹膜界限清楚的为 71%；病灶周围肿大淋巴结消失缩小的为 14%。而且术中发现肿瘤病灶与胃镜检查时相比都有不同程度的缩小。

李国立观察了灌注化疗后组织和细胞结构的变化，总结如下：①坏死灶特点：60 例（73.2%）标本中有明显坏死灶，其中 46 例（56.1%）位于血供良好的血管周围，14 例（17.1%）

位于血供较差的远离血管区域,22 例(26.8%)标本未发现明显坏死灶。②细胞成分变化:细胞核出现固缩和碎裂。偶见空泡化;细胞质出现凝固和坏死。这些变化以血管周围显著。除细胞质坏死以轻度为主外。其余均以中度变化为主。无变化和重度变化者较少。③细胞间质及血管变化:细胞间质出现水肿、炎细胞浸润、炎症反应、纤维增生。血管内膜增厚。以上变化是以中度变化为主,无变化及重度变化者均较少,而血栓形成则以轻度变化为主。其次为中度变化,细胞成分变化及间质反应也以血管周围显著。

肖乾虎报道,灌注化疗后胃癌原发灶和淋巴结转移灶中,癌细胞均有不同程度的变性坏死。部分早期胃癌术后病理标本中未找到癌细胞。

卞育海根据组织学判定标准发现总有效率为 65%。20 例中,显效 2 例,中度有效 7 例,轻度有效 4 例,其余 7 例无明显变化。并且发现 2 例显效者,术前胃镜活检分别为低分化腺癌与印戒细胞癌,术后仅在肌层和浆膜下个别视野内找到少量变性癌细胞及黏液湖。有 4 例出现淋巴结转移灶坏死,2 例浆膜外癌结节、1 例脾脏转移结节出现坏死。

路平观察到了癌细胞、淋巴结转移癌细胞的坏死,说明此疗法具有使肿块缩小,并消灭胃周淋巴结和亚临床病灶中癌细胞的作用。

(张明浩)

第四节　胆管系统肿瘤介入治疗

一、胆囊及胆管的血管解剖

(一)胆囊

1.动脉　胆囊供血动脉为胆囊动脉。通常为 1~2 根,偶有 3 根。起自肝右动脉右缘。胆囊动脉尚发 1~2 分支到肝管、胆囊管、肝总管上部。胆囊动脉常有变异。按起始位置不同分为 7 种类型:

Ⅰ型:胆囊动脉在胆囊三角内起于肝右动脉的占 54.2%。

Ⅱ型:胆囊动脉在肝管左侧起于肝右动脉的占 20%。

Ⅲ型:胆囊动脉起于肠系膜上动脉发出的肝右动脉占 8.4%。

Ⅳ型:胆囊动脉起于肝左或肝中动脉的占 10.3%。

Ⅴ型:胆囊动脉起于肝总动脉或肝固有动脉的占 2.6%。

Ⅵ型:胆囊动脉起于胃十二指肠动脉或十二指肠后动脉的占 2.6%。

Ⅶ型:胆囊动脉起于肠系膜上动脉。发出Ⅲ型以外的其他变异肝右动脉占 1.9%。

2.静脉　多于胆囊动脉伴行。小分支分别汇于肝静脉、门静脉右支及门静脉。

(二)胆总管

1.动脉　胆总管上部,由胆囊动脉分支供血。胆总管中部,由肝固有动脉右支发出的分支供血。胆总管下部,由胰十二指肠上后动脉的分支供血。上述动脉分支构成血管网。

2.静脉　胆总管前面静脉丛直接注入门静脉;胆总管上部静脉经胆囊静脉进入肝静脉。

二、胆管系统恶性肿瘤血管介入治疗的适应证、禁忌证

胆管系统恶性肿瘤发病隐匿,大部分就诊已是晚期,对于不能手术、术后复发者及肝转移

者,血管介入治疗是综合治疗的手段之一。目前包括选择性动脉灌注化疗或栓塞化疗术、经植入式导管药盒系统灌注化疗术。其中在胆管引流术基础上对阻塞胆管的肿瘤病灶进行选择性动脉灌注化疗或栓塞化疗术,称之为双介入疗法。

（一）适应证

1. 不能手术切除的晚期胆管癌、胆囊癌。

2. 肝门部胆管癌姑息性治疗。

3. 中下段胆管癌伴梗阻性黄疸的术前减黄（结合 PTCD 或 ERBD 退黄肝功改善后。方可进行 TAE 或 TAI）。

4. 肝内外胆管广泛狭窄者。

5. 术前灌注化疗,为根治手术创造条件。

6. 术后复发者。

7. 高龄体弱或不愿意接受外科手术者。

8. 心肺功能差、解剖位置复杂、手术困难、危险性大者。

（二）禁忌证

1. 有严重出血倾向者。

2. 大量腹水。

3. 恶液质者。

4. 肝肾功能衰竭者。

5. 碘过敏者。

三、血管介入治疗方法

（一）操作方法

采用 Seldinger 技术穿刺股动脉,插入 RH 或 Cobra 导管,选择腹腔动脉造影,了解肿瘤血供情况,尽可能超选择肿瘤供血动脉捅管进行灌注化疗和（或）栓塞化疗。①胆囊癌者:胆囊动脉若起于肝右动脉、肝左或肝中动脉、胃十二指肠动脉或十二指肠后动脉、肝总动脉、肝同有动脉则导管分别超选择插入上述动脉行灌注化疗。若不能判定则肝总动脉或肝同有动脉或肝右动脉灌注化疗。②胆管癌者:则选择胆囊动脉、肝同有动脉、胃十二指肠动脉或腹腔动脉灌注化疗、胆管癌合并肝转移者在胆汁引流基础上。可行 TACE 术;胆管梗阻先行PTCD 或支架植入术（ERBD）引流,1～2 周后再行动脉灌注化疗和（或）栓塞化疗（双介入法）。肿瘤供血不丰富者或有条件者,可用全植入式导管药盒系统（PCS）。行肝动脉 PCS 植入术,可反复多次灌注化疗,避免多次介入操作。

（二）灌注化疗方案

常用化疗药有氟尿嘧啶（5－FU）500～1000mg/m² 、四氢叶酸钙（CF）100mg/m² 、顺铂（DDP）80～100mg/m² 、丝裂霉素（MMC）10～15mg/m² 、吡柔比星（ADM）50mg/m² 、健泽（GEM）1000mg/m² 等。多选择 2～3 种药物。如:5－FU＋CF＋健泽或 5－FU＋DDP＋MMC 用生理盐水稀释后。一次性经导管缓慢注入（10～15min）;化疗栓塞时加碘化油制成混悬液,用量视病灶大小及血供情况定;若肿瘤较大,供血丰富,可用少量明胶海绵颗粒栓塞供血动脉;有文献报道,配合血管紧张素Ⅱ升压灌注或肾上腺素灌注化疗,将提高肿瘤细胞药物浓度。将 10μg 肾上腺素经导管注入肝动脉,20s 后进行灌注化疗。灌注化疗间隔以 3～4

周为宜,4～5 次为一个疗程。PCS 者,方案为 5－FU 500mg、DDP 20mg、MMC 4mg 联合灌注,连续 5d 为一疗程,每月 1 次,3～5 个疗程。

四、血管介入治疗的并发症及处理

1.消化道反应　较多见。上腹不适、恶心、呕吐、食欲缺乏,2～3d 可缓解。为化疗药物副作用。也可能由于化疗药物或栓塞剂反流入胃十二指肠动脉损伤胃肠黏膜所致。

2.胆囊炎、胆囊坏死　剧烈腹痛时,应考虑大剂量化疗药进入胆囊动脉,造成动脉损伤导致缺血甚至坏死。需禁食、抗炎,必要时行外科手术。

3.感染　抵抗力低且多有胆管梗阻,均有不同程度的混合细菌感染,需加强抗炎,联合使用抗生素。

五、血管介入治疗的疗效评价

胆管恶性肿瘤是消化道预后极差的肿瘤。传统的以手术为主的综合治疗方法 5 年生存率为 0～5％,1 年生存率不到 20％。国外报道,胆囊癌、胆管癌采用肝动脉灌注化疗,总有效率为 48％～60％,中位生存期为 14 个月,对照组为 4 个月,而且药物毒性低,5 年生存率无明显区别;另报道,胆囊癌肝转移者行肝同有动脉灌注治疗后一般状态好转,1～4 个月肿瘤缩小 40％～80％;胆囊癌Ⅳ期患者外科手术前行 2 个周期的肝动脉灌注化疗,4 周后行根治性手术,患者 3 年仍存活;国内报道,胆管癌在 PTCD、ERBD 基础上行灌注化疗,一定程度上可抑制肿瘤生长、缩小肿瘤,再通胆管,减压祛黄。姜成文报道,3 例胆管癌患者,行 ERBD 时,肿瘤组织硬,支架扩张不完全。行动脉灌注及化疗栓塞 4 周后,肿瘤缩小,支架扩张良好;肝门胆管癌患者,术前 4～8 周对受侵犯的肝右叶行 TAE,可使左叶显著的代偿性增大,从而获得半肝切除的机会。随着近年介入治疗在胆管癌中广泛应用,胆管内支架的成功使用,2 年生存率上升至 40％～70％。单纯动脉灌注化疗或栓塞化疗在治疗胆管恶性肿瘤方面国内外报道较少。而且生存时间与接受治疗的患者肿瘤分期也有重要关系。还需要临床工作者对更多病例进行进一步探讨。目前在治疗胆管癌的疗效较差的情况下,主张综合模式治疗,如手术＋PTCD 或 ERBD＋动脉灌注＋栓塞化疗＋胆管内外放射治疗＋免疫治疗。尤其对中晚期胆管癌者,虽不能达治愈目的,但可减轻患者痛苦、减轻黄疸,改善患者情况,提高生活质量,延长生存时间。在提高手术机会、减少药物毒性方面也起到重要作用。

(张明浩)

第五节　经皮肝穿胆管引流术及胆管内支架植入术

一、经皮肝穿胆管引流术

经皮肝穿胆管引流术是指在影像设备(通常为 X 射线透视或 B 超)引导下经皮经肝穿刺胆管并置入引流管,使胆汁流向体外或十二指肠的一系列技术。主要用于胆管梗阻的治疗。包括外引流、内引流和内外引流,是所有胆管梗阻介入治疗的基本技术。

(一)适用范围

胆管梗阻引起胆管扩张及阻塞性黄疸,为本术的主要适应证。急性化脓性胆管炎亦可行本术。大量腹水和弥漫性胆管狭窄不宜采用本术治疗。

1. 器材

(1)千叶针:千叶针用于经皮肝穿刺胆管造影。可通过微导丝引入导管,亦可在其外套以套管针,引导穿刺。

(2)套管针:套管针为一针芯(实心或空心)和外套管(塑料或金属)组成。一般长度为 15～20cm,外径为 6F 或 7F,用于胆管穿刺并引入导丝。

(3)胆管引流管:胆管引流管一般为多侧孔短导管,外径 6～8F,长度 30～40cm。现流行用较软且抗折曲的聚酯材料。外引流管头端常为钩形或猪尾形,侧孔 2～5 个,多在弯曲部内侧,以防与胆管壁密切接触造成引流不畅。头端常有一尼龙丝由内腔引出至尾端,再由锁定装置固定,使头端形态固定,防止导管脱出。在拔管时应注意先松开锁定装置,使尼龙丝松弛方可拔出,以免该线切伤胆管。内外引流管的侧孔位于导管头端及干部,中间留有 3～5cm 的无孔区置于胆管狭窄部。头端应入十二指肠。有侧孔的干部应置于扩张的胆管内,切勿置于肝实质内,否则,可造成持续的血胆汁或导管内血块阻塞。

(4)导丝:可采用常规导丝或超滑、超硬导丝。与引流管相应直径的扩张器亦常备。

(二)技术方法

1. 入路的选择

(1)腋中线入路:适用于大多数患者。患者平卧于检查床,选其体厚的中点,在透视下选右肋膈角下二十肋间(大多数在 8～9 肋间)作为进针点。局部麻醉并切一长 0.5cm 的小口。

(2)剑突下入路:剑突下入路适用于左肝管的阻塞和腋中线入路不能完成操作者。一般选择在剑突下 3～4cm,偏左侧 2～3cm。应透视下观察该点是否已避开心影、胃泡和胀气显示的横结肠。

2. 胆管穿刺 胆管穿刺分为一步穿刺法和两步穿刺法。两步穿刺法通常采用两步穿刺法,即先用千叶针行胆管造影。腋中线入路进针时水平刺向第 11 或 12 胸椎体右缘约 2cm 处。剑突下入路进针时向右侧指向肝门区穿刺。用 5ml 注射器抽稀释的对比剂,边注入边后撤穿刺针,直至胆管显影。其显影的标志为管道持续显影,并缓慢流动形成树枝状管道,继续加注 5～10ml 对比剂,至主要的胆管显影。若刺中肝静脉则显示对比剂向第二肝门迅速排空,提示穿刺层面偏背侧。若刺中肝动脉或门静脉,显示对比剂较快速流向肝内并消失,提示胆管在其邻近,可将穿刺层面略偏背侧或腹侧。肝外和包膜下穿刺则显示条状或片状密度增高影。肝实质或肿瘤内穿刺可显示小团状影,弥散缓慢。应注意胆管内不可过多注入对比剂,以免胆管内压突然增高,使感染的胆汁逆行入血造成菌血症。

用套管针穿刺选定的胆管。术者左手持针体,右手顶紧针芯勿使其退入针套,进入皮下组织后嘱咐患者闭气,迅速刺进肝包膜,然后调整方向,向已显影的胆管分支穿刺。部位一般选择胆管分支为宜,以利后续操作。一般刺入胆管时可见管壁先受压变扁。退出针芯,缓慢后退针套,观察有无胆汁流出,一旦有胆汁顺利流出,即可送入导丝。若流出血液则稍候,观察后来是否流出胆汁或血中是否混有胆汁(胆汁常较黏稠并带丝,将其滴于干净纱布上,可于周边显示明确的黄色带)。否则,继续后撤外套管,一般要求套管勿退出肝包膜,以免肝包膜多处损伤,造成出血。有时胆汁过于黏稠不易流出,可采用注入对比剂观察的方法。本法的优点为:第 2 次行套管针穿刺时,可根据胆管显影的情况,选择有利于胆管插管等后续操作的胆管分支及部位进行。缺点为:行套管针穿刺时,有时难以一次成功,对肝脏损伤相对较大。

一步穿刺法有 2 种:如配有微导丝,可沿千叶针送入,然后退出穿刺针,再沿导丝送入 5F 扩张管,最后引入导丝;如为 PTCD 套装则可沿千叶针直接送入套管针。本法损伤相对较小,操作较简单。若因穿刺的胆管部位不满意,有时难以完成后续的胆管插管等操作,仍需行二次穿刺。

3.胆道插管　胆管穿刺成功后,先送入较柔软的导丝,尽量使其进入胆总管。需做内外引流时可通过狭窄区进入十二指肠。可顺手沿导丝推送外套管深入。撤出导丝后,放出部分胆汁,并注入少量对比剂做进一步观察,以明确管端的位置和胆管情况。换入超硬导丝,并用相应的扩张器扩张穿刺的通道,再置入引流管。单纯外引流可用猪尾形导管置于狭窄的近端。内外引流则用多侧孔的内外引流管,远端置于十二指肠内,近端置于扩张的胆管内,切忌其侧孔置于肝实质内和肝包膜外,否则,可造成出血、胆汁腹腔漏和导管堵塞。若梗阻平面较高,位于肝门区同时累及左右肝管,而导丝经反复尝试仍不能通过狭窄段进入胆总管,引流管可置于左右肝管的较大的分支内或骑跨于 2 个分支。

为提高引流效果,可同时经剑突下和右腋中线入路行左右肝胆管引流术。引流管植入后,即观察胆汁是否顺利流出及胆汁性状。若胆汁流出困难,则透视下调整管端位置,并注入对比剂观察其是否位于胆管内。可用生理盐水注入导管,待胆汁自行流出,必要时可稍加抽吸。

4.引流管的外固定　观察到胆汁顺利流出后方可进行外固定。首先将导管固定线轻轻拉紧,旋紧接口螺丝或固定器,剪去多余固定线。可用专用导管固定器将导管夹紧,将固定器贴于皮肤上。简易的方法是用大块手术膜或透气良好的带敷料的胶布固定。

(三)术后观察及护理

术后 24h 内应严密观察患者生命体征。每天胆汁流量和性状是观察的重要指标。单纯外引流者每天胆汁流出量为 400~2500ml,胆管不全阻塞者胆汁量稍少。胆汁过少时,应考虑导管脱落和阻塞的可能,必要时行造影复查。导管阻塞时可用生理盐水冲洗后待其自然流出。抽吸的方法易使残渣堵塞导管,多不采用。必要时可用导丝疏通引流管。术后早期可出现血胆汁,但不能结成血凝块,否则提示胆管出血。通常引流 24h 后胆汁应不含血色,否则,应在透视下观察导管侧孔是否位于肝实质内或胆管内是否存在残余血凝块。必要时可用维生素 K_3 等止血药止血。正常胆汁为金黄色,绿色或混浊胆汁常提示合并感染,应采样送检和行细菌培养。感染者可经引流管注入庆大霉素 8 万~12 万 U 或 0.5% 甲硝唑 10~20ml,保留 1~2h 后再开放引流,每日 2~3 次。胆汁黏稠或有血凝块残余于胆管者,可加用糜蛋白酶溶于生理盐水中作保留灌注。引流过程中禁用负压吸引装置。每隔 1 周左右对局部皮肤消毒,更换固定器具。

二、经皮经肝穿刺胆管内支架植入术

经皮经肝穿刺胆管造影(pereutaneous transhepatic cholangiography,PTC)由 Nakayama 首先报告,在 PTC 基础上发展起来的胆管引流术(percutaneous transhepatic cholangial drainage,PTCD 或 percutaneous transhepatic biliary drainage,PTBD)已成为胆胰疾病常用的有效治疗方法。其中,经 PTC 途径植入胆管内支架行胆道内引流术近年来临床应用日益广泛,取得了理想的效果。

(一)适应证及临床疗效

各种良恶性胆道梗阻是经皮经肝穿刺胆管内支架植入术的主要适应证。各种良恶性胆道梗阻所致的黄疸,药物治疗常难以奏效,如果不能及时解除胆道梗阻以减轻黄疸,终会导致肝功能衰竭而成为患者的直接死亡原因。实践表明经皮经肝穿刺胆管内支架植入术可有效地解除胆道梗阻。此外,经皮经肝穿刺胆管内支架植入术还被用于胆漏和胆石症等疾病的治疗。

1.恶性胆道梗阻　恶性胆道梗阻临床常见,多由胆管癌、胆囊癌、胰腺癌、肝门部或肝外胆管周围淋巴结原发性病变或转移性癌肿所致。恶性胆道梗阻患者,经皮经肝穿刺胆管内支架植入术可以改善健康状况、提高生存质量、创造手术和放化疗机会,并适当延长生存期。与外引流相比,内引流符合生理、生活方便、疗效优越,易于为医生和患者所接受。Shinchi 等报告无法手术切除的肝门部胆管癌患者,内引流(10 例)与外引流(10 例)相比,可明显延长平均生存时间(分别为 6.4 个月和 4.4 个月,$P < 0.05$),提高生存质量(Karnofsky 积分分别为 68.1和 57.7,$P < 0.05$),缩短生存期内住院时间(每月平均 14.2d 和 27.3d,$P < 0.05$)。Polikarpov 等报告恶性阻塞性黄疸患者,外引流 18 例、内引流 38 例,平均生存期分别为 2.1 个月和 7.9个月,1 年生存率分别为 10% 和 25%,结果也表明内引流明显优于外引流。与塑料内支架相比,一般认为金属内支架引流时间更长、引流效果更理想。文献报道金属支架 5~6 个月通畅率 60%~70%,20%~25% 的病例需要再次介入治疗。

2.良性胆管狭窄　良性胆管狭窄常见于原发性硬化性胆管炎或胆道手术后。原发性硬化性胆管炎最终可发展为淤胆性肝硬化,尚无特效治疗方案。文献报告原发性硬化性胆管炎患者经 PTC 途径植入金属内支架是一种有效的姑息性辅助疗法。

3.胆漏　胆漏常见于手术或某些疾患者,随着腹腔镜下胆囊切除术的广泛应用,其所引起的胆漏也日益多见,通过 PTC 途径植入胆道金属支架是行之有效的治疗方法。

4.胆石症　复发性肝内胆管结石合并肝内胆管狭窄的患者常用的治疗方法为肝内狭窄胆管的扩张术和震波碎石等,但治疗后胆管狭窄的症状一般难以彻底缓解。

(二)并发症

经皮经肝胆管支架植入术的常见并发症包括胆管炎、支架移位、出血、败血症、胆漏等。胆管炎是 PTCD 的主要并发症,高达 47%。右侧穿刺置管时,左侧胆管炎发生率达 25%。但术前有无胆管炎并不会增加操作的并发症。胆管炎的发生率与引流管粗细、抗生素应用与否、术后冲洗与否等有关。10~12F 粗导管置管时胆管炎发生率低。当术后以生理盐水冲洗时,胆管炎发生率低。有文献报道一种可冲洗的引流管,临床观察发现其胆管炎发生率较低。术前术后应用抗生素也可降低术后胆管炎发生率,但也有文献对此持有异议。术后远期发生的胆管炎多是支架堵塞所致,支架阻塞的原因常为浓缩的胆汁、组织碎片、肿瘤在支架两端过度生长所致。支架堵塞时可气囊清理或在原支架腔内再次植入支架。覆膜支架可以防止肿瘤长入支架网眼、堵塞管腔。对既往植入的塑料支架堵塞时,经 PTC 途径以一硬导丝插入十二指肠,再以气囊导管在支架近端扩张可将该塑料支架送入十二指肠,并植入金属内支架。

(张明浩)

第六节　肝血管瘤介入治疗

一、概述

肝血管瘤较小时多无症状,不需要手术切除或患者不愿意手术切除。巨大的血管瘤由于血供丰富,瘤体大,解剖变位的关系加上瘤体本身容易出血,从而增加了手术难度,且有可能引起术中难以控制的大出血,而多发血管瘤手术切除的可能性更小。介入治疗具有创伤小、操作简便、危险性小等特点。近年来,国内外对血管瘤的治疗多首选介入治疗。其方法有经肝动脉栓塞治疗、经门静脉栓塞治疗、经皮瘤体内注射、经皮射频等。

二、适应证与禁忌证

(一)适应证

1. 病变巨大,大于 5cm,并有继续增大趋势者。

2. 病变破裂引起腹腔出血者或病变位于肝包膜下有潜在出血可能者。

3. 有明显的,持续存在的,源于肝血管瘤的临床症状。

4. 出现继发于肝血管瘤的临床并发症。如严重的血小板减少,贫血等。

(二)禁忌证

1. 病灶小于 4cm,趋于稳定者不必行介入治疗。

2. 病灶大于 8cm 或合并有动静脉瘘者不适于经皮肝穿瘤内注射治疗。

3. 其他禁忌证同动脉造影术。

三、技术与方法

(一)经肝动脉栓塞治疗

肝动脉栓塞治疗是目前最常用的介入治疗手段。大部分肝血管瘤的血流动力学特点是由肝动脉供血,故通过肝动脉途径使药物较好地弥散和破坏血管瘤内的畸形血管,达到治疗效果。常用栓塞剂及技术要点如下。

1. 平阳霉素超液化碘油乳剂　平阳霉素是一种抗肿瘤抗生素,并对血管内皮存在着非特异性抑制和破坏作用,是一种温和的血管硬化剂,可缓慢地破坏血窦窦腔;碘化油对血管壁有刺激作用导致血栓形成、机化和间质纤维组织增生。两者形成的乳剂作用较温和、缓慢,亲和性或选择性进入肿瘤血管。滞留较长时间,高密度浓集并缓慢释放,较完整地破坏血管内皮细胞,消除病理血管床,使瘤体机化萎缩、缩小甚至消失,达到治疗目的。李彦豪等用平阳霉素超液化碘油乳剂进行肝血管瘤的介入动脉栓塞治疗疗效显著。平阳霉素稀释液与碘化油比例为(1~1.5):1,平阳霉素常用量为 8~24mg,超液化碘油用量为 3~10ml。以注入后血窦基本由乳剂填充显影为满意效果。此方法操作时应注意尽量超选择插管。并应低压缓慢注射,这样即可以使较多的乳剂进入肝血管瘤以发挥作用,又可以防止大量的平阳霉素进入导致滞留时间明显延长而造成的肝损害。

2. 固体栓塞剂　明胶海绵、聚乙烯醇及钢圈等。可以栓塞供血动脉主干或小动脉,但不能进入异常血管窦,不能达到根治目的。多用于暂时控制出血或控制病变迅速增大及本病合并肝动静脉瘘时。

3.液体栓塞剂　如无水乙醇、鱼肝油酸钠等,均为较强烈的血管硬化剂,可立刻破坏和闭塞供血动脉。也可破坏异常血管床,但必须超选择插管,使药物直接进入异常血管窦,否则一旦发生反流误栓,可导致胃及胆囊坏死等严重并发症。

（二）其他方法

对于较少见的由门静脉供血的肝血管瘤采用经门静脉栓塞治疗。经皮瘤体内直接注射是在 B 超或 CT 引导下用细针直接穿刺瘤体注入无水乙醇或平阳霉素等硬化剂,其操作简单,易于掌握,安全性高及花费少;但对于巨大血管瘤、高流量血管瘤及合并动静脉瘘的血管瘤难以达到较理想的效果。经皮射频治疗国内外报告病例较少,疗效及临床意义尚待进一步探讨。

四、介入治疗并发症

术后可有上腹部疼痛、低热、恶心等不适,并可有肝功异常,一般在 2 周内可以恢复。严重并发症的发作如肝坏死、肝脓肿、胆囊坏死和狭窄等多与应用强烈的血管硬化剂有关,故为防止此严重并发症应合理使用和选择栓塞剂并尽量超选择插管。

五、疗效评价

肝血管瘤介入治疗的疗效主要通过临床症状的缓解程度、瘤体缩小率及超声示瘤体内信号的变化来评价。国内外报道有效率为 80%～100%,术后 3～6 个月瘤体有明显缩小,小于50%者占 35%、大于 50%者占 30%、完全消失者占 32%。

（张明浩）

第七节　大肠癌的介入治疗

一、结、直肠的血管解剖

结肠动脉主要来源于肠系膜上、下动脉的分支。肠系膜上动脉经右结肠动脉、中结肠动脉到达升结肠、肝曲和横结肠;肠系膜下动脉经左结肠动脉、乙状结肠动脉、上直肠动脉到达降结肠、乙状结肠和直肠上部。直肠中部南髂动脉的分支中直肠动脉供应,直肠下部由髂内动脉的分支下直肠动脉、阴部内动脉分出的肛门动脉和腹主动脉分出的低中动脉供应。

二、结、直肠癌的血管造影表现、靶血管的选择

大肠癌依据肿瘤血管的丰富可分为少血运、中等血运和丰富血运型。常见的表现有肿瘤所在区域血供增加,供血动脉及分支增粗、扩张、扭曲、动脉拉直、异位。偶有其他部位血供;可见相应的供血血管不同程度的不均匀的狭窄或闭塞;肿瘤血管和肿瘤染色,肿瘤出血。

目前结、直肠癌的灌注化疗普遍是采用 Seldinger 技术,经股动脉插管至肠系膜上（下）动脉或直肠上动脉及两侧髂内动脉。按癌肿所在部位选择性插管,回盲部癌选择回结肠动脉,升结肠癌选择右结肠动脉,横结肠癌选择结肠中动脉,降结肠癌选择左结肠动脉,乙状结肠癌选择乙状结肠动脉,直肠癌选择直肠上动脉,直肠下段及肛管癌选择双侧髂内动脉及直肠上

动脉。当直肠癌肿位于肠壁右侧时,选用右侧髂内动脉;肿瘤位于肠壁左侧者,选用左侧髂内动脉;肿瘤位于直肠前后壁或侵及肠壁 1 周者,选用双侧髂内动脉。若不易找到以上血管,则右半结肠选肠系膜上动脉,左半结肠选肠系膜下动脉。

血管造影:肠系膜上动脉造影,造影剂用量为 30～35ml,注射速度为 6～10ml/s;肠系膜下动脉造影造影剂用量为 10～15ml。注射速度为 2～3ml/s。

三、血灌介入治疗的适应证、禁忌证

(一)适应证

1. 大肠癌切除术前化疗。

2. 外科手术不能切除的大肠癌。

3. 拒绝外科手术者。

4. 大肠癌术后复发者。

5. 大肠癌根治术后预防性动脉内化疗者。

(二)禁忌证

1. 心、肝、肺、肾功能严重不良者,全身衰竭者。

2. 出、凝血功能障碍者。

3. 已有全身广泛转移者。

4. 肠梗阻或严重便血者。

5. 有化疗禁忌证,对化疗药物过敏及对碘过敏者。

四、常用药物、药量及介入方法

(一)术前准备

1. 术前检查。如肝功能,肾功能,血常规,血型,出、凝血时间及凝血酶原时间,血离子,胃镜,腹部 CT,X 射线胸片等检查。血常规白细胞计数 3.0×10^9/L,血小板计数 $>80 \times 10^9$/L。

2. 备皮、造影剂皮试、抗生素皮试。

3. 术前禁食水 4h;术前 30min 肌注地西泮(安定)10mg、非那根(异丙嗪)25mg。

(二)药品准备

1. 化疗药物的准备　5－FU 750～1250mg、MMC 10～20mg、DDP 60～120mg、ADM/EADM 60～90mg、卡铂 500mg、VP－16 100～200mg。选用 3 种化疗药物联合应用。

2. 造影剂准备　安其格纳芬(泛影葡胺)200ml 或优维显 370 100ml 或碘海醇 100ml。

3. 栓塞剂　40％的国产碘化油或进口超液化碘化油 10～20ml,明胶海绵。

4. 其他　肝素 12 500U、地塞米松 10～15mg、昂丹司琼 8mg、利多卡因 0.2mg。

(三)器械准备

1. 血管造影手术包 1 个。

2. Seldinger 穿刺针、超滑导丝 1 根、动脉鞘 1 个。向右两弯导管(RH 导管)、Simmolls－Ⅰ导管、盘曲型导管。

(四)化疗药物的选择

通常选择联合用药有以下方案:①FAC 方案:5－FU＋ADM/EPI＋DDP/CBP。②FMC 方案:5－FU＋MMC＋DDP/CBP。③FAM 方案:5－FU＋MMC＋ADM。④FCM 方案:5－

FU+MMC+CTX。

（五）注射方法

注射时间为 15～30min，一定要缓慢注射，切忌压力过高，以免造成化疗药物进入正常肠组织中，引起化学性肠炎，甚至可造成肠坏死。应用 5-FU 时应特别注意药品的浓度。应至少稀释至 50％以下。推注后需用生理盐水反复冲洗导管，防止药物残留，造成皮肤和皮下组织坏死。

五、血管介入治疗的时机选择

（一）灌注化疗后的手术时间

根据报道，灌注化疗后 5～30d 再行手术治疗，普遍认为末次动脉化疗后 7～14d 较为理想。此时患者化疗反应已消失，全身情况改善，肿瘤缩小，肿瘤组织周围水肿明显，与周围正常组织分界清楚。容易手术剥离，既充分发挥了抗癌药物的作用，又能提高手术切除率。

（二）手术后何时灌注化疗

一般认为术后 2～3 周开始第 1 次化疗，第 2、3、6、9、12 个月各行 1 次。1 年后改为每 6 个月 1 次。最多用 10 次。

（三）何时姑息治疗

对放弃手术的患者，只要患者情况容许，姑息治疗可以在任何时间进行。

六、介入治疗的主要疗效

很多学者报道，灌注化疗后患者排便次数减少，黏液血便减轻，会阴部胀痛减轻，腹痛减轻，腹胀减轻，里急后重及肛门下坠感消失，不全梗阻者可有不同程度的缓解。

一些学者报道，该疗法可以使肿瘤缩小、皱缩。胡庭杨报道，术前触及腹块者，术后变小、变软，活动度增加。王炳胜报道，59 例中肿瘤基本消失的有 4 例（6.8％）；肿瘤缩小 50％以上的有 21 例（35.5％）；肿瘤缩小＜50％的有 23 例（39％）；肿瘤大小基本无变化的有 11 例（18.6％）。有效率为 42.4％，其中有 6 例重新获得手术切除机会。

治疗后组织学改变的报道比较多，普遍认为与化疗前比较，化疗后癌细胞出现固缩、核碎裂、细胞质凝固、坏死等变化。细胞间质出现炎性细胞浸润、水肿、纤维增生，血管出现内膜增生和血栓形成，这些变化多以中度改变为主，而细胞质坏死及血管内膜增生则为重度改变。许健比较了 62 例治疗前后的病理切片，发现化疗前除 5 例肿瘤细胞 I 级坏死外，其余均无坏死的瘤细胞。化疗后，除 2 例肿瘤细胞未见坏死外，其余均有 I 级以上肿瘤细胞坏死，间质纤维增生明显，血管充血扩张，管壁增生、增厚。胡庭杨报道，51 例组织学疗效：0 级 1 例。I 级 21 例，II 级 24 例，III 级 5 例，总有效率为 98.0％。手术证实有淋巴结转移的 16 例，转移淋巴结组织学疗效：0 级 5 例，I 级 5 例，II 级 5 例，III 级 1 例；组织学疗效为 68.8％。

预防局部复发及肝转移情况：刘勇敢将 103 例直肠癌根治性切除术后患者分成 2 组，56 例动脉灌注化疗组，47 例静脉全身化疗。结果动脉灌注组 5 年复发和转移率为 32.1％，静脉化疗组为 47.0％。证明结肠癌术后动脉灌注法优于全身静脉化疗法，可以显著降低肿瘤肝转移的发生率，提高 5 年生存率。

术前术后灌注化疗比单纯手术的患者生存期明显延长。Braun 等对 107 例局部晚期直肠癌患者做了回顾性研究，其中 52 例进行术前动脉内灌注化疗，55 例只接受手术治疗。结果术前动脉内灌注化疗组5年生存率明显高于直接手术组。顾晋比较了54例术前行灌注化疗和不行直接手术58例患者的生存期,发现术前灌注化疗组1年生存率为93.05%,对照组为80.78%;3年生存率分别为71.76%和40.76%。2组对比的显著差异非常有意义。

治疗后血管造影情况:王炳胜报道,治疗后供瘤血管主干较前变细,周围分支减少,迂曲程度减轻,实质期见肿瘤染色面积较前缩小,染色变浅,边界清晰。胡庭杨观察,7例术前术后的DSA表现,发现治疗后供血动脉变细,血供减少,肿瘤缩小。

七、血管介入治疗并发症及处理并发症

主要为化学性肠炎。术后一般可给予支持营养、止吐、抗感染治疗1周。

1. 化学性肠炎的预防　应尽可能使导管头端接近肿瘤的供血区域,避免化疗药物进入正常的肠道,既可提高肿瘤区域的浓度又可减少化学性肠炎的发生,同时推注药物的时间应保持在15～30min以上,减少药物的反流。同时有学者认为由于5-FU对血管内膜的损害严重,且在肠系膜下动脉灌注化疗的实践中发现出现严重的化学性肠炎,故5-FU应慎重应用于肠系膜下动脉等细小血管。

2. 化学性肠炎的治疗　禁食或流食,应用黏膜保护剂,抗炎,抑酸治疗1周。

（张明浩）

实用临床内科诊疗新策略

（下）

刘云顺等◎主编

吉林科学技术出版社

第七章　肾内科疾病

第一节　肾小球肾炎

一、急性肾小球肾炎

急性肾小球肾炎（acute glomerulonephritis，AGN）简称急性肾炎，是急性起病，以血尿、蛋白尿、水肿和高血压等急性肾炎综合征为临床特征的一组疾病，可伴有一过性氮质血症。本病多见于儿童，以 2～6 岁多见，偶见于 40 岁以上的患者。男性发病多于女性。急性肾炎多见于链球菌感染后，而其他细菌、病毒、支原体、真菌及寄生虫感染亦可引起。本节主要叙述急性链球菌感染后肾炎。

（一）病因与发病机制

常因 β—溶血性链球菌"致肾炎菌株"（多为 A 组 12 型等）引起的上呼吸道感染或皮肤感染后，诱发的免疫反应所致。其致病抗原主要是细菌细胞壁 M 蛋白，现在也认为是其胞质成分或其分泌蛋白产物。发病机制主要为循环免疫复合物沉积于肾小球，或在肾小球内原位免疫复合物形成，通过激活补体，导致肾小球内皮细胞及系膜细胞增生，炎症细胞浸润，引起肾脏病变。

（二）病理

肾脏体积常增大。主要病变为弥漫性毛细血管内增生性肾小球肾炎，以肾小球内皮细胞及系膜细胞增生为主，急性期多有中性粒细胞及单核细胞浸润，纤维蛋白沉积。病变严重时可压迫毛细血管襻使管腔狭窄或闭塞。免疫病理检查可见 IgG 及 C3 呈粗颗粒状沉积于系膜区及毛细血管壁。电镜下可见肾小球上皮细胞下有驼峰状大块电子致密物沉积，为其典型特征。

（三）临床表现与辅助检查

多于前驱感染（如急性化脓性扁桃体炎、咽炎、淋巴结炎、猩红热或者皮肤脓疱病、疖痈等）后 1～3 周（平均 10 天左右）起病，呼吸道感染者的潜伏期较皮肤感染者短。起病较急，病情轻重不一，轻者呈亚临床型（仅有尿常规异常及血清 C3 的动态变化），典型者呈急性肾炎综合征表现，重症者可发生急性肾衰竭。患者可有乏力、腰酸、厌食、恶心、头晕等全身非特异性表现。

1.尿检异常　几乎 100% 的患者出现肾小球源性血尿，约 40% 的患者可有肉眼血尿，常为疾病首发症状。可伴有轻、中度蛋白尿，不足 20% 的患者可有肾病综合征样表现，呈大量蛋白尿。早期尿沉渣也可见白细胞和上皮细胞，并可有颗粒管型和红细胞管型等。

2.水肿　约 90% 的患者首先表现为晨起眼睑水肿，严重时可波及全身，甚至出现充血性心力衰竭。

3.高血压　约 80% 的病例出现一过性高血压，为钠水潴留所致。多为轻中度血压升高，利尿后血压可逐渐恢复正常。少数可出现严重高血压，甚至发生高血压脑病。

4.肾功能异常　早期可有一过性肾功能受损表现，出现尿量减少，轻度氮质血症，少数呈急性肾衰竭表现。但大多数患者经利尿 1～2 周后，肾功能即可恢复。

5.免疫学检查 ①血清 C3 及总补体 CHM 动态变化：在发病 2 周内下降，8 周内恢复正常。②抗链球菌溶血素 O 抗体（ASO）滴度可升高，提示近期内有过链球菌感染，但感染早期使用特效抗生素治疗可影响其阳性率，或者某些链球菌菌株（如 12 型）可不产生溶血素，故 ASO 阴性并不能排除链球菌感染。

6.B 型超声检查 双肾大小正常或稍增大。

（四）诊断与鉴别诊断

于上呼吸道感染或皮肤感染后 1～3 周，新近出现的急性肾炎综合征的表现，结合免疫学检查血清 C3 暂时下降，病程 8 周内渐恢复正常者，临床上即可诊断为急性肾炎。需与表现为急性肾炎综合征的其他原发和继发性肾小球疾病相鉴别：

1.以急性肾炎综合征起病的其他原发性肾小球疾病

（1）其他病原体感染后急性肾炎：可由其他细菌、病毒和寄生虫感染后诱发。病毒感染者多在感染后 3～5 天发病，临床上多仅表现为轻度尿常规异常，水肿、高血压和肾功能异常少见，为自限性病程。免疫学检查常常无血清补体降低。

（2）系膜毛细血管性肾小球肾炎（膜增生性肾小球肾炎）：除临床上表现为急性肾炎综合征外，还常伴肾病综合征，病变持续而无自愈倾向。50％以上患者有持续性低补体血症，但 8 周内不恢复。

（3）系膜增生性肾小球肾炎（包括 IgA 肾病和非 IgA 系膜增生性肾小球肾炎）：本病潜伏期短，常常在感染后数小时至数日内出现肉眼血尿，血尿呈反复发作。部分患者血清 IgA 升高，血清 C3 正常，病变无自愈倾向。

2.急进性肾小球肾炎 除有急性肾炎综合征的临床表现外，尤以数周至数月内出现进行性少尿、无尿及肾功能急骤恶化为特征。诊断难以明确时建议可及时肾活检明确诊断。

3.表现为急性肾炎综合征的继发性肾小球疾病

（1）系统性红斑狼疮：该病有以下特点可资鉴别：①好发于青、中年女性；②有多系统损害证据，可伴有发热、皮疹、关节炎等；③蛋白电泳 γ-球蛋白常增高，血清 C3 下降或自身抗体如抗核抗体（ANA）、抗 Sm 抗体、抗 ds-DNA 抗体阳性等；④肾组织免疫荧光检查毛细血管壁及系膜区有广泛性 IgG、IgM、IgA 同时沉积，即"满堂亮"现象。

（2）过敏性紫癜肾炎：肾损害可表现为镜下血尿或间断性肉眼血尿。该病多发于青少年，常有多发性大关节游走性肿痛，腹痛、腹泻、血便，同时或先后出现四肢（尤其是下肢、臀部）成批发作的、对称分布的紫癜，血尿和（或）蛋白尿多发生在皮疹出现后 1 周，仅少数患者先出现镜下血尿，后出现皮疹等，有助于鉴别。

当临床过程不符合典型的急性链球菌感染后肾小球肾炎时，或临床诊断困难时，可考虑进行肾活检以明确诊断，指导治疗。肾活检的指征为：①少尿 1 周以上或尿量急剧减少、肾功能进行性损害者；②病程超过 8 周而无好转趋势者（包括尿常规或者血清补体 C3 持续未恢复）；③急性肾炎综合征伴肾病综合征者。

（五）治疗

本病治疗以休息及对症治疗为主。一般不宜应用激素及细胞毒药物。

1.一般治疗 急性期应卧床休息至肉眼血尿消失、水肿消退及血压恢复正常。有水肿、高血压时应给予低盐饮食（<3g/d），明显少尿的急性肾衰竭者需限制水分摄入。出现氮质血

症时予优质(以富含必需氨基酸的动物蛋白为主)低蛋白饮食。

2.治疗感染灶 既往主张病初注射青霉素 10～14 天,以清除潜伏病灶,目前尚有争议。但当有明确感染灶时,应积极使用抗生素治疗。对反复发作的慢性扁桃体炎,可待肾炎临床症状体征消失,尿蛋白<(＋),尿沉渣红细胞<10 个/HP 后,手术摘除肿大的扁桃体,并在术前术后应用青霉素 2 周。

3.对症治疗 包括利尿消肿、控制血压,预防心脑合并症的发生。常用噻嗪类利尿剂,必要时可用髓袢利尿剂。利尿后高血压控制仍不满意时,可适当联用其他降压药物如钙通道阻滞剂、β受体阻滞剂或 α_1 受体阻滞剂。

4.其他 少数发生急性肾衰竭,出现少尿、无尿而利尿无效者,或者合并有脑水肿、急性肺水肿、高血钾等有血液透析指征时,应及时予以透析治疗。必要时辅以中医辨证施治。

(六)预后

绝大多数患者症状、体征及实验室检查于 4 周内恢复正常,血清 C3 动态变化,在 8 周内恢复正常。病理检查亦大部分恢复正常,或仅遗留轻度系膜增生。少量镜下血尿及微量尿蛋白可迁延至半年至 1 年。

大多数病例远期预后良好,有自愈倾向。仅少数患者在"临床治愈"数年后转为慢性肾炎。青少年儿童患者效果好;而老年患者,有持续而严重的高血压、大量蛋白尿或肾功能损害者预后较差;肾脏病理检查发现肾小球增生病变重、伴有大量新月体者预后差。

二、急进性肾小球肾炎

急进性肾小球肾炎(rapidly progressive glomerulonephritis,RPGN)是临床上以急性肾炎综合征、肾功能急骤恶化、早期出现少尿性急性肾衰竭为主要表现,以新月体性肾小球肾炎为病理特征的一组原发性和继发性肾小球疾病,以下简称急进性肾炎。

(一)病因与发病机制

本组疾病病因包括:①由其他病理类型的原发性肾小球疾病(如系膜毛细血管性肾小球肾炎、IgA 肾病)转化而来,形成广泛新月体;②继发于全身性疾病(如系统性红斑狼疮、过敏性紫癜、冷球蛋白血症及弥漫性血管炎等);③原发性急进性肾小球肾炎,病因不明,此为本节讨论的重点。

急进性肾炎根据免疫发病机制可分为三型:①Ⅰ型,又称抗肾小球基底膜(GBM)抗体型,此型又分为两类:即伴肺部损害的肺出血－肾炎综合征(Goodpasture syndrome)和不伴肺部损害的抗 GBM 抗体型肾小球肾炎(无肺出血);②Ⅱ型,又称免疫复合物型,包括原发性肾小球疾病如 IgA 肾病、膜增殖性肾小球肾炎、链球菌感染后肾小球肾炎以及继发性疾病如狼疮性肾炎、过敏性紫癜性肾炎以及冷球蛋白血症等,为我国多见;③Ⅲ型为非免疫复合物型,以往认为其发病机制与细胞免疫有关,现已证实 50％～80％的该型患者血清中存在抗中性粒细胞胞浆抗体(antineutrophil cytoplasmic antibody,ANCA),故又称为 ANCA 相关性肾小球肾炎,为原发性小血管炎肾损害。Ⅰ型和Ⅱ型好发于青、中年;而Ⅲ型常见于中老年患者,男性多见。

(二)病理

病理类型为新月体性肾小球肾炎。光镜下 50％以上的肾小球囊腔内有大新月体形成(占据肾小球囊腔 50％以上),病变早期是细胞新月体,后期为纤维新月体。免疫病理检查是分型的主要依据：Ⅰ型IgG及C3呈线条状沿肾小球毛细血管壁分布；Ⅱ型IgG及C3呈颗粒状沉积于系膜区及肾小球毛细血管壁；Ⅲ型无或仅有微量免疫沉积物。电镜下仅Ⅱ型可见系膜区和内皮细胞下电子致密物沉积。

（三）临床表现与辅助检查

本病起病急，病情急骤进展。患者可有前驱呼吸道感染。

1.急性肾炎综合征　患者突然出现血尿、蛋白尿、水肿、高血压。部分患者可出现肉眼血尿，尿沉渣可见红细胞管型；Ⅱ型患者常伴肾病综合征。

2.急性肾损伤　患者早期出现少尿或无尿，于数周至数月内肾功能进行性恶化并发展至尿毒症甚至需要血液透析。

3.贫血　患者常伴中、重度贫血。

4.其他系统或脏器受累表现　Ⅰ型患者可出现咯血，Ⅲ型患者可有发热、咯血或关节痛等系统性血管炎的表现。

5.免疫学及相关影像学检查　主要有抗肾小球基底膜抗体阳性（Ⅰ型）、ANCA阳性（Ⅲ型）。此外，Ⅱ型患者可有血清C3降低，血液循环免疫复合物及冷球蛋白阳性。B型超声等影像学检查显示双肾增大。

（四）诊断与鉴别诊断

1.急进性肾小球肾炎的诊断　凡既往无肾炎病史，出现急性肾炎综合征伴早期肾功能急骤恶化者，无论是否已达到少尿性急性肾衰竭，须考虑本病，应及时进行肾活检。一旦病理证实为新月体性肾小球肾炎，即可诊断为急进性肾炎。

2.病因诊断　在排除其他系统性疾病后，则可诊断为原发性急进性肾小球肾炎。

原发性急进性肾小球肾炎需与下列疾病鉴别：

1.表现为少尿性急性肾衰竭的非肾小球疾病

（1）急性肾小管坏死：常有明确的发病诱因，如肾缺血（休克、脱水）、中毒（药物、鱼胆中毒等）、异型输血或挤压伤等。临床上除了表现为少尿性急性肾损伤外，同时常常存在尿酸化和浓缩功能障碍等肾小管损害，而没有急性肾炎综合征的表现。

（2）急性过敏性间质性肾炎：常有明确的用药史及药物过敏反应，如发热、皮疹和（或）关节疼痛，血和尿嗜酸性粒细胞增加等，且大多尿常规变化轻微，可资鉴别。

（3）梗阻性肾病：患者常突发出现无尿，超声显像或逆行尿路造影可证实尿路梗阻的存在。

2.表现为急进性肾炎综合征的其他肾小球疾病

（1）继发性急进性肾小球肾炎：系统性红斑狼疮肾炎、过敏性紫癜肾炎、肺出血—肾炎综合征（Goodpasture综合征）、系统性血管炎等均可致新月体性肾小球肾炎，但其常有多系统受累的临床表现和相关实验室检查证据，不难鉴别。

（2）其他病理类型的原发性肾小球疾病：如重症毛细血管内增生性肾小球肾炎或重症系膜毛细血管性肾炎，临床上均可表现为较迅速发展的肾功能损害。鉴别困难时，及时肾活检可确诊。

（五）治疗

强调在早期病因诊断和免疫病理分型诊断的基础上，尽快进行强化治疗。

1.糖皮质激素与免疫抑制剂　适应证：Ⅱ型（免疫复合物型）及Ⅲ型（非免疫介导型）首选

糖皮质激素冲击疗法，Ⅰ型效果较差。方法：①首选强化甲泼尼龙冲击治疗：甲泼尼龙 0.5g～1.0g 溶于 5% 葡萄糖中静脉滴注，每日或隔日 1 次，3 次为 1 个疗程。必要时间隔 3～5 天可进行第二疗程，一般不超过 3 个疗程。在冲击治疗间歇和结束后仍继续口服泼尼松 1mg/(kg·d)，8～12 周后逐渐减量，维持半年至 1 年。治疗期间应注意防治继发感染、水钠潴留、血压升高、血糖升高、无菌性股骨头坏死等副作用。②环磷酰胺（CTX）2～3mg/(kg·d) 口服，累积量在 150mg/kg。近年来常用环磷酰胺 0.6～1.0g 溶于 5% 葡萄糖中静脉滴注，每月 1 次冲击治疗，替代口服。治疗期间要注意防治感染、骨髓抑制、出血性膀胱炎等 CTX 副作用。

2. 强化血浆置换疗法　适应证：适用于各型急进性肾小球肾炎，但尤以Ⅰ型（抗 GBM 抗体型，包括 Goodpasture 综合征）和原发性小血管炎所致的急进性肾炎（Ⅲ型）伴有威胁生命的肺出血者为首选。方法：血浆置换每天或隔日一次，每次置换 2～4L，直至血中抗基底膜抗体（Ⅰ型）或免疫复合物（Ⅱ型）转阴，病情好转。一般需置换约 10 次。该疗法需配合应用糖皮质激素及细胞毒药物，以防止免疫、炎症过程"反跳"。

3. 肾替代治疗　凡急性肾衰竭已达透析指征者，应及时透析。对综合治疗无效的晚期患者，则有赖于长期维持透析。在病情稳定半年（抗 GBM 抗体和 ANCA 持续转阴 2～3 个月）后方可考虑进行肾移植。

（六）预后

及早明确诊断，早期强化治疗，是提高疗效的关键，否则会早期进展为慢性肾衰竭。预后不良的主要因素包括：①免疫病理类型为Ⅰ型者最差，Ⅲ型最好；②病理检查发现明显的纤维性新月体、肾小球硬化、间质纤维化等不可逆病变者；③强化治疗太晚，开始治疗时已有少尿，血肌酐 >530μmol/L；④老年患者。

三、慢性肾小球肾炎

慢性肾小球肾炎（chronic glomerulonephritis）简称慢性肾炎，是以血尿、蛋白尿、水肿、高血压为基本临床表现的一组原发于肾小球的疾病。大多起病隐匿、病情迁延，病变缓慢进展，最终发展为慢性肾衰竭。由于其病理类型具有多样性，临床表现亦具有多样性。可发生于任何年龄，但以青中年为主，男性多见。

（一）病因与发病机制

大多数慢性肾炎的确切病因不清楚，起病即属慢性。仅少数由急性链球菌感染后肾小球肾炎迁延发展而来。免疫介导的炎症是大部分慢性肾炎发生的起始因素，而非免疫因素如系统性高血压、高血脂以及肾小球内高压、高灌注和高滤过等高血流动力学效应等，在慢性肾炎的持续迁延、缓慢进展过程中发挥了重要作用。

（二）病理

在疾病初期，常见的病理类型有：①系膜增生性肾小球肾炎（包括 IgA 肾病和非 IgA 系膜增生性肾小球肾炎）；②膜性肾病；③系膜毛细血管性肾小球肾炎；④局灶性、节段性肾小球硬化。病变进展至后期，上述病理类型均可发生不同程度的肾小球硬化、肾小管萎缩、肾间质纤维化，最终转化为硬化性肾小球肾炎。

（三）临床表现与辅助检查

慢性肾炎多数起病缓慢、隐匿。以水肿、高血压、蛋白尿、血尿为其基本临床表现。病情时轻时重，持续迁延，最终逐渐进展为慢性肾衰竭。

但是,慢性肾炎患者临床表现具有多样性,个体差异较大,可因某一症状特别突出而误诊。部分患者早期可有疲倦、头昏乏力、腰膝酸软等非特异症状,水肿一般不严重;有的患者临床症状不明显,仅实验室检查发现尿常规轻度异常;部分患者在呼吸道感染、劳累或其他恶性刺激后,数日内病情急骤恶化出现水肿和高血压、大量蛋白尿、甚至肉眼血尿、管型增多等急性肾炎综合征的表现;或因体检发现血压升高而就诊,多为持续性中等程度以上升高(尤其是舒张压),可有眼底出血、渗出,甚至视乳头水肿。

尿常规镜检可见红细胞增多、管型;尿蛋白多在 $1\sim3g/d$。肾功能可正常或轻度受损(肾小球滤过率下降或轻度氮质血症),持续数年至数十年。部分患者因血压控制欠佳、脱水、感染、劳累或在应用肾毒性药物等后,肾功能迅速恶化,但经及时去除诱因并适当治疗后,病情可有所缓解。

(四)诊断与鉴别诊断

凡尿常规异常(蛋白尿、血尿、管型尿)、或伴有不同程度的水肿及高血压表现,均应考虑此病。但需除外继发性肾脏疾病、遗传性肾病和急性肾炎。

1.原发性高血压肾损害　原发性高血压肾损害主要是指高血压良性肾小动脉硬化,常常有如下特点与慢性肾炎鉴别:

(1)原发性高血压者多先有较长病程的高血压史(8~10 年),后出现尿常规异常;

(2)出现肾损害前往往已经有高血压的其他靶器官并发症(心、脑损害或高血压眼底改变);

(3)尿常规变化轻微,罕见有持续性血尿及红细胞管型以及明显的蛋白尿(除非为恶性高血压);

(4)肾小管功能损害早而重于肾小球,尤其是远端肾小管功能减退明显,患者多有夜尿增多等表现。

2.继发性肾小球肾炎

(1)红斑狼疮性肾炎:该病好发于青、中年女性,有多系统损害证据,可伴有发热、皮疹、关节炎等,查自身抗体有助于诊断。必要时肾病理活检可确诊。

(2)过敏性紫癜肾炎:肾损害可表现为镜下血尿或间断性肉眼血尿。但该病可有多发性大关节游走性肿痛、腹痛、腹泻、血便,同时或先后出现四肢(尤其是下肢、臀部)成批发作的、对称分布的紫癜等,有助于鉴别。

(3)糖尿病肾小球硬化症:糖尿病肾病常有如下特点与慢性肾炎鉴别:①出现肾脏损害前常有较长时间的糖尿病史;②出现肾损害时眼底检查提示多合并有糖尿病视网膜病变;③尿常规检查肾小球源性血尿少见。

3.Alport 综合征　为遗传性肾小球肾炎。常起病于青少年(多在 10 岁之前),有球性晶状体等眼损害、神经性耳聋和肾损害证据,结合阳性家族史,不难诊断。

4.急性链球菌感染后肾小球肾炎　以急骤发病的慢性肾炎需与此病鉴别。此病潜伏期长,血清 C3 呈动态变化,有自愈倾向,可资鉴别。

(五)治疗

治疗目的为改善或缓解临床症状,防止或延缓肾功能进行性恶化,防治合并症。一般采取综合性防治措施。

1. 营养治疗

(1)限制蛋白质和磷的摄入,以减轻肾小球高灌注和高滤过,有利于防治肾小球硬化。一般应根据肾功能受损程度控制蛋白质入量。GFR≥60ml/(min·1.73m²)时,每天给予0.8～1.0g/(kg·d)的富含必需氨基酸的优质蛋白(约50%蛋白应为高生物价蛋白,主要是动物蛋白)。在GFR下降[<60ml/(min·1.73m²)]后,在提供足够的热卡的前提下,蛋白质应限制在0.4～0.6g/(kg·d),并适当补充α-酮酸或必需氨基酸。磷的摄入量应限制在600mg/d。

(2)有水肿及高血压的患者应限盐(<3g/d)。

2. 积极控制高血压　高血压是加速肾小球硬化,促进肾功能恶化的重要因素,因此,积极控制血压是延缓慢性肾炎持续进展至终末期肾衰竭的关键措施之一。

治疗原则:

(1)降压要达标:即力争把血压控制到理想水平,尿蛋白≥1g/d时,血压应控制在125/75mmHg以下,尿蛋白<1g/d时,血压控制在130/80mmHg以下;

(2)降压药物的选择:要求不仅要稳定降压,而且还要具有延缓肾功能恶化、保护肾脏功能的作用。

首选血管紧张素转换酶抑制剂(ACEI),如依那普利(enalapril),常用剂量为5～10mg,每天1次,或血管紧张素Ⅱ受体拮抗剂(ARB),如氯沙坦(losartan)50～100mg,每天1次。肾性高血压单用一种降压药物如果效果差,常需多药联合降压,如ACEI联用钙拮抗剂、β受体阻滞剂或α受体阻滞剂及利尿剂。

3. 抗凝和血小板解聚药物　有研究认为,肾小球疾病时,常合并高凝状态,肾小球毛细血管袢内可有微血栓形成。可用大剂量双嘧达莫(300～400mg/d),小剂量阿司匹林(40～300mg/d)抗血小板聚集,也可使用一些改善微循环的中药如丹参酮等,但长期疗效有待进一步观察。

4. 糖皮质激素和细胞毒药物　一般不主张积极使用。但如果尿蛋白较多,且肾功能正常或损害轻微、肾脏体积正常、病理类型较轻(如轻度系膜增生性肾小球肾炎或早期膜性肾病)的患者可试用。

5. 避免加重肾脏损害的因素　避免感染、劳累、脱水、妊娠及应用肾毒性药物(如庆大霉素、磺胺药、非甾体类抗炎药及含马兜铃酸的中药如关木通、广防己等),否则将导致肾功能恶化。

(六)预后

慢性肾炎病情迁延,病变均持续进展最终将致慢性肾衰竭。但病变进展速度取决于其病理类型、是否重视保护肾脏及治疗是否恰当彻底有关。

四、隐匿性肾小球肾炎

隐匿性肾小球肾炎也称为无症状性血尿和(或)蛋白尿(asymptomatic hematuria and/or proteinuria),是病因和发病机制均不相同的、临床上仅表现为蛋白尿和(或)肾小球性血尿,而缺乏水肿、高血压及肾功能损害等临床表现的一组原发性肾小球疾病。

(一)病理

病理改变多较轻,包括轻微病变性肾小球肾炎(肾小球中仅有节段性系膜细胞及基质增生)、轻度系膜增生性肾小球肾炎(包括IgA肾病和非IgA系膜增生性肾小球肾炎)、局灶性节段性肾小球肾炎及薄基底膜肾病等。

（二）临床表现

本病起病隐匿，无临床症状和体征，常因尿检异常而就诊。

1. 单纯性血尿　呈持续性或反复发作性肾小球源性镜下血尿。部分患者于发热、上呼吸道感染、剧烈运动情况下可出现一过性肉眼血尿，并于短时间内迅速消失。引起单纯性血尿的原发性肾小球疾病以 IgA 肾病最为常见。

2. 无症状性蛋白尿　多发生于青年男性，呈持续性蛋白尿，通常尿蛋白定量多在 1g/d 以下，以白蛋白为主，尿沉渣检查正常，肾功能正常。

3. 无症状性血尿和蛋白尿　表现为血尿伴蛋白尿。

（三）诊断与鉴别诊断

凡临床上无水肿、高血压和肾功能损害，而仅尿蛋白<1g/d，和（或）伴有肾小球源性血尿者，应考虑隐匿性肾小球肾炎。但应除外以下情况和疾病：

1. 非肾小球源性血尿　必要时可行尿培养、B 型超声及其他影像学检查除外尿路炎症、结石、肿瘤等疾病所致的血尿。可做相差显微镜尿红细胞形态检查或尿红细胞分布曲线测定以确定是否为肾小球来源的血尿。

2. 生理性蛋白尿　对于无症状性蛋白尿患者，首先应明确是否为肾小球来源的蛋白尿，需要排除生理性蛋白尿，包括：

（1）功能性蛋白尿：即由发热、寒冷、高温作业及剧烈运动所致的短暂少量蛋白尿；

（2）体位性蛋白尿（直立位蛋白尿）。

3. 其他肾小球疾病　如继发性肾小球疾病狼疮性肾炎、过敏性紫癜肾炎，其他如乙型肝炎病毒相关肾炎和其他遗传性进行性肾炎早期等，根据其各系统典型的临床表现可诊断。必要时需肾活检确诊。

（四）治疗

1. 应尽量避免感染和过度劳累以及肾毒性药物。

2. 清除体内慢性感染灶，如反复发作的慢性扁桃体炎应予手术摘除。

3. 定期复查尿常规及肾功能、血压（每 3～6 个月 1 次），妊娠前及妊娠过程中的患者更需加强监测。

（五）预后

可长期迁延，也可时轻时重或呈间歇性尿检异常。大多数患者的肾功能良好且长期稳定，少数患者可自动痊愈或尿蛋白渐多，出现水肿或肾功能渐减退而转成慢性肾炎。

（热西旦·扎克尔）

第二节　肾病综合征

肾病综合征的诊断标准：①大量蛋白尿（>3.5g/24h）；②低蛋白血症（血浆白蛋白<30g/L）；③水肿；④高脂血症。其中前两者为诊断的必备条件。

一、病因

分为原发性和继发性两大类。

1. 原发性肾病综合征 儿童患者 80%～90% 为微小病变型肾病;青少年患者以系膜增生性肾小球肾炎、系膜毛细血管性肾小球肾炎和局灶性节段性肾小球硬化等多见;膜性肾病则主要见于中老年患者。

2. 继发性肾病综合征 儿童和青少年患者以过敏性紫癜肾炎、乙型肝炎病毒相关肾炎和系统性红斑狼疮肾炎多见;老年患者则以糖尿病肾病、肾淀粉样变、肿瘤(如淋巴瘤、多发性骨髓瘤)相关性肾病等多见。

二、病理生理

1. 大量蛋白尿 当肾小球滤过膜具有的分子屏障及电荷屏障作用发生障碍,肾小球对血浆中蛋白的通透性增加,原尿中蛋白含量超过近曲小管的重吸收能力时,形成蛋白尿。另外,凡增加肾小球内压力及引起高灌注、高滤过的因素均可加重尿蛋白的排出。

2. 低蛋白血症 其主要原因是尿中丢失大量白蛋白。严重水肿时,胃肠道黏膜水肿导致吸收能力下降,蛋白摄入不足也是加重低蛋白血症的原因。

3. 水肿低白蛋白血症 引起血浆胶体渗透压下降,使水分从血管腔内渗入组织间隙中。

4. 高脂血症 血浆胆固醇、甘油三酯均增高,可伴有低密度及极低密度脂蛋白浓度增加。其发生主要原因是由于肝脏合成脂蛋白增加及外周利用和分解减少所致。

三、病理类型与临床特征

导致原发性肾病综合征的主要病理类型有微小病变、膜性肾病、系膜增生性肾小球肾炎、系膜毛细血管性肾小球肾炎及局灶性节段性肾小球硬化。

1. 微小病变(minimal change glomerulopathy) 光镜下肾小球基本正常,免疫荧光检查阴性。电镜下有广泛的肾小球脏层上皮细胞足突融合,为本病特征性改变。

本病多见于儿童(占儿童肾病综合征的 80% 左右),大多数对激素治疗敏感(儿童约 93%,成人约 80%),蛋白尿在数周内转阴,但容易复发,如反复发作或长期大量蛋白尿得不到控制,则需注意病理类型可能转变成系膜增生性肾小球肾炎,甚至局灶性节段性肾小球硬化。

2. 系膜增生性肾小球肾炎(mesangial proliferative glomerulonephritis) 光镜下可见弥漫性肾小球系膜细胞增生伴细胞外基质增多为本病特征性改变,依其系膜增生程度可分为轻、中、重度,根据免疫荧光结果可分为 IgA 肾病(详见本篇第五章)和非 IgA 系膜增生性肾小球肾炎。电镜下可见系膜区有电子致密物沉淀。

系膜增生性肾小球肾炎是我国原发性肾病综合征常见的病理类型,约占 30%。本型肾病综合征对糖皮质激素及细胞毒药物的治疗反应,决定于其病理改变之轻重,轻者疗效好,重者疗效差。

3. 系膜毛细血管性肾小球肾炎(mesangial capillary glomerulonephritis) 又称为膜增生性肾小球肾炎。光镜下系膜细胞及系膜基质弥漫性重度增生,广泛插入到肾小球基底膜与内皮细胞之间呈"双轨征"。免疫荧光检查常见大量血清 C3,伴或不伴 IgG,呈颗粒样沉积于系膜区和基底膜。电镜下系膜区和内皮下可见电子致密物沉积。

本型病变进展较快,高血压、贫血和肾功能损害出现早,50%～70% 的病例血清 C3 持续降低,对提示本病有重要意义。治疗困难,糖皮质激素及细胞毒药物治疗除对部分儿童病例可能有效外,多数成人疗效差。

4.局灶性节段性肾小球硬化(focal segmental glomerulonephritis) 光镜下可见病变呈局灶(仅部分肾小球硬化)、节段分布(仅肾小球毛细血管袢的部分小叶的硬化性病变),即受累节段的毛细血管闭塞、系膜基质增多、球囊粘连等,伴有进行性肾小管萎缩、肾间质纤维化。免疫病理显示 IgM 和 C3 在肾小球受累节段呈团块状沉积。电镜下可见病变部位电子致密物沉积,肾小球上皮细胞足突广泛融合。

本病患者 2/3 有持续性高血压。大多数患者肾小球滤过率进行性下降。对激素及细胞毒药物治疗的反应较差,单纯激素治疗无效者达 60% 以上,逐渐发展至肾衰竭。

5.膜性肾病(membranous nephropathy) 光镜下病变的特征是肾小球基底膜上皮细胞下有免疫复合物,导致毛细血管壁弥漫增厚,进而有钉突形成(嗜银染色),基底膜逐渐增厚。免疫荧光染色发现 IgG 和 C3 呈细颗粒状在肾小球毛细血管壁沉积。电镜下可见基底膜上皮下或基底膜内有电子致密物。

本病好发于中老年(大部分患者诊断时已 50~60 岁)。一般无肉眼血尿。本病易发生血栓栓塞并发症。部分膜性肾病患者有自然缓解的倾向,约 25% 的患者会在 5 年内自然缓解。激素和细胞毒药物治疗可使部分患者缓解,但长期和大剂量使用激素和细胞毒药物有较多的毒副作用,因此必须慎重选择。此外,适当使用调脂药物和抗凝治疗。

四、并发症

1.感染 常见于呼吸道、泌尿系统、皮肤及自发性腹膜炎等。与尿中免疫球蛋白的大量丢失、营养不良、免疫功能紊乱及应用糖皮质激素等免疫治疗有关。感染是导致肾病综合征复发和疗效不佳的主要原因之一,甚至死亡,应予以足够重视。一般不主张常规使用抗生素预防感染,但一旦发现感染,应及时选用对致病菌敏感且毒副作用最小的抗生素积极有效治疗。

2.血栓和栓塞 最常见为肾静脉血栓。此外,也可发生肢体静脉血栓(特别是下腔静脉血栓)、肺血管血栓或栓塞、脑血管及冠状血管血栓。肾病综合征存在高凝状态的发生机制与凝血、抗凝及纤溶系统失衡加之低蛋白血症、高脂血症所致血黏稠度增加、血液浓缩有关。利尿剂及长期大量糖皮质类激素会加重这一倾向。

3.急性肾衰竭 可因有效血容量不足而致肾血流量下降,诱发肾前性氮质血症,经扩容、利尿后可得到恢复。少数病例可出现特发性急性肾衰竭,常见于微小病变型肾病者,有时需要透析治疗。

其发生机制可能有:①肾病综合征严重低蛋白血症,高度水肿,尤其是肾间质水肿,压迫肾小管;②大量蛋白管型堵塞肾小管;③肾静脉血栓形成;④其他:如在大量利尿同时,使用 ACEI 类药物,伴有严重感染或者使用肾毒性药物等。

4.蛋白质及脂肪代谢紊乱 长期低蛋白血症可导致营养不良、儿童生长发育迟缓。此外,由于血浆中的免疫球蛋白、补体、抗凝及纤溶因子、金属结合蛋白及内分泌结合蛋白也可减少,易发生免疫功能低下、高凝、微量元素(铁、铜、锌等)缺乏、内分泌紊乱等并发症。由于脂代谢紊乱,促使心脑血管并发症增加,且可促进肾小球进行性硬化,导致肾脏病变的慢性进展。

五、鉴别诊断

只有除外继发因素,才能诊断为原发性肾病综合征,必要时进行肾活检,继发病因主要包括下列疾病：

1.过敏性紫癜肾炎　多发于青少年，有典型的四肢部位的皮疹，可有关节痛、腹痛、发热等临床表现，血尿和(或)蛋白尿多发生在皮疹出现后1～4周。

2.系统性红斑狼疮肾炎　好发于育龄期女性，依据多系统受损的临床表现和免疫学检查之异常表现，一般不难明确诊断。

3.糖尿病肾病　多见于中老年，肾病综合征常见于病程10年以上的糖尿病患者。糖尿病史、血糖测定及特征性眼底改变有助于鉴别诊断。

4.肾淀粉样变性　好发于中老年，分为原发性与继发性，均为多器官受损疾病。前者病因不清，后者常继发于慢性化脓性感染、结核、恶性肿瘤等疾病。需肾活检确诊。

5.骨髓瘤性肾病　部分该病患者呈现肾病综合征，但其好发于中老年，多见于男性。患者有骨痛、蛋白电泳M带及尿本周蛋白阳性，骨髓象有浆细胞异常增生(占有核细胞的15%以上)，并有质的改变，有利于鉴别诊断。

六、治疗

治疗的目的不应仅以减少尿蛋白，还应重视保护肾功能，减缓肾功能恶化的程度，预防合并症的发生。包括以下几个方面：

1.一般治疗　凡严重水肿者应卧床休息，可增加肾血流量，利于消肿利尿，避免到公共场所减少交叉感染，但长期卧床应防止静脉血栓形成。给予低盐(<3g/d)饮食，同时优质高蛋白(富含必需氨基酸的动物蛋白)饮食1.0～1.5g/(kg·d)，应限制富含饱和脂肪酸(动物油脂)的饮食，而多吃富含多聚不饱和脂肪酸(如鱼油、植物油)及富含可溶性纤维(如燕麦、米糠及豆类)的食物，以减轻高脂血症。保证足够热量，每日每千克体重不少于126～147kJ(30～35kcal)。

2.对症治疗

(1)利尿消肿

1)渗透性利尿剂：用不含钠的低分子右旋糖酐250～500ml静脉滴注，每日1次，1～2周为1个疗程。但当尿量<400ml/d时应慎用，以免诱发"渗透性肾病"，导致急性肾衰竭。

2)利尿剂的应用：根据患者病情轻、重、缓、急或血清电解质浓度而有选择地、适度应用。不宜过快过猛，以免造成血容量不足、加重血液高黏倾向，诱发血栓、栓塞并发症。首选的药物是呋塞米(髓袢利尿剂)，开始可用20mg，每日2次口服，如无效可递至60～120mg/d。必要时可静脉注射，效果优于口服。为了保证疗效，又可防止低钾低钠血症，多主张间歇用药。

3)提高血浆胶体渗透压：静脉滴注血浆或血浆白蛋白可提高血浆胶体渗透压，促进组织水分回吸收并利尿，特别在滴注将要结束时给予髓袢利尿剂可增强利尿效果。由于静脉使用白蛋白可增加肾小球高滤过和肾小管上皮细胞损害，现在多数学者认为，非必要时一般不宜多用。

(2)减少尿蛋白：已证实减少尿蛋白可以有效延缓肾功能的恶化。血管紧张素转换酶(ACE)抑制剂和血管紧张素Ⅱ受体拮抗剂均可通过有效的控制高血压而显示不同程度地减少尿蛋白作用。

3.主要治疗－抑制免疫与炎症反应

(1)糖皮质激素(简称激素)：主要是通过激素的抗炎及免疫抑制作用。激素使用原则：①

起始足量：常用药物为泼尼松 1mg/(kg·d)，于晨 8 时前顿服，口服 8～12 周，最长不超过 16 周；②缓慢减药：足量治疗后每 1～2 周减原来用量的 10％，即每 2 周减 5mg，减至半量时 0.5mg/(kg·d)，维持最少 6 个月；③长期维持：最后以最小有效剂量（成人隔日晨服 0.4mg/kg）作为维持量，维持最少 6～12 个月。有肝功能损害的患者可选用等剂量的甲泼尼龙口服。长期应用激素的患者易出现感染、药物性糖尿、骨质疏松，甚至发生股骨头无菌性缺血性坏死，应加强监测及时防治。根据患者对激素的反应分为：激素敏感型（治疗 8 周病情缓解），激素依赖型（激素需要维持一定剂量，减药就复发）、激素抵抗型（激素治疗无效）。

（2）细胞毒药物：环磷酰胺是国内外目前最常用的细胞毒药物，一般作为激素协同用药，不作为首选或单独治疗，主要用于"激素依赖型"和"激素抵抗型"患者。环磷酰胺使用总量 6～8g(≤170mg/kg)。由于环磷酰胺副作用与剂量呈明显的正相关，临床上常调节剂量来减轻副作用的发生程度，主要副作用有骨髓抑制、肝损害、性腺抑制（尤其男性）、脱发、胃肠道反应及出血性膀胱炎。治疗中要加强监测血常规及肝功能等。

（3）环孢素(ciclosporin A,CsA)：此药能选择性地抑制 T 辅助细胞及 T 细胞毒效应细胞，临床上可用于治疗激素及细胞毒药物无效的难治性肾病综合征。开始剂量为 3～5mg/(kg·d)，根据环孢素血药浓度（维持其血浓度谷值 100～200ng/ml）进行调整，一般疗程为 3～6 个月，长期使用有肝肾毒性、高血压、高尿酸血症、多毛及牙龈增生等副作用，且停药后易复发，费用昂贵使其应用受到限制。

（4）霉酚酸酯(mycophenolate mofetil,MMF)：该药能选择性抑制 T、B 淋巴细胞增殖及抗体形成。适用于难治性肾病综合征、CsA 等使用禁忌证（如肝、肾功能不全）者，推荐剂量 1.5g～2.0g/d，副作用相对较少，如腹泻等胃肠道症状，偶有骨髓抑制。

（5）他克莫司(tacrolimus,又名 FK506)：是一种新型免疫抑制药，具有强大的免疫抑制作用，其免疫抑制作用是环孢素的 10～100 倍，抑制细胞毒淋巴细胞的形成，抑制 T 细胞活化及 TH 细胞依赖性的 B 细胞增殖。适用于难治性肾病综合征，确切的临床效果及副作用还需要更多的临床资料证实。推荐剂量 0.05～0.2mg/(kg·d)。主要副作用包括继发感染、肾功能异常、高血糖和糖尿病、高血压、全血细胞减少等，减量可使副作用减轻或消失，需要监测血药浓度。

4.并发症防治

（1）感染：一旦发现感染，应及时选用对致病菌敏感且毒副作用最小的抗生素积极治疗。

（2）血栓及栓塞并发症：可选用低分子肝素制剂，维持凝血酶原时间于正常水平的 1 倍；也可选用华法林，配合抗血小板药，如双嘧达莫 300～400mg/d，分 3～4 次口服，或阿司匹林 40～150mg/d 顿服，疗程半年以上。已发生血栓、栓塞者应尽早（6 小时内疗效最佳，不得超过 3 天）行尿激酶或链激酶静脉滴注或局部溶栓，同时配合抗凝治疗。抗凝及溶栓治疗时应避免药物过量导致出血。

（3）急性肾衰竭：可采取以下措施：①髓袢利尿剂：在密切观察血压的前提下可酌情静脉给予较大剂量的呋塞米(100～600mg/d)；②碱化尿液：给予碳酸氢钠，以减少管型形成；③血液透析：利尿无效，且已达到透析指征者，应立即血液透析以维持生命；④积极治疗原发病。

（4）蛋白质及脂肪代谢紊乱：力争将代谢紊乱的影响减少到最低限度。降脂药物可选择降胆固醇为主的羟甲戊二酸单酰辅酶 A(HMG－CoA)还原酶抑制剂如洛伐他汀(lovastatin)，降甘油三酯为主的氯贝丁酯类如非诺贝特(fenofibrate)等。中药黄芪可明显促进肝脏合成白蛋白,根据其辨证特点,使用不同的剂量(30~60g/d)水煎服。

七、预后

决定预后的主要因素包括:

1.病理类型　微小病变型肾病和轻度系膜增生性肾炎预后好,但应注意防止复发,治疗要正规彻底;早期膜性肾病有一定的缓解率,晚期则难于缓解;膜增生性肾小球肾炎、局灶性节段性肾小球硬化及重度系膜增生性肾小球肾炎预后较差。

2.临床因素　长期得不到控制的大量蛋白尿、严重高血压及肾功能损害者预后较差。

3.激素治疗效果　激素敏感者预后相对较好,激素抵抗者预后较差。

4.并发症　有反复感染、血栓栓塞并发症者也影响预后。

(热西旦·扎克尔)

第三节　IgA 肾病

IgA 肾病(IgA nephropathy)是指肾小球系膜区以 IgA 或 IgA 沉积为主的原发性肾小球病,是临床上肾小球源性血尿最常见的病因,在亚太地区、欧洲和北美洲分别占原发性肾小球病的 40%~50%、20% 和 8%~12%,也是我国最常见的原发性肾小球病,约占我国终末期肾脏疾病的 18%。

一、发病机制与病理

1.发病机制　既往强调黏膜免疫参与 IgA 肾病发病机制。近年研究证实,肾小球系膜区沉积的 IgA 免疫复合物(IgAIC)或多聚 IgA 为 IgA_1,IgA_1 的铰链区存在糖基化缺陷,这种异常结构导致 IgA_1 不易与肝细胞结合并清除,同时具有较高的系膜细胞亲和力。多聚 IgA_1 或 IgAIC 与系膜细胞结合后,可诱导产生炎症因子、活化补体,导致 IgA 肾病病理改变和临床症状。

2.病理　主要病理改变为系膜增生性肾小球肾炎,也可呈现轻微病变性肾小球肾炎、毛细血管内增生性肾小球肾炎、局灶节段性肾小球硬化、系膜毛细血管性肾小球肾炎、新月体性肾小球肾炎、增生硬化性肾小球肾炎等多种类型。免疫荧光均以 IgA 为主呈颗粒样或团块状在系膜区或伴毛细血管壁沉积,常伴有 C3 沉积,也可有 IgG、IgM 沉积但强度较弱。电镜下可见系膜区电子致密物沉积,有时呈巨块样,具有重要辅助诊断价值。

二、临床表现

好发于青少年,男性多见。起病前多有感染,常为上呼吸道感染(咽炎、扁桃体炎),其次为消化道、肺和泌尿道感染等。其发病形式多种多样原发性肾小球疾病的各种表现均可出现。

1.血尿　几乎所有患者都有血尿。可表现为肉眼血尿和镜下血尿。发作性肉眼血尿最常见,多于上呼吸道感染 24~72 小时后,偶可短到数小时后即出现肉眼血尿,持续数小时到数天,可反复发作。肉眼血尿发作后或发作间期,大多数患者可转为镜下血尿。

2.蛋白尿　可表现为不同程度的蛋白尿,国内报道 10%　~20% 的 IgA 肾病患者呈现肾病综合征表现。部分患者起病隐匿,常在体检时偶然发现尿异常,呈持续性或间断性镜下血尿,伴或不伴轻度蛋白尿($<1g/d$)。

3.高血压及肾功能损害 可伴有不同程度高血压。少数患者($<5\%$)可合并急性肾衰竭,部分患者伴肉眼血尿发作,常有严重腰痛,肾活检示广泛红细胞管型和急性肾小管损伤,肾功能常可恢复;部分呈弥漫性新月体形成或伴肾小球毛细血管袢坏死者肾功能进行性恶化,应积极治疗,常需要透析配合。$10\%\sim20\%$的患者10年内进展为慢性肾衰竭。有高血压者其肾功能恶化进展快,预后差。

三、实验室检查

尿沉渣检查可见肾小球源性血尿,尿蛋白程度不等,多为轻度蛋白尿($<1g/d$),或阴性,少数患者呈大量蛋白尿($>3.5g/d$)。$30\%\sim50\%$的患者伴血 IgA 升高。

四、诊断与鉴别诊断

诊断依靠肾活检免疫病理检查,在肾小球系膜区 IgA 呈团块样或颗粒样沉积,但应与以下肾小球疾病鉴别。

1.链球菌感染后急性肾小球肾炎 应与呈现急性肾炎综合征的 IgA 肾病相鉴别,前者潜伏期长,有自愈倾向,血清 C3 降低且有动态变化;后者潜伏期短(24~72 小时),血清 C3 正常,病情反复。

2.薄基底膜肾病 常为持续性镜下血尿,约半数病例有阳性血尿家族史,肾脏免疫病理显示 IgA 阴性,电镜下弥漫性肾小球基底膜变薄,不难鉴别。

3.继发性 IgA 沉积为主的肾小球疾病

(1)过敏性紫癜肾炎:患者可表现为肉眼血尿或镜下血尿。肾脏病理及免疫病理与 IgA 肾病相同,但前者常有典型肾外表现,如皮肤紫癜、关节肿痛或腹痛血便等可鉴别。

(2)慢性酒精性肝硬化:$50\%\sim90\%$的慢性酒精性肝硬化患者肾脏病理显示系膜区有 IgA 沉积,但有肝硬化的证据且多数无肾脏受累的临床表现,不难鉴别。

五、治疗

IgA 肾病的免疫病理表现类似,但临床表现、病理改变和预后差异很大,应根据不同的病理改变和临床表现,制订相应治疗方案。

1.单纯性血尿和(或)蛋白尿 一般无特殊治疗,应避免劳累,防治感冒及避免肾毒性药物。对于扁桃体反复感染者,应在控制感染和病情稳定后做扁桃体摘除。此类患者一般预后较好,肾功能可较长时间保持在正常范围。

2.大量蛋白尿或肾病综合征 病理改变轻微肾功能正常者,单独应用糖皮质激素常可缓解,且肾功能稳定。肾功能受损、病变活动者则需激素及细胞毒药物联合应用。如病理变化重者疗效较差。大量蛋白尿长期得不到控制者,常进展至慢性肾衰竭,预后较差。

3.急进性肾小球肾炎 肾活检病理学检查显示以 IgA 沉积为主的新月体肾小球肾炎或伴毛细血管袢坏死,临床上常呈肾功能急剧恶化。该类患者应按急进性肾炎治疗,如病理主要为细胞性新月体者应予强化治疗[甲泼尼龙和(或)环磷酰胺冲击治疗],必要时需配合透析治疗。

4.慢性肾小球肾炎　治疗上应以延缓肾功能恶化为目的,积极控制高血压对保护肾功能极为重要。尿蛋白>1g/d且肾功能正常者可应用 ACEI 或 ARB;尿蛋白>2g/d,病理显示活动性病变为主,可试用糖皮质激素或加用细胞毒药物,以期延缓肾功能进展。但血肌酐>265μmol/L(3mg/dl)病理呈慢性病变时应按慢性肾衰竭处理。有研究显示服用含 ω-3 多聚不饱和脂肪酸的鱼油 6 个月至 2 年可降低尿蛋白和延缓肾功能恶化。

六、预后

单纯性血尿和(或)轻度蛋白尿者一般预后较好,肾功能可望较长期地维持正常范围;合并难于控制的严重高血压和大量蛋白尿者,以及呈急进性肾小球肾炎表现的患者,预后差。2011 年国内研究显示 IgA 肾病患者 10 年和 20 年的累计肾生存率为 85% 和 67%。

(热西旦·扎克尔)

第四节　间质性肾炎

一、急性间质性肾炎

急性间质性肾炎(acute interstitial nephritis,AIN)又称急性肾小管-间质性肾炎,是以肾间质炎症细胞浸润及肾小管变性为主要表现的一组疾病。根据其病因可分为药物过敏性、感染相关性及原因不明的特发性 AIN。本节主要叙述药物过敏性 AIN。

（一）病因与发病机制

引起 AIN 的药物种类很多,以抗生素及非甾体类抗炎药最常见,亦可由中草药及其他药物引起。药物作为半抗原与体内蛋白质(载体)结合,引起机体超敏反应,致肾间质及小管病变。有些药物还可同时致肾小球微小病变型肾病。

（二）病理

病变呈双侧弥漫性分布。双肾大小正常或增大。光镜下见肾间质水肿,弥漫性淋巴细胞、单核细胞及嗜酸性粒细胞浸润,偶可见肉芽肿。肾小管上皮细胞呈空泡及颗粒变性,肾小球和肾血管多正常。免疫荧光多阴性,偶见 IgG 及 C3 沿肾小管基底膜呈线样沉积。若药物引起肾小球微小病变型肾病时,可见肾小球足突广泛融合。电镜可进一步证实肾间质及小管病变。

（三）临床表现

1.全身过敏反应　用药后出现药疹、发热及外周血嗜酸性粒细胞增多,有的患者可有关节痛、腰痛、肾区叩痛、淋巴结肿大。

2.尿检异常　表现为无菌性白细胞尿、血尿及蛋白尿。常为少量蛋白尿,但若药物同时引起肾小球微小病变型肾病时,则可为大量蛋白尿,乃至肾病综合征。

3.肾功能损害　伴或不伴少尿的急性肾衰竭,并常因肾小管损害出现肾性糖尿、氨基酸尿、低比重及低渗透压尿。

（四）诊断

诊断依据为:①近期用药史;②全身过敏反应;③尿检异常;④肾小管及肾小球功能损害。一般认为凡具有①、②及③和(或)④者,临床 AIN 诊断即可成立。非典型病例依靠肾活检病理确诊。

（五）治疗

1.停用致敏药物　轻症 AIN 在停药后可自行缓解。

2.免疫抑制治疗　重症患者宜服用糖皮质激素,泼尼松 30～40mg/d,病情缓解后逐渐减量至停药,一般用药 2～3 个月。极个别患者需用大剂量甲泼尼龙冲击治疗。

3.透析治疗　AIN 致急性肾衰竭的患者应及时行透析治疗。

二、慢性间质性肾炎

慢性间质性肾炎（chronic interstitial nephritis,CIN）又称慢性肾小管－间质性肾炎,是以肾间质纤维化及肾小管萎缩为主要病理表现的慢性疾病。

（一）病因与发病机制

CIN 病因多种多样,常见病因有:①微生物感染:如细菌、病毒、真菌等;②药物:包括镇痛药、环孢素、顺铂及含马兜铃酸的中药;③理化因素:放射线照射、重金属和有机溶剂;④免疫性疾病:如系统性红斑狼疮、干燥综合征等;⑤代谢性疾病:如高尿酸血症、高钙血症等;⑥血液病:如浆细胞病、淋巴瘤等;⑦病因不明:如巴尔干肾病。

（二）病理

双肾缩小,肾皮质萎缩。光镜下弥漫性肾间质纤维化,可伴淋巴及单核细胞浸润,肾小管萎缩,严重时可见肾小球缺血性皱缩或硬化。

（三）临床表现

本病缓慢隐袭进展,早期多无症状,首先呈现肾小管功能障碍。近端肾小管重吸收功能障碍可致肾性糖尿、氨基酸尿及磷酸盐尿,即 Fanconi 综合征;远端肾小管浓缩功能障碍可致夜尿多、尿比重及渗透压减低,肾小管酸化功能障碍致肾小管性酸中毒。血肌酐升高,并与严重贫血不成比例;尿常规一般仅轻度异常。

（四）诊断

以下情况应考虑:①存在导致 CIN 的诱因,如长期服用止痛剂、慢性尿路梗阻等;②临床表现有小管功能障碍,如夜尿增多、肾小管性酸中毒等,或原因不明的肾衰竭且无明显水肿和高血压者;③尿液检查表现为严重小管功能受损。如少量小分子蛋白尿,尿 β_2 微球蛋白、NAG 升高,可有糖尿、氨基酸尿等。确诊依靠肾穿刺病理检查。

（五）治疗

在 CIN 早期,应积极去除致病因素。晚期进入尿毒症后应予透析或肾移植治疗。

（热西旦·扎克尔）

第五节　尿路感染

尿路感染（urinary tract infection）简称尿感,是由病原微生物所致的泌尿道感染性炎症。根据发病部位分为上尿路感染（主要是肾盂肾炎）和下尿路感染（主要是膀胱炎）;根据发病情况分为急性和慢性尿路感染;如合并存在有尿路梗阻的情况则称为复杂性尿感。本病女性患者多见。除非存在易感因素,否则男性患者少见。

一、病因

病原微生物主要是细菌;常为一种致病菌感染,极少数为两种以上细菌混合感染。最常见的致病菌是肠道革兰阴性杆菌,其中以大肠埃希菌最常见,占尿感的70%以上,其次是副大肠埃希菌、克雷伯杆菌、变形杆菌、产气杆菌、产碱杆菌、葡萄球菌和铜绿假单胞菌。凝固酶阴性的葡萄球菌(柠檬色葡萄球菌和白色葡萄球菌)多见于性生活较频的妇女。厌氧菌感染偶可发生于复杂性尿路感染。其他病原微生物如真菌、衣原体、结核分枝杆菌及病毒均可导致尿感,但极少见。

二、发病机制

1.感染途径

(1)上行感染:最为常见,即细菌沿尿道、膀胱、输尿管上行至肾盂引起感染。

(2)血行播散感染:少数患者,尿路感染继发于全身败血症或菌血症,系细菌从体内原发感染灶入血而播散到肾脏引起肾盂肾炎,多为金黄色葡萄球菌、铜绿假单胞菌属及沙门菌菌血症所致。

(3)其他少见途径:如细菌可通过外伤或泌尿系周围脏器感染灶直接侵入为直接感染,或通过淋巴管从下腹部及盆腔器官感染灶侵入肾脏为淋巴道感染。

2.易感因素　包括两种情况:

(1)尿路局部的抵抗力削弱

1)尿路梗阻:尿流不畅是尿路感染最重要的易感因素。包括尿路器质性梗阻或功能异常,如尿路结石、肿瘤、狭窄或神经性膀胱,或尿路畸形和结构异常如肾发育不全,多囊肾、游走肾、海绵肾、马蹄肾、肾下垂、肾盂及输尿管畸形等,其导致尿感的发生率较正常者高12倍,有这种情况的尿路感染称为复杂性尿感。此外,膀胱输尿管反流、妊娠子宫压迫输尿管时也容易发生尿路感染。

2)医源性因素:包括尿路器械检查如膀胱镜检、输尿管插管、逆行肾盂造影以及保留导尿后。

(2)易于发生尿路感染的某些基础疾病或者诱因

1)尿道内或尿道口周围有炎症病灶,如女性尿道旁腺炎、妇科炎症、尿道异物,男性包茎、细菌性前列腺炎等均易引起尿路感染。

2)机体抵抗力差,长期卧床的严重慢性病如重症肝病、糖尿病、晚期肿瘤以及长期使用免疫抑制剂等,均易发生尿路感染。

3.细菌的致病力细菌进入膀胱后,是否引起尿路感染,还取决于其特殊的致病力。其他如细菌对尿路上皮细胞的吸附能力如黏附素、细菌菌毛等,亦是引起尿路感染的重要因素。

三、病理

1.急性膀胱炎　膀胱黏膜及黏膜下组织充血、水肿和白细胞浸润,较重者有点状或片状出血,并可出现黏膜溃疡,上皮细胞肿胀。

2.急性肾盂肾炎　单侧或双侧肾脏均可受累,但以单侧多见。炎症累及的肾盂肾盏黏膜充血、水肿、表面有脓性分泌物,黏膜下可有细小的脓肿。镜下可见病灶内肾小管腔中有脓性分泌物,小管上皮细胞肿胀、坏死、脱落。肾间质内有白细胞浸润和小脓肿形成,炎症剧烈时可有广泛性出血。

3.慢性肾盂肾炎　双肾大小不对称。病变肾脏体积缩小,外观凹凸不平;肾皮质及乳头部有瘢痕形成,肾盂、肾盏呈慢性炎症、纤维化、变形或扩张;皮质厚薄不规则。肾小管萎缩、肾间质淋巴单核细胞浸润、纤维化,晚期肾小球硬化。

四、临床表现

1.急性膀胱炎　主要表现为尿频、尿急、尿痛、下腹不适等典型的尿路刺激征。一般无明显的全身感染中毒症状。体检可见耻骨上区域压痛。常有白细胞尿,约 30% 有血尿,偶可有肉眼血尿。

2.肾盂肾炎

(1)急性肾盂肾炎:①急性起病,可有尿路刺激症状:尿频、尿急、尿痛;②常有腰痛和(或)下腹部痛,体检在肋脊角、季肋点或输尿管点有压痛和(或)肾区叩击痛;③可有全身感染中毒症状,如畏寒、寒战、发热、头痛、恶心、呕吐及外周血白细胞升高。但不少急性肾盂肾炎的临床表现缺乏全身症状,症状与膀胱炎相同,需注意鉴别。

(2)慢性肾盂肾炎:病程隐匿。临床表现为:①尿路感染的症状:部分患者既往有急性肾盂肾炎病史,患者可表现为间歇性无症状性细菌尿,和(或)间歇性尿急、尿频等排尿不适的症状或低热;②慢性间质性肾炎:表现为肾小管浓缩稀释功能及酸化功能障碍,出现多尿、夜尿、低比重尿、低渗透压尿,甚至发生肾小管性酸中毒等;③肾功能受损:至晚期可出现高血压、肾小球功能损害、氮质血症,直至尿毒症。

3.无症状性菌尿　患者无尿感的临床症状,但尿培养提示存在有真性菌尿。在病程过程中也可突然出现急性尿路感染发作的症状。

五、急性并发症

1.肾乳头坏死　是急性肾盂肾炎的严重并发症之一,常发生于伴有糖尿病或尿路梗阻时,可并发革兰阴性杆菌败血症,或导致急性肾衰竭。主要表现为寒战高热,剧烈腰痛和血尿等,从尿中可排出坏死组织。静脉肾盂造影可见肾乳头区有"环形征"。

2.肾周脓肿　多在糖尿病、尿路结石等基础上发生。表现为明显的一侧腰痛,向健侧弯腰时疼痛加剧,B超或CT等检查有助于诊断。

3.革兰阴性杆菌败血症　常见于复杂性尿感患者。临床上患者畏寒、寒战、高热,甚至休克。血培养可见与尿培养相同的细菌生长。

六、辅助检查

1.尿常规检查　可见白细胞尿,尿白细胞≥5个/高倍视野,如发现白细胞管型则有助于肾盂肾炎的诊断。镜下血尿见于 50% 左右的急性尿感患者,极少数患者有肉眼血尿,尿蛋白常为(一)~(＋)。

2.尿细菌学检查　是诊断尿路感染的关键。为了保证阳性率,尿标本采集时应注意:①近1周内没有使用抗生素;②采集的尿液标本宜在膀胱内停留 4~6 小时以上;③标本采集后室温下放置不超过1小时。

(1)细菌定性检查：包括：①耻骨上膀胱穿刺尿细菌定性培养，这是诊断尿感的金标准；②尿涂片镜检细菌，是一种快速简单诊断有意义细菌尿的方法。可采用非离心清洁中段尿直接涂片做革兰染色，油镜下观察，如平均每个视野个细菌为有意义的细菌尿。其符合率可达90％以上，但如未检测到细菌也不能排除尿路感染的诊断。

(2)尿细菌定量培养：清洁中段尿细菌培养菌落计数$\geq 10^5$/ml，提示尿路感染；$10^4 \sim 10^5$/ml 为可疑阳性，需复查；如为$< 10^4$/ml，则可能是污染。

3.感染定位检查　下列检查可有助于上尿路感染的诊断：

(1)血常规白细胞可轻或中度增加，中性白细胞增多，核左移；

(2)尿沉渣抗体包裹细菌检查阳性；

(3)存在有肾小管功能受损的证据：尿 N－乙酰－β－氨基葡萄糖苷酶(NAG)、尿 β_2 微球蛋白(β_2－MG)、Tamm－Horsfall 蛋白含量升高、低渗尿和低比重尿等。

4.影像学检查　B超可显示尿路结石、梗阻、肾脏大小、肾积水、肾结核及肾周脓肿等。静脉肾盂造影(IVP)的适应证为：反复发作的尿路感染，疑有复杂性者以及男性尿路感染者。尿路感染急性期不宜进行 IVP 检查。

七、诊断

1.首先明确是否为尿感　凡是有真性细菌尿者，都可诊断为尿感。真性细菌尿的定义为：

(1)膀胱穿刺尿定性培养有细菌生长；

(2)有尿感临床症状，清洁中段尿细菌定量培养菌落计数$\geq 10^5$/ml 可诊断；但如无尿感症状，则要求 2 次清洁中段尿培养的细菌菌落计数均$\geq 10^5$/ml，且为同一菌种，才能确定为真性细菌尿(即无症状性细菌尿)；如菌落计数为 $10^4 \sim 10^5$/ml，应复查，并结合临床进行诊断；

(3)新鲜非离心清洁中段尿直接涂片做革兰染色，油镜下观察个细菌/视野。

2.尿感的定位诊断

(1)急性膀胱炎：临床上仅以尿路刺激征为主要表现。没有腰痛、肾区叩痛、输尿管点压痛，发热及白细胞增加等感染中毒症状不明显。

(2)肾盂肾炎：有下列情况要考虑肾盂肾炎：①明显的全身感染中毒表现，如发热、寒战、恶心、呕吐、全身酸痛等，血常规检查可见白细胞增加，核左移；②有明显的腰痛及肋脊角、输尿管点压痛或肾区叩击痛；③尿沉渣镜检如能发现白细胞管型则是有力证据；④尿抗体包裹细菌检查阳性；⑤有肾小管功能受损的证据：如夜尿增多，出现低渗尿、低比重尿，查尿 NAG、尿 β_2－MG 和 Tamm－Horsfall 蛋白含量升高。

3.明确是急性还是慢性肾盂肾炎　慢性肾盂肾炎可间歇发生尿路刺激征或间歇出现真性细菌尿，并至少具有以下之一：

(1)存在有肾小管功能持续损害的证据，出现尿浓缩功能或酸化功能障碍；

(2)B超、X 检查、IVP 或 CT 等发现有双肾不对称性缩小，病变侧肾脏有局灶的、粗糙的皮质瘢痕形成，肾盂肾盏扩张变钝等。对于慢性肾盂肾炎最重要的是寻找易感因素，并加以纠正。

4.再发性尿感　不管是急性还是慢性尿路感染，在治疗后又反复发作者即再发性尿感，可分为复发和重新感染。

(1)复发:是指由原先的致病菌再次引起尿感,通常是在停药1个月内发生。复发的原因可能与患者尿路解剖或功能异常、病变部位瘢痕形成有关,或者是上次治疗的失败。

(2)重新感染:是由另外一种新的致病菌侵入尿路引起的感染,常于停用抗菌药物后1个月以后才发病。重新感染表示尿路局部免疫力低下。

5.并发症诊断　须注意有无肾乳头坏死、肾周围脓肿和败血症。

6.需与以下疾病鉴别

(1)泌尿系结核:本病尿频、尿急、尿痛症状尤其突出,一般抗菌治疗无效,多次晨尿结核分枝杆菌培养可有阳性发现,尿沉渣可找到抗酸杆菌,而普通细菌培养阴性。IVP可发现肾盏虫蚀样缺损或挛缩膀胱,部分患者可有肺、附睾等肾外结核,可资鉴别。经抗菌药物治疗后,仍残留有尿感症状或尿沉渣异常者,应注意肾结核的可能性。

(2)尿道综合征:患者虽有尿频、尿急、尿痛,但多次检查均无真性细菌尿。尿道综合征分为:①感染性尿道综合征:有白细胞尿。患者常有不洁性交史,由沙眼衣原体或支原体、单纯疱疹病毒或淋球菌感染引起,是一种性病。②非感染性尿道综合征:常见于中年妇女,可能是焦虑性精神状态所致。无白细胞尿,病原体检查阴性。

(3)前列腺炎:常有尿急、尿痛、下腹痛症状,需与膀胱炎、尿道炎鉴别。但前列腺炎患者按摩和挤压前列腺其分泌物培养可见细菌生长,或支原体、沙眼衣原体检查阳性,并显著高于第一次排尿或中段尿检查的结果,有助于鉴别。

八、治疗

1.急性膀胱炎　可采用单剂量疗法和3天短程疗法。①单剂量疗法:给予磺胺甲基异噁唑2.0g、甲氧苄啶0.4g、碳酸氢钠1.0g或氧氟沙星0.4g,1次顿服。②短程疗法:给予复方磺胺甲基异噁唑2片,每日2次,或氧氟沙星0.2g,每日2次,总疗程3天。

于疗程完毕后1周应复查尿细菌定量培养和尿常规,如仍有细菌尿,且为相同细菌,则为急性肾盂肾炎,按肾盂肾炎处理;如仍有尿路刺激症状,但没有细菌尿和白细胞尿,则很可能为非感染性尿道综合征。男性患者、孕妇、合并糖尿病等免疫功能低下者、复杂性尿感或拟诊为肾盂肾炎患者均不宜用单剂量疗法或短程疗法。

2.急性肾盂肾炎　一般治疗:有发热等症状者,应卧床休息、多饮水、勤排尿;口服碳酸氢钠1.0g,每日3次,以碱化尿液减轻尿路刺激征。

(1)轻型急性肾盂肾炎:经短程治疗失败的尿路感染,或有轻度发热的肾盂肾炎,宜口服有效抗菌药物治疗14天,喹诺酮类药为首选。如用药72小时仍未显效,应按药物敏感试验结果选用敏感抗菌药物。

(2)中度严重的肾盂肾炎:对于全身感染中毒症状较重的,宜采用静脉注射抗菌药物,常用的药物为新一代喹诺酮类、阿莫西林,必要时加用或改用头孢噻肟钠每日2g,每8小时1次,静脉滴注。合并妊娠的患者,首选氨苄西林治疗。治疗72小时后效差者,应按药物敏感试验结果选用敏感抗菌药物。如经14天治疗后,如尿菌仍为阳性,应参考药敏试验选用强力有效的抗生素,治疗4~6周。

(3)重症肾盂肾炎:多为复杂性尿感,全身感染中毒症状重,甚至出现败血症、感染性休克等严重并发症。可选用下述药物联合治疗:①半合成的广谱青霉素,如美洛西林2~3g,每8小时或每12小时静脉滴注1次;②第3代头孢菌素类,如头孢他啶(ceftazidime)2~4g,分2

次静脉滴注,或头孢哌酮钠(cefoperazone)2g,每 8 小时静脉滴注 1 次;③氨基糖苷类抗生素,如妥布霉素,剂量 1.7mg/kg,每 8 小时静滴 1 次。本类药物在肾功能减退时必须慎用。一般采用上述①＋③或②＋③的联合方式有协同作用。

对于严重并发症如肾乳头坏死者,需积极加强感染控制和解除尿路梗阻;对于合并肾周脓肿者,宜选用强有力的抗菌药物,加强支持治疗,必要时需切开引流。

在疗程结束时及停药后第 2、6 周应分别做尿细菌定量培养,以后每个月复查 1 次,共 1 年。如追踪过程中发现尿感再发应再行治疗。

3.再发性尿感　对于反复发作的尿感患者,应积极寻找易感因素,并加以纠正。包括慢性肾盂肾炎在内,再发性尿感凡急性发作时按急性肾盂肾炎处理。

(1)复发:应解除梗阻等诱因,并应根据药敏结果选用强有力的杀菌药,在允许范围内用最大剂量,治疗 6 周或以上。

(2)重新感染:由于反复重新感染表示尿路局部免疫力低下,应考虑用长疗程低剂量抑菌疗法做预防性治疗。在每晚临睡前排尿后服用 1 次,如复方磺胺甲基异噁唑半片或 1 片、呋喃妥因 50mg 或氧氟沙星 100mg,酌情使用半年至 1 年以上。

4.无症状细菌尿　对妊娠妇女、学龄前儿童、肾移植患者、合并尿路梗阻、糖尿病或其他免疫功能低下的患者,宜积极予抗菌药物治疗。

九、预后

1.急性非复杂性尿感经治疗后 90％以上可治愈。

2.急性复杂性尿感治愈率低,但纠正了易感因素,可改善预后。

3.部分慢性肾盂肾炎最终可发展为慢性肾衰竭。

十、预防

1.多饮水、勤排尿。

2.注意保持会阴部清洁。

3.与性生活有关的反复发作的尿感,于性交后即排尿,并按常用量服一次抗菌药物做预防,有较好效果。

4.及早解除尿感的易感因素,如有糖尿病的应控制好血糖,尽量避免使用尿路器械,如确有必要留置导尿管,必须严格执行有关护理规定。

(热西旦·扎克尔)

第六节　肾小管性酸中毒

肾小管性酸中毒(renal tubular acidosis,RTA)是指近端和(或)远端肾小管功能障碍引起的代谢性酸中毒。主要临床表现:①高血氯性代谢性酸中毒;②水、电解质紊乱:包括低钾、高钾血症,低钠血症,低钙血症;③骨病:包括肾性佝偻病或骨软化症;④尿路症状:多尿、多饮。部分患者虽有肾小管酸化功能障碍,但临床尚无酸中毒表现,称为不完全性 RTA。

依据病变部位及发病机制的不同,RTA 被分为 4 型。

一、远端肾小管性酸中毒（Ⅰ型）

（一）病因与发病机制

远端肾小管性酸中毒（distal renal tubular acidosis，dRTA）系由远端肾小管不能在管腔液与管周液间形成氢离子（H^+）梯度，因而不能正常酸化尿液，尿铵和可滴定酸排出减少，产生代谢性酸中毒。病因分原发性与继发性两大类，前者多为先天性肾小管功能缺陷，与遗传有关，为常染色体显性遗传，自幼发病；后者常继发于各种肾小管－间质疾病，尤以慢性肾小管－间质性肾炎引起者最多见。

（二）临床表现

本型 RTA 好发于女性，多见于 20～40 岁，轻者可无症状。

1. 高血氯性代谢性酸中毒　由于肾小管泌 H^+ 或 H^+ 梯度形成障碍，患者尿中可滴定酸及铵（NH_4^+）减少，尿 pH 通常＞6.0，血 pH 下降，血清氯离子（Cl^-）增高，而阴离子间隙（AG）正常。临床表现食欲缺乏、乏力、呼吸深长。

2. 低钾血症　管腔内 H^+ 减少，钾离子（K^+）替代 H^+ 与钠离子（Na^+）交换，使 K^+ 从尿中大量排出，导致低钾血症。临床上患者出现肌无力、周期性瘫痪、心律失常及低钾血症肾病。

3. 钙磷代谢障碍　酸中毒抑制肾小管对钙的重吸收，抑制维生素 D 的活化，故患者呈现高钙尿及低钙血症，后者致继发甲状旁腺功能亢进，导致低血磷。严重钙磷代谢紊乱常引起骨病（如骨质疏松、骨软化）、肾结石及肾钙化，可影响小儿生长发育，导致佝偻病。

（三）诊断

出现 AG 正常的高血氯性代谢性酸中毒、低钾血症、尿中可滴定酸及 NH_4^+ 减少，尿 pH ＞6.0，则远端 RTA 诊断成立。如伴低血钙、低血磷、骨病、肾结石或肾钙化，则更支持诊断。对不完全性远端 RTA 患者，可做氯化铵负荷试验（肝病患者用氯化钙代替），即口服氯化铵 0.1g/（kg·d），连续 3 天，如血 pH＜7.34 或 CO_2CP≤20mmol/L，而尿 pH 不能降至 5.5 以下，则有助诊断。

（四）治疗

1. 继发性远端 RTA　应积极治疗原发疾病。

2. 对症治疗

（1）纠正酸中毒及低钾血症：常用枸橼酸钠钾合剂（每 1000ml 蒸馏水中加枸橼酸钠及枸橼酸钾各 100g），50～100ml/d，分 3 次服，也可使用碳酸氢钠。

（2）防治肾结石、肾钙化及骨病：服枸橼酸合剂后，尿钙将主要以可溶性的枸橼酸钙排出，可预防肾结石及肾钙化。对有骨病而无肾钙化的患者，可小心试用钙剂与骨化三醇治疗。

二、近端肾小管性酸中毒（Ⅱ型）

（一）病因与发病机制

近端肾小管性酸中毒（proximal renal tubular acidosis，pRTA）系由近端肾小管重吸收 HCO_3^- 功能障碍引起。病因分原发性和继发性两大类，前者与遗传有关，后者可由多种原因如 Fanconi 综合征、肾小管－间质疾病、重金属（铅、镉、汞）或药物（如庆大霉素、过期四环素、精氨酸）中毒等。

（二）临床表现

本型 RTA 常于幼年发病，可有家族史，较多见于男性。其与远端 RTA 比较有如下特点：

1.均表现为 AG 正常的高血氯性代谢性酸中毒，但患者尿中 HCO_3^- 增多，可滴定酸及 NH_4^+ 正常，由于尿液仍能在远端肾小管酸化，故尿 pH 常在 5.5 以下。

2.低血钾较明显。

3.低血钙与低血磷比远端 RTA 轻，肾结石及肾钙化少见。

近端 RTA 如伴复合性近端肾小管功能缺陷，表现肾性糖尿、氨基酸尿及磷酸盐尿，称为 Fanconi 综合征。此外，患者还可有多尿、烦渴、多饮等表现。

（三）诊断

出现 AG 正常的高血氯性代谢性酸中毒、低钾血症、尿中 HCO_3^- 增多，近端 RTA 诊断即成立。对疑诊患者可做碳酸氢盐重吸收试验，如患者口服或静脉滴注碳酸氢钠后，纠正血浆 HCO_3^- 浓度正常，测定尿 HCO_3^- 排泄分数>15% 则可确诊。

$$尿\ HCO_3^-\ 排泄分数 = \frac{尿\ HCO_3^-\ (\mu mol/L) \times 血肌酐(\mu mol/L)}{血浆\ HCO_3^-\ (\mu mol/L) \times 尿肌酐(\mu mol/L)}$$

（四）治疗

继发性近端 RTA，应进行病因治疗，并进行相应的对症治疗。纠正酸中毒及低钾血症与治疗远端 RTA 相似。重症者应服氢氯噻嗪并低钠饮食，以减少细胞外液，促使肾小管对 HCO_3^- 重吸收。

三、混合性肾小管性酸中毒（Ⅲ型）

混合性 RTA 是指 Ⅰ、Ⅱ 型 RTA 同时存在，高血氯性代谢性酸中毒明显，临床症状常较重，尿中可滴定酸及 NH_4^+ 减少，伴 HCO_3^- 增多。治疗与 Ⅰ、Ⅱ 型 RTA 治疗相同。

四、高血钾型远端肾小管性酸中毒（Ⅳ型）

（一）病因与发病机制

又称全远端型肾小管性酸中毒（Generalized renal tubular acidosis，GdRTA）是由于醛固酮分泌减少或远端肾小管对醛固酮反应减弱或远端肾小管排泌 H^+、K^+ 减少与醛固酮分泌减少同时存在，故可发生酸中毒和高钾血症。其病因大多继发于各种肾脏病，以糖尿病肾病、肾小管—间质疾病最常见，也可见于高血压肾硬化、移植肾、Addison 病、双侧肾上腺切除术后、假性醛固酮缺乏症、先天性醛固酮合成缺陷等。

（二）临床表现与诊断

本型 RTA 多见于老年人。临床上以 AG 正常的高血氯性代谢性酸中毒及高钾血症为主要特征，其酸中毒及高钾血症严重，且与肾功能不全程度不成比例。尿 HCO_3^- 排出量增加，尿氨减少。血醛固酮水平降低有助于诊断。

（三）治疗

应积极治疗原发病，并进行相应的对症治疗。

1.纠正酸中毒　口服或静脉补充碳酸氢钠。

2.纠正高钾血症　限制钾摄入，口服袢利尿剂呋塞米，通过继发性醛固酮增多，以促进

H^+、K^+、Na^+ 和 H_2O 排出,静脉注射高渗葡萄糖＋胰岛素使钾向细胞内转移,如血钾＞6.5mmol/L时应及时进行透析治疗。

3.对低肾素、低醛固酮血症者,可给予盐皮质激素 9α—氟氢可的松 0.1~0.3mg/d。

(热西旦·扎克尔)

第七节　急性肾衰竭

急性肾衰竭(acute renal failure,ARF)是指由各种病因引起肾功能在短时间(数小时或数天)内急剧下降而出现的临床综合征,其血肌酐(Scr)较基础值上升超过 50％或每日上升≥44.2μmol/L。广义的 ARF 分为肾前性、肾后性和肾实质性三类。本章主要叙述狭义的ARF,即急性肾小管坏死(acute tubular necrosis,ATM)。

一、病因

急性肾小管坏死的病因主要有肾缺血和肾毒素两大类,前者由各种原因引起心排血量急剧减少,使肾脏灌注不足所致;后者由外源性毒素(生物毒素、化学毒素、药物中毒、造影剂等)和内源性毒素(血红蛋白、肌红蛋白等)所致。

二、发病机制

不同病因致的 ATN 可以有不同的始动因素和持续发展因素。肾缺血和肾毒素两种病因常常相互作用而致病。

1.肾血流动力学异常　当肾血浆流量下降时,肾内血流重新分布,表现为肾皮质血流量减少,肾髓质充血;ATN 早期引起肾内血管收缩的主要因素是:①肾内肾素－血管紧张素系统激活;②肾内舒张血管的前列腺素(PGI$_2$、PGE$_2$)合成减少,缩血管的前列腺素(血栓素 A$_2$)产生过多;③交感神经过度兴奋;④血管缺血致血管内皮损伤,使血管收缩因子(内皮素)产生过多,舒张因子(一氧化氮)产生相对过少。

2.肾小管堵塞学说　坏死的肾小管上皮细胞脱落、堵塞肾小管管腔造成压力过高,一方面阻碍肾小球滤过,另一方面致滤过液反漏,引起肾间质水肿,压迫肾单位,进一步降低肾小球滤过。

3.肾缺血－再灌注损伤　表现为:

(1)氧自由基产生增多;

(2)细胞内钙超载,致线粒体功能障碍;

(3)白细胞激活,中性粒细胞激活及其致炎细胞因子的释放;

(4)细胞代谢紊乱。

三、病理

病理损害部位和程度随病因和疾病严重程度不同而异。肉眼见肾脏体积增大,质软,切面皮质苍白缺血,髓质呈暗红色。光镜检查可见肾小球正常,病变集中在肾小管及间质。表现为上皮细胞变性、坏死、脱落,管腔内充满坏死细胞、管型和渗出物。严重者肾小管基底膜可发生断裂、溃破,以至管腔内容物进入间质,引起间质水肿、充血和炎性细胞浸润。基底膜损害严重者,细胞往往不能再生,以后为结缔组织增生所代替。若病变累及邻近小静脉,可引起血栓形成或间质出血。

四、临床表现

典型的急性肾衰竭临床病程可分三期:少尿期、多尿期及恢复期。但有些患者三个期并不一定均出现。其中有些患者尿量并不减少,即 24 小时尿量在 500ml 以上,称为非少尿型急性肾衰竭,此型大多病情相对较轻,预后也较好。

1.少尿期 一般持续 1～2 周,延长者可 3～4 周。少尿期越长,病情越严重。

(1)尿量减少:尿量骤然或逐渐减少,每日尿量少于 400ml 称为少尿,少于 100ml 称为无尿。非少尿型急性肾衰竭患者尿量虽然不少,但 Scr 每日仍可上升 44.2μmol/L 以上。

(2)全身各系统症状:根据病情,是否合并水、电解质、酸碱平衡紊乱及脏器损害程度而有不同。①消化系统症状:常有恶心、呕吐、食欲减退、腹胀、腹泻、严重者有消化道出血。②循环系统症状:可因水钠潴留而诱发高血压、心力衰竭、肺水肿、心律失常等。由感染、中毒、失水等引起者,血压可偏低。③呼吸系统症状:可因严重感染、容量负荷过重等诱发急性呼吸窘迫综合征。④神经系统症状:可有性格改变、意识障碍、抽搐、昏迷、谵妄等。⑤血液系统症状:可出现轻度贫血,严重急性肾衰竭患者可有出血倾向,甚至发生弥散性血管内凝血(DIC)。上述各系统症状如在急性肾衰竭时表现突出,提示患者已发生多器官功能衰竭。

(3)电解质及酸碱平衡失调:常伴高钾血症、酸中毒,尤常见于急性肾衰竭合并高分解代谢状态(如严重烧伤、创伤等所致横纹肌溶解)。此外,患者也可有稀释性低钠血症。急性肾衰竭持续时间较长者,可有低钙血症与高磷血症。

2.多尿期 当每日尿量逐渐增加至 2500ml 以上,即为多尿期,通常持续 1～3 周。此期肾小管功能有一定程度恢复,但由于近端肾小管上皮细胞对水钠重吸收尚未完全恢复正常,故滤过液从尿中大量丢失;加之此时肾小球滤过功能已有一定程度恢复,少尿期在体内积聚的代谢产物在通过肾单位时产生渗透性利尿,也致尿量增多,每日可达 3000～5000ml 以上。系统症状大多逐渐减轻。少数患者可出现脱水、血压下降等。如严重脱水,可造成高钠血症,使中枢神经系统症状继续恶化。如其他器官功能衰竭在此期出现,则又可能出现尿量减少,病情继续恶化。此期患者易并发感染。多尿期早期 Scr、BUN 仍可继续上升,1 周以后开始下降。

3.恢复期 尿量正常或偏多,肾功能恢复或基本恢复正常,少数患者遗留不同程度的持续性肾功能损害。

五、辅助检查

1.血液检查 可了解有无贫血及其程度,BUN 与 Scr 的动态变化及比值,Scr 每日平均增加≥44.2μmol/L,血 BUN(mg/dl)与 Scr(mg/dl)的比值正常为 10～15∶1,肾前性少尿和消化道出血时该比值可达 20∶1 或更高,而 ATN 时由于肾小管重吸收尿素氮的能力下降,该比值小于 10～15∶1;动脉血气分析了解有无酸中毒及其程度,了解氧分压以判断有无合并 ARDS;测血清电解质了解有无严重高钾血症或低钠血症。对有出血倾向或重危患者应做凝血因子及纤维蛋白溶解检测了解是否合并 DIC。

2.尿液检查 ATN 时,尿比重降低多固定在 1.015 以下,尿渗量<350mOsm/kg,尿钠

含量增高,多在 40~60mmol/L,钠排泄分数>1%。

3.影像学检查 对疑有尿路梗阻及慢性肾衰竭应做尿路超声显像,对疑有血管病变者应行 CT 血管造影或 MRI 或放射性核素检查。

六、诊断与鉴别诊断

当患者在感染、严重创伤、烧伤、大手术后、休克、心力衰竭、严重肝病、使用肾毒性药物等情况下,突然出现尿量明显减少,应考虑急性肾衰竭的可能,此时应监测 Scr,BUN。在确定为急性肾衰竭后,应考虑是否在慢性肾脏病(chronic kidney disease,CKD)基础上的急性肾衰竭(ARF on CKD 或 A/C),并鉴别其为肾前性、肾后性、肾实质性。

1.肾前性急性肾衰竭 有血容量不足(体液丢失、休克)或心力衰竭、肝病病史,体检发现皮肤及舌黏膜干燥、体位性低血压等,补充血容量后尿量增多,结合下列血、尿诊断指标检查则可诊断肾前性急性肾衰竭(表 7-1)。

表 7-1 肾前性氮质血症和急性肾小管坏死的尿液分析

尿液检测	肾前性	ATN
尿比重	>1.020	<1.010
尿渗透压(mOsm/kg)	>500	<350
尿钠浓度(mmol/L)	<20	>40
钠排泄分数(%)	<1	>1
肾衰竭指数	<1	>1
尿 BUN 与血 BUN 比值	>8	<3
尿 Cr 与血 Cr 比值	>40	<20
血 BUN 与血 Cr 比值	>20<	10~15:1

注:钠排泄分数 FENa(%)=(尿钠×血肌酐)/(血钠×尿肌酐)×100%;肾衰竭指数(RFI)=尿钠×血肌酐/尿肌酐

2.肾后性急性肾衰竭 患者常突然完全性无尿或间歇性无尿,或伴肾绞痛,或腹腔、盆腔、后腹膜、前列腺有肿瘤病史,或上述部位接受过放射治疗等,提示尿路梗阻引起肾后性急性肾衰竭。超声及放射学检查有助于确诊。

3.急性肾小管坏死 既往无肾脏病史,此次发病前有引起 ATN 的病因:肾中毒(肾毒性药物、鱼胆、毒蕈)、溶血、肌肉挤压、肾缺血等;或肾前性急性肾衰竭在扩容后或纠正心力衰竭后,尿量仍不增多,应考虑 ATN。

4.肾小球及肾间质疾病所致急性肾衰竭 患者突起水肿、少尿、血尿、蛋白尿、高血压、眼底渗出、出血,提示急进性肾炎引起的肾实质性急性肾衰竭。患者多系统损害伴自身抗体阳性.应怀疑结缔组织疾病引起的急性肾衰竭。患者有皮疹、发热、关节酸痛及淋巴结肿大等,并有用药史或药物过敏史,常提示药物过敏引起急性间质性肾炎所致的急性肾衰竭。此外,微血管病,如恶性高血压、产后及溶血尿毒症综合征也可引起急性肾衰竭。必要时可做肾穿刺明确。

七、治疗

1.预防及治疗基础疾病

(1)积极纠正血流动力学障碍:在任何急性失血、大量体液丢失致有效血容量降低,心脏前、后负荷过重,严重感染,交感神经过度兴奋等情况下,特别在老年患者、有基础疾病(如糖尿病、高血压)、手术后患者,应密切观察血压、尿量变化,一旦发现血压下降或尿量减少,应及时采取措施。急性肾衰竭早期在密切监测心功能和肺功能的前提下应注意容量补充,包括补液、输注血浆或白蛋白、应用洋地黄类药等以维持平均动脉压在 65mmHg 以上,保证肾灌注等。

(2)严格掌握肾毒性药物的适应证:根据肾功能调整剂量并密切观察尿量及肾功能变化。

(3)及时发现并处理产生内源性肾毒性物质的疾病:如高尿酸血症、肌红蛋白尿或血红蛋白尿等。

2.少尿期的治疗

(1)营养疗法:摄入足够的热量,每日 147kJ/kg,以减轻高分解代谢,有助于损伤细胞的修复和再生。每日摄入葡萄糖不少于 100g,蛋白质为 0.8g/kg[有高分解代谢或营养不良及接受透析的患者为 1.0~1.2g/(kg·d)],脂肪乳剂可以提供足够的必需脂肪酸和总热量。胃肠道营养疗法是最安全的途径。

(2)维持液体平衡:应按照"量出为入"的原则补充液量。24 小时补液量为:前一日尿量＋粪、呕吐物、引流液量及创面渗液量＋500ml,同时参考体温、气温和湿度酌情加减。接受透析者可适当放宽补液量。

(3)高钾血症的处理:严格限制含钾药物和食物的摄入。当血钾＞6.5mmol/L,需紧急处理:①10％葡萄糖酸钙 10~20ml,稀释后缓慢静脉注射,以对抗钾的心脏毒性;②5％碳酸氢钠 100~200ml 静脉滴注,以拮抗钾对心肌的抑制,并促使钾进入细胞内;③50％葡萄糖 50~100ml 加胰岛素 6~12U 静脉注射,使钾向细胞内转移;④口服离子降钾树脂促进肠道排钾;⑤透析疗法是治疗高钾血症最有效的方法。

(4)钠平衡失调的处理:稀释性低钠血症,应限制水的摄入,必要时予高渗盐水静脉滴注或透析治疗。如有高钠血症,应适当放宽水的摄入。

(5)代谢性酸中毒的处理:当血二氧化碳结合力＜15mmol/L,可给予 5％碳酸氢钠 100~250ml 静脉滴注。对严重的酸中毒,应立即行透析治疗。

(6)低钙血症、高磷血症的处理:对无症状性低钙血症,不需处理,有症状性低钙血症,可临时静脉补钙。中重度高磷血症可予碳酸钙、碳酸镧、思维拉姆等降磷药物口服。

(7)心力衰竭的治疗:最主要的原因是钠水潴留致心脏前负荷增加。此时由于肾脏对利尿剂的反应很差,而心脏泵功能损害并不严重,故洋地黄类药疗效常不佳,内科保守治疗以扩血管为主。最有效的方法是血液滤过,可在短时间内超滤清除大量体液,宜尽早施行。

(8)贫血和出血的处理:血红蛋白在 80~100g/L,一般不予处理。中、重度贫血应注意引起急性肾衰竭原发病的诊断。急性肾衰竭合并消化道大出血的治疗原则与一般消化道大出血的处理原则相似。

(9)预防和控制感染:预防感染及治疗已存在的感染是降低急性肾衰竭死亡率的重要措施。合理选用抗生素,慎用或不用肾毒性抗生素。若病情需要时,应权衡利弊使用。

(10)血液净化疗法:凡保守治疗无效,出现下列情况者,应进行血液净化治疗:①急性肺水肿;②高钾血症,血钾＞6.5mmol/L;③BUN＞21.4mmol/L,或血 Cr＞442μmol/L;④高分解代谢状态,BUN 每日升高超过 8.9mmol/L,或 Cr 每日升高超过 176.8μmol/L,血钾每日上升 1mmol/L;⑤酸中毒,动脉血气分析 pH＜7.25,或二氧化碳结合力＜13mmol/L;⑥无尿 2

天以上或少尿 4 天以上；⑦少尿 2 天以上，伴有下列情况任何之一者：体液潴留（如球结膜水肿、中心静脉压高、心音呈奔马律）；尿毒症症状（如持续呕吐、嗜睡或烦躁）；高钾血症，血钾＞6.0mmol/L，心电图有高钾改变等。

血液净化技术包括：血液透析、腹膜透析、连续性动静脉或静静脉血液滤过或透析滤过等。具体选择应根据患者病情及医疗单位的技术能力等决定。

3.多尿期的治疗 多尿期早期治疗重点仍以维持水、电解质和酸碱平衡，防治各种并发症，控制氮质血症及治疗原发病为主。多尿期 1 周左右时，应适当增加蛋白质摄入，以利患者肾小管上皮细胞恢复和再生，并逐渐减少透析次数直至停止。此期补液原则为：比出量少 500～1000ml，尽量经胃肠道补充。

4.恢复期治疗 一般无需特殊处理，但应定期随防肾功能，禁用肾毒性药物。

八、预后

ATN 预后与原发病性质、有无 CKD 基础疾病、肾功能损害的严重程度、是否合并多器官功能衰竭、患者年龄、早期诊断、早期治疗及透析与否等因素有关。ATN 发展为慢性肾衰竭者不到 5％，且多见于有严重的原发病、原有慢性肾脏疾病、年龄大于 60 岁和诊断治疗不及时者。

（热西旦·扎克尔）

第八节 慢性肾衰竭的替代治疗

一、血液透析在治疗慢性肾衰竭中的应用及评价

（一）血液透析的治疗现状

目前全球约有 180 万慢性肾衰竭患者依赖血液透析维持生命，其作为一种常规治疗手段已非常普及，成功挽救了众多慢性肾衰竭患者，使部分患者得以长期存活，单纯依赖血液透析治疗的患者最长存活时间已超过 30 年。但血液透析仍存在较多的短期和长期并发症，如何提高患者的长期生存率和生活质量仍是肾脏病医师面临的巨大挑战。

1.血液透析领域的循证医学依据和实践指南 尽管血液透析的临床应用已有 70 年历史，但在血液透析领域的前瞻性随机对照研究却非常缺乏，尤其是以发病率和死亡率作为硬终点事件的研究，以 1981 年发表的国家协作透析研究（National Cooperative Dialysis Study，NCDS）和 2002 年发表的 HEMO 研究为代表。NCDS 是关于透析清除和患者预后关系的唯一前瞻性随机对照研究，在其基础上提出了单室 Kt/V 的概念，以尿素清除率制定透析剂量及设定透析充分性的标准和目标。对 NCDS 数据再分析发现 Kt/V＜0.8 的患者死亡率高，而 Kt/V 为 1.0～1.2 之间的患者死亡率较低，而对于标准的每周 3 次透析，延长透析时间从 3 小时到 4 小时并未发现益处。但是应该认识到 NCDS 样本量相对小（151 例有效病例），此外一些当前普遍应用的血液透析技术（碳酸盐透析、合成纤维素膜应用、可调钠透析等）当时均未广泛应用，而且糖尿病患者和 70 岁以上的高龄患者也被排除在 NCDS 之外，因此应用 NCDS 的数据来指导当前的临床血液透析是困难的。而 2002 年 HEMO 研究的目的是评价

透析剂量和膜通透性对患者生存的影响。该研究招募了 1846 例患者,入组历时 5 年余,但其发现应用高通量透析仅使血透患者死亡风险下降 8%,而采用超过常规透析剂量(Kt/V=1.3)的高效透析也仅使血透患者死亡风险下降 4%,主要结果均未达到统计学意义。分析 HEMO 研究取得如此令人失望的结果还是与其本身研究设计不周有关,例如入组患者并非随机,而是有许多限制条件,代表性不够;此外研究中高通量透析器复用,将明显影响患者死亡率;最后心血管病是透析患者主要的死亡原因,而 HEMO 研究忽略了联机血液透析滤过(on line HDF)、超通量膜(能清除部分蛋白结合的毒素)等可能对心血管病预防更有效的新技术。所以我们不能从 HEMO 研究结果简单地认为高透析剂量和高膜通透性对患者生存无影响,事实上近几年对 HEMO 研究数据的再分析还是发现高透析剂量或高膜通透性对女性患者、对入组前透析时间较长的患者、对脑血管病的预防等方面可能有利。2009 年发表的 MPO 研究是关于透析膜膜通透性与预后的多中心前瞻性随机对照研究,有多个欧洲国家的透析中心参加,其发现高通量透析组死亡风险下降,但未达到统计学差异。但在亚组分析中,血清白蛋白小于 40g/L 患者接受高通量透析的死亡风险降低 51%,糖尿病患者接受高通量透析的死亡风险降低 39%,而糖尿病同时合并血清白蛋白小于 40g/L 者高通量透析获益更大。

尽管在血液透析领域的前瞻性随机对照研究太少,但仍有大量不同级别的文献从不同角度探讨了提高血液透析质量,提高慢性肾衰竭患者生存率的方案,这些文献的结论应用到临床之前还需要对它进行汇总、甄别和提炼,才能形成临床可以遵循的、统一可信且可行的治疗规范或指南。目前,美国、欧洲、日本、澳大利亚等国家和地区都不同程度地制定了血液透析临床操作指导意见,以美国国家肾脏基金会(national kidney foundation,NKF)制定的 K/DOQI 指南影响最大。NKF 于 1995 年成立了专家工作组,在广泛收集、复习全世界已发表的有关英文文献的基础上,根据循证医学原则,精选出数百篇进行分析、讨论,最终于 1997 年发布了《透析生存质量倡议》(dialysis outcomes quality initiative,DOQI),内容包括慢性肾衰竭贫血的治疗、腹膜透析充分性、血液透析充分性和血管通路 4 个方面,为改善透析患者的生存质量及预后向临床医生提出治疗倡议。2000 年 NKF 进一步将《透析生存质量倡议》扩展为《肾脏疾病生存质量倡议》(kidney disease outcomes quality initiative,K/DOQI),发表了 CKD 评价与分级、慢性肾衰竭营养治疗、贫血治疗、血脂异常的处理、CKD 的骨代谢和疾病治疗、CKD 高血压和降压药物、透析心血管病防治、儿童 CKD 的骨代谢和疾病治疗、血管通路、腹膜透析充分性、血液透析充分性、糖尿病和 CKD 等多个临床实践指南和更新版本。2003 年,改善全球肾脏病预后组织(Kidney Disease:Improving Global Outcomes,KDIGO)成立,通过多学科国际性专家队伍的合作,整合已有的相关工作,制定出适用于 CKD 患者的临床实践指南,并在世界不同地区推广,达到改善全球肾脏疾病患者医疗水准和预后的目的。目前 KDI-GO 已发布 CKD 矿物质及骨代谢异常、急性肾损伤(AKI)、CKD 分期和诊治、CKD 贫血治疗、CKD 高血压治疗等多项与血液净化相关的指南。

为了判断临床实践指南在不同地区或中心的执行情况及能否达到靶目标值,更为了明确这些临床实践指南是否真正能改善患者的长期生存,1996 年在 DOQI 标准制定后不久,研究者即成立了由多国多中心参与的"透析预后与实践模式研究"组织(Dialysis Outcomes and

Practice Pattern Study，DOPPS）。从 1996 年 DOPPS 组建以来，其已完成了四个阶段的研究，即 DOPPS 1~4，2012 年又开展了 DOPPS 5 研究。DOPPS 研究内容涉及血液透析中诸多领域的问题，特别关注国际流行病学评估、分析和分层资料对血液透析患者病死率、住院率、营养状况、血管通路、透析充分性及生活质量的影响，从中可以获得很多对临床实践有益的信息。

2.血液透析领域现阶段存在的问题与处理对策

（1）血液透析患者长期生存率仍不理想：血液透析患者长期生存率在发达国家报道就有很大差异，日本报道的 5 年存活率为 64%，而美国仅 39%，原因可能与日、美透析方式的差异有很大关系。而国内的维持血液透析患者长期生存率更参差不齐，其报道的 5 年生存率从 10% 左右到接近 80%，近年来国内部分大中心的维持血液透析患者的长期存活率已有了明显提高，但是与肾移植受者相比还是有很大差距。影响血液透析患者长期生存率的相关因素非常复杂，归纳起来包括透析技术和患者因素两方面。透析技术包括：透析剂量、透析时间及方式、透析膜、透析液以及透析中心的管理和技术水平；患者因素包括：透析时机、贫血、血压、血脂、酸中毒、钙磷乘积、炎症状态、营养不良、社会回归状态等。文献报道维持血液透析患者每年死亡率高达 18%，而心血管事件占 50% 左右，其发生心血管事件的风险是正常人群的 3.5~50 倍，是主要致死原因；而感染是排名第二的致死原因，维持血液透析患者发生脓毒症的风险是正常人群的 250 倍。因此要提高维持血液透析患者的长期存活，需要从减少心血管事件的发生和控制感染着手，而要解决上述问题，也离不开透析充分性、透析方式选择、透析生物相容性、营养不良和炎症等老问题的新处理。

（2）关于血液透析剂量、透析方式的选择：血液透析从研究初始就存在一个透析剂量和毒素清除的问题，但目前究竟采用怎样的透析剂量，高通量透析的优势还需要更多循证医学证据的支持。除了增加透析剂量，透析频率也是一个重要的可控因素。常规透析方式是每周 3 次，有研究显示增加透析次数以及每日透析能够改善预后。每日透析在形式上包括短时（DHD）和缓慢长时夜间血透（NHD）。目前为止，有关 DHD 的文献在各方面均显示良好的结果，而且这些效果都是在每周透析剂量基本不变的前提下获得的，主要原因是与传统血透相比，DHD 可以比较生理性地清除水和溶质，减轻了透析前后和透析间期溶质的波动。但 DHD 提高血透者长期生存的疗效，还需要有充分对照的前瞻性研究来证实。

（3）关于生理性透析和透析的生物相容性：常规每周 2~3 次，每次 4~5 小时的血液透析，其非生理性是显而易见的。生理性透析也是血液透析治疗追求的目标，与提高长期存活率有重要关系，其不仅要考虑到血液透析材料、透析用水的生物相容性，也要考虑到血液透析过程中毒素和水分清除的生理性。目前国内高分子合成材料膜的应用已越来越普及，但对透析液的成分和水质的影响尚未引起足够的认识。透析液水质应是影响维持血透患者营养状态和长期并发症的独立危险因素。研究也发现应用超纯透析液可以明显改善血液透析患者微炎症状态，但透析水质与血透患者长期存活的确切关系也需要前瞻性对照研究来证实。近年来透析治疗中的新技术发展很快：连续血容量监测（BVM）、血温度监测（BTM）、实时 Kt/V 测量、可调钠透析等的应用在于保证患者无症状透析，但要达到生理性透析还任重道远。

（4）心、脑血管事件的防治：维持血液透析患者存在许多心血管危险因素，除了传统危险因素如老年、男性、绝经期女性、高血压、高血脂、糖尿病、吸烟、心血管疾病家族史等,血液透析患者还存在慢性肾衰竭和血液透析的特异危险因素,如容量负荷过重、贫血、钙磷代谢紊乱、尿毒症毒素的积累、氧化应激、慢性炎症过程、营养不良、容量负荷变化和酸碱电解质浓度的波动等。

蛋白－能量营养不良(protein－energy malnutrition,PEM)和微炎症状态是维持性透析患者中非常普遍的问题,其发生率报道在 $23\%\sim73\%$。近几年多中心回顾性调查显示营养不良与透析患者死亡率的相关性甚至要显著高于透析充分性的指标。营养不良、微炎症与心血管并发症相互促进、相互影响,是决定透析患者预后的重要因素。PEM 和微炎症状态的预防与治疗措施包括定期营养评估管理、保持充分的透析剂量、足够的蛋白与热量摄入、避免酸中毒、积极处理慢性炎症、应用促进食欲的药物,改善营养代谢的药物以及应用氨基酸透析液和 L－肉毒碱等。

心血管转移性钙化也是维持血液透析患者心脑血管事件的独立危险因素。异位钙化中钙磷过负荷是主要原因,降磷治疗仍是目前的难点,增加透析频率和延长透析时间可能是有效清除血磷的方法,新型不含钙的磷结合剂、活性维生素 D 类似制剂、拟钙剂、生理性钙浓度透析液、甲状旁腺切除等已显示了较好的临床疗效,但需根据患者的钙磷代谢紊乱特征选择治疗时机并调整,其对患者长期存活率和心血管事件的确切疗效也迫切需要前瞻性对照研究来证实。

他汀类药物除了已知的降胆固醇作用外,还能抑制平滑肌细胞的凋亡和增殖,抑制内皮细胞对炎症刺激的反应,从而抑制炎症反应和改善内皮功能。肾素－血管紧张素系统(RAS)阻滞剂也有减轻炎症反应的相关报道,维生素 E 也有研究认为在血透患者可减少心血管事件的风险,联合应用他汀类、RAS 阻滞剂和维生素 E 是否能进一步提高血液透析患者的长期生存也值得探索。

(二)血液透析的发展与展望

无症状透析、生理性透析是近期血液透析领域发展的重要方向,围绕生理性透析需要在许多方面取得突破:对尿毒症毒素更深入地认识,合理透析效果评价指标的建立,模拟血管内皮结构的高生物相容性膜透析器的开发与应用,无菌无热源超纯透析液推广,夜间长时透析、每日透析等个体化透析模式的应用与完善,高效、安全、价廉的抗凝药物及技术的应用等。

将更注重对血液透析远期并发症的防治,尤其针对心脑血管并发症的药物预防以及新型血液净化技术的开发与应用。带有吸附功能的透析器,能更好清除炎症介质,中、大分子毒素;生物人工肾小管辅助装置(bioartificial renal tubule assist device,RAD)将组织工程学技术和细胞治疗技术结合在一起,能更好地模拟肾脏功能,对急性肾衰竭或多器官衰竭的患者进行血液滤过和 RAD 联合治疗可显著改善循环稳定性,对维持血透患者可改善动脉粥样硬化、肾性骨营养不良、透析相关性淀粉样变等慢性并发症。可植入型人工肾装置也将进入临床,患者可以自由活动,不需要大量的透析液,可以模拟正常肾脏连续工作,最终达到或接近生理性透析,以大幅度改善患者的长期存活和生活质量。

二、腹膜透析在治疗慢性肾衰竭中的应用及评价

(一)腹膜透析的发展历史

1877 年德国人 Wegner 应用不同成分和不同温度的溶液注射到兔腹腔,发现浓缩的糖溶

液可以增加腹腔的滤水量,从而发现可利用腹腔清除液体,即腹腔的超滤功能。1894 年 Starling 和 Tubby 发现腹腔液体的清除是通过腹膜上的血管起作用。之后许多研究也证实了腹膜的半透膜作用,为腹膜透析的开展奠定了理论基础。1923 年 Ganter 首次将腹膜透析技术应用于一例因子宫癌所致梗阻性肾病的肾衰竭患者,使患者症状暂时改善。从此,腹膜透析开始进入临床发展阶段,但合适的腹膜透析管路问题使这一应用受到限制。20 世纪 50 年代 Grollman 等将可留腹的塑料软管作为腹膜透析导管,其后的学者不断改良导管的结构,从而使维持性腹透成为可能。1968 年 Tenckhoff 研制出以其名字命名的带双涤纶套的腹膜透析硅胶导管,直到现在仍被广泛采用。

除了腹膜透析留腹导管的发展,腹透袋和体外管道的发展也对腹膜透析的成功应用起了很大的作用。1978 年 Oreopoulos 将腹透液引入塑料袋包装。随后 Buoncristiani 等发明了带空袋的 Y 系统管路。之后的学者将其改良为带双袋的 Y 系统管路,从而使腹膜透析的操作简单化,腹透相关性腹膜炎的发生率明显降低,使腹膜透析得以逐步推广。

腹膜透析液也是腹膜透析能否持久的另一关键因素。传统的腹膜透析液为乳酸盐透析液,目前应用广泛,但其 pH 值较低,含乳酸盐及葡萄糖,并且在消毒、保存和透析过程中可产生大量的葡萄糖降解产物(glucose degradation products GDPs)、糖基化终末产物(advance glycation end productions,AGEs)等,可导致腹膜细胞结构破坏和生物学功能受损,腹膜基质增多,腹膜纤维化等问题。新型的腹膜透析液针对上述问题上做了许多改进,如使用碳酸氢盐缓冲剂取代乳酸盐透析液,应用葡聚糖、氨基酸、多肽等渗透剂克服了葡萄糖作为单一渗透剂的各种缺陷,使用双袋和三腔腹透液有效减少了 GDPs 含量,避免了碳酸氢盐与钙、镁的沉淀反应并提高了 pH 值。上述许多新型生理、生物相容性佳的腹透液已在欧美国家广泛临床应用。

与此同时,腹膜透析方式也在不断发展。1975 年 Popovich 和 Moncrief 提出了持续性非卧床腹膜透析(continuous ambulant peritoneal dialysis,CAPD)的概念,使维持性腹透的效果明显改善,其已成为慢性肾衰竭的主要维持腹透方式。近年来,为进一步降低腹膜透析感染率,提高腹膜透析质量和患者的舒适度,自动化腹膜透析(APD)机器越来越多地应用于临床。1981 年 Diaz—Buxo 提出了持续循环的腹膜透析(continuous cyclic peritoneal dialysis,CCPD)的概念,成为目前最常用的 APD 治疗方式,患者可在夜间进行自动连续性腹膜透析,减少了导管连接次数,降低了腹透相关性腹膜炎的发生率,并使患者白天能够自由工作,提高了生活质量。全自动腹膜透析机的应用以及新近的持续性流动腹膜透析(continuous flow peritoneal dialysis,CFPD)技术进一步提高了溶质清除效能,减少了由人工操作带来的不便和并发症。

(二)腹膜透析治疗慢性肾衰竭的现状与存在问题

在过去的 20 多年中,腹膜透析技术日臻成熟,在多个方面(包括腹膜透析操作和连接系统、腹膜透析方式、腹膜液及基础研究等)都取得了显著进展。腹膜透析人数逐年稳步增长,患者预后明显改善,统计资料显示:目前全球腹膜透析患者人数已经超过 20 万人,占全球透析人数的 10%左右。在中国,腹膜透析人数已超过 3.7 万人,占透析总人数的 13%。在慢性肾衰竭的一体化治疗中,腹膜透析占有重要地位。随着腹膜透析的深入发展,其在许多方面显示了独特优势。但是腹膜透析也有一定的局限性,需要不断发展和完善。

1.腹膜透析的循证学依据和实践指南　循证医学研究对腹膜透析临床认识的提高,尤其是近年来对腹膜透析充分性认识的转变起到了重要作用。透析充分性是肾脏替代技术不懈的追求,如何评估和提高腹膜透析充分性一直是腹膜透析领域最重要的课题之一。

　　理论上,小分子溶质清除率与患者生活质量及生存率之间存在剂量依赖性关系。20世纪90年代的临床前瞻性研究,均将腹膜溶质清除率等同于残余肾脏清除率,而将它们简单的相加。CANUSA研究对美国和加拿大多个中心的680例CAPD患者进行了1.2年随访,认为提高腹膜对小分子溶质的清除率可以改善患者生存率,降低病死率,Kt/V每上升0.1,死亡相对危险性下降5%。CANUSA研究指出大透析剂量与更好的生存率、更低的住院率相关,应达到最低的溶质清除目标为每周Kt/V2.0,肌酐清除率70L/(w·1.73m²)。依据CANU-SA研究的结果,1997年NKF制定的D0QI指南指出:CAPD患者每周Kt/V应达2.0,肌酐清除率应达70iy(w·1.73m²)。以后大量临床研究发现,给予同样的透析剂量后,低转运患者不容易达到较高的清除率靶值,但他们的生存率并不低,甚至高于高转运患者,而后者更容易达到清除率靶目标。因此,2000年K/DOQI根据腹膜转运状态将腹透充分性的治疗指南修改为:CAPD患者腹膜转运功能低及低于平均者,每周Kt/V应达到2.0,肌酐清除率应达到50L/(w·1.73m²);腹膜转运功能高及高于平均者,每周Kt/V应达到2.0,肌酐清除率应达到60L/(w·1.73m²)。但在临床实际应用中发现,腹透患者往往很难达到指南推荐的Kt/V要求,尤其是那些已没有残余肾功能的患者。2002年报道的ADEMEX研究在墨西哥14个城市的24个腹透中心观察了965名腹透患者,受试者被随机分为干预组和对照组。对照组患者继续使用以前的透析处方,即每天4次、每次2L标准腹膜透析液交换;干预组患者予以可变的透析处方以达到肌酐清除率为60L/(w·1.73m²)。结果发现干预组与对照组患者生存率无显著差异,在校正与腹膜透析患者生存相关的因素如年龄、糖尿病、血浆白蛋白水平、蛋白氮表现率(nPNA)及尿量后,两组患者的死亡率仍相似。不仅如此,两组的技术失败率、住院率、住院天数、腹膜炎发生率等也均无显著差异。ADEMEX的研究结果是对当时公认的腹膜透析充分性指南的挑战,其指出在达到某一最低值后,增加小分子溶质的清除并不能改善患者的生存率。此结果给了人们很大的启示:可能以往过于强调了小分子溶质清除作为透析充分性的指标,而忽视了临床方面的表现。如果患者不能达到当前临床指南要求的清除指标,但其他方面是满意的(无尿毒症症状,足够的液体清除等),那么患者并不一定要增加透析剂量,也不要盲目地退出。来自于中国人群的研究资料也支持这一看法,香港Lo WK等将320例残肾Kt/V<1.0的CAPD患者随机分入3个不同的Kt/V目标值组(A组:1.5~1.7,B组:1.7~2.0,C组:大于2.0),发现3组间患者2年存活率并无显著差异,因此提出以1.7作为亚洲人最低的目标Kt/V值。根据以上循证医学依据,2006年K/DOQI的临床治疗指南再次修改腹膜透析的溶质清除靶目标,即无论患者有无残余肾功能,每周Kt/V>1.7即足够。

　　随着对腹膜透析溶质清除目标的逐步认识,腹膜透析充分性也有了新认识。首先残余肾的清除与腹膜透析的清除是不能等同的,ADEMEX研究显示残余肾功能能够预测患者的预后,从而使残余肾功能的保护在腹膜透析患者中被充分重视。此外,容量平衡也应作为透析充分性的重要指标。2005年腹膜透析治疗的欧洲最佳实践指南:腹膜透析充分性的目标值不应仅包括小分子溶质如尿素氮的清除,还应包括液体的清除。需要注意的是,临床在判断容量平衡时,应注意液体的摄入和清除的平衡,而非单纯观察腹膜透析的超滤量。

　　2.腹膜透析存在的问题与处理策略　　腹膜透析存在的问题与血液透析存在的问题在很

多地方相似,如长期生存率不理想、心脑血管并发症发生率高、炎症与微炎症状态等。但腹膜透析也有其特殊问题。

(1)技术生存率较低:资料显示,腹膜透析的 5 年技术生存率仅为 40%～60%,依赖腹膜透析长期存活(>10 年)的慢性肾衰竭患者还为数不多。退出腹膜透析治疗的原因很多,其中主要是腹透相关性腹膜炎,其次是腹膜超滤衰竭、透析不充分,以及社会心理因素等。随着新型透析连接管路的广泛应用,腹透相关性腹膜炎的发生率已显著降低,但腹膜结构与功能的变化依然影响着腹膜透析的长期进行,如何提高腹透长期治疗的成功率,降低退出率,仍是腹膜透析的难题和发展的关键,其解决依赖于社会家庭支持、腹透技术的完善和对患者的综合管理水平等。

(2)腹膜透析液的非生理性:传统葡萄糖腹膜透析液中的高糖、低 pH 值、乳酸盐等成分都可引起维持性腹膜透析患者的腹膜功能减退和衰竭。在每日透析过程中,腹膜可以吸收100～200g 葡萄糖,葡萄糖的吸收可能造成高血糖症及糖代谢紊乱,从而导致持续的高胰岛素血症和胰岛素抵抗。因此,维持腹膜透析患者可能存在更严重的葡萄糖与脂质代谢紊乱,冠心病、动脉粥样硬化等心血管疾病的发生风险也有所增加。对腹透液的改进与应用是当前腹膜透析临床应用和基础研究的热点问题。新型腹膜透析液如碳酸氢盐透析液、葡聚糖透析液、氨基酸腹透液、低钙透析液等的研究和应用仍然是目前腹膜透析发展的一个重要方面。其目的在于:能够最大限度地减少对腹膜的损伤,保护腹膜功能;能够获得充分透析,保持良好营养状态;尽可能地减少心血管疾病发生率;减少代谢综合征的发生;更好地保护残余肾功能,以及更有利于患者的容量控制。

(3)腹膜透析相关感染的防治:随着导管连接系统的改进及腹膜透析技术的进步,腹透相关性腹膜炎的发生率已经降至 1 次/2～4 患者年,但是,腹透相关性感染仍然是退出腹膜透析的主要原因之一,对其仍需持续关注加强防治。腹膜炎的种类有细菌性腹膜炎、真菌性腹膜炎、化学性腹膜炎、硬化性腹膜炎等,目前以导管相关性细菌性腹膜炎最为常见。须密切监测腹透相关性腹膜炎的发生率,正确评估和治疗腹膜透析导管出口和隧道感染,应根据腹膜炎的初始表现进行经验性治疗,而后再根据病原学检查结果做出针对性抗感染治疗。预防腹膜透析相关感染的发生,降低腹透相关性腹膜炎发生率也是腹膜透析取得成功的重要标志。开展持续质量改进,包括持续进行感染监测、分析每次感染发生的原因,对于减少腹膜透析相关感染至关重要。密切关注患者培训和再培训、腹膜透析相关设备和防治感染的方案,也能够有效地降低腹透相关感染的发生。未来需要进行更多研究,探寻各种腹透相关性腹膜炎的危险因素,加以预防;了解各种新型抗微生物药在腹膜炎治疗中的药代动力学和疗效,加以推广,从而提高腹膜透析相关感染的防治水平。

(三)腹膜透析治疗慢性肾衰竭的发展与展望

新型腹膜透析液的研究和应用仍然是今后腹膜透析发展的一个重要方向。未来的腹膜透析液正朝着临床所需要的方向努力,这些需要包括:能够最大限度地减少对腹膜的损伤,保护腹膜功能;能够获得充分的透析,保持良好的营养状态;以及尽可能地减少心血管疾病发生率。此外,腹膜透析液中的干预性用药可能也是一个值得关注的方面。新型的腹膜透析管、植入技术以及自动腹膜透析机的研制和推广,也可以简化腹膜透析方法、减少腹透相关性腹膜炎的发生及降低腹膜透析技术失败率。

对腹膜透析充分性的认识是一个不断深入和更新的过程,寻找和探索更加合理的充分透析评价指标是广大腹透工作者不懈努力的方向。如何改善腹膜透析患者的营养状态,纠正钙磷代谢紊乱,控制微炎症状态,减少各种慢性肾衰竭并发症的发生也都是腹膜透析的临床研究热点。

近年来,腹膜透析的基础研究取得了飞速进步,研究者从分子生物学、病理组织学、功能学等多方面研究了腹膜透析中腹膜的变化和干预性治疗的方法。随着基因工程技术的广泛应用,基因治疗可能是今后腹膜透析基础研究的方向之一。基因治疗的相关研究已经取得了一定进展,可以期望这方面的研究成果将为解决腹膜功能衰竭问题开辟一个新的途径。

(张万君)

第八章　感染性疾病

第一节　常见中枢神经系统感染

中枢神经系统感染是神经系统最常见的疾病之一,是一种由病毒、细菌、真菌、立克次体、螺旋体、寄生虫等多种病原菌引起的中枢神经系统疾病。由于大脑皮层和脊髓被颅骨和脊椎管包绕,当中枢存在炎症、水肿时就会导致组织梗死,继而引起神经系统后遗症或者死亡,故其临床表现极其严重,但若早期积极治疗大多数患者会治愈。

临床上依据感染源侵犯中枢神经系统不同的解剖部位,中枢神经系统可分为两大类:①以脑和(或)脊髓实质受累为主的脑炎、脊髓炎或脑脊髓炎;②以软脑膜受累为主的脑膜炎或脑脊膜炎。因两者常同时存在,故临床上很难截然分开,当脑膜和脑实质均明显受累时,称之为脑膜脑炎。

常见的中枢神经系统感染途径主要包括以下三个方面:①血行感染:病原体通过呼吸道或皮肤黏膜进入血流,由血液系统进入颅内;②直接感染:病原体通过穿透性外伤或临近结构的感染向颅内蔓延;③逆行感染:病原体沿神经干逆行侵入颅内。

本节主要依据神经系统常见感染的病因学特点,对细菌性脑膜炎、病毒性脑膜炎及结核性脑膜炎进行介绍。

一、急性细菌性脑膜炎

(一)概述

机体抵抗力低时,病菌侵入人体形成菌血症,细菌经血液循环进入颅内引起脑膜炎。急性细菌性脑膜炎最常见的致病菌为脑膜炎双球菌、肺炎球菌和流感嗜血杆菌。这三种病原菌占细菌性脑膜炎的 80% 以上,其次为金黄色葡萄球菌、链球菌、大肠埃希菌、变形杆菌、厌氧杆菌、沙门菌、铜绿假单胞菌等。

(二)临床表现

1. 多成暴发性或急性起病。

2. 感染症状　发热、畏寒及上呼吸道感染症状。

3. 颅内压增高表现　剧烈头痛、恶心、呕吐、抽搐。

4. 脑膜刺激症状　颈项强直、克氏征、布氏征阳性等。

5. 脑实质受累出现意识障碍、精神症状等。

(三)实验室检查

1. 血常规检查　常见白细胞增高和核左移,红细胞沉降率增高。

2. 血培养　应作为常规检查,常见病原菌感染阳性率可达 75%。若在使用抗生素 2 小时内腰椎穿刺,脑脊液培养不受影响。

3. 脑脊液检查　是细菌性脑膜炎诊断的金标准,可判断其严重程度、疗效及预后。腰椎穿刺对细菌性脑膜炎几乎无禁忌证,相对禁忌证包括严重颅内压增高、意识障碍等。典型急性细菌性脑膜炎的脑脊液(cerebro—spinal fluid,CSF)为脓性或浑浊外观,白细胞数(1000~

10000)×10^6/L,早期中性粒细胞占85%～95%,后期以淋巴细胞及浆细胞为主;蛋白增高,可达1～5g/L;糖含量降低,氯化物亦常降低,致病菌培养阳性,革兰染色阳性率达60%～90%,有些病例早期脑脊液离心沉淀物可发现大量细菌,特别是流感嗜血杆菌和肺炎球菌。

4.头颅CT或MRI等影像学检查　早期可与其他疾病鉴别,后期可发现脑积水(多为交通性)、静脉窦血栓形成、硬膜下积液或积脓、脑脓肿等。

（四）诊断与鉴别诊断

1.诊断　根据患者呈急性或暴发性发病,表现为高热、寒战、头痛、呕吐、皮肤瘀点或瘀斑等全身性感染中毒症状,颈强直及克氏征等,可伴动眼神经、展神经和面神经麻痹,严重病例出现嗜睡、昏迷等不同程度的意识障碍。脑脊液培养发现致病菌方能确诊。

2.鉴别诊断　需要与结核性脑膜炎、病毒性脑膜炎鉴别诊断,主要通过脑脊液检查鉴别,见表8-1。

表8-1　细菌性脑膜炎的鉴别诊断

	压力 mmH$_2$O	外观	蛋白定性	蛋白定量 g/L	葡萄糖 mmol/L	氯化物 mmol/L	白细胞计数及分类× 10^6/L	细菌
细菌性脑膜炎	显著增高	混浊,脓性	++以上	显著增加	明显减少或消失	稍低	显著增加,数千,以中性粒细胞为主	可发现病原菌
结核性脑膜炎	增高	微混,呈毛玻璃状	+～+++	增加	减少	明显减少	数十或数百,早期以中性粒细胞为主,后期以淋巴细胞为主	可找到抗酸杆菌
病毒性脑膜炎	稍增高	清晰或微混	+～++	轻度增加	正常	正常	数十或数百,以淋巴细胞为主	无

（五）治疗原则

细菌性脑膜炎的治疗首先是针对病原菌选取足量敏感的抗生素,并防止感染性休克,维持血压,防止脑疝。

1.抗菌治疗　应选择在脑脊液中浓度高的杀菌剂。在未确定病原菌的情况下,可选择第三代头孢菌素如头孢噻肟或头孢曲松等抗生素。若明确病原菌时则选择对病原菌敏感的抗生素。

2.糖皮质激素的应用　激素可以抑制炎性细胞因子的释放,稳定血-脑脊液屏障,降低颅内压,对病情较重且无激素应用禁忌证的患者可考虑应用。

3.一般对症处理　高热时需采取物理降温或使用退热剂控制抽风;维持水及电解质平衡,减低颅内压,减轻脑水肿;如出现休克,要进行抗休克治疗,出现弥散性血管内凝血(disseminated intravascular coagulation,DIC)应及时给予肝素化治疗。

二、病毒性脑炎

（一）概述

病毒性脑炎是一种由病毒侵入神经系统,引起脑实质损害为主的严重感染性疾病。大多同时累及脑膜,为脑炎或脑膜炎;少数仅累及脑膜,为脑膜炎,通常统称为病毒性脑炎。

病毒性脑炎是全身病毒感染经血行播散至中枢神经系统的结果,多数病例发生于儿童和年轻人。全年均可发病,夏秋季较多,年发病率为3.5～7.4/10万。50%～80%的病例由肠道病毒如柯萨奇病毒、埃可病毒和非麻痹性脊髓灰质炎病毒引起,此外还有腮腺炎病毒、单纯疱疹病毒及虫媒病毒等。

（二）临床表现

急性起病,一般为数小时,出现发热（38～40℃）、畏光和眼球运动疼痛、肌痛、食欲减退、腹泻和全身无力等病毒感染的全身中毒症状,以及剧烈头痛、呕吐和轻度颈强直等脑膜刺激征,还会有不同程度意识障碍、抽搐及局灶性脑神经损害等临床表现。若出现更严重的神志障碍或神经系统局限性体征或癫痫发作,则意味着脑实质受侵犯,应诊断为脑膜脑炎。随宿主的年龄和免疫状态不同其临床表现也不一样,见表8－2。

表8－2　不同人群病毒性脑膜炎的临床表现

人群	临床表现
婴幼儿	发热、易激惹和表情淡漠
儿童	突发起病,有发热,并伴有恶心、呕吐、咳嗽、肌痛等非特异性前驱症状,其后迅速出现头痛、畏光、颈项强直、神志改变等脑组织受累的表现,重者出现定向力障碍、昏迷、瘫痪、惊厥持续状态等
成人	突然起病,头痛较剧烈,多在额后或眶后,此外常有发热、周身不适、畏光和肌痛,有颈项强直,但不如细菌性脑膜炎强烈

病毒性脑炎一般症状轻微,发病几天后开始恢复,多数2周内痊愈。少数患者的不适和肌痛可持续数周。

（三）实验室检查

1.脑脊液检查　压力正常或轻度增高,外观无色清亮,白细胞数增多达（10～500）×10⁶/L,也可高达1000×10⁶/L,早期以多形核细胞为主,8～48小时后以淋巴细胞为主,蛋白可轻度增高,糖含量正常。

2.免疫学检查　依据临床某些特异性的症状做某种病毒学的检查。通过双份血清及脑脊液经免疫荧光技术或放射免疫技术检测IgM或病毒抗原。

（四）诊断与鉴别诊断

1.诊断　根据急性起病的全身性感染中毒症状、脑膜刺激征、CSF淋巴细胞轻中度增高、血白细胞数不增高等表现,并排除其他病因可初步诊断为脑膜炎,确诊需CSF病原学检查。本病为良性自限性病程,一般情况下无须进行病原学诊断。

2.鉴别诊断　主要与化脓性脑膜炎、结核性脑膜炎鉴别。

（五）治疗原则

病毒性脑炎的治疗原则是抗病毒,抑制炎症,降低颅内压及对症支持治疗。

1.对症支持治疗　本病是自限性疾病,主要是对症治疗、支持疗法和防治合并症。如卧床休息、降低体温和营养支持,严重头痛者可用镇痛药,癫痫发作可首选卡马西平或苯妥英钠。可能发生的严重合并症是抗利尿激素分泌不良综合征,表现为水潴留及稀释性低血钠,应限制液体入量,每日入量限制在800～1000ml,外加发热损失的液体。

2.抗病毒治疗　抗病毒治疗可缩短病程和减轻症状,目前常用药物有鸟嘌呤衍生物阿昔洛韦,是一种选择性强、毒性小、效力高的抗病毒药,适用于单纯疱疹病毒和带状疱疹病毒性脑炎的治疗,更昔洛韦对巨细胞病毒性脑炎的疗效优于阿昔洛韦。大剂量免疫球蛋白静脉滴注可暂时缓解慢性肠道病毒脑膜炎的病情。疑为肠道病毒感染应关注粪便处理。

三、结核性脑膜炎

(一)概述

结核性脑膜炎是结核杆菌引起脑膜和脊髓膜的非化脓性炎症,绝大多数由人结核分枝杆菌感染所致,少数是由牛型结核分枝杆菌所致,常继发于全身其他器官的结核病变,约占肺外结核的5%～15%。常在患者抵抗力下降或发生变态反应时感染结核杆菌而发病。

本病原发性的感染通常为结核菌经淋巴系统和血行播散,进入脑膜,并在脑膜和软脑膜形成结核结节,之后结节破溃,大量结核菌进入蛛网膜下腔,导致结核性脑膜炎。结核性脑膜炎也可继发于免疫力降低后体内潜伏结核菌的重新激活,经血行播散,在脑实质中形成结核灶,晚期破溃入蛛网膜下腔或脑室。结核结节可发展为大的结核瘤,出现占位效应。炎性渗出物阻塞基底池可导致脑积水和颅神经瘫痪。

(二)临床表现

多数结核性脑膜炎患者呈亚急性或慢性起病,少数可急性发病。其自然病程分为三期,各期临床表现见表8-3。

表8-3 结核性脑膜炎各期临床表现

分期	临床表现
前驱期	成人表现为低热、盗汗、食欲减退、全身倦怠无力、神经萎靡和人格改变;儿童常见无食欲、易激惹、夜眠不安、头痛、呕吐和间断低热,通常持续1～2周;5岁以下儿童首发症状可为癫痫发作
脑膜炎期	出现发热、头痛、呕吐、视乳头水肿和脑膜刺激如克氏征、布氏征,婴幼儿可表现不明显可伴颅神经麻痹,展神经、动眼神经、面神经和视神经受损为主,表现为复视、视力减退和面神经麻痹等可有癫痫发作,成年人多为部分性发作,儿童常见全身性发作,部分患儿可以癫痫发作为首发症状。随病程进展颅内压增高日趋严重,脑脊液循环和吸收障碍可见脑积水。炎性病变波及脊髓膜可引起神经根脊髓炎、蛛网膜粘连和椎管梗阻,出现慢性进行性截瘫
晚期	出现昏睡、木僵、昏迷和持续发热,可发展为深昏迷、去大脑强直,深昏迷脑膜刺激征可消失。瞳孔扩大并固定,脉搏增快,呼吸不规律,呈潮式呼吸。脑干功能障碍常因小脑幕疝引起。老年人结膜性脑膜炎症状不典型,如头痛、呕吐较轻,颅内压增高症状不明显,约半数患者CSF改变不典型

(三)实验室检查

1.脑脊液检查 脑脊液压力增高,可达400mmHg或以上,外观无色透明或微黄,静置后可有薄膜形成,典型改变为淋巴细胞数增高$(50\sim500)\times10^6/L$,早期多形核细胞增多,蛋白含量增高,重者可达$1.0\sim2.0g/L$。脊髓蛛网膜下腔阻塞时可更高。糖及氯化物明显降低。

2.结核杆菌检测 脑脊液抗酸涂片仅少数病例阳性,CSF结核分枝杆菌培养可确诊,但需大量脑脊液和数周时间。ELISA法可快速检出脑脊液中分枝杆菌可溶性抗原或抗体。PCR可检测结核分枝杆菌DNA。腺苷酸脱氢酶(ADA)增高有助于结核性脑膜炎诊断。

3.影像学检查 由于结核性脑膜炎为全身性结核的一部分,部分患者甚至有肺部粟粒性结核,因此,临床怀疑结核性脑膜炎时应行胸部X线或CT检查。肺部X线平片可见活动性或陈旧性结核灶。头颅CT和MRI早期无特殊,后期可见脑室扩大,呈阻塞性脑积水样改变,颅底粘连,脑膜增厚。

(四)诊断与鉴别诊断

1.诊断 根据患者亚急性起病,出现头痛、呕吐、颈项强直和克氏征等脑膜刺激征,颅内压增高,CSF淋巴细胞数和蛋白增高,糖及氯化物明显降低等可临床拟诊。CSF、抗酸涂片、结核分枝杆菌培养阳性时,可以确诊。行 PCR 检查时标本极易污染,尚不能作为诊断依据。

2.鉴别诊断　须注意与新型隐球菌脑膜炎、化脓性脑膜炎和癌肿性脑膜炎的鉴别诊断。头痛逐渐加重,伴癫痫发作和急性局灶性脑损伤体征如偏瘫、视野缺损等,检查可见视乳头水肿、展神经麻痹,CT 增强显示大脑半球单发病灶,CSF、检查通常正常等表现时,也应考虑结核病的可能。

(五)治疗原则

本病的治疗原则是早期、联合、适量、规律和全程用药,只要患者临床症状、体征及实验室检查高度提示本病,即使 CSF、抗酸涂片阴性亦应立即开始抗结核治疗,其治疗包括以下几个方面:

1.抗结核治疗　异烟肼(H)、利福平(R)、吡嗪酰胺(P)、乙胺丁醇(E)、链霉素(S)等为主要的一线抗结核药物,WHO 建议应至少选择三种药联合治疗,因三种及以上药物联合治疗可增强疗效并防止和延缓细菌产生耐药性,常用异烟肼、利福平、吡嗪酰胺,轻症患者治疗 3 个月后停用吡嗪酰胺,继续用异烟肼和利福平 7 个月。因乙胺丁醇对儿童神经系统易产生毒性作用,故本品不宜用于 13 岁以下小儿;由于本品可透过胎盘,胎儿血药浓度约为母体血药浓度的 30%,动物实验显示本品可致畸形,孕妇应禁用本品;本品可分泌至乳汁,浓度与母体血药浓度相近,故哺乳期妇女禁用本品,如确有服用指征需暂停授乳。因链霉素易对胎儿的前庭神经产生不良影响,故孕妇不选用链霉素。

2.皮质类固醇的应用　适用于病情严重、颅内压增高、潜在性脑疝形成、椎管阻塞、抗结核治疗后病情加重及合并结核瘤的患者,在充足抗结核药物治疗基础上可加用糖皮质激素。常选用泼尼松,成人 60mg/d 或儿童 1～3mg/(kg·d)口服,3～4 周后逐渐减量,2～3 周后停药。须特别注意,若不能排除真菌性脑膜炎,则激素应与抗真菌药物合用。

3.对症支持治疗　颅内压增高可用渗透性利尿剂如 20%甘露醇、甘油果糖或甘油盐水等,同时须注意及时补充水、电解质和保护肾脏。有癫痫发作者可给予抗癫痫药物。对于抗结核和激素治疗无效的严重脑积水可考虑行脑室引流。

(周芳)

第二节　常见呼吸系统感染

一、社区获得性肺炎

(一)概述

社区获得性肺炎(community-acquired pneumonia,CAP)是指在医院外罹患的感染性肺实质(含肺泡壁,即广义上的肺间质)炎症,包括具有明确潜伏期的病原体感染而在入院后潜伏期内发病的肺炎。CAP 是威胁人类健康的常见感染性疾病之一,其致病原的组成和耐药特性在不同国家、不同地区之间存在着明显差异,而且随着时间的推移而不断变迁。近年来,由于社会人口的老龄化、免疫损害宿主增加、病原体变迁和抗生素耐药率上升等原因,CAP 的诊治面临许多新问题。肺炎链球菌、流感嗜血杆菌是主要的病原菌,近年来非典型病原菌如肺炎支原体、肺炎衣原体、军团菌等所占的比例在不断增加。

(二)临床表现

CAP 通常起病急,发热、咳嗽、咳痰、胸痛为最常见症状。常见 CAP 致病菌的典型临床表现见表 8-4。重症 CAP 有呼吸困难、缺氧、休克、少尿甚至肾衰竭等。CAP 可出现肺外的症状,如头痛、乏力、腹胀、恶心、呕吐、食欲不振等,发生率约 10%～30% 不等,非典型病原体所致 CAP 肺外表现更多见。老年、免疫抑制患者发热等临床症状发生率较青壮年和无基础疾病者低。

表 8-4　不同致病菌 CAP 临床特征

致病菌	典型症状	典型放射学表现
肺炎链球菌	咳铁锈色痰,寒战,胸膜炎性胸痛	肺叶渗出,支气管含气显影
流感嗜血杆菌	起病较缓,见于患有慢性阻塞性肺病的吸烟者	叶状或片状渗出
金黄色葡萄球菌	流感性肺炎后发病,是一种进展迅速的急性病	支气管肺炎,肺脓肿,气胸和脓胸
吸入性肺炎	发生于意识丧失、咽反射减弱、异常吞咽后;恶臭痰	多发于右下肺,高密度实变影,随后发生肺脓肿和脓胸
嗜肺军团菌	干咳,胃肠道症状,意识模糊	大叶性肺炎,免疫低下者表现为空洞
非典型性肺炎	轻至中度症状,干咳,肺部检查一般正常	片状、肺下叶支气管肺炎

患者常有急性病容、体温升高、呼吸加快,患侧呼吸运动度减弱,肺部炎症实变时触诊语颤增强,叩诊呈浊音或实音,听诊可有管状呼吸音或湿啰音。少数患者可出现胸膜摩擦音或呼吸音减弱。

(三)实验室检查

1.血常规检查　CAP 患者外周血白细胞总数和中性粒细胞的比例通常升高,但在老年人、重症患者、免疫抑制等患者可以不高,甚至降低,急性期 C 反应蛋白、血沉可升高。

2.C 反应蛋白　急性期 C 反应蛋白(CRP)一般升高。

3.血沉　急性期血沉(ESR)一般增快,但多为轻度至中度增快。

4.X 线影像学　表现呈多样性,与肺炎的病期有关。在肺炎早期急性阶段病变呈渗出性改变,X 线影像学表现为边缘模糊的片状或斑片状浸润影。在慢性期,影像学检查可发现增殖性改变,或与浸润、渗出性病灶合并存在。病变可分布于肺叶或肺段,或仅累及肺间质。病变累及 1 个肺叶以上、出现空洞、病情迅速扩散或出现胸腔积液提示病情严重。

5.病原学检查　对怀疑有通常抗菌治疗方案不能覆盖的病原体感染或初始经验性治疗无反应者需进一步行病原菌检查,如痰涂片或痰培养等。

(四)诊断与鉴别诊断

1.诊断

(1)新近出现的咳嗽、咳痰或原有呼吸道疾病症状加重,并出现脓性痰,伴或不伴胸痛。

(2)发热。

(3)肺实变体征和(或)闻及湿性啰音。

(4)WBC$>10\times10^9$/L 或 $<4\times10^9$/L,伴或不伴细胞核左移。

(5)胸部 X 线检查显示片状、斑片状浸润性阴影或间质性改变,伴或不伴胸腔积液。

以上 1～4 项中任何 1 项加第 5 项,并除外肺结核、肺部肿瘤、非感染性肺间质性疾病、肺水肿、肺不张、肺栓塞、肺嗜酸性粒细胞浸润症及肺血管炎等后,可建立临床诊断。

重症肺炎诊断标准:出现下列征象中 1 项或以上者可诊断为重症肺炎,需密切观察、积极救治,有条件时,建议收住 ICU 治疗:①意识障碍;②呼吸频率>30 次/min;③$PaO_2<$60mmHg,PaO_2/$FiO_2<300$,需行机械通气治疗;④动脉收缩压<90mmHg;⑤并发脓毒性休

克;⑥X线胸片显示双侧或多肺叶受累,或入院 48h 内病变扩大≥50%;⑦少尿:即尿量<20ml/h,或<80ml/4h,或并发急性肾衰竭需要透析治疗。

2.鉴别诊断　CAP 主要需与肺结核及肿瘤性疾病相鉴别。因为三者均为常见病且无论在临床表现或胸部 X 线表现方面有时可很相似,不易区别,但处理则完全不同。

(1)肺结核:起病较慢,病程较长,病变好发于肺上叶尖后段及下叶背段,病灶不均匀,新旧不一,可有钙化点,或播散病灶,结核菌素的纯蛋白衍生物(PPD)试验常呈阳性或强阳性,痰结核菌检查及纤维支气管镜检查有助于鉴别诊断,经验性抗感染治疗常无效。但有时肺结核有结构性破坏时可合并细菌性感染,此时抗感染有一定疗效,应予鉴别。

(2)肺癌:肺癌并发阻塞性肺炎时,其 X 线表现常与肺炎相混淆,同时球形(块状)肺炎也需与肺癌相鉴别。肺癌患者一般年龄偏大,常无毒血症的症状,而有刺激性咳嗽,痰中带血,明显胸痛等。胸部 X 线片显示块影,边缘清楚、有切迹,或分叶、毛刺,胸部 CT 检查有助于了解肺门、纵隔、膈肌等隐蔽部位的肿瘤及较小的块影。痰脱落细胞检查和纤维支气管镜检查以及病理活检有助于明确诊断。

(五)治疗原则

1.尽早开始抗菌药物经验治疗(见表 8-5)。应选用能覆盖肺炎链球菌、流感嗜血杆菌的药物,必要时加用对肺炎支原体、肺炎衣原体、军团菌属等细胞内病原体有效的药物;有肺部基础疾病患者的病原菌亦可为需氧革兰阴性杆菌、金黄色葡萄球菌等。

表 8-5　不同人群 CAP 患者初始经验性抗感染治疗的建议

不同人群	常见病原体	初始经验性治疗的抗菌药物选择
青壮年、无基础疾病患者	肺炎链球菌,肺炎支原体、流感嗜血杆菌、肺炎衣原体等	①青霉素类(青霉素、阿莫西林等);②多西环素(强力霉素);③大环内酯类;④第一代或第二代头孢菌素;⑤呼吸喹诺酮类(如左旋氧氟沙星、莫西沙星等)
老年人或有基础疾病患者	肺炎链球菌、流感嗜血杆菌、需氧革兰阴性杆菌、金黄色葡萄球菌、卡他莫拉菌等	①第二代头孢菌素(头孢呋辛、头孢丙烯、头孢克洛等)单用或联用大环内酯类;②β-内酰胺类/β-内酰胺酶抑制剂(如阿莫西林/克拉维酸,氨苄西林/舒巴坦)单用或联用大环内酯类;③呼吸喹诺酮类
需入院治疗、但不必收住 ICU 的患者	肺炎链球菌、流感嗜血杆菌、混合感染(包括厌氧菌)、需氧革兰阴性杆菌、金黄色葡萄球菌、肺炎支原体、肺炎衣原体、呼吸道病毒等	①静脉注射第二代头孢菌素单用或联用静脉注射大环内酯类;②静脉注射呼吸喹诺酮类;③静脉注射 β-内酰胺类/β-内酰胺酶抑制剂(如阿莫西林/克拉维酸、氨苄西林/舒巴坦)单用或联用注射大环内酯类;④头孢噻肟、头孢曲松单用或联用注射大环内酯类
需入住 ICU 的重症患者		
A 组:无铜绿假单胞菌感染危险因素	肺炎链球菌、需氧革兰阴性杆菌、嗜肺军团菌、肺炎支原体、流感嗜血杆菌、金黄色葡萄球菌等	①头孢曲松或头孢噻肟联合静脉注射大环内酯类;②静脉注射呼吸喹诺酮类联合氨基糖苷类;③静脉注射 β-内酰胺类/β-内酰胺酶抑制剂(如阿莫西林/克拉维酸、氨苄西林/舒巴坦联合静脉注射大环内酯类;④厄他培南联合静脉注射大环内酯类
B 组:有铜绿假单胞菌感染危险因素	A 组常见病原体＋铜绿假单胞菌	①具有抗假单胞菌活性的 β-内酰胺类抗生素(如头孢他啶、头孢吡肟、哌拉西林/他唑巴坦、头孢哌酮/舒巴坦、亚胺培南、美罗培南等)联合静脉注射大环内酯类,必要时还可同时联用氨基糖苷类;②具有抗假单胞菌活性的 β-内酰胺类抗生素联合静脉注射喹诺酮类;③静脉注射环丙沙星或左旋氧氟沙星联合氨基糖苷类

2.住院治疗患者入院后应立即采取痰标本,做涂片革兰染色检查及培养。体温高、全身

症状严重者应同时送血培养。

3.轻症患者可口服用药;重症患者选用静脉给药,待临床表现显著改善并能口服时改用口服药。总疗程根据病程而定,一般7～14天。

病原学治疗:明确病原体后,对经验治疗效果不满意者,可按药敏试验结果调整用药。

二、医院获得性肺炎

(一)概述

医院获得性肺炎(hospital acquired pneumonia,HAP)亦称医院内肺炎(nosocomical pneumonia,NP),是指患者入院时不存在、也不处于感染潜伏期,而于入院48h后在医院(包括老年护理院、康复院)内发生的肺炎。国际上多数报道HAP发病率0.5%～1.0%,在西方国家居医院感染的第2～4位;ICU内发病率15%～20%,其中接受机械通气患者高达18%～60%,病死率超过50%。我国HAP发病率1.3%～3.4%,是第一位的医院内感染(占29.5%)。HAP在病原学、流行病学和临床诊治上与CAP有显著不同。

细菌是HAP最常见的病原菌,约占90%,三分之一为混合感染,常见致病菌为革兰阴性杆菌如铜绿假单胞菌、肠杆菌科、金黄色葡萄球菌、厌氧菌、流感嗜血杆菌、肺炎链球菌等。其发病机制包括:误吸,带菌气溶胶吸入和经人工气道吸痰过程中交叉污染。

(二)临床表现

HAP多为急性起病,但不少可被基础疾病掩盖,或因免疫功能差、机体反应削弱致使起病隐匿。咳嗽、咳痰常见,部分患者因咳嗽反射抑制致咳嗽轻微或无咳嗽;有的仅表现为精神萎靡或呼吸频率增加。在机械通气患者常表现为需要加大吸氧浓度或气道阻力上升。发热最常见,有时会被基础疾病掩盖,少数患者体温正常。重症HAP可并发疾病肺损伤和ARDS、左心衰竭、肺栓塞等。查体可有肺部湿啰音甚至实变体征,视病变范围和类型而定。

(三)实验室检查

1.血常规检查 常见血白细胞计数增高。中性粒细胞数增高,或伴核左移。血小板计数降低应警惕弥漫性血管内凝血可能,应作进一步检查。贫血提示合并慢性疾病或支原体感染可能。

2.血气分析 帮助判断病情严重程度。患者在呼吸空气条件下,动脉血氧分压(PaO_2)<60mmHg,伴或不伴$PaCO_2$>50mmHg,或PaO_2/FiO_2<300。

3.血生化检查 全面评估病情,及时发现机体内环境紊乱和多脏器功能障碍的出现,及时采取相应抢救措施具有十分重要意义。

4.病原学检查 病原学检查对医院获得性肺炎的诊断提供重要依据,对合理选用抗菌药物进行治疗起关键指导作用。通常采用痰液标本做检查,但痰液标本受上呼吸道分泌物污染,故诊断的敏感性和特异性均不高,近年开展许多减少标本受污染机会的检查方法,如气管穿刺吸引、支气管肺泡灌洗、保护性支气管肺泡灌洗、保护性标本刷、经胸壁针刺抽吸、经支气管镜活检、经胸腔镜活检和开胸肺活检等。

(四)诊断与鉴别诊断

1.诊断 HAP的诊断原则同CAP。但临床表现、实验室和影像学所见对HAP的诊断特异性甚低,尤其应注意排除肺不张、心力衰竭和肺水肿、基础疾病肺侵犯、药物性肺损伤、肺栓塞和ARDS等。粒细胞缺乏、严重脱水患者并发HAP时X线检查可以阴性,卡氏肺孢子虫肺炎有 10％～20％患者 X 线检查完全正常。据其病情严重程度可分为以下两种：

（1）轻、中症：一般状态较好。早发性疾病（入院≤5 天,机械通气≤4 天）；无高危因素（高危因素如高龄,＞65 岁,慢性阻塞性肺病,糖尿病,慢性心、肾功能不全,吸入或致吸入因素,近一年来曾有肺炎住院史,精神状态改变,慢性酗酒或营养不良,脾切除后等）,生命体征稳定,器官功能无明显异常。

（2）重症：意识障碍,呼吸频率＞30 次/分,呼吸衰竭 PaO_2＜60mmHg,PaO_2/FiO_2＜300,需行机械通气治疗；血压＜90/60mmHg,少尿,尿量＜20ml/h,或＜80ml/4h,败血症或肺外并发症,或急性肾衰竭需透析治疗；胸片示双侧多肺叶受累,或入院 48h 内病变扩大≥50％。而晚发性疾病（入院＞5 天,机械通气＞4 天）和存在高危因素者,即使不完全符合重症肺炎规定标准,亦视为重症。

2.鉴别诊断　应与其他肺部浸润性疾病如肺不张、肺水肿、肺血栓栓塞症、急性呼吸窘迫综合征（ARDS）等相鉴别。其鉴别点见表 8-6。

表 8-6　HAP 的鉴别诊断

疾病	病因或基础疾病	临床表现	影像学检查	其他
肺不张	多为肿瘤或痰栓阻塞或者肿瘤、肿大淋巴结压迫管腔	肺不张缓慢发生或面积小时症状不明显,痰栓阻塞通常发病急,突发胸闷、气急、呼吸困难。合并感染也可出现咳嗽、脓痰、发热、咯血,与肺炎相似	X 线表现密度增高,体积缩小,出现尖端指向肺门扇形、三角形,患肺体积缩小,纵隔向患侧移位的典型表现,同时可见原发肿瘤的占位	纤维支气管镜检查对肺不张有较大的诊断价值
肺水肿	多有高血压、冠心病、风湿性心脏病的病史	突发严重呼吸困难、端坐位、发绀、大汗、咳粉红色泡沫痰,两肺闻及广泛的湿啰音和哮鸣音,左心界扩大、心率增快、心尖部闻及奔马律	X 线检查心界增大,肺门呈蝴蝶状,两肺大片融合的阴影	强心、利尿、扩血管等积极治疗能快速缓解
肺血栓栓塞症	常有血栓性静脉炎、心肺疾病、外伤、腹部或骨科手术、长期卧床和肿瘤病史,具有深静脉血栓形成的高危因素	如果患者突发剧烈胸痛、咯血、呼吸困难、神志不清时应高度怀疑肺血栓栓塞	X 线胸片示区域性肺纹理减少,典型改变出现尖端指向肺门的楔形阴影	动脉血气分析见低氧血症和低碳酸血症。D-二聚体、CT 肺动脉造影、放射性核素肺通气/灌注扫描和 MRI 等检查有助于诊断
急性呼吸窘迫综合征	有 ARDS 的高危因素,包括直接肺损伤因素（严重感染、胃内容物吸入、肺挫伤、吸入毒气、淹溺、氧中毒等）和间接肺损伤因素（感染中毒症、严重的非胸部创伤、重症胰腺炎、大量输血、体外循环、弥散性血管内凝血等）	表现为急性起病、呼吸频数和呼吸窘迫	X 线检查显示两肺浸润阴影	低氧血症（ALI 时氧合指数 PaO_2/FiO_2≤300,ARDS 时 PaO_2/FiO_2≤200）。PAWP≤18mmHg 或临床上能除外心源性肺水肿

（五）治疗原则

1.重视病原学检查　先取痰标本行涂片染色及痰培养加药敏后再给予经验性抗炎治疗，高热患者可行血培养。

2.尽早开始经验性抗菌治疗（见表8-7）　首先采用针对常见病原菌的抗菌药物，待痰培养结果返回后，根据药敏结果选择敏感药物。

表8-7　HAP的经验性抗感染治疗

一般情况	可能病原菌	首选药物	可选药物
住院≤4天，无多重耐药菌感染危险因素	肠杆菌科细菌（大肠埃希菌、肺炎克雷伯菌、肠杆菌属、变形杆菌等）、肺炎链球菌、流感嗜血杆菌、甲氧西林敏感金黄色葡萄球菌	头孢曲松或喹诺酮类（左氧氟沙星、莫西沙星、环丙沙星）或氨苄西林/舒巴坦或厄他培南	
住院≥5天，有多重耐药菌感染危险因素	除上述外，铜绿假单胞菌、肺炎克雷伯菌（产ESBL）、不动杆菌属及MRSA等	抗铜绿假单胞菌β-内酰胺类（头孢他啶、头孢吡肟、亚胺培南、美罗培南、哌拉西林/他唑巴坦）联合喹诺酮类（环丙沙星或左氧氟沙星）或氨基糖苷类（阿米卡星、庆大霉素）	高度怀疑MRSA者，加用万古霉素或利奈唑胺

3.根据不同的病原菌、病情严重程度、基础疾病等因素决定疗程初始治疗一般采用针剂，病情明显好转或稳定后可改用口服药物治疗。

4.有效控制院内交叉感染是减少HAP的重要措施。

三、呼吸机相关肺炎

（一）概述

呼吸机相关肺炎（ventilator－associated pneumonia，VAP）是医院获得性肺炎中最重要的临床类型之一，是气管插管或气管切开的患者在机械通气48小时后或撤机拔管48小时内新的肺实质感染。其病死率高，达24%～76%，按其发生时间的早晚，又可分为早发性VAP（机械通气≤4天）和晚发性VAP（机械通气≥5天）。早发性VAP的致病菌多为敏感菌，如肺炎链球菌、流感嗜血杆菌、MSSA和敏感的肠道革兰阴性杆菌（如大肠埃希菌、肺炎克雷伯杆菌、变形杆菌和黏质沙雷杆菌）；晚发性VAP可能是MDR细菌所致，包括铜绿假单胞菌、产ESBL的肺炎克雷伯杆菌和鲍曼不动杆菌、耐药肠道细菌属、嗜麦芽窄食单胞菌，以及MRSA、MRSE等。其发病机制包括：上呼吸道和胃腔内定植菌的误吸；吸入含有细菌的微粒；血行感染；由周围脏器直接感染而来；气管导管细菌生物被膜的形成。

VAP以内源性感染为主，直接吸入是VAP最常发生的发病机制，吸入的主要途径来自：①口腔和上呼吸道内繁殖的细菌；②胃肠内繁殖细菌进入下呼吸道；③吸入被污染的雾化气。G－杆菌和金黄色葡萄球菌是VAP的主要病原菌，铜绿假单胞菌已成为我国VAP的主要病原菌。

（二）临床表现

由于严重基础疾病、免疫状态低下及治疗措施（药物、机械通气等）干扰等，VAP的临床表现常常很不典型。

1.症状　常见的症状包括发热和脓性的呼吸道分泌物。但在创伤和术后的患者，需注意鉴别发热可能是非感染性的。接受机械通气治疗的患者在没有VAP存在时，其呼吸道分泌物也可为脓性,但非脓性的气道分泌物往往可以排除 VAP。总之,在应用抗菌药物的情况下,若原来正常的体温出现波动,气道分泌物性质发生变化,都应该怀疑 VAP,并立即给予相应的检查。

2.体征　主要为听诊音的变化,表现为病变部位新出现或程度加重的湿啰音。若为肺实变可听到管状呼吸音及局部语音传导增强。

3.并发症多　呼吸机相关性肺炎极易并发肺损伤(包括气压伤)、左心衰竭、肺栓塞等。

(三)实验室检查

1.血常规检查　多数表现为白细胞计数增高,中性粒细胞比例增高。若白细胞计数不高,往往显示预后不良。

2.胸部 X 线检查　X 线胸片对于 VAP 的诊断是必需的。由于患者移动受限和技术设备原因,床旁 X 线胸片诊断 VAP 的敏感性和特异性均有限。如果在胸片上出现了新的肺部浸润影,并排除了肺水肿、肺不张和肺梗死等其他疾病,结合其他临床表现,应该考虑 VAP。

3.痰培养　多数患者发病之前口咽部已有革兰阴性杆菌等致病菌定植。培养之前标本涂片光镜筛选法(每个低倍视野上皮细胞<10 个,白细胞数>25 个)仅能剔除污染严重的痰标本,而免疫抑制患者痰标本中的白细胞数常达不到"合格标本"的规模数量。痰液普通培养主要用于社区获得性肺炎的诊断,对呼吸机相关性肺炎的病原学诊断价值不大。

4.气管内吸出物检测　机械通气患者可直接从气管或经环甲膜穿刺吸出下呼吸道分泌物进行检查。

(1)常规培养气管内吸出物进行培养,结果极少有阴性,但假阳性率高(主要为革兰阴性杆菌),常导致呼吸机相关性肺炎过度诊断。与组织学诊断标准相比,其敏感性达 82%,但特异性仅 27%。该检查亦不能用作评价肺炎的疗效。

(2)显微镜分析近端气管分泌物直接涂片作革兰染色,其结果与半定量培养结果呈线性相关。同时将标本用氢氧化钾溶液处理后观察弹性蛋白,以此作为诊断呼吸机相关性肺炎的指标,敏感性为 52%,特异性 100%。弹性蛋白出现可早于肺浸润改变 1.8d±1.3d。

(3)定量培养临界值定在 10^6 CFU/ml。一般认为气管内吸出物定量培养与特异性较高的防污染样本毛刷或支气管肺泡灌洗液定量培养法相关性好,敏感性为 38%～91%,特异性为 59%～92%。有研究发现,气管内吸出物细菌定量培养的浓度增加先于肺叶出现浸润灶 4.8d±3.2d,有早期诊断意义。

5.远端气道分泌物的检测

(1)直接抽吸法(非纤维支气管镜技术):经鼻或人工气道向气管插入导管或防污染样本毛刷,通过吸引或刷取方法采集标本。该方法不用纤维支气管镜,创伤小,操作过程中对患者气体交换影响小,可避免纤维支气管镜通道的污染。缺点是对气道无法直接观察,盲视采集标本难以保证采集部位与病变部位一致,敏感性低。

(2)防污染样本毛刷(PSB):采样经纤维支气管镜通道插入特制双套管防污染刷采样,优点是可直视气道病变情况,并可结合影像学资料,直接进入相应病变部位采集气道分泌物以提高检验阳性率,并可免受口咽部菌群的污染。缺点是纤维支气管镜可引起交叉感染,患者耐受性相对差,并要求操作者有熟练技术。通过 PSB 方法通常可采集远端气道分泌物约 0.001ml,放入保菌液中,然后定量培养,细菌浓度达到 10^3 CFU/ml 有临床意义。其敏感性为 64%～100%,平均为 82%;特异性为 69%～100%,平均为 92%。最近有作者认为呼吸机相关性肺炎的早期抗生素治疗显著改善预后,主张将 PSB 标本培养细菌浓度降为 10^2 CFU/ml 作为有诊断意义的标准,可减少漏诊,而诊断特异性仅轻微降低。

(3)支气管肺泡灌洗(BAL):纤维支气管镜嵌入的远端肺泡面积是相应远端气道面积的 100 倍,BAL 采集标本的范围显著多于 PSB。BAL 液中细菌浓度 10^4 CFU/ml 可代表感染肺组织中细菌浓度 $10^5 \sim 10^6$ CFU/ml。BAL 定量培养诊断医院肺炎的敏感性为 72%～100%,特异性为 69%～100%。BAL 取材方法使微生物系列分析成为可能,在定量培养同时可作离心涂片,早期作病原学初步诊断,以指导治疗。近年有人推荐微量灌洗(mBAL),即一次性灌洗 10～20ml,吸引回收液即可,不作反复灌洗,可减少污染。BAL 可作细胞学分析,有助于与出血、肿瘤等病变鉴别。

(4)防污染支气管肺泡灌洗(PBAL):该方法可进一步提高 BAL 特异性(达 92%),其敏感性为 97%。

(四)诊断与鉴别诊断

1. 临床诊断

(1)患者出现咳嗽、痰黏稠,肺部出现湿啰音,并有下列情况之一:发热;白细胞总数和(或)中性粒细胞比例增高;X 线显示肺部有炎性浸润性病变。

(2)慢性气道疾患患者稳定期(慢性支气管炎伴或不伴阻塞性肺气肿、哮喘、支气管扩张症)继发急性感染,并有病原学改变或 X 线胸片显示与入院时比较有明显改变或新病变。

2. 病原学诊断　临床诊断基础上,符合下述六条之一即可诊断:

(1)经筛选的痰液,连续两次分离到相同病原体;

(2)痰细菌定量培养分离病原菌数 $\geqslant 10^6$ CFU/ml;

(3)血培养或并发胸腔积液者的胸液分离到病原体;

(4)经纤维支气管镜或人工气道吸引采集的下呼吸道分泌物病原菌数 $\geqslant 10^6$ CFU/ml;经 BAL 分离到病原菌数多 $\geqslant 10^6$ CFU/ml;或经 PSB、PBAL 采集的下呼吸道分泌物分离到病原菌,而原有慢性阻塞性肺疾病包括支气管扩张者病原菌数必须 $\geqslant 10^6$ CFU/ml;

(5)痰或下呼吸道采样标本中分离到通常非呼吸道定植的细菌或其他特殊病原体;

(6)免疫血清学、组织病理学的病原学诊断证据。

3. 鉴别诊断

(1)引起发热的其他部位感染:临床疑似 VAP 病例的发热原因,结果显示除肺炎外,下列感染性疾病也可导致发热:导管相关性感染、鼻窦炎、泌尿系统感染、腹膜炎、难辨梭状芽孢杆菌性肠炎、伤口感染、腹腔内脓肿、原发性菌血症。

(2)引起发热的非感染因素:发热最常见的非感染因素见于 ARDS 患者,多由活动性的肺纤维化引起。患者可表现为发热、外周血白细胞增高,胸片可显示浸润影,BALF 中炎性介质水平显著升高。目前,肺纤维化只能靠排除其他疾病而确诊。对于那些机械通气时间超过 2 周,胸片无好转、血气分析无改善的发热患者应想到肺纤维化的可能。另一些引起发热的非感染因素还有胰腺炎、下肢深静脉血栓(DVT)、药物热。

(五)治疗原则

1. 加强人工气道的湿化和痰液的引流。

2. 早期选择恰当抗菌药物治疗,药物的选择应结合患者感染部位、疾病严重程度,可能病原菌种类及既往抗菌药物应用情况,患者的年龄、肝肾功能,本科室、地区病原菌及耐药情况以及药代和药效学。初始抗菌药物经验性治疗：不伴有 MDR（多重耐药）病原体感染高危因素的 VAP 患者，推荐抗生素有头孢曲松或左氧氟沙星，莫西沙星或环丙沙星或氨苄西林/舒巴坦或厄他培南（见表 8—8）；伴有 MDR 病原体感染高危因素的迟发性 VAP 患者，推荐抗生素联合治疗，使其至少能覆盖常见的多药耐药致病菌之一，推荐药物见表 8—9。

表 8—8　无 MDR 菌感染危险的 VAP 经验性抗生素治疗

可能致病菌	推荐抗生素
MSSA	三代头孢（头孢曲松）
肺炎球菌	或
流感嗜血杆菌	氟喹诺酮类（左氧氟沙星、莫西沙星或环丙沙星）
革兰阴性肠杆菌	或
—肠杆菌属	氨苄西林/舒巴坦
—大肠埃希菌	或
—克雷伯菌属	厄他培南
—变形杆菌属	
—黏质沙雷菌属	

表 8—9　晚发 VAP 且有 MDR 感染风险患者的初始经验治疗

潜在致病菌	抗生素联合治疗
表 8—8 中列出的致病菌并有下列 MDR 致病菌危险因素时：铜绿假单胞菌 肺炎克雷伯菌（ESBL⁺）[a] 不动杆菌属[a]	抗假单胞菌头孢菌素（头孢吡肟或头孢他啶）或抗假单胞菌碳青霉烯（亚胺培南或美洛培南）或 β—内酰胺/β—内酰胺酶抑制剂（哌拉西林—他唑巴坦）＋抗假单胞菌氟喹诺酮（环丙沙星或左氧氟沙星）或氨基糖苷类（阿米卡星、庆大霉素或妥布霉素）（如果怀疑为产 ESBL 菌的感染或鲍曼不动杆菌，宜选碳青霉烯类）
耐甲氧西林金黄色葡萄球菌（MRSA）[b]	加上：利奈唑胺或万古霉素
肺炎军团菌[c]	加上：阿奇霉素或左氧氟沙星、环丙沙星

3.后期抗菌药物的调整，避免抗菌药物过量和减少细菌耐药，并避免药物过量。理想的抗生素治疗应包括：①如果联合治疗中含氨基糖苷，则治疗有反应的患者氨基糖苷用 5～7 天停药。②非耐药菌感染的重度 VAP 患者可选择药物作单药治疗。此类患者开始时应予联合治疗直到下呼吸道培养结果出来并确定可以单药治疗。③如果初始抗生素治疗适当，假设为非铜绿假单胞菌感染，患者有明显的感染临床症状，而且临床反应良好，则应尽量使治疗时间从传统的 14～21 天缩短至 7 天。

四、卒中相关性肺炎

（一）概述

卒中相关性肺炎（stroke associated pneumonia，SAP）是指原无肺部感染的卒中患者罹患感染性肺实质（含肺泡壁即广义上的肺间质）炎症。其发病群体为卒中患者，与卒中后机体的功能障碍有极为密切的关系。卒中后肺炎的发生率为 7%～22%，是卒中死亡的重要危险因素之一，并导致医疗费用急剧增加。

卒中诱导免疫抑制是卒中相关性肺炎的重要因素之一。其他危险因素有年龄、性别、卒中的严重程度、类型、部位、意识水平、喂养方式、心房颤动、糖尿病、吞咽障碍以及是否机械通气等。其中吞咽障碍是肺炎最常见的危险因素之一,也是致死的重要危险因素,其发生率为37%~78%。卒中相关肺炎的危险因素见表8-10。

表8-10　卒中相关肺炎的危险因素

危险因素	注释
吞咽困难	10%的50岁以上人主诉吞咽困难。老年人口咽/食管功能紊乱
咳嗽反射减弱	咳嗽反射随年龄增长而逐渐下降
胃食管反流	易造成误吸
口咽定植菌的负荷量大	严重合并症、日常生活活动下降、营养不良、鼻饲等会影响口咽细菌定植
机体防御机制下降	呼吸道防御机制、特异性和非特异性细胞和体液免疫机制,对防止微量吸入后感染有重要意义
气管插管拔出后和上气道塌陷	呼吸道局部防御功能减弱

(二)临床表现

脑卒中患者突然出现发热、咳嗽、咳痰或原有呼吸道疾病症状加重,伴或不伴胸痛。重症者可出现呼吸困难、缺氧、休克、少尿甚至肾衰竭等。还可出现全身症状如头痛、乏力、腹胀、恶心、呕吐、食欲不振等。患者肺部出现实变时触诊语颤增强,叩诊呈浊音或实音,听诊可有管状呼吸音或湿啰音。

(三)实验室检查

1.血常规检查　外周血白细胞$\geq 10\times 10^9/L$或$\leq 4\times 10^9/L$,伴或不伴核左移。

2.胸部X线及CT检查　X线及CT影像学表现为边缘模糊的片状或斑片状浸润影。在慢性期,影像学检查可发现增殖性改变,或与浸润、渗出性病灶合并存在。病变可分布于肺叶或肺段,或仅累及肺间质,常见于中下肺野,右肺多见(图8-1)。

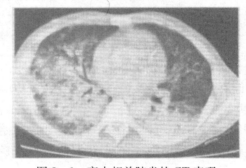

图8-1　卒中相关肺炎的CT表现

3.病原学检查　对怀疑卒中相关性肺炎患者需进一步行病原菌检查,如痰涂片或痰培养等。也可应用气管内吸引、肺泡灌洗、保护性毛刷采集下呼吸道标本,并进行细菌定量培养。

(四)诊断与鉴别诊断

1.临床诊断　卒中发生后胸部影像学检测发现新出现或进展性肺部浸润性病变,同时合并2个以上临床感染症状:①发热≥ 38℃;②新出现的咳嗽、咳痰或原有呼吸道疾病症状加重,伴或不伴胸痛;③肺实变体征,和(或)湿啰音;④外周血白细胞$\geq 10\times 10^9/L$或$\leq 4\times 10^9/L$,伴或不伴核左移。同时排除某些与肺炎临床表现相近的疾病如肺结核、肺部肿瘤、非感染性肺间质病、肺水肿、肺不张、肺栓塞等。

2.病原学诊断　临床通常应用气管内吸引、肺泡灌洗、保护性毛刷采集下呼吸道标本,并进行细菌定量培养。3 种标本分别采用 10^6 CFU/ml、10^4 CFU/ml、10^3 CFU/ml 为阈值。超过阈值浓度生长的细菌判断为病原菌,低于阈值浓度的为定植或污染菌。推荐尽可能积极采用病原学诊断方法,以提高卒中相关性肺炎诊断的准确性。

需要与某些与肺炎临床表现相近的疾病如肺结核、肺部肿瘤、非感染性肺间质病、肺水肿、肺不张、肺栓塞等。根据基础疾病及有无误吸的病史,卒中相关肺炎不难与其他疾病鉴别。

(五)治疗原则

1.综合治疗　卒中相关肺炎的综合治疗包括以下几个方面:

(1)积极治疗原发病。

(2)化痰及痰液引流:应用盐酸氨溴索等药物稀释痰液;定时翻身、拍背、变换体位和吸痰,促进分泌物排出;痰液淤积或者有明确吸入者可用支气管镜吸引。

(3)营养支持:给予易消化、营养丰富的食物或者营养液,维持水电解质平衡,不能肠内营养者可以进行肠外营养。

(4)低氧血症:对此应给予持续低流量吸氧,必要时给予机械通气;动态监测血气分析,最好使氧分压保持在 60mmHg 以上。

(5)对症治疗:体温给予退热(药物或者物理降温)、补充液体,止咳、平喘。

2.卒中相关性肺炎的抗生素治疗

(1)初始经验性抗生素治疗:一旦临床上怀疑卒中相关性肺炎,应该经验性选择抗生素治疗。初始经验性抗生素选择应该考虑到药物的抗菌谱、抗菌活性、药物动力学以及当地流行病学特点等因素。卒中相关性肺炎经验性抗感染治疗推荐见表 8-11。

表 8-11　卒中相关性肺炎的经验性抗生素治疗

可能的病原体	单药治疗	联合用药
甲氧西林敏感的金黄色葡萄球菌	广谱青霉素/β-内酰胺酶抑制剂或莫西沙星	联合用药目的是:覆盖可能的病原体、多耐药病原体、厌氧菌;当患者病情严重或者有脓毒症状。 联合用药: 头孢曲松+甲硝唑或左氧氟沙星+甲硝唑 或左氧氟沙星+克林霉素 或抗假单胞菌头孢类+氨基糖苷类
肺炎链球菌	同上	
流感嗜血杆菌	同上	
抗生素敏感的 G⁻肠杆菌		
大肠埃希菌	同上	
肺炎克雷白杆菌	同上	
多耐药病原体		
铜绿假单胞菌	广谱青霉素/β-内酰胺酶抑制剂或抗假单胞菌头孢类或抗假单胞菌碳青霉烯类	
肺炎克雷白杆菌(ESBL+)	同上	
不动杆菌	舒巴坦制剂	
MRSA	万古霉素或替考拉宁或利奈唑胺	
厌氧菌		
普雷沃菌、梭状杆菌	甲硝唑	
病情严重或者有脓毒症者	抗假单胞菌碳青霉烯类	

(2)给药方式及疗程:卒中相关性肺炎推荐初始治疗应该选用静脉制剂,一旦临床症状改善且胃肠道功能正常即改为口服制剂,疗程最短 5d,平均 7~10d。金黄色葡萄球菌、铜绿假

单胞菌和不动杆菌很难清除,传统的 10～21d 的疗程更为可靠。

(3)疗效的判定和经验性抗生素治疗方案的调整:一般通过白细胞计数、体温等指标判断肺炎临床缓解,综合分析指导临床用药。对于重症肺炎,胸部 X 线的改善往往滞后于临床指标,用其判断临床有无改善的价值是有限的。经过有效的治疗,卒中相关性肺炎通常在 48～72h 内就有明显的临床改善。因此,这时不应该调整抗生素方案。如果已经进行了病原学检查,72h 后应根据病原学结果降阶梯选用窄谱抗生素。

(六)卒中相关肺炎的预防

众多方法对预防卒中相关肺炎有帮助,包括翻身拍背、口腔分泌物或者痰液引流等;为防止交叉感染,医务人员接触患者前后应该规范化洗手,戴手套和口罩,必要时穿隔离衣、戴护目镜;特殊患者可以入住隔离房间;如肠道可以耐受尽早肠内营养;需要气管插管或者机械通气的患者尽量避免选择经鼻气管插管,缩短机械通气时间,有条件时行声门下吸引,尽早拔管。其他的方法还有减少使用 H_2 受体阻滞剂或者质子泵抑制剂等。

(周芳)

第三节　腹部感染

腹部感染是指消化系统的感染。根据感染部位的不同,常见的腹部感染包括消化道感染、腹腔感染、肝胆系统感染和胰腺感染,另外随着广谱抗生素的广泛应用,抗生素相关性腹泻也越来越多,本节主要介绍以上各种部位的常见感染。

一、消化道感染

(一)概述

消化道可分为上消化道和下消化道。临床上通常把从口腔到十二指肠的这部分消化道称为上消化道,而空肠以下的部分称为下消化道。消化道感染是导致疾病和死亡的主要原因,细菌、病毒以及原生物均可引起消化道感染,消化道感染最常见的是急性胃肠炎和阑尾炎。

消化道感染中,上消化道感染以肠杆菌科细菌为主,非发酵菌如铜绿假单胞菌和不动杆菌也较常见;其次为革兰阳性球菌如肠球菌等;厌氧菌感染较少见。下消化道感染为混合感染,常有厌氧菌的参与。急性炎症和全身脓毒症主要由厌氧菌感染引起,而厌氧菌主要在后期引发脓肿的形成。

消化道感染的易感因素包括旅游史、饮食、免疫抑制状态、个人卫生及服用了破坏消化道生理性防御机制的药物等,这些因素导致致病菌入侵引起感染。急性胃肠炎发生在我国以夏秋两季发病率较高,一般潜伏期为 12～36h。阑尾炎是临床外科的常见病和多发病之一,主要由于阑尾管腔阻塞,细菌大量繁殖,分泌内毒素和外毒素,导致阑尾黏膜损伤,细菌侵入阑尾黏膜,并逐渐向阑尾壁各层发展,引起化脓性感染。常见致病菌有大肠埃希菌、脆弱拟杆菌、肠球菌和厌氧菌等,偶有革兰阳性需氧菌和念珠菌属。

(二)临床表现

1.腹痛　根据腹痛的发病机制不同,可将腹痛分为内脏性腹痛、躯体性腹痛和感应性腹痛。内脏性腹痛多为弥漫性,定位不准确,空腔脏器疼痛多为阵发性绞痛,实质脏器疼痛多为钝性疼痛;躯体性腹痛较内脏性腹痛更强烈和局限;感应性腹痛疼痛剧烈,定位明确,类似于躯体性腹痛。

急性胃肠炎患者可有腹痛,伴肠鸣音亢进、局部或弥漫性腹部压痛。某些患者可出现严重疼痛类似于阑尾炎或胆囊炎。当志贺杆菌侵及结肠时,可出现里急后重和腹痛伴排便。而阑尾炎患者约 70%～80% 可出现典型的转移性腹痛,始发于上腹部,数小时后转移并局限于右下腹,故转移性右下腹痛是急性阑尾炎最重要的临床表现,麦氏点压痛是最常见的体征。但不同类型阑尾炎其腹痛程度也有差别:单纯性阑尾炎仅为轻度隐痛;化脓性阑尾炎为阵发性胀痛及剧痛;坏疽性阑尾炎则表现为持续性剧痛;穿孔性阑尾炎则因阑尾腔内压力降低,腹痛可暂时减轻,而出现腹膜炎后腹痛又会持续加重。

2. 腹泻　腹泻按病程可分为急性和慢性两大类。急性腹泻发病急,病程在 2～3 周内,很少超过 6～8 周。慢性腹泻病程至少在 4 周以上,一般超过 6～8 周腹泻是急性胃肠炎最主要的临床表现,多为细菌感染引起,常见致病菌有志贺杆菌、沙门菌、大肠埃希菌等。其中,产肠毒素大肠埃希菌、致病性大肠埃希菌、肠黏性大肠埃希菌以及弧菌感染常引起水样腹泻;志贺杆菌常引起脓性和黏液样大便。肠出血性大肠埃希菌常引起粪便带血。而阑尾炎患者发病早期可有厌食现象,偶有恶心、呕吐等胃肠道反应。有些患者可出现腹泻,里急后重。

3. 发热　急性胃肠炎患者可出现发热,通常在 38～39℃,但是肠出血性大肠埃希菌感染时通常无发热现象。阑尾炎患者早期会出现乏力等全身症状,严重时可出现中毒症状,心率加快,发热。发生穿孔时,体温可达 39～40℃。

（三）实验室检查

1. 血常规检查　血细胞分析可见白细胞总数轻、中度升高,多为 $(10～20)×10^9/L$,中性粒细胞升高,发生核左移。

2. 粪便检查　大便外观呈黏液便、脓血便或黏液脓血便,镜检有白细胞、红细胞及吞噬细胞。如果粪便中找到多形核中性粒细胞,则提示急性细菌性肠炎。粪便培养可有痢疾杆菌生长。

3. 腹部平片　阑尾炎患者可见盲肠扩张和液气平面。

4. 腹部 B 超　腹部超声检查可见不同程度的肠蠕动变化,肠壁增厚或狭窄;B 超检查有时可发现阑尾肿大或脓肿。

（四）诊断与鉴别诊断

1. 诊断　急性胃肠炎患者常有腹泻、腹痛,常呈持续性急痛伴阵发性加剧,发热及黏液脓血便,伴恶心、呕吐,局部或弥漫性腹部压痛。阑尾炎患者可有转移性右下腹痛,麦氏点压痛,腹膜刺激征,腹肌紧张,肠鸣音减弱或消失,右下腹包块的临床表现。结合上述实验室检查可明确诊断。

2. 鉴别诊断

（1）胃、十二指肠溃疡:中上腹部为主,大多为持续性隐痛,多在空腹时发作,进食或服制酸剂可以缓解。体格检查可有中上腹压痛,但无肌紧张亦无反跳痛。胃肠钡餐检查或内镜检查可以确立诊断。若有既往史,突然发生中上腹刀割样痛,并迅速扩展至全腹,检查时全腹压痛,腹肌紧张,呈“板样强直”,反跳痛、肠鸣音消失,出现气腹和移动性浊音,为胃、十二指肠穿孔。

（2）急性阑尾炎:大多数患者起病时先感到中腹持续性隐痛,数小时后转移至右下腹,呈持续性隐痛,伴阵发性加剧。中上腹隐痛经数小时后转右下腹痛为急性阑尾炎疼痛的特点。可伴发热与恶心。检查可在麦氏点有压痛,并可有肌紧张,这是阑尾炎的典型体征。若急性阑尾炎未获及时诊断、处理,1～2日后右下腹部呈持续性痛,麦氏点周围压痛、肌紧张及反跳痛明显,则可能已成坏疽性阑尾炎。若在右下腹扪及边缘模糊的肿块,则已形成阑尾包块。

（五）治疗

急性胃肠炎的治疗一般包括抗感染治疗、保护胃肠道黏膜屏障、补液及微生态调节。而阑尾炎患者的治疗包括手术和非手术治疗。具体如下:

1. 急性胃肠炎的治疗

（1）抗感染治疗:首先留取粪便做常规及细菌培养,明确病原菌后进行药敏实验,并根据药敏实验结果选择敏感抗菌药物。经验性治疗首选喹诺酮类抗菌药物如环丙沙星、左氧氟沙星等,合用盐酸小檗碱可增强疗效。上述治疗效果不佳时可选择第三代或第四代头孢菌素。虽第一、二代头孢菌素及氨基糖苷类抗生素对志贺菌体外敏感,但临床效果差。喹诺酮类药物因可引起未成年患者软骨损害,故不宜用于未成年人尤其是儿童急性胃肠炎的治疗。

（2）保护黏膜屏障:蒙脱石散对消化道内的病毒、细菌及其产生的毒素、气体等有极强的固定、抑制作用,对消化道黏膜还具有很强的保护能力,可修复、提高黏膜屏障对攻击因子的防御功能,具有平衡正常菌群和局部止痛作用。但和抗生素合用需间隔2～4小时。谷氨酰胺是肠黏膜代谢的重要底物,既能通过三羧酸循环产生ATP供能,又能提供氮源作为合成核酸及蛋白质的原料。除保护黏膜结构的完整性外,谷氨酰胺还能调节肠道局部和全身的免疫功能,维持肠黏膜屏障。

（3）液体疗法:轻症能进食者,可口服补液;不能进食或进食不足者,可静脉补液。重症者应立即给予静脉补液,以纠正因严重腹泻引起的水、电解质紊乱及酸中毒,补液原则为先快后慢,先盐后糖,先浓后淡,先晶体液后胶体液,尽快恢复循环功能和正常渗透压。

（4）微生态疗法:微生态制剂能补充生理性细菌,调整肠道菌群,抑制肠道病原菌。常用的有双歧杆菌活菌制剂、双歧杆菌/嗜酸乳杆菌/肠球菌三联活菌、地衣芽胞杆菌活菌制剂等。因抗生素可抑制活菌的生长繁殖,故微生态制剂应避免与抗生素同用,中间应间隔若干小时,以避开抗生素药物的浓度高峰。在抗生素抗菌谱不覆盖微生态活菌制剂的情况下,两者可同时应用。

2. 阑尾炎的治疗

（1）非手术治疗:仅适用于单纯性阑尾炎或诊断尚未确定的急性阑尾炎,以及有手术禁忌证者。主要治疗方法有抗感染治疗和补液治疗。

（2）手术治疗:原则上阑尾炎一经确诊,应尽早施行阑尾切除术。早期手术,术后并发症少。如阑尾化脓或穿孔后再手术,术前应给予抗感染治疗,有助于防止术后感染的发生。

二、腹腔感染

（一）概述

腹腔感染包括膈肌到骨盆、所有的腹膜腔内的或腹膜后的感染。腹腔内感染可能是局限性的感染,也可能是扩散到整个腹膜的感染或腹腔内脏器的感染,如肝脏、胆道、脾、胰腺或女性的盆腔脏器。腹膜炎是腹腔脏层腹膜和壁层腹膜的炎症,可由细菌、化学或物理损伤引起。按病因可分为细菌性和非细菌性两类。腹腔脓肿是由于急性腹膜炎局限后,残留的脓液未吸收干净,被大网膜、肠袢和纤维粘连所包围逐渐形成,临床上以盆腔脓肿、膈下脓肿及肠间脓肿较多见。腹腔感染的常见病因见图8—2。

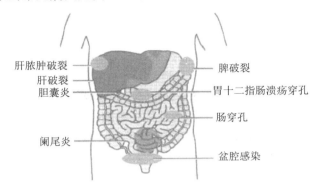

图8—2　常见腹腔感染的病因

腹腔感染是病原体侵入宿主腹壁,造成明显损害而引起的感染性疾病。病原菌侵入宿主腹壁后通过病原体本身的作用或机体变态反应而引起组织局部损伤,导致机体局部甚至全身的病理生理改变,并出现临床症状。腹腔感染可分为原发性和继发性感染。原发性感染是指腹腔内无原发病灶,病原体来自腹壁以外的部位,通过血行播散,或通过女性生殖系统感染的上行性扩散,腹腔外脏器和组织感染的直接扩散或透壁性扩散等引起的腹腔感染。继发性腹腔感染是指感染的病原体来自腹腔内,多为急性腹腔内脏器的坏死、破裂、穿孔或炎症性病变的直接扩散而引起的腹腔和邻近脏器的感染。

(二)临床表现

原发性腹膜炎主要症状为突发急性腹痛,部位不定。女性因细菌常来自生殖器,故常见下腹部不适,一般扩散较快。常伴有胃肠道刺激症状,如恶心、呕吐,也有出现肠麻痹者,但肠鸣音不致完全消失。检查时可发现有体温升高、心率加快,中毒症状一般不很严重。

继发性腹膜炎一般总是先有原发病的表现,如有外伤史;也有无明显病史突然发作者,如急性出血坏死性胰腺炎、少数十二指肠溃疡穿孔。临床主要表现为腹痛,开始部位和原发部位一致,疼痛变为持续性,一般较为剧烈,咳嗽、翻身均可加剧,故患者常取平卧位或侧卧位。腹胀往往明显,或患者自觉发胀。体温上升、心率加快,中毒症状、脱水症状、少尿等均是常见的表现。

(三)实验室检查

1.诊断性腹腔穿刺　根据穿刺液性状可初步判断病因,穿刺液可做细菌涂片、细菌培养及生化检查。不同病因腹腔穿刺液不同,见表8—12。

表8—12　不同病因腹腔穿刺鉴别诊断

疾病	肉眼外观、嗅味	显微镜检查
原发性腹膜炎	脓性、色白、黄或草绿,均可无臭味	有大量中性粒细胞,革兰染色阳性球菌
胃、十二指肠溃疡穿孔	色黄,含胆汁,混浊,碱性,不臭(淀粉酶含量可高)	有大量中性粒细胞,革兰染色细菌很少
小肠穿孔或破裂	色黄,稀粪样,混浊,稍臭	有大量中性粒细胞,革兰染色有较多阴性杆菌
肠绞窄坏死	血性液,常有腥臭味	大量中性粒细胞及大量革兰阴性杆菌
阑尾炎穿孔	脓性,色白或微黄,混浊,稀,稍臭或无臭味	大量中性粒细胞,革兰染色阴性杆菌

2.影像学检查　可用于确定原发病灶,早期诊断腹腔内脓肿。常用方法有腹部X线平

片、B超、CT、磁共振成像等。如腹腔内有游离气体则可知有消化道穿孔,超声诊断可诊断阑尾区有无病变,胆道有无扩张。

3.血常规检查　血常规是白细胞计数及中性粒细胞比例增高,但病情严重时可仅有中性粒细胞比例增高,白细胞计数不增。

4.其他　此外还应检查血培养、血细胞比容、药敏试验和血清淀粉酶等。

(四)诊断与鉴别诊断

1.诊断　腹腔感染时会有腹痛、恶心、呕吐的临床症状,查体腹式呼吸减弱或消失,腹膜刺激征阳性,如果发生了胃肠穿孔,会有叩诊肝浊音界缩小或消失、病灶处叩痛明显的临床表现。腹腔积液时,移动性浊音叩诊呈阳性,听诊肠鸣音减弱或消失,再结合实验室检查,不难作出诊断。

2.鉴别诊断

(1)腹腔脏器破裂:常见的有因外力导致的脾破裂,肝癌结节因外力作用破裂或自发破裂,宫外孕的自发破裂等。表现为发病突然,持续性剧痛涉及全腹,常伴休克。检查时多发现为全腹压痛,可有肌紧张,多有反跳痛。常可发现腹腔积液的体征。腹腔穿刺穿出积血即可证实为腹腔脏器破裂。

(2)肠梗阻:肠梗阻可见于各种年龄的患者,儿童以蛔虫症、肠套叠等引起的为多,成人以疝或肠粘连引起的居多,老人则可由结肠癌等引起。肠梗阻的疼痛多在脐周,呈阵发性绞痛,伴呕吐与停止排便排气。体征检查时可见肠型、腹部压痛明显,肠鸣音亢进,甚至可闻"气过水声"。如若腹痛呈持续性疼痛伴阵发性加剧,腹部压痛明显伴肌紧张及反跳痛,或发现腹水,并迅速呈现休克者则提示为绞窄性肠梗阻。X线平片检查,若发现肠腔充气,并有多数液平时肠梗阻的诊断即可确立。

(五)治疗

继发性腹膜炎以手术治疗为主,但有些诊断明确的患者,如溃疡病急性穿孔时为空腹状态,腹膜炎较局限,腹痛有减轻趋势,可暂不手术;急性坏死性胰腺炎如果没有合并感染的证据,也可暂不手术,但可行腹腔穿刺引流以减少炎症细胞因子的吸收;某些盆腔炎或急性弥漫性腹膜炎已超过48~72h,且已有局限性倾向者,也可暂缓手术,密切观察。总之,是否急诊手术应视病情而定。非手术治疗主要包括以下几个方面:

1.抗感染治疗　抗感染治疗需遵循以下原则:

(1)抗感染药物的初始治疗开始之前应尽可能收集脓液、穿刺液等标本做细菌涂片染色、培养和药物敏感试验,作为调整用药的依据。

(2)取得培养结果之前,尽早开始抗感染药物的经验性治疗,经验性治疗选用能覆盖肠道革兰阴性杆菌、肠球菌属等需氧和脆弱拟杆菌等厌氧菌的药物。

(3)必须保持病灶部位引流通畅。

(4)初始治疗时需静脉给药,病情好转后可改口服或肌内注射。原发性细菌性腹膜炎首选第三代头孢菌素,如头孢噻肟钠、头孢曲松,疗程2周,否则容易复发。继发性腹膜炎如为上消化道穿孔或以上腹部为主的腹膜炎,必须同时覆盖革兰阴性杆菌和厌氧菌,常见病原菌及治疗药物见表8—13。

表 8－13　腹腔感染的病原治疗

病原体	首选药物	可选药物	备注
大肠埃希菌、变形杆菌	哌拉西林,氨苄西林/舒巴坦,阿莫西林/克拉维酸	第二代或第三代头孢菌素,喹诺酮类,氨基糖苷类	菌株之间对抗菌药物敏感程度差异大,需根据药敏结果选药
克雷伯菌属	第三代头孢菌素	喹诺酮类,氨基糖苷类,β－内酰胺类/β－内酰胺酶抑制剂复合剂	
肠杆菌属	头孢吡肟或氟喹诺酮类	氨基糖苷类,碳青酶烯类,β－内酰胺类/β－内酰胺酶抑制剂复合剂	同上
肠球菌属	氨苄西林或青霉素＋氨基糖类	万古霉素或去甲万古霉素	
拟杆菌属等厌氧菌	甲硝唑	氯霉素,克林霉素,头霉素类,β－内酰胺类/β－内酰胺酶抑制剂复合剂,碳青酶烯类	

注:汪复,张婴元.抗菌药物临床应用指南。

2.补液　患者禁食禁饮易造成体内电解质失衡,根据患者需要适量补液可纠正缺水和酸碱失衡紊乱。对于病情严重的应输血浆、清蛋白或全血,以补充因腹腔内渗出大量血浆引起的低蛋白血症和贫血。注意监测脉搏、血压、尿量、中心静脉压、心电图、血细胞比容、血清电解质等,以调整输液的成分和速度,维持尿量每小时 30～50ml。急性腹膜炎中毒症状明显并有休克的患者,如输液、输血未能改善情况,可以用一定剂量的激素,对减轻中毒症状、缓解病情有一定的作用。

3.补充热量和营养支持　输入葡萄糖供给热量,同时也应补充清蛋白、复方氨基酸、支链氨基酸等。对于长期不能进食的患者应及早考虑肠外营养。

三、肝胆系统感染

（一）概述

肝胆系统感染是临床常见的外科疾病。肝脏感染可以是细菌感染,也可以是病毒感染。肝脏外科感染主要表现为细菌性肝脓肿,其中胆源性肝脓肿最常见。胆道感染主要是急性胆囊炎和急性胆管炎。

肝胆系统感染常由胆管狭窄、胆道系统结石、肿瘤和寄生虫等引起的胆道梗阻以及有创伤性的操作所致。约 22%～52% 的细菌性肝脓肿来自胆道感染,另外全身各部分化脓性感染的细菌还可通过门静脉、肝动脉、邻近组织器官化脓性炎症的直接蔓延及其他创伤、异物等途径侵入肝脏,引起肝脏的感染。急性胆囊炎的病因主要与胆囊出口狭窄、细菌感染、胰液反流及严重的创伤、烧伤、腹部大手术等有关。70% 以上的急性胆囊炎患者是因为结石梗阻胆囊管引起的,另外还有蛔虫、梨形鞭毛虫和华支睾吸虫以及黏稠炎性渗出物等引起的梗阻。

（二）临床表现

急性胆囊炎起病比较急骤,一般在进食油腻食物后或夜间发作。细菌性肝脓肿常为继发性病变,多表现在原发性疾病病程中出现寒战、高热、大汗,肝区或右上腹痛并伴有乏力、厌食和体重减轻等症状。其具体临床表现见表 8－14。

表 8-14 肝胆系统常见感染的临床表现

疾病	全身症状	消化道症状	体征
急性胆囊炎	发热,一般在 38～39℃,如胆囊坏疽、穿孔,可出现寒战高热和全身中毒症状	腹痛最常见,发病初期即有中上腹和右上腹持续性疼痛,如胆囊管因炎性水肿或被结石嵌顿可出现剧烈绞痛,右侧肩背区有放射痛。多数患者伴有恶心、呕吐等消化道症状,约有 10%～15% 患者有轻度黄疸	右上腹有明显压痛和肌紧张,炎症严重时可出现反跳痛,大多数患者墨菲征阳性,部分患者可在右上腹触及肿大胆囊,当炎性渗出较多或胆囊穿孔时,全腹可有压痛和反跳痛,肝区或背部有叩击痛
细菌性肝脓肿	患者在发病初期感寒战、高热,并伴有大量出汗,脉搏增快。且发热呈弛张状态,体温在 38～40℃,最高可达 41℃	肝区疼痛,早期为持续钝痛,后期常为锐利剧痛。恶心、呕吐、乏力、食欲不振常见。有少数患者可出现腹泻、腹胀或较顽固性的呃逆等症状表现。严重者因肝脏的广泛性损害可出现黄疸和腹水。尤其是继发于胆道梗阻的患者,都伴有黄疸症状	体温高,有感染中毒面容,营养状况差。肝肿大,有压痛,脓肿表浅者可触及有波动感的肿块,肝区叩痛。上腹可有肌紧张

(三)实验室检查

1.血常规检查 血白细胞计数明显升高,中性粒细胞增多。

2.血生化检查 可有轻度血清转氨酶、碱性磷酸酶升高及血清胆红素上升。

3.B 超检查 作为辅助诊断的首选,急性细菌性胆囊炎可见胆囊胀大,胆囊壁增厚,胆汁透声差,密度不均匀,常可发现结石强光团伴声影,胆囊周围可有渗液出现。细菌性肝脓肿可见肝内占位性损害的位置、大小和数目。

4.腹部 X 线检查 少数产气杆菌感染者在腹部 X 线片上可见胆囊壁和胆囊腔内有气体存在,细菌性胆囊炎患者可见病侧膈肌抬高和固定,常有胸腔积液。

5.其他 超声波引导定位下的诊断性肝穿刺抽脓是确诊细菌性肝脓肿的重要手段。

(四)诊断与鉴别诊断

1.诊断 突发性右上腹持续性绞痛,向右肩胛下区放射,伴有恶心、呕吐,右上腹有明显压痛和肌紧张。再结合实验室检查,急性胆囊炎的诊断不难成立。

根据病史,临床上表现为寒战高热,肝区疼痛、肝肿大。X 线检查可见病侧膈肌抬高和固定,常有胸腔积液。肝左叶的脓肿可形成胃被推移的征象。超声肝扫描能显示肝内占位性损害的位置、大小和数目。选择性肝动脉造影可在脓肿部位显示一无血管区。超声波探查引导下诊断性肝穿刺抽脓是确诊细菌性肝脓肿的重要手段。

2.鉴别诊断 急性胆囊炎及细菌性肝脓肿皆以腹痛为主要症状,需与以下疾病鉴别:

(1)胆囊扭转:突发上腹部或右上腹疼痛,伴有恶心、呕吐,胆囊区可触及肿大肿块并有压痛,一旦绞窄引起腹膜炎则全身症状明显。

(2)十二指肠溃疡合并十二指肠周围炎:疼痛有规律性,服药或进食后可暂时缓解,多数有反酸史,Murphy 征阴性,可有潜血或便血。

(3)胃十二指肠溃疡或穿孔:疼痛剧烈并迅速扩散至全腹,腹膜刺激症状非常明显。

(4)急性胰腺炎:两者可同时存在,血清淀粉酶升高,B 超或 CT 检查可鉴别。

(五)治疗原则

急性胆囊炎患者的治疗可分为保守治疗和手术治疗。保守治疗的原则为卧床休息,禁食,伴严重呕吐者给予胃肠减压,并给予补液,纠正水、电解质与酸碱平衡紊乱,解痉止痛,及抗感染、利胆治疗。手术治疗即行胆囊切除术,是治疗急性胆囊炎的根本治疗手段。如胆囊穿孔或有周围炎症时,先行胆囊及胆总管引流术,再择期切除胆囊。腹腔镜下胆囊切除术适用于无并发症的急性胆囊炎。

细菌性肝脓肿常继发于胆道感染或败血症,因而治疗原则为早期诊断,全身应用抗生素、支持治疗和外科手术引流。针对感染病原菌,尽早选用大剂量、静脉途径的敏感抗菌药物,药物的选择首先根据感染来源选用药物,以后根据脓液细菌敏感试验调整药物,对于较大的肝脓肿应及时手术引流。两者经验性抗感染治疗见表8—15。

表8—15 肝胆系统的经验性抗感染治疗

感染情况	可能病原菌	首选药物	可选药物
胆囊炎	大肠埃希菌等肠杆菌科细菌、肠球菌属、拟杆菌属、铜绿假单胞菌	哌拉西林/他唑巴坦、头孢哌酮/舒巴坦、氨苄西林/舒巴坦或厄他培南	第三代头孢菌素＋甲硝唑、环丙沙星＋甲硝唑、莫西沙星
细菌性肝脓肿	肠杆菌科细菌、金黄色葡萄球菌、厌氧链球菌、肠球菌属、拟杆菌属	怀疑胆源性:第三(或四)代头孢菌素＋甲硝唑、哌拉西林/他唑巴坦或头孢哌酮/舒巴坦;怀疑血源性:万古霉素＋甲硝唑＋第三代头孢菌素	甲硝唑＋氟喹诺酮类、亚胺培南等碳青霉烯类

四、胰腺炎

(一)概述

胰腺炎主要包括急性胰腺炎和慢性胰腺炎。急性胰腺炎是多种病因导致胰酶在胰腺内被激活后引起胰腺组织自身消化、水肿、出血甚至坏死的炎症反应。临床以急性上腹痛、恶心、呕吐、发热和血胰酶增高等为特点。病变程度轻重不等,轻者以胰腺水肿为主,临床多见,病情常呈自限性,预后良好,又称为轻症急性胰腺炎。少数重者的胰腺出血坏死,常继发感染、腹膜炎和休克等多种并发症,病死率高,称为重症急性胰腺炎。慢性胰腺炎是指急性胰腺炎反复发作或持续性炎症病变,使胰腺腺泡组织逐渐为纤维组织代替,造成胰腺功能的严重破坏,出现食物消化明显障碍。因急性胰腺炎临床多见、病情较重,故本节主要介绍急性胰腺炎。

急性胰腺炎的病因甚多,常见的有胆石症、大量饮酒、暴饮暴食和感染等,感染是其主要病因之一。其常见病因及发病机制介绍如下:

1.胆石症与胆道疾病 胆石症、胆道感染或胆道蛔虫等均可引起急性胰腺炎,其中胆石症最为常见。急性胰腺炎与胆石关系密切,由于在解剖上大约70%～80%的胰管与胆总管汇合成共同通道开口于十二指肠壶腹部,一旦结石嵌顿在壶腹部,将会导致胰腺炎与上行胆管炎,即"共同通道学说"。

2.大量饮酒和暴饮暴食 大量饮酒引起急性胰腺炎的机制:①乙醇通过刺激胃酸分泌,使胰泌素与缩胆囊素分泌,促使胰腺外分泌增加;②刺激Oddi括约肌痉挛和十二指肠乳头水肿,胰液排出受阻,使胰管内压增加;③长期酒癖者常有胰液内蛋白含量增高,易沉淀而形成蛋白栓,导致胰液排出不畅。

暴饮暴食使短时间内大量食糜进入十二指肠,引起乳头水肿和Oddi括约肌痉挛,同时刺激大量胰液与胆汁分泌。由于胰液和胆汁排泄不畅,引发急性胰腺炎。

3.胰管阻塞 胰管结石或蛔虫、胰管狭窄、肿瘤等均可引起胰管阻塞,当胰液分泌旺盛时胰管内压增高,使胰管小分支和胰腺泡破裂,胰液与消化酶渗入间质,引起急性胰腺炎。胰腺分裂症(系胰腺胚胎发育异常)时,多因副胰管经狭小的副乳头引流大部分胰腺的胰液,因其相对狭窄而引流不畅。

4.内分泌与代谢障碍　任何引起高钙血症的原因,如甲状旁腺肿瘤、维生素 D 过多等,均可引起胰管钙化、管内结石导致胰液引流不畅,甚至胰管破裂,高血钙还可刺激胰液分泌增加和促进胰蛋白酶原激活。任何原因的高血脂,如家族性高脂血症,因胰液内脂质沉着或来自胰外脂肪栓塞并发胰腺炎妊娠、糖尿病昏迷和尿毒症也偶可发生急性胰腺炎。妊娠时胰腺炎多发生在中晚期,但 90％合并胆石症。

5.感染性　病毒(如腮腺炎病毒、柯萨奇病毒 B、埃可病毒等)、细菌(克雷伯氏菌、大肠杆菌等)及真菌均可引起急性胰腺炎。

6.药物　已知应用某些药物如噻嗪类利尿药、硫唑嘌呤、糖皮质激素、四环素、磺胺类等可直接损伤胰腺组织,可使胰液分泌或黏稠度增加,引起急性胰腺炎,多发生在服药最初 2 月,与剂量不一定相关。

(二)临床表现

急性胰腺炎常在饱食、脂餐或饮酒后发生,部分患者无诱因可查。其临床表现和病情轻重取决于病因、病理类型和诊治是否及时。

1.症状

(1)腹痛:为本病的主要表现和首发症状,起病急剧,程度轻重不一,可为钝痛、刀割样痛、钻痛或绞痛,呈持续性,可有阵发性加剧,不能被一般胃肠解痉药缓解,进食可加剧。疼痛部位多在中上腹,可向腰背部呈带状放射,取弯腰抱膝位可减轻疼痛。水肿型腹痛 3～5 天即缓解。坏死型病情发展较快,腹部剧痛持续较长,由于渗液扩散,可引起全腹痛。极少数年老体弱患者可无腹痛或轻微腹痛。

(2)恶心、呕吐及腹胀:多在起病后出现,有时颇频繁,呕吐出食物和胆汁,呕吐后腹痛并不减轻。同时有腹胀,甚至出现麻痹性肠梗阻。

(3)发热:多数患者有中度以上发热,持续 3～5 天。持续发热一周以上不退或逐日升高、白细胞升高者应怀疑有继发感染,如胰腺脓肿或胆道感染等。

(4)低血压或休克:重症胰腺炎常发生。患者表现为烦躁不安、皮肤苍白、湿冷等;有极少数患者可突然发生休克,甚至发生猝死。主要原因为有效血容量不足,缓激肽类物质致周围血管扩张,并发消化道出血。

(5)水、电解质、酸碱平衡及代谢紊乱:多有轻重不等的脱水、低血钾,呕吐频繁可有代谢性碱中毒。重症者尚有明显脱水与代谢性酸中毒,低钙血症($[Ca^{2+}]<2mmol/L$),部分伴血糖增高,偶可发生糖尿病酮症酸中毒或高渗性昏迷。

2.体征

(1)轻症急性胰腺炎:患者腹部体征较轻,往往与主诉腹痛程度不十分相符,可有腹胀和肠鸣音减少,无肌紧张和反跳痛。

(2)重症急性胰腺炎:患者上腹或全腹压痛明显,并有腹肌紧张,反跳痛。肠鸣音减弱或消失,可出现移动性浊音,并发脓肿时可扪及有明显压痛的包块。伴麻痹性肠梗阻且有明显腹胀,腹水多呈血性,其中淀粉酶明显升高。少数患者因胰酶、坏死组织及出血沿腹膜间隙与肌层渗入腹壁下,致两侧胁腹部皮肤呈暗灰蓝色,称 Grey－Turner 征;可致脐周围皮肤青紫,称 Cullen 征。当胆总管或壶腹部结石、胰头炎性水肿压迫胆总管时,可出现黄疸。后期出现黄疸应考虑并发胰腺脓肿或假囊肿压迫胆总管,或肝细胞受损害。如果患者因低血钙引起手足搐搦,往往提示预后不佳,系大量脂肪组织坏死分解出的脂肪酸与钙结合成脂肪酸钙,大量消耗钙所致,也与胰腺炎时刺激甲状腺分泌降钙素有关。

（三）实验室检查

1.血常规检查　多有白细胞增高及中性粒细胞核左移。

2.血、尿淀粉酶测定　血清(胰)淀粉酶在起病后 6～12 小时开始升高,48 小时开始下降,持续 3～5 天。血清淀粉酶超过正常值 3 倍可确诊为本病。淀粉酶的高低不一定反映病情轻重,出血坏死型胰腺炎淀粉酶值可正常或低于正常,其他急腹症如消化性溃疡穿孔、胆石症、胆囊炎、肠梗阻等都可有血清淀粉酶升高,但一般不超过正常值 2 倍。尿淀粉酶升高较晚,在发病后 12～14 小时开始升高,下降缓慢,持续 1～2 周,但尿淀粉酶值受患者尿量的影响。

3.血清脂肪酶测定　血清脂肪酶常在起病后 24～72 小时开始上升,持续 7～10 天,对病后就诊较晚的急性胰腺炎患者有诊断价值,且特异性也较高。

4.C 反应蛋白(CRP)　CRP 是组织损伤和炎症的非特异性标志物。有助于评估与监测急性胰腺炎的严重性,在胰腺坏死时 CRP 明显升高。

5.生化检查　可有暂时性血糖升高,与胰岛素释放减少和胰高血糖素释放增加有关。持久的空腹血糖高于 10mmol/L 反映胰腺坏死,提示预后不良少数患者可有高胆红素血症,持续 4～7 天恢复正常。血清 AST、LDH 可升高。暂时性低钙血症($[Ca^{2+}]$<2mmol/L)常见于重症急性胰腺炎,低血钙程度与病情严重程度相关,血钙低于 1.5mmol/L 提示预后差。

6.腹部 B 超　应作为常规初筛检查。急性胰腺炎 B 超可见胰腺肿大,胰内及胰周围回声异常。腹部 B 超亦可了解胆囊和胆道情况。后期对脓肿及假性囊肿有诊断意义,但因患者腹胀常影响其观察。

7.腹部 CT　轻症可见胰腺非特异性增大和增厚,胰周围边缘不规则;重症可见胰周围区消失。还可见网膜囊和网膜脂肪变性,密度增加;胸腹膜腔积液。增强 CT 是诊断胰腺坏死的最佳方法,疑有坏死合并感染者可行 CT 引导下穿刺。

（四）诊断与鉴别诊断

1.诊断　根据典型的临床表现和实验室检查,常可作出诊断。轻症的患者有剧烈而持续的上腹部疼痛,恶心、呕吐、轻度发热、上腹部压痛,但无腹肌紧张,同时有血清淀粉酶和(或)尿淀粉酶显著升高,排除其他急腹症者,即可以诊断＝重症除具备轻症急性胰腺炎的诊断标准,且具有局部并发症(胰腺坏死、假性囊肿、脓肿)和(或)器官衰竭。

鉴别轻症与重症胰腺炎十分重要,因两者的预后相差很大。有以下表现应当按重症胰腺炎治疗:①临床症状:烦躁不安、四肢厥冷、皮肤呈斑点状等休克症状;②体征:腹肌强直、腹膜刺激征,Grey-Turner 征或 Cullen 征;③实验室检查:血钙显著下降 2mmol/L 以下,血糖>11.2mmol/L(无糖尿病史),血尿淀粉酶突然下降;④腹腔诊断性穿刺有高淀粉酶活性的腹水。

2.鉴别诊断急性胰腺炎应与下列疾病鉴别:

(1)消化性溃疡急性穿孔:有较典型的溃疡病史,腹痛突然加剧,腹肌紧张,肝浊音界消失,X 线透视见膈下有游离气体等可资鉴别。

(2)胆石症和急性胆囊炎:常有胆绞痛史,疼痛位于右上腹,常放射到右肩部,Murphy 征阳性,血及尿淀粉酶轻度升高。B超及X线胆道造影可明确诊断。

(3)急性肠梗阻:腹痛为阵发性,腹胀、呕吐,肠鸣音亢进,有气过水声,无排气,可见肠型。腹部X线可见液气平面。

(4)心肌梗死:有冠心病史,突然发病,有时疼痛限于上腹部。心电图显示心肌梗死图像,血清心肌酶升高。血、尿淀粉酶正常。

(五)治疗原则

大多数急性胰腺炎属于轻症急性胰腺炎,经3～5天积极治疗多可治愈。治疗措施:①禁食;②胃肠减压:必要时置鼻胃管持续吸引胃肠减压,适用于腹痛、腹胀、呕吐严重者;③静脉输液,积极补足血容量,维持水电解质和酸碱平衡,注意维持热能供应;④止痛:腹痛剧烈者可予哌替啶;⑤抗感染:我国急性胰腺炎发生常与胆道疾病有关,故临床上习惯应用;如疑合并感染,则必须使用;⑥抑酸治疗:临床习惯应用 H_2 受体拮抗剂或质子泵抑制剂静脉给药,认为可通过抑制胃酸而抑制胰液分泌,兼有预防应激性溃疡的作用。

重症胰腺炎必须采取综合性措施,积极抢救治疗,除上述治疗措施还应:

1. 监护　如有条件应转入重症监护病房(ICU)。针对器官功能衰竭及代谢紊乱采取相应的措施。

2. 维持水、电解质平衡,保持血容量　应积极补充液体及电解质(钾、钠、钙、镁等离子),维持有效血容量。重症患者常有休克,应给予白蛋白、鲜血或血浆代用品。

3. 营养支持　重症胰腺炎患者尤为重要。早期一般采用全胃肠外营养(TPN);如无肠梗阻,应尽早进行空肠插管,过渡到肠内营养(EN)。营养支持可增强肠道黏膜屏障,防止肠内细菌移位引起胰腺坏死合并感染。谷氨酰胺制剂有保护肠道黏膜屏障作用,可加用。

4. 抗感染　重症胰腺炎常规使用抗生素,有预防胰腺坏死合并感染的作用。抗生素选用应考虑对肠道移位细菌(大肠埃希菌、假单胞菌、金黄色葡萄球菌等)敏感,且对胰腺有较好渗透性的抗生素。以喹诺酮类或亚胺培南为佳,并联合应用对厌氧菌有效的药物,如甲硝唑。病程后期应密切注意真菌感染,必要时行经验性抗真菌治疗,并进行血液及体液标本真菌培养。

5. 减少胰液分泌　生长抑素具有抑制胰液和胰酶分泌、抑制胰酶合成的作用。虽疗效尚未最后确定,但目前国内学者多推荐尽早使用。生长抑素剂量为 $250\mu g/h$,或使用生长抑素的类似物奥曲肽,剂量为 $25\sim50\mu g/h$,二者均为持续静脉滴注,疗程3～7天。

6. 抑制胰酶活性　仅用于重症胰腺炎的早期,但疗效尚有待证实。抑肽酶可抗胰血管舒缓素,使缓激肽原不能变为缓激肽,尚可抑制蛋白酶、糜蛋白酶和血清素,20万～50万 U/d,分2次溶于葡萄糖溶液静脉滴注;加贝酯可抑制蛋白酶、血管舒缓素、凝血酶原、弹力纤维酶等,根据病情,开始每日 100～300mg 溶于 500～1500ml 葡萄糖盐水,以 2.5mg/(kg·h)速度静滴。2～3日后病情好转,可逐渐减量。

7. 手术　合并以下情况者应行手术治疗:①胰腺坏死合并感染:在严密监测下考虑手术治疗,行坏死组织清除及引流术。②胰腺脓肿:可选择手术引流或经皮穿刺引流。③胰腺假性囊肿:视情况选择手术治疗、经皮穿刺引流或内镜治疗。④胆道梗阻或感染:无条件进行EST(内镜下十二指肠乳头括约肌切开术)时予手术解除梗阻。⑤诊断未明确,疑有腹腔脏器穿孔或肠坏死者行剖腹探查术。

五、抗生素相关性腹泻

（一）概述

抗生素相关性腹泻（antibiotic associated diarrhea，AAD）主要是指使用抗生素后导致肠道菌群紊乱而引起的腹泻，同时也包括抗生素本身的毒副作用导致的腹泻。目前有感染性心内膜炎700多种药物可引起腹泻，其中抗生素占25％。几乎所有的抗生素都可以引起胃肠道的分泌、消化、吸收和运动等功能障碍而导致的腹泻，但以广谱青霉素类（氨苄西林、阿莫西林、哌拉西林等）、头孢菌素类（头孢哌酮、头孢曲松、头孢噻肟、头孢他啶等）及克林霉素等多见。随着抗生素的广泛使用，AAD的发生呈上升趋势，在临床上受到关注。

AAD的病因、发病机制复杂，目前尚未完全清楚，考虑主要与以下因素有关。

1.肠道菌群紊乱　目前多数研究者认为，抗生素的使用破坏了肠道正常菌群，是引起腹泻最主要的病因。抗生素会破坏肠道正常菌群，引起肠道菌群失调。

肠道菌群紊乱时益生菌数量明显下降，条件致病菌数量异常增多，肠道黏膜屏障损伤，消化吸收代谢受到影响，从而导致AAD。所以，抗生素使肠道菌群紊乱是AAD发生和发展的基础。

2.抗生素干扰糖和胆汁酸代谢　抗生素的使用导致肠道生理性细菌明显减少，使多糖发酵成短链脂肪酸减少，未经发酵的多糖不易被吸收，滞留于肠道而引起渗透性腹泻。抗生素应用后使具有去羟基作用的细菌数量减少，特别是具有7α去羟基功能的细菌数量很低时，致使鹅脱氧胆酸的浓度增加，强烈刺激大肠分泌，常继发分泌性腹泻。

3.抗生素的直接作用　抗生素所致的变态反应、毒性作用可直接引起肠黏膜损害和肠上皮纤毛萎缩，引起细胞内酶的活性降低，从而导致吸收障碍性腹泻。某些抗生素如大环内酯类可刺激胃窦和十二指肠收缩，引起肠蠕动改变，导致腹泻、肠痉挛和呕吐。

（二）临床表现

轻型患者仅表现稀便2～3次/天，持续时间短，没有因腹泻而发生中毒症状。

中等型患者肠道菌群失调临床腹泻次数较多，可以合并肠道机会菌（如变形杆菌、假单胞菌、非伤寒沙门菌等）感染，大便可出现红、白细胞。值得注意的是，该型易被诊断为感染性腹泻而不断使用大剂量广谱抗生素，结果导致抗生素与腹泻形成恶性循环，病情发展。

重型患者指在严重肠道菌群紊乱基础上往往继发有特殊条件致病菌（如难辨梭状芽孢杆菌、金黄色葡萄球菌、白色念珠菌等）感染。其临床症状重，常腹泻水样便10～20次/天，假膜性肠炎大便中可见漂浮的假膜，可伴发热、腹部不适、里急后重。少数极其严重者（如暴发性结肠炎）除有腹泻外还可发生脱水、电解质紊乱、低蛋白质血症或败血症等，甚至出现中毒性巨结肠而表现高热、恶心呕吐及肠鸣音减弱，胃肠功能衰竭，此时腹泻可能停止，也可能发生肠穿孔。

（三）实验室检查

1.大便常规检查　一般病例无异常发现，较严重的病例可出现白细胞或红细胞，继发霉菌感染时也可直接发现病原体。

2.大便直接涂片行革兰染色　可以估计总细菌数和观察各类细菌组成比例的大致情况，并判断肠道菌群紊乱程度。

3.肠道各种细菌定量培养　选择不同的培养基和不同方法对肠道细菌进行培养并计数

和判断菌群比例。

(四)诊断与鉴别诊断

1. 诊断 在使用抗生素后发生,并能排除基础疾病或其他相关原因所致的腹泻,此情况均要考虑 AAD 诊断。若同时有肠道菌群紊乱证据,则诊断 AAD 基本成立。

抗生素使用后出现严重腹泻,不但有肠道菌群紊乱证据,而且出现大量机会菌变为优势菌或检出特殊病原菌(梭状芽胞杆菌、金黄色葡萄球菌、白色念珠菌)也是诊断 AAD 的有力证据。

2. 鉴别诊断 AAD 的诊断需与各种类型的感染性腹泻(如细菌性痢疾、伤寒、食物中毒等)、肠道器质性疾病(如结肠直肠癌、溃疡性结肠炎)、肠道功能性疾病(肠易激综合征)及其他有除抗生素以外明确原因的腹泻的疾病相鉴别。AAD 有应用广谱抗生素的病史,结合实验室检查,不难与其他疾病相鉴别。

(五)治疗原则

1. 停药 立即停用抗生素或调整抗生素。大约 22% 的病例在停用抗生素后 3 天内临床症状缓解。

2. 对症支持治疗 加强对症支持治疗,维护水、电解质及酸碱平衡,必要时可输注白蛋白或血浆等。

3. 抗生素治疗 由于难辨梭菌是引起 AAD 的主要病原菌,主要介绍难辨梭菌相关 AAD 的抗生素治疗。一般首选甲硝唑 500mg,口服 3～4 次/天,小儿 12.5～25mg/(kg·d),分三次口服,疗程一般在 10 天左右。甲硝唑治疗无效及病情危重者选择万古霉素,口服 125～500mg,一日 4 次。难辨梭菌相关腹泻患者在接受规范治疗后仍有 5%～20% 的复发率,甲硝唑与万古霉素对复发病例仍有效。初次复发者,给予甲硝唑或万古霉素 10～14d。再次复发者,给予万古霉素,每 6h～3d 用药 1 次,每次 125mg,疗程 7d。反复复发者,给予布拉酵母菌联合甲硝唑或万古霉素,或小剂量万古霉素联合考来烯酸每日 2 次,每次 4g 或万古霉素每日 4 次,每次 125mg 联合利福平每日 2 次,每次 600mg,疗程 7d。

4. 微生态制剂 微生态制剂是指能促进正常微生物群生长繁殖并产生一定生态效应的一类制剂,可用于 AAD 的预防和辅助治疗。补充益生菌,恢复肠道正常菌群。常用益生菌包括双歧杆菌、乳杆菌、嗜热链球菌、酵母菌等的制剂,此外合生元和益生元也有相同或类似作用。

(周芳)

第四节 常见泌尿系统感染

一、概述

泌尿系感染又称尿路感染,是肾脏、输尿管、膀胱和尿道等泌尿系统各个部位感染的总称。尿路感染按感染部位可分为上尿路感染和下尿路感染。根据感染部位、合并症及病程,尿路感染又分为急性非复杂性尿路感染(膀胱炎、尿道炎)、急性非复杂性上尿路感染(肾盂肾炎)、复杂性尿路感染、反复发作性尿路感染和无症状菌尿症。尿路感染是仅次于呼吸道及消化道的感染性疾病。在美国,每年因尿路感染就诊的门诊患者超过七百万,住院患者约一百万,而尿路感染致休克而死亡者在所有因感染致死者中居第 3 位;在我国尿路感染约占院内感染的 20.8％～31.7％。尿路感染是人类健康所面临的最严重的威胁之一。

尿路感染最常见的细菌为大肠埃希菌,大肠埃希菌具有 O、H、K 三种抗原,具有大量 K 抗原的大肠埃希菌容易引起肾盂肾炎。大肠埃希菌Ⅰ型菌毛中的 FimH 亚单位可以与膀胱黏膜上的甘露糖受体结合,使细菌在膀胱内立足,生长繁殖,引发感染,菌毛也可以介导细菌对细胞的入侵。细菌进入膀胱引起膀胱炎后,可影响膀胱输尿管连接处的功能,导致膀胱输尿管反流,促使感染尿液逆流而上。细菌释放的内毒素可作用于输尿管平滑肌,使其蠕动减退,致输尿管尿液淤滞,管腔内压力升高,形成生理性梗阻。最后细菌可逆行而上进入肾盂。细菌在膀胱壁上形成生物膜,导致对抗菌药物敏感性差、常规细菌培养困难及病程延长和容易复发。细菌致病性与宿主的防御机制有关,尿路梗阻、留置尿管等情况下会削弱宿主的防御机制,更容易导致感染的发生或疾病迁延。

不同感染类型的致病菌特点:

1. 单纯性尿路感染 病原菌主要为大肠埃希菌（70％～95％）、腐生葡萄球菌（5％～19％）,偶见奇异变形杆菌、肺炎克雷伯菌属、肠杆菌属、枸橼酸菌属及肠球菌属等。急性单纯性肾盂肾炎的病原菌中也以大肠埃希菌为主,占 80％以上,其他为奇异变形杆菌、肺炎克雷伯菌和腐生葡萄球菌等。再发性尿路感染的病原菌可为上述任何一种。妊娠期无症状菌尿的常见病原菌为需氧革兰阴性杆菌和溶血葡萄球菌。此外,在有尿路感染症状的患者中,10％～15％不能用常规方法从尿中分离出病原菌。

年轻女性单纯性尿路感染最重要的危险因素是性生活活跃或近期有性生活,这是一个独立的危险因素。此外,杀精子膜的使用、无症状菌尿、反复发作的尿路感染病史、首次尿路感染的年龄偏低（<15 岁）以及有尿路感染的家族史（直系女性亲属）等也是潜在的危险因素。有多项研究表明,雌激素水平降低是绝经后女性尿路感染的危险因素。其他潜在的危险因素包括应用避孕药进行节育、性生活后未及时排尿、穿紧身内裤、排便后的卫生习惯、使用盆浴以及非分泌型体质等。对再发性尿路感染,前瞻性研究显示性生活与其并没有必然的联系,而主要取决于年轻时是否发生过尿路感染。

2. 复杂性尿路感染 与非复杂性尿路感染相比具有更广的菌谱,而且细菌更可能耐药（特别是与治疗有关的复杂性尿路感染）。但是,存在耐药性细菌本身并不足以诊断复杂性尿路感染,还必须同时合并有泌尿系疾病（解剖或功能方面）或者诱发尿路感染的潜在疾病。尿培养常见的是大肠埃希菌、变形杆菌、克雷伯菌、假单胞菌、黏质沙雷菌和肠球菌,大部分是肠杆菌科（60％～75％）,其中最常见的是大肠埃希菌,特别是首次感染的患者。除存在结石或异质体,葡萄球菌并不常见于复杂性尿路感染（0～11％）。另外,在不同时间、不同医院,菌谱都有可能发生改变。社区和医院获得性复杂性尿路感染患者的病原体多变、抗菌药物耐药的发生率较高,如果潜在疾病没有得到纠正,治疗失败率也较高。

与尿路结石相关的复杂性尿路感染,大肠埃希菌和肠球菌较少见,而变形杆菌和假单胞菌则较常见。可产生尿素酶的细菌主要为变形杆菌、普罗威登斯菌、摩根氏菌和棒状杆菌,但克雷伯菌、假单胞菌、沙雷氏菌和葡萄球菌在某种程度上也可产生尿素酶。88％的鹿角型结石患者在诊断时被发现有尿路感染,其中 82％的患者感染上了可产生尿素酶的细菌。尿素酶将尿素分解为二氧化碳和氨。结果使尿氨增加,损伤了氨基多糖(GAG)层,促进了细菌黏附和鸟粪石结晶的形成,后者聚集形成肾脏结石和导尿管上的硬壳。

3.尿脓毒血症　微生物通过逆行、血行和淋巴途径进入泌尿道,但病原体必须进入血流才能引起尿脓毒血症。严重的尿路感染,如肾盂肾炎和急性细菌性前列腺炎,易引起菌血症,若合并尿路梗阻则可能发展成尿脓毒血症。尿脓毒血症的易患人群包括老年患者、糖尿病、免疫抑制患者(例如器官移植受体)、接受化疗的肿瘤患者和接受皮质激素治疗的患者、艾滋病患者。尿脓毒血症的常见原因是尿路梗阻性疾病,如输尿管结石、尿路解剖异常、狭窄、肿瘤或神经源性膀胱功能障碍。另外尿路手术或者泌尿系统的实质脏器感染也可以发生尿脓毒血症。

虽然脓毒血症的主要病原体是革兰阳性菌,但尿脓毒血症主要是革兰阴性菌,且真菌引起的脓毒血症比例逐渐上升。有关尿脓毒血症的细菌菌谱文献报道不多,通常以复杂性的和院内获得性尿路感染的细菌菌谱来替代。总的来讲,大肠埃希菌大约占50%,变形菌15%,肠杆菌属和克雷伯菌属15%,铜绿假单胞菌5%,革兰阳性菌15%。如果患者的抵抗力下降,毒力更低的细菌如肠球菌、凝固酶阴性葡萄球菌或铜绿假单胞菌也可以引起尿脓毒血症。

二、临床表现

下尿路感染在临床上较常见,其相关症状包括尿频、尿急、尿痛、耻骨上区不适和腰骶部疼痛,门诊尿路感染就诊患者95%为急性膀胱炎,最常见的症状依次为尿痛、尿急和尿频,可有肉眼血尿。上尿路感染患者除上述排尿症状外,多有全身症状,如寒战、发热、腰痛、恶心、呕吐等。但约1/3仅有膀胱炎症状的患者经进一步检查发现同时合并上尿路感染。以下是不同器官感染时的临床表现。

1.急性单纯性膀胱炎　发病突然,女性患者发病多与性活动有关。临床表现为尿频、尿急、尿痛、耻骨上膀胱区或会阴部不适、尿道烧灼感。尿频程度不一,严重者数分钟排尿一次或急迫性尿失禁,但应排除妇科疾病或膀胱激惹的可能尿混浊、尿液中有白细胞,终末血尿常见,有时为全程血尿,严重时有血块排出,一般无全身症状,体温正常或仅有低热。查体可有耻骨上区压痛。

2.急性单纯性肾盂肾炎　包括泌尿系统症状和全身症状,前者表现为尿频、尿急、尿痛、血尿、排尿困难,患侧或双侧腰部胀痛,肋脊角有明显的压痛或叩击痛等;全身症状可表现为寒战、高热,体温可上升到39℃以上,伴有头痛、恶心呕吐、食欲不振等。

3.无症状菌尿(asymptomatic bacteriuria,ASB)　ASB是一种隐匿性尿路感染,多见于老年女性和妊娠期妇女,发病率随年龄增长而增加,患者无任何尿路感染症状。

三、实验室检查

1.尿常规检查　包括尿液理学检查、尿生化检查和尿沉渣检查,其特点见表8-16。

表 8－16　泌尿系感染尿常规检查项目及特点

项目	特点
尿液理学检查	尿液外观浑浊,敏感性为 90.4%,特异性为 66.4%
尿生化检查	亚硝酸盐(nitriie,NIT):正常值为阴性。阳性见于大肠埃希菌等革兰阴性杆菌引起的尿路感染,尿液中细菌数≥105/ml 时多数呈阳性反应,阳性反应程度与尿液中细菌数成正比
	白细胞酯酶(leukocyte esterase,LEU):正常值为阴性,尿路感染时为阳性
	尿蛋白:正常定性为阴性,定量<100mg/24h。尿路感染可有蛋白尿,通常<2g/24h
尿沉渣检查	尿沉渣显微镜检:离心尿尿沉渣中 WBC 数 1～2 个/HP 表示非离心尿中 WBC 数为 10 个/mm³。结合革兰染色可作为感染的确定性诊断。有症状的女性患者尿沉渣显微镜检诊断细菌感染的敏感性 60%～100%,特异性 49%～100%。应注意尿检没有 WBC 不能除外上尿路感染,尿 WBC 亦见于非感染性肾疾病。镜下血尿(正常情况下尿红细胞数<3 个/HP)见于 40%～60% 的膀胱炎患者,对诊断尿路感染缺乏敏感性,但特异性较高

2.尿培养　治疗前的中段尿标本培养是诊断尿路感染最可靠的指标。尿培养细菌菌落计数≥10^5CFU/ml 是尿路感染的诊断指标,此数值对尿路感染诊断的特异性较高,但 1/3 有下尿路症状的急性膀胱炎患者尿培养菌落计数小于 10^5CFU/ml,美国感染疾病学会(IDSA)和欧洲临床微生物学和感染疾病学会(ESCMID)规定的尿路感染细菌培养标准为:急性非复杂性膀胱炎中段尿培养≥10^3CFU/ml;急性非复杂性肾盂肾炎中段尿培养≥10^4CFU/ml;女性中段尿培养≥10^5CFU/ml、男性中段尿培养或女性复杂性尿路感染导尿标本≥10^4CFU/ml。故需要根据临床情况具体分析。

3.尿路平片　可发现上尿路结石和上尿路畸形。

4.静脉尿路造影　对肾盂、肾盏及输尿管解剖结构显示较好,有助于尿路结石、梗阻、畸形和肿瘤的鉴别诊断,还可反映肾脏功能。

5.超声检查　能较好的显示肾脏形态、轮廓、大小及内部结构,对肾结石、肾积水、输尿管扩张、肾结核、肾脓肿、畸形和前列腺增生有较好诊断价值,对尿路感染本身无诊断价值。

年龄小于 45 岁的男性尿路感染患者通常不需要进一步的影像学检查。对反复发作的尿路感染、复发性肾盂肾炎、合并无痛血尿或怀疑合并有泌尿系结石或梗阻时,推荐进行进一步的影像学检查。

四、诊断与鉴别诊断

(一)诊断

对尿路感染有诊断意义的症状和体征为尿痛、尿频、血尿、背部疼痛和肋脊角压痛,如果女性患者同时存在尿痛和尿频,则尿路感染的可能性为 90%。急性膀胱炎患者可有耻骨上区压痛,但缺乏特异性。发热、心动过速、肋脊角压痛对肾盂肾炎的诊断特异性高。治疗前的中段尿标本培养是诊断尿路感染最可靠的指标。

1.清洁中段尿或导尿留取尿液(非留置导尿)培养革兰阳性球菌菌数≥10^4CFU/ml、革兰阴性杆菌菌数≥10^5CFU/ml。

2.新鲜尿标本经离心应用相差显微镜检查(1×400)在每 30 个视野中有半数视野见到细菌。

3.无症状性菌尿症患者虽无症状,但在近期(通常为 1 周)有内镜检查或留置尿管的导尿史,尿液培养革兰阳性球菌菌数≥10^4CFU/ml、革兰阴性杆菌菌数≥10^5CFU/ml应视为尿路感染。

(二)鉴别诊断

1.无症状性菌尿 亦称隐匿性菌尿,指患者有真性细菌尿,而无泌尿系感染的临床症状。无症状性菌尿常见于女性,临床上常无泌尿系感染的症状和体征,尿常规检查改变不明显,仅有细菌尿。此病可由症状性泌尿系感染演变而来。致病菌多为大肠埃希菌。其细菌可来自肾脏或膀胱,故对有持续性细菌尿的病例需进一步定位,并检查是否有泌尿系解剖上的异常,给以恰当的治疗。

2.尿道综合征 患者间歇或持续出现尿频、尿急、排尿疼痛症状,常以尿频为主要表现,但多次尿培养均无细菌、真菌和厌氧菌。患者多为女性,其病因尚不明确,可能与尼龙裤、妇科炎症、过分焦虑、尿道动力学功能异常等因素有关。急性尿道综合征在临床上常可见到,有时中年女性雌激素分泌降低,阴道和尿道黏膜分泌的黏液减少,引起阴道、尿道黏膜干涩,局部抵抗力降低、易引起泌尿系感染;此外,无泌尿系感染时亦可出现排尿不适感,且反复多次作尿沉渣和尿培养均阴性。另外,诊断此病时要同时排除泌尿系结核、厌氧菌、真菌、淋球菌、支原体、衣原体感染。

3.泌尿系结核 泌尿系结核以血尿为主要表现,伴有明显的膀胱刺激症状,易误诊为泌尿系感染。但患者多有午后低热、盗汗、食欲减退及体重减轻等结核中毒症状。一般抗生素治疗无效。

五、治疗原则

1.给予抗感染药物前,留取清洁中段尿,进行尿常规、尿培养及药敏试验,初治时按常见病原菌的经验性用药,见表8—17。根据尿培养及药敏结果和治疗后反应调整用药。

表8—17 泌尿系感染的经验性治疗

感染种类	可能病原菌	宜选药物	备选药物
急性非复杂性下尿路感染(急性膀胱炎、尿道炎)	大肠埃希菌为主,少数腐生葡萄球菌、偶为肠球菌属	呋喃妥因0.1g,一日3次,使用5天,或磷霉素氨丁三醇(单剂3g)	头孢拉定、头孢氨苄,左氧氟沙星或环丙沙星等喹诺酮类,均为口服,疗程3~5d
急性非复杂性尿路感染(急性肾盂肾炎)	大肠埃希菌为主,其他肠杆菌科细菌、肠球菌属	头孢曲松1g,一日1次,或氨苄西林/舒巴坦,哌拉西林/他唑巴坦4.5g,一日3次,均静滴,疗程2周	替卡西林/克拉维酸3.2g,每8小时一次,或厄他培南1g一日1次,疗程2周
复杂性尿路感染	肠杆菌科细菌,铜绿假单胞菌、肠球菌属	环丙沙星等氟喹诺酮类,哌拉西林或氨苄西林＋庆大霉素、头孢噻肟钠	头孢曲松1g一日1次,或氨苄西林/舒巴坦,哌拉西林/他唑巴坦4.5g,一日3次,均静滴
反复发作性尿路感染	大肠埃希菌,其他肠杆菌科细菌、肠球菌属	发作时治疗方案同急性非复杂性肾盂肾炎或急性非复杂性膀胱炎	

注:参照2010年美国感染性疾病学会(IDSA)和欧洲临床微生物与感染性疾病学会(ESCMID)发布了女性急性单纯性膀胱炎和肾盂肾炎的临床治疗指南

2.初发急性非复杂性下尿路感染,致病菌多为大肠埃希菌。宜选毒性小、口服方便、价格低廉的抗生素,应用正常治疗量范围的低限剂量治疗3~5天。

3.男性尿路感染均按照复杂性尿路感染处理。

4.经足疗程抗菌治疗无效的患者应进行全面尿路检查,判断是否为复杂性尿路感染,如发现尿路畸形或输尿管狭窄、膀胱输尿管反流等功能异常、尿路结石、肿瘤等应予以相应处理,以保持尿路通畅。

5.无症状菌尿一般不需进行抗菌治疗,仅在孕妇、泌尿道诊疗操作前后、膀胱输尿管反流时行抗菌治疗。

（周芳）

第五节　真菌感染

真菌感染可分为浅部真菌感染和深部真菌感染,其中深部真菌病侵犯皮肤深层和内脏,如肺、脑、消化道等器官,危害性较大,故本节主要介绍深部真菌感染。真菌一般不产生外毒素,其致病作用可能与真菌在体内繁殖引起的机械性损伤以及所产生的酶类、酸性代谢产物有关。根据致病菌的不同,真菌感染又可分为念珠菌感染、隐球菌感染、曲霉菌感染和毛霉菌感染等。

一、念珠菌感染

（一）概述

严重念珠菌感染的主要危险人群是中性粒细胞减少、接受移植或接受皮质激素或细胞毒性药物治疗的患者。目前,严重念珠菌感染常见于 ICU 患者。其中接受中心静脉置管、肠外营养、外科手术、广谱抗生素治疗、需要血透和 APACHE 评分高的患者是感染念珠菌的最高危人群。

念珠菌感染是导致医源性血流感染的第四位最常见的原因。在 ICU 患者中,念珠菌感染是导致医源性血流感染的第三位最常见的原因。念珠菌血症的归因死亡率保持在大约 40%。白念珠菌是人类最常见的病原体。光滑念珠菌是第二位最常见的感染源,继之以热带念珠菌和近平滑念珠菌;其他菌种感染很少见。

（二）临床表现

口腔念珠菌病常表现为鹅口疮,乳白色白膜覆盖口腔黏膜;也可表现为红斑萎缩性舌炎、义齿口炎、念珠菌性白斑、口角炎等。健康成人多为继发性口咽念珠菌病,一旦出现要寻找诱因(广谱抗生素、激素、化疗)甚至应作 HIV 抗体的检出。

肺念珠菌病临床可表现为支气管炎型和肺炎型,前者身体情况良好,症状轻微,一般不发热,主要表现剧咳,咳少量白色黏液痰或脓痰;检查发现口腔、咽部及支气管黏膜上被覆散点状白膜,胸部偶尔听到干性啰音。肺炎型大多见于免疫抑制或全身情况极度衰弱的患者,呈急性肺炎或败血症表现,出现畏寒、发热、咳嗽、咳白色黏液胶冻样痰或脓痰,常带有血丝或坏死组织,呈酵母臭味,甚至有咯血、呼吸困难等;肺部可闻及干、湿性啰音。

念珠菌心内膜炎常见于心脏瓣膜病、静脉药瘾、接受心脏手术或心导管检查者,临床表现与细菌性 IE 相似,但易产生大动脉栓塞。

食道念珠菌病可表现为进食不适、吞咽困难、胸骨后疼痛、烧灼感,临床诊断有赖于内镜检查(食道内壁白斑或表浅溃疡)。

泌尿道念珠菌病多累及膀胱,也可发生肾盂肾炎。

念珠菌菌血症多见于长时间静脉高营养者,血培养阳性,需拔管,24h后再查。

中枢神经系统念珠菌病少见,很少在生前诊断。

生殖道念珠菌病多发生于阴道,表现为阴道瘙痒、灼烧、分泌物白色、混浊、量多无恶臭。

(三)实验室检查

1.血常规　继发性念珠菌感染可见白细胞降低,粒细胞缺乏。

2.病原学检查　经环甲膜穿刺吸引或经纤支镜通过防污染毛刷采取的下呼吸道分泌物、肺组织、胸水、血、尿或脑脊液直接涂片或培养出念珠菌,即可确诊。需注意痰液直接涂片或培养出念珠菌并不能诊断为真菌病,因约有10%～20%的正常人痰中可找到白色念珠菌,但若用3%双氧水含漱3次,从深部咳出的痰连续3次培养出同一菌种的念珠菌,则有诊断参考价值。

(四)诊断与鉴别诊断

1.诊断　经环甲膜穿刺吸引或经纤支镜通过防污染毛刷采取的下呼吸道分泌物、肺组织、胸水、血、尿或脑脊液直接涂片或培养出念珠菌,即可确诊。肺念珠菌感染的诊断标准见表8—18。

表8—18　肺念珠菌感染的诊断标准

确诊	血培养证明的念珠菌血症患者肺部浸润,同时呼吸道分泌物≥2次或BALF≥1次分离到与血液标本所分离菌株相同的念珠菌,可确诊继发性肺念珠菌病
临床诊断	具有念珠菌血症典型的宿主危险因素如中性粒细胞缺乏或严重减少、长期接受免疫抑制剂或激素治疗、前期抗生素治疗、静脉高营养、糖尿病、血管内装置留置等,临床具有念珠菌血症或严重脓毒血症表现,同时肺内浸润性病变抗生素治疗无效,血清G试验阳性或呼吸道分泌物标本1次检测到念珠菌且涂片见到大量菌丝
拟诊	具有上述宿主因素和相应的临床表现,但无真菌学任何证据

2.鉴别诊断　一般需与细菌感染性疾病、病毒性疾病相鉴别,组织或分泌物直接涂片或培养出念珠菌是确诊的依据。

(五)治疗

白色念珠菌病首选大扶康400mg/d,严重病例用800mg/d,疗效不佳可能由于剂量依赖性敏感(可继续加量)、耐药或未覆盖(应该换药)。

大扶康对光滑念珠菌、克柔念珠菌效果不好,此时首选伏立康唑。

其他建议用药还有两性霉素B+5FU、棘白菌素类。

体外药敏感治疗90%有效,耐药的治疗有效60%。

药物用到症状和体征消失、末次血培养阳性后2周,用法为第一周静脉注射,以后口服。

二、隐球菌病

(一)概述

由新型隐球菌引起的感染,可感染人体的任何组织和脏器,最多见的是中枢神经系统感染,其次是肺部和皮肤。目前,在免疫抑制患者中,隐球菌感染的发病率约为5%～10%;在AIDS患者中,隐球菌感染的发病率可高达30%;在免疫功能正常的人群中,隐球菌的感染率约为十万分之一;经呼吸道吸入是隐球菌病的主要感染途径。由于隐球菌中枢神经系统感染最常见,本节主要介绍中枢神经系统隐球菌感染。

（二）临床表现

中枢神经系统感染主要表现为脑膜炎或脑膜脑炎，极少数表现为单个或多个局灶性肿块损害。其主要临床表现是发热、头痛（额部、眶后、颞部间歇性疼痛），头痛的频率和强度逐渐增强；精神和神经症状如精神错乱、定向力障碍、行为改变、意识障碍、嗜睡、昏迷；多有脑膜刺激征，甚至出现运动、感觉障碍，小脑功能障碍，癫痫发作和痴呆等临床表现。

颅内压高明显，常有视乳头水肿和视神经受损。中枢神经系统感染常伴发肺部或其他播散性感染，但大多数不伴有其他感染的临床表现。

（三）实验室检查

1.腰椎穿刺　脑脊液改变有时类似结脑，压力升高、外观清亮、细胞<500/μl、淋巴细胞为主、蛋白质轻中度升高、氯化物降低、糖低于50%血糖水平、墨汁染色可见厚壁荚膜。

2.隐球菌荚膜抗原测定　血清/脑脊液乳胶凝集法测定血清和脑脊液隐球菌荚膜抗原。

3.隐球菌培养　沙堡培养基生长，72h内可见菌落。

（四）诊断与鉴别诊断

1.诊断　患者的临床症状、体征和脑脊液常规、生化及影像学检查对诊断有重要意义。脑脊液真菌涂片、培养和隐球菌乳胶凝集试验结果中的任一个阳性都可确诊隐球菌中枢神经系统感染。

2.鉴别诊断　隐球菌中枢神经系统感染最多见于隐球菌性脑膜炎，需与以下疾病鉴别，见表8-19。

表8-19　隐球菌脑膜炎与结核性脑膜炎的鉴别诊断

疾病	隐球菌性脑膜炎	结核性脑膜炎	脑肿瘤
起病方式	缓慢,可亚急性	多亚急性	慢性
发热	早不明显后不规则	较早出现发热	多无发热
颅神经	视 N,乳头水肿	外展 N,结节	外展神经
脑脊液细胞	轻中↑,<200 多见	中度↑200～500	正常,↑轻
糖	明显↓	20～40	正常
蛋白	轻中度↑	明显↑	稍高 P-C 分离
氯化物	减低	减低	正常
涂片	新型隐球菌	结核杆菌	无
乳胶抗原	阳性	阴性	—

（五）治疗原则

治疗主要为了消除或减轻临床症状，治愈感染，清除脑脊液中隐球菌，预防中枢神经系统后遗症。治疗方案主要根据隐球菌感染患者是否和HIV相关（见表8-20）。

表8-20　中枢神经系统隐球菌感染的抗真菌治疗方案

治疗分期	HIV 感染患者	非 HIV 感染患者
诱导治疗	两性霉素 B 0.7～1mg/(kg·d)联合氟胞嘧啶 100mg/(kg·d)×2 周;两性霉素 B 脂质体 3～4mg/(kg·d)或两性霉素 B 脂质复合物 5mg/(kg·d)联合氟胞嘧啶 100mg/(kg·d)×2 周;两性霉素 B0.7～1mg/(kg·d)或两性霉素 B 脂质体 3～4mg/(kg·d)或两性霉素 B 脂质复合物 5mg/(kg·d)×4～6 周	两性霉素 B 0.7～1mg/(kg·d)联合氟胞嘧啶 100mg/(kg·d)≥4 周;两性霉素 B 0.7～1mg/(kg·d)≥6 周;两性霉素 B 脂质体 3～4mg/(kg·d)或两性霉素 B 脂质复合物 5mg/(kg·d)联合氟胞嘧啶≥2 周
巩固治疗	氟康唑 400mg/d×8 周	氟康唑 200～400mg/d,至少 12 周或伊曲康唑 200～400mg/d,至少 12 周
维持治疗	氟康唑 200mg/d,疗程大于 1 年	氟康唑 200～400mg/d,0.5～1 年

三、曲霉菌病

(一)概述

曲霉菌病是由各种曲霉所致,可侵犯皮肤、黏膜、肺、鼻、脑、眼等全身各部位,但以肺和鼻窦最常见。根据宿主免疫状态的不同,曲霉菌病可分为非侵袭性曲霉病和侵袭性曲霉病。前者多见于免疫功能正常者,免疫功能低下者以侵袭性曲霉菌感染为主,可表现为急性或慢性侵袭性改变,尤其是骨髓或器官移植、化疗的患者,常可发生严重的侵袭性曲霉病,病死率可高达 63%～92%。本节主要介绍肺和鼻窦的曲霉菌感染。

肺曲霉病(pulmonary aspergillosis)主要由烟曲霉引起。该真菌常寄生在上呼吸道,慢性病患者免疫力极度低下时才能致病。曲霉属广泛存在于自然界,空气中到处有其孢子,在秋冬及阴雨季节储藏的谷草发热霉变时更多,吸入曲霉孢子不一定致病,如大量吸入可能引起急性气管－支气管炎或肺炎。曲霉的内毒素使组织坏死,病灶可为浸润性、实变、空洞、支气管周围炎或粟粒状弥漫性病变。鼻窦曲霉感染主要由烟曲霉和黄曲霉所致。

(二)临床表现

1. 肺曲霉病临床上主要有三种类型:

(1)侵袭性肺曲霉病:为最常见的类型,肺组织破坏严重,治疗困难。肺曲霉病多为局限性肉芽肿或广泛化脓性肺炎,伴脓肿形成。病灶呈急性凝固性坏死,伴坏死性血管炎、血栓及菌栓,甚至累及胸膜。症状以干咳、胸痛常见,部分患者有咯血,病变广泛时出现气急和呼吸困难,甚至呼吸衰竭。影像学特征性表现为 X 线胸片以胸膜为基底的多发的楔形阴影或空洞;胸部 CT 早期为晕轮征,即肺结节影(水肿或出血)周围环绕低密度影(缺血),后期为新月体征。部分患者可有中枢神经系统感染,出现中枢神经系统的症状和体征。

(2)曲霉球:本病常继发于支气管囊肿、支气管扩张、肺脓肿和肺结核空洞。系曲霉在慢性肺部疾病原有的空腔内繁殖、蓄积,与纤维蛋白、黏液及细胞碎屑凝聚成曲霉肿。曲霉肿不侵犯组织,但可发展成侵袭性肺曲霉病。可有刺激性咳嗽,常反复咯血,甚至发生威胁生命的大咯血。因曲霉肿与支气管多不相通,故痰量不多,痰中亦难以发现曲霉。X 线胸片显示在原有的慢性空洞内有一团球影,随体位改变而在空腔内移动。

(3)变应性支气管肺曲霉病(allergic bronchopulmonary aspergillosis,ABPA):是由烟曲霉引起的气道高反应性疾病。对曲霉过敏者吸入大量孢子后,阻塞小支气管,引起短暂的肺不张和喘息的发作,亦可引起肺部反复游走性浸润。患者喘息、畏寒、发热、乏力、刺激性咳嗽、咳棕黄色脓痰,偶带血、痰中有大量嗜酸性粒细胞及曲霉丝,烟曲霉培养阳性。哮喘样发作为其突出的临床表现,一般解痉平喘药难以奏效,外周血嗜酸性粒细胞增多。典型 X 线胸片为上叶短暂性实变或不张,可发生于双侧。中央支气管扩张征象如"戒指征"和"轨道征"。

2.鼻曲霉菌病　鼻曲霉菌病常单侧受累,好发于上颌窦。由于上颌窦口阻塞致引流不畅,长期迁延不愈,临床表现为鼻塞和流脓涕、鼻分泌物恶臭等,后期由于分泌物及坏死物蓄积窦腔,逐渐增大后压迫骨质,出现头痛、鼻出血等症状。鼻涕中或在穿刺冲洗时有暗红或灰绿色团块为其特征,部分患者可诱发过敏性鼻炎或哮喘病。

(三)实验室检查

1.分泌物直接涂片　取痰、脓液、支气管肺泡灌洗液或活组织标本直接镜检。显微镜下见 45°分枝的无色有隔菌丝。取自空气流通、供氧充足的痰液和脓性分泌物有时可见曲霉分生孢子头。

2.曲霉菌培养　菌落在室温沙氏培养基上生长快,毛状,镜下可见分生孢子头和足细胞等曲霉的特征性结构。由于曲霉广泛存在,故临床上不能仅根据痰培养阳性就诊断曲霉菌感染。其敏感性仅 8%～34%。

3.组织学检查　曲霉菌病的组织病理反应一般为化脓性或混合性炎症反应,其组织相为无色分隔的菌丝,宽 3～7 μm,一般粗细均匀,典型呈 45°分枝。HE 染色可见曲霉菌丝。

4.特异性抗体检测　血清曲霉特异性抗原(半乳甘露聚糖)检测,简称 GM 试验,主要用于早期诊断血液系统恶性肿瘤患者侵袭性曲霉病,有较好的特异性和敏感性。此外,血清真菌特异性抗原(1,3－β－D 葡聚糖)检测,也能对包括曲霉和念珠菌在内的临床常见侵袭性真菌感染作出早期诊断。

(四)诊断与鉴别诊断

1.诊断

(1)变应性曲霉病:根据病史、皮试及血清学证实的 I 型变态反应,经病理证实鼻腔、鼻窦中存在变应性黏蛋白,组织学或真菌培养发现黏蛋白中有真菌菌丝,并排除其他病原菌及侵袭性真菌感染。

(2)变应性支气管肺曲霉病:①既往有哮喘病史;②影像学检查发现肺部浸润影;③中心性支气管扩张;④在出现肺部浸润影时外周血嗜酸细胞计数升高;⑤血清总 IgE 水平升高;⑥Af 抗原皮内试验即刻反应阳性;⑦Af 沉淀抗体阳性;⑧IgE－Af,IgG－Af 水平升高。满足其中 7 项诊断标准(必须包括第 8 项)则可确诊 ABPA。

(3)侵袭性曲霉病:诊断需在对患者的临床表现、实验室检查、影像学所见和基础疾病等多种因素综合考虑的基础上,从临床标本中发现和分离曲霉并能证实其确在组织中。自无菌标本中分离出曲霉及在病理组织中发现曲霉菌丝具有诊断意义。与外界相通部位的标本如痰中分离出的曲霉多无病理意义,但标本直接镜检阳性,或反复培养为同一种曲霉,或多处标本培养为同一种菌有诊断价值。血清学特异性抗原检测有助于诊断。

2.鉴别诊断　曲霉菌病的临床表现酷似细菌、其他真菌和肿瘤性疾病,需与这些疾病鉴别。

(五)治疗原则

对于临床诊断或拟诊的病例,应针对病原学进行抗曲霉菌治疗,但不同的感染类型其治疗方案不同,见表 8－21。

表 8—21　曲霉菌病的治疗

感染类型	首选治疗	备选治疗
侵袭性肺曲霉病	伏立康唑(第一日 6mg/kg 静脉注射,每 12 小时 1 次,随后 4mg/kg 静脉注射,每 12 小时 1 次;口服剂量为 200mg 每 12 小时 1 次)	L—AMB[3～5mg/(kg·d),静脉注射],ABLC[5mg/(kg·d),静脉注射],卡泊芬净(第一日 70mg 静脉注射,随后 50mg/d 静脉注射),米卡芬净(100～150mg/d 静脉注射,尚未确定标准剂量),泊沙康唑(初始剂量 200mg 一日四次,病情稳定后改为 400mg 一日两次,口服),伊曲康唑(剂量根据不同的剂型来确定)
曲霉球	不治疗或外科切除	伊曲康唑或伏立康唑
支气管曲霉病	同侵袭性肺曲霉病相似	同侵袭性肺曲霉菌病相似
侵袭性鼻窦曲霉病	同上	同上

注:伊曲康唑治疗侵袭性肺曲霉病的剂量取决于其剂型。片剂剂量为 600mg/d×3 天,随后 400mg/d。虽然有一些病例报道中应用了伊曲康唑口服液,但其实口服液尚未被批准用于侵袭性曲霉病

四、毛霉菌病

(一)概述

毛霉菌病又称接合菌病(zygomycosis),是一种由接合菌亚门、毛霉目、毛霉科中的多种真菌所致的疾病,也是一种发病急、进展快、病死率高的条件致病性真菌感染。可累及鼻脑、肺、胃、肠道、皮肤甚至播散性感染,其不同的临床类型常和特殊的基础疾病有关。

毛霉菌可存在于正常人口腔和鼻咽部,一般情况下不致病。机体免疫功能降低时可侵入支气管和肺,产生急性炎症,并经血行累及脑和全身各脏器,也可通过吸入孢子而致病。原发性感染罕见。

感染途径多为吸入空气中的孢子,故最常见和最早感染的部位为肺和鼻窦。随外伤接种植入也是常见的感染途径。免疫功能低下是致病的诱发因素,毛霉菌病典型病理特征是血管梗塞和组织坏死。

(二)临床表现

1. **鼻脑毛霉菌**　多见于糖尿病酸中毒患者,感染常始于上鼻甲和鼻旁窦,毛霉菌进入黏膜后引起严重的蜂窝织炎和组织坏死。鼻甲和鼻中隔形成暗红色痂。鼻腔分泌物黏稠、黑色带血。鼻两侧有时可触及硬肿块。真菌可沿血管迅速进入眼和中枢神经系统,表现为眼球突出、眼眶疼痛、眼睑下垂、眼球运动受限和失明、第Ⅴ和第Ⅶ对脑神经麻痹等。随病情进展,病原菌可侵入较大的脑血管,引起脑栓塞和脑梗死。

2. **肺毛霉菌病**　本病开始为急性支气管炎症状,累及肺时引起肺实变及肺脓肿,并伴有血栓形成和梗塞的征象。突然发病时,严重者出现发热、咳嗽、痰中带血、胸闷、气急、呼吸困难、胸痛等,当累及肺动脉时,可引起致命性大咯血。两肺有广泛湿性啰音及胸膜摩擦音。本病一般呈进展性,大多在 3～30 天内死亡。

3. **胃肠道毛霉菌**　多由食入毛霉菌感染的食物或液体所致,主要累及胃、结肠和回肠,由于血管栓塞引起黏膜局部溃疡。病情发展迅速,表现为非特异性的腹痛、腹胀、呕吐、呕血和便血等,严重者发生胃肠穿孔,导致腹膜炎、脓毒血症或出血性休克,患者多在 70 天内死亡。

4. **皮肤毛霉菌病**　原发性毛霉菌病少见,可见于外伤、手术或使用毛霉菌污染的外科敷料或夹板等,皮肤可出现丘疹、斑块、脓肿溃疡、深部脓肿等,以坏死性损害多见。继发性感染

常来自于肺或其他部位毛霉菌感染的播散。患者多有免疫力低下，皮损形态多样，可有脓疱、脓肿、蜂窝织炎样、结节、水疱、紫癜、斑疹，特别是坏疽样深脓疱疮，可有疼痛。

（三）实验室检查

1. 真菌涂片检查　痰、脓液、鼻分泌物、病灶坏死组织、支气管肺泡灌洗液等加5%～10%氢氧化钾，涂片检查可见宽大菌丝，几乎无分隔。

2. 真菌培养　菌落生长快，多呈长毛状，有特征性孢子囊，因毛霉菌广泛存在于自然界，故真菌培养意义有限。

3. 组织病理　组织病理多表现为化脓性炎症反应伴脓肿形成和化脓性坏死，坏死组织中有菌丝。血管侵入表现为血管壁坏死和真菌性栓塞，常累及较大血管。

（四）诊断与鉴别诊断

糖尿病患者出现急性并迅速发展的鼻窦炎、眼眶蜂窝织炎、鼻腔黑色分泌物、肺部感染症状时应考虑鼻脑毛霉菌感染的可能。直接镜检和组织病理见宽大不分隔的菌丝可确立诊断，培养可确定致病菌种。

鼻脑毛霉菌病应与细菌性眼眶蜂窝织炎、筛窦血栓形成和无色丝孢霉病相鉴别。肺毛霉菌病应与革兰阴性细菌性肺炎、肺曲霉病等相鉴别。

（五）治疗原则

毛霉菌病常继发于致机体免疫力低下的基础疾病，长期血糖控制不佳的糖尿病患者是其主要发患者群。该病的预后与基础疾病及毛霉菌病类型有关，积极控制原发病和早期抗真菌治疗可以降低病死率。治疗选择的药物首选两性霉素B，剂量0.5～0.7mg/(kg·d)，疗程8～10周，肾功能不全者可改用两性霉素B脂质体，新一代三唑类药物泊沙康唑比伏立康唑、氟康唑效果更好。应强调早期诊断，病灶切除加两性霉素B治疗。鼻毛霉菌病患者常首诊或就诊于眼科，应引起眼科医生的高度重视。

五、卡氏肺孢子菌肺炎

（一）

卡氏肺孢子虫肺炎（Pneumocystis carinii pneumonia，PCP），又称卡肺囊虫肺炎，是由卡氏肺孢子虫引起的间质性浆细胞性肺炎，是条件性肺部感染性疾病。本病20世纪50年代前仅见于早产儿、营养不良婴儿。自1981年发现艾滋病及其在世界范围内的流行，PCP成为AIDS患者最常见的机会感染和最主要的致死原因。由于免疫抑制剂的广泛、长期、大剂量应用，恶性肿瘤放化疗以及器官移植患者的不断增加，本病发病率有所升高，该病病情进展迅速，致死率极高。

PCP的致病菌为卡氏肺孢子虫，其为单细胞生物，主要有包囊和滋养体两种形态。包囊是重要的诊断形态。卡氏肺孢子虫寄生部位限于肺泡腔，成熟包囊进入肺泡后破裂，发育为滋养体，寄生于肺泡上皮，包囊则多位于肺泡中央。卡氏肺孢子虫属低致病力寄生性原虫，在健康宿主主要形成隐性感染。细胞免疫受损是宿主最主要的易患因素，如婴幼儿营养不良、先天性免疫缺陷儿童、恶性肿瘤、器官移植或接受免疫抑制治疗及AIDS患者。

当T细胞免疫功能抑制时，寄生于肺泡的肺孢子虫可大量繁殖，对上皮细胞造成直接的毒素性损害，引起I型上皮脱屑性肺泡炎。肺泡间隔有浆细胞、单核细胞浸润，肺泡上皮增生、增厚，泡腔内充满嗜酸性泡沫样物质和蛋白样渗出物。严重病例有广泛间质和肺泡性水肿。肺泡腔内充满炎性细胞、蛋白样渗出物和虫体,进而阻碍气体交换,产生临床症状。

(二)临床表现

1.流行性婴儿型(经典型) 流行于育婴机构。起病缓慢,先有畏食、腹泻、低热,以后逐渐出现咳嗽,呼吸困难,症状呈进行性加重,未经治疗病死率为20%～50%。

2.儿童—成人型(现代型) 起病较急,开始时干咳,迅速出现高热、气促、发绀,肺部体征甚少,可有肝脾肿大。从起病到诊断,典型的为1～2周,接受大剂量激素治疗者,病程短促,可于4～8天死亡。

未经治疗100%死于呼吸衰竭。本病症状严重,但肺部体征较少,多数患者肺部听诊无异常,部分患者可闻及散在湿啰音。几乎所有患者均有发热。此外,常见症状为呼吸加速、咳嗽、发绀、三凹征、鼻扇及腹泻。病程发展很快。

在AIDS患者PCP为隐袭性发病,最常见的临床表现是伴有干咳的进行性呼吸困难,发热(常为低热)和体重减轻。肺部听诊多是正常的,或仅在肺底闻及捻发音。

(三)实验室检查

1.血常规检查 白细胞增高或正常,与基础疾病有关。嗜酸性粒细胞轻度增高。

2.血气和肺功能检查 动脉血气常有低氧血症和呼吸性碱中毒。肺功能检查肺活量减低。肺弥散功能(DLCO)低于70%估计值。

3.病原学检查 痰、支气管肺泡灌洗液,经纤支镜肺活检做特异性染色(如吉姆萨染色、亚甲胺蓝染色、Gomori大亚甲基四胺银染色),找到含8个囊内小体的包虫为确诊依据。

4.胸部X线检查 可见双侧弥漫性颗粒状阴影,自肺门向周围伸展,呈毛玻璃样,伴支气管充气象,以后变成致密索条状,间杂有不规则片块状影。后期有持久的肺气肿,在肺周围部分更为明显。可伴纵隔气肿及气胸。

5.胸部CT检查 典型病例可表现为双侧毛玻璃样浸润,或致密均匀的斑片样改变(见图8-3),还可呈全肺小的薄壁样囊肿。肺尖部的肺大泡及广泛的肺气肿样改变是肺实质破坏的CT表现。

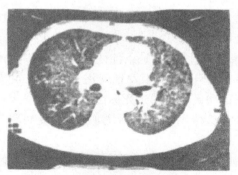

图8-3 典型PCP的胸部CT表现

(四)诊断与鉴别诊断

本病诊断较困难,对高危人群结合临床表现和X线检查可考虑诊断,再借助病原体检查以确诊,痰找病原体阳性率极低,支气管肺泡灌洗(BAL)和经纤支镜肺活检阳性率可达80%～100%。BAL可用于早期诊断。开胸活检虽阳性率高,但不易为患者接受,近年主张以胸腔镜活检取代剖胸活检。

本病需与细菌性肺炎、病毒性肺炎、真菌性肺炎,ARDS及淋巴细胞性间质性肺炎(LIP)

等疾病相鉴别。

（五）治疗原则

1.一般治疗　包括应卧床休息,增加营养,纠正水电解质紊乱,纠正缺氧,尽量减少免疫抑制剂的应用。但对严重弥漫性变者,尤其是 AIDS 患者则应短期使用糖皮质激素,如泼尼松龙 40mg,每 6 小时 1 次,连用 7 天。

2.病因治疗　主要是针对卡氏肺孢子虫的治疗,其常用药物见表 8－22。

表 8－22　PCP 病因治疗的常用药物

药物	剂量及疗程	副作用	备注
复方磺胺甲噁唑	甲氧苄啶(TMP)每天 20mg/kg,磺胺甲噁唑(SMZ)每天 100mg/kg,静脉注射或分 4 次口服。病情严重者用静脉注射,7～10 天病情好转可改用口服,疗程至少 21 天	皮疹、转氨酶升高,中性粒细胞减少,血肌酐升高等	首选方案
喷他脒	4mg/kg,肌注,1 次/d,疗程 21 天	毒副反应大,主要为肾毒性、低血糖、直立性低血压、白细胞和血小板减少、恶心呕吐及肌注部位疼痛和脓肿等	替代方案
克林霉素联用伯氨喹	克林霉素 600mg,每 6 小时一次,口服/静脉,伯氨喹 15～30mg,一日 1 次,21 天	可发生疲乏、头晕、恶心、呕吐、腹痛,后者易引起溶血性贫血	替代方案
卡泊芬净	首次剂量 70mg 一日 1 次,维持量 50mg 一日 1 次,一周后根据 PCP 镜检和 PCR 结果,开始减量 50mg 隔日 1 次,疗程一般 21～42 天	常见寒战、发热、静脉炎、恶心、呕吐等胃肠道症状及肝功能异常、血细胞减低等	高龄多器官功能衰竭患者尤其合并真菌感染者首选

3.支持疗法　包括肌注丙种球蛋白可以增强免疫力。

（周芳）

第六节　病毒感染

由病毒引起的疾病为病毒性疾病,病毒的生物学特征决定其致病的多样性,其最突出的特点是其基因组(DNA 或 RNA)只有一种核苷酸。病毒对人体的致病机制多种多样,可致急性传播性强的疾病,如流行性感冒、严重呼吸窘迫综合征,还可致持续性感染如艾滋病、慢性乙型肝炎。病毒还可通过基因整合人细胞的染色体 DNA,如反转录病毒等,还可在人体细胞内形成潜伏性感染,如单纯疱疹、带状疱疹等。本节主要介绍临床常见的病毒感染性疾病,即流行性感冒、严重急性呼吸综合征(SARS)、流行性乙型脑炎、单纯疱疹病毒感染。

一、流行性感冒

（一）概述

流行性感冒简称流感,是由流感病毒引起的、经飞沫传播的急性呼吸道传染病,可分为散发、暴发、流行和大流行。在非流行期间,发病率较低,病例呈散在分布,病例在发病时间及地点上没有明显的联系,称为散发;一个集体或一个小地区在短时间内突然发生很多病例称为暴发;较大地区的流感发病率明显超过一般的发病水平,可称为流行;大流行有时也称世界性大流行,传播迅速,流行广泛波及全世界,发病率高并有一定的死亡。临床上有急起畏寒、高热、头痛、乏力、全身肌肉酸痛和轻度呼吸道症状,传染性强,病程短,常呈自限性,年老体弱和伴有慢性呼吸道疾病或心脏病患者易并发肺炎,严重者甚至可导致死亡。

(二)临床表现

1. 流感的常见感染类型

(1)单纯型流感:最常见,突然起病,高热,体温可达 39~40℃,可有畏寒、寒战,多伴头痛、全身肌肉关节酸痛、极度乏力、食欲减退等全身症状,常有咽喉痛、干咳,可有鼻塞、流涕、胸骨后不适等。颜面潮红,眼结膜外眦轻度充血。如无并发症呈自限性过程,多于发病 3~4 天后体温逐渐消退,全身症状好转,但咳嗽、体力恢复常需 1~2 周。轻症者如普通感冒,症状轻,2~3 天可恢复。

(2)中毒型流感:极少见,表现为高热、休克及弥漫性血管内凝血(DIC)等严重症状,病死率高。

(3)胃肠型流感:除发热外,以呕吐、腹泻为显著特点,儿童多于成人。2~3 天即可恢复。

2. 重症病例的临床表现

(1)流感病毒性肺炎:季节性甲型流感(H1N1、H2N2 和 H3N2 等)所致的病毒性肺炎主要发生于婴幼儿、老年人、慢性心肺疾病及免疫功能低下者,2009 年甲型 H1N1 流感还可在青壮年、肥胖人群、有慢性基础疾病者和妊娠妇女等人群中引起严重的病毒性肺炎,部分发生难治性低氧血症。人禽流感引起的肺炎常可发展成急性肺损伤(acute lung injury,ALI)或 ARDS,病死率高。

(2)肺外表现

1)心脏损害:心脏损伤不常见,主要有心肌炎、心包炎。可见肌酸激酶(creatine kinase,CK)升高、心电图异常,而肌钙蛋白异常少见,多可恢复。重症病例可出现心力衰竭。

2)神经系统损伤:包括脑脊髓炎、横断性脊髓炎、无菌性脑膜炎、局灶性神经功能紊乱、急性感染性脱髓鞘性多发性神经根神经病(格林巴利综合征,Guillain—Barre syndrome)。

3)肌炎和横纹肌溶解综合征:在流感中罕见,主要症状有肌无力、肾衰竭,CK 升高。

此外,危重症患者可发展为多器官功能衰竭(MODF)和弥漫性血管内凝血(DIC)等,甚至死亡。

3. 并发症

(1)继发细菌性肺炎:发生率为 5%~15%。流感起病后 2~4 天病情进一步加重,或在流感恢复期后病情反而加重,出现高热、剧烈咳嗽、脓性痰、呼吸困难,肺部湿性啰音及肺实变体征。外周血白细胞总数和中性粒细胞显著增多,以肺炎链球菌、金黄色葡萄球菌,尤其是耐甲氧西林金黄色葡萄球菌(MRSA),肺炎链球菌或流感嗜血杆菌等为主。

(2)其他病原菌感染所致肺炎:包括衣原体、支原体、嗜肺军团菌、真菌(曲霉菌)等,对流感患者的肺炎经常规抗感染治疗无效时,应考虑到真菌感染的可能。

(3)其他病毒性肺炎:常见的有鼻病毒、冠状病毒、呼吸道合胞病毒、副流感病毒等,在慢性阻塞性肺部疾病(COPD)患者中发生率高,并可使病情加重,临床上难以和流感病毒引起的肺炎相区别,相关病原学和血清学检测有助于鉴别诊断。

(4)Reye 综合征:偶见于 14 岁以下的儿童,尤其是使用阿司匹林等水杨酸类解热镇痛药物者。

（三）实验室检查

1.血常规　白细胞总数一般不高或降低。

2.血生化　部分病例出现低钾血症,少数病例肌酸激酶、天门冬氨酸氨基转移酶、丙氨酸氨基转移酶、乳酸脱氢酶、肌酐等升高。

3.病毒核酸检测　以 RT－PCR 检测呼吸道标本(咽拭子、鼻拭子、鼻咽或气管抽取物、痰)中的流感病毒核酸。病毒核酸检测的特异性和敏感性最好,且能快速区分病毒类型和亚型,一般能在 4～6 小时内获得结果。

4.病毒分离培养　从呼吸道标本中分离出流感病毒。在流感流行季节,建议流感样病例快速抗原诊断和免疫荧光法检测阴性的患者也作病毒分离。

5.病毒抗原检测(快速诊断试剂检测)　快速抗原检测方法可采用免疫荧光的方法,检测呼吸道标本(咽拭子、鼻拭子、鼻咽或气管抽取物中的黏膜上皮细胞),使用单克隆抗体来区分甲、乙型流感,一般可在数小时以内获得结果。

6.病毒血清学诊断　检测流感病毒特异性 IgM 和 IgG 抗体水平。动态检测的 IgG 抗体水平恢复期比急性期有 4 倍或以上升高有回顾性诊断意义。

7.胸部 CT 检查　多数患者无肺内受累。发生肺炎者影像学检查可见肺内斑片状、多叶段渗出性病灶。进展迅速者,可发展为双肺弥漫的渗出性病变或实变,个别病例可见胸腔积液。

（四）诊断与鉴别诊断

1.诊断　根据患者接触史和集体发病史以及患者的症状和体征,流感流行时诊断较简单。散发性病例不易诊断,如某一机构在短期内出现较多的上呼吸道感染患者,则应考虑流感的可能,进一步行病原学检查明确诊断。

2.鉴别诊断

（1）普通感冒:流感的临床症状无特殊性,易与普通感冒相混淆。通常,流感的全身症状比普通感冒重;追踪流行病学史有助于鉴别。普通感冒的流感病原学检测阴性,或可找到相应的感染病原证据(见表 8－23)。

表 8－23　流感和普通感冒的主要区别与特点

	流感	普通感冒
致病原	流感病毒	鼻病毒、冠状病毒等
流感病原学检测	阳性	阴性
传染性	强	弱
发病的季节性	有明显季节性(我国北方为 11 月至次年 3 月多发)	季节性不明显
发热程度	多高热(39～40℃),可伴寒战	不发热或轻、中度热,无寒战
发热持续时间	3～5 天	1～2 天
全身症状	重。头痛、全身肌肉酸痛、乏力	轻或无
病程	5～10 天	5～7 天
并发症	可合并中耳炎、肺炎、心肌炎、脑膜炎或脑炎	少见

（2）其他类型上呼吸道感染:包括急性咽炎、扁桃体炎、鼻炎和鼻窦炎。感染与症状主要限于相应部位。局部分泌物流感病原学检查阴性。

（3）下呼吸道感染：流感有咳嗽症状或合并气管－支气管炎时，需与急性气管－支气管炎相鉴别；合并肺炎时需要与其他肺炎，包括细菌性肺炎、衣原体肺炎、支原体肺炎、病毒性肺炎、真菌性肺炎、肺结核等相鉴别。根据临床特征可作出初步判断，病原学检查可资确诊。

（4）其他非感染性疾病：流感还应与伴有发热，特别是伴有肺部阴影的非感染性疾病相鉴别，如结缔组织病、肺栓塞、肺部肿瘤等。

（五）治疗原则

1. 对症治疗　流感患者应注意卧床休息，多饮水，防止继发感染。高热与肌痛较重者可用解热镇痛药。咳嗽者可用棕色合剂、可待因。高热、中毒症状较重者，应予以输液和物理降温，密切观察病情，及时对症处理，如合并继发细菌感染，则应针对病原菌及早进行抗菌治疗。

2. 抗病毒治疗　在流感症状出现后 48 小时内使用最为有效，可缓解流感症状、缩短病程、减少并发症和住院率。常见抗流感病毒药物推荐剂量和用法见表 8－24。

表 8－24　成人和儿童抗流感病毒药物治疗预防用剂量和用法推荐

药物	年龄组	治疗	预防
神经氨酸酶抑制剂			
奥司他韦	成人	75mg,每日 2 次,疗程 5d	75mg,每日 1 次
	儿童≥1 岁,体重		
	≤15kg	60mg/d,每日 2 次	30mg,每日 1 次
	15～23kg	90mg/d,每日 2 次	45mg,每日 1 次
	24～40kg	120mg/d,每日 2 次	60mg,每日 1 次
	＞40kg	150mg/d,每日 2 次	75mg,每日 1 次
	6～11 月	50mg/d,每日 2 次	25mg,每日 1 次
	3～5 月	40mg/d,每日 2 次	20mg,每日 1 次
	＜3 月	24mg/d,每日 2 次	无推荐剂量
扎那米韦	成人	10mg(5mg/粒)吸入,每日 2 次	10mg(5mg/粒)吸入每日 1 次
	儿童	10mg(5mg/粒)吸入每日 2 次(＞7 岁)	10mg(5mg/粒)吸入每日 1 次(＞5 岁)
M_2 离子通道阻滞剂			
金刚乙胺	成人儿童,年龄	200mg/d,1 次或分 2 次	同治疗量
	1～9 岁	5mg/(kg·d),[6.6mg/(kg·d)]1 次或分 2 次不超过 150mg/d	5mg/(kg·d),[6.6mg/(kg·d)],1 次不超过 150mg/d
	≥10 岁	200mg/d,1 次或分 2 次	同治疗量
金刚烷胺	成人儿童,年龄	200mg/d,1 次或分 2 次	同治疗量
	1～9 岁	5～8mg/(kg·d),1 次或分 2 次(不超过 150mg/d),用至症状消失后 24～48 小时	5～8mg/(kg·d)1 次或分 2 次(不超过 150mg/d)
	≥10 岁	200mg/d,1 次或分 1 次	同治疗量

二、严重急性呼吸综合征

（一）概述

严重急性呼吸综合征（SARS），早期也曾经称作不明原因肺炎（UP）和非典型肺炎（AP），是一种新的呼吸道传染性疾病。自从 2002 年 12 月以来，首先在广东报道，先后在全球有 31 个国家和地区累计报告非典病例 8459 例，死亡 805 例（截至 6 月 24 日）。部分病例发展为 I 型呼吸衰竭，达到急性肺损伤或急性呼吸窘迫综合征的诊断标准，病死率为 9.5%。由于报告病例中包括有部分临床表现类似非典的其他肺部疾病，世界卫生组织（WHO）推算的平均的病死率为 15% 左右。目前已明确 SARS 的病原体为冠状病毒。

（二）临床表现

SARS 的早期与一般的感冒、流感、上呼吸道感染等可以导致发热的疾病类似，出现发热、全身不适、肌肉酸痛等症状。充分发展期的 SARS 又与普通的典型肺炎有很多类似之处，表现为发热、咳嗽、咳痰、气促、胸痛、全身不适等。然而，SARS 也有自身的特点和自然病情变化的规律。

1. 潜伏期　本病潜伏期一般为 1～14 天，平均 5 天。

2. 常见的症状与体征

（1）发热及全身症状：多以急性发热为首发症状，体温通常＞38.0℃，可呈弛张热，伴畏寒。发热的热程变化特点：在早期用解热镇痛药可以缓解，可逐渐发展为高峰期的持续发热，此时一般的解热镇痛药较难缓解。对于使用了糖皮质激素（简称激素）的患者，发热可以呈双峰现象，即规律使用激素的情况下热退数天后又再出现发热，直到高峰期过后才达到真正的退热。病程一般 3～4 周。多数患者可伴有头痛、关节酸痛、全身酸痛、乏力。

（2）呼吸系统症状体征：早期呼吸系统症状不明显，也多数没有上呼吸道卡他症状；在中后期逐渐出现咳嗽、多为干咳、少痰，个别患者有少量血性痰，大咯血罕见。可有胸痛，咳嗽或深呼吸时加重。大约有 30%～40% 的患者在疾病的高峰期（10～15 天）出现气促，甚至缺氧的表现，约有 15% 的患者进展为急性呼吸窘迫综合征。肺部体征常不明显，约有 10% 的患者可闻及少量到中量湿啰音，可有肺实变体征。个别患者合并有少量胸腔积液。

（3）其他系统的症状：小部分患者有腹泻，但在某些地区发生的传染性非典型肺炎可以有超过 50% 的患者出现腹泻，也可以有心悸。个别患者出现心脏、肝脏、肾脏等器官功能损害的表现。

（4）常见的并发症：急性期常见的并发症有纵隔气肿、气胸、肺气囊、细菌或真菌感染、休克、心律失常或心功能不全、肾功能损害、肝功能损害、骨髓抑制、DIC、消化道出血等。恢复期主要的并发症有纵隔气肿、气胸、肺的纤维化等。

（三）实验室检查

1. 血常规　早期白细胞总数不升高，或降低，中性粒细胞可增多。晚期合并细菌性感染时，白细胞总数可升高。部分患者血小板可减少，多数重症患者白细胞总数减少，常有淋巴细胞减少。

2. 血生化及电解质　多数患者出现肝功能异常，丙氨酸氨基转移酶（ALT）、乳酸脱氢酶（LDH）、肌酸激酶（CK）升高。少数患者血清白蛋白降低。肾功能及血清电解质大都正常。

3. 血气分析　部分患者出现低氧血症和呼吸性碱中毒改变，重者出现 I 型呼吸衰竭。

4. 病原学检查　采集患者呼吸道分泌物、排泄物、血液等标本，进行相关病原学检查，继发细菌感染时痰及血培养可呈现阳性。

5. 血清病毒抗体测定　采集患者血清检测 RNA 病毒 SARS－CoV 抗体 IgG、IgM、IgA 或总抗体检测。

6.影像学检查　胸部 X 线检查早期可无异常,一般 1 周内逐渐出现肺纹理粗乱的间质性改变、斑片状或片状渗出阴影,典型的改变为磨玻璃影及肺实变影。可在 2～3 天内波及一侧肺野或两肺,约半数波及双肺。病灶多在中下叶并呈外周分布。少数出现气胸和纵隔气肿。CT 还可见小叶内间隔和小叶间隔增厚(碎石路样改变)、细支气管扩张和少量胸腔积液。病变后期部分患者肺部有纤维化改变。

(四)诊断与鉴别诊断

1.诊断

(1)流行病学史

1)与发病者有密切接触史,或属受传染的群体发病者之一,或有明确的传染他人的证据。

2)发病前 2 周内曾到过或居住在报告有传染性非典型肺炎患者并出现继发感染疫情的区域。

(2)症状与体征:起病急,以发热为首发症状,体温一般>38℃,偶有畏寒;可伴有头痛、关节酸痛、肌肉酸痛、乏力、腹泻。常无上呼吸道卡他症状;可有咳嗽、多为干咳、少痰,偶有血丝痰;可有胸闷,严重者出现呼吸加速、气促、或明显呼吸窘迫。肺部体征不明显,部分患者可闻少许湿啰音,或有肺实变体征。

(3)实验室检查:外周血白细胞计数一般不升高,或降低;常有淋巴细胞计数减少。

(4)肺部影像学检查:肺部有不同程度的片状、斑片状浸润性阴影或呈网状样改变,部分患者进展迅速,呈大片阴影;常为多叶或双侧改变,阴影吸收消散较慢;肺部阴影与症状体征可不一致。若检查结果阴性天后应予复查。

(5)抗菌药物治疗无明显效果。

符合上述 1)+(2)+(3)条或 2)+(2)+(4)条或(2)+(3)+(4)条为疑似病例诊断标准。

符合上述 1)+(2)+(4)条或 2)+(2)+(4)+(5)条或 2)+(2)+(3)+(4)条为临床诊断标准。

符合上述 2)+(2)+(3)条为医学观察对象标准。

2.鉴别诊断　SARS 需与一般的感冒、流行性感冒、咽喉炎、急性(支)气管炎、典型肺炎等其他原因引起的发热相鉴别,其主要鉴别点见表 8-25。

表 8-25　SARS 与其他常见的发热的原因的区别

	SARS	感冒	流感	(支)气管炎	典型肺炎
病因	不详,可能是变异的冠状病毒	多种呼吸道病毒之一	流感病毒	细菌、支原体、衣原体、呼吸道病毒等	肺炎球菌、流感嗜血杆菌、支原体、军团菌等
接触史	SARS 患者	无	流感患者、流感季节	无	无
首发症状	发热(常为高热)、肌肉酸痛等	鼻塞、流涕、喷嚏等	发热、全身无力等	咳嗽、咳痰	发热、咳嗽、胸痛等
病程	常>2 周	3～5 天	5～7 天	5～7 天	1～2 周
血 WBC	正常和降低	正常	正常	正常或增高	多增高
胸片	单侧发展为双侧,进展快	无异常	无异常	可有肺纹理增加	多为单侧肺炎表现,进展较慢
抗菌药物疗效	无	无	无	多数显著	多数有

（五）治疗原则

1. 监测病情变化　多数患者在发病后 14 天内都可能属于进展期,必须密切观察病情变化,监测症状、体温、呼吸频率、SpO_2 或动脉血气分析、血象、胸片(早期复查间隔时间不超过 2～3 天),心、肝、肾功能等。

2. 一般和对症治疗　注意卧床休息,避免劳累、用力;避免剧烈咳嗽,咳嗽剧烈者给予镇咳,咳痰者给予祛痰药;发热超过 38.5℃者,可使用解热镇痛药,高热者给予物理降温;有心、肝、肾等器官功能损害,应该作相应的处理;加强营养支持。注意水电解质平衡。出现气促或 $PaO_2 < 70mmHg$ 或 $SpO_2 < 93\%$ 给予持续鼻导管或面罩吸氧。

3. 糖皮质激素的应用　应用指征为:

(1)有严重中毒症状,高热 3 日不退;

(2)48 小时内肺部阴影进展超过 50%;

(3)有急性肺损伤或出现 ARDS。

一般成人剂量相当于甲泼尼龙 80～320mg/d,必要时可适当增加剂量,大剂量应用时间不宜过长。具体剂量及疗程根据病情来调整,待病情缓解或胸片上阴影有所吸收后逐渐减量停用。建议采用半衰期短的激素。

4. 预防和治疗继发细菌感染　根据临床情况,可选用喹诺酮类等抗菌药物。

5. 早期可试用抗病毒药物。

6. 重症可试用增强免疫功能的药物。

三、流行性乙型脑炎

（一）概述

流行性乙型脑炎(简称乙脑)是我国夏秋季节常见的、由乙型脑炎病毒引起的急性中枢神经系统传染病。它通过蚊虫传播,临床上以高热、意识障碍、抽搐、脑膜刺激征为特征,常造成患者死亡或留下神经系统后遗症。早期在日本发现,国际上亦称为"日本脑炎"。

乙脑病毒属被膜病毒科黄病毒属,呈球型,直径 40～50nm,核心含单股 RNA,有衣壳。在脂蛋白囊膜表面有血凝素刺突,能凝集鸡、鹅、羊等动物红细胞。抗原性稳定,但近年有报告以具有中和作用的单克隆抗体(McAb)检测 15 株国内的乙脑病毒时,可将其分为 4 个抗原组。人和动物感染本病毒后,均产生补体结合抗体,中和抗体和血凝抑制抗体。

本病毒在外界环境中抵抗力不强,56℃30 分钟或 100℃2 分钟即可灭活。但对低温和干燥的抵抗力很强,用冰冻干燥法在 4℃冰箱中可保存数年。

（二）临床表现

潜伏期 4～21 天,一般为 10～14 天。

病毒初期在单核巨噬细胞内繁殖,再释放入血,多数人在感染后并不出现症状,但血液中抗体可升高,称之隐性感染。部分人出现轻度的呼吸道症状;极少数患者,病毒通过血脑屏障造成中枢神经系统病变,出现脑炎症状。

典型患者的病程可分四个阶段,见表 8—26。

表 8—26　典型乙脑的发展阶段

临床阶段	临床表现
初期	第 1~3 天,体温在 1~2 日内升高到伴头痛、神情倦怠和嗜睡、恶心、呕吐,颈抵抗。小儿可有呼吸道症状或腹泻。幼儿在高热时常伴有惊厥与抽搐
极期	高热,体温高达 39~40℃以上。轻者持续 3~5 天,一般 7~10 天,重者可达数周。热度越高,热程越长则病情越重
	意识障碍,大多数人在起病后天出现不同程度的意识障碍,如嗜睡、昏迷。一般在 7~10 天左右恢复正常,重者持续 1 月以上。热程越长则病情越重
	惊厥或抽搐,表现为轻度的手、足、面部抽搐或惊厥,也可为全身性阵发性抽搐或全身强直性痉挛,持续数分钟至数十分钟不等
	呼吸衰竭,表现为呼吸表浅,节律不整、双吸气、叹息样呼吸、呼吸暂停、潮式呼吸以至呼吸停止。是乙脑最为严重的症状,也是重要的死亡原因
	神经系统症状和体征,脑膜刺激征较大儿童及成人均有不同程度的脑膜刺激征。婴儿多无此表现,但常有前囟隆起。若锥体束受损,常出现肢体痉挛性瘫痪、肌张力增强,巴宾斯基征阳性。少数人可呈软瘫,小脑及动眼神经受累时,可发生眼球震颤、瞳孔扩大或可缩小、不等大、对光反应迟钝等。自主神经受损常有尿潴留、大小便失禁。浅反射减弱或消失,深反射亢进或消失
	部分乙脑患者可发生循环衰竭,表现为血压下降,脉搏细速。偶有消化道出血
恢复期	极期过后体温在 2~5 天降至正常,昏迷转为清醒,多在 2 周左右痊愈,有的患者有一短期精神"呆滞阶段",以后言语、表情、运动及神经反射逐渐恢复正常。部分患者恢复较慢,需 1~3 个月以上。个别重症患者表现为低热、多汗、失语、瘫痪等。但经积极治疗,常可在 6 个月内恢复
后遗症期	发生率约 5%~20%。以失语、瘫痪及精神失常最为多见如继续积极治疗,仍可望有一定程度的恢复

根据病情轻重,乙脑可分为 4 型:

1.轻型　患者神志始终清晰,有不同程度嗜睡,一般无抽搐,脑膜刺激征不明显。体温通常在 38~39℃,多在一周内恢复,无恢复期症状。

2.中型(普通型)　有意识障碍如昏睡或浅昏迷。腹壁反射和提睾反射消失。偶有抽搐。体温常在 40℃左右,病程约为 10 天,多无恢复期症状。

3.重型　神志昏迷,体温在 40℃以上,有反射或持续性抽搐。深反射先消失后亢进,浅反射消失,病理反射强阳性,常有定位病变。可出现呼吸衰竭。病程多在 2 周以上,恢复期常有不同程度的精神异常及瘫痪表现,部分患者可有后遗症。

4.暴发型　少见。起病急骤,有高热或超高热,1~2 天后迅速出现深昏迷并有反复强烈抽搐。如不积极抢救,可在短期内因中枢性呼吸衰竭而死亡。幸存者也常有严重后遗症。

乙脑临床症状以轻型和普通型居多,约占总病例数的三分之二。流行初期重型多见,流行后期轻型多见。

(三)实验室检查

1.血常规　白细胞计数一般在(10~20)×10⁹/L,中粒细胞增至 80%以上,核左移,嗜酸性粒细胞可减少。之后,可以淋巴细胞为主。

2.脑脊液检查　外观澄清或微混,白细胞计数增加,多数在(0.05~05)×10⁹/L 之间,个别可达 1×10⁹/L 以上。在病初以中性粒细胞占多数,以后逐渐以淋巴细胞为多。蛋白稍增加,糖定量正常或偏高,氯化物正常。

3.颅脑 CT 检查　在丘脑、基底节、中脑、脑桥和延髓可见低密度影,一些恢复期儿童出现皮层萎缩。

4.血清学检查　常用酶联免疫法测定血清中特异性 IgM 抗体,在感染后 4～7 天出现,2～3 周达高峰。

5.病毒分离　病初可取血清或脑脊液接种乳鼠以分离病毒,但阳性率较低。通常仅于死后尸检或以延髓穿刺取脑组织制成悬液,离心后取上清液接种乳鼠脑内,传代后作鉴定,可作回顾性诊断。

(四)诊断与鉴别诊断

1.诊断　主要根据以下三个方面做出诊断:

(1)流行病学资料:乙脑有明显的季节性,主要在 7～9 三个月内。起病前 1～3 周内,在流行地区有蚊虫叮咬史。患者多为儿童及青少年,10 岁以下儿童多见。大多近期内无乙脑疫苗接种史。

(2)临床特点:突然发热、头痛、呕吐、意识障碍,且在 2～3 天内逐渐加重;早期常无明显体征,2～3 天后常见脑膜刺激征,幼儿出现前囟膨隆;查体腹壁反射、提睾反射消失,病理反射巴宾斯基征阳性,四肢肌张力增高等。重症患者可迅速出现昏迷、抽搐、吞咽困难及呼吸衰竭等表现,小儿常见凝视与惊厥。

(3)实验室检查:血象及 CSF 的特点。

2.鉴别诊断

(1)中毒型菌痢:本病亦多见于夏秋季,儿童多发,病初胃肠症状出现前即可有高热及神经症状(昏迷、惊厥),故易与乙脑混淆。但本病早期即有休克,一般无脑膜刺激征,脑脊液无改变,大便或灌肠液可查见红细胞,脓细胞及吞噬细胞,培养有痢疾杆菌生长,可与乙脑相区别。

(2)化脓性脑膜炎:症状类似乙脑,但冬春季节多见,病情发展较速,重者病后 1～2 天内即可进入昏迷。流脑早期即可见瘀点。肺炎双球菌脑膜炎、链球菌脑膜炎以及其他化脓性脑膜炎多见于幼儿,常先有或同时伴有肺炎、中耳炎、乳突炎、鼻窦炎或皮肤化脓病灶,而乙脑则无原发病灶。必要时可查脑脊液鉴别。

(3)结核性脑膜炎:少数结核性脑膜炎患者发病急,早期脑脊液含量可不低,在乙脑流行季节易误诊,但结脑病程长,有结核病灶或结核病接触史,结核菌素试验大多阳性。结脑脑脊液外观呈毛玻璃样,白细胞分类以淋巴细胞为主,糖及氯化物含量减低,蛋白可增加,放置后脑脊液出现薄膜,涂片可找到结核杆菌。

(五)治疗原则

1.一般治疗　病室应安静,对患者要尽量避免不必要的刺激。注意口腔及皮肤的清洁,防止发生褥疮。注意精神、意识、体温、呼吸、脉搏、血压以及瞳孔的变化。给足够的营养及维生素。

2.对症治疗

(1)高热:采用药物及物理降温,使体温保持在 38℃,使室温控制在 30℃ 以下。

(2)惊厥或抽搐:应根据惊厥、抽搐原因采取针对性的措施:①多数抽搐者,降温后即可止惊;②呼吸道分泌物阻塞所致缺氧者,应及时吸痰、保持呼吸道通畅;③脑水肿或脑疝者,应立即采用脱水剂治疗,一般可用 20% 甘露醇 1～1.5g/kg 静脉注射或快速静滴,必要时作气管切开。

（3）呼吸衰竭的治疗

1）保持呼吸道畅通：定时翻身拍背、吸痰、给予雾化吸入以稀释分泌物。

2）吸氧：一般用鼻导管低流量给氧。

3）气管切开：凡有昏迷、反复抽搐、呼吸道分泌物堵塞而致发绀，肺部呼吸音减弱或消失，反复吸痰无效者，应及早气管切开。

4）应用呼吸兴奋剂：在自主呼吸未完全停止时使用效果较佳。可用洛贝林、尼可刹米、哌甲酯。

5）应用血管扩张剂：近年报道认为用东莨菪碱、山莨菪碱有一定效果。前者成人 0.3～0.5mg/次，小儿 0.02～0.03mg/（kg·次），稀释后静注，20～30 分钟 1 次；后者成人 20mg/次，小儿 0.5～1mg/（kg·次），稀释后静注，15～30 分钟 1 次。

6）应用脱水剂：脑水肿所致颅内高压是乙脑常见的征象，亦为昏迷、抽搐及中枢性呼吸衰竭的原因，并可形成脑疝，故应及时处理。其具体方法：20％甘露醇或 25％山梨醇，1～2g/（kg·次），15～30 分钟推完，每 4～6 小时一次。有脑疝者可用 2～3g/kg。应用脱水疗法注意水与电解质平衡。

7）必要时应用人工呼吸机。

（4）糖皮质激素：多用于中、重型患者，有抗炎、减轻脑水肿、解毒、退热等作用。氢化可的松 5～10mg/（kg·日）或地塞米松 10～20mg/日，儿童酌减。

（5）应用免疫增强剂：乙脑患者细胞免疫功能低下，近年虽有使用转移因子、免疫核糖核酸、乙脑疫苗、胸腺素等治疗者，但疗效尚不能肯定。干扰素亦可试用。

（6）恢复期及后遗症的处理：主要进行康复治疗，重点是功能锻炼，可用理疗、体疗、中药、针灸、按摩、推拿等。

四、单纯疱疹

（一）概述

单纯疱疹是由单纯疱疹病毒（HSV）引起，中医称之为"热疮"。HSV 是一种双线形 DNA 病毒，人类是唯一的天然宿主。根据其抗原性质的不同，HSV 又分为多种类别，Ⅰ型主要引起头面部皮肤、黏膜感染，Ⅱ型主要引起生殖器和肛门感染。本病易感染和复发，主要和细胞免疫有关，在免疫缺陷患者病情较重，且发作频繁。

（二）临床表现

皮疹好发于皮肤和黏膜交界处如口角、唇缘等部位，开始局部有灼热、刺痛和痒感，数小时后出现局部皮肤潮红，继之出现粟粒样水疱，疱壁薄，疱液澄清，水疱易破而形成糜烂面，病程约 7 天，后结痂脱落愈合。皮损严重或继发感染者，可有发热和局部淋巴结肿大。

生殖器疱疹为常见的传播性疾病之一，传染性和复发率较高，男性多见于包皮、龟头、冠状沟处，女性在阴唇、阴蒂、宫颈处多见，一般水疱不明显，常表现为小片浸渍糜烂面或形成溃疡，可伴局部淋巴结肿大。

除上述部位外，其他部位也可反复固定发生。

（三）实验室检查

1. 细胞学检查　取病损基底处细胞作涂片，用瑞特吉姆萨或巴氏染色，寻找大的多核巨细胞和多核巨细胞核内嗜酸包涵体有助于诊断。

2.疱疹病毒的细胞学检查 取细胞作涂片,加荧光标记的 HSV－Ⅰ及 HSV－Ⅱ型单克隆抗体,荧光显微镜下查到无核巨细胞内发苹果绿色荧光的病毒包涵体可作出诊断。

3.疱疹病毒组织培养 用人胚或纤维细胞、人羊膜细胞、肾细胞等作病毒分离培养,用免疫荧光法进行鉴定。

(四)诊断与鉴别诊断

根据在皮肤、黏膜交界处反复发生的成簇水疱,结合患者诱因,病程较短及实验室检查,诊断一般不难。如病变较广泛时应与带状疱疹和水痘等相鉴别。

(五)治疗原则

治疗目的主要为了缩短病程、防止继发感染和减少复发。局部可外涂 3％阿昔洛韦、1％喷昔洛韦、3％阿糖腺苷等,忌用糖皮质激素。

复发者可口服左旋咪唑 50mg/次,1 日 3 次,每两周连服 3 日,常需连服数月见效。

对病情严重者可注射丙种球蛋白、转移因子或干扰素等。

(周芳)

第九章　妇产科疾病

第一节　妇科炎症

一、阴道炎

（一）滴虫阴道炎

滴虫性阴道炎是由阴道毛滴虫感染引起的阴道炎。是妇科常见病,也是常见的性传播疾病,好发于育龄妇女。

1. 病原体　阴道毛滴虫适宜在温度 25～40℃,pH 为 5.2～6.6 的潮湿环境中生长,pH 在 5 以下或 7.5 以上环境中不生长。月经前后阴道内 pH 发生变化,月经后接近中性,故隐藏在腺体及阴道皱襞中的滴虫得以繁殖,引起炎症发作。滴虫能消耗或吞噬阴道上皮细胞内的糖原,阻碍乳酸的生成,使阴道 pH 升高。滴虫不但寄生在阴道,还常侵入尿道或尿道旁腺,甚至膀胱、肾盂以及男性的包皮皱褶、尿道或前列腺中。滴虫能消耗氧,使阴道成为厌氧环境,易致厌氧菌繁殖。

2. 传播方式

（1）性交直接传播:为主要传播方式。由于男性感染滴虫后常无症状,易成为感染源。

（2）间接传播:主要通过公共浴池、游泳池、浴具、坐式马桶,或通过污染的妇科检查器具、敷料等。

3. 临床表现　主要症状:白带增多、外阴瘙痒,烧灼感、疼痛及性交痛等。若合并尿道感染,可有尿频、尿痛,有时可见血尿。阴道毛滴虫能吞噬精子,并阻碍乳酸生成,导致不孕。妇科检查:可见外阴潮红、有抓痕,阴道前庭及阴道壁水肿、充血,甚至宫颈有出血斑点,形成"草莓样"外观。典型分泌物的特征为灰白色或黄绿色、脓性、稀薄泡沫状,有臭味。若合并其他感染分泌物中含有大量白细胞,可呈脓性、黄绿色。

少数带虫者阴道内有滴虫而无任何症状,是重要的传播源。当条件适宜,如经后、产后、性生活后等阴道 pH 增高,有利于滴虫生长繁殖时,即可引起滴虫阴道炎。

4. 诊断　根据病史、临床表现、取阴道分泌物作悬滴法检查找到滴虫,即可确诊。最简便的方法是 0.9%氯化钠溶液湿片法,具体方法是:取 0.9%氯化钠温溶液一滴于玻片上,在阴道侧壁取典型分泌物与其混匀后,立即镜检,找到呈波状运动的滴虫即可诊断。可疑患者,若多次湿片法未能发现滴虫时,可送培养,其阳性率达 98%左右。

5. 治疗　因滴虫阴道炎可同时有尿道、尿道旁腺、前庭大腺滴虫感染,需全身用药,主要药物为甲硝唑及替硝唑。

（1）全身用药:初次治疗可选择甲硝唑 2g,单次口服;或替硝唑 2g,单次口服;或甲硝唑片 400mg,每日 2 次,连用 7 日。部分患者服药后可见胃肠道反应,出现食欲减退、恶心、呕吐症状,故宜饭后服用。此外,偶见头痛、皮疹、白细胞减少等,一旦出现应停药。

（2）性伴侣的治疗:滴虫阴道炎主要由性直接传播,性伴侣应同时治疗,用药期间应禁止性生活。

(3)妊娠合并滴虫阴道炎的治疗:妊娠期滴虫阴道炎可导致早产、胎膜早破及低出生体重儿,治疗有症状的妊娠期滴虫阴道炎可以减轻症状,减少传播,防止新生儿呼吸道感染和生殖道感染。可用甲硝唑 2g 顿服,或甲硝唑 400mg,每日 2 次,连用 7 日。

(4)治疗中的注意事项:为避免重复感染,内裤及浴巾等要煮沸 5～10 分钟以消灭病原体;应对性伴侣进行治疗;治疗后于每次月经干净后复查白带,连续 3 个月均阴性为治愈。

(二)外阴阴道假丝酵母菌病

1.病原体及诱发因素　外阴阴道假丝酵母菌病,主要由白色假丝酵母菌感染引起,极少数可由光滑假丝酵母菌、平滑假丝酵母菌、热带假丝酵母菌等引起。白色假丝酵母菌为条件致病菌,其适宜在酸性环境生长、繁殖。有假丝酵母菌感染的阴道 pH 为 4.0～4.7,通常＜4.5。对热的抵抗力差,加热至 60℃ 1 小时即死亡;对紫外线、干燥及化学药物的抵抗力较强。

白假丝酵母菌为条件致病菌,约 10%～20% 非孕妇女及 30% 孕妇阴道中有此菌寄生,但并不引起症状。当机体及阴道局部抵抗力下降,有利于此菌生长繁殖并形成假菌丝时才被发病。常见发病诱因有:妊娠、糖尿病、大量应用免疫抑制剂及接受大量雌激素治疗者;长期应用抗生素,抑制乳酸菌生长,有利于假丝酵母菌繁殖;妊娠及糖尿病时,机体免疫力下降,阴道组织内糖原增加,酸度增高,有利于假丝酵母菌生长;大量应用免疫抑制剂导致机体抵抗力下降而有利于本病的发生。

2.传播途径

(1)内源性传播:为主要传染途径。假丝酵母菌除作为条件致病菌寄生阴道外,也可寄生于人体口腔、肠道,当条件有利时,可大量繁殖而导致发病。

(2)直接传播:男性包皮、阴囊周围,常为白假丝酵母菌潜藏部位,可通过性交直接感染。

(3)间接感染:可通过公共浴池、坐便器、感染的衣物等传播,也可通过污染的检查台、手套、阴道灌洗用具等交叉感染。

3.临床表现　主要表现为外阴瘙痒,灼痛、性交痛以及尿痛,部分患者阴道分泌物增多,典型特征呈黏稠白色豆渣样或凝乳状。妇科检查:外阴可见红斑、水肿、常有抓痕,严重者可见皮肤皲裂、表皮脱落;阴道黏膜红肿、小阴唇内侧及阴道黏膜附有白色膜状物,擦去后见红肿黏膜面,急性期还可能见到糜烂及浅表溃疡。

4.诊断　有外阴瘙痒、白带增多病史。检查见典型豆渣样或凝乳状白带,可作出临床诊断,若在分泌物中找到假丝酵母菌的芽生孢子或假菌丝即可确诊。可用 0.9% 氯化钠溶液湿片法或用 10% 氢氧化钾溶液湿片法或革兰染色检查分泌物中的芽生孢子和假菌丝。若有症状而多次湿片法检查为阴性或为顽固病例,为确诊是否为非白假丝酵母菌感染,可采用培养法。

5.治疗　消除病因,根据患者情况选择局部或全身应用抗真菌药物。

(1)消除病因:若有糖尿病应给予积极治疗,及时停用广谱抗生素、雌激素及皮质类固醇激素。勤换内裤,用过的内裤、毛巾应用开水烫洗。

(2)局部用药:选用 2%～4% 碳酸氢钠溶液冲洗阴道,每天 1 次,10 次为一疗程。每次灌洗后拭干,选用以下药物放于阴道内:①咪康唑栓剂 200mg,每晚塞入阴道,7 天为一个疗程;②克霉唑栓剂 150mg,每晚塞入阴道,7 天为一个疗程;③制霉菌素栓剂 10 万 U,每晚一次,放入阴道深部,连用 10～14 天。

(3)全身用药:对不能耐受局部用药者、未婚妇女及不愿意采用局部用药者,可选用口服药物。常用药物为氟康唑 150mg,顿服。

(4)顽固病例处理:对顽固病例,重在查找病因,并采取相应有效措施,适当延长疗程 3~4 周,在月经期间也不间断用药。

(5)妊娠合并假丝酵母菌性阴道炎的治疗:局部治疗为主,以 7 日疗法效果为佳,禁用口服唑类药物。

(6)性伴侣治疗:无需对性伴侣进行常规治疗。约 15%男性与女性患者接触后患有龟头炎,对有症状男性应进行假丝酵母菌检查及治疗,预防女性重复感染。

(三)细菌性阴道病

细菌性阴道病为阴道内正常菌群失调所致的一种混合感染,但临床及病理特征无炎症改变。

1.病因　正常阴道内以产生过氧化氢的乳杆菌占优势,细菌性阴道病时,阴道内能产生过氧化氢的乳杆菌减少,导致其他微生物大量繁殖,主要有加德纳菌、厌氧菌以及人型支原体,其中以厌氧菌居多。细菌性阴道病除导致阴道炎症外,还可引起其他不良结局,如妊娠期细菌性阴道病可导致胎膜早破、早产;非孕妇女可引起子宫内膜炎、盆腔炎等。

2.临床表现　10%~40%患者无临床症状,有症状者主要表现为阴道分泌物增多,有鱼腥臭味,尤其性交后加重,可伴有轻度外阴瘙痒或烧灼感。分泌物呈鱼腥臭味是由于厌氧菌繁殖的同时产生胺类物质所致。检查见阴道黏膜无充血的炎症表现,分泌物特点为灰白色,均匀一致,稀薄,常黏附于阴道壁,但黏度很低,容易将分泌物从阴道壁拭去。

3.诊断　主要采用 Amsel 临床诊断标准,下列 4 项中 3 项阳性,即可临床诊断为细菌性阴道病。

(1)均匀、稀薄、白色阴道分泌物,常黏附于阴道壁。

(2)线索细胞阳性:取少许阴道分泌物放在玻片上,加 1 滴 0.9%氯化钠溶液混合,高倍显微镜下寻找线索细胞。细菌性阴道病时线索细胞需大于 20%。

(3)阴道分泌物 pH>4.5。

(4)胺臭味试验阳性:取阴道分泌物少许放于玻片上,加入 10%氢氧化钾溶液 1~2 滴,产生烂鱼肉样腥臭气味,因胺遇碱释放氨所致。

4.治疗　原则为选用抗厌氧菌药物,主要有甲硝唑、替硝唑、克林霉素。甲硝唑可抑制厌氧菌生长,不影响乳杆菌生长,是较理想的治疗药物,但对支原体效果差。

(1)口服药物:首选甲硝唑 400mg,每日 2 次,口服,共 7 日;替代方案:替硝唑 2g,口服,每日 1 次,连服 3 日;或替硝唑 1g,口服,每日 1 次,连服 5 日;或克林霉素 300mg,每日 2 次,连服 7 日。甲硝唑 2g 顿服的治疗效果差,不再推荐应用。

(2)局部药物治疗:含甲硝唑栓剂 200mg,每晚 1 次,连用 7 日;或 2%克林霉素软膏阴道涂布,每次 5g,每晚 1 次,连用 7 日。口服药物与局部用药疗效相似,治愈率 80%左右。

(3)性伴侣的治疗:本病虽与多个性伴侣有关,但对性伴侣给予治疗并未改善治疗效果及降低其复发,因此,性伴侣不需常规治疗。

(4)妊娠期细菌性阴道病的治疗:细菌性阴道病与不良妊娠结局如胎膜早破、早产、产后子宫内膜炎等有关,对妊娠合并细菌性阴道病的治疗主要是减少阴道感染的症状和体征,减少细菌性阴道病相关感染的并发症和其他感染。任何有症状的细菌性阴道病孕妇均需筛查及治疗。用药方案为甲硝唑 400mg,口服,每日 2 次,连用 7 日;或克林霉素 300mg,口服,每日 2 次,连用 7 日。

二、子宫颈炎

子宫颈炎症是妇科常见疾病之一,包括子宫颈阴道部炎及子宫颈管黏膜炎。因子宫颈阴道部鳞状上皮与阴道鳞状上皮相延续,阴道炎症均可引起子宫颈阴道部炎症。由于子宫颈管黏膜上皮为单层柱状上皮,抗感染能力较差,易发生感染。临床多见的子宫颈炎是急性子宫颈管黏膜炎,若急性子宫颈炎未经及时诊治或病原体持续存在,可导致慢性子宫颈炎症。

(一)急性子宫颈炎

急性子宫颈炎是指子宫颈发生急性炎症,包括局部充血、水肿,上皮变性、坏死,黏膜、黏膜下组织、腺体周围见大量中性粒细胞浸润,腺腔中可有脓性分泌物。急性子宫颈炎可由多种病原体引起,也可由物理因素、化学因素刺激或机械性子宫颈损伤、子宫颈异物伴发感染所致。

1.病因及病原体　急性子宫颈炎的病原体:

(1)性传播疾病病原体:淋病奈瑟菌及沙眼衣原体,主要见于性传播疾病的高危人群;

(2)内源性病原体:部分子宫颈炎的病原体与细菌性阴道病病原体、生殖支原体感染有关。

沙眼衣原体及淋病奈瑟菌均感染子宫颈管柱状上皮,沿黏膜面扩散引起浅层感染,病变以子宫颈管明显。除子宫颈管柱状上皮外,淋病奈瑟菌还常侵袭尿道移行上皮、尿道旁腺及前庭大腺。

2.临床表现　大部分患者无症状。有症状者主要表现为阴道分泌物增多,呈黏液脓性,阴道分泌物刺激可引起外阴瘙痒及灼热感。也可出现性交后出血、经间期出血等症状。若合并尿路感染,可出现尿频、尿急、尿痛。妇科检查可见子宫颈充血、水肿,有黏液脓性分泌物附着甚至从子宫颈管流出,子宫颈管黏膜质脆,容易诱发出血。若为淋病奈瑟菌感染,可见尿道口、阴道口黏膜充血、水肿以及多量脓性分泌物。

3.诊断　出现两个特征性体征之一、显微镜检查子宫颈或阴道分泌物白细胞增多,可做出急性子宫颈炎症的初步诊断。子宫颈炎症诊断后,需进一步做衣原体及淋病奈瑟菌的检测。

(1)两个特征性体征,具备一个或两个同时具备:

1)于子宫颈管或子宫颈管棉拭子标本上,肉眼见到脓性或黏液脓性分泌物。

2)用棉拭子擦拭子宫颈管时,容易诱发子宫颈管内出血。

(2)白细胞检测:子宫颈管分泌物或阴道分泌物中白细胞增多,后者需排除引起白细胞增多的阴道炎症。

1)子宫颈管脓性分泌物涂片作革兰染色,中性粒细胞>30/高倍视野。

2)阴道分泌物湿片检查白细胞>10/高倍视野。

(3)病原体检测:应做衣原体及淋病奈瑟菌的检测,以及有无细菌性阴道病及滴虫阴道炎。检测淋病奈瑟菌常用的方法有分泌物涂片革兰染色、淋病奈瑟菌培养和核酸检测。检测沙眼衣原体常用的方法有衣原体培养、酶联免疫吸附试验和核酸检测。

4.治疗　主要为抗生素药物治疗。可根据不同情况采用经验性抗生素治疗及针对病原体的抗生素治疗。

（1）经验性抗生素治疗：采用针对衣原体的经验性抗生素治疗方案，为阿奇霉素 1g，单次顿服；或多西环素 100mg，每日 2 次，连服 7 日。

（2）针对病原体的抗生素治疗：对于获得病原体者，选择针对病原体的抗生素。

1）单纯急性淋病奈瑟菌性子宫颈炎：主张大剂量、单次给药，常用药物有头孢菌素，如头孢曲松钠 250mg，单次肌内注射；或头孢克肟 400mg，单次口服；也可选择头孢唑肟 500mg，肌内注射；另可选择氨基糖苷类抗生素中的大观霉素 4g。单次肌内注射。

2）沙眼衣原体感染所致子宫颈炎：治疗药物主要有四环素类、红霉素类及喹诺酮类。

由于淋病奈瑟菌感染常伴有衣原体感染，因此，若为淋菌性子宫颈炎，治疗时除选用抗淋病奈瑟菌药物外，同时应用抗衣原体感染药物。

3）合并细菌性阴道病：同时治疗细菌性阴道病，否则将导致子宫颈炎持续存在。

（3）性伴侣的治疗：若子宫颈炎患者的病原体为沙眼衣原体及淋病奈瑟菌，应对其性伴进行相应的检查及治疗。

（二）慢性子宫颈炎

慢性子宫颈炎是指子宫颈间质内有大量淋巴细胞、浆细胞等慢性炎细胞浸润，可伴有子宫颈腺上皮及间质的增生和鳞状上皮化生。慢性子宫颈炎症可由急性子宫颈炎症迁延而来，也可为病原体持续感染所致，病原体与急性子宫颈炎相似。

1. 病理

（1）慢性子宫颈管黏膜炎：由于子宫颈管黏膜皱襞较多，感染后容易形成持续性子宫颈黏膜炎，表现为子宫颈管黏液及脓性分泌物，反复发作。

（2）子宫颈息肉：是子宫颈管腺体和间质的局限性增生，并向子宫颈外口突出形成息肉。检查见子宫颈息肉，通常为单个，也可为多个，红色、质软而脆，呈舌型，可有蒂。子宫颈息肉极少恶变，但应与子宫的恶性肿瘤相鉴别。

（3）子宫颈肥大：慢性炎症的长期刺激导致腺体及间质增生。此外子宫颈深部的腺囊肿均可使子宫颈呈不同程度肥大，硬度增加。

2. 临床表现　慢性子宫颈炎多无症状，少数患者可有阴道分泌物增多，淡黄色或脓性，性交后出血，月经间期出血，偶有分泌物刺激引起外阴瘙痒或不适。妇科检查可发现子宫颈呈糜烂样改变，或有黄色分泌物覆盖子宫颈口或从子宫颈口流出，也可表现为子宫颈息肉或子宫颈肥大。

3. 诊断及鉴别诊断

（1）子宫颈柱状上皮异位和子宫颈上皮内瘤变：除慢性子宫颈炎外，子宫颈的生理性柱状上皮异位、子宫颈上皮内瘤变，甚至早期子宫颈癌也可呈现子宫颈糜烂样改变。生理性柱状上皮异位即子宫颈外口处的子宫颈阴道部外观呈细颗粒状的红色区，阴道镜下表现为宽大的转化区，肉眼所见的红色区为柱状上皮覆盖，由于柱状上皮菲薄，其下间质透出而成红色。生理性柱状上皮异位多见于青春期、生育年龄妇女雌激素分泌旺盛者、口服避孕药或妊娠期，由于雌激素的作用，鳞柱交界部外移，子宫颈局部呈糜烂样改变外观。此外，子宫颈上皮内瘤变及早期子宫颈癌也可使子宫颈呈糜烂样改变，因此对于子宫颈糜烂样改变者需进行子宫颈细胞学检查和（或）HPV 检测，必要时行阴道镜及活组织检查以除外子宫颈上皮内瘤变或子宫颈癌。

（2）子宫颈腺囊肿：子宫颈腺囊肿绝大多数情况下是子宫颈的生理性变化。子宫颈转化区内鳞状上皮取代柱状上皮过程中,新生的鳞状上皮覆盖子宫颈腺管口或伸入腺管,将腺管口阻塞,导致腺体分泌物引流受阻,潴留形成囊肿。子宫颈腺囊肿通常不需处理。但深部的子宫颈腺囊肿,子宫颈表面无异常,表现为子宫颈肥大,应与子宫颈腺癌鉴别。

(3)子宫恶性肿瘤:子宫颈息肉应与子宫颈的恶性肿瘤以及子宫体的恶性肿瘤相鉴别,因后两者也可呈息肉状,从子宫颈口突出,鉴别方法行子宫颈息肉切除,病理组织学检查确诊。除慢性炎症外,内生型子宫颈癌尤其腺癌也可引起子宫颈肥大,因此对子宫颈肥大者,需行子宫颈细胞学检查,必要时行子宫颈管搔刮术进行鉴别。

4.治疗 不同病变采用不同的治疗方法。对表现为糜烂样改变者,若为无症状的生理性柱状上皮异位无需处理;对糜烂样改变伴有分泌物增多、乳头状增生或接触性出血,可给予局部物理治疗,包括激光、冷冻、微波等方法,也可给予中药或其作为物理治疗前后的辅助治疗。

物理治疗注意事项:①应常规行子宫颈癌筛查;②有急性生殖道炎症为禁忌证;③治疗时间选在月经干净后 3～7 日内进行;④物理治疗后有阴道分泌物增多,甚至有大量水样排液,术后 1～2 周脱痂时可有少许出血;⑤在创面尚未完全愈合期间(4～8 周)禁盆浴、性交和阴道冲洗。

(1)慢性子宫颈管黏膜炎:对持续性子宫颈管黏膜炎症,需了解有无沙眼衣原体及淋病奈瑟菌的再次感染、性伴是否已进行治疗,针对病因给予治疗。对病原体不清者,尚无有效治疗方法,可试用物理治疗。

(2)子宫颈息肉:行息肉摘除术,术后将切除息肉送病理组织学检查。

(3)子宫颈肥大:一般无需治疗。

(曲冬颖)

第二节 妊娠合并症

一、妊娠合并病毒性肝炎

病毒性肝炎是由病毒感染引起的传染性疾病,目前已明确的肝炎病毒有 5 种:甲型(HAV)、乙型(HBV)、丙型(HCV)、丁型(HDV)及戊型(HEV),以乙型肝炎最常见。妊娠合并病毒性肝炎的发生率与死亡率比非孕期明显升高,是一种比较严重的合并症,严重威胁孕产妇及胎儿的生命安全。

(一)妊娠对病毒性肝炎的影响

妊娠期营养物质的需要量增加,孕产妇基础代谢率增高,胎儿的代谢和解毒作用,都使母体肝脏负担加重;分娩的疲劳、出血、手术及麻醉、孕期大量雌激素在肝脏内灭活,均加重对肝脏的损害,尤其是并发妊娠期高血压疾病时,易致急性重症肝炎。

妊娠期易患病毒性肝炎,且病情比非孕期重,易发展成重症肝炎,越到妊娠晚期,重症肝炎越多,其母儿死亡率也明显增高。

(二)病毒性肝炎对妊娠、分娩的影响

1.对母体的影响 妊娠早期时,早孕反应加重;妊娠晚期发病时,容易并发妊娠高血压综合征。妊娠期高血压疾病与肝炎均可导致弥散性血管内凝血(DIC)。由于肝功能损害,凝血酶原降低,纤维蛋白原减少,易致产后出血。

2.对胎儿的影响　肝炎病毒可通过胎盘进入胎儿血液循环感染胎儿,故流产、早产、死胎、死产及新生儿死亡率均增高。

3.传播途径　不同病毒性肝炎传播途径有所不同。

(1)甲型肝炎:主要经粪—口途径传播,不会通过胎盘或其他途径传给胎儿;

(2)乙型肝炎病毒:主要通过血液传播,但母婴传播是其重要途径。母婴传播主要包括宫内传播、产时传播、产后传播,即在子宫内经胎盘传播、分娩时通过软产道接触母血或羊水传播、产后接触母亲唾液或喂母乳传播;

(3)丙、丁型肝炎主要通过血液、母婴传播;

(4)戊型肝炎主要通过粪—口途径传播。

(三)临床表现

常见有乏力、食欲减退、恶心、呕吐、腹胀及肝区痛等。部分患者有畏寒、发热、黄疸及皮肤一过性瘙痒。妊娠早、中期检查可触及肝大,肝区有触痛或叩击痛。

(四)诊断及鉴别诊断

诊断与非孕时肝炎相同,与肝炎患者密切接触史,有无输血、注射血制品等病史,临床表现及血清谷丙转氨酶增高、血清胆红素在 $17\mu mol/L$ 以上、尿胆红素阳性等结合病原学可诊断。

妊娠合并急性病毒性肝炎应与妊娠剧吐和妊娠期高血压疾病引起的肝损害、药物性肝损害、妊娠期肝内胆汁瘀积症及妊娠期急性脂肪肝等相鉴别。

1.药物性肝损害　妊娠期引起肝损害的常见药物为:氯丙嗪、四环素、利福平、异烟肼及巴比妥类药物。本病无肝炎接触史和肝炎的典型症状,发病时,起病急而重,主要表现有黄疸、皮疹、寒战、高热、肌痛等。停药后很快康复。

2.妊娠肝内胆汁淤积症(ICP)　又称妊娠特发性黄疸。常有家族史,常发生于口服避孕药后。主要临床表现是全身瘙痒、黄疸,但一般状况较好,无肝炎症状。妊娠终止后症状迅速消退。

3.妊娠急性脂肪肝　本病少见,病因不明,多发生于妊娠 36～40 周,以初产妇居多。临床特点是病情发展快,剧烈呕吐、上腹部疼痛、黄疸迅速加深,可并发 DIC 和肝肾衰竭。虽有明显黄疸,尿胆红素却多为阴性,可能与多系统损害使肾小球基底膜增厚,胆红素不能滤过有关。超声检查显示典型脂肪肝图像。

(五)处理

1.一般处理　急性期应卧床休息,加强营养,高蛋白、高碳水化合物、高维生素和低脂肪饮食,必要时静脉输液,纠正水电解质紊乱。避免应用可能损害肝脏的药物,如镇静药、麻醉药、雌激素等。注意预防感染,分娩时严格消毒,应用广谱抗生素,以防感染诱发肝性脑病。防止产后出血。

2.保肝治疗　补充大量的葡萄糖和多种维生素,如每日给予维生素 C 600mg,能促进肝细胞增生,改善肝功能。每日肌内注射维生素 K_1 10mg,以促进一些凝血因子的合成。给予三磷腺苷(ATP)、辅酶 A、细胞色素 C 可促进肝细胞代谢。输新鲜血、血浆、白蛋白等,可纠正低蛋白血症,并可以改善造血功能。

3.重型肝炎的处理　为预防肝性脑病,应限制蛋白质摄入,每日应<0.5g/kg。给予大量葡萄糖及维生素,每天热量维持在 7500kJ 以上。保持大便通畅,以减少氨及毒素的吸收。为

了减少肝细胞坏死及促使肝细胞再生,给予高血糖素 1～2mg 加胰岛素 4～8U,溶于 10％葡萄糖注射液 500ml 内静脉滴注,每天 1 次。注意低血糖反应。若已出现肝性脑病或有前驱症状时,即用降氨药物以改善大脑功能,如醋谷胺 600mg/d 溶于 5％葡萄糖注射液中静脉滴注,或精氨酸 15～20g/d 静脉滴注。

4.产科处理

(1)妊娠期:病毒性肝炎发生在妊娠早期,病情好转后,行人工流产术。发生在妊娠中、晚期,经各种保守治疗无效,病情继续发展时,亦可考虑终止妊娠。

(2)分娩期:经阴道分娩适于宫颈条件成熟,估计短时间内能顺利结束者。要防治出血,缩短第二产程,防止产道损伤和胎盘残留。胎肩娩出后,及时肌内注射缩宫素。重症肝炎应尽早结束分娩,在短期内行保肝治疗及纠正凝血功能后,及时行选择性剖宫产。手术前 4 小时停用肝素,避免伤口渗血不易控制。严密观察病情变化,及时对症处理,作好抢救新生儿窒息的准备。

(3)产褥期:产褥期感染会使肝炎病情迅速恶化,故应及早选用对肝脏影响较小的广谱抗生物,如氨苄西林、氯唑西林或头孢菌素等。产后不宜哺乳,回奶不用雌激素,以免损害肝功能,可口服生麦芽或芒硝外敷退奶。

(六)预防

1.加强卫生宣教工作　注意饮食卫生,预防肝炎的发生,避免与肝炎患者接触。注意营养,食物应含有丰富的蛋白质、碳水化合物和维生素,以增强机体的抵抗力。患急性乙型肝炎的育龄期妇女应避孕,待病情痊愈后至少半年,最好 2 年后再妊娠。

2.加强围生保健,做好孕期监护　产前门诊应检查肝功能和肝炎病毒抗原抗体系统,提高病毒性肝炎的检出率。如 HBsAg 和 HBeAg 阳性产妇分娩时应严格消毒隔离,防止产道损伤及新生儿产伤、羊水吸入等以减少传播。新生儿出生后预防母婴传染,不宜母乳喂养。

3.免疫预防　HBsAg 或 HBeAg 阳性孕妇所分娩的新生儿,采取被动免疫和主动免疫相结合的方法,以切断乙型肝炎病毒的母婴传播。

(1)被动免疫法:新生儿出生后立即肌内注射乙肝免疫球蛋白 0.5ml,产后 1 个月、3 个月再各注射 0.16ml/kg。

(2)主动免疫法:新生儿出生后 24 小时内肌内注射乙肝疫苗 30μg,出生后 1 个月、6 个月再各注射 10～20μg。

(3)联合免疫法:乙肝疫苗按上述单用方法进行,乙肝免疫球蛋白出生后 6 小时内和生后 3～4 周各肌内注射 100U。

二、妊娠合并糖尿病

妊娠期间的糖尿病有两种情况,一种为妊娠前已有糖尿病的患者妊娠,又称糖尿病合并妊娠;另一种为妊娠前糖代谢正常或有潜在糖耐量减退,妊娠期才出现或发现糖尿病,又称妊娠期糖尿病(GDM)。糖尿病孕妇中 80％以上为 GDM,糖尿病合并妊娠者不足 20％。我国 GDM 发生率为 1％～5％,近年有明显增高的趋势。GDM 患者多数于产后恢复正常,但将来患Ⅱ型糖尿病的机会增加。糖尿病孕妇临床经过复杂,对母儿危害较大,必须引起重视。

(一)妊娠期糖代谢的特点

通过胎盘从母体获取葡萄糖是胎儿能量的主要来源。在妊娠早中期,孕妇血浆葡萄糖水

平随妊娠进展而降低,空腹血糖约降低 10%。原因是:

1. 胎儿从母体获取葡萄糖增加。

2. 孕期肾血浆流量及肾小球滤过率均增加,但肾小管对糖的再吸收率不能相应增加,导致部分孕妇排糖量增加。

3. 雌激素和孕激素增加母体对葡萄糖的利用。

因此,孕妇空腹血糖较非孕妇低,这也是孕妇长时间空腹易发生低血糖和酮症酸中毒的病理基础。到妊娠中晚期,孕妇体内抗胰岛素样物质增加,如胎盘生乳素、雌激素、黄体酮等使孕妇对胰岛素的敏感性随孕周增加而下降,为维持正常糖代谢水平,胰岛素需求量必须相应增加。对于胰岛素分泌受限的孕妇,妊娠期间不能代偿这一生理变化而使血糖升高,使原有糖尿病加重或出现 GDM。

(二)妊娠对糖尿病的影响

妊娠可使隐性糖尿病显性化,使无糖尿病史的孕妇发生 GDM,使原有糖尿病患者病情加重。孕早期空腹血糖较低,若不及时调整胰岛素用量,可能出现低血糖。随妊娠进展,抗胰岛素物质增加,胰岛素用量须不断增加。分娩过程中体力消耗较大,同时进食量少,如不及时减少胰岛素用量,易发生低血糖、酮症酸中毒。产后胎盘分泌的抗胰岛素物质迅速消失,胰岛素用量应立即减少,否则易发生低血糖。

由于妊娠期糖代谢的复杂变化,应用胰岛素治疗的孕妇,若未及时调整胰岛素用量,可能会出现血糖过低或过高,严重者甚至导致低血糖昏迷及酮症酸中毒。

(三)糖尿病对妊娠的影响

妊娠合并糖尿病对母儿的影响及影响程度取决于糖尿病病情及血糖控制水平。病情较重或血糖控制不良者,对母儿影响较大,母儿近、远期并发症较多。

1. 对孕妇的影响

(1)高血糖可使胚胎发育异常甚至死亡,流产率达 15%～30%。糖尿病患者宜在血糖控制正常后再考虑妊娠。

(2)发生妊娠期高血压疾病的可能性较非糖尿病孕妇高 2～4 倍。糖尿病孕妇因广泛血管病变,使小血管内皮细胞增厚及管腔变窄,组织供血不足。糖尿病合并肾脏病变时,妊娠期高血压疾病发病率高达 50% 以上。糖尿病孕妇一旦并发高血压病情较难控制,对母儿极不利。

(3)感染是糖尿病主要的并发症。血糖控制不好的孕妇易发生感染,感染亦可加重糖尿病代谢紊乱,甚至诱发酮症酸中毒等急性并发症。妊娠期感染主要有:外阴阴道假丝酵母菌病、肾盂肾炎、无症状菌尿症、产褥感染及乳腺炎等。

(4)羊水过多发生率较非糖尿病孕妇多 10 倍。其原因可能与胎儿高血糖、高渗性利尿致胎尿排出增多有关。糖尿病诊断越晚、孕妇血糖水平越高,羊水过多越常见。血糖得到控制,羊水量也能逐渐转为正常。

(5)因巨大儿发生率明显增高,难产、产道损伤、手术产概率增高,产程延长易发生产后出血。

(6)易发生糖尿病酮症酸中毒。由于妊娠期复杂的代谢变化,加之高血糖及胰岛素相对或绝对不足,代谢紊乱进一步发展到脂肪分解加速,血清酮体急剧升高,进一步发展为代谢性酸中毒。糖尿病酮症酸中毒对母儿危害大,不仅是孕妇死亡的主要原因,发生在孕早期还有胎儿致畸作用,发生在孕期中晚期易导致胎儿窘迫及胎死宫内。

(7)GDM 孕妇再次妊娠时,复发率高达 33%～69%。远期患糖尿病概率增加,17%～63%将发展为Ⅱ型糖尿病。心血管系统疾病的发生率也高。

2.对胎儿的影响

(1)巨大儿发生率高达 25%～42%:其原因为孕妇血糖高,胎儿长期处于母体高血糖所致的高胰岛素血症环境中,促进蛋白、脂肪合成和抑制脂肪分解作用,导致躯干过度发育。GDM 孕妇过胖或体重指数过大是发生巨大胎儿的重要危险因素。

(2)胎儿生长受限(FGR)发生率为 21%:妊娠早期高血糖有抑制胚胎发育的作用,导致孕早期胚胎发育落后。糖尿病合并微血管病变者,胎盘血管常出现异常,影响胎儿发育。

(3)易发生流产和早产:妊娠早期血糖高可使胚胎发育异常,最终导致胚胎死亡而流产。合并羊水过多易发生早产,并发妊娠期高血压疾病、胎儿窘迫等并发症时,常需提前终止妊娠,早产发生率为 10%～25%。

(4)胎儿畸形率增高:严重畸形发生率是正常妊娠的 7～10 倍,与受孕后最初数周高血糖水平密切相关,以心血管畸形和神经系统畸形最常见。

3.对新生儿的影响

(1)新生儿呼吸窘迫综合征发生率增高:高血糖刺激胎儿胰岛素分泌增加,形成高胰岛素血症,后者具有拮抗糖皮质激素促进肺泡Ⅱ型表面活性物质合成及释放的作用,使胎儿肺表面活性物质产生及分泌减少,胎儿肺成熟延迟。

(2)新生儿低血糖:新生儿脱离母体高血糖环境后,高胰岛素血症仍存在,若不及时补充糖,易发生低血糖,严重时危及新生儿生命。

(四)诊断

1.病史　具有糖尿病高危因素,包括糖尿病家族史、年龄>30 岁、肥胖、巨大胎儿分娩史、无原因反复流产史、死胎、死产、胎儿畸形史等。

2.临床表现　妊娠期有三多症状(多饮、多食、多尿),或外阴阴道假丝酵母菌感染反复发作,孕妇体重>90kg,本次妊娠并发羊水过多或巨大儿者,应警惕合并糖尿病的可能。

3.实验室检查

(1)尿糖测定:尿糖阳性者不能仅考虑妊娠期生理性糖尿,应进一步做空腹血糖检查及糖筛查试验。

(2)空腹血糖测定:两次或两次以上空腹血糖≥5.8mmol/L 者,可诊断为糖尿病。

(3)糖筛查试验:妊娠 24～28 周进行 GDM 筛查,50g 葡萄糖粉溶于 200ml 水中,5 分钟内服完,其后 1 小时血糖值≥7.8mmol/L 为糖筛查阳性,应检查空腹血糖,空腹血糖异常可诊断为糖尿病,空腹血糖正常者再行葡萄糖耐量试验(OGTT)。

(4)OGTT:我国多采用 75g 糖耐量试验。空腹 12 小时后,口服葡萄糖 75g,其正常上限为:空腹 5.6mmol/L,1 小时 10.3mmol/L,2 小时 8.6mmol/L,3 小时 6.7mmol/L。其中有两项或两项以上达到或超过正常值,可诊断为妊娠期糖尿病。仅 1 项高于正常值,诊断为糖耐量异常。

(五)处理

1.不宜妊娠的指标　糖尿病患者于妊娠前应确定糖尿病严重程度。对于已有严重的心血管病史、肾功能减退或眼底有增生性视网膜炎者应避孕,不宜妊娠。若已妊娠应尽早终止。

2.妊娠期管理 器质性病变较轻、血糖控制良好者,可在积极治疗、密切监护下继续妊娠。从孕前开始,在内科医师协助下严格控制血糖值,确保受孕前、妊娠期及分娩期血糖在正常范围。妊娠期血糖控制满意标准:孕妇无明显饥饿感,空腹血糖控制在 3.3~5.6mmol/L;餐前 30 分钟 3.3~5.8mmol/L;餐后 2 小时 4.4~6.7mmol/L;夜 4.4~6.7mmol/L。

(1)饮食治疗:饮食控制很重要。理想的饮食控制目标:既能保证和提供妊娠期间热量和营养需要,又能避免餐后高血糖或饥饿酮症出现,保证胎儿正常生长发育。多数 GDM 患者经合理饮食控制和适当运动治疗,均能将血糖控制在满意范围。孕早期糖尿病孕妇需要热量与孕前相同。孕中期以后,每周热量增加 3%~8%。其中糖类占 40%~50%,蛋白质占 20%~30%,脂肪占 30%~40%。控制餐后 1 小时血糖值在 8mmol/L 以下。但要注意避免过分控制饮食,否则会导致孕妇饥饿性酮症及胎儿生长受限。

(2)药物治疗:口服降糖药目前不推荐使用。胰岛素是大分子蛋白,不通过胎盘,对饮食治疗不能控制的糖尿病是主要治疗药物。胰岛素用量个体差异较大,一般从小剂量开始,并根据病情、孕期进展及血糖值加以调整。孕前应用胰岛素控制血糖的患者,妊娠早期需要根据血糖监测情况及时减少胰岛素用量。妊娠中、后期的胰岛素需要量常有不同程度增加。妊娠 32~36 周胰岛素用量达最高峰,妊娠 36 周后用量稍下降。

(3)孕期母儿监护:妊娠早期应密切监测血糖变化,及时调整胰岛素用量以防低血糖。每周检查一次直至妊娠第 10 周。妊娠中期每两周检查一次,一般妊娠 20 周时胰岛素需要量开始增加,每月测定肾功能及糖化血红蛋白含量,同时进行眼底检查。妊娠 32 周以后应每周检查一次。注意血压、水肿、尿蛋白情况,注意对胎儿发育、胎儿成熟度、胎儿胎盘功能等的监测,必要时及早住院。

3.分娩时机与分娩方式的选择

(1)分娩时间:原则上尽量推迟终止妊娠的时间。血糖控制良好,孕晚期无合并症,胎儿宫内状况良好,应等待至妊娠 38~39 周终止妊娠。血糖控制不满意,伴血管病变、重度子痫前期、严重感染、胎儿生长受限、胎儿窘迫等,应了解胎肺成熟情况,用地塞米松促胎儿肺成熟后终止妊娠。

(2)分娩方式:有巨大胎儿、胎盘功能不良、胎位异常或其他产科指征者,应行剖宫产。对糖尿病病程>10 年,伴有视网膜病变及肾功能损害、重度子痫前期、有死胎、死产史的孕妇,应放宽剖宫产指征。

4.分娩期处理

(1)一般处理:注意休息、镇静,给予适当饮食,严密观察血糖、尿糖及酮体变化,及时调整胰岛素用量,加强胎儿监护。

(2)阴道分娩:临产时情绪紧张及疼痛可使血糖波动,胰岛素用量不易掌握,临产后仍采用糖尿病饮食,产程中一般停用皮下注射胰岛素,改为静脉输注生理盐水加胰岛素,根据血糖值调整静脉输液速度。血糖>5.6mmol/L,静脉滴注胰岛素 1.25U/h;孕妇血糖 7.8~10.0mmol/L,静脉滴注胰岛素 1.5U/h;血糖>10.0mmol/L,静脉滴注胰岛素 2U/h。同时复查血糖,发现血糖异常继续调整。应在 12 小时内结束分娩,产程过长增加酮症酸中毒、胎儿缺氧和感染危险。

(3)剖宫产:在手术前一日停止应用晚餐前精蛋白锌胰岛素,手术日停止皮下注射胰岛素,一般在早上监测血糖、尿糖及尿酮体。根据其空腹血糖水平及每日胰岛素用量,改为小剂量胰岛素持续静脉滴注。一般按 3～4g 葡萄糖加 1U 胰岛素比例配制葡萄糖注射液,并按每小时静脉输入 2～3U 胰岛素速度持续静脉滴注,每 3～4 小时测血糖 1 次,尽量使术中血糖控制在 6.67～10.0mmol/L。术后每 2～4 小时测 1 次血糖,直到饮食恢复。

(4)产后处理:产褥期胎盘排出后,体内抗胰岛素物质迅速减少,大部分 GDM 患者在分娩后即不再需要使用胰岛素,仅少数患者仍需胰岛素治疗。胰岛素用量应减少至分娩前的 1/3～1/2,并根据产后空腹血糖值调整用量。多数在产后 1～2 周胰岛素用量逐渐恢复至孕前水平。于产后 6～12 周行 OGTT 检查,若仍异常,可能为产前漏诊的糖尿病患者。

5.新生儿出生时处理 新生儿出生时应留脐血,进行血糖、胰岛素、胆红素、血细胞比容、血红蛋白、钙、磷、镁的测定。无论出生状况如何,均视为高危新生儿,注意保暖和吸氧,加强监护,重点防止新生儿低血糖,应在开奶同时,定期滴服葡萄糖溶液。

(曲冬颖)

第十章　职业病

第一节　物理因素所致职业病

一、职业性中暑

(一)职业接触

1.高温、强热辐射作业　在绝大多数高温作业中,高温与热辐射常同时存在,如冶金工业的炼焦、炼铁、炼钢等车间;机械制造工业的铸造车间;陶瓷、玻璃、砖瓦等工业的炉窑车间;发电厂(热电站)、煤气厂和轮船的锅炉间等。如在此环境中劳动时间过长,尤其是在抢修、维修过程中,就有可能发生中暑。

2.高温、高湿作业　在纺织、印染等工厂中,由于放散大量热蒸气,夏季车间气温一般在30℃以上,相对湿度常达80%以上;在深井煤矿中,由于煤层产热和空气的压缩热以及水分蒸发,可使矿井气温升高至30℃以上,气湿达90%以上。在这种情况下,若散热量不能等于或大于蓄热量,亦可导致中暑。

3.夏季露天作业　夏季露天作业的高气温和热辐射主要来源于太阳辐射及地表被加热后形成的二次热辐射源。在南方炎热地区的夏季露天作业中,中午前后的气温可上升至30℃以上,下午2:00时左右最高。此时如劳动时间过长或劳动强度过大,就容易发生中暑,常见于田间、建筑工地和码头作业者,亦可发生在大型体育竞赛、军事训练、新兵集训等。

(二)发病机制

按发病机制与临床表现的不同,中暑性疾病可分为 3 种类型:热射病、热痉挛和热衰竭,一般都以单一类型出现,亦可几种类型同时并存。

1.热射病是中暑最严重的一种,病情危急,病死率高。由于体内产热和受热超过散热,引起体内蓄热,体温不断增高,致使下丘脑体温调节功能发生障碍。体温调节功能受损,可能是机体失水、热负荷过大、心血管系统负荷过重、过度换气、内生致热原的释放等诸因素综合作用的结果。有的学者把夏季露天作业因太阳辐射直接作用于头部而引起的中暑称为日射病。热直接作用于细胞或细胞内结构,以及热对血管内皮直接损害,致全身广泛出血及凝血异常是热射病时普遍的变化,而且病情愈重,凝血障碍愈显著。致命性热射病最突出的变化是在脑部,有弥漫性点状出血。由于热的直接作用致神经细胞损害,显著的浦肯野细胞变性、核浓缩、染色质溶解、树突肿胀的变化遍布脑部,且以小脑最突出。几乎所有的热射病患者都有程度不等的肾损害,除热的直接作用外,还由于肾血流的减少、失水失盐以及高热状态对氧的需要增加而引起肾缺氧所致。由于高热,当体温在37℃~42℃之间时,心输出量成倍增加,氧耗量增加 40%,但当体温到 42℃时,心输出量突然减少,耗氧量亦很快下降,这是引起心力衰竭和心输出量不足的常见原因。高热时,组织氧耗量大大增加而致缺氧,如再伴发休克可致持续性无氧代谢,从而使血液循环内乳酸盐和丙酮酸盐增加,而受损的肝脏又无力加以清除,再加上肾损害,可以产生代谢性酸中毒。此外,高热时呼吸加快,过度换气可引起呼吸性碱中毒。由于广泛的细胞坏死,可有多种血清酶的升高,它们的释放来自心、肝、肾和骨骼肌等。

2.热痉挛发病机制较明确,是由于水和电解质的平衡失调所致。高温作业时由于大量出汗,水、盐大量损失而发生肌痉挛。

3.热衰竭发病机制尚不明确,一般认为是热引起外周血管扩张和大量失水造成循环血量减少,颅内供血不足而导致发病。患者皮肤血流的增加不伴有内脏血管的收缩,因代偿不足而致晕厥。

(三)临床表现

按中暑临床表现分为轻症中暑和重症中暑两级,重症中暑又可分为热射病(包括日射病)、热痉挛和热衰竭三型,也可有混合型。

1.热射病。多数患者起病急,少数有数小时至1d左右的前驱期,表现无力、头痛、头晕、恶心、呕吐和多尿。典型症状为急骤高热,肛温常在41℃以上;皮肤干燥、灼热而无汗;有不同程度的意识障碍,表现嗜睡、谵妄、昏迷、抽搐。由于高热致全身热损伤,重症患者可有肝、肾功能异常,如血清ALT、AST及LDH升高,可出现蛋白尿及血尿素氮升高;血清羟丁酸脱氢酶(HBD)和肌酸磷酸激酶(CPK)升高等。

2.热痉挛。临床表现特征为明显的肌痉挛伴有收缩痛。肌痉挛以四股、咀嚼肌及腹肌等经常活动的肌肉为多见,尤以腓肠肌为明显。痉挛呈对称性,时而发作,时而缓解,轻者不影响工作,重者疼痛甚剧。患者神志清醒,体温多正常。

3.热衰竭。一般起病急,主要临床表现先有头昏、头痛、心悸、恶心、呕吐、出汗、面色苍白,继而昏厥、血压短暂下降。通常昏厥片刻即清醒,一般不引起循环衰竭,体温多不高。此类型以老年人或心血管疾病患者较多。

(四)实验室检查与其他特殊检查

1.肝功能检查。血清丙氨酸氨基转移酶(ALT)升高,天门冬氨酸氨基转移酶(AST)升高、乳酸脱氢酶(LDH)升高。

2.可出现蛋白尿及血尿素氮升高;血清羟丁酸脱氢酶(HBD)和肌酸磷酸激酶(CPK)升高。

(五)诊断原则

根据高温作业人员的职业史(主要指工作时的气象条件)及体温升高、肌痉挛或晕厥等主要临床表现,排除其他类似的疾病,可诊断为职业性中暑。热射病主要根据在高温环境中突然发病以及高热、严重的中枢神经系统症状和皮肤干热3个特征进行诊断。

(六)诊断及分级标准(GBZ 41—2002)

1.中暑先兆 中暑先兆(观察对象)是指在高温作业场所劳动一定时间后,出现头昏、头痛、口渴、多汗、全身疲乏、心悸、注意力不集中、动作不协调等症状,体温正常或略有升高。

2.轻症中暑 轻症中暑除中暑先兆的症状加重外,出现面色潮红、大量出汗、脉搏快速等表现,体温升高至38.5℃以上。

3.重症中暑 重症中暑可分为热射病、热痉挛和热衰竭3型,也可出现混合型。

(1)热射病:热射病(包括日射病)亦称中暑性高热,其特点是在高温环境中突然发病,体温高达40℃以上,表现为无力、头痛、头晕、恶心、呕吐和多尿,疾病早期大量出汗,继之"无汗",可伴有皮肤干热及不同程度的意识障碍等。

(2)热痉挛:热痉挛主要表现为明显的肌痉挛,伴有收缩痛。好发于经常活动的四肢肌肉、咀嚼肌及腹肌等,尤以腓肠肌为著。常呈对称性。时而发作,时而缓解。患者意识清,体温一般正常。

(3)热衰竭：起病急，主要临床表现为头昏、头痛、恶心、呕吐、多汗、心悸、面色苍白，继而皮肤湿冷、心律紊乱、血压下降、出现短时间的昏厥，体温稍高或正常。

(七)鉴别诊断

鉴别诊断对热痉挛与热衰竭的鉴别一般不难。热射病主要应与其他高热伴有昏迷的疾病相鉴别。中暑高热患者除昏迷外，尚可出现抽搐、单瘫、偏瘫，酷似脑卒中的表现，但脑卒中者昏迷在前、高热在后，实验室检查有助于鉴别。

(八)治疗

1.中暑先兆。暂时脱离高温现场，并予以密切观察。

2.轻症中暑。迅速脱离高温现场，到荫凉通风处休息，给予含盐清凉饮料及对症处理。

3.重症中暑。迅速送医院抢救。治疗原则是降低过高的体温，纠正水与电解质紊乱和促使酸碱平衡，积极防治休克、脑水肿等。

(1)物理降温：冰水是降低体温的有效措施，但必须不断摩擦四肢皮肤，以保持皮肤血管扩张，促进散热，同时亦可促使外围已冷却的血液流到过热的脑部及内脏以减轻细胞损害。此外，全身冷敷加电扇吹风仍不失为一简易有效的方法。将患者置于一有空调设备的室内；全身敷以冷水湿透的毛巾，不断洒冷水并用毛巾摩擦皮肤；头部、两腋下和腹股沟处放置冰袋；同时用风扇吹风。为了防止因体表受冷刺激而引起皮肤血管收缩或肌震颤，目前多主张物理降温与药物降温同时进行。

(2)药物降温：常采用吩噻嗪类药物氯丙嗪降温，并可用赈替啶(度冷丁)或地西泮(安定)等以控制寒战。应用氯丙嗪 25～50mg 加入 500ml 溶液中静脉滴注，在 1～2h 内滴注完毕，必要时可重复使用，在降温过程中，必须加强护理，密切观察体温、血压和心脏情况，一旦肛温降至 38℃ 左右时即停止降温措施，以免发生虚脱。

(3)纠正水和电解质紊乱：应按病情适当补充水盐量，静脉滴注不可过快。热射病时严重失水和电解质紊乱较少见。因此，除非有明显脱水现象，不宜大量输液，以免发生肺水肿、脑水肿。对热痉挛患者，主要补充氯化钠，口服含盐饮料即可，必要时亦可缓慢静脉推注葡萄糖酸钙液。对热衰竭患者，采取在荫凉处平卧，补充水盐等措施后，一般即可恢复。

(4)防止休克：脉细弱者应立即注射中枢兴奋剂，并给予升压药物，维持收缩压在 90mmHg 以上。对重症患者应及时给予氧气吸入和预防继发感染。

4.其他处理，中暑患者经及时处理，一般可很快恢复，不必调离原作业。

(九)预防

1.改革生产工艺过程。改进操作方式，防止工人与热源接触，包括：①隔热措施如采用隔热材料、水箱或循环水门以及空气夹层墙等；②通风降温措施如采用自然通风或机械通风、或在隔热密闭的基础上安装空调设备等。

2.加强个人防护。尤其是特殊高温作业工人，应使用适当的防护用品，如防热装(头罩、面罩、衣裤和鞋袜等)以及特殊防护眼镜等。

3.卫生保健措施。包括：

(1)就业体检及热适应训练，逐步建立、健全高温作业工人健康档案，对发现有高温禁忌证者，应给予适当的防治处理和做出能否继续从事高温作业的劳动能力鉴定；

(2)注意补充营养及合理的膳食制度；

(3)供应高温饮料,口渴饮水,少量多次为宜。

4.合理的劳动休息制度。根据生产特点及具体条件,适当调整夏季高温作业劳动和休息制度,保证高温作业工人夏季有充分的睡眠和休息。

(十)正确使用诊断标准的要点

1.诊断职业性中暑,首先应了解是否为生产劳动(工厂、矿山、农场及其他露天作业等)、体育竞赛和军事训练过程发生的中暑。同时应了解患者作业场所的气象条件(气温、气湿和热辐射强度)。夏季露天作业场所以测定气温为主。

2.按中暑临床表现分为轻症中暑和重症中暑两级,重症中暑又可分为热射病(包括日射病)、热痉挛和热衰竭三型,也可有混合型。

3.测体温以肛温为宜。

二、减压病

减压病是由于高气压作业后减压不当,体内原已溶解的气体超过了过饱和界限,在血管内外及组织中形成气泡所致的全身性疾病。减压病包括急性减压病(Decom－pression sickness,DCS)和减压性骨坏死(Dysbaric osteonecrosis,DON)。在减压后短时间内或减压过程中发病者为急性减压病。主要发生于股骨、肱骨和胫骨,缓慢演变的缺血性骨或骨关节损害为减压性骨坏死。

(一)急性减压病

1.接触机会

(1)潜水作业包括在干、湿式加压舱中的模拟潜水;

(2)高气压作业包括沉箱工、隧道工等;

(3)失事潜艇外出的脱险人员;

(4)加压舱与高压氧舱内的患者和工作人员;

(5)飞行人员乘坐无密封式增压坐舱的飞机,或在低压舱内模拟飞行上升高空,或增压坐舱的密封性在高空突然破损。

2.发病机制　减压所导致气泡,可发生在任何部位,可在血管外,也可在血管和淋巴管内。

(1)血管内。主要见于静脉系统及有一定血液灌流而流速较慢的组织。血管内气泡主要形成空气栓子(气栓),造成血管栓塞、血管痉挛、组织缺氧缺血、坏死、淤血,致使毛细血管通透性增加,而出现渗出坏死、细胞内外水肿、组织水肿,导致肺气肿、肺水肿、低血容量性休克。

血管内气泡形成后,还引起一系列生物化学变化,主要是血液－气体界面上的表面活性作用,即激活凝血因子Ⅻ,促使血小板凝聚,进而释放儿茶酚胺、组织胺、5－羟色胺等致使小动脉、静脉收缩,导致循环灌流减少,毛细血管血流停滞,同时激活凝血酶原,凝血时间缩短,最终导致血管内凝血。

(2)血管外。主要见于溶解惰性气体较多或供血条件较差、脱饱和较困难的一些组织。如脂肪、肌肉、韧带、关节囊的结缔组织和中枢神经系统的白质等。血管外气体可压迫、撕裂、刺激组织致使皮肤斑、疹、痒、关节疼痛、内耳眩晕、神经系统麻痹、瘫痪、昏迷。又因组织出血,细胞外间隙出血性扩张,渗出增加,又促使低血容量性休克和组织水肿。

(3)气泡可作为一种刺激因子而引起全身性"应激反应"。

3.临床表现　减压病是全身性疾病,轻者仅表现为皮肤瘙痒、关节疼痛,患肢多呈屈曲状。重者多伴有其他系统严重症状,可瘫痪、休克,甚至猝死。按各系统表现分述如下:

(1)皮肤:表现为皮肤瘙痒、蚁走感、灼热感及出汗,出现似猩红热样斑或荨麻疹样丘疹及大理石样斑纹。皮肤瘙痒出现较早,而且多见,常是轻型减压病的唯一症状。

(2)关节、肌肉和骨骼:关节疼痛是常见症状,发生在四肢关节和肌肉附着点。疼痛常从一点开始向四周扩展,由轻转重,屈位时可稍缓解,因而患者常保持患肢于屈位,故称谓"屈肢症(bends)"。疼痛局部无红、肿、热及明显压痛,一般治疗可稍缓解,但不能根本解除。

(3)神经系统:常见脊髓受损,表现为各种类型的截瘫;感觉减退或缺失,病理反射阳性。若脑部受损,可发生头痛、颜面麻痹、运动失调、单瘫、偏瘫、失语、失写、精神失常。严重者发生昏迷甚至猝死。听觉系统受损时出现耳鸣、听力减退,也有突然出现耳聋者。前庭功能障碍时出现眩晕、恶心、呕吐,亦称"潜水眩晕症(staggers)"。视觉系统障碍出现复视、视野缩小、视力减退、偏盲、暂时失明等。

(4)循环系统:表现为脉搏细弱、频速、血压下降、心前区紧压感、皮肤及黏膜发绀、四肢发凉。严重者可致低容量性休克和弥漫性血管内凝血。

(5)呼吸系统:主要表现为肺栓塞,称谓"气哽(chokes)",出现剧烈阵咳、咯血、呼吸急促、气喘、胸骨后不适,深吸气时灼热感加重。重者引起休克和肺水肿。

(6)消化系统胃、大网膜、肠系膜的血管内有多量气泡时,可引起恶心、呕吐及上腹部急性绞痛及腹泻。腹痛、腹泻常伴发脊髓损伤。

4.临床分型

(1)轻型(通称Ⅰ型):约占总病例数的$75\%\sim90\%$。仅表现为肢体疼痛和皮肤症状。肢体疼痛表现为肢体局部疼痛、麻木、软弱无力等,主要是四肢大关节及其附近的肌肉关节疼痛,酸、胀、撕扯、钻刺样疼痛,疼痛剧烈时迫使患肢取屈位,故称谓"屈肢症",但局部无红、肿、热及明显压痛。皮肤症状表现为皮肤瘙痒、蚁走感、灼热感、出汗、丘疹,大理石样斑纹,皮下出血,水肿等。

(2)重型(通称Ⅱ型):约占总数的$10\%\sim25\%$。主要累及中枢神经系统、呼吸循环系统等生命重要器官。表现有:①运动障碍:站立或步行困难;②感觉障碍:偏瘫、截瘫、大小便失禁或潴留;③循环系统受累及表现有虚脱、休克;④呼吸系统表现有胸骨后吸气痛及呼吸困难,称谓"气哽"(chokes),听诊时有湿啰音;⑤视觉障碍时有复视、视野缩小、视力减退、暂时失明;⑥听觉障碍时有耳鸣、听力减退;⑦前庭功能紊乱时有眩晕、恶心、呕吐等,严重者可昏迷、猝死。

5.实验室检查　可使凝血环节中的接触因子(Hageman因子,Ⅻ因子)激活。

6.诊断原则　主要依据有高气压作业且减压不当史;有出水或出舱后36h内出现由于体内气泡引起的减压病的临床症状及体征;经综合分析并排除其他原因所引起的类似疾病,方可诊断。

应用气体探测仪测到血管内流动的气泡,一般即可诊断;可疑病例经加压治疗后症状能减轻或消失者。即通过诊断性加压以明确诊断。

7.诊断及诊断分级(GBZ 24—2006)

(1)轻度:皮肤表现如瘙痒、丘疹、大理石样斑纹、皮下出血、浮肿等。

(2)中度:主要发生于四肢大关节及其附近的肌肉骨关节痛。

（3）重度：有下列情况之一者为重度：

1）神经系统：站立或步行困难、偏瘫、截瘫、大小便障碍、视觉障碍、听觉障碍、前庭功能紊乱、昏迷等；

2）循环系统：虚脱、休克等；

3）呼吸系统：胸骨后吸气痛及呼吸困难等。

8. 鉴别诊断

（1）注意与呼吸功能障碍，低血容量休克，血管内凝血，血栓形成的相关疾病鉴别。可并发中枢神经系统末梢神经症状、呼吸功能障碍或有低血容量休克，血管内凝血，血栓形成。

（2）应考虑与重劳动后肌肉疲劳酸痛，关节、韧带、肌腱的扭伤，膝关节半月板损伤及组织劳损等鉴别。腹痛应与阑尾炎、脾破裂、胃及肠腔内胀气等鉴别。特别注意与肺气压伤的鉴别，还要与氮麻醉、缺氧、氧中毒、二氧化碳中毒等相鉴别。

9. 治疗原则　加压治疗是急性减压病最佳治疗方法，应尽快进行，当时未能及时或正确加压治疗而留有症状者，仍应积极进行加压治疗，同时给予综合性的辅助治疗，可显著提高加压治疗的效果和促进加压治疗后某些残留症状的消除。

加压治疗的对象：①一旦确诊，必须加压治疗。②对一些一时难以确诊的病例，应尽可能做到鉴别性加压处理，目的是明确诊断。③减压中明显违反操作规则者，虽不一定很快出现症状，应尽早进行预防性加压治疗。④经加压治疗后复发的患者。

辅助治疗：在加压治疗的同时，采取各种辅助治疗措施，促进加压治疗的疗效。①吸氧：呼吸纯氧对减压病急救有很好作用；②补液：较重的患者使用右旋糖酐静脉滴注，既可维持血容量提高血压，促进惰性气体脱饱和，又可支持肾功能；③药物：服用阿司匹林 0.3g 口服，每日 2 次，地塞米松 10mg 静脉推注，连用 2～3d 以及其他对症处理如给中枢兴奋药、升压药、抗凝剂、纠正水和电解质失衡和对截瘫的处理等。④对症处理：出舱后如残留轻度疼痛或水肿，可行热水浴、热敷、红外线等理疗。⑤支持疗法：主要是加压治疗过程中的营养保证。

10. 正确使用诊断标准的要点

（1）常见的致减压不当的原因：本病是由于高气压作业后减压不当而发生。减压不当是指未按规定减压，以及虽按规定减压，但由于个体差异，劳动强度大或各种环境因素变化以致相对的减压不够而仍发病者。

（2）急性减压病的诊断：多普勒气泡测定仪可以测出血流中较大直径的流动气泡，但不能测出停留于组织中引起肌肉骨关节痛及截瘫等病变的静止气泡，因此仅对部分阳性病例有诊断参考价值。

急性重型（脊髓型）减压病的脊椎 MRI 检查具有一定的特点，表现为脊髓空泡征、多发腔隙性病灶及猫头鹰眼征，呈条状低信号，这对诊断、治疗及预后的判断有重要参考价值。

（3）治疗原则：急性减压病的治疗原则根据工作气压、在高气压环境中的时间、病情以及对治疗气压的反应，制订加压治疗方案。高气压下停留和减压时间不宜过短，按照症状体征的变化情况，可以调整治疗方案。减压的后阶段可吸氧以加快氮的排出，但由高压氧引起者除外。如果急性减压病后未能及时进行加压治疗，或未进行正确的治疗而某些症状仍未消失者，不论发病多久，只要有加压治疗的条件，仍应积极进行加压治疗，以免失去可能治愈的机会。

（4）其他处理：高气压作业后按规定减压，并且未发生急性减压病者，体内仍有产生气泡的可能：Ⅰ、Ⅱ期的减压性骨坏死者无自觉症状，因此，高气压作业人员应每年作一次体格检查，如果发生过急性减压病，或者肩、髋关节长时间疼痛和活动障碍，可以提前检查。

（5）急性减压病史由于高气压作业后减压不当所致，因此，作业后严格按正规减压非常重要，故将严格按照《空气潜水减压技术要求》（GB/T 12521－2008）进行减压，是预防急性减压病的重要措施。

（二）减压性骨坏死

减压性骨坏死是指高气压作业人员由于减压不当而缓慢演变的缺血性骨或骨关节损害，主要发生于股骨、肱骨和胫骨。

1.职业接触　从事高气压作业，包括潜水员、沉箱工、隧道工以及加压舱与高压氧舱内的医务人员、科技人员和潜艇脱险人员等。迄 1985 年，我国 2360 名受检者中患减压性骨坏死259 人，患病率 11.5％，其中渔业与水库业患病率相当高，分别为 19.8％和 16.0％，而德国和美国更高，分别为 50.5％和 60.0％。

2.发病机制　减压性骨坏死的发病机制尚不十分清楚，可能与血管内外气泡所致的循环障碍、脂肪栓塞、血小板凝集、气体引起渗透压和自体免疫等综合作用的结果。一般认为在潜水和高气压作业结束时，由于压力突降，体液和组织内的氮气迅速释放成为气泡，造成全身各处血管内外的气栓，引起阻塞和压迫。由于骨髓内含大量脂肪，氮溶解量约比血液多五倍，因此氮气泡大量进入骨髓中压迫骨髓腔内的血管，加上血管内本身的气栓、血栓，引起骨内缺血性梗死、无菌性坏死，甚至破坏关节。

3.临床表现　主要是四肢大关节及其附近的肌肉关节疼痛，四肢麻木，软弱无力，关节活动受限，严重者出现跛行甚至致残。病变的分布主要在肱骨上端（肱骨头、颈部）和股骨上端（股骨头、颈部），其次是股骨下端和胫骨上端。最早检出减压性骨坏死的病例是从事潜水作业 7 个月后，而有人在脱离高气压作业时未发生骨质病变，时隔数年（5 年以上）后则发生减压性骨坏死，此称为"迟发性减压性骨坏死"。

4.辅助检查　X线表现：

（1）囊变透亮区：囊变影通常呈圆形、椭圆形、分叶状或多个成簇，有时呈不规则形。单个或多发，直径约 3～20mm。囊壁一般有明显的硬化边缘，厚 0.5～1mm。囊区内无骨结构，以体层片较为明显。在囊变影周围可有明显的硬化条索骨纹影。在骨坏死区内可见单个或多个透亮区，大小形态不一，边缘不规则。个别透亮区范围较大，直径可达 3～4cm。

（2）致密斑片影：孤立或多发，大小不一，自数毫米至数厘米不等，形态各异，有时呈串状或簇状，边缘不甚锐利。斑片影内部密度不一，密度低者可见紊乱或融合的骨纹，密度高者白如象牙，以致看不清骨结构。在肱骨、股骨和胫骨等处均可出现。

（3）致密条纹影：致密条纹形态可呈不规则线状、蛇行状、旋涡状、绒毛状、乱麻状或胡须状。边缘不甚锐利，宽约 2～5mm，长可达数厘米。条纹影间可夹杂大小不一的钙化斑点和小透亮区。此种改变和周围正常骨松质的骨纹走向和分布不同。多见于肱骨头和颈部以及股骨颈至粗隆间。

（4）新月状致密影：系指紧贴关节面内上缘的新月状致密影。其内上缘边缘锐利，外下缘与正常骨质分界清楚，边缘不整，可见花边状，亦可部分模糊，并逐渐移行于正常骨质中。最多见于肱骨头，少数见于股骨头，可占肱骨头或股骨头面积的 1/6～1/2，有时在病灶中见有透亮区。

(5)髓腔钙化:常见于股骨中下段和胫骨上段,也可见于肱骨上中段。表现为髓腔内边缘锐利的条带状及斑点斑片聚合而成的不规则钙化影,早期阴影密度较淡,呈斑点状或短条状(股骨、胫骨病灶早期加拍侧位片较易发现),以后密度逐渐增加,范围也逐步扩大。最大长径可达20cm,横径可达4cm左右,形态很不规则。部分钙化髓腔的四周可有一钙化环,内部杂有不规则的透亮区。

(6)关节面破坏和关节损害:初期,股骨头或肱骨头的关节面边缘略示模糊变形,随之关节面裂开,骨皮质出现线条状透亮带,并与关节面下的骨坏死区相连接。破坏继续进展,除死骨形成外,关节面的部分着力处塌陷,范围可逐渐扩大,使股骨头或肱骨头呈不规则的变形。与此同时,髋臼或肩关节盂也相应出现破坏与变形。

5.诊断原则 有高气压作业史,多数还有急性减压病史;X线片见到主要发生于肱骨、股骨及(或)胫骨的或骨关节坏死表现,经综合分析,并排除骨岛等正常变异和其他骨病,方可诊断。

6.诊断与分级标准(GBZ 24—2006) 根据骨髓X线改变分期。

(1)Ⅰ期:具有下列表现之一者:①X线显示:股骨、肱骨及(或)胫骨见有局部的骨致密区、致密斑片、条纹及(或)小囊变透亮区,后者边缘可不整或是分叶状,周围绕有硬化环。骨改变面积,上肢不超过肱骨头的1/3,下肢不超过股骨头的1/3。②CT显示:股骨、肱骨及(或)胫骨见小囊变透亮区。

(2)Ⅱ期:X线显示:骨改变面积,上肢或下肢超过肱骨头或股骨头的1/3,或出现大片的骨髓钙化。

(3)Ⅲ期:X线显示:病变累及关节、关节面模糊、破坏、变形、死骨形成,关节间隙不规则或变窄,髋臼或肩关节盂破坏、变形,骨质增生和骨关节损害等。患病关节有局部疼痛和活动障碍。

7.鉴别诊断 X线鉴别诊断,须注意与以下诸项鉴别:

(1)骨岛:系在骨化过程中局部骨化变异而遗留下的钙化斑,大多呈圆形、椭圆形或不规则形,直径3~10cm不等。骨岛边缘清楚而锐利,有时有刺状突出,其四周为松质骨结构,多见于股骨和胫骨两端松质骨内。

(2)软骨岛:系长骨或扁骨骨化过程中局限性骨化障碍而残留的软骨组织。多见于股骨颈,边界清楚,通常单发,直径4~10cm。大多为圆形透亮影,并可见有邻近重叠或跨越的骨纹。

(3)肱骨头假囊变:系正常人肱骨头外侧邻近大结节处的囊样骨质疏松区,常双侧性发生。其内缘为肱骨头骨小梁丰富的干骺部分,常是凸出的弧形。上端联接骨骺生理愈合部分的遗迹,外缘为大结节阴影。上缘一般不甚清楚,并逐渐移行于肱骨头的松质骨中;下缘的外端常与大结节阴影呈直角。有时在肱骨头中部可见数个直径约5mm的圆形透亮区,边缘欠清晰。

(4)长骨骨髓钙化:可见于高磷酸酶血症等少见病,综合分析后不难鉴别。

(5)髋关节骨关节病:可见于成人股骨头缺血性坏死及各种原因所致的退行性骨关节病。

8.治疗原则

(1)骨坏死的原始病因是气泡所引起的组织缺血、缺氧,故采用加压治疗或加压和高压氧治疗并用的方法来治疗减压性骨坏死,收到了较好的疗效。

（2）配合中药如红花、丹参等活血化瘀和局部用红外线与超短波理疗可缓解关节疼痛的症状。

（3）股骨头置换术治疗Ⅲ期减压性骨坏死有一定的效果。一般骨坏死病灶较大或波及关节面，则手术治疗如置换人工股骨头，全髋关节重建术等。

9.其他处理　按减压表正规减压是预防减压性骨坏死的根本方法。高气压作业人员应每年作一次体格检查，如果发生过急性减压病，或者肩、髋关节长时间疼痛和活动障碍，可以提前检查。对于已脱离高气压作业人员，应每2～3年随访体检1次，以利于早期诊断、早期治疗，保护劳动者健康。

10.正确使用诊断标准的要点

（1）减压性骨坏死的诊断：有特殊的职业史，没有能引起缺血性骨坏死的其他病史，X线片见到相当特异的骨质破坏表现，主要发生于肱骨头及上段、股骨上、中、下段、胫骨上段，即四肢长骨的特定部位，而且可以限于一根骨髓的某一部位；关节方面，目前多见于肩、髋和膝关节。

（2）同位素骨扫描可早期显示骨坏死病灶，但不能显示陈旧的已经钙化或形成空腔的病损，因此仅对部分阳性病例有诊断参考价值。虽然B超检查具有快速、简单、无害等优点，给人以立体感。但同样不能确定关节面的病变情况，且受人为因素的影响，如探头的位置、方向等。因此，二者均因具有局限性而未被推广使用。

（3）近年来，国内外研究发现将CT和MRI技术应用于减压性骨坏死的诊断，具有早期诊断价值。资料显示X线片未见异常或可疑改变阴影时在CT片见到钙化点或/和囊变，而且可在多个层面上出现，这些改变提示CT能早期发现减压性骨坏死病变存在，具有早期诊断减压性骨坏死的价值。尤其在CT上发现囊变影像，在对照组中未见1例囊变，说明囊变影像具有特异性，故作为减压性骨坏死的诊断指标之一。但是，钙化点影像在对照组中也可发现，且原因尚待进一步研究。因此，在职业健康监护及诊断中双肩、双髋、双膝关节CT检查应列为必须项目进行检查。

（4）X线片上肱骨头和股骨头面积的划分及定级方法。采用自身对照法。肱骨头以大结节最外突出处与内凹陷处作一连线，股骨头以股骨头与股骨颈交界的2个凹陷处作一连线，连线以上属肱骨头或股骨头的范围。肱骨、股骨和胫骨分别按照病损面积的大小及关节面有无损害分期，每个患者则按照病损最重的骨关节作为定期的标准。

（5）减压性骨坏死可以在停止潜水作业2年左右才在X线片上出现阴影。因此，脱离高气压作业时无减压性骨坏死者进行健康检查的期限应延长到3年。如果发现可疑病灶，应检查到确诊为止；如确诊有减压性骨坏死，以后应每年检查。

（王朝阳）

第二节　生物因素所致职业病

一、炭疽病

（一）职业接触

炭疽杆菌（bacillus anthracis）系一需氧或兼性厌氧、无鞭毛的粗大杆菌，长4～8μm，宽1

～1.5μm;菌体两端平削呈竹节状长链排列,革兰染色阳性。在人体内有荚膜形成并具较强致病性,无毒菌株不产生荚膜。炭疽杆菌生活力强,在一般培养基上生长良好。炭疽杆菌繁殖体于56℃ 2h、75℃ 1min 即可被杀灭。常用浓度的消毒剂也能迅速杀灭。在体外不适宜的环境下可形成卵圆形的芽胞。芽胞的抵抗力极强,在自然条件或在腌渍的肉中能长期生存。在皮毛上能存活数年。经直接日光曝晒 100h、煮沸 40min、140℃ 干热 3h、110℃ 高压蒸汽60min、以及浸泡于 10%甲醛溶液 15min、新配苯酚溶液(5%)和 20%含氯石灰溶液数日以上,才能将芽胞杀灭。

炭疽在我国普遍存在,历年来发病数波动不大,全国各地的发病数在数百至千余例范围内。高发的省区为:贵州、新疆、甘肃、四川和广西。这些省区畜牧业的发展,群众屠宰病畜的习惯,都造成土壤污染面积的增加。近年来由于世界各国的皮毛加工等集中于城镇,炭疽也暴发于城市,成为重要职业病之一。

1.传染源 患病的牛、马、羊、骆驼等食草动物是人类炭疽的主要传染源。猪可因吞食染菌青饲料染病;狗、狼等食肉动物可因吞食病畜肉类而感染得病,成为次要传染源。炭疽患者的分泌物和排泄物也具传染性。

2.传播途径 接触感染是本病流行的主要途径。皮肤直接接触病畜及其皮毛最易受染,吸入带大量炭疽芽胞的尘埃、气溶胶,或进食染菌肉类,可分别发生肺炭疽或肠炭疽。应用未消毒的毛刷,或被带菌的昆虫叮咬,偶也可致病。人与人之间经呼吸道亦可传播。

3.易感者 人群普遍易感,主要取决于接触病原体的程度和频率。青壮年因职业(长期与食草性牲畜或野生动物接触的人,如饲养员、农民、牧民、兽医、屠宰场和皮毛加工厂工人等)关系与病畜及其皮毛和排泄物、带芽胞的尘埃等的接触机会较多,其发病率也较高。一次感染后有较持久的免疫力。

全年均有发病,7～9 月份为高峰。吸入型多见于冬春季。

(二)发病机制

炭疽杆菌的致病性与其产生的外毒素和多肽荚膜有关,二者分别由 2 个质粒(pX01 及pX02)编码。荚膜有抗吞噬作用,pX02 缺失的菌株不能形成荚膜则易被白细胞吞噬并杀死,因而没有致病作用。

炭疽杆菌的外毒素由 3 个蛋白组成:保护性抗原(PA),致死因子(LF)和水肿因子(EF)。PA 结合于细胞表面受体,作为另两因子的结合位点。二者一旦结合,PA 受体复合物就会促进 LF 和 EF 进入细胞内。LF 和 PA 结合形成致死毒素(LT),EF 和 PA 结合形成水肿毒素(ET)。LT 在细胞内使主要的丝裂素蛋白活化激酶失活。干扰细胞内信息传导,释放氧自由基及前炎症细胞因子,引起细胞死亡,并破坏血管屏障。ET 作为一个钙调蛋白依赖性腺苷环化酶可导致细胞内 cAMP 水平的急剧增加,导致平衡破坏,抑制中性粒细胞,使人体对炭疽杆菌更加敏感,致局部受染,并发生水肿。这 2 个毒素和毒血症状有关,严重时可导致多器官衰竭死亡。

炭疽杆菌繁殖体或芽胞进入人体后,被吞噬细胞吞噬,芽胞即复苏繁殖,产生外毒素并形成抗吞噬的荚膜。外毒素直接引起局部组织水肿,出血,坏死,并可引起全身毒血症状。抗吞噬的荚膜则使细菌更易于扩散,引起导流的淋巴结出血坏死,甚至侵入血流引起败血症。如侵犯脑膜,可致脑膜出血、水肿。

（三）临床表现

潜伏期 1～5d,最短仅 12h,最长 60d。

炭疽是人畜共患的急性传染病,根据感染途径主要分为接触性感染、吸入性感染和食入性感染,人感染人的机会很少。根据临床表现分为皮肤炭疽(最常见)、肺炭疽、肠道炭疽及口咽型炭疽等。

1.皮肤炭疽　约占 95％～98％,病变多见于手、脚、面、颈、肩等裸露部位皮肤。最初为皮肤破损部位(皮肤破损轻微时,可无明显伤口)出现斑疹或丘疹,第 2 日在皮疹顶部出现小水疱而成疱疹,内含淡黄色液体,周围组织变硬而肿胀。第 3～4 日病变中心呈现出血性坏死、组织稍下陷,周围有成群小水泡,水肿区继续扩大。第 5～7 日坏死区溃破成浅溃疡,血样渗出物结成硬而黑似炭块状焦痂,痂下有肉芽组织生成。溃疡直径 1～5cm 不等,其周围皮肤浸润及水肿范围较大,直径可达 5～20cm。由于局部末梢神经受损而无明显疼感和压痛,有轻微痒感,无脓肿形成,这是皮肤炭疽的特点。以后随水肿消退,黑痂在 1～2 周内脱落,肉芽组织增生愈合缓慢。大多数病例为单灶性发病,但个别病例可因抓挠病变部位而出现多处疱疹,致自身感染。病程约 1～6 周。

皮肤炭疽发病同时,多出现发热(38℃～39℃)、头痛、关节痛、全身不适以及局部淋巴结和脾肿大等中毒症状和体征。

2.吸入性炭疽　因暴露于芽胞或吸入污染芽胞尘埃所致。急性起病。多在暴露后 2～5d 出现低热、疲劳和心前区压迫等,持续 2～3d 后,症状突然加重,轻者表现为胸闷、胸痛、发热、咳嗽、咯带血黏液痰。重者寒战、高热、由于纵隔淋巴结肿大、出血并压迫支气管造成呼吸窘迫、气急喘鸣、咳嗽、发绀、血样痰等,并可伴有胸腔积液。肺部体征与病情常不相符。听诊肺部仅可闻及散在的细小湿啰音或有摩擦音、呼吸音降低等胸膜炎体征。X 线检查见纵隔增宽、胸水及肺部浸润性阴影。常并发败血症及脑膜炎,若不能及时诊断、积极抢救,患者多在急性症状出现 1～2d 内发生感染中毒性休克、呼吸衰竭或循环衰竭而死亡。

3.胃肠型炭疽　主要由于食入未煮熟的被炭疽杆菌污染的病畜的肉类食品而引起,偶而可因饮入被炭疽病菌污染的水或牛奶而患病,与患者一起进食的人可相继发病。临床上可表现为口咽部炭疽和胃肠道炭疽。口咽部炭疽:表现为严重的咽喉部疼痛,颌下及颈部明显水肿、局部淋巴结肿大,水肿压迫食管引起吞咽困难,压迫气管时可引起呼吸困难。胃肠道炭疽:症状轻重不一,轻者恶心、呕吐、腹痛、腹泻,但便中无血,里急后重不明显,可于数日内恢复。重者可表现为腹痛、腹胀、腹泻、血样便等急腹症症状,易并发败血症和感染中毒性休克。如不及时治疗常可导致死亡。

4.其他临床表现

(1)炭疽性败血症:吸入性炭疽、胃肠型炭疽和严重的皮肤炭疽可继发败血症,除局部症状加重外,表现为全身毒血症加重,高热、寒战、衰竭等。

(2)炭疽性脑膜炎:继发于皮肤炭疽的病例少于 5％。极个别病例可继发于吸入性和胃肠型炭疽。临床表现为化脓性脑膜炎,起病急骤,有剧烈头痛、呕吐、昏迷、抽搐,明显脑膜刺激症状,脑脊液多呈血性,少数为黄色,压力增高,白细胞数及中性粒细胞增多。

（四）实验室检查与其他特殊检查

1.血常规检查　白细胞总数大多增高,一般在 $(10～20)×10^9/L$,少数可高达 $(60～80)×10^9/L$,分类以中性粒细胞为高。

2.涂片检查　采集皮肤溃疡的渗出物、排泄物、血、胸腹水及脑脊液等标本进行涂片和培养。所采标本经涂片、革兰氏及碱性美蓝染色后行显微镜检查,可观察到大量两端平齐、呈长串联状排列的革兰氏阳性杆菌,菌体较大,周围环绕荚膜。荚膜美兰染色中菌体呈现蓝色,荚膜呈现红色。陈旧培养物经孔雀绿芽胞染色可见到大量的细菌芽胞。

3.培养　检材应分别接种于血琼脂平板、普通琼脂平板、碳酸氢钠平板。血标本应事先增菌培养。检材明显污染者可先加热 65℃ 30min 以消灭杂菌,并于肉汤内增菌 4h 后接种于平板。如见可疑菌落,则根据生物学特征及动物试验进行鉴定。

4.动物接种　取患者的分泌物、组织液或所获得的纯培养物接种于小白鼠或豚鼠等动物的皮下组织,如注射局部于 24h 出现典型水肿、出血者为阳性反应,动物大多于 36～48h 内死亡。

5.鉴定试验　用以区别炭疽杆菌与各种类炭疽杆菌(枯草杆菌、蜡样杆菌、蕈状杆菌、嗜热杆菌等),主要有串珠湿片法、特异性荧光抗体(抗菌体、抗荚膜、抗芽胞、抗噬菌体等)染色法,W 噬菌体裂解试验、碳酸氢钠琼脂平板 CO_2 培养法、青霉素抑制试验、动物致病试验、荚膜肿胀试验、动力试验、溶血试验、水杨酸苷发酵试验等。

6.免疫学试验　在从患者标本中未获得炭疽芽胞杆菌阳性和分离结果的情况下,可依据血清学检测结果,确定对患者的诊断。

7.分子生物学试验　聚合酶链反应(PCR)技术,可检测质粒上的保护性抗原基因(pag),荚膜形成基因(cya)和染色体上的炭疽杆菌特异基因(ropB)。

(五)诊断原则

根据流行病学史、临床症状与体征、实验室检查等进行综合分析,患者应具有细菌学或血清学诊断阳性结果方可确诊。

(六)诊断及分级标准(GBZ 227—2010)

1.流行病学史

(1)患者生活在证实存在炭疽的地区内,或在发病前 14d 内到达过该类地区。

(2)从事密切接触炭疽杆菌的相关职业,如皮毛加工、屠宰、兽医、畜牧、肉食品加工、疫苗和诊断制品及从事炭疽防治的工作人员等;接触过可疑的病、死动物或其残骸,食用过可疑的病、死动物肉类或其制品;在可能被炭疽芽胞污染的地区从事耕耘或挖掘等活动。

2.临床表现

(1)在面、颈、手或前臂等暴露部位的局部皮肤出现不明原因的红斑、丘疹、水疱,周围组织肿胀及浸润,继而中央坏死形成溃疡性黑色焦痂,焦痂周围皮肤发红、肿胀、疼痛不显著。该部位的回流淋巴结肿大且常化脓,伴有发热、头痛、关节痛等。少数严重病例,局部呈大片水肿和坏死。

(2)急性起病、发热、腹胀、腹部剧烈疼痛、腹泻、通常为血样便或血水样便。可有恶心、呕吐,呕吐物中含血丝及胆汁。可有消化道以外症状和体征。

(3)高热,呼吸困难,可有胸痛及咳嗽,咳极黏稠血痰。肺部体征常只有散在的细湿啰音。胸部 X 线片的主要表现为纵隔影增宽。常见胸腔积液。

(4)剧烈头痛、呕吐、颈项强,继而出现谵妄、昏迷、呼吸衰竭,脑脊液多为血性。

(5)严重的全身中毒症状,高热、寒战,感染性休克与弥漫性血管内凝血表现,皮肤出现出血点或大片瘀斑,腔道中出现活动性出血,迅速出现呼吸与循环衰竭。血液涂片镜检可检出大量革兰阳性大杆菌。

3.实验室检测

(1)皮肤溃疡的分泌物,痰、呕吐物、排泄物,或血液、脑脊液等标本中,显微镜检查发现大量两端平齐呈串联状排列的革兰阳性大杆菌。

(2)细菌分离培养获炭疽芽孢杆菌。

(3)血清抗炭疽特异性抗体滴度出现4倍或4倍以上升高。

4.诊断

(1)疑似病例。具有流行病学史中的任何一条,并具有上述临床表现之一者。

(2)临床诊断病例。具有实验室检测中的镜检结果,并具有上述临床表现之一者。

(3)确诊病例。临床诊断病例,并具备上述实验室检测中的2或3任何一项者。

(4)病型

1)有上述第1种临床表现的确诊病例,为体表感染(皮肤)炭疽。

2)有上述第2种临床表现的确诊病例,为经口感染(肠)炭疽。

3)有上述第3种临床表现的确诊病例,为吸入感染(肺)炭疽。

4)有上述第4种临床表现的确诊病例,为脑膜炎型炭疽。

5)有上述第5种临床表现的确诊病例,为败血症型炭疽。

(七)鉴别诊断

皮肤炭疽须与痈、蜂窝织炎、恙虫病的焦痂、兔热病的溃疡等相鉴别。此外,皮肤炭疽应与一种少见的NK/T淋巴瘤相鉴别。肺炭疽需与各种肺炎、肺鼠疫、钩端螺旋体病肺大出血型相鉴别。口咽炭疽应与严重的链球菌咽炎鉴别。肠炭疽需与急性胃肠炎,如志贺菌痢,沙门菌感染,耶尔森胃肠炎等及急腹症相鉴别。脑膜炎型和败血症型炭疽应与各种脑膜炎、蛛网膜下腔出血和败血症相鉴别。

(八)治疗

1.一般治疗　患者应卧床休息,易消化饮食,注意入量和水及电解质平衡。给与足量维生素B、维生素C。对不能进食者或有吐、泻的患者,应予补液。出血者可酌情选用维生素K_1、氨基己酸或氨甲苯酸,严重者可予以输血治疗。有明显毒血症症状者,可短期应用小剂量糖皮质激素。合并DIC依不同病情酌用肝素,或用6-氨基己酸(抗高溶)等对症治疗。高热、惊厥患者可给予退热药、镇静药。有呼吸困难者,应予吸氧,并保持呼吸道通畅。感染性休克者,应给予抗休克治疗。

2.局部治疗　皮损处切忌抚摸、挤压,以免病原菌扩散产生败血症。局部可用消毒液或抗生素软膏处理。

3.病原学治疗　用药前应采集标本做细菌培养及药物敏感性试验,并及时合理进行抗菌药物治疗。

青霉素G为治疗本病的首选药物,迄今为止仅发现极个别炭疽杆菌对青霉素G耐药。及时足量应用青霉素是改善预后,取得根治的关键。如有过敏史,选用其他抗菌药如氨基糖苷类阿米卡星、四环素类强力霉素或喹诺酮类。重症可合用其他如林可霉素、亚胺培南、克拉霉素、阿齐霉素、万古霉素、替考拉宁、多黏菌素B等,可按药敏结果选药。皮肤型炭疽可以口服给药,其他型炭疽开始均须静脉点滴,病情控制后可序贯口服给药。

4.免疫治疗　因抗生素只对炭疽杆菌有效,而对炭疽毒素无效,故重症病例可在应用抗生素治疗的同时加用抗炭疽血清中和毒素。原则应是早期给予大剂量,第 1 天 2mg/kg,第 2、第 3 天 1mg/kg,应用 3d。应用前必须先做过敏试验。

(九)其他处理

预防是控制本病的主要措施。

1.严格管理传染源 加强病原监测,及时处理疫情,患者应隔离至创口愈合、痂皮脱落或症状消失、分泌物或排泄物培养 2 次阴性(相隔 5d)为止。严格隔离病畜,不用其乳类。死畜严禁剥皮或煮食,应焚毁或加大量生石灰深埋在地面 2m 以下。

2.切断传播途径 必要时封锁疫区。对患者的衣服、用具、废敷料、分泌物、排泄物等分别采取煮沸、含氯石灰(漂白粉)、环氧乙烷、过氧乙酸、高压蒸汽等消毒灭菌措施,至连续 3 次采样不能检出炭疽杆菌为止。用 Ascoli 沉淀试验检验皮毛、骨粉等样品,对染菌及可疑染菌者应予严格消毒。畜产品加工厂须改善劳动条件,加强防护设施,工作时要穿工作服、戴口罩和手套。

3.保护易感者

(1)加强卫生宣教。养成良好卫生习惯,防止皮肤受伤,如有皮肤破损,立即涂搽 3~5% 碘酒,以免感染。

(2)健畜和病畜宜分开放牧,对接触病畜的畜群进行减毒活疫苗接种。

(3)对从事畜牧业,畜产品收购、加工、屠宰业等工作人员和疫区人群,每年接种炭疽杆菌减毒活菌苗 1 次。

(4)对曾经与肺炭疽患者共同居住或护理过患者的高度密切接触者应留验 8 日,必要时早期应用抗生素,对疑似患者可采取同一措施。在受到炭疽相关生物攻击的情况下,若不能及时接种疫苗预防,也可以给予口服抗生素,给药方案同治疗方案,疗程为 60d。

二、布鲁菌病

(一)职业接触

布鲁菌属(Brucella)是由 6 个种,19 个生物型组成:羊种布鲁菌(马尔他种,B. melitensis)有 1、2、3 型,牛种布鲁菌(B. abortus)有 1、2、3、4、5、6、7、9 型,猪种布鲁菌(B. suis)有 1、2、3、4、5 型,犬种布鲁菌(B. canis)、绵羊附睾种布鲁菌(B. ovis)和沙林鼠种布鲁菌(B. neotomae)各有一个生物型。其中,绵羊附睾种布鲁菌只感染羊,而沙林鼠种布鲁菌对人、畜皆不感染。

布鲁菌为一不活动、微小的多形球状杆菌,革兰染色阴性,无芽胞形成。该菌对光、热、常用化学消毒剂等均很敏感;日光照射 10~20min、湿热 60℃ 10~20min、3% 含氯石灰(漂白粉)澄清液等数分钟即可将其杀灭。布鲁菌在外界环境的生活力较强,在干燥土壤、皮毛和乳类制品中可生存数周至数月,在水中可生存 5d 至 4 个月。

1.传染源 国内主要的传染源为羊,其次为牛和猪。其他动物如鹿、麋和狗也可成为传染源。这些病畜早期往往导致流产或死胎,其阴道分泌物特别具传染性,其皮毛、各脏器、胎盘、羊水、胎畜、乳汁、尿液也常染菌。病畜乳汁中带菌较多,排菌可达数月至数年之久。

2.传播途径 可经消化道、经体表直接接触和经呼吸道传播。人与人的水平传播病例罕见。

(1)经消化道传播。非职业人群通过与羊玩耍、食入染菌的生乳、乳制品和半生的病畜肉类,病菌可自消化道进入体内。

（2）经体表直接接触传播。在国内牧民接羔为主要传染途径外，兽医为病畜接生也极易感染。此外，剥牛羊皮、剪打羊毛、挤乳、切病畜肉、屠宰病畜时病菌从破损皮肤进入人体均可受染。实验室工作人员常可由皮肤、黏膜感染细菌。以上均属职业人群感染。

（3）经呼吸道传播。布鲁菌可以气溶胶的形式长期悬浮在空气中，混杂羊毛的尘土中可含本菌，可经呼吸道黏膜、眼结膜发生感染。

3. 易感人群　人群对布鲁菌普遍易感，青壮年男性由于职业关系，其发病率高于女性。国内以牧区的农牧民的感染率最高，多发生于春末夏初或夏秋之间，与羊的产羔季节有关，还有从事生物制品制作人员（如乳业公司的职员）、检疫员、兽医、屠宰及肉食的贩卖、运输和加工的从业人员、从事布鲁菌研究的实验室人员等。患病后有一定的免疫力，但再感染者并不少见。

（二）发病机制

布鲁菌自皮肤或黏膜进入人体后，中性多核粒细胞首先聚集，被吞噬的牛型细菌部分被杀死，但羊型菌不易被杀。存活的布鲁菌随淋巴液到达局部淋巴结。根据人体的抗病能力和侵入菌的数量及毒力，病菌或在局部被消灭，或在淋巴结中生长繁殖并形成感染灶。布鲁菌仅产生内毒素，对实验动物具一定毒性。当病菌增殖达到相当数量后，即冲破淋巴结屏障而侵入血循环，人体出现菌血症、毒血症等急性症状。进入血液循环的病菌易在肝、脾、骨髓、淋巴结等单核一吞噬细胞系统中形成新的感染灶，后者中的病菌又可多次进入血液循环而导致症状加重，使发热呈波状型，故本病又称波状热。

布鲁菌主要寄生在吞噬细胞内，与其他细胞内寄生菌所引起的慢性传染病一样，其发病机制以迟发型变态反应为主。

布鲁菌病的发生发展甚为复杂，一则与菌血症、毒血症、变态反应有关，二则该菌侵犯多个器官，三则由于抗生素与抗体不易进入细胞，所以临床表现复杂、难治。急性期时，细菌及毒素起主要作用，而慢性期则变态反应起重要作用。

单核吞噬细胞系统弥漫性增生，在急性期辅助性 T 细胞分泌各种细胞因子，加上受活化的巨噬细胞以及特异抗体三者共同起作用。在慢性期则可出现由上皮样细胞、巨细胞、浆细胞、淋巴细胞等组成的肉芽肿，此系组织对菌体抗原的变态反应。肝、脾、淋巴结及骨髓中均可有类似病变。在羊型和猪型的布氏菌病中常见，尤以猪型为甚。变态反应也波及肝、脾、脑、肾等的小血管及毛细血管，导致血管内膜炎、血栓性脉管炎、脏器的浆液性炎症与坏死等。

骨、关节和神经系统的变态反应主要为关节炎、关节强直、脊椎炎、脊髓炎、神经炎、神经根炎等。肺可有出血卡他性肺炎。心脏病变较血管病变少见，有心内膜炎、心肌炎等。肾混浊肿胀，偶见弥漫性肾炎和肾盂肾炎，此外，尚有睾丸炎、附睾炎、子宫内膜炎等。

（三）临床表现

本病临床表现变化多端，个别患者仅表现为局部脓肿，而不少患者的几个脏器同时受累。羊型和猪型布鲁菌病大多较重，牛型的症状较轻，部分病例可以不发热。

国内未经治疗羊型布鲁菌病的自然病程约 6 个月（平均 4 个月），但可短仅 1 个月或长达数年以上。病程一般可分为急性期和慢性期，牛型的急性期常不明显。

本病的潜伏期差异非常大，可从 7d 到 2 个月或 2 个月以上，一般为 2～4 周，少数患者在感染后数月或 1 年以上才发病。实验室中受染者大多于 10～50d 内发病。

人类布鲁菌病可分为亚临床感染、急性和亚急性、慢性感染、局限性和复发感染。以下重点讨论亚急性与急性和慢性感染。

1.亚急性及急性感染　大多缓慢起病,急骤起病者占 10%～30%。少数患者有 1 至数日的前驱症状,如无力、失眠、低热、食欲差、上呼吸道炎等。急性期的主要临床表现为发热(45%～100%)、多汗(40%～95%)、乏力(30%～100%)、关节炎(70%～90%)、睾丸炎(占男性病例的 20%～40%)等。

热型以弛张型最为多见,波状型虽仅占 5%～20%,却最具特征性,其发热期平均约 2～3 周,继以 3～5 日至 2 周无热期后热再起,如此循环起伏而呈波浪型;多数患者仅有 2～3 个波,偶可多达 10 个以上。其他尚有不规则型、持续低热等。

多汗是突出的症状,远较其他热性病为著。常发生在深夜或清晨,当热度急骤下降时出现大汗淋漓,大多数患者感乏力、软弱。

关节疼痛常使患者辗转呻吟和痛楚难忍,可累及一个或数个关节,主要为骶髂、髋、膝、肩、腕、肘等大关节,急性期可呈游走性。痛如锥刺,一般镇痛药无效。部分患者的关节有红肿,偶有化脓。局部肿胀的滑囊炎、腱鞘炎、关节周围炎等也较多见。肌肉疼痛多见于两侧大腿和臀部,后者可出现痉挛性疼痛。睾丸炎也是本病的特征性症状之一,大多呈单侧性,可大如鹅卵,伴明显疼痛。女性患者可有卵巢炎、输卵管炎、子宫内膜炎等。次要症状有头痛(30%～84%)、神经痛、肝脾肿大(约 50%)、淋巴结肿大等,皮疹较少见。

国内部分地区报道该病有轻型化及非典型化趋势,但部分地区的报告则与之相反。

2.慢性感染　该类型的表现多以夜汗、头痛、肌痛及关节痛为多,还可有疲乏、长期低热、寒战或畏寒、胃肠道症状等,诸如胃纳差、腹泻和便秘等为多见,表现为失眠、抑郁、易激动者,易被诊为神经症。另一类表现则有器质性损害,可累及全身器官,以骨骼肌肉系统常见,关节损害以大关节为主,可固定于一个或几个关节,表现为持续性钝痛,反复发作,另可见滑囊炎、腱鞘炎及脊椎病变;累及神经系统者可出现神经痛、神经炎、神经根炎、神经丛神经炎等周围神经损害,此外还可有脑膜炎、脑炎和脊髓炎等;累及泌尿生殖系统有睾丸炎、附睾炎、精索炎、卵巢炎、输卵管炎等;其他还有心肌炎、血栓性静脉炎、支气管炎、支气管肺炎、间质性肺炎等。

如药物治疗的疗程不足,则复发率可达 10%～40%,高于未接受特效治疗的患者(6%～10%)。经彻底治疗 3 年后再发病者称为再感染。

3.并发症　急性期的并发症有心内膜炎、心包炎、心肌炎、脑膜脑炎、脑膜炎、脊髓炎、支气管肺炎、胸膜炎、子宫内膜炎等,个别患者可发生失语、瘫痪、听力减退、耳聋、角膜炎、视神经炎、视网膜炎、肾炎、肾盂肾炎等。妊娠患者发生流产者约占 1%。

并发症也可发生于慢性及恢复期,甚至出现于病后很久,表现为软脑膜炎(可导致蛛网膜粘连及脑脊液梗阻)、弥漫性进展性脑炎(可伴第 Ⅱ、Ⅵ 及 Ⅷ 脑神经损害)、蛛网膜下腔出血以及失语、发音困难、瘫痪等后遗症。

(四)实验室检查与其他特殊检查

1.一般实验室检查

(1)血细胞检查:白细胞计数多正常或偏低,淋巴细胞相对增多,有时可出现异常淋巴细胞,少数患者红细胞、血小板减少。

(2)红细胞沉降率:急性期可出现红细胞沉降率加快,慢性期多正常。

2.其他检查　脑脊液检查适用于脑膜炎患者,脑脊液细胞增多(淋巴细胞为主),蛋白质增高,其余均正常。心电图可示 P－R 间期延长、心肌损害、低电压等。骨、关节的 X 线检查可见软组织钙化、骨质修复反应强而破坏性小,椎间盘和椎间隙变窄等。肝功能及脑电图的改变均属非特异性。

3.免疫学检查

(1)平板凝集试验:虎红平板(RBPT)或平板凝集试验(PAT)结果为阳性,用于初筛。

(2)试管凝集试验(SAT):滴度为 1∶100,＋＋及以上或病程 1 年以上滴度 1∶50,＋＋及以上;或半年内有布鲁氏菌疫苗接种史,滴度达 1∶100,＋＋及以上者。

(3)补体结合试验(CFT):滴度 1∶10,＋＋及以上。

(4)布病抗－人免疫球蛋白试验(Coomb's):滴度 1∶400,＋＋及以上。

(五)诊断原则

依据确切的病原生物(病原体)职业接触史,具有相应的临床表现及特异性实验室检查结果,结合职业卫生学调查资料,进行综合分析,排除其他原因所致的类似疾病后,方可诊断。

(六)诊断及分级标准(GBZ 227－2010)

1.流行病学史　从事密切接触布鲁氏菌的相关职业,如兽医、畜牧、屠宰、肉食品加工、皮毛加工、疫苗和诊断制品生产及从事布鲁氏菌病防治的工作人员等。发病前患者与家畜或畜产品、布鲁氏菌培养物有密切接触史,或与菌苗生产、使用和研究有密切关系。

2.临床表现

(1)出现持续数日乃至数周发热(包括低热),多汗,乏力,肌肉和关节疼痛等。

(2)多数患者淋巴结、肝、脾和睾丸肿大,少数患者可出现各种各样的充血性皮疹和黄疸;慢性期患者多表现为骨关节系统损害。

3.实验室检查

(1)实验室初筛

①平板凝集试验(PAT)或虎红平板凝集试验(RBPT)结果为阳性或可疑。

②皮肤过敏试验后 24h,48h 分别观察 1 次,皮肤红肿浸润范围有一次在 2.0cm×2.0cm 及以上(或 4.0cm² 以上)。

(2)血清学检查

①试管凝集试验(SAT)滴度为 1∶100,＋＋及以上(或病程一年以上者 SAT 滴度为 1∶50,＋＋及以上,或对半年内有布氏菌苗接种史者,SAT 滴度虽达 1∶100,＋＋及以上,过 2 周～4 周后应再检查,滴度升高 4 倍及以上)。

②补体结合试验(CFT)滴度 1∶10,＋＋及以上。

③抗人球蛋内试验(Coomb's)滴度 1∶400,＋＋及以上。

(3)分离细菌

从患者血液、骨髓、其他体液及排泄物等任一种培养物中分离到布鲁氏菌。

4.诊断标准

疑似病例:应同时符合 1、2、3(1)中任一项者

确诊病例:疑似病例和 3(2)或 3(3)中任一项者

隐形感染:符合 1 和 3(2)或 3(3)中任一项者,但不具备 2 者。

(七)鉴别诊断

1.伤寒、副伤寒　伤寒、副伤寒患者以持续高热、表情淡漠、相对脉缓、皮肤玫瑰疹、肝脾

肿大为主要表现,而无肌肉、关节疼痛、多汗等布病表现。实验室检查血清肥达反应阳性,伤寒杆菌培养阳性,布病特异性检查阴性。

2.风湿热　布病与风湿热均可出现发热及游走性关节痛,但风湿热可见风湿性结节及红斑,多合并心脏损害,而肝脾肿大、睾丸炎及神经系统损害极为少见。实验室检查抗链球菌溶血素"O"为阳性,布病特异性检查阴性。

3.风湿性关节炎　慢性布病和风湿性关节炎均是关节疼痛严重,反复发作、阴天加剧。风湿性关节炎多有风湿热的病史,病变多见于大关节,关节腔积液少见,一般不发生关节畸形,常合并心脏损害,血清抗链球菌溶血素"O"滴度增高,布病特异性实验室检查阴性有助于鉴别。

4.其他　布病急性期还应与结核病、败血症等鉴别,慢性期还应与其他关节损害疾病及神经官能症等鉴别。

(八)治疗

1.一般治疗　注意休息,补充营养,高热量、多维生素、易消化饮食,维持水及电解质平衡。高热者可用物理方法降温,持续不退者可用退热剂等对症治疗。

2.抗菌治疗　治疗原则为早期、联合、足量、足疗程用药,必要时延长疗程,以防止复发及慢性化。常用四环素类、利福霉素类药物,亦可使用喹诺酮类、磺胺类、氨基糖苷类及三代头孢类药物。治疗过程中注意监测血常规、肝肾功能等。

(九)其他处理

预防接种和病畜管理是控制本病的主要措施。

(王朝阳)

第三节　职业性放射性疾病

辐射是广泛存在于宇宙和人类生存环境中的自然现象,其实质是一种物理现象。辐射按其本质可以分为电磁辐射和粒子辐射。电磁辐射仅有能量而没有静止质量,粒子辐射既有能量又有静止质量。按与物质的作用方式,通常把辐射分为电离辐射和非电离辐射。高速的带电粒子,如 α 粒子、β 粒子和质子等直接引起被穿透的物质产生电离,属于直接电离粒子;致电离光子(如 X 射线和 γ 射线)及中子等不带电粒子,在与物质相互作用时产生带电的次级粒子,从而引起物质电离,属于间接电离粒子。凡是能与物质相互作用引起电离的辐射统称为电离辐射。电离辐射作用于机体后,其能量传递给机体的分子、细胞、组织和器官所造成的形态和功能的后果,称为辐射生物效应。按其作用机制又可分为确定性效应(deterministic effects)和随机性效应(stochastic effects)。辐射因素和下面 6 个方面有关:①辐射剂量,剂量的大小是辐射效应的决定性因素;②剂量率,指单位时间内照射的剂量;③分次照射或单次照射;④照射方式;⑤受照部位和面积;⑥辐射品质。此外,辐射敏感性(radiosensitivity)是机体有关因素中最重要的。按照辐射作用方式,可分为外照射,内照射,放射性核素体表沾染和复合照射四类。本章主要介绍外照射引起的急性放射病,慢性放射病和急、慢性放射性皮肤损伤。

一、外照射急性放射病

(一)职业接触

急性放射病(acute radiation sickness,ARS)是指人体一次或短时间(数日)内分次受到大剂量射线照射引起的全身性疾病。

外照射急性放射病(acute radiation sickness from external exposure)是指人体一次或短时间(数日)内分次受到大剂量外照射引起的全身性疾病。

外照射急性放射病主要发生于事故照射或应急照射后受到大剂量外照射的放射工作人员,也可能发生在接受医疗照射的患者身上。例如发生于临界事故,反应堆事故,辐射源事故,辐射源丢失或被盗,放疗事故,同位素应用事故等情况下。

(二)发病机制

外照射急性放射病属于电离辐射的确定性效应,是有剂量阈值的,达到一定剂量后发生外照射急性放射病的严重程度与受照剂量的大小有一定关系。

外照射引起的急性放射病根据其临床特点和基本病理改变,分为骨髓型、肠型和脑型3种类型,其病程一般分为初期、假愈期、极期和恢复期4个阶段。

骨髓型急性放射病(bone marrow form of acute radiation sickness)又称造血型急性放射病(hematopoietic form of acute radiation sickness),是以骨髓造血组织损伤为基本病变,以白细胞数减少、感染、出血等为主要临床表现,具有典型阶段性病程的急性放射病。按其病情的严重程度,又分为轻、中、重和极重4度。

肠型急性放射病(intestinal form of acute radiation sickness)是以胃肠道损伤为基本病变,以频繁呕吐、严重腹泻以及水电解质代谢紊乱为主要临床表现,具有初期、假缓期和极期3阶段病程的严重的急性放射病。

脑型急性放射病(cerebral form of acute radiation sickness)是以脑组织损伤为基本病变,以意识障碍、定向力丧失、共济失调、肌张力增强、抽搐、震颤等中枢神经系统症状为特殊临床表现,具有初期和极期两阶段病程的极其严重的急性放射病。

(三)临床表现

1.骨髓型急性放射病

(1)轻度骨髓型急性放射病:多发生在人员受到剂量为1~2Gy射线的全身照射后。由于受照剂量较小,患者的临床症状较少,通常也不太严重,约三分之一的患者无明显症状,病程分期也不明显。受照后前几天,患者可能出现头昏、乏力、失眠、恶心和轻度食欲减退等症状,通常不出现呕吐和腹泻。有的患者因为对放射产生恐惧感,可能出现精神过度紧张、恐惧和失望等精神心理表现。此型患者在病程中一般不发生脱发、出血和感染等临床表现。

(2)中度和重度骨髓型急性放射病:当人员受到2~4Gy和4~6Gy射线的全身照射后,可发生中度和重度骨髓型急性放射病。二者临床经过相似,骨髓型急性放射病的症状典型,只是病情的严重程度有所不同。其临床特点是:造血功能障碍是贯穿病程始终的基本损伤,并决定着感染和出血症候的发生和发展;病程具有明显的阶段性,临床经过可以分为:初期、假愈期、极期和恢复期4期。

1)初期(受照后当天到4d):是指患者受照后出现临床症状至假愈期开始前的一段时间,从受照后当天开始,一般持续3~5d。初期主要是出现反映机体受到照射后的应激反应,造成神经和内分泌系统功能紊乱,尤其是植物神经系统功能紊乱的症状。受照后数小时内,患者多出现头昏、乏力、食欲减退、恶心和呕吐等症状。有些患者还可能出现心悸、失眠、体温上升(38℃左右)等表现。其中,中度骨髓型急性放射病患者呕吐多发生在受照 2h 以后,而重度病例呕吐多发生在受照后 2h 以内。初期呕吐一般持续 1d,呕吐 3～5 次,呕吐物为胃内容物。头部或上半身受照射为主的患者,呕吐次数可增加到 10 多次,发生时间也早些。恶心和食欲减退可持续 1～3d。头面部照射剂量偏大者,早期还可以发生口唇肿胀、面部皮肤潮红、眼结膜充血和腮腺肿痛等局部表现。重度病例上述初期症状较中度病例出现的较早而且较重。

2)假愈期(受照后 5～20d):此期,患者除了稍感疲乏之外,其他症状均明显减轻或基本消退。但是造血系统损伤仍在继续发展,病理变化还在进行中,因而称为假愈期。此期通常从受照后 5d 开始,一般持续 2 周左右,患者精神较好,食欲基本正常,自觉症状很少。在假愈期末,全身受射线照射剂量在 2Gy 以上的患者均会出现不同程度的脱发。在脱发前 1～2d,患者常有头皮胀痛。当上半身或头部受照射为主时,患者在 1～2 周时间内头发可全部脱光。

3)极期(受照后 20～35d):极期是急性放射病各种临床表现明显出现的阶段。极期持续时间的长短与病情的严重程度密切相关,持续时间越长提示病情越严重。部分患者可能死于极期,死亡的直接原因主要是感染和出血。

①患者一般状况恶化:再次出现精神变差、明显的疲乏、食欲不佳等。重度患者可出现明显的呕吐、腹泻、拒食等。

②贫血:中度患者可出现轻到中度贫血,重度患者多出现中到重度贫血。贫血的程度与出血的轻重相关。

③感染:因造血和免疫功能低下诱发,是极期的主要症候。口咽部是最常出现感染的部位,可发生牙龈炎、咽峡炎、扁桃体炎、口腔黏膜溃疡、口唇糜烂和溃疡等。口腔感染引起的局部疼痛进一步导致进食障碍。患者原有的慢性感染在极期可出现急性发作。局部感染如果处理不当可以发展为全身感染。还可能出现肺炎、尿路感染和肠道感染等。重度患者感染严重时容易发生败血症。患者可出现浑身不适、畏寒、发热等临床表现。感染是造成患者在极期死亡的主要原因。

④出血:患者口腔黏膜和皮肤常见散发性点状、小斑片状出血,严重者可出现大片状皮下出血,在溃疡和糜烂面常出现渗血。重度患者可出现鼻出血、咯血、呕血、尿血和便血等,女患者可出现子宫出血。也可出现肺、肾上腺、心肌以及颅脑出血等表现。以前,出血也是导致患者死亡的主要原因之一。近年来由于止血药物的应用,特别是血小板输注技术的应用,患者很少发生危及生命的大出血。

⑤其他症状:中度病情患者可有食欲减退和恶心。重度患者多出现呕吐、腹泻、拒食、腹胀等。腹部受照剂量过大时可发生肠套叠和肠麻痹等。重度患者多出现脱水、体重下降、水、电解质和酸碱平衡失调等。

4)恢复期(受照后 35～60d):患者经过适宜的综合治疗,一般都可度过极期,在受照后 5～7 周进入恢复期。此期,患者的自觉症状逐渐减轻或消失,出血停止并逐渐吸收,体温逐渐恢复正常,精神状况和食欲明显好转,并逐渐恢复正常,体重增加。部分恢复较慢的重度患者可有轻度乏力等症状。受照后 60d 左右,毛发开始再生。患者的免疫功能和贫血一般经过 2～4 个月逐渐恢复到受照以前的水平。性腺的恢复最慢,在受照后 7～10 个月,精子的损伤变化达到顶峰,一年以后才开始恢复,一般需要两年以后才能恢复生育能力。一般来说,重度骨髓型急性放射病患者的生育能力很难恢复。头面部或上半身受照为主的患者,晚期可发生脑水肿、眼睛晶体混浊、口腔干燥症等表现。肢体局部受照剂量过大时,可发生经久不愈的皮肤溃疡或坏死等变化。

(3)极重度骨髓型急性放射病:当患者受到 6～10Gy 射线的全身照射后。患者在受照后 1h 内出现恶心、反复呕吐、面色潮红或面部发热感;很快出现精神变差,食欲减退和拒食。经 2～3d 症状稍微缓解的假愈期后,很快进入极期。感染发生率高,可出现重症扁桃体炎或口腔感染,肺炎,尿路感染等。患者多发生严重的真菌和病毒感染,多有高热(40℃左右)。当受照剂量大于 8Gy 时,部分患者可发生放射性间质性肺炎,出现呼吸困难、呼吸急促、干咳或少痰、缺氧和发绀等表现。极期时,患者多出现明显的出血,如牙龈渗血、皮肤大片瘀斑、鼻出血、尿血和便血等。该型患者病情严重而且复杂,治疗难度大,预后不佳,目前还没有极重度骨髓型急性放射病治疗存活的病例。

2.肠型急性放射病 一次或短时间(数日)内分次接受大于 10Gy 射线的均匀或比较均匀的全身照射后发生的以肠道损伤为基本改变,以呕吐、腹泻和血水便为主要症状的极严重的急性放射病。

(1)轻度肠型急性放射病:受照剂量为 10～20Gy。受照后 1h 内出现严重恶心、呕吐,1～3d 内出现腹泻稀便,血水便,并可有腮腺肿痛。3～6d 后症状稍有缓解,进入假愈期。此后,上述症状加重,进入极期,可伴有水样便或血水便,发热等表现。

(2)重度肠型急性放射病:受照剂量 20～50Gy。受照后 1d 内出现频繁呕吐,难以忍受的腹痛,严重稀水便,血液浓缩,脱水,全身衰竭,低体温。继之剧烈呕吐胆汁或咖啡样物,严重者第二周在血水便或便中混有脱落的肠黏膜组织,大便失禁、高热。

3.脑型急性放射病 一次或短时间(数日)内接受大于 50Gy 射线的均匀或比较均匀的全身照射后发生的以脑和中枢神经系统损伤为主的一种极其严重的急性放射病。偶见于特大核事故及核战争条件下瞬时受到特大剂量照射的患者。临床表现有共济失调、肌张力增强和肢体震颤、抽搐、眼球震颤等。

(四)实验室检查与其他特殊检查

1.骨髓型急性放射病

(1)轻度骨髓型急性放射病:此型患者的造血损伤较轻,有些患者在受照后 1～2d 白细胞总数可有一过性升高至 10×10^9/L,此后逐渐降低,受照后 4～5 周左右可下降到 $(3～4) \times 10^9$/L。白细胞涂片检查可见少量核棘突和核固缩现象。红细胞、血红蛋内和血小板无明显变化。血液生化检查正常。受照后 2～3 个月白细胞数可较稳定地恢复到受照前的水平或有小幅波动。

(2)中度和重度骨髓型急性放射病

1)初期:受照后数小时到 1d,中度患者外周血白细胞数可上升到 10×10^9/L 以上或者出现轻度减少。重度患者的白细胞数常明显升高。受照后 1～2d,患者的外周血淋巴细胞绝对值急剧下降,其中中度患者可下降至 0.9×10^9/L 左右,而重度患者多下降至 0.6×10^9/L 左右。

2)假愈期:患者外周血白细胞和血小板计数呈进行性下降,其下降速度与受照剂量和病情相关,重度患者较中度患者下降速度更快。通常在受照后 7～12d 白细胞数下降到第一个低值,之后白细胞数出现一过性回升,回升的峰值与病情相关,通常中度患者的白细胞一过性回升值高于重度患者。在经过内细胞的一过性回升后,患者的白细胞再次出现进行性下降。外周血血小板计数的下降速度较白细胞缓慢,中度患者在受照后第 14 天左右血小板数可下降至 60×10^9/L 以下,重度患者则可下降到 30×10^9/L 以下。红细胞数和血红蛋白含量可无明显变化。一般也不会出现物质代谢紊乱的改变。此期患者咽拭子细菌培养可能查出革兰氏阳性球菌,但是通常不会发生菌血症。

3)极期:外周血白细胞和血小板数再度出现进行性下降并达到最低水平。红细胞数和血红蛋白含量下降。血涂片检查可见中性粒细胞比例减少,核右移,胞浆内出现空泡、中毒颗粒;核固缩、核溶解、核肿胀、核分叶过多等退行性改变。淋巴细胞可出现双核、微核等改变。物质代谢紊乱可导致二氧化碳结合力下降、血清总蛋白含量降低、血非蛋白氮和肌酐含量升高、血钾和血钠降低等。中性粒细胞吞噬活性和吞噬指数明显降低,淋巴细胞 T_4/T_8 比值下降。血栓弹力图检查可见 r、k、r+k 值延长,ma 和 mE 值变小。部分重度患者可出现血清谷丙转氨酶(SLT)一过性升高,红细胞沉降率加快等。血免疫球蛋白含量下降等。

4)恢复期:在受照后第 4 周末,患者的骨髓造血功能逐渐开始恢复,外周血白细胞和血小板计数逐渐回升,受照后 50～60d 白细胞数可以恢复到 $(3～5) \times 10^9$/L,血小板数可以恢复到 5×10^9/L 以上。男性患者受照 1 年后生精功能开始恢复,2 年以后逐渐恢复生育能力。但是重度骨髓型急性放射病患者可能终生失去生育能力。

(3)极重度骨髓型急性放射病:受照后数小时患者外周血白细胞数可上升到 10×10^9/L 以上,然后很快下降。受照后 7～8d,白细胞数多降至 1×10^9/L 以下,不出现暂时性回升。受照后 10d,白细胞数可降至 0.5×10^9/L 以下,重者可降至 0。受照后 1～2d,外周血淋巴细胞绝对值多降至 0.3×10^9/L 左右。外周血血小板数也很快下降,受照后第 2 周末可降至 10×10^9/L 或接近 0。红细胞数和血红蛋白含量呈进行性缓慢下降,可发生中度或重度贫血。

(4)尽早抽取患者外周血做淋巴细胞培养,分别做染色体畸变分析估计生物剂量《染色体畸变分析估计生物剂量》(GB/T 12715－1991),其剂量估计的范围为 0.1～5.0Gy。也可以做淋巴细胞微核估算受照剂量方法《医用 X 射线诊断设备影像质量控制检测规范》(WS/T 187－1999),应用 CB 微核法,比较准确估算剂量的范围为 0.25～5.0Gy。

2.肠型急性放射病 受照后 3～3.5d,甚至更早就出现骨髓空虚。外周血白细胞和血小板数可降至 0.1×10^9/L 以下或为 0。

3.脑型急性放射病 受照后 6h,外周血淋巴细胞数降至 0;受照后 24h 骨髓穿刺物呈水样,无血色。多种生化指标出现明显变化,如尿素氮、血清非蛋白氮含量升高,血清转氨酶升高,血清蛋白含量降低等。

4.在情况允许的条件下,做现场模拟,测定和估算受照剂量。

(五)诊断原则

首先,要有明确的放射线外照射史;其次,要到一定的照射剂量,通常全身一次照射 1Gy 以上多可引起急性放射病,但由于个体的辐射敏感性不同,有少数人员受照剂量仅为 0.6～0.8Gy 时也会发生轻度急性放射病。第三,要做好分型诊断和分度诊断,以利于正确和合理地进行治疗。

(六)诊断及分型、分度标准(GBZ 104－2002)

1.骨髓型急性放射病的诊断标准

(1)一次或短时间(数日)内分次接受 1～10Gy 的均匀或比较均匀的全身照射。

(2)由于淋巴细胞对放射线高度敏感,因而受照后早期(1~2 天)外周血淋巴细胞绝对值对骨髓型急性放射病的分度诊断具有重要参考价值。早期可参照表和图 10—1 作出初步的分度诊断。

表 10—1　骨髓型急性放射病的初期反应和受照剂量下限

分度	初期表现	照后 1~2d 淋巴细胞绝对数最低值($\times 10^9$/L)	受照剂量下限(Gy)
轻度	乏力、不适、食欲减退	1.2	1.0
中度	头昏、乏力、食欲减退、恶心,1~2h 后呕吐、白细胞短暂上升后下降	0.9	2.0
重度	1h 后多次呕吐,可有腹泻、腮腺肿大、白细胞数明显下降	0.6	4.0
极重度	1h 内多次呕吐和腹泻、休克、腮腺肿大,白细胞急剧下降	0.3	6.0

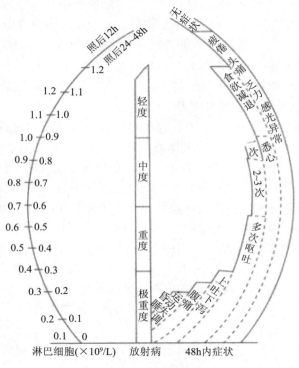

图 10—1　急性放射病早期诊断图

注:按照后 12h 或 24~48h 内淋巴细胞绝对值和该时间内患者出现过的最重症状(图右柱内侧实线下角)作一联线通过中央柱,柱内所标志的程度就是患者可能的诊断。如在照后 6h 对患者进行诊断时,则仅根据患者出现过的最重症状(图右柱内侧实线的上缘)作一水平横线至中央柱,依柱内所标志的程度加以判断,但其误差较照后 24~48h 判断时大。第一次淋巴细胞检查最好在使用肾上腺皮质激素或抗辐射药物前进行

(3)在全面检查和严密观察病情发展的过程中,进行综合分析,进一步确定临床分度及分期诊断(见表 10—2)。

表 10—2 骨髓型急性放射病的临床诊断依据

	分期和分度	轻度	中度	重度	极重度
初期	呕吐	—	+	++	+++
	腹泻	—	—	—~+	+~++
	照后,天	极期不明显	20~30	15~25	<10
	口咽炎	—	+	++	++~+++
	最高体温(℃)	<38	38~39	>39	>39
	脱发	—	+~++	+++	+~+++
	出血	—	+~++	+++	—~+++
极限	柏油便	—	—	++	+++
	腹泻	—	—	++	+++
	拒食	—	—	±	+
	衰竭	—	—	++	+++
	白细胞最低值(×10⁹/L)	>2.0	1.0~2.0	0.2~1.0	<0.2
	受照剂量下限,Gy	1.0	2.0	4.0	6.0

注:+、++、+++分别表示轻、中、重

（4）重度以下骨髓型急性放射病经有效积极治疗后,可不出现极期宏观临床表现,如出血、感染（包括体温升高、咽炎、腹泻、拒食、柏油便等）,使极期阶段症状不明显,此时可参考白细胞数持续低于 $1×10^9/L$,或中性粒细胞数低于 $0.5×10^9/L$,血小板数低于 $10×10^9/L$ 及脱发等作为极期阶段（重度）的判断指征,反之,由极期转入恢复期也可从骨髓造血功能的改善如增生低下转为活跃,出现幼稚细胞、单核细胞等,以及外周血常规检查如网织红细胞、中性粒细胞、血小板数的恢复和出现单核样细胞增多或成群、成批出现的所谓"阵雨现象"进行综合判断。

2.肠型急性放射病的诊断标准

（1）一次或短时间（数日）内分次接受大于 10Gy 的均匀或比较均匀的全身照射。

（2）轻度肠型急性放射病:受照剂量为 10~20Gy。除照后 1h 内出现严重恶心、呕吐外,1~3d 内出现腹泻稀便、血水便,并可有腮腺肿痛,经 3~6d 假愈期后上述症状加重为极期开始,可伴有水样便或血水便,发热。

（3）重度肠型急性放射病:受照剂量 20~50Gy。受照后 1d 内出现频繁呕吐,难以忍受的腹痛,严重稀水便,血液浓缩,脱水,全身衰竭,低体温。继之剧烈呕吐胆汁或咖啡样物,严重者第 2 周在血水便或便中混有脱落的肠黏膜组织,大便失禁、高热。

（4）受照后因严重呕吐和腹泻,如伤后 2~5d 内血红蛋白上升至 110% 以上。应注意肠型急性放射病的发生。

3.脑型急性放射病的诊断标准

（1）一次或短时间（数日）内接受大于 50Gy 射线的均匀或比较均匀的全身照射。偶见于特大核事故,及核战争条件下瞬时受到特大剂量照射的人员。

（2）受照剂量为 50~100Gy,病程 2d 左右,受照后出现站立不稳、步态蹒跚等共济失调、定向力和判断力障碍、肢体或眼球震颤、强直抽搐、角弓反张等体征。如受照剂量>100Gy,则受照后意识丧失、瞳孔散大、大小便失禁、血压下降、休克、昏迷、患者很快死亡,病程仅数小时。

（七）鉴别诊断

急性放射病分型诊断的要点是肠型与极重度骨髓型及脑型放射病的鉴别。根据受照后患者的临床表现、受照剂量及病程即可区分 3 型放射病,见表 10—3。

表 10—3　三型急性放射病的临床鉴别诊断要点

项目	极重度骨髓型	肠型	脑型
共济失调	－	－	＋＋＋
肌张力增强	－	－	＋＋＋
肢体震颤	－	－	＋＋
抽搐	－	－	＋＋＋
眼球震颤	－	－	＋＋
昏迷	－	＋	＋＋
呕吐胆汁	±	＋＋	＋～＋＋
稀水便	＋	＋＋＋	＋
血水便	－	＋＋＋	＋
柏油便	＋＋＋	＋～＋＋	±
腹痛	－	＋＋	＋
血红蛋白升高	－	＋＋	＋＋
最高体温(℃)	＞39℃	↑或↓	↓
脱发	＋～＋＋＋	－～＋＋＋	－
出血	－～＋＋＋	＋～＋＋	－
受照剂量(Gy)	6～10	10～50	＞50
病程,天	＜30	＜5	＜5

注:＋＋＋表示严重,＋＋为中度,＋为轻度,－为不发生

（八）治疗原则

根据病情程度和各期不同特点,尽早采取中西医综合治疗措施。

1. 骨髓型急性放射病的治疗原则

（1）轻度。一般不需特殊治疗,可采取对症处理,加强营养,注意休息对症状较重或早期淋巴细胞数较低者,必须住院严密观察和给予妥善治疗。

（2）中度和重度。根据病情采取不同的保护性隔离措施,并针对各期不同临床表现,制定相应的治疗方案。

1）初期:镇静、脱敏止吐、调节神经功能、改善微循环障碍,尽早使用抗辐射药物。

2）假愈期:有指征地(白细胞总数低于 $3.0 \times 10^9/L$,皮肤黏膜出血)预防性使用抗菌药物,主要针对革兰氏阳性细菌,预防出血,保护造血功能。当白细胞总数低于 $2.0 \times 10^9/L$、血小板数低于 $50 \times 10^9/L$ 时,及早使用造血生长因子(rhG－CSF/rh－GM－CSF)也可输注经 γ 线剂量 15～25Gy 照射的新鲜全血或血小板悬液。

3）极期:根据细菌学检查或对感染源的估计,积极采取有效的抗感染措施(特别注意针对革兰氏阴性细菌)。消毒隔离措施要严密,根据需要和可能使用层流洁净病室。控制出血,减

轻造血损伤,输注经γ线剂量15～25Gy照射的新鲜全血或血小板悬液。纠正水电解质紊乱。注意防止肺水肿。

4)恢复期:强壮治疗,促进恢复。

(3)极重度。可参考重度的治疗原则。但要特别注意尽早采取抗感染、抗出血等措施。及早使用造血生长因子。注意纠正水电解质紊乱,可保留Hickman中心静脉导管插管,持续输液,积极缓解胃肠和神经系统症状,注意防治肠套迭。在大剂量应用抗菌药物的同时,要注意霉菌和病毒感染的防治。一般对受照剂量为9Gy以上的患者,有人类白细胞抗原(HLA)相合的合适供者时,可考虑同种骨髓移植,注意抗宿主病的防治。

2.肠型急性放射病的治疗原则　根据病情程度,采取积极综合对症的支持治疗,特别注意早期的妥善处理。

(1)对轻度肠型放射病患者尽早无菌隔离,纠正水、电解质、酸碱失衡,改善微循环障碍,调节植物神经系统功能,积极抗感染、抗出血,有条件时及时进行骨髓移植。

(2)对于重度肠型放射病患者应用对症治疗措施减轻患者痛苦,延长生命。

3.脑型急性放射病的治疗原则　减轻患者痛苦,延长患者存活时间。可积极采用镇静剂制止惊厥,快速给予脱水剂保护大脑,抗休克,使用肾上腺皮质激素等综合对症治疗。

(九)急性放射病临床治愈后的处理原则

长期脱离射线工作,病情稳定后进行严密医学随访观察和定期健康鉴定,注意可能发生的远期效应,并予以相应的处理,根据恢复情况可疗养,休息或安排适当工作。需要劳动能力鉴定者,参照《劳动能力鉴定－职工工伤与职业病致残等级》(GB/T 16180－2006)处理。

(十)正确使用诊断标准的要点

1.急性放射病属电离辐射的确定性效应,是有剂量阈值的,达到一定剂量后发生急性放射病的严重程度与受照剂量的大小有一定关系。

2.受照剂量的确定除依据物理方法(包括必要时进行模拟试验)测定和估算外,尚应参考生物学方法估算的结果。其中,除初期症状和外周血常规检查(白细胞总数和淋巴细胞绝对数)外,淋巴细胞染色体畸变率的分析是目前常用的可信指标,其有效剂量范围为0.25～5.0Gy。此外,还可参考淋巴细胞微核率(胞浆分裂阻滞法CB法)的检查结果,估算受照剂量。

3.通过实践证明,利用图10－1进行诊断的准确性较高,方法较简便,该图可供实际使用。在使用中要注意肾上腺皮质激素类药物对淋巴细胞数量的影响。

4.表10－1、10－2中受照剂量的下限系指X线和γ线1次全身比较均匀的外照射而言。在参考物理剂量估计和判断病情时,如为全身不均匀和在记分次照射时,则应考虑到不同受照部位、范围、不均匀程度以及分次照射相次数等影响因素,并以红骨髓平均剂量或红骨髓造血干细胞存活计权计算的等效剂量以及经过时间因子校正而得出的"一次"照射的等效剂量为准。

5.多次高度不均匀的全身照射所致损伤与相同剂量1次全身均匀照射相比,有以下主要特点:初期反应一般较重,持续时间较长;多伴有明显的局部损伤,中性粒细胞和血小板数下降的程度轻于白细胞总数;造成同等程度的辐射效应所需的累积剂量高。

为估计损伤程度,往往需要由多次累积剂量换算出相当于一次全身均匀照射的等效剂量。建议在没有更好的换算公式以前,可参考式(A.1)、(A.2)换算:

以头颈部为主的全身照射:$\lg Y = 1.9060 - 0.5911 \lg X$ （A.1）

以腹部为主的全身照射:$\lg Y = 1.9811 - 0.4409 \lg X$ （A.2）

式中:Y 实效剂量与累积剂量之比(用百分数表示),A:照射天数。

其适用条件是:

γ 线外照射:每次照射的全身平均剂量为 0.6~2.6Gy;间隔时间为 24h;不均匀度为 25~100 倍。

二、外照射慢性放射病

（一）职业接触

外照射慢性放射病(chronic radiation sickness from external exposure)是指放射工作人员在较长时间内连续或间断受到超剂量限值的外照射,达到一定累积剂量后引起的以造血组织损伤为主,并伴有其他系统改变的一种全身性疾病。

可能发生慢性外照射放射病的职业人群主要有:应用 X 射线或放射性核素进行诊断和治疗的医务人员,使用放射性核素、X 射线或 γ 射线工业探伤的工人,核反应堆、加速器的工作人员及使用中子或 γ 源的地质勘探人员等。工业生产中 X 射线或 γ 射线的料位仪、液位仪操作工人等。

（二）发病机制

由于骨髓造血组织对放射线高度敏感,因而当放射工作人员在较长时间内连续或间断受到超剂量限值的外照射,并达到一定累积剂量后,主要是引起骨髓造血组织的损伤,常常伴有神经调节功能紊乱。由于生殖器官中的睾丸和卵巢对放射线也很敏感,因而也可引起男性精子数量及活力的下降,女性卵巢功能的减弱。此外,肾上腺皮质对放射线也较敏感,部分患者可以出现肾上腺皮质功能减退等内分泌功能的改变。

（三）临床表现

1. 造血系统损伤　外周血液的变化要早于骨髓的变化,其中以外周血白细胞的变化出现最早,可以出现以下 3 种类型的白细胞改变:

(1)白细胞增高型。外周血白细胞逐渐增高至 11×10^9/L 以上,可持续较长时间。

(2)白细胞减少型。接触放射线数年后,白细胞逐渐下降至 4×10^9/L 以下。

(3)白细胞波动型。外周血白细胞先升高至 11×10^9/L 以上,然后下降至正常范围,最后低于 4×10^9/L。

在外周血白细胞总数变化的同时,其分类计数也发生改变:可以出现中性粒细胞减少,淋巴细胞相对增多,以及嗜酸性细胞和嗜碱性细胞增多等。还可出现淋巴细胞微核、双核增高,染色体畸变率增加等。

血小板和红细胞的变化出现较晚,表现为血小板减少和贫血,偶尔会有红细胞增多。

骨髓象在早期无明显变化,稍后可见以粒细胞系统为主的增生低下或成熟障碍、巨核细胞减少、间接分裂指数下降、畸形分裂细胞增多等。

2. 神经系统改变

(1)无力症候群:头昏、头痛、虚弱无力、记忆力减退,工作能力下降,体力和脑力容易疲劳,食欲减退等。

(2)植物神经功能紊乱:睡眠障碍、易激动、心悸、心动过速、动脉压下降等。

（3）神经系统出现微小器质性变化：脱髓鞘性脑病，早发性脑动脉粥样硬化，发病年龄可提早到 40～49 岁，出现于总剂量大于 2Gy 和最大年剂量率大于 1Gy 的对象。

3.生殖功能减弱　部分男患者出现精子数量减少，精子活力减弱，死亡和畸形精子数增多等。女患者可出现卵巢功能减弱。

4.内分泌功能改变及其他物质代谢异常　因为肾上腺皮质对放射线较敏感，部分患者可以出现肾上腺皮质功能减退或对 ACTH 应激反应低下等。甲状腺也可以出现功能减退。物质代谢异常可表现为蛋白电泳、糖耐量异常等。

5.皮肤变化　表现为皮肤干燥、脱肩、粗糙、角化过度、皲裂、毛发脱落、色素沉着等。此外，可出现指甲增厚变脆、皮肤萎缩、赘生物形成、溃疡甚至癌变等。

6.眼晶体　可出现混浊点。

（四）实验室检查与其他特殊检查

1.造血系统　外周血白细胞计数逐渐减少，持续低于正常范围下限。少数患者外周血白细胞计数逐渐增高，并持续高于正常范围上限波动，可以维持数月或数年。受照剂量较大的患者可以出现外周血血小板计数减少以及贫血。白细胞的分类发生改变，中性粒细胞比例减少，而淋巴细胞相对增多，嗜酸性粒细胞和单核细胞也可见增多。骨髓象早期无明显改变，少数人呈骨髓增生旺盛；稍晚期出现粒细胞成熟障碍，增生不良；晚期粒细胞、红细胞以及巨核细胞系统都再生低下。

2.内分泌系统　早期无明显改变，稍晚期部分患者可出现肾上腺皮质和甲状腺功能减退。尿中 17－羟类固醇（17－OHCS）和 17－酮类固醇（17－KS）排出量减少，血清皮质醇含量降低，对 ACTH 刺激反应减弱。血清 T_3、T_4 水平降低，TSH 水平增高。

3.生殖系统　男性患者可见精子数量减少，精子活动度减弱，死精和畸形精子增多；女性患者可出现雌激素水平降低，卵巢功能减退等。

4.免疫系统　细胞免疫和体液免疫功能低下。

5.外周血淋巴细胞染色体畸变分析以及微核率检查　有些患者该两项检查指标增高，可以作为诊断的参考指标。

（五）诊断原则

目前尚无特异性诊断指标，必须根据照射史、个人剂量档案、受照累积剂量、临床表现和实验室检查、结合健康档案进行综合分析，排除其他因素和疾病方能作出诊断。

（六）诊断及分度诊断标准（GBZ 105－2002）

1.Ⅰ度患者

（1）有长期连续或间断超剂量限值照射史，法定个人剂量记录显示平均年剂量 0.15Gy 以上，或最大年剂量 0.25Gy 以上（含 0.25Gy），累积剂量达到或超过 1.5Gy。

（2）接触射线以前身体健康，接触数年后出现明显的无力型神经衰弱症状，其症状消长与脱离及接触射线有关。

（3）有出血倾向。

（4）接触射线以前造血功能正常，接触数年后，血常规检查经多次动态观察证明造血功能异常。

1）外周血白细胞总数持续在 4.0×10^9/L 以下或白细胞总数增高至 11×10^9/L，可伴有血小板数长期低于 80×10^9/L，红细胞数减少（男性低于 3.5×10^{12}/L，女性低于 3.0×10^{12}/L）和

血红蛋白量降低(男性低于 110g/L;女性低于 100g/L)。

2)骨髓增生活跃或偏低下;或某一系列细胞生成不良或成熟障碍。

(5)可伴有下列 1 个系统客观检查异常:

1)免疫力降低:细胞免疫、体液免疫和淋巴细胞转化功能三者中有一项降低者;全身抵抗力下降,容易感染。

2)生殖功能降低

①男性:具备下列 3 项中任何 1 项者:aa 3 次精液检查中 2 次精子数少于 20×10^9/L(2000 万/ml);bb 或无 1 次超过 40×10^9/L(4000 万/ml);cc 3 次精液检查中有 2 次活精子百分率低于 60%;3 次精液检查中有 2 次正常形态的精子数低于 60%。

②女性:主要检查卵巢功能,了解卵巢有无排卵和黄体功能情况。如检查基础体温、阴道脱落细胞、宫颈黏液检查等进行综合判定。

3)肾上腺皮质功能降低:

①具备下列 2 项异常者:血浆皮质醇降低;24h 尿 17－羟类固醇(17－OHCS)和 17－酮类固醇(17－KS)降低。

②可有皮肤,黏膜色素沉着。

4)甲状腺功能降低:经数次检查,血清 T_3、T_4 低于正常;促甲状腺激素(TSH)高于正常。

5)物质代谢紊乱:主要检查蛋白质和糖代谢功能。

(6)脱离射线和积极治疗后可减轻或恢复。

2. Ⅱ度患者

(1)有长期连续或间断超剂量限值照射史,法定个人剂量记录显示平均年剂量 0.15Gy 以上,或最大年剂量 0.25Gy 以上(含 0.25Gy),累积剂量达到或超过 1.5Gy。

(2)并有下列各项者可诊断为Ⅱ度:

1)有较顽固的自觉症状,有明显的出血倾向。

2)白细胞数持续在 3.0×10^9/L 以下;白细胞数持续在 $(3.0 \sim 4.0) \times 10^9$/L 兼有血小板数和(或)血红蛋白量持续减少。

3)骨髓增生低下。

4)具有下列 1 个系统或 1 个系统以上异常者:

①免疫力降低:细胞免疫、体液免疫和淋巴细胞转化功能 3 者中有 1 项降低者;全身抵抗力下降,容易感染。

②生殖功能降低:

男性:具备下列 3 项中任何 1 项者:aa 3 次精液检查中 2 次精子数少于 20×10^9/L(2000 万/ml);bb 或无 1 次超过 40×10^9/L(4000 万/ml);cc 3 次精液检查中有 2 次活精子百分率低于 60%;3 次精液检查中有 2 次正常形态的精子数低于 60%。

女性:主要检查卵巢功能,了解卵巢有无排卵和黄体功能情况。如检查基础体温、阴道脱落细胞、宫颈黏液检查等进行综合判定。

③肾上腺皮质功能降低:

具备下列 2 项异常者:血浆皮质醇降低;24h 尿 17－羟类固醇(17－OHCS)和 17－酮类固醇(17－KS)降低。

可有皮肤,黏膜色素沉着。

④甲状腺功能降低：经数次检查，血清 T_3，T_4 低于正常；促甲状腺激素（TSH）高于正常。

⑤物质代谢紊乱：主要检查蛋白质和糖代谢功能。

5）脱离射线及积极治疗后恢复缓慢。

（七）鉴别诊断

1.无力型神经系统症候群需要与一般性神经衰弱、内耳眩晕症、更年期综合征等鉴别诊断。

（1）外照射慢性放射病的神经系统改变临床上主要表现为兴奋性低下，例如疲乏无力、嗜睡、记忆力下降、心动过缓、月经失调、性欲减退等，以副交感神经系统机能增强为主。

（2）一般性神经衰弱：临床上多见以兴奋性增高为主的表现，例如性情急躁、易激动、失眠、头痛、心慌或心律不齐、阳痿、早泄、遗精等，以交感神经系统功能亢进为主。

（3）内耳眩晕症：常为突发性眩晕、恶心、呕吐、眼球震颤，还可伴有耳鸣、听力下降等临床表现。

（4）更年期综合征：主诉症状比较固执，焦虑紧张、忧郁、猜疑等症状日益明显。

但是，结合明确的超剂量职业照射史，临床表现，实验室检查所见血液系统改变，以及染色体畸变率和微核率增加等，不难与上述疾病鉴别。

2.外照射慢性放射病的造血系统改变需要与营养不良性贫血、缺铁性贫血、血小板减少症、慢性苯中毒、骨髓增生异常综合症、阵发性睡眠性血红蛋白尿（PNH）、脾功能亢进等相鉴别。

外照射慢性放射病的造血系统损伤的特点是：外周血白细胞总数减少，而淋巴细胞相对增高，并伴有形态的改变；骨髓象可正常或增生不良；有明显的无力型神经系统症候群的临床表现；有明确的超剂量职业照射史，以及染色体畸变率和微核率增加等。而其他上述疾病所引起的血液学改变，都具有其各自的疾病特征和病史，也不难鉴别。

（八）治疗原则

1.Ⅰ度外照射慢性放射病 脱离射线，中西医结合对症治疗，加强营养，头两年每年检查1次，以后每两年全面检查1次，在此期间根据健康状况，可参加非放射性工作。恢复后，再继续观察一年临床确认治愈则不再按外照射慢性放射病Ⅰ度诊断。

2.Ⅱ度外照射慢性放射病 脱离射线，住院积极治疗，全休。必要时进行疗养，定期随访，1～2年全面复查一次。根据恢复情况可考虑参加力所能及的非放射性工作。

（九）正确使用诊断标准的要点

1.正确区分外照射慢性放射病与放射反应和观察对象

（1）放射反应系是指接触射线时间不长（一般几个月到2年），受照剂量不大或短期超剂量照射，出现某些无力型神经衰弱症状；自身对照白细胞数增加或减少，或波动幅度较大，分类可有嗜酸性或嗜碱性粒细胞增加，而又无其他原因可寻者，短期脱离射线即可恢复。

（2）观察对象是指放射工龄较长，受到一定剂量照射，具有某些无力型神经衰弱症状，实验室检查显示有某些改变，但尚未达到外照射慢性放射病Ⅰ度诊断标准者。暂时脱离射线，密切观察，对症治疗并定期随访。观察一年后，根据病情进行诊断和处理。

（3）需要劳动能力鉴定者，参照《劳动能力鉴定－职工工伤与职业病致残等级》CGB/T 16180－2006)处理。

2.放射反应和观察对象均不属于放射性职业病。

三、急、慢性放射性皮肤损伤

（一）职业接触

急性放射性皮肤损伤（acute radiation injuries of skin）是指身体局部受到一次或短时间（数日）内多次大剂量（X、γ及β射线等）外照射所引起的急性放射性皮炎及放射性皮肤溃疡。

慢性放射性皮肤损伤（chronic radiation injuries of skin）是指由急性放射性皮肤损伤迁延而来或由小剂量射线长期照射（职业性或医源性）后引起的慢性放射性皮炎及慢性放射性皮肤溃疡。

放射性皮肤癌（skin cancer induced by radiation）是指在电离辐射所致皮肤放射性损害的基础上发生的皮肤癌。慢性放射性皮肤溃疡迁延不愈，可以发生癌变，成为放射性皮肤癌。

在核电站、核反应堆、核工业生产、工业探伤、工业辐照、加速器应用、医疗等行业从事或接触放射性物质、放射线仪器设备等的工作人员，在工作过程中都有可能受到放射线或放射性核素对皮肤的损伤。

（二）发病机制

1. 皮肤　皮肤上皮细胞和皮肤附属器官的上皮细胞属于对放射线中度敏感组织，当受到一定剂量的放射线照射后，会发生一系列渐进性的改变。在受到小剂量照射后，表皮和毛囊的基底细胞分裂减少，轻度肿胀；表皮下乳头血管扩张，真皮层水肿。当受到大剂量照射后，上皮细胞呈空泡样改变，细胞核增大或缩小，真皮层肿胀；继之细胞崩解，细胞层次减少，可出现区域性棘细胞层肥厚，汗腺和毛囊上皮萎缩、退变或消失。在电子显微镜下，局部放射性溃疡处可见到成纤维细胞和毛细血管明显减少，成纤维细胞变性；病程在6个月以内者，可见粗面内质网减少、扩张、脱颗粒；病程在6个月以上者，可见粗面内质网和核蛋白体极度减少，线粒体空化，微管和微丝减少。

2. 血管　血管内皮细胞也属于对放射线中度敏感组织，在损伤早期，真皮毛细血管充血、扩张，血流瘀滞，血管通透性增加；小血管壁肿胀，出现玻璃样变性，纤维素样坏死，胶原纤维和嗜银纤维肿胀、崩解等血管内膜炎性改变。继之，血管壁增厚、管腔狭窄或闭塞、血液循环障碍、血管壁周围炎性浸润。久之，形成纤维瘢痕，压迫血管，从而进一步加重血管损伤。电子显微镜显示毛细血管内皮细胞肿胀、增生、管腔狭窄、微饮泡减少，内皮细胞连接间隙增宽，基底膜局部崩解，甚至消失。

（三）临床表现

1. 急性放射性皮肤损伤　根据损伤程度的不同，分为4度；根据病变发展，每一度的临床表现分为四期：初期反应期、假愈期、反应期和恢复期。

（1）Ⅰ度损伤

1）初期反应期：受照后24h局部皮肤出现轻微红斑，但是很快消失。

2）假愈期：受照部位无任何症状。

3）反应期：3～4周后，受照部位出现毛囊丘疹、暂时性脱毛。

4）恢复期：毛发再生，局部无任何改变。

（2）Ⅱ度损伤

1）初期反应期：受照当时，局部皮肤无任何症状；3～5h后，局部皮肤出现轻微的瘙痒、灼热感，然后逐渐出现轻度肿胀和充血性红斑；24～48h后，红斑、肿胀暂时消退。

2)假愈期:一般 2～6 周,局部通常无任何症状。

3)反应期:在 2～6 周的假愈期以后,局部皮肤再次出现轻微的瘙痒、灼热和潮红,并逐渐加重,出现明显的红斑、轻微灼痛。一般持续 4～7d 后,进入恢复期。

4)恢复期:上述症状逐渐减轻,灼痛缓解,红斑逐渐变为浅褐色,出现粟粒状丘疹,皮肤稍有干燥、脱屑、脱毛,可伴有轻微瘙痒等症状。一般 2～3 个月后症状消失,毛发不能再生,无功能障碍或不良后遗症。

(3)Ⅲ度损伤

1)初期反应期:受照当时,局部皮肤可有一过性灼热、麻木感;12～24h 后,相继出现红斑、灼痛和肿胀。

2)假愈期:初期反应期经过 24～48h 后,上述症状逐渐减轻至消失,无明显临床症状,持续约 1～3 周。

3)反应期:假愈期后,受照局部皮肤再次出现红斑,色泽较前加深,呈紫红色,肿胀明显,疼痛加剧,逐渐形成水疱,开始为小水疱,3～5d 后逐渐融合成大水疱,疱皮较薄,疱液呈淡黄色。

4)恢复期:水疱和创面经适当处理后,如无感染,一般 4～5 周开始出现上皮生长,但较缓慢。新生上皮菲薄,弹性差,经过一段时期后常转为慢性改变,皮肤变薄、毛细血管扩张、皮肤色素减退与沉着相间呈"大理石"样;毛发脱落后不再生长;皮脂腺、汗腺萎缩,排汗功能障碍。久之,皮肤和皮下组织纤维化。如受外界刺激,易反复破溃,如继发感染,常形成溃疡,经久不愈。

(4)Ⅳ度损伤

1)初期反应期:受照当时或数小时后,局部皮肤出现明显的灼痛、麻木、红斑及肿胀,并逐渐加重。

2)假愈期:此期较短,一般约数小时到 10d 左右。局部皮肤红斑、肿痛稍有减轻,但不能完全消失;严重者可无假愈期。

3)反应期:皮肤红斑反应明显,颜色逐渐加深,呈紫褐色,肿胀加重,疼痛剧烈,并相继出现水疱和皮肤坏死区,坏死的皮肤大片脱落,形成溃疡。

4)恢复期:面积较小(直径≤3cm)或相对较浅的溃疡,经过换药及其他辅助治疗后可望愈合,但是新生上皮稍遇刺激就易发生皲裂或破溃。面积大而深的溃疡,逐渐扩大、加深,特别是由 γ 射线照射引起者,常常累及深部血管、肌肉、神经或内脏器官。放射线溃疡的愈合极为缓慢,有的完全不能愈合,溃疡基底及周围组织因纤维化而形成瘢痕,呈"火山口样",容易继发细菌感染,位于功能部位的严重损伤,常伴有功能障碍。

2.慢性放射性皮肤损伤　根据损伤程度的不同,分为 3 度。

(1)Ⅰ度损伤。轻者,受照区皮肤干燥、粗糙、轻度脱屑、皮肤纹理变浅或紊乱、轻度色素沉着和毛发脱落。重者,局部皮肤萎缩、变薄、干燥,毛细血管扩张,色素沉着与脱失相间呈"大理石"样,瘙痒明显,皮下组织纤维化。手部病变常伴有指甲增厚、纵嵴、质脆,呈舟状改变。

(2)Ⅱ度损伤。多见于四肢,常发生在照射后半年或数年,受损部位周围皮肤色素沉着,中央区色素减退,皮肤萎缩变薄,失去弹性;逐渐出现非凹陷性水中,触之呈坚实感,深压时形成不易消失的凹陷,可伴有局部明显疼痛。手部损伤者,皮肤萎缩或角化过度、疣状突起物、皲裂,指纹紊乱或消失,指甲增厚变形。

(3)Ⅲ度损伤。受照局部出现大小不一、深浅不等的溃疡,其轻重与受照剂量和感染程度有关。此类溃疡的特点是:边缘不整齐,呈潜行性;基底凹凸不平,肉芽生长不良、污秽,表面常有一层黄白色纤维素样物覆盖;溃疡周围皮肤色素沉着,周围皮肤及深层组织纤维化,形成瘢痕,局部呈"皮革状",常常伴有不同程度的细菌感染。此类溃疡可以波及深部肌肉、骨骼及神经,疼痛剧烈。手部病变,常出现皮肤和软组织萎缩、散在溃烂;手指萎缩变细、或有角质突起物、指端严重角化与指甲融合;肌腱外露,或肌腱挛缩,或肌腱断裂;关节变形僵硬或外露,手功能障碍。

3.放射性皮肤癌　职业照射所致的放射性皮肤癌通常是在慢性放射性皮肤损伤的基础上发生的皮肤组织癌变,临床上主要表现为受照部位皮肤萎缩变薄,粗糙,角化过度,皲裂,角质突起或溃疡形成,或肿物增生。潜伏期长短不一,有报道最短者仅为受照后2.5年,一般为受照后5~10年,长者可在20年以上。

放射性皮肤癌一般恶性程度较低,病理类型以高分化鳞状细胞癌为主。由于局部组织严重纤维化,血管和淋巴管闭塞,癌细胞向周围浸润和转移比较缓慢。

(四)实验室检查与其他特殊检查

1.模拟事故现场条件,做物理剂量测定,是诊断的主要依据之一。

2.红外线热成像技术、血流图、CT、磁共振、高频超声、病理组织学和免疫细胞化学检测等,均有助于局部放射性皮肤损伤的诊断。

(五)诊断原则

根据患者的职业史、皮肤受照史、法定局部剂量检测提供的受照剂量及现场受照个人剂量调查和临床表现,进行综合分析做出诊断。最后诊断,应以临床症状明显期皮肤表现为主,并参考照射剂量值,放射性皮肤癌的诊断必须要有病理组织学检查结果。

(六)诊断及分度诊断标准(GBZ 106-2002和GBZ 219-2009)

1.急性放射性皮肤损伤的诊断　根据患者的职业史、皮肤受照史、法定局部剂量检测提供的受照剂量及现场受照个人剂量调查和临床表现,进行综合分析做出诊断。依据表10-4可以做出分度诊断:

表10-4　急性放射性皮肤损伤分度诊断标准

分度	初期反应期	假愈期	反应期	参考剂量(Gy)
Ⅰ			毛囊丘疹、暂时脱毛	≥3~
Ⅱ	红斑	2~6周	脱毛、红斑	≥5~
Ⅲ	红斑、烧灼感	1~3周	二次红斑、水疱	≥10~
Ⅳ	红斑、麻木、搔痒、水肿、刺痛	数小时~10d	二次红斑、水疱、坏死、溃疡	≥20~

2.慢性放射性皮肤损伤的诊断　根据患者局部皮肤长期受到超过剂量限值的照射,累积剂量一般大于15Gy(有个人剂量档案),受照数年后皮肤及其附件出现慢性病变,亦可由急性放射性皮肤损伤迁延而来。应结合健康档案,排除其他皮肤疾病,进行综合分析做出诊断。可以依据表10-5做出分度诊断。

表 10—5 慢性放射性皮肤损伤分度诊断标准

分度	临床表现(必备条件)
Ⅰ	皮肤色素沉着或脱失、粗糙,指甲灰暗或纵嵴色条甲
Ⅱ	皮肤角化过度,皲裂或萎缩变薄,毛细血管扩张,指甲增厚变形
Ⅲ	坏死溃疡,角质突起,指端角化融合,肌腱挛缩,关节变形,功能障碍(具备其中一项即可)

3.放射性皮肤癌的诊断　　根据放射性职业史、皮肤受照射史、射线种类、受照剂量以及临床表现,结合病理组织学检查结果,并排除其他原因造成的皮肤癌和皮肤转移癌的情况下才能做出诊断。具体根据以下几点进行诊断:

(1)电离辐射接触史和皮肤受照史;

(2)发生在受电离辐射损害部位的皮肤,并排除皮肤转移癌的可能性;

(3)有一定的潜伏期;

(4)癌前表现为放射线所导致的慢性皮炎、皮肤角化增生或长期不愈的慢性溃疡;

(5)有病理组织学诊断。

放射性皮肤癌的分期诊断:依据放射性皮肤癌的临床表现和不同的病理发展阶段,参考国际肿瘤分类方法进行分期诊断。

Ⅰ期(原位癌):肿瘤局限于皮肤层,为穿透真皮下层。

Ⅱ期(局部浸润):肿瘤穿透皮肤下层,浸润局部皮下组织。

Ⅲ期(局部转移一):肿瘤病灶周围一、二级淋巴结转移。

Ⅳ期(肿瘤晚期):出现其他器官的肿瘤转移。

(七)鉴别诊断

1.急性放射性皮肤损伤早期的一些临床表现与一般性的烧伤、烫伤及某些皮肤疾病有相似之处,在诊断时需要进行鉴别。此外,还要注意与日光性皮炎、过敏性皮炎、药物性皮炎、甲沟炎、丹毒等相鉴别。但是,急性放射性皮肤损伤具有放射线照射史,据此可以与其他皮肤疾病相鉴别。

2.慢性放射性皮肤损伤需要与神经性皮炎、慢性湿疹、皮疣、上皮角化症,以及其他非特异性溃疡相鉴别。慢性放射性皮肤损伤具有放射线照射史,还可以做病理组织学检查进行鉴别。

3.放射性皮肤癌需要与皮肤转移癌以及其他原因造成的皮肤癌进行鉴别。必须根据前述的五点要求进行诊断。

(八)治疗原则

1.急性放射性皮肤损伤的治疗　　立即脱离辐射源或防止被照区皮肤再次受到照射或刺激。疑有放射性核素沾染皮肤时应及时予以洗消去污处理。对危及生命的损害(如休克、外伤和大出血),应首先给以抢救处理。

(1)全身治疗:皮肤损伤面积较大、较深时,不论是否合并全身外照射,均应卧床休息,给予全身治疗。

1)加强营养,给予高蛋白和富含维生素及微量元素的饮食。

2)加强抗感染措施,应用有效的抗生素类药物。

3)给予维生素类药物,如维生素 C、维生素 E、维生素 A 及 B 族维生素。

4)给予镇静止痛药物。疼痛严重时,可使用度冷丁类药物,但要防止成瘾。

5)注意水、电解质和酸碱平衡,必要时可输入新鲜血液。

6)根据病情需要,可使用各种蛋白水解酶抑制剂,自由基清除剂和增加机体免疫功能的药物,如超氧化物歧化酶(SOD)、甲 2-巨球蛋白(α_2-M)、丙种球蛋白制剂等。

7)必要时,可使用活血化瘀,改善微循环的药物,如复方丹参、低分子右旋糖酐等。

8)合并内污染时,应使用络合剂促排。

(2)局部治疗

1)Ⅰ、Ⅱ度放射性皮肤损伤或Ⅲ度放射性损伤在皮肤出现水疱之前,注意保护局部皮肤。必要时可用抗组织胺类或皮质类固醇类药物。

2)Ⅲ、Ⅳ度放射性皮肤损伤出现水疱时,可在严密消毒下抽去水疱液,可用维斯克溶液湿敷创面,加压包扎,预防感染。

3)疱皮有放射性核素沾污时,应先行去污,再剪去疱皮。

4)Ⅳ度放射性皮肤损伤,水疱破溃形成浅表溃疡,可使用维斯克溶液外敷,预防创面感染。如创面继发感染,可根据创面细菌培养的结果,采用敏感的抗生素药物湿敷。进入恢复期后适时手术。

2.慢性放射性皮肤损伤的治疗　对职业性放射性工作人员中,Ⅰ度慢性放射性皮肤损伤患者,应妥善保护局部皮肤避免外伤及过量照射,并作长期观察;Ⅱ度损伤者,应视皮肤损伤面积的大小和轻重程度,减少射线接触或脱离放射性工作,并给予积极治疗;Ⅲ度损伤者,应脱离放射性工作,并及时给予局部和全身治疗。对经久不愈的溃疡或严重的皮肤组织增生或萎缩性病变,应尽早手术治疗。

(1)局部保守治疗

1)Ⅰ度损伤勿需特殊治疗,可用润肤霜、膏,保护皮肤。

2)Ⅱ度损伤具有角质增生、脱屑、皲裂,使用含有脲素类药物的霜或膏软化角化组织或使用刺激性小的霜膏保护皮肤。

3)Ⅲ度损伤早期或伴有小面积溃疡,短期内局部可使用维斯克溶液或含有超氧化物歧化酶(SOD)、表皮生长因子(EGF)、Zn 的抗生素类霜、膏,并配合用甲 2-巨球蛋白制剂,能促使创面加速愈合。如创面出现时好时坏者,应及时手术治疗。

(2)手术治疗指征

对严重放射性皮肤损伤的创面,应适时施行彻底的局部扩大切除手术,再用皮片或皮瓣等组织移植,作创面修复。手术治疗的指征如下:

1)局部皮肤病损疑有恶性变时;

2)皮肤有严重角化、增生、萎缩、皲裂、疣状突起或破溃者;

3)皮肤疤痕畸形有碍肢体功能者;

4)经久不愈的溃疡,其面积较大较深,周围组织纤维化,血供较差者。

3.放射性皮肤癌的治疗

(1)手术治疗:是放射性皮肤癌的主要治疗手段。

(2)化学药物治疗:放射性皮肤癌对常规化疗药物不敏感。有条件的,可对切除的肿瘤组织进行细胞培养,并筛选敏感的抗肿瘤药物进行化疗。

(3)放射治疗:对放射性皮肤癌一般不主张再使用放射治疗。

(4)其他治疗:有条件时,可以应用免疫调节剂治疗,或者中药治疗。

（九）正确使用诊断标准的要点

1.放射性皮肤损伤的诊断主要根据局部超剂量限值的受照史、受照剂量和逐渐显示出来的皮肤表现，并应除外霉菌感染、扁平疣、慢性湿疹及其他非放射性接触性皮炎等疾病。

2.经多年来的临床实践已能较明确地给出引起皮肤损伤的照射剂量阈值，但因射线能量不同，受照情况各异，给出一个正确的通用阈剂量还是困难的。

3.本标准给出的引起某些皮肤损伤的受照剂量阈值仅是参考值，其临床分度仍以临床表现为主要依据。

4.放射性皮肤癌的诊断必须要有病理组织学的检查证实。

5.需要劳动能力鉴定者，参照《劳动能力鉴定－职工工伤与职业病致残等级》（GB/T 16180－2006）处理。

（王朝阳）

第十一章 老年病

第一节 慢性阻塞性肺疾病

慢性阻塞性肺疾病(chronic obstructive pulmonary disease,COPD)是一种以气流受限的不完全可逆为特征的慢性肺部疾病。它通常是指具有气流受限的慢性支气管炎(简称慢支)和(或)肺气肿。慢支或肺气肿可单独存在,但绝大多数情况下是合并存在,无论是单独或合并存在,发生气流受限时均可以成为COPD。慢性阻塞性肺疾病全球创议(the Global initiative for chronic Obstructive Lung Disease,GOLD)对其的定义为:COPD是一种可以预防和可以治疗的疾病,以不完全可逆的气流受限为特征。气流受限呈进行性加重,多与肺部对有害的颗粒和气体的异常炎症反应有关。COPD的自然病程是可变的,且每个患者的病程都不一样,特别是当患者持续暴露于有害环境时;COPD对患者的影响不仅取决于气流受限的程度,还取决于症状(特别是气促和活动能力的下降)的严重程度,全身效应以及有无合并症。

一、病因

COPD的确切病因尚不清楚,所有与慢支和肺气肿发生有关的因素都可能参与COPD的发病。已经发现的危险因素可以分为外因(即环境因素)与内因(即个体易患因素)两类。

(一)外因

1. 吸烟　吸烟是目前公认的COPD已知危险因素中最重要者。国外较多流行病学研究结果表明,与不吸烟人群相比,吸烟人群肺功能异常的发生率明显升高,出现呼吸道症状的人数明显增多,肺功能检查中反映气道是否有阻塞的核心指标第一秒用力呼气容积(FEV_1)的年下降幅度明显增快;而且,经过长期观察,目前已经明确吸烟量与FEV_1的下降速率之间存在剂量—效应关系,即吸烟量越大,FEV_1下降越快。对于已经患有COPD者,吸烟的患者其病死率明显高于不吸烟的患者。在吸烟斗和吸雪茄的人群中COPD的发病率虽然比吸香烟的人群要低一些,但仍然显著高于不吸烟人群。国内研究结果与国外相似。一项十万人群的研究结果表明,COPD患者中,其发病与吸烟有关者占71.6%,虽然略低于国外80%左右的数据,但吸烟仍然是COPD发病最重要的危险因素。被动吸烟也可能导致呼吸道症状以及COPD的发生;孕妇吸烟可能会影响胎儿肺脏的生长。实验室研究结果表明,吸烟可以从多个环节上促进COPD的发病,如能使支气管上皮纤毛变短,排列不规则,使纤毛运动发生障碍,降低气道局部的抵抗力;可以削弱肺泡吞噬细胞的吞噬功能;还可以引起支气管痉挛,增加气道阻力。尽管吸烟是引起COPD的最重要的环境因素,但是,并不是所有吸烟这都会发生COPD,事实上,吸烟人群中只有一部分人最终发生COPD,提示个体易患性在COPD的发病中具有十分重要的作用。

2. 吸入职业粉尘和化学物质　纵向研究资料证明,煤矿工人、开凿硬岩石的工人、隧道施工工人和水泥生产工人的FEV_1年下降率因其职业粉尘接触而增大,粉尘接触严重的工人,其对肺功能的影响超过吸烟者。吸入烟尘、刺激性气体、某些颗粒性物质、棉尘和其他有机粉尘等也可以促进COPD的发病。动物实验也已经证明,矿物质粉尘、二氧化硫、煤尘等都可以在动物模型上引起与人类 COPD 相类似的病变。

3.空气污染 长期生活在室外空气受到污染的区域可能是导致 COPD 发病的一个重要因素。对于已经患有 COPD 的患者,严重的城市空气污染可以使病情加重。室内空气污染在 COPD 发病中的作用颇受重视;国内已有流行病学研究资料表明,居室环境与 COPD 易患性之间存在联系。

4.生物燃料 近年来国内、外研究证明,在厨房通风条件不好的情况下,使用木柴、农作物秸秆以及煤等生物燃料作为生活燃料,可以增加 COPD 的患病风险。

5.呼吸道感染 对于已经罹患 COPD 者,呼吸道感染是导致疾病急性发作的一个重要因素,可以加聚病情进展。但是,感染是否可以直接导致 COPD 发病目前尚不清楚。

6.社会经济地位 社会经济地位与 COPD 的发病之间具有密切关系,社会经济地位较低的人群发生 COPD 的几率较大,可能与室内和室外空气污染、居室拥挤、营养较差以及其他与社会经济地位较低相关联的因素有关。

（二）内因

尽管吸烟是已知的最重要的 COPD 发病危险因素,但在吸烟人群中只有一部分人发生 COPD,说明吸烟人群中 COPD 的易患性存在着明显的个体差异。导致这种差异的原因还不清楚,但已明确下列内因(即个体易患性)具有重要意义:

1.遗传因素 流行病学研究结果提示 COPD 易患性与基因有关,但 COPD 肯定不是一种单基因疾病,其易患性涉及多个基因。目前唯一比较肯定的是不同程度的 α_1-抗胰蛋白酶缺乏可以增加 COPD 的发病风险。其他如谷胱甘肽 S 转移酶基因、基质金属蛋白酶组织抑制物-2 基因、血红素氧合酶-1 基因、肿瘤坏死因子-α 基因、白介素(IL)-13 基因、IL-10 基因等可能与 COPD 发病也有一定关系。

2.气道高反应性 国内和国外的流行病学研究结果均表明,气道反应性增高者其 COPD 的发病率也明显增高,二者关系密切。

3.肺脏发育、生长不良 在怀孕期、新生儿期、婴儿期或儿童期由各种原因导致肺脏发育或生长不良的个体在成人后容易罹患 COPD。

二、发病机制

（一）已有认识

COPD 的发病机制尚未完全明了。目前普遍认为 COPD 以气道、肺实质和肺血管的慢性炎症为特征,在肺的不同部位有肺泡巨噬细胞、T 淋巴细胞(尤其是 CD8+)和中性粒细胞增加,部分患者有嗜酸性粒细胞增多。激活的炎症细胞释放多种介质,包括白三烯 B4(LTB4)、白细胞介素 8(IL-8)、肿瘤坏死因子-α(TNF-α)和其他介质。这些介质能破坏肺的结构和(或)促进中性粒细胞炎症反应。除炎症外,肺部的蛋白酶和抗蛋白酶失衡、氧化与抗氧化失衡以及自主神经系统功能紊乱(如胆碱能神经受体分布异常)等也在 COPD 发病中起重要作用。吸入有害颗粒或气体可导致肺部炎症;吸烟能诱导炎症并直接损害肺脏;COPD 的各种危险因素都可产生类似的炎症过程,从而导致 COPD 的发生。

（二）发病机制新认识

T 细胞介导的炎症反应参与 COPD 和肺气肿的发生与发展过程,并与疾病的严重程度相关,提示免疫反应可能在其中起重要作用。

更有学者认为,COPD 是一种由吸烟引起的自身免疫性疾病。吸烟的 COPD 患者外周血中可检测到针对肺上皮细胞的 IgG 自身抗体。用弹力蛋白刺激吸烟的肺气肿患者外周血中 $CD4^+T$ 细胞,这些细胞分泌 γ-干扰素和 IL-10 的含量与肺气肿严重程度呈正相关,同时可检测到针对弹力蛋白的抗体,吸烟诱导的肺气肿可能是针对弹力蛋白片段的自身免疫反应。

这些均表明在 COPD 的发病中,自身免疫反应是重要机制。最新研究显示,COPD 患者有显著增高的抗内皮细胞抗体(AECA),COPD 患者中 AECA 的表达明显升高,这些发现提示 COPD 患者中存在自身免疫反应成分并伴有内皮细胞损害。

三、COPD 的病理生理特性

(一)病理特性

COPD 特征性的病理学改变存在于中央气道、外周气道、肺实质和肺的血管系统。在中央气道(气管、支气管以及内径>2~4mm 的细支气管),炎症细胞浸润表层上皮,黏液分泌腺增大和杯状细胞增多使黏液分泌增加。在外周气道(内径<2mm 的小支气管和细支气管)内,慢性炎症导致气道壁损伤和修复过程反复循环发生。修复过程导致气道壁结构重塑,胶原含量增加及瘢痕组织形成,这些病理改变造成气腔狭窄,引起固定性气流阻塞。

COPD 患者典型的肺实质破坏表现为小叶中央型肺气肿,涉及呼吸性细支气管的扩张和破坏。病情较轻时这些破坏常发生于肺的上部区域,但随着病情发展,可弥漫分布于全肺,并有肺毛细血管床的破坏。由于遗传因素或炎症细胞和介质的作用,肺内源性蛋白酶和抗蛋白酶失衡,为肺气肿性肺破坏的主要机制,氧化作用和其他炎症后果也起作用。

COPD 患者肺血管的改变以血管壁的增厚为特征,这种增厚始于疾病的早期。内膜增厚是最早的结构改变,接着出现平滑肌增加和血管壁炎症细胞浸润。COPD 加重时平滑肌、蛋白多糖和胶原的增多进一步使血管壁增厚。COPD 晚期继发肺心病时,部分患者可见多发性肺细小动脉原位血栓形成。

(二)病理生理特性

在 COPD 肺部病理学改变的基础上出现相应 COPD 特征性病理生理学改变,包括黏液高分泌、纤毛功能失调、气流受限、肺过度充气、气体交换异常、肺动脉高压和肺心病以及全身的不良效应。黏液高分泌和纤毛功能失调导致慢性咳嗽及多痰,这些症状可出现在其他症状和病理生理异常发生之前。小气道炎症、纤维化及管腔的渗出与 FEV_1、FEV_1/FVC 下降有关。肺泡的破坏、使小气道维持开放的能力受损亦有作用,但这在气流受限中所起的作用较小。

随着 COPD 的进展,外周气道阻塞、肺实质破坏及肺血管的异常等减少了肺气体交换能力,产生低氧血症,以后可出现高碳酸血症。长期慢性缺氧可导致肺血管广泛收缩和肺动脉高压,常伴有血管内膜增生,某些血管发生纤维化和闭塞,造成肺循环的结构重组。COPD 晚期出现的肺动脉高压是其重要的心血管并发症,并进而产生慢性肺源性心脏病及右心衰竭,提示预后不良。

COPD 可以导致全身不良效应,包括全身炎症和骨骼肌功能不良等方面。全身炎症表现为全身氧化负荷异常增高、循环血液中细胞因子浓度异常增高以及炎症细胞异常活化等;骨骼肌功能不良表现为骨骼肌重量逐渐减轻等。COPD 的全身不良效应具有重要的临床意义,它可加剧患者的活动能力受限,使生活质量下降,预后变差。

四、流行病学资料

我国流行病学调查显示,40 岁以上人群的慢性阻塞性肺疾病(COPD)患病率为 8.2%,已成为严重的公共卫生问题和沉重的社会经济负担,COPD 的临床研究受到呼吸病学术界的高度重视。一项对中国农村慢性阻塞性肺疾病(COPD)患病及防治现况的调查显示,COPD 患病率为 8.8%,男、女患病率分别为 12.8%、5.4%。在城市和农村中 COPD 的发病率和死亡率总体呈现出逐年升高的趋势。从公共卫生的角度看,COPD 的社会和经济负担在阶段 I 还可承受,但随着疾病严重性增加负担随之增重,可见,COPD 明显地增加了全球的社会负担。尽管年龄和抽烟对导致 COPD 起主要作用,但仍不足以解释此病的流行率变化——看来其他因素也相当重要;不过,戒烟已成为全球老龄化人群的迫切目标,对于其他导致 COPD 的因素更充分了解也是重要的,以辅助地区的公共卫生官员为当地发展更好的初级和次级预防政策。

五、临床表现

(一)病史特征

COPD 患病过程应有以下特征:

1.吸烟史 多有长期较大量吸烟史。

2.职业性或环境有害物质接触史 如较长期粉尘、烟雾、有害颗粒或有害气体接触史。

3.家族史 COPD 有家族聚集倾向。

4.发病年龄及好发季节 多于中年以后发病,症状好发于秋冬寒冷季节,常有反复呼吸道感染及急性加重史。随病情进展,急性加重愈渐频繁。

5.慢性肺源性心脏病史 COPD 后期出现低氧血症和(或)高碳酸血症,可并发慢性肺源性心脏病和右心衰竭。

(二)症状

1.慢性咳嗽 通常为首发症状。初起咳嗽呈间歇性,早晨较重,以后早晚或整日均有咳嗽,但夜间咳嗽并不显著。少数病例咳嗽不伴咳痰。也有部分病例虽有明显气流受限但无咳嗽症状。

2.咳痰 咳嗽后通常咳少量黏液性痰,部分患者在清晨较多;合并感染时痰量增多,常有脓性痰。

3.气短或呼吸困难 这是 COPD 的标志性症状,是使患者焦虑不安的主要原因,早期仅于劳力时出现,后逐渐加重,以致日常活动甚至休息时也感气短。

4.喘息和胸闷 不是 COPD 的特异性症状。部分患者特别是重度患者有喘息;胸部紧闷感通常于劳力后发生,与呼吸费力、肋间肌等容性收缩有关。

5.全身性症状 在疾病的临床过程中,特别在较重患者,可能会发生全身性症状,如体重下降、食欲减退、外周肌肉萎缩和功能障碍、精神抑郁和(或)焦虑等。合并感染时可咳血痰或咯血。

(三)体征

COPD 早期体征可不明显。随疾病进展,常有以下体征:

1.视诊及触诊 胸廓形态异常,包括胸部过度膨胀、前后径增大、剑突下胸骨下角(腹上角)增宽及腹部膨凸等;常见呼吸变浅,频率增快,辅助呼吸肌如斜角肌及胸锁乳突肌参加呼吸运动,重症可见胸腹矛盾运动;患者不时采用缩唇呼吸以增加呼出气量;呼吸困难加重时常采取前倾坐位;低氧血症者可出现黏膜及皮肤发绀,伴右心衰竭者可见下肢水肿、肝脏增大。

2.叩诊　由于肺过度充气使心浊音界缩小,肺肝界降低,肺叩诊可呈过度清音。

3.听诊　两肺呼吸音可减低,呼气相延长,平静呼吸时可闻干性音,两肺底或其他肺野可闻湿音;心音遥远,剑突部心音较清晰响亮。

六、实验室和辅助检查

(一)肺功能检查

是判断气流受限的主要客观指标,对 COPD 的诊断、严重程度评价、疾病进展状况、预后及治疗反应判断等都有重要意义。气流受限是以第一秒用力呼气容积占预计值百分比($FEV_1\%$预计值)和第一秒用力呼气容积占用力肺活量百分比(FEV_1/FVC)的降低来确定的。FEV_1/FVC 是 COPD 的一项敏感指标,可检出轻度气流受限。$FEV_1\%$预计值是中、重度气流受限的良好指标,它变异性小,易于操作,应作为 COPD 肺功能检查的基本项目。吸入支气管舒张剂后 $FEV_1<80\%$预计值,且 $FEV_1/FVC<70\%$者,可确定为不能完全可逆的气流受限。肺总量(TLC)、功能残气量(FRC)和残气容积(RV)增高,肺活量(VC)减低,RV/TLC 增高,均为阻塞性肺气肿的特征性变化。

(二)胸部 X 线检查

COPD 早期胸片可无异常变化。以后可出现慢支和肺气肿的影像学改变。虽然 X 线胸片改变对 COPD 诊断特异性不高,但作为确定肺部并发症及与其他肺疾病进行鉴别的一项重要检查,应该常规使用。CT 检查对有疑问病例的鉴别诊断有较高价值。

(三)血气分析

对确定发生低氧血症、高碳酸血症、酸碱平衡失调以及判断呼吸衰竭的类型有重要价值。

(四)其他

COPD 合并细菌感染时,血白细胞增高,核左移。痰培养可能检出病原菌,常见病原菌为肺炎链球菌、流感嗜血杆菌、卡他莫拉菌和肺炎克雷伯杆菌等。

七、诊断及鉴别诊断

(一)全面采集病史进行评估

诊断 COPD 时,首先应全面采集病史,包括症状、既往史和系统回顾、接触史。症状包括慢性咳嗽、咳痰、气短。既往史和系统回顾应注意:出生时低体重、童年时期有无哮喘、变态反应性疾病、感染及其他呼吸道疾病史如结核病史;COPD 和呼吸系统疾病家族史;COPD 急性加重和住院治疗病史;有相同危险因素(吸烟)的其他疾病,如心脏、外周血管和神经系统疾病;不能解释的体重下降;其他非特异性症状,喘息、胸闷、胸痛和晨起头痛;要注意吸烟史(以包年计算)及职业、环境有害物质接触史等。

(二)诊断

COPD 的诊断应根据临床表现、危险因素接触史、体征及实验室检查等资料综合分析确定。考虑 COPD 的主要症状为慢性咳嗽、咳痰和(或)呼吸困难及危险因素接触史;存在不完全可逆性气流受限是诊断 COPD 的必备条件。肺功能测定指标是诊断 COPD 的金标准。用支气管舒张剂后 $FEV_1/FVC<70\%$可确定为不完全可逆性气流受限。凡具有吸烟史及(或)

环境职业污染接触史及(或)咳嗽、咳痰或呼吸困难史者均应进行肺功能检查。COPD 早期轻度气流受限时可有或无临床症状。胸部 X 线检查有助于确定肺过度充气的程度及与其他肺部疾病鉴别。

(三)鉴别诊断

COPD 应与支气管哮喘、支气管扩张症、充血性心力衰竭、肺结核等鉴别。与支气管哮喘的鉴别有时存在一定困难。

1. COPD 多于中年后起病,哮喘则多在儿童或青少年期起病。

2. COPD 症状缓慢进展,逐渐加重,哮喘则症状起伏大。

3. COPD 多有长期吸烟史和(或)有害气体、颗粒接触史,哮喘则常伴过敏体质、过敏性鼻炎和(或)湿疹等,部分患者有哮喘家族史。

4. COPD 时气流受限基本为不可逆性,哮喘时则多为可逆性。

5. 部分病程长的哮喘患者已发生气道重塑,气流受限不能完全逆转;而少数 COPD 患者伴有气道高反应性,气流受限部分可逆。此时应根据临床及实验室所见全面分析,必要时作支气管舒张试验和(或)PEF 昼夜变异率来进行鉴别。

在少部分患者中这两种疾病可以重叠存在。

(四)COPD 严重程度分级

COPD 严重程度评估需根据患者的症状、肺功能异常、是否存在合并症(呼吸衰竭、心力衰竭)等确定,其中反映气流受限程度的 FEV_1 下降有重要参考意义。根据肺功能有 COPD 严重性分为 4 级(表 11-1)。

表 11-1 COPD 严重程度分级

级别	特征
Ⅰ级(轻度)	$FEV_1/FVC<70\%$,FEV_1 占预计值百分比≥80%
Ⅱ级(中度)	$FEV_1/FVC<70\%$,50%≤FEV_1 占预计值百分比<80%
Ⅲ(重度)	$FEV_1/FVC<70\%$,30%≤FEV_1 占预计值百分比<50%
Ⅳ(极重度)	$FEV_1/FVC<70\%$,FEV_1 占预计值百分比<30%或 FEV_1 占预计值百分比<50%,或伴有慢性呼吸衰竭

Ⅰ级(轻度 COPD):其特征为轻度气流受限($FEV_1/FVC<70\%$但 FEV_1≥80%预计值),通常可伴有或不伴有咳嗽、咳痰。此时患者本人可能还没认识到自己的肺功能是异常的。

Ⅱ级(中度 COPD):其特征为气流受限进一步恶化(50%≤FEV_1<80%预计值)并有症状进展和气短,运动后气短更为明显。此时,由于呼吸困难或疾病的加重,患者常去医院就诊。

Ⅲ级(重度 COPD):其特征为气流受限进一步恶化(30%≤FEV_1<50%预计值),气短加剧,并且反复出现急性加重,影响患者的生活质量。

Ⅳ级(极重度 COPD):为严重的气流受限(FEV_1<30%预计值)或者合并有慢性呼吸衰竭。此时,患者的生活质量明显下降,如果出现急性加重则可能有生命危险。

虽然 FEV_1%预计值对反映 COPD 严重程度、健康状况及病死率有用,但 FEV_1 并不能完全反映 COPD 复杂的严重情况,除 FEV_1 以外,已证明体质指数(BMI)和呼吸困难分级在预测 COPD 生存率等方面有意义。

BMI 等于体重(kg)除以身高(m)的平方,BMI<21 的 COPD 患者死亡率增加。

功能性呼吸困难分级:可用呼吸困难量表来评价。0 级:除非剧烈活动,无明显呼吸困难;

1级:当快走或上缓坡时有气短;2级:由于呼吸困难比同龄人步行得慢,或者以自己的速度在平地上行走时需要停下来呼吸;3级:在平地上步行100m或数分钟后需要停下来呼吸;4级:明显的呼吸困难而不能离开房屋或者当穿脱衣服时气短。

如果将FEV_1作为反映气流阻塞(obstruction)的指标,呼吸困难(dyspnea)分级作为症状的指标,BMI作为反映营养状况的指标,再加上6min步行距离作为运动耐力(exercise)的指标,将这四方面综合起来建立一个多因素分级系统(BODE),被认为可比FEV_1更好地反映COPD的预后。

生活质量评估:广泛应用于评价COPD患者的病情严重程度、药物治疗的疗效、非药物治疗的疗效(如肺康复治疗、手术)和急性发作的影响等。

生活质量评估还可用于预测死亡风险,而与年龄、PEV₁及体质指数无关。常用的生活质量评估方法有圣乔治呼吸问卷(SGRQ)和治疗结果研究(SF-36)等。

此外,COPD急性加重次数也可作为COPD严重程度的一项监测指标。

COPD病程可分为急性加重期与稳定期。COPD急性加重期是指患者出现超越日常状况的持续恶化,并需改变基础COPD的常规用药者,通常在疾病过程中,患者短期内咳嗽、咳痰、气短和(或)喘息加重,痰量增多,呈脓性或黏脓性,可伴发热等炎症明显加重的表现。稳定期则指患者咳嗽、咳痰、气短等症状稳定或症状轻微。

八、治疗及注意事项

(一)COPD稳定期的治疗

1.治疗目的　减轻症状,阻止病情发展。缓解或阻止肺功能下降。

改善活动能力,提高生活质量。降低病死率。

2.教育与管理　通过教育与管理可以提高患者及有关人员对COPD的认识和自身处理疾病的能力,更好的配合治疗和加强预防措施,减少反复加重,维持病情稳定,提高生活质量。主要内容包括:

(1)教育与督促患者戒烟,迄今能证明有效延缓肺功能进行性下降的措施仅有戒烟;

(2)使患者了解COPD的病理生理与临床基础知识;

(3)掌握一般和某些特殊的治疗方法;

(4)学会自我控制病情的技巧,如腹式呼吸及缩唇呼吸锻炼等;

(5)了解赴医院就诊的时机;

(6)社区医生定期随访管理。

3.控制职业性或环境污染　避免或防止粉尘、烟雾及有害气体吸入。

4.药物治疗　药物治疗用于预防和控制症状,减少急性加重的频率和严重程度,提高运动耐力和生活质量。根据疾病的严重程度,逐步增加治疗,如果没有出现明显的药物不良反应或病情的恶化,应在同一水平维持长期的规律治疗。根据患者对治疗的反应及时调整治疗方案。

(1)支气管舒张剂:支气管舒张剂可松弛支气管平滑肌、扩张支气管、缓解气流受限,是控制COPD症状的主要治疗措施。短期按需应用可缓解症状,长期规则应用可预防和减轻症状,增加运动耐力,但不能使所有患者的FEV_1都得到改善。与口服药物相比,吸入剂不良反应小,因此多首选吸入治疗。主要的支气管舒张剂有β_2一受体激动剂、抗胆碱药及甲基黄嘌吟类,根据药物的作用及患者的治疗反应选用。用短效支气管舒张剂较为便宜,但效果不如长效制剂。不同作用机制与作用时间的药物联合可增强支气管舒张作用、减少不良反应。β_2-受体激动剂、抗胆碱药物和(或)茶碱联合应用,肺功能与健康状况可获进一步改善。

(2)糖皮质激素:COPD 稳定期长期应用糖皮质激素吸入治疗并不能阻止其 FEV_1 的降低趋势。长期规律的吸入糖皮质激素较适用于 $FEV_1 < 50\%$ 预计值(Ⅲ级和Ⅳ级)并且有临床症状以及反复加重的 COPD 患者。这一治疗可减少急性加重频率,改善生活质量。联合吸入糖皮质激素和 β_2-受体激动剂,比各自单用效果好,目前已有布地奈德/福莫特罗、氟地卡松/沙美特罗两种联合制剂。对 COPD 患者不推荐长期口服糖皮质激素治疗。

(3)其他药物:①祛痰药(黏液溶解剂):COPD 气道内可产生大量黏液分泌物,可促使继发感染,并影响气道通畅,应用祛痰药似有利于气道引流通畅,改善通气,但除少数有黏痰患者获效外,总的来说效果并不十分确切。常用药物有盐酸氨溴索(ambroxol)、乙酰半胱氨酸等。②抗氧化剂:COPD 气道炎症使氧化负荷加重,加重 COPD 的病理、生理变化。应用抗氧化剂如 N-乙酰半胱氨酸可降低疾病反复加重的频率。但目前尚缺乏长期、多中心临床研究结果,有待今后进行严格的临床研究考证。③免疫调节剂:对降低 COPD 急性加重严重程度可能具有一定的作用。但尚未得到确证,不推荐作常规使用。④疫苗:流感疫苗可减少 COPD 患者的严重程度和死亡,可每年给予 1 次(秋季)或 2 次(秋、冬)。它含有灭活的或活的、无活性病毒,应每年根据预测的病毒种类制备。肺炎球菌疫苗含有 23 种肺炎球菌荚膜多糖,已在 COPD 患者中应用,但尚缺乏有力的临床观察资料。⑤中医治疗:辨证施治是中医治疗的原则,对 COPD 的治疗亦应据此原则进行。实践中体验到某些中药具有祛痰、支气管舒张、免疫调节等作用,值得深入的研究。

5.氧疗　COPD 稳定期进行长期家庭氧疗对具有慢性呼吸衰竭的患者可提高生存率。对血流动力学、血液学特征、运动能力、肺生理和精神状态都会产生有益的影响。长期家庭氧疗应在Ⅳ级即极重度 COPD 患者应用,具体指征是:①$PaO_2 \leqslant 55mmHg$ 或动脉血氧饱和度(SaO_2)$\leqslant 88\%$,有或没有高碳酸血症;②PaO_2 55～60mmHg,或 $SaO_2 < 89\%$,并有肺动脉高压、心力衰竭水肿或红细胞增多症(红细胞比积 $> 55\%$)。长期家庭氧疗一般是经鼻导管吸入氧气,流量 $1.0～2.0L/min$,吸氧持续时间 $> 15h/d$。长期氧疗的目的是使患者在海平面水平,静息状态下,达到 $PaO_2 \geqslant 60mmHg$ 和(或)使 SaO_2 升至 90%,这样才可维持重要器官的功能,保证周围组织的氧供。

6.康复治疗　康复治疗可以使进行性气流受限、严重呼吸困难而很少活动的患者改善活动能力、提高生活质量,是 COPD 患者一项重要的治疗措施。它包括呼吸生理治疗,肌肉训练、营养支持、精神治疗与教育等多方面措施。在呼吸生理治疗方面包括帮助患者咳嗽,用力呼气以促进分泌物清除;使患者放松,进行缩唇呼吸以及避免快速浅表的呼吸以帮助克服急性呼吸困难等措施。在肌肉训练方面有全身性运动与呼吸肌锻炼,前者包括步行、登楼梯、踏车等,后者有腹式呼吸锻炼等。在营养支持方面,应要求达到理想的体重;同时避免过高碳水化合物饮食和过高热量摄入,以免产生过多二氧化碳。

(二)COPD 急性加重期的治疗

1.确定 COPD 急性加重的原因　引起 COPD 加重的最常见原因是气管-支气管感染,主要是病毒、细菌的感染。部分病例加重的原因难以确定,环境理化因素改变可能有作用。肺炎、充血性心力衰竭、心律失常、气胸、胸腔积液、肺血栓栓塞症等可引起酷似 COPD 急性发作的症状,需要仔细加以鉴别。

2.COPD急性加重的诊断和严重性评价 COPD加重的主要症状是气促加重,常伴有喘息、胸闷、咳嗽加剧、痰量增加、痰液颜色和(或)黏度改变以及发热等,此外亦可出现全身不适、失眠、嗜睡、疲乏抑郁和精神紊乱等症状。当患者出现运动耐力下降、发热和(或)胸部影像异常时可能为COPD加重的征兆。气促加重,咳嗽痰量增多及出现脓性痰常提示细菌感染。

与加重前的病史、症状、体征、肺功能测定、动脉血气检测和其他实验室检查指标进行比较,对判断COPD加重的严重程度甚为重要。应特别注意了解本次病情加重或新症状出现的时间,气促、咳嗽的严重程度和频度,痰量和痰液颜色,日常活动的受限程度,是否曾出现过水肿及其持续时间,既往加重时的情况和有无住院治疗,以及目前的治疗方案等。本次加重期肺功能和动脉血气结果与既往对比可提供极为重要的信息,这些指标的急性改变较其绝对值更为重要。对于严重COPD患者,神志变化是病情恶化和危重的指标,一旦出现需及时送医院救治。是否出现辅助呼吸肌参与呼吸运动,胸腹矛盾呼吸、发绀、外周水肿、右心衰竭,血流动力学不稳定等征象亦有助于判定COPD加重的严重程度。

肺功能测定:加重期患者,常难以满意地完成肺功能检查。$FEV_1 < 1L$ 可提示严重发作。

动脉血气分析:静息状态下在海平面呼吸空气条件下,$PaO_2 < 60mmHg$ 和(或)$SaO_2 < 90\%$,提示呼吸衰竭。如 $PaO_2 < 50mmHg$,$PaCO_2 > 70mmHg$,$pH < 7.30$ 提示病情危重,需进行严密监护或入住ICU行无创或有创机械通气治疗。

胸部X线影像、心电图(ECG)检查:胸部X线影像有助于COPD加重与其他具有类似症状的疾病相鉴别。ECG对心律失常、心肌缺血及右心室肥厚的诊断有帮助。螺旋CT、血管造影和血浆D-二聚体检测在诊断COPD加重患者发生肺栓塞时有重要作用,但核素通气灌注扫描在此诊断价值不大。低血压或高流量吸氧后 PaO_2 不能升至 $60mmHg$ 以上可能提示肺栓塞的存在,如果临床上高度怀疑合并肺栓塞,则应同时处理COPD和肺栓塞。

其他实验室检查:血红细胞计数及血细胞比容有助于了解有无红细胞增多症或出血。部分患者血白细胞计数增高及中性粒细胞核左移可为气道感染提供佐证。但通常白细胞计数并无明显改变。

当COPD加重,有脓性痰者,应给予抗生素治疗。肺炎链球菌、流感嗜血杆菌及卡他莫拉菌是COPD加重患者最普通的病原菌。若患者对初始抗生素治疗反应不佳时,应进行痰培养及细菌药物敏感试验。此外,血液生化检查有助于确定引起COPD加重的其他因素,如电解质紊乱(低钠、低钾和低氯血症等),糖尿病危象或营养不良等,也可发现合并存在的代谢性酸碱失衡。

3.院外治疗 对于COPD加重早期,病情较轻的患者可以在院外治疗,但需注意病情变化,及时决定送医院治疗的时机。

COPD加重期的院外治疗包括适当增加以往所用支气管舒张剂的剂量及频度。若未曾使用抗胆碱药物,可以用异丙托溴铵或噻托溴铵吸入治疗,直至病情缓解。对更严重的病例,可给予数天较大剂量的雾化治疗。如沙丁胺醇 $2500\mu g$,异丙托溴铵 $500\mu g$,或沙丁胺醇 $1000\mu g$ 加异丙托溴铵 $250\sim500\mu g$ 雾化吸入,每日 $2\sim4$ 次。

全身使用糖皮质激素对加重期治疗有益,可促进病情缓解和肺功能的恢复。如患者的基础 $FEV_1 < 50\%$ 预计值,除支气管舒张剂外可考虑口服糖皮质激素,泼尼松龙每日 $30\sim40mg$,

连用 7～10 天。也可糖皮质激素联合长效 β_2-受体激动剂雾化吸入治疗。

COPD 症状加重,特别是咳嗽痰量增多并呈脓性时应积极给予抗生素治疗。抗生素选择应依据患者肺功能及常见的致病菌,结合患者所在地区致病菌及耐药流行情况,选择敏感抗生素。

4.住院治疗　COPD 急性加重病情严重者需住院治疗。COPD 急性加重到医院就诊或住院治疗的指征:①症状显著加剧,如突然出现的静息状况下呼吸困难;②出现新的体征或原有体征加重(如发绀、外周水肿);③新近发生的心律失常;④有严重的伴随疾病;⑤初始治疗方案失败;⑥高龄 COPD 患者的急性加重;⑦诊断不明确;⑧院外治疗条件欠佳或治疗不力。

COPD 急性加重收入重症监护治疗病房(ICU)的指征:①严重呼吸困难且对初始治疗反应不佳;②精神障碍,嗜睡,昏迷;③经氧疗和无创性正压通气(NIPPV)后,低氧血症($PaO_2<$50mmHg)仍持续或呈进行性恶化,和(或)高碳酸血症($PaCO_2>70$mmHg)无缓解甚至有恶化,和(或)严重呼吸性酸中毒(pH<7.30)无缓解,甚至恶化。

COPD 加重期主要的治疗方案如下:

(1)根据症状、血气、胸部 X 线片等评估病情的严重程度。

(2)控制性氧疗:氧疗是 COPD 加重期住院患者的基础治疗。无严重合并症的 COPD 加重期患者氧疗后易达到满意的氧合水平($PaO_2>60$mmHg 或 $SaO_2>90\%$)。但吸入氧浓度不宜过高,需注意可能发生潜在的 CO_2 潴留及呼吸性酸中毒,给氧途径包括鼻导管或 Venturi 面罩,其中 Venturi 面罩更能精确地调节吸入氧浓度。氧疗 30min 后应复查动脉血气,以确认氧合满意,且未引起 CO_2 潴留及(或)呼吸性酸中毒。

(3)抗生素:COPD 急性加重多由细菌感染诱发,故抗生素治疗在 COPD 加重期治疗中具有重要地位。当患者呼吸困难加重,咳嗽伴有痰量增多及脓性痰时,应根据 COPD 严重程度及相应的细菌分层情况,结合当地区常见致病菌类型及耐药流行趋势和药物过敏情况尽早选择敏感抗生素。如对初始治疗方案反应欠佳,应及时根据细菌培养及药敏试验结果调整抗生素。通常 COPD Ⅰ 级轻度或 Ⅱ 级中度患者加重时,主要致病菌多为肺炎链球菌、流感嗜血杆菌及卡他莫拉菌。属于 Ⅲ 级(重度)及 Ⅳ 级(极重度)COPD 急性加重时,除以上常见细菌外,尚可有肠杆菌科细菌、铜绿假单胞菌及耐甲氧西林金黄色葡萄球菌。发生铜绿假单胞菌的危险因素有:近期住院、频繁应用抗菌药物、以往有铜绿假单胞菌分离或寄植的历史等。要根据细菌可能的分布采用适当的抗菌药物治疗。抗菌治疗应尽可能将细菌负荷降低到最低水平,以延长 COPD 急性加重的间隔时间。长期应用广谱抗生素和糖皮质激素易继发深部真菌感染,应密切观察真菌感染的临床征象并采用防治真菌感染措施。

(4)支气管舒张剂:短效 β_2-受体激动剂较适用于 COPD 急性加重期的治疗。若效果不显著,建议加用抗胆碱能药物(为异丙托溴铵、噻托溴铵等)。对于较为严重的 COPD 加重者,可考虑静脉滴注茶碱类药物。由于茶碱类药物血药浓度个体差异较大,治疗窗较窄,监测血清茶碱浓度对于评估疗效和避免不良反应的发生都有一定意义。β_2-受体激动剂、抗胆碱能药物及茶碱类药物由于作用机制不同,药代及药动学特点不同,且分别作用于不同大小的气道,所以联合应用可获得更大的支气管舒张作用,但最好不要联合应用 β_2-受体激动剂和茶碱类。不良反应的报道亦不多。

(5)糖皮质激素:COPD 加重期住院患者宜在应用支气管舒张剂基础上,口服或静脉滴注糖皮质激素,激素的剂量要权衡疗效及安全性,建议口服泼尼松 30～40mg/d,连续 7～10d 后逐渐减量停药。也可以静脉给予甲泼尼龙 40mg,每天 1 次,3～5d 后改为口服。延长给药时间不能增加疗效,反而会使不良反应增加。

(6)机械通气:可通过无创或有创方式给予机械通气,根据病情需要,可首选无创性机械通气。机械通气,无论是无创或有创方式都只是一种生命支持方式,在此条件下,通过药物治疗消除 COPD 加重的原因使急性呼吸衰竭得到逆转。进行机械通气患者应有动脉血气监测。①无创性机械通气:COPD 急性加重期患者应用 NIPPV 可降低 $PaCO_2$,减轻呼吸困难,从而降低气管插管和有创呼吸机的使用,缩短住院天数,降低患者病死率。使用 NIPPV 要注意掌握合理的操作方法,提高患者依从性,避免漏气,从低压力开始逐渐增加辅助吸气压和采用有利于降低 $PaCO_2$ 的方法,从而提高 NIPPV 的效果。②有创性机械通气:在积极药物和 NIPPV 治疗后,患者呼吸衰竭仍进行性恶化,出现危及生命的酸碱失衡和(或)神志改变时宜用有创性机械通气治疗。病情好转后,根据情况可采用无创机械通气进行序贯治疗。

在决定终末期 COPD 患者是否使用机械通气时还需充分考虑到病情好转的可能性,患者自身及家属的意愿以及强化治疗的条件是否允许。使用最广泛的三种通气模式包括辅助控制通气(A－CMV),压力支持通气(PSV)或同步间歇强制通气(SIMV)与 PSV 联合模式(SIMV＋PSV)。因 COPD 患者广泛存在内源性呼气末正压(PEEPi),为减少因 PEEPi 所致吸气功耗增加和人机不协调,可常规加用一适度水平(约为 PEEPi 的 70%～80%)的外源性呼气末正压(PEEP)。COPD 的撤机可能会遇到困难,需设计和实施一周密方案。NIPPV 已被用于帮助早期脱机并初步取得了良好的效果。

(7)合并心功能不全的治疗:COPD 合并心功能不全在老年人中并不少见,由于两者临床症状重叠,鉴别诊断困难。在临床实践中心脏超声检查(ultrasound cardiogram,UCG)被广泛用于心功能不全的诊断。不过 UCG 因为有很多客观和人为的因素影响诊断的准确性。

(8)其他治疗措施:在出入量和血电解质监测下适当补充液体和电解质;注意维持液体和电解质平衡;注意补充营养,对不能进食者需经胃肠补充要素饮食或予静脉高营养;对卧床、红细胞增多症或脱水的患者,无论是否有血栓栓塞性疾病史,均需考虑使用肝素或低分子肝素;注意痰液引流,积极排痰治疗(如刺激咳嗽,叩击胸部,体位引流等方法);识别并治疗伴随疾病(冠心病、糖尿病、高血压等)及合并症(休克、弥散性血管内凝血、上消化道出血、胃功能不全等)。

九、预防与保健

COPD 是老年人中发病率较高的疾病,针对这一特点应更加注意预防保健工作的开展。

1. 必须戒烟　吸烟是引起慢阻肺的主要原因,烟雾中的有害物质可直接损伤呼吸道黏膜,使气道分泌和渗出物增多,吸烟刺激气管平滑肌使之收缩,血液循环受阻而导致气道黏膜下的静脉丛淤血,加重病情。所以,戒烟是慢阻肺患者防范发作的必然选择。

2. 防范上呼吸道感染　上呼吸道感染易引起慢阻肺急性发作。因慢阻肺患者多体弱抵抗力低,稍受寒冷刺激,上呼吸道黏膜血管产生反射性收缩,气道缺血,抵抗力下降,存在于上呼吸道黏膜的细菌或病毒便会乘机侵入黏膜上皮细胞而生长繁殖,产生毒素,引起上呼吸道感染症状,重者可引发肺部感染,使病情恶化。因此,慢阻肺患者一年四季,特别是冬天和早春,要注意防止受凉,寒冷天气更要防寒保暖。在雨雪霏霏或多雾的天气,不要外出,可在室内活动。在冬春呼吸道传染病流行时,不要到人多拥挤的公共场所去,减少感染机会。室内要保持一定温湿度,这样有利于保持。

3.要有良好的心情　医护人员和家属要倾注一片爱心,针对患者病情、体质、家庭状况、外界因素、精神状态、以及最大的顾虑和牵挂等问题,进行分析,排忧解难;对如何用药、使用氧疗,怎样加强营养支持和康复锻炼等方面,给予具体指导,这样可使患者保持良好的心境,树立战胜疾病的信心和勇气,积极配合治疗。患者更要注意自己的情绪,莫为鸡毛蒜皮之事去劳心费神,做到遇事乐观达观,宠辱不惊,淡泊超脱,对早日摆脱病魔威胁,可起到事半功倍的效果。

(赵建传)

第二节　老年肺血栓栓塞症

一、概述

肺栓塞(pulmonary embolism,PE)是以各种栓子阻塞肺动脉系统为其发病原因的一组疾病或临床综合征的总称,包括肺血栓栓塞症,脂肪栓塞综合征,羊水栓塞,空气栓塞等。肺血栓栓塞症(pulmonary thromboembolism,以下简称 PTE)为来自静脉系统或右心的血栓阻塞肺动脉或其分支所致的疾病,以肺循环和呼吸功能障碍为其主要临床和病理生理特征。PTE 为 PE 的最常见类型,占 PE 中的绝大多数,通常所称 PE 即指 PTE。肺动脉发生栓塞后,若其支配区的肺组织因血流受阻或中断而发生坏死,称为肺梗死(pulmonary infarction,PI)。引起 PTE 的血栓主要来源于深静脉血栓形成(deep venous thrombosis,DVT),最常见于下肢静脉及盆腔静脉。PTE 常为 DVT 的并发症。PTE 与 DVT 实质上为一种疾病过程在不同部位、不同阶段的表现,两者合称为静脉血栓栓塞症(venous thromboembolism,VTE),特发性静脉血栓栓塞症(IVTE)是指在缺少已知癌症、已知易栓症或 VTE 的一时性危险因素下所发生的血栓形成。急性肺血栓栓塞症是内科急症之一,病情凶险。慢性肺血栓栓塞症主要是由反复发生的较小范围的肺栓塞所致,早期常常没有明显的临床表现,但经过数月或数年可以引起严重的肺动脉高压。老年 PTE 发病率随年龄增加而增加,其临床症状、体征、D-二聚体、肺通气灌注扫描、胸部 CT 等表现不典型及伴随疾病增加,致使临床诊断困难,更容易漏诊和误诊。老年为特殊人群,溶栓及抗凝药物引起出血的风险高,溶栓指征、药物的剂量选择及抗凝时间均需要特殊考虑。

二、流行病学

肺动脉血栓栓塞症(PTE)是一致死性心肺疾病,其发病率随年龄的增加而上升,儿童患病率约为 3%,60 岁以上者可达 20%。肺栓塞以 50~60 岁年龄段最多见,90% 致死性肺栓塞发生在 50 岁以上。在美国每年新发 VTE 患者 25 万~30 万例,其中 1/3 为 PTE,2/3 为 DVT。PTE 在国外发病率很高,美国每年约有 60 万~70 万新发病例,在常见的心血管疾病中发病率仅次于冠心病和高血压排列第三。每年与 VTE 相关的死亡患者估计 30 万例,其中 7% 诊断 VTE 并给予治疗,34% 突发致死性肺栓塞,59% 为检测 PE。约 2/3 的患者是住院发生,1/3 为社区发生。技术熟练的社区护理院居民是特殊的人群。根据最新资料,估计具有

VTE 危险因素的患者为 13.4/100 万,其中处于中危到高危外科患者占 5.8/100 万,其余 7.6/100 万为伴有心力衰竭、癌症、卒中的内科患者。这些数据提示必须按指南对住院患者进行 VTE 的预防。在欧洲,VTE 同样是重要的医疗问题,法国、德国、西班牙、意大利、瑞士及英国估计每年 PE 相关死亡 37 万例,每年因 VTE 治疗产生的直接费用 3 亿多欧元。内科患者在常规尸体解剖中,PTE 发现率为 25%~30%,如用特殊的技术检查可达 60%。

我国目前尚无准确 PTE 的流行病学资料。近年来,报道的 PTE 病例数有增多的趋势,一方面与我国临床工作者对 PTE 的认识水平提高,诊断技术、诊断水平提高,漏诊减少有关,另一方面,可能也反映了 PTE 的发病率升高。未经治疗的 PTE 病死率高达 25%~30%,在临床死因中位于第三位,仅次于肿瘤和心肌梗死。如果诊断及时,得到正确的治疗,病死率可以降低至 7% 左右。PTE 的临床表现多样,缺乏特异性,确诊需要特殊的检查技术,因此早期诊断尤为值得关注。

我国国内首次前瞻性多中心的老年内科住院患者 VTE 患病率与预防治疗现状调查,有效病例 607 例,结果显示患者 90 天内 VTE 患病率 9.7%。其中 PTE 为 1.9%;呼吸衰竭患者的 VTE 患病率为 16.4%,接受机械通气者为 23.5%,位居各疾病之首;其次是急性脑梗死(15.6%)和急性感染性疾病(14.3%)。在 ICU 患者、脑卒中患者及心血管疾病患者中,VTE 患病率分别为 27.0%、21.7% 和 4.0%。在有 VTE 病史、静脉曲张、中心静脉置管和永久起搏器植入患者中 VTE 的患病率更高,分别是 34.8%、20.5%、18.9% 和 17.6%。

三、危险因素

大多数 PTE 患者都存在危险因素。1856 年 Virchow 认为静脉血液淤滞、静脉系统内皮损伤和血液高凝状态是导致静脉内血栓形成的 3 个主要因素。多种疾病可以通过这 3 种因素增加深静脉血栓形成的风险,从而使 PTE 的发病风险增加。易发生 VTE 的危险因素包括原发性和继发性两类。原发性危险因素由遗传变异引起,包括 V 因子突变、蛋白 C 缺乏、蛋白 S 缺乏和抗凝血酶缺乏等(表 11-2)。继发性危险因素是指后天获得的容易发生 VTE 的多种病理生理异常。包括骨折、创伤、手术、恶性肿瘤和口服避孕药等(表 11-3)。上述危险因素可以单独存在,也可以同时存在,协同作用。年龄可作为独立的危险因素,随着年龄的增长,VTE 的发病率逐渐增高。年龄可作为独立的危险因素,随着年龄的增长,VTE 的发病率逐渐增高,心肌梗死、心力衰竭、恶性肿瘤等疾病增多,制动及疾病本身均可导致血液高凝状态,使老年肺栓塞发病率升高。Much 等复习了 1987 年至 2007 年近 20 年老年肺栓塞 30 余篇英文文献危险因素分析,最主要危险因素为卧床(15%~67%)、DVT(15%~50%)、外科手术(5%~44%)、先前患有 DVT 或 PE(18%~41%)、心力衰竭(5%~33%)、癌症(4%~32%),其余包括 COPD(2%~27%)、卒中(3%~13.5%)及急性心肌梗死(3%~21%)(表 11-4)。老年 PE 同一个患者可有多个危险因素并存,北京医院 1520 例尸体解剖老年患者中,急性肺栓塞患者 13 例,危险因素为卧床 43 例,DVT 39 例,恶性肿瘤 42 例,脑血管病 17 例,外科手术 14 例,COPD 11 例,左心衰竭 4 例、肾衰合并肺炎 3 例及急性心肌梗死 2 例。

表 11-2 深静脉血栓形成和肺血栓栓塞症的原发危险因素

深静脉血栓形成和肺血栓栓塞症的原发危险因素
抗凝血酶缺乏
先天性异常纤维蛋白原血症
血栓调节因子(thrombomodulin)异常
高同型半胱氨酸血症
抗心脂抗体综合征(anticardiolipin syndrome)
纤溶酶原激活物抑制因子过量
凝血酶原 20210A 基因变异
Ⅻ因子缺乏
Ⅴ因子 Leiden 突变(活性蛋白 C 抵抗)
纤溶酶原缺乏
纤溶酶原不良血症
蛋白 S 缺乏
蛋白 C 缺乏

表 11-3 深静脉血栓形成和肺血栓栓塞症的继发危险因素

深静脉血栓形成和肺血栓栓塞症的继发危险因素
创伤/骨折(尤其多见于髋部骨折和脊髓损伤)
髋部骨折(50%~75%)
脊髓损伤(50%~100%)
外科手术后(尤其多见于全髋关节置换或膝关节置换术后)
脑卒中
肾病综合征
中心静脉插管
慢性静脉功能不全
吸烟
妊娠/产褥期
血液黏滞度增高
血小板异常
克罗恩病(Crohn disease)
充血性心力衰竭
急性心肌梗死
恶性肿瘤
肿瘤静脉内化疗
肥胖
因各种原因的制动/长期卧床
长途航空或乘车旅行
口服避孕药
真性红细胞增多症
巨球蛋白血症
植入人工假体
高龄

表11-4　近20年英文文献老年肺血栓栓塞症的继发危险因素汇总

危险因素	发生比率范围(%)
卧床	15～67
DVT	15～50
恶性肿瘤	4～32
外科手术	5～44
充血性心力衰竭	5～33
先前患有 DVT 或 PE	18～41
脑卒中	3～13.5
急性心肌梗死	3～21
COPD	2～27

四、血栓来源

肺血栓栓塞症的血栓约70%～90%是深静脉血栓脱落后随血液循环进入肺动脉及其分支。原发部位以下肢深静脉为主,文献报告达90%～95%,如股、深股及髂外静脉。尤其是胸、腹部手术,患脑血管意外及急性心肌梗死的患者中DVT的发生率很高。急性心肌梗死患者中发生率约15%～20%,年龄大于75岁者尤为多见,伴肥胖、充血性心力衰竭及长期卧床者更易发生DVT。盆腔静脉血栓是妇女PTE的重要来源,多发生于妇科手术、盆腔疾患等。极少数血栓来自右心室或右心房,肺动脉内发生血栓更为罕见。老年血栓来源比例由于检查条件限制未见报道,根据北京医院43例经尸体解剖的老年肺栓塞患者中,下肢静脉血栓13例,占30.2%。右心房(心耳)血栓形成占4.7%。肾静脉内血栓形成占9.3%。非下肢静脉血栓26例,占60.5%。说明老年人栓子的来源可能不是以下肢为主。临床关注其他部位的血栓。

五、病理

PTE可以发生于单侧,也可以发生于双侧,常见为双侧性、多发,下肺多于上肺,尤其好发于右下叶肺,约达85%,与下叶血流较多有关。发生于肺动脉主干的较少(不足10%)。肺内可见新鲜血栓和陈旧血栓,大小不等,从几毫米至数十厘米。可见血栓机化和血管内膜偏心性纤维化,血管腔内纤维间隔形成,隧道样再通。血管中层多数正常,或轻度增厚。当肺动脉主要分支受阻时,肺动脉扩张,右心室急剧扩大,静脉回流受阻,产生急性右心衰竭的病理表现。如果肺动脉内的血栓未能完全溶解或PTE反复发生,肺血管进行性闭塞致肺动脉高压,继而出现慢性肺源性心脏病。据尸检报告,引起慢性血栓栓塞性肺动脉高压(CTEPH)的发病率为0.15%。肺梗死的组织学特征为肺泡出血、肺泡壁坏死,邻近肺组织水肿和不张,可有血性或浆液性胸腔积液。梗死处的坏死组织可以逐渐吸收,不留瘢痕或遗留少量条索状瘢痕。无心肺基础疾病的患者发生肺栓塞后,很少产生肺梗死,这主要是因为肺组织的氧供除来自肺动脉系统外,还可以来自支气管动脉系统和局部肺泡内气体。尸检中仅10%～15%的PTE患者产生肺梗死。有慢性心、肺疾病时,肺梗死发生率高达77%,慢性患者在梗死区或机化的部位可有毛细血管扩张形成的支气管动脉—肺动脉侧支吻合。

六、病理生理

静脉栓子形成后脱落引起肺动脉栓塞,栓子也可通过开放的卵圆孔或房间隔缺损进入左心房引起动脉系统血栓即矛盾栓塞(paradoxical embolism)。低危患者如腓肠肌静脉的血栓很少引起肺栓塞,但往往是矛盾栓塞的来源。肾静脉血栓尽管很少见,往往引起大面积肺栓塞。随着因长期营养和化疗而长期植入深静脉导管、安装起搏器以及内置心脏除颤器的增加,上肢静脉血栓形成逐渐增加,但很少引起肺栓塞。

肺血栓栓塞症所致病理生理改变及其严重程度受多种因素影响,包括栓子的大小和数量、多次栓塞的间隔时间、是否同时存在其他心肺疾病、个体反应的差异以及血栓溶解的快慢等。PTE一旦发生,血管腔堵塞,血流减少或中断,引起不同程度的血流动力学及呼吸功能的改变,轻者可无任何变化;重者肺循环阻力突然增加,肺动脉压突然升高,心排血量急剧下降,患者出现休克,脑血管和冠脉血管供血不足,导致晕厥,甚至死亡。

较大的肺血栓栓塞可以引起反射性支气管痉挛,同时血栓可以引起多种生物活性物质的释放,也会促使气道收缩,增加气道阻力,引起呼吸困难。栓塞后肺泡表面活性物质分泌减少,肺泡萎缩,肺泡上皮通透性增加,引起肺水肿,影响肺换气功能。栓塞的肺组织血液灌注减少,通气没有减少,形成无效肺泡通气,而未栓塞的肺组织血液灌注增加,也会加重通气/血流比例失调。这些变化都会导致低氧血症、肺泡通气过度及肺顺应性下降。

肺血栓栓塞后,通过机械梗阻使肺动脉阻力增加,新鲜血栓表面覆盖的血小板脱颗粒释放腺嘌呤、肾上腺素、组胺、5-羟色胺、缓激肽、前列腺素及纤维蛋白降解产物等,刺激肺血管、气道、肺组织的受体,使肺动脉高压进一步增加,血液不能顺利通过肺循环进入左心,左心排血量降低,严重可导致休克、晕厥。

右心衰竭加重是PE死亡的常见原因,国际合作肺栓塞的注册登记(ICOPER)结果表明,超声心动图(UCG)检查发现右室功能异常且血压收缩压>90mmHg的患者,与3个月死亡率增加一倍相关。肺血管阻力增加导致右心室室壁张力增加,进而引起右心室扩张和功能障碍。当心脏收缩末期左心室开始扩张后右心室持续收缩,结果导致室间隔突向并压迫正常的左心室。左心室收缩受损,室间隔移位,导致左心室舒张功能下降,最终左心室收缩时充盈减少。右心室室壁压力增加可以压迫冠状动脉,进而减少心内膜下的血流,限制心肌氧供,又可加重心肌缺血和右心室梗死。左心室充盈减少,导致左心输出量减少及动脉血压下降,由于冠状动脉充盈减少,加重心肌缺血。最终导致循环衰竭和患者死亡。

七、PE的严重程度及危险分层

以往通常将肺灌注显像显示50%以上的肺无灌注或栓塞≥2个肺叶动脉者,称为大面积PE。但临床上我们经常能看到,既往无基础心肺疾病的PE患者,特别是年轻人,即使肺灌注显像显示50%以上的肺无灌注或栓塞≥2个肺叶动脉,患者并无休克或低血压的表现;而既往有严重基础心肺疾病的患者,即使较小的栓塞,堵塞2～3个肺段动脉,也会引起较严重的病理生理效应。因此,PE发生后所产生的影响及后果不但取决于栓子的大小与肺动脉堵塞的程度、范围,也取决于栓塞速度、基础心肺功能状态、肺血管内皮的纤溶活性,被激活的血小板所释放的具有血管活性和致支气管痉挛的激素样物质的情况以及患者的年龄及全身健康状况等。因此,2000年欧洲心脏协会(ESC)公布的急性PE诊断治疗指南中首次以血流动力学状态将 PE 分为大面积和非大面积。将伴有休克或低血压(收缩压<90mmHg,或收缩压下降≥40mmHg 持续 15 分钟以上;除外新发生的心律失常、低血容量或败血症所致上述情况)的 PE 定义为大面积 PE,若不属于上述情况则诊断为非大面积 PE。非大面积 PE 中存在右心室运动减弱者命名为次大面积 PE。由于"大面积"、"次大面积"、"非大面积"PE 术语在临床实践中仍易使人与血栓的形状、分布及解剖学负荷联想在一起,引起混淆。因此,2008 年 ESC 新指南强调 PE 的严重程度应依据 PE 相关的早期死亡风险进行个体化评估。建议以高危、中危、低危替代以往"大面积"、"次大面积"、"非大面积"PE 术语。新术语的采用不仅反映了 PE 研究的最新进展,也更符合临床医疗的实际。

与 PE 早期死亡(即住院或 30 天病死率)相关的危险指标包括:临床指标(休克或低血压)、右心功能不全指标[超声心动图示右室扩大、运动减弱或压力负荷过重;螺旋 CT 示右室扩大;脑钠肽(BNP)或氨基末端脑钠肽前体(NT-proB-NP)升高;右心导管检查右心压力增高]及心肌损伤标记物[心脏肌钙蛋白 T(TNT)或 I(TNI)(阳性)]。根据危险指标存在情况,将 PE 患者进行危险分层,在床旁快速区分高危及非高危 PE 患者(表 11-5)。这种危险分层也用于疑诊 PE 的患者。危险分层将有助于针对不同的患者选择最佳的诊断措施及治疗方案。高危 PE 属威胁生命的急症(短期病死率>15%),需要快速准确的诊断和有效治疗。非高危 PE 根据有无右心室功能不全和心肌损伤进一步分为中危和低危 PE(短期 PE 相关病死率<1%)。目前国内外还没有针对老年肺栓塞的诊断危险分层,参照此危险分层。

表 11-5　根据预期的 PE 相关早期病死率进行危险分层

PE 相关的早期死亡风险	危险指标			处理
	临床表现	右心室功能不全	心肌损伤	
高危>15%	+	(+)*	(+)*	溶栓或栓子切除
中危 3%~15%	-	+	+	住院治疗
	-	+	-	
	-	-	+	
低危<1%	-	-	-	出院或院外治疗

注:* 只要存在休克或低血压,不必证实右室功能不全或心肌损伤的存在,即可将患者归为 PE 相关的早期死亡高风险一类

八、临床表现

老年肺栓塞的临床表现是多样的,对诊断的敏感性和特异性都不高。临床病情的严重程度差异很大,轻度基本没有临床症状,重的可以发生猝死。临床病情的严重程度取决于栓子的大小和数量、多次栓塞的栓塞部位及间隔时间、是否同时存在其他心肺疾病、个体反应的差异及血栓溶解的快慢等。根据国内外对 PTE 症状学的描述性研究,列出各临床症状、体征及其出现的比率:①呼吸困难及气促(80%~90%):是最常见的症状,尤以活动后明显;②胸痛:包括胸膜炎性胸痛(40%~70%)或心绞痛样疼痛(4%~12%);③晕厥(11%~20%):可为 PTE 的惟一或首发症状;④烦躁不安、惊恐甚至濒死感(55%);⑤咯血(11%~30%):常为小量咯血,大咯血少见;⑥咳嗽(20%~37%);⑦心悸(10%~18%)。需注意临床上出现所谓 "PI 三联征"(呼吸困难、胸痛及咯血)者不足 30%。

体征:①呼吸急促(70%):呼吸频率>20 次/分,是最常见的体征;②心动过速(30%~

40%);③血压变化,严重时可出现血压下降甚至休克;④发绀(11%~16%);⑤发热(43%):多为低热,少数患者可有中度以上的发热(7%);⑥颈静脉充盈或搏动(12%);⑦肺部可闻及哮鸣音(5%)和(或)细湿啰音(18%~51%),偶可闻及血管杂音;⑧胸腔积液的相应体征(24%~30%);⑨肺动脉瓣区第二音亢进或分裂(23%),P2>A2,三尖瓣区收缩期杂音。

Much等复习了1987年至2007年近20年老年肺栓塞30余篇英文文献症状和体征的描述,其中呼吸困难及气促、心动过速、胸痛是老年PE的最主要的临床表现(表11-6),与非老年人相似。

表11-6 近20年英文文献老年肺血栓栓塞症的临床表现汇总

症状和体征	发生比率范围(%)
呼吸困难	59~91.5
心动过速	29~76
胸痛	26~57
呼吸急促	46~74
晕厥	8~62
休克	5~31
咳嗽	12~43
咯血	3~14

深静脉血栓的症状与体征:在注意PTE的相关症状和体征并考虑PTE诊断的同时,要注意发现是否存在DVT,特别是下肢DVT。下肢DVT主要表现为患肢肿胀、周径增粗、疼痛或压痛、浅静脉扩张、皮肤色素沉着、行走后患肢易疲劳或肿胀加重。约半数或以上的下肢深静脉血栓患者无自觉临床症状和明显体征。

九、实验室检查

(一)一般项目

WBC、血沉、乳酸脱氢酶、CPK、SGOT、胆红素可有升高,但对PTE的诊断无特异性。心肌酶谱检查有利于PTE与急性心肌梗死的鉴别诊断。

(二)动脉血气分析

常表现为低氧血症,低碳酸血症,肺泡动脉血氧分压差$P(A-a)O_2$增大。部分患者的结果可以正常。老年患者往往表现不典型,特别是原有COPD合并慢性高碳酸血症呼吸衰竭,表现为相对通气过度,虽然二氧化碳分压高于正常,但较病情缓解期低。

(三)心肌生物标记物

肌钙蛋白(TI)升高提示心肌受损,心肌牵拉后可致脑钠肽(BNP)或氨基末端脑钠肽前体(NT-proBNP)升高,BNP和NT-proBNP增高预示PE的合并并发症及死亡率增加。老年PE也可以增高,提示预示并发症及死亡率增高,因有多种伴随疾病,对PE的预测预后不如非老年人。

(四)心电图

大多数病例表现有非特异性的心电图异常。较为多见的表现包括V_1~V_4的T波改变和ST段异常;部分病例可出现$S_I Q_{III} T_{III}$征(即I导S波加深,III导出现Q/q波及T波倒置);其他心电图改变包括完全或不完全右束支传导阻滞、肺型P波、电轴右偏、顺钟向转位等。心电图改变多在发病后即刻开始出现,以后随病程的发展演变而呈动态变化。观察到心电图的动态改变较之静态异常对于提示 PTE 具有更大意义。Much 等复习了 1987 年至 2007年近 20 年老年肺栓塞 30 余篇英文文献对 ECG 的描述,其中窦性心动过速、右束支传导阻滞、ST 段异常是最常见表现,典型 $S_I Q_{III}$ 或 $S_I Q_{III} T_{III}$ 征为 4.5%～14%。异常分布比率见表11-7。

表 11-7　近 20 年英文文献老年肺血栓栓塞症的心电图异常表现

12 导联心电图	发生比率范围(%)
正常	21～50
窦性心动过速	18～62.5
心房颤动	7～20.5
完全性右束支传导阻滞	4.5～40.5
$S_I Q_{III}$ 或 $S_I Q_{III} T_{III}$	4.5～14
ST 段异常	4～56

(五)胸部 X 线平片

多有异常表现,但缺乏特异性。可表现为:区域性肺血管纹理变细、稀疏或消失,肺野透亮度增加;肺野局部浸润性阴影;尖端指向肺门的楔形阴影;肺不张或膨胀不全;右下肺动脉干增宽或伴截断征;肺动脉段膨隆以及右心室扩大征;患侧横膈抬高;少～中量胸腔积液征等。仅凭 X 线胸片不能确诊或排除 PTE,但在提供疑似 PTE 线索和除外其他疾病方面,X 线胸片具有重要作用。Much 等复习了 1987 年至 2007 年近 20 年老年肺栓塞 30 余篇英文文献对 X 线胸片的描述,其中 3 篇文献胸片异常不到 50%,另 3 篇文章 70% 以上异常,心脏扩大、胸腔积液、肺不张是最常见的表现,50% 以上患者的胸片有右室负荷增加的征象。异常分布比率见表 11-8。

表 11-8　近 20 年英文文献报道老年肺血栓栓塞症的 X 线胸片异常表现

X 线胸片	发生比率范围(%)
正常	38～96
心脏扩大	22～64
肺水肿	13～30.5
胸腔积液	15.8～57
肺不张	8.5～71
单侧膈肌抬高	8.5～28

(六)超声心动图

在提示诊断和除外其他心血管疾患方面有重要价值。对于严重的 PTE 病例,超声心动图检查可以发现右室壁局部运动幅度降低;右心室和(或)右心房扩大;室间隔左移和运动异常;近端肺动脉扩张;三尖瓣反流速度增快;下腔静脉扩张,吸气时不萎陷。这些征象说明肺动脉高压、右室高负荷和肺源性心脏病,提示或高度怀疑 PTE,但尚不能作为 PTE 的确定诊断标准。超声心动图为划分次大面积 PTE 的依据。检查时应同时注意右心室壁的厚度,如果增厚,提示慢性肺源性心脏病,对于明确该病例存在慢性栓塞过程有重要意义。若在右房或右室发现血栓,同时患者临床表现符合 PTE,可以作出诊断。超声检查偶可因发现肺动脉近端的血栓而确定诊断。经胸壁 UCG 很少直接看见血栓,当患者不适合做胸部 CT 或由于造影剂过敏,可进行经食管超声心动图检查,可以看见近端的大的血栓。老年患者,由于存在基础肺病及肺气肿,影响 UCG 的检查结果。

(七)血浆 D—二聚体(D—dimer)

D—二聚体是交联纤维蛋白在纤溶系统作用下产生的可溶性降解产物,为一个特异性的纤溶过程标记物。在血栓栓塞时因血栓纤维蛋白溶解使其血中浓度升高。D—二聚体对急性 PTE 诊断的敏感性达 92%~100%,但其特异性较低,仅为 40%~43%。手术、肿瘤、炎症、感染、组织坏死等情况均可使 D—二聚体升高。在临床应用中 D—二聚体对急性 PTE 有较大的排除诊断价值,若其含量低于 $500\mu g/L$,可基本除外急性 PTE。酶联免疫吸附法(ELISA)是较为可靠的检测方法,建议采用。由于老年人合并的基础疾病多,D—二聚体的特异性随年龄增加而减低,有研究表明 VTE 的特异性由 40 岁以下的 70.5% 下降到 80 岁以上患者的 4.5%~5%。有些研究提出对老年人可提高 D—二聚体的临界值,一项研究 D—二聚体临界值由 $500\mu g/L$ 提高到 $750\mu g/L$ 和 $1000\mu g/L$,80 岁以上患者的特异性分别由 4.5% 到 13.1% 和 27.3%,敏感性未改变。

(八)核素肺通气/灌注扫描

是 PTE 第二线选择的诊断方法。典型征象是呈肺段分布的肺灌注缺损,并与通气显像不匹配。但是由于许多疾病可以同时影响患者的肺通气和血流状况,致使通气/灌注扫描在结果判定上较为复杂,需密切结合临床进行判读。一般可将扫描结果分为三类:①高度可能:其征象为至少一个或更多叶段的局部灌注缺损而该部位通气良好或 X 线胸片无异常;②正常或接近正常;③非诊断性异常:其征象介于高度可能与正常之间。V/Q 扫描正常或接近正常不能诊断 PE,高度可能 90% 以上可以诊断 PE,但是,多数患者不能依靠 V/Q 扫描诊断,经血管造影证实的 PE 不足 50% 的患者 V/Q 扫描为高度可能。40% 的患者,临床高度怀疑而 V/Q 扫描低度可能的患者,经肺动脉造影诊断 PE。

在可选择的没有基础疾病的老年患者 V/Q 扫描的特异性和敏感性与非老年人相似,但没有选择性进行 V/Q 检查。其诊断率由 40 岁以下患者的 68% 下降到 80 岁以上患者的 42%。

(九)螺旋 CT 和电子束 CT 肺动脉血管造影(CTPA)

是诊断 PE 的首选方法。多排螺旋 CT 在一次吸气末憋住气,可以显现≤1mm 图像,可以显示外周的小血栓,显现 6 级支气管动脉优于常规的肺动脉造影。还可以获得完美的右心室和左心室的图像,可以作为诊断的危险分层,CT 显示右心室扩张提示 PE 患者 30 天的死亡率比没有右心室扩张的患者增加 5 倍。胸部显像后,可继续向下扫描,也可以同时诊断膝关节、盆腔和近端的大腿 DVT。

PTE 的直接征象为肺动脉内的低密度充盈缺损,部分或完全包围在不透光的血流之间(轨道征),或者呈完全充盈缺损,远端血管不显影(敏感性为 53%~89%,特异性为 78%~100%);间接征象包括肺野楔形密度增高影,条带状的高密度区或盘状肺不张,中心肺动脉扩张及远端血管分支减少或消失等。CT 对亚段 PTE 的诊断价值有限。CT 扫描还可以同时显示肺及肺外的其他胸部疾患,如果没有 PE,也可以发现能够解释的症状和体征的疾病,如肺炎、肺气肿、肺纤维化、主动脉病变及无症状的外周的肺癌等。电子束 CT 扫描速度更快,可在很大程度上避免因心跳和呼吸的影响而产生的伪影。

老年螺旋 CT 和电子束 CT 肺动脉血管造影（CTPA）检查的特异性、敏感性、阳性预测值和隐形预测值不受年龄的影响，是可用和安全的首选诊断方法，但要注意造影剂过敏或加重肾功能不全。

（十）肺动脉磁共振成像（MRI）

对段以上肺动脉内栓子诊断的敏感性和特异性均较高，选用钆对照剂，对肾脏没有毒性，避免了注射碘造影剂的缺点，与肺血管造影相比，患者更易于接受。适用于碘造影剂过敏和肾功能不全的患者。MRI 具有潜在的识别新旧血栓的能力，有可能为将来确定溶栓方案提供依据。

（十一）肺动脉造影

为 PTE 诊断的经典与参比方法。其敏感性约为 98%，特异性为 95%～98%。PTE 的直接征象有肺血管内造影剂充盈缺损，伴或不伴轨道征的血流阻断；间接征象有肺动脉造影剂流动缓慢，局部低灌注，静脉回流延迟等。如缺乏 PTE 的直接征象，不能诊断 PTE。肺动脉造影是一种有创性检查，发生致命性或严重并发症的可能性分别为 0.1% 和 1.5%，应严格掌握其适应证。如果其他无创性检查手段能够确诊 PTE，而且临床上拟仅采取内科治疗时，则不必进行此项检查。仅用于拟经导管溶栓或行导管血栓切除时才进行该检查，老年人并存其他基础肺病，往往容易漏诊或误诊。或因病情严重限制进行该项检查，同时因用碘作为造影剂，因此应警惕急性肾功能衰竭的发生。

（十二）深静脉血栓的辅助检查

超声技术通过直接观察血栓、探头压迫观察或挤压远侧肢体试验和多普勒血流探测等技术，可以发现 95% 以上的近端下肢静脉内的血栓。静脉不能被压陷或静脉腔内无血流信号为 DVT 的特定征象和诊断依据。对腓静脉和无症状的下肢深静脉血栓的检查阳性率较低。

MRI 对有症状的急性 DVT 诊断的敏感性和特异性可达 90%～100%，部分研究提示，MRI 可用于检测无症状的下肢 DVT。MRI 在检出盆腔和上肢深静脉血栓方面有优势，但对腓静脉血栓的敏感性不如静脉造影。

肢体阻抗容积图（IPG）可间接提示静脉血栓形成。对有症状的近端 DVT 具有很高的敏感性和特异性，对无症状的下肢静脉血栓敏感性低。

放射性核素静脉造影属无创性 DVT 检测方法，常与肺灌注扫描联合进行。另适用于对造影剂过敏者。

静脉造影是诊断 DVT 的"金标准"，可显示静脉堵塞的部位、范围、程度及侧支循环和静脉功能状态，其诊断敏感性和特异性均接近 100%。

十、PE 的诊断

（一）临床评估

老年 PE 的症状和体征没有特异性，VTE 也容易与其他疾病相混淆，因此在诊断前必须进行临床评估。目前应用的评分法有 Wells' 评分和 Gneva 评分。

DVT 患者最重要的病史是几天内小腿疼挛，并随时间进展小腿不适感愈来愈重。PE 的患者，最最常见的不能解释的呼吸困难（如上所述）。但老年人常合并其他心肺疾病如哮喘、肺炎、COPD、充血性心力衰竭、心包炎、急性冠脉综合征、夹层动脉瘤破裂、胸膜炎、肋骨骨折、气胸、焦虑，均可引起呼吸困难，均需要进行仔细鉴别。

　　开始评估 DVT 是不是低可能性,而评价 PE 是不是高可能性,若 DVT 低可能性和 PE 无高可能性,那就进行 D-二聚体检查。不用行 CTPA 检查。

　　DVT 和 PTE 评价分数见表 11-9。

表 11-9　DVT 和 PE 临床决策线索

如果评分是"0"或更低为 DVT 低可能性	
临床指标	得分
活动性恶性肿瘤	1
瘫痪,轻瘫	1
近期卧床>3 天,或大手术后 12 周内	1
沿深静脉走行的局部压痛	1
整个下肢水肿	1
单侧小腿肿胀>3cm	1
凹陷性水肿	1
至少和 DVT 可能的其他疾病诊断	-2
评分>4 分为 PE 的高可能性	
临床指标	分数
DVT 的症状和体征	3.0
其他诊断可能性小	3.0
心率>100 次/分	1.5
制动>3 天,4 周内外科手术	1.5
先前患过 PE 或 DVT	1.5
咯血	1.0
恶性肿瘤	1.0

　　以循证医学为基础的诊断策略的同时,应结合自身条件,合理变更,选择诊断方法。

　　(二)可疑高危 PE 的诊断策略

　　高危 PE 患者存在低血压或休克,随时有生命危险,需要尽快做出诊断,并与心源性休克、急性瓣膜功能障碍、心脏压塞和主动脉夹层进行鉴别,此时超声心动图是首要的检查方法。对于 PE 患者,超声心电图常常可以显示肺动脉高压和右室负荷过重的间接征象,有时经胸超声可以直接显示位于右心、主肺动脉或左、右肺动脉内的血栓。有条件的中心可以选择经食管超声。对于高度不稳定的患者或不能进行其他检查的患者,可根据超声结果做出 PE 诊断。若支持治疗后,患者病情稳定,应行相应检查以明确诊断,CT 肺血管造影常常可以确诊。由于病情不稳定的患者经导管进行肺动脉造影死亡风险高,且增加溶栓的出血几率,不建议应用。

　　(三)可疑非高危 PE 的诊断策略

　　CT 肺动脉造影已成为确诊可疑 PE 的主要胸部影像学检查。肺通气/灌注显像由于结果的非确定性比例较高,应用已减少,但仍不失一有效的选择。由于绝大多数的可疑非高危 PE 并不是真正的 PE,因此指南不建议将 CT 作为这类患者的一线检查。有研究显示,急诊收治的可疑 PE 患者,经过合理的血浆 D-二聚体测定,结合临床可能性,可以排除大约 30%

的 PE,这部分患者不予抗凝治疗,随访 3 个月,结果发生血栓栓塞的风险不足对于临床高可能性的患者,单为诊断而言,不推荐测定 D—二聚体,因为即便应用高敏感度的分析方法所得到的正常 D—二聚体值也不能排除 PE。

如果患者病情危重,只能进行床旁检查,不考虑行急诊 CT。经食管超声心动图对存在右心负荷过重的 PE(经螺旋 CT 确诊)患者,肺动脉内血栓的检出率明显增加。床旁 CUS 检出 DVT 有助于决策。段以上肺动脉血栓 CT 可以做出诊断。如果单层螺旋 CT 不支持 PE 诊断,需要进行下肢 CUS 检查,以便安全除外 PE。如果临床高可能性的患者多排螺旋 CT 是阴性,在停止抗凝治疗之前应进一步检查。

住院患者由于受到多种因素影响,与临床相关的阴性结果几率高,因此,D—二聚体也较少具有诊断价值。在绝大多数中心多层螺旋 CT(MDCT)作为 D—二聚体水平升高患者的二线检查方法,临床高可能性患者的一线检查。曾有文献报道,临床高可能性的 PE 患者 CT 呈现假阴性,但这种情况很少见,而且,随访 3 个月发生血栓栓塞的风险低。因此,对这部分患者进一步检查的必要性存在争议。

单层螺旋 CT 敏感性低,因此,必须结合下肢静脉加压超声(CUS)检查。尽管几项大规模的结局研究显示,临床可疑的非高可能性 PE 患者,经 MDCT 检查,阴性结果可以安全除外 PE,但指南仍建议进行 CUS 检查。在 CT 诊断的 PE 患者中 30%～50% 的患者 CUS 检出 DVT。对于存在 CT 检查相对禁忌(如肾衰竭、造影剂过敏)的患者,应先做 CUS,如果是近心端 DVT,可以免除 CT 检查(但如果是远心端 DVT,则提示 PE 的特异性大大减低),开始抗凝治疗。研究显示,存在近心端 DVT 的 PE 患者,VTE 的复发风险增加,因此,CUS 也具有危险分层的作用。在有核素肺通气/灌注显像的中心,对于 D—二聚体升高以及存在 CT 检查禁忌(如对造影剂过敏或肾衰竭)的患者仍不失为一有效选择。急诊可疑 PE 患者约 30%～50% 的患者经此项检查确诊,如果结合临床可能性综合评定可进一步提高准确率。的确,肺显像和临床评估均为低可能件的患者 PE 的发生率很低,如果下肢 CUS 也没有检出 DVT,则 PE 的可能性进一步降低。一项结局研究显示,联合 D—二聚体测定、CUS、肺显像以及临床可能性评估,89% 的患者能够确定或排除 PE。

超声心动图检查对可疑非高危 PE 的诊断意义不大,敏感性有限(60%～70%,特异性 90% 左右),而且阴性结果也不能排除 PE。对于这部分非高危 PE 患者,超声的主要作用是预后分层,中危抑或低危。当临床评估结果与无创影像检查结果不一致时,可考虑肺动脉造影检查。

总之,尽管近年 PE 诊断有了很大进展,但有些问题仍未解决。MDCT 显示的单纯亚段肺动脉充盈缺损的意义仍有争议。因此,是否需进一步检查,选择治疗抑或放弃应根据具体情况个体化处理。同样,临床高可能性的患者 MDCT 也可能呈现假阴性,对这部分患者不清楚是否应该选择进一步检查,特别是目前肺动脉造影作为 PE 诊断"金标准"的地位已有所动摇。我们的经验是,患者应该进一步行核素肺灌注显像检查,除外肺段动脉以下的栓塞。此外,CUS 在可疑 PE 诊断中的作用以及效价比也需进一步澄清。PE 诊断流程见表 11—10。

表 11-10　PE 诊断流程

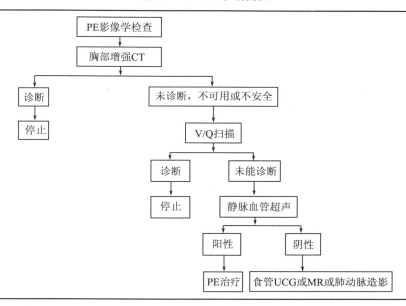

寻找栓子来源诊断：PE 的栓子主要来源于下肢 DVT，但由于残留的 DVT 是 PE 复发和深静脉栓塞后综合征的原因，因此在诊断 PTE 的同时有必要评价有无 DVT。对下肢 DVT 检测方法如上所述，其他部位的血栓往往被忽略，可应用静脉造影、MRI 检测是不是下肢的血栓。

十一、治疗

治疗包括初始治疗和二级预防，初始治疗有溶栓、血栓清除，抗凝使用肝素和华法林或下腔筋脉滤网（IVC）置入防止复发。治疗前首先进行危险分层，根据危险分层决定抗凝还是溶栓，对急性致死性肺动脉栓塞床旁初步诊断，因病情严重不能进行影像学检查确诊，强调积极治疗，病情稳定后再确诊。

（一）急性 PTE 的治疗

1. 一般处理　对高度疑诊或确诊 PTE 的患者，应进行严密监护，监测呼吸、心率、血压、静脉压、心电图及血气的变化，对大面积 PTE 可收入重症监护治疗病房（ICU）；为防止栓子再次脱落，要求绝对卧床，保持大便通畅，避免用力；对于有焦虑和惊恐症状的患者应予安慰并可适当使用镇静剂；胸痛者可予止痛剂；对于发热、咳嗽等症状可给予相应的对症治疗。

2. 呼吸循环支持治疗　对有低氧血症的患者，采用经鼻导管或面罩吸氧。当合并严重的呼吸衰竭时，可使用经鼻（面）罩无创性机械通气或经气管插管行机械通气。应避免做气管切开，以免在抗凝或溶栓过程中局部大量出血。应用机械通气中需注意尽量减少正压通气对循环的不利影响，密切检测机械通气的并发症，病情稳定迅速脱离呼吸机。对于出现右心功能不全，心排血量下降，但血压尚正常的病例，可予具有一定肺血管扩张作用和正性肌力作用的多巴酚丁胺和多巴胺；若出现血压下降，可增大剂量或使用其他血管加压药物，如间羟胺、肾上腺素等。对于液体负荷疗法需持审慎态度，因过大的液体负荷可能会加重右室扩张并进而影响心排出量，一般所予负荷量限于 500ml 之内。肺栓塞的治疗目的是使患者度过危急期，缓解栓塞和防止再发;尽可能地恢复和维持足够的循环血量和组织供氧。

3. 急性肺栓塞的溶栓治疗　随机试验已证实,溶栓治疗可迅速溶解血栓,缓解血栓栓塞造成的血管闭塞,改善血流动力学和心功能。国外多中心临床研究表明尿激酶和链激酶静脉滴注 0～24 小时疗效相同。与尿激酶以 4400IU/(kg·h)的速度静脉滴注 12～24 小时相比,100mg 重组组织型纤溶酶原激活剂(recombinant tissue plasminogen activator,rt－PA)静脉 2 小时输注可更快改善血流动力学,但尿激酶静脉滴注完毕后二者的溶栓效果无明显差异。同样,rt－PA 静脉 2 小时滴注优于链激酶静脉 12 小时(以 100000IU/h 的速度),但相同剂量链激酶静脉滴注 2 小时溶栓效果与 rt－PA 相同。此外,2 项临床试验观察了 2 小时静脉滴注 rt－PA 100mg 与快速静脉滴注(0.6mg/kg,15min)rt－PA 的溶栓效果,结果表明 2 小时给药方案有轻微加快症状改善并轻微增加出血率的趋势,但两者无明显差异。经导管肺动脉内局部注入 rt－PA(低剂量)未显示比外周静脉溶栓有任何优势。这种给药方式可增加穿刺部位出血的风险,因此应尽量避免。已经批准用于临床的急性肺栓塞溶栓治疗方案见表 11－11。

表 11－11　急性肺栓塞的溶栓药物与用法

药物	用法
链激酶	25 万 IU 静脉负荷,给药时间 30 分钟,继以 10 万 IU/h 维持 12～24 小时
	快速给药:150 万 IU 静脉滴注 2 小时
尿激酶	4400IU/kg 静脉负荷量 10min,继以 4400IU/(kg·h)维持 12～24 小时
	快速给药:300 万 IU 静脉滴注 2 小时
rt－PA	50mg 静脉滴注 2 小时或 0.16mg/kg 静脉滴注 15 分钟(最大剂量 50mg)

注:rt－PA:重组组织型纤溶酶原激活剂

王辰等治疗 PTE 前瞻性大样本多中心随机对照试验,发现低于传统剂量一半的 rt－PA 50mg 为适宜溶栓剂量,提出有效和更加安全、经济的方案;评价尿激酶 2 小时与 12 小时溶栓方案,并行实验研究加以验证,证实 2 小时方案的有效性、安全性与实用性。

溶栓指征:心源性休克及(或)持续低血压的高危肺栓塞患者,如无绝对禁忌证,溶栓治疗是一线治疗。对非高危患者不推荐常规溶栓治疗。但对于一些中危患者全面考虑出血风险后可给予溶栓治疗,溶栓治疗不用于低危患者。

溶栓治疗时间窗:约 92％患者对溶栓治疗有反应,表现为 36 小时内临床及超声心动图的改善。症状出现 48 小时内溶栓获益最大,但溶栓治疗对症状发生 6～14 天的患者仍有效。

溶栓治疗禁忌证:溶栓治疗主要并发症是出血,尤其存在潜在疾病及并存多种疾病时。随机临床研究表明,大出血累计发生率为 13％,颅内出血/致命性出血发生率为 1.8％。因此溶栓前要仔细询问溶栓的禁忌证(表 11－12),权衡出血获益风险。老年(特别是年龄大于 70 岁的患者)颅内出血风险高于非老年患者,特别引起注意,对血流动力学稳定者,采取观察和等待尽量考虑抗凝治疗。

表 11—12　急性肺栓塞溶栓治疗禁忌证

绝对禁忌证	相对禁忌证
任何时间出血性或不明来源的脑卒中	6 个月内短暂性脑缺血发作
6 个月内缺血性脑卒中	口服抗凝药
中枢神经系统损伤或肿瘤	不能压迫的血管穿刺
3 周内大创伤、外科手术、头部损伤	创伤性心肺复苏
近 1 个月内胃肠道出血	难治性高血压(收缩压>180mmHg)
已知的活动性出血	晚期肝病 感染性心内膜炎 活动性消化性溃疡

4.急性肺栓塞的抗凝治疗及其他治疗

(1)初始抗凝治疗:抗凝治疗在急性肺栓塞治疗中具有重要的作用。肺栓塞初始抗凝治疗的目的是减少死亡及再发栓塞事件。快速抗凝只能通过非口服形式给药,如静脉普通肝素、皮下注射低分子量肝素或皮下注射磺达肝癸钠。一旦怀疑肺栓塞,在患者等待进一步确诊过程中即应开始抗凝治疗。在非口服抗凝治疗后给予患者口服维生素 K 拮抗剂。若已应用静脉普通肝素,则先从 80U/kg 静脉负荷,然后以 18U/(kg·h)静脉滴注。随后肝素的剂量应根据激活的部分凝血活酶时间(APTT)结果来调整,使 APTT 维持在正常对照的 1.5～2.5 倍(表 11—13)。在静脉负荷普通肝素 4～6 小时后检测 APTT,然后每次剂量调整后 3 小时复查,达到目标治疗剂量后可每天复查 1 次 APTT。值得注意的是 APTT 不是显示肝素抗凝强度的理想指标。因此,如果抗Ⅹa 因子肝素水平不低于 0.35U/ml,即使 APTT 低于治疗目标,也没有必要增加普通肝素滴注速度超过 1667U/h(相当于 40000U/d)。

表 11—13　根据激活的部分凝血活酶时间静脉普通肝素剂量调整表

部分凝血活酶时间(秒)	正常对照的倍数	剂量调节
<35	<1.2	80U/kg 静脉推注,然后增加 4U/(kg·h)
36～45	1.2～1.5	40U/kg 静脉推注,然后增加 2U/(kg·h)
46～70	1.5～2.3	剂量不变
71～90	2.3～3.0	将维持量减少 2U/(kg·h)
>90	>3.0	停药 1 小时,随后减量 3U/(kg·h)继续给药

低分子量肝素应谨慎用于肾功能不全患者,其剂量调整需依据抗Ⅹa 因子水平。静脉输注普通肝素对严重肾功能损害(肌酐清除率<30ml/min)的患者是首选的初始抗凝方案,因其不经肾脏代谢,而且对于高出血风险患者,其抗凝作用可迅速被中和。对其他急性肺栓塞患者,低分子量肝素可替代普通肝素,且无须监测 APTT。

目前已证实可用于急性肺栓塞治疗的几种低分子量肝素见表 11—14。其他的被批准用于治疗深静脉血栓形成的低分子量肝素,有时也用于治疗肺栓塞。低分子量肝素并不被推荐用于血流动力学不稳定的高危肺栓塞患者,因为目前一些比较普通肝素和低分子量肝素的抗凝效果和安全性的临床试验中并不包括这些高危患者。由于肝素可导致肝素诱导的血小板减少症(heparin induced thrombocytopenia, HIT),因此应用普通肝素或低分子量肝素的患者,应该定期监测血小板计数。选择性Ⅹa 因子抑制剂磺达肝癸钠(fondaparinux),可作为低分子量肝素的替代药物。由于磺达肝癸钠的半衰期长达 15～20 个小时,可以一天一次皮下给药。目前没有发现接受磺达肝癸钠治疗的患者发生 HIT,因此不必监测血小板计数。普通肝素、低分子量肝素和磺达肝癸钠抗凝治疗应持续 5 天以上。维生素 K 拮抗剂应尽早应用,最好在非口服抗凝剂治疗的当天开始应用。当国际标准化比值(INR)连续两天以上维持在 2.0~3.0 时停用非口服抗凝剂。华法林起始剂量最好为 5mg 或者 7.5mg,对于年轻(小于 60 岁)患者或者健康的院外患者起始剂量通常为 10mg;而对于老年及住院患者,起始剂量通常为 5mg。随后的治疗剂量应根据 INR 进行调整,使其维持在 2.5 左右(2.0~3.0)的水平。

表 11-14　低分子量肝素和磺达肝素给药方案

药物	剂量	间隔时间
克赛(enoxaparin)	1.0mg/kg	q12h
	or1.5mg/kg	qd
亭扎肝素(tinzaparin)	175U/kg	qd
磺达肝癸钠(fondaparinux)		
	5mg(体重<50kg)	qd
	7.5mg(体重 50~100kg)	qd
	10mg(体重>100kg)	qd

总之,对于确诊肺栓塞的患者以及尚待进一步确诊的高度和中度可疑肺栓塞患者应立即应用普通肝素、低分子量肝素和磺达肝癸钠抗凝治疗。除高危出血患者及伴有严重肾功能不全患者外,皮下注射低分子肝素或磺达肝素可作为初始抗凝治疗的选择。

(2)长期抗凝治疗:急性肺栓塞患者长期抗凝治疗的目的是预防致死性及非致死性静脉血栓栓塞事件。大部分患者长期应用维生素 K 拮抗剂,而肿瘤患者长程应用低分子量肝素比维生素 K 拮抗剂更加安全有效。应用维生素 K 拮抗剂应使 INR 维持在 2.5 左右(2.0~3.0)。由暂时或可逆性诱发因素(服用雌激素、妊娠、临时制动、创伤和手术)导致的肺栓塞患者推荐抗凝疗程为 3 个月。对于无明显诱发因素的首次肺栓塞患者(特发性静脉血栓)建议抗凝至少 3 个月,3 个月后评估出血和获益风险再决定是否长期抗凝治疗,对于无出血风险且方便进行抗凝监测的患者建议长期抗凝治疗,在老年人及长期抗凝 INR 维持(1.5~2.0)。对于再次发生的无诱发因素的肺栓塞患者建议长期抗凝。对于静脉血栓栓塞危险因素长期存在的患者应长期抗凝治疗,如癌症、抗心磷脂抗体综合征、易栓症等。

(3)下腔静脉滤器置入:下腔静脉滤器置入可有效地预防下肢静脉血栓脱落导致致命的肺栓塞,但长期置入的滤器可减缓下肢的血流,从而引起滤器下的小的血栓,并进一步减缓下肢静脉的血流,可引起双下肢水肿,抗凝不充分时,更易形成血栓,并且对于肾静脉及以上部位的血栓无任何预防作用,因此不建议常规置入滤器。对于暂时有抗凝溶栓禁忌证或出血风险的患者,或下肢近端已存在的大血栓,或大手术防止肺栓塞而又不能抗凝的患者,在溶栓和抗凝之前置入临时滤器,等可以抗凝或术后 1 个月至几个月后再取出滤器,但要防止滤器血管内皮增生,使滤器难以取出。

对于上肢 DVT 病例还可应用上腔静脉滤器。置入滤器后,如无禁忌证,宜长期口服华法林抗凝;定期复查有无滤器上血栓形成。

对于因卵圆孔未闭导致矛盾性栓塞者,可采用介入封堵卵圆孔方法预防矛盾性栓塞的复发。

(4)肺动脉血栓摘除术:对溶栓引起脑出血的高危患者,经积极的保守治疗无效时,可进行外科手术肺动脉血栓摘除术。北京医院对一骑跨血栓合并矛盾栓塞的患者,因顽固性低氧血症行紧急开胸肺动脉血栓摘除术和卵圆孔血栓清除术,术后患者恢复良好。美国 Brigham and Women's Hospital 在 5 个月内,进行 47 例患者的肺动脉血栓摘除术,成功率达 94%。但要求医疗单位有施行手术的条件与经验。

(5)经静脉导管碎解和抽吸血栓:适应于肺动脉主干或主要分支大面积 PTE 并存在以下情况者:①溶栓和抗凝治疗禁忌;②经溶栓或积极的内科治疗无效缺乏手术条件。

(6)肺动脉血栓内膜剥脱术:慢性栓塞性肺动脉高压(CTPH)是由毛细血管阻塞引起的,通常认为是急性 PE 的很少的并发症(约 1/500),目前 CTPH 患者普遍增加,发现 4% 的急性 PE 发展到 CTPH,因此,对于患病初始就存在肺动脉高压的 PE 患者,至少要随访 6 周。

CTPH 患者存在严重的呼吸困难,所以应进行肺动脉内膜血栓剥脱术,手术成功后,可明显减低或治愈肺动脉高压。但要求医院有手术条件,在有经验的医院,手术死亡率老年患者术前要充分进行评估。手术中两个最重要的并发症是"肺动脉盗血",即血液从充盈的血管流入再开放的血管肺内区域,形成再充盈性肺水肿。

十二、预防

对存在发生 DVT－PTE 危险因素的病例,宜根据临床情况采用相应预防措施。预防更为重要,因为 VTE 很难早期发现,采用的主要方法有机械预防措施,包括加压弹力袜、间歇序贯充气泵和下腔静脉滤器。药物预防措施包括小剂量肝素皮下注射(5000U,皮下注射,bid 或 tid)、低分子肝素(磺达肝癸钠 2.5mg,qd)或华法林的应用等。美国利用电脑记忆系统增加使用预防措施,从而减少症状性 VTE 40% 以上。接受膝关节置换术髋关节置换术及恶性肿瘤手术的患者应该预防应用药物治疗持续 4～6 周。

预防具体措施如见表 11－15。

表 11－15 深静脉血栓的预防

疾病情况	预防方法
普通外科高危	小剂量肝素＋加压弹力袜
	低分子肝素＋加压弹力袜
胸外科	小剂量肝素＋间歇序贯充气泵
肿瘤(包括妇科肿瘤)外科	低分子肝素个月预防
全髋关节/全膝关节置换术/髋部周围骨折手术	低分子肝素或磺达肝癸钠 2.5mg qd,华法林(INR2.5)
神经外科	加压弹力袜或＋间歇序贯充气泵
脑肿瘤神经外科	小剂量肝素或低分子肝素＋间歇序贯充气泵
	出院前静脉血管超声检查
良性妇科肿瘤	小剂量肝素＋加压弹力袜
内科患者	小剂量肝素或低分子肝素
抗凝禁忌患者	加压弹力袜＋间歇序贯充气泵
长期空中旅行	高危人群考虑低分子肝素

(赵建传)

第三节 睡眠呼吸暂停－低通气综合征

入睡后人们的一系列生理活动会不同于清醒时,如出现呼吸节律及幅度改变的现象称为睡眠呼吸紊乱(sleep disordered breathing,SDB),包括呼吸暂停和低通气。睡眠呼吸暂停(sleep apnea)是指入睡后呼吸的短暂停止,进一步可分为阻塞型(obstructive)、中枢型(centra)和混合型(mixed);低通气(hypopnea)是指呼吸动度减弱。临床上通常使用多导睡眠图(polysomnography,PSG)来进行睡眠呼吸监测,并规定每次呼吸暂停和低通气的持续时间为至少 10 秒钟,伴和(或)不伴氧饱和度降低。当呼吸暂停和低通气发生的频率(apnea－hypopnea index,AHI)≥5 次/小时,即可诊断为睡眠呼吸暂停－低通气综合征(sleep apnea－hypopnea syndrome,SAHS),以阻塞型睡眠呼吸暂停综合征(obstructive sleep apnea syndrome,OSAHS)最常见。SAHS 可造成睡眠中机体间歇性缺氧,睡眠结构紊乱,患者出现白天嗜睡、记忆力下降、工作效率降低,脏器功能受损,渐导致并加重多脏器疾病,严重影响患者生活质量和寿命。

老年人群是个特殊的群体,大多数老年人已有各脏器功能减退及合并多种慢性疾病,若合并 SAHS 则会使疾病进一步加重;而如果在进入老龄之前已患有 SAHS 而未进行有效治疗,则在进入老龄阶段后呈现的疾病状态更加复杂和严重。

一、流行病学

由于标准的不同,国内外关于流行病学调查的数据各异。以往的调查显示,一般人群 SAHS 的患病率为 2%～14%,女性为 2%～7%。一项针对香港居民的调查显示,男性 OSA 患病率为 4%,女性为 2%。老年人群中打鼾的发生率为男性 39%,女性 17%,但并非所有打鼾者都有 SAHS。

罹患该病的人群随着年龄的增长而增加,老年人群 OSA 的患病率是非老年人群的数倍。一项针对年龄在 71～100 岁人群的调查显示,以 AHI≥5 次/小时为诊断 SAHS 标准,则老年男性患病率为 81%,女性为 80%;即使将 AHI 提高至 15 次/小时,老年男性和女性患病率仍分别高达 57%和 49%。然而,尽管老年人群中 OSA 患病率极高,但真正有症状的患者－即睡眠呼吸暂停－低通气综合征(SAHS)－却并不多,有报道 65 岁以上老年人群 SAHS 的患病率为 1.7%,45～64 岁人群的 SAHS 的患病率为 4.7%。

SAHS 是独立的死亡危险因素,对于有心血管疾病的患者,合并 SAHS 者死亡率很高,患者的病死率与 AHI 相关,AHI 越高,死亡率越高。

二、发病病理与危险因素

OSA 的发病机制与上呼吸道特别是咽部解剖结构密切相关。咽部是个肌性结构,缺乏骨性支持,附着于咽部的肌肉群在高级神经系统控制下保持着张力,维持咽部开放状态。当这些肌肉群的张力由于某些原因减弱时,会导致咽腔缩窄,严重者完全闭塞,发生阻塞型呼吸暂停。一些生理或病理状态加重上呼吸道的阻力,如肥胖、颈短粗、舌后坠、鼻腔阻塞(鼻中隔偏曲、鼻甲肥大、鼻息肉、鼻部肿瘤等)、Ⅱ度以上扁桃体肥大、软腭松弛、悬雍垂过长过粗、咽腔狭窄、咽部肿瘤、咽腔黏膜肥厚、舌体肥大、下颌后缩、颞颌关节功能障碍及小颌畸形等。由于是气道机械性梗阻,因此胸腹呼吸运动仍可见。而气道再次开放、呼吸恢复可能与微觉醒有关,因为绝大多数 OSA 结束时都伴有微觉醒的发生,微觉醒可中断睡眠,交感神经活性增加,从而使咽部肌肉张力增高。CSA 的发病机制比较复杂,可能与中枢通气控制不稳定、循环延迟、过度通气、缺氧等因素相关,在慢性心力衰竭、神经-肌肉病变者或身处高海拔时容易见到。

OSA 的主要危险因素包括肥胖、男性、女性绝经后及增龄。肥胖是 OSAHS 的独立危险因素,肥胖合并低通气最初被称为 Pickwickian 综合征,90％的肥胖者有 OSA。肥胖导致上气道脂肪过度堆积、上气道狭窄、气道阻力增高,在仰卧位睡眠时会导致更加严重的后果。长期大量饮酒及服用镇静催眠药物会增加患病几率。

当合并有其他疾病时也会出现睡眠呼吸紊乱,如甲状腺功能低下、肢端肥大症、垂体功能减退、淀粉样变性、声带麻痹、小儿麻痹后遗症以及其他神经肌肉疾患(如帕金森病)、胃食管反流等。

三、临床特点

一般 OSA 患者多见身体肥胖,或颈短粗,常有睡眠中打鼾且鼾声不规律,如鼾声逐渐减弱或突然中止,在停止数秒至数十秒后,鼾声再次突然出现且异常响亮,胸廓剧烈起伏,或伴有躯体扭动。但大多数患者不会醒转,醒后亦完全不清楚睡眠中发生的事情。多数患者有晨起口干、头胀、头痛、白天过度嗜睡、记忆力下降、工作效率降低、夜尿增多、性功能减退等,重者睡眠中出现胸闷憋气,甚至憋醒坐起。并可能导致或诱发基础疾病如高血压、冠心病、脑血管等疾病的加重并出现相关症状。大多数患者是在家属或朋友的提醒下才就医。

老年 SAHS 患者临床表现有其独特性,肥胖对于老年 SDB 患者的预测价值逊于非老年人,女性性别在老年 SDB 人群中已无优势。老年人对症状感觉更不敏感,由于高龄及合并基础疾病,上述临床表现如嗜睡、记忆力下降、反应迟缓等,常与衰老或基础疾病症状相混淆,容易被忽视。另外,一部分 OSA 老年人合并 CSA、混合型呼吸暂停(mixed sleep apnea,MSA),其发病机制和临床特点有别于 OSA,也是造成被忽视的原因之一。老年人因 SAHS 就医者减少,可能与症状不典型、缺少家属提醒、就医困难、漏诊或误诊等因素有关。

四、诊断、严重程度分级及鉴别诊断

(一)诊断

对于老年 SDB 患者的诊断须结合病史、临床表现、体格检查和睡眠监测。详细向患者、家属询问病史及临床表现,是防止漏诊/误诊的关键,患者一般状况、上呼吸道检查也能提供重要线索,对有打鼾、呼吸紊乱、日间嗜睡、多脏器功能障碍、合并无法解释症状的老年人可进一步进行多导睡眠图(polysomnography,PSG)检查。

PSG 是诊断 SAHS 的主要检查手段和"金标准"。患者在检查室自然睡眠,同时记录脑电图、眼动图、下颌肌动图、口鼻气流、胸腹式呼吸运动、心电图、氧饱和度、体位、打鼾等基本指标,有的还需加腿动指标,需要气道正压治疗者还要增加压力滴定观测指标,监测时间应不少于 7 个小时。所有数据须经人工修改校正,判断患者的睡眠质量、呼吸紊乱指数(AHI)、呼吸紊乱类型、体位与睡眠紊乱、睡眠期与睡眠紊乱、缺氧时长、最低氧饱和度、微觉醒指数、血压与心率情况等,佩戴呼吸机作压力滴定的还要判断压力变化情况、呼吸紊乱、消除及睡眠改

善情况,对于第一次压力滴定未达到理想效果的,应重复滴定。另外,许多患者因更换睡眠地点及缠绕导联线而影响睡眠,所获得数据不能准确反映患者实际情况,故有人建议情况允许时可让患者在睡眠监测中心先睡两夜,待第三晚再行监测。

对于无法配合的老年患者,可采用简易 PSG(包括口鼻气流、胸腹式呼吸运动、氧饱和度)测定,也可采用夜间分段 PSG 监测(即同一晚前 2～4 小时行 PSG 监测,之后行 2～4 小时的气道正压通气压力滴定)。

睡眠的分期以往多采用 Rechtschaffen 和 Kales 分期标准,将睡眠分为 1 期、2 期、3 期、4 期(3 期和 4 期为慢波睡眠期)、快速眼动睡眠(REM)期和活动期(MT)。美国睡眠医学协会(American Academy of Sleep Medicine,AASM)于 2007 年将睡眠分期标准更改为 N_1、N_2、N_3 和 R 期,其中 N3 为慢波睡眠,对应于 R&K 标准的 3 期加 4 期,R 期对应于 REM 期,新标准不再包含 MT 期。

各种呼吸紊乱的定义如下:①阻塞型呼吸暂停(obstructive sleep apnea,OSA),即口鼻气流停止达 10 秒及以上,胸腹式呼吸运动存在,呈矛盾运动,氧饱和度下降;②中枢型呼吸暂停(central sleep apnea,CSA),即口鼻气流停止达 10 秒及以上,同时胸腹式呼吸运动均停止,氧饱和度下降;③混合性呼吸暂停(mixed sleep apnea,MSA),即中枢型呼吸暂停和阻塞型呼吸暂停的混合形式,在 PSG 图中呈现呼吸紊乱前半段符合 CSA 表现,后半段符合 OSA 表现;④低通气(hypopnea),即口鼻气流幅度降低达基础值的 50% 以上,持续 10 秒及以上,同时伴有氧饱和度降低 4% 以上。

SAHS 的诊断应在基于对患者临床症状和体征全面细致检查的基础上,结合 PSG 监测以得出。在进行治疗之前,除了须明确诊断外,还须对患者病情严重程度进行分级,以便明确可能引发的并发症,并为选择恰当的治疗方式、后续治疗方法提供依据。中华医学会于 2002 年关于 SAHS 的诊断标准为:临床上有典型的夜间睡眠时打鼾及呼吸不规律、白天过度嗜睡,经整夜 7 小时的监测提示呼吸暂停及低通气反复发作在 30 次以上,或 AHI≥5 次/小时。2009 年 AASM 诊断 SAHS 的标准为:①AHI≥15 次/小时;或②AHI≥5 次/小时,同时伴有下列症状:白天嗜睡、醒觉时多次无意睡眠、睡醒后感觉头脑不清、乏力、困倦、醒后有气促、喘息、窒息,或同寝者述鼾声如雷、呼吸停顿等。

(二)严重程度分级

根据 AHI 和氧饱和度对 SAHS 进行严重程度分级。中华医学会 2002 年分级标准为:AHI 在 5～20 次/小时为轻度,21～40 次/小时为中度,>40 次/小时为重度。根据最低氧饱和度对缺氧程度进行分级,SaO_2% ≥90% 为正常,SaO_2% 在 85%～89% 为轻度低氧,SaO_2% 在 80%～84% 为中度低氧,SaO_2% ≤79% 以下为重度低氧。2009 年 AASM 的分级标准则是根据呼吸紊乱指数(respiratory disturbance index,RDI)—包括呼吸暂停、低通气、呼吸事件相关醒觉—来分级,15>RDI≥5 为轻度,30≥RDI≥15 为中度,RDI>30 为重度。

因 SAHS 可影响多脏器功能,在老年人,除了 PSG 外,还应据病情作其他相关检查,如血红蛋白、肝肾功能、血糖、血脂、心功能、肺功能、血气分析等,以及耳鼻咽喉科、口腔科检查等。

(三)鉴别诊断

临床中下列疾病应与 SAHS 进行鉴别。

1.原发性鼾症 临床上只表现为打鼾而无呼吸暂停,但这种患者有发展为 SAHS 的可能。

2.发作性睡病　主要表现为白天嗜睡、猝倒、睡眠瘫痪和入睡前幻觉,青少年患病率较高,诊断可通过作多次小睡实验,依据异常 REM 睡眠来判断。近期研究表明,老年发作性睡病患者猝倒也并不罕见,因类似于心脑血管疾病发作而常被忽视。

3.不宁腿综合征和睡眠中周期性腿动综合征　均为睡眠相关神经－肌肉功能失调,老年人患病率较高,表现为失眠和白天嗜睡,醒觉时下肢感觉异常,患者不自主地活动下肢,可通过 PSG 监测腿动的频率来判断。

4.上气道阻力综合征　表现为白天嗜睡,记忆力下降,低通气及氧饱和度下降,睡眠打鼾,PSG 显示尽管没有呼吸紊乱事件发生,但却频繁出现微觉醒,睡眠结构片段化,食管压力监测显示微觉醒与上气道阻力增加有关。

五、治疗

现在认为,SAHS 是个慢性疾病,需要采取多种治疗形式,并需要长期干预。采用什么样的治疗方法应根据患者的具体情况来选择,重要的是消除病因,减少并发症,降低死亡率。

（一）教育

详细告知患者检查结果,使患者明白 SAHS 在其睡眠时、毫不知情的情况下正对机体产生严重的影响。教育内容应尽量包括危险因素、发病机制、并发症、对生活工作健康的危害、自然病程、治疗方式方法等。告知患者应长期随诊,充分关注睡眠健康。

（二）病因治疗及一般治疗

临床上一些疾病会引发或加重睡眠中呼吸紊乱,如甲状腺功能减低、心功能不全、扁桃体肥大、小颌畸形等,应积极治疗原发病。戒除不良生活习惯,如戒烟、戒酒和少服用镇静安眠药,尽量侧卧睡眠,避免白天过劳等。

（三）减肥

绝大部分 OSA 患者都超重,减肥对于减轻 OSA 有益。有报道当体重较基础体重下降15％后,咽部横截面面积增加,OSAS 严重程度也有实质性降低。近期一项持续 2 年的减肥观察也显示,减轻体重能使 AHI 减低,但作用有限,但却能实质型地改善患者症状、缺氧和醒觉。但多数老年 SAHS 患者无体重超重,即使有,老年人减肥也应在不影响健康的基础上进行。

（四）持续气道正压通气

持续气道正压(continuous positive airway pressure,CPAP)通气治疗是通过呼吸机为患者在睡眠中提供一个生理性正压,增加肺功能残气量,减小心脏后负荷,增加咽部扩张肌张力,维持上气道通畅。Sullivan 首先于 1981 年运用此技术治疗 OSAS,经过长期大量临床观察,CPAP 已被公认为是目前效果最佳的治疗方法,也是多数患者的治疗首选。临床研究也已证明,老年人能很好地耐受 CPAP。

中华医学会呼吸病学分会睡眠呼吸疾病学组规定 CPAP 治疗 OSAHS 的适应证包括:①OSAHS,特别是 AHI 在 20 次/小时以上者;②严重打鼾;③白天嗜睡而诊断不明者可进行试验性治疗;④OSAHS 合并慢性阻塞性肺疾病(COPD)者,即"重叠综合征";⑤OSAHS 合并夜间哮喘。运用 CPAP 进行治疗之前,须对患者进行相关教育以及选择合适的治疗压力,因此,进行压力滴定非常重要。尽管目前自动气道正压(auto－CPAP)通气治疗已在临床运用,效果也令人满意,但鉴于其在世界范围内的认知度有限,AASM 认为现阶段仍以手动调压为"金标准"。合适的治疗压力不仅能消除各种体位下的呼吸紊乱事件,维持血氧饱和度在正常范围,而且能使患者的睡眠结构维持正常,尤其是应有一定量地 REM 睡眠。如果压力滴定无法达到上述指标,应仔细寻找原因,并重新进行滴定。对于佩戴呼吸机治疗的患者应进行随访,最初几周的密切随访(close follow—up)尤其重要,因为大约 5%~50% 的 OSA 患者可能在第一周内由于各种原因拒绝使用呼吸机,其后也不会再继续使用。

CPAP 的压力在吸气相和呼气相保持一致,压力始终保持恒定,适合于大部分 SAHS 患者,缺点是在治疗压力较高时呼气感觉阻力大,部分患者不能适应,可能会影响到使用的顺应性。现在许多 CPAP 呼吸机都配置了呼气相压力释放技术,在呼吸相初始阶段压力降低(具有不同档次),中后期压力回复至基线水平,可以提高 CPAP 治疗的舒适度。当 CPAP 治疗压力达到 15cmH$_2$O 以上,或者尽管在此压力以下但患者仍不能耐受时,可考虑使用双水平气道正压(bi—level positive airway pressure,BiPAP)通气呼吸机,BiPAP 呼吸机在吸气相给予一个较高的压力,呼吸相时给予一个较低的压力,提高了舒适度,更适合于老年患者及治疗压力较高者。不建议初始治疗的患者即使用 BiPAP 呼吸机。auto—CPAP 呼吸机通过自动检测气道压力变化来感知呼吸紊乱事件,并自动选择消除呼吸紊乱事件所需的最低压力,保持呼吸道开放,临床上也可用作自动压力滴定使用,对于不能耐受传统 CPAP 呼吸机的患者,或者遇到不能进行手动 CPAP 压力滴定时,可选用 auto—CPAP。

绝大多数呼吸机都配备了加湿加温装置,使呼吸功能输出不同温度和湿度的气流,增加患者使用的舒适度和减少副作用,患者可根据自身及居住环境的情况进行调节,对于有鼻部干燥或增有手术史者,尤应同时使用加湿加温功能。

面罩的选择非常关键,应选用舒适、大小合适的面罩,佩戴时不宜压迫太紧,面罩与脸部接触部位应尽量避免漏气,否则极易造成皮肤损伤,影响继续佩戴,不要遮盖面罩上的故意漏气孔。遇有鼻腔堵塞时应先行治疗鼻部疾患,保持鼻腔通畅,如果患者习惯张口呼吸,可选用口鼻面罩。

(五)手术

以往认为 OSAHS 的主要病变部位是悬雍垂和咽部附近的多余组织,所以悬雍垂软腭咽成形术(uvulo palato pharyngoplasty,UPPP)用作临床首选治疗手段。现在发现引起上气道阻塞的情况非常复杂,目前该手术仅适合于上气道口咽部阻塞且 AHI<20 次/小时者,如咽部黏膜组织肥厚、咽腔狭小、悬雍垂肥大、软腭过低、扁桃体肥大者。对于轻中度 OSAHS 患者,可获得 50% 以上的疗效。肥胖及 AHI>20 次/小时者均不适用。老年人因高龄,肥胖者不多,合并多脏器疾病,手术多不适宜,有明确适应证者应可考虑手术治疗,但应注意手术和麻醉的风险。手术后 3~6 个月内应行 PSG 检查'以评价手术效果,失败者应尽快应用 CPAP 治疗。

(六)口腔矫治器

适用于狭窄部位在口咽及舌根部位的轻度 OSAHS 患者,如下颌后缩、舌体肥大,需进行个体化制作,随着技术的进步,口腔矫治器的种类和舒适度也在提高,增加了患者的耐受性,在佩戴 3 个月后应复查 PSG 检查以了解疗效,治疗失败者应改用 CPAP 治疗。

(七)药物

药物治疗的疗效不肯定,且有不同程度的副作用,应慎重使用。

(八)合并症与并发症的治疗

老年人常合并多种慢性疾病如慢性阻塞性肺病、高血压、冠心病、心功能不全、脑功能损害、糖尿病等,OSAHS 与这些疾病的发生发展有着密切的关系,只有同时治疗才能取得良好疗效。临床医师在日常工作中应了解各种疾病的表现,疾病之间的关系,明确鉴别,准确诊断,及时治疗。

(赵建传)

第四节　老年糖尿病

全球的糖尿病患病率正逐年上涨,与此同时人口的老龄化日趋显著,老年糖尿病患者的人数正急剧增加。老年糖尿病有其独特的临床特点,而且老年人常常同时患有多种疾病和服用多种药物,社会活动和经济状况也和青年人大不相同,因此诊断和治疗有其特殊性,致残致死率高,老年糖尿病正日益受到大家重视。

一、流行病学

糖尿病全球的患病率明显升高,尤以老年糖尿患者群为甚。调查显示 65 岁及以上人群中患病率为 15%～20%,新诊断的占 7%,65～74 岁间糖尿病患病率增加 200%,75 岁以上增加 400%,随着年龄增加,糖尿病患病率急剧升高。20～39 岁人群中糖尿病以每年 1%～2% 的速度增加,而在 60～74 岁人群中则是 20% 的年增长率。流行病调查显示,意大利 1992—1996 年间 65 至 84 岁的人群中糖尿病患病率为 12.8%。若根据美国糖尿病协会(ADA)1998 年的诊断标准校正,老年人群的患病率还要增加至 15.3%。在该人群中,中青年起病的占 55.3%,65 岁以后起病的占 44.7%。美国糖尿病控制和预防中心的数据表明大约有 20.9% 的 60 岁以上老人患有糖尿病,患病的高峰在 65～74 岁,在此年龄段 20% 的男性和超过 15% 的女性患有糖尿病,超过 75 岁后患病率有所下降。

我国老年糖尿病的患病率为 9.19%～20%,1997 年北京 60 岁以上人群糖尿病标化的患病率为 15.7%,其中 60～69 岁患病率为 13.73%,70～79 岁为 19.08%,80 岁以上为 21.05%。2001 年上海的调查显示 60 岁以上人群糖尿病的患病率是 18.7%,北京解放军总院的结果显示 60 岁以上糖尿病平均患病率是 28.7%,其中 60～69 岁为 17.6%,70～79 岁为 30.2%,80 岁以上为 37.8%。2001—2002 年青岛地区老年糖尿病的患病率为 16.5%,远高于其他年龄段。天津市 2011 年的一项调查结果显示老年糖尿病的患病率为 16.48%。由此可见,老年糖尿患者群的迅猛增加已成为一个全球问题。

二、发病机制和病理生理

老年糖尿患者群是异质性人群,包括非老年期起病和老年期起病。多数老年糖尿病为 2 型糖尿病,但近年来发现临床最初诊断为 2 型糖尿病的患者中,10%～25% 患者的胰岛细胞特异性抗体为阳性。Pietropaolo 等报道一组年龄在 65 岁或以上、临床诊断为 2 型糖尿病的患者,其中 12% 有 GADA 和(或)1A－2A 阳性提示由胰岛自身免疫损伤所致的糖尿病亦见于老年患者。

老年人更容易患糖尿病的机制目前尚未完全阐明,一般认为其发生是遗传因素和环境因素共同的作用。在老年糖尿患者群中基因的作用显著,有糖尿病家族史的个体随着年龄的增加,患病的几率增加。遗传因素可导致胰岛素原向胰岛素的转化发生障碍,也可引起胰岛素分子发生突变，或胰岛素受体基因缺陷等。其他因素也影响老年糖尿病的发生，如增龄、饮食结构的改变、激素的变化以及多种药物的影响。

老龄化的进程可以加速改变糖代谢的各个方面，如胰岛素分泌、胰岛素功能、肝糖原合成等，这些改变和患者的基因背景相互作用使老年人群的糖尿病发病率随着年龄增加。大于 50 岁的人群中，年龄每增加 10 年，空腹血糖上升 0.06mmol/L，OGTT 服糖后 2 小时血糖上升 0.5mmol/L。

多项研究显示增龄本身并不是老年人群胰岛素抵抗的主要原因，但增龄与体重和脂肪组织增加，非脂肪组织减少相关，可能会影响胰岛素的信号传导。此外增龄所致的腹型肥胖可导致高胰岛素血症、胰岛素抵抗。老年人饮食结构的改变，脂肪成分增加和碳水化合物减少，也可促进胰岛素抵抗的发生，通过改变饮食结构和增加运动来改善机体成分的比例可延缓胰岛素抵抗的发生就可说明这一点。HGP(heptic glucose production)在糖代谢稳态过程中发挥重要作用，包括空腹和餐后血糖。正常人的肝脏对胰岛素十分敏感，当血浆胰岛素水平低于正常值时，HGP 可被完全抑制，与年龄无关。EGIR(The Europen Group for study of Insulin Resistance)报告显示，随着增龄 HGP 有下降的趋势，但在校正体重后这种差异消失。另有研究显示，老年糖尿病患者肝糖的输出并没有增加。因此在老年人群中肝脏的胰岛素抵抗并不是导致糖耐量异常的主要原因。骨骼肌是胰岛素介导血糖摄取的主要场所，而脂肪组织对胰岛素介导的血糖摄取相对较少，只占 2%～3%。EGIR 报告增龄与胰岛素介导的血糖利用减少相关，但校正 BMI 后无明显差异。而大量多中心研究显示增龄不能影响血糖的摄取，故目前增龄相关的胰岛素抵抗仍存在争议。增龄与脂肪增加相关，而腹部脂肪的增加又与胰岛素抵抗相关。故增龄引起的腹部脂肪堆积是老年人胰岛素抵抗的原因之一。肌肉收缩可以增加肌肉对血糖的利用，同时运动可以激活 AMPK 信号传导通路，提高胰岛素敏感性。缺乏锻炼时老年人普遍存在的问题，增加有氧运动可很好的改善胰岛素抵抗。

在老年人群中精氨酸刺激胰岛素分泌比青年人减少 48%，β 细胞功能随着年龄增加而减退，胰岛素分泌也随之减少。正常情况下胰岛素分泌是脉冲式的，而老年人胰岛素脉冲分泌受损。研究显示 β 细胞对肠促胰激素的刺激反应在老年人是降低的，因此推测与增龄相关的肠促胰激素刺激的胰岛素分泌缺陷是导致老年人糖耐量异常的原因。虽然 C 肽水平在年龄上不存在差异，但 IVGGT 过程中老年人胰岛素分泌相对下降，老年人相对于年轻人第一时相胰岛素分泌减少 46%，第二时相减少 56%。糖耐量异常是增龄过程中的一个表现。上述证据显示靶组织，对胰岛素敏感性的下降和胰岛 β 细胞不适当的功能下降导致糖代谢紊乱，进而发展为糖尿病。

三、临床特征和并发症

(一)临床特征

由于老年人肾糖阈增高，故尿糖多不敏感；渴感中枢功能下降，认知功能和反应下降等，导致典型的三多一少(烦渴、多饮，多食，多尿，体重下降等)症状不明显，50% 以上的患者没有此典型症状，多数患者往往是由于常规查体发现血糖升高。即使有症状也不典型，易与其他系统疾病混淆，造成诊断延误。有些患者是以非酮症性高渗昏迷、脑卒中或心肌梗死等并发症初次就诊。此外，肌无力、视物模糊、泌尿系感染、关节疼痛、抑郁等也常是老年糖尿病的首发症状。突然发生的体温过低、恶性外耳炎、泌尿系感染导致肾乳头坏死，认知功能迅速减退等都可出现在老年糖尿病个体。

糖尿病排在引起老年人死亡的原因第 6 位,但实际上是老年人群最常见的致残致死原因,患有糖尿病的老人死亡的风险是相同年龄组没有糖尿病的老年人的 2 倍,这主要是因为糖尿病引起的大血管病变和微血管病变。

（二）心血管事件

2 型糖尿病患者 40％～50％死于冠心病。传统的危险因素包括:高血压、血脂异常、吸烟和糖尿病仍然贯穿整个老年时期。UKPDS 研究显示严格控制血压可以降低 24％的糖尿病相关终点、44％卒中,32％糖尿病相关死亡事件、34％肾衰竭、47％视力下降的风险。HbA1c每下降 1％,心肌梗死减少 14％,21％任何糖尿病相关终点。在一项包括了 10000 名 45～79岁受试者的队列研究结果提示心血管疾病的风险和任何原因的死亡随着 HbA1c 的升高而增加。

（三）糖尿病微血管病变

糖尿病视网膜病变是造成失明的主要原因,其主要预测因子是病程。严格的血糖控制可降低糖尿病视网膜病变的患病率 76％。任何一种心血管事件的危险因素都是糖尿病视网膜病变的危险因素,如高血压。65 岁以上的糖尿病患者发生白内障和青光眼的风险是非糖尿病患者的 2～3 倍。因此一旦确诊糖尿病就行眼底检查,良好的血糖、血压的控制有益于预防和延缓糖尿病视网膜病变。

糖尿病神经病变包括周围神经病变、多神经病变和自主神经病变。手套袜子样感觉异常在老年患者中较常见,远端的感觉异常会造成糖尿病足。自主神经病变虽然无疼痛感,但与生活质量密切相关。

糖尿病肾病可迅速发展,危险因子包括:血糖控制不佳、高血压、病程长、男性、高总胆固醇和吸烟。老年人还有其他一些危险因素:造影剂、神经毒性药物、心力衰竭。血糖控制和ACEI 有助于尿蛋白的控制。

（四）脑血管事件和痴呆、抑郁

卒中是糖尿病患者比较担心的事件,全球糖尿病患者发生卒中的风险升高 3 倍。卒中是导致活动障碍的高风险因素,预测因素包括高血压、房颤、糖尿病或有脑血管事件的病史。脑血管事件的致死率在糖尿病患者中明显升高,特别是在急性期。严格的血压控制对预防卒中有积极的意义。

老年糖尿病患者发生抑郁和各种神经精神症状的几率明显高于非糖尿病患者。认知功能下降在糖尿病患者中非常明显,这与病程和血糖控制相关。在脑血管事件（多发性腔隙性脑梗死和出血）后 3 个月内血管性痴呆可造成认知功能急剧恶化,糖尿病使血管性痴呆的危险性升高 2～8 倍。糖尿病患者伴有高收缩压和血脂异常更易患有 Alzheimer 病。良好的血糖控制可减缓认知功能的恶化。值得注意的是认知功能的下降可导致患者血糖不易达标,增加用药剂量和种类;若患者遗忘自己已经服药可出现重复服药,使低血糖的风险加大。

抑郁在老年人群中多见但不是单单在糖尿病患者中,易与认知障碍和痴呆混淆。病史可以有所帮助,如对过去的事不停地抱怨,常处于情绪低落状态或有负罪感等。一旦发现应给予适当的看护。研究表明糖尿病患者抑郁发生的风险是非糖尿病患者的 2 倍,而且是独立于年龄、性别和目前的其他疾病。抑郁可导致患者血糖控制不佳和依从性下降。由于老年人更容易出现上述问题,故建议在确诊糖尿病的同时进行功能评估,以便更好地控制血糖和治疗相关疾病。

（五）低血糖事件

老年糖尿病患者的低血糖是严重的,有时甚至是致命的。在该人群中应正确评估低血糖风险和血糖正常所带来的益处的平衡。老年糖尿病患者症状往往不典型,而且,常常与自主神经病变以及认知缺陷相混淆,从而导致受伤或骨折。除药物因素外还有其他一些原因造成老年人低血糖频繁发作。老年人分泌对抗调节的激素能力受损,特别是胰高血糖素,同时他们的感知力下降,意识不到低血糖的一些"警告"症状,即使他们受到过这方面的教育。同时发生低血糖时他们的运动功能受损,是他们不能采取有效的步骤去纠正低血糖状态。减少严重低血糖事件需要对老龄患者进行教育提高他们对低血糖早期症状的认识(表 11—16)。

表 11—16　老年糖尿病患者常见的临床表现

· 无典型临床症状
· 非特异性症状:乏力、体重下降、情绪改变
· 血糖升高引起的症状:口渴、多尿、夜尿增多、夜眠差、起夜后摔倒、失禁,反复感染/伤口愈合差;视力改变、认知功能受损/抑郁、神经病变/关节炎
· 高渗非酮症昏迷/糖尿病酮症酸中毒
· 心绞痛/心肌梗死
· 短暂缺血性卒中

四、诊断和筛查

年龄是糖尿病和 IGT 的一个重要危险因素,老年人群中漏诊的糖尿病患者占了较大的比例,由于老年糖尿病患者往往没有临床症状或症状非典型,常常延误诊断;老年糖尿病的筛查和诊断还是遵从于目前的统一诊断标准(表 11—17),没有针对不同年龄组的诊断标准,OG-TT,随机血糖、HbA1c 以及问卷调查都是有效评价老年人群糖尿病风险的手段,而尿糖不作为检查的手段。

表 11—17　糖尿病诊断标准

分类	血糖(mmol/L)	
	空腹	2h—OGTT
正常	<5.6	<7.8
IFG	5.6~6.9	9<7.8
IGT	<7.0	7.8~11.0
糖尿病	<7.0	≥11.1
糖尿病	≥7.0	非必须

老年糖尿病的危险因素包括:亚裔、非裔种群;BMI>27 和(或)腰围超标;冠心病或高血压伴或不伴高脂血症;卒中;反复感染;使用升糖药物,如糖皮质激素,雌激素等;糖尿病家族史;IGT/IFG。

对于有一个或更多危险因素的患者,建议 65~74 岁年龄段每 2 年一次,大于 75 岁每年一次糖耐量的检测。没有家族史,大于 65 岁的个体,2h—QGTT 相对于空腹血糖能更好地预测糖尿病和冠心病。在空腹血糖正常的高危人群中,若 PBS 无法执行,则 HbA1c 对诊断有帮助,HbA1c>6% 易发展为糖尿病。

五、预防

流行病学研究显示糖尿病史遗传因素和生活方式共同作用，生活方式包括肥胖、缺少活动，热量摄入过多等，大约 1/3 的 IGT 的患者最终发展成 2 型糖尿病。为了有效地预防糖尿病我们应该了解糖尿病自然病程：糖尿病前期，危险因素、有效和简单的筛查方法，以及有效的干预方式。对生活方式的干预可以减少 50%～60%IGT 转变成糖尿病，但是没有药物的干预并不能长久的保持该益处。

（一）循证医学证据

2001 年护士健康研究（the Nurses Health Study）发现，超重或肥胖是糖尿病最重要的危险因素。缺少运动、吸烟、饮食不佳、喝酒都是糖尿病相关的危险因素。2002 年男性健康行为随访研究（Health Professional Follow－Up Study）旨在研究主要饮食方式与糖尿病风险之间的关系。随访 42000 名 40～75 岁男性 12 年，证实西方的生活方式与糖尿病风险升高密切相关，同样，缺少活动和肥胖也是糖尿病的高风险因素。1997 年大庆研究（Da Qing IGT and Diabetes Study）显示饮食和运动的干预可以减少 IGT 人群发生糖尿病的风险，对照和饮食运动干预组 6 年的糖尿病累积发病率分别为 67.7%、和 46.6%。在校正了 BMI 和空腹血糖后四组之间有显著性差异。2001 年 The Finnish Diabetes Prevention Study 旨在了解中年（平均年龄 55 岁）IGT 人群中生活方式干预的效果。干预组进行个体化的教育旨在减少体重减少脂肪和饱和脂肪酸的摄入，增加纤维素摄入和增加体育活动。经过平均 3.2 年的随访，糖尿病累积发病率为 11%，而对照组 23%。干预组糖尿病风险降低 58%。

2002 年 Diabetes Prevention Program Study 显示生活方式干预（每周 150 分钟锻炼时间）和应用二甲双胍（850mg，bid）可以预防或延缓糖尿病的发生。平均 2.8 年的随访，糖尿病的发生率分别为 11.0、7.8、4.8/人年，与对照组相比糖尿病风险在生活方式组降低 58%，药物组 31%。老年人和低 BM1 者比年轻人和高 BMI 者更能从生活方式干预中获益。2002 年 STOP－NIDDM 研究显示在 IGT 人群中阿卡波糖（100mg，tid）组在 3.3 年的随访时间中糖尿病发病率为 32%，对照组 42%。阿卡波糖组可以提高 IGT 转为正常糖耐量的比例。55 岁以上组比 55 岁以下组更能获益。2001 年 HOPE 研究显示在有大血管危险因素的患者中应用雷米普利（10mg/d）可以降低糖尿病发生的风险（36%vs 5.4%）。2002 年 LIFE 研究显示，在有左心室肥厚的 55～80 岁的高血压患者中使用洛沙坦与使用阿替洛尔相比，4 年中新发糖尿病明显降低（13/1000 人年 vs 17.5/1000 人年）。

（二）预防策略

老年糖尿病预防策略基本与年轻人相同，但由于老年人机体健康状况和营养状况不同于其他年龄段人群因此在实施过程中应具体对待。

首先饮食遵循普通人群原则，但应重点关注几个方面如增加多不饱和脂肪酸和纤维素的摄取、能量摄入平衡，调整乙醇的摄入，在开始体重控制计划之前，应咨询营养师，进行营养评估，避免出现过度营养不良而影响机体抵抗能力。对于老年 IGT 患者来说，进行规律的运动改变生活方式是不依赖于 BMI 改变而能降低发展为糖尿病的风险的方法。

在高危人群（有一个或多个心血管危险因子）或（和）伴有高血压的人群中，可考虑应用雷米普利（ACEI 类）或厄贝沙坦降低糖尿病风险，但需注意血压的变化，老年人的血压不易降得过低。在空腹和餐后血糖都升高的非肥胖老年患者中，生活方式干预联合使用二甲双胍可降低糖尿病的风险,在 IGT 的老年患者中应用阿卡波糖似乎可以降低发展为糖尿病的风险。

六、综合治疗

(一)原则

治疗糖尿病和预防糖尿病并发症的措施在所有年龄段都是相似的,但对于老年人群又有自己特殊的挑战:不但是年龄相关的生理变化,药物代谢动力学的改变、疾病的表现,还有该人群的既往的健康状况异质性,如是否合并其他慢性疾病(心血管的风险、慢性心功能不全)、活动能力、受照顾的情况、与社会脱轨、抑郁和认知功能、多数 65 岁老人有不同程度的肾功能不全以及服用多种药物引起的药物间不良的相互作用等。在制订诊疗目标时应避免增加患者经济、生理和精神负担,特别是对那些虚弱的、活动受限的、预期寿命短的患者。综合个体的情况制订个体化的长期治疗、预防并发症计划。

首先全面评估患者的健康情况,生活是否自理,是否有骨折,合并的疾病和预期寿命。对于那些生活不能完全自理,与社会接触少的患者来说,增加患者的功能恢复和社会接触能力比单纯的严格控制血糖和预防并发症更为重要。许多老年患者伴有多种疾病,70% 可有两种以上疾病,在这些人群中糖尿病可能不是最主要的矛盾,因此在治疗时应权衡利弊,充分考虑其他疾病的治疗情况和目前状况。Piette 等指出要考虑其他疾病状态与糖尿病的治疗是一致的还是矛盾的。一致的状态包括高血压、血脂异常、肥胖和冠心病,它们的病理生理基础是相似的,糖尿病的治疗有益于这些疾病的控制,同样这些疾病的治疗重点也与糖尿病吻合。治疗重点不同甚至影响糖尿病治疗的状态有:COPD、骨关节炎、抑郁、甲亢和癌症。处理时需考虑不同的疾病状态和轻重缓急,不能一概而论。此外,老年综合征(抑郁、摔倒外伤、认知障碍、药物间作用、疼痛、尿路失禁)都应在治疗中考虑到。

老年糖尿病患者可以从控制血压、血脂、戒烟、服用阿司匹林中受益;预期寿命大于 8 年、没有低血糖风险,可能已有微血管并发症的老年患者可从强化血糖控制中获益;对于那些虚弱和预期寿命减少的患者可能症状的改善就已满足需求,避免低血糖带来的风险和负担。

(二)治疗目标

血糖达标是老年糖尿病多因素控制中的重要一环,而低血糖是老年糖尿病患者最为严重的并发症之一,特别是无感知的低血糖,可造成痴呆、跌倒、骨折甚至死亡。所有这些都限制了老年糖尿病患者的用药选择和降低了强化血糖所带来的益处。目前对于老年糖尿病治疗血糖达标值还没有一个一致的意见,但有 3 个方面需注意:①去除高血糖带来的临床症状(多尿、夜尿增多、视力下降、乏力),避免因治疗引起的低血糖;②个体化治疗:根据患者个体的长期、个体化血糖达标值、经济情况以及个体的生活状况制订治疗方案;③应注意除高血糖以外的危险因素:心血管死亡风险(高血压、血脂异常、吸烟、活动减少)。

ADA 的糖尿病和代谢指标是针对一般群体,而对老年糖尿患者群应充分考虑强化血糖控制所带来的潜在危险。UKPDS 的后续研究给我们提出了记忆效应,早期的强化治疗会带来远期的效应,提示强化干预在糖尿病的早期效果最好,而当疾病发展到一定阶段效果就会大打折扣。在老年糖尿病的治疗中我们应注意强化血糖控制潜在的益处和风险以及复杂的治疗方案应进行平衡,例如没有足够的证据表明老年糖尿病患者,尤其有行动不便或精神异常者,达到 ADA 的 HbA1c 标准可以带来更多的益处。另一方面若 HbA1c 在 7% 到 8.5% 之间,可能对于有伴发疾病、虚弱、有低血糖风险或药物副作用的老年人更合适。

欧洲糖尿病工作组针对老年糖尿患者群血糖达标的水平提出了自己的建议:对于一般老年糖尿病患者(单系统受累)来说,6.5≤HbA1c<7.5%,FBS 5~7.0mmol/L,而对于衰弱的患者(不能自理、多系统疾病、痴呆等),发生低血糖的风险较大,因此建议 7.5%HbA1c≤8.5%,7<FBS≤9mmol/L。此外,近期 EUGS(the European Union Geriatric Society)和 IDF(the International Diabetes Federation)联合公布了一个糖尿病治疗指南,其中涉及了老年患者的问题,同样放宽了老年糖尿病患者的要求(表 11—18)。

表 11—18　老年糖尿病患者血糖目标值

	健康	虚弱
空腹血糖	<7.0mmol/L	<10.0mmol/L
餐后血糖	<10.0mmol/L	<14mmol/L
HbA1c	<7%	<8.5%

此外,针对预期寿命不同,美国老年协会(AGS American Geriatric Society)建议老年糖尿病患者 HbA1c≤7.0%,但如果预期寿命小于 5 年,有伴发疾病、认知受损 HbA1c≤8%。老年人应根据个体情况进行调整,强化血糖控制意味着低血糖风险增加。

The European Unionof Geriatric Medical Societies 建议应区别对待老年患者(健康、虚弱并患有其他疾病、认知障碍等),最根本的目标是避免低血糖和任何造成生活质量下降的医疗行为,制订目标和方案是需考虑合并疾病、病程、低血糖的病史,无意识低血糖、患者的教育程度、积极性、依从性、年龄、预期寿命和使用的其他药物。虽然老年人的预期寿命短,不需严格血糖控制,但也不应忽略微血管并发症的筛查和治疗,我们必须时刻记住糖尿病心血管病变是老年糖尿病患者主要的死亡原因。

(三)糖尿病教育

糖尿病教育在老年糖尿病中非常重要,老年糖尿病患者是一个广阔的异质性人群,有年轻起病的,也有老年起病的,对疾病的认知存在很大的不同。老年人的糖尿病教育应贯穿始终,而且由于老年人常有认知障碍,所以教育的对象应包括其家属。糖尿病教育应包括以下几个方面:

1."你已患有 2 型糖尿病"对患者的真正含义,需要告知患者要正确认识糖尿病,不要存在恐惧和抵触的情绪。

2.改善饮食结构降低或控制体重。

3.体育锻炼对于任何年龄段的患者都是有益的。

4.并发症教育:保护足部,预防糖尿病足;预防视网膜病变和常规筛查重要性,避免失明;控制血糖预防远期并发症和心血管疾病。

5.血糖自我检测的必要性和重要性。

6.糖尿病的处理原则和注意事项。

糖尿病教育一个长期的任务,它可使患者能正确认识糖尿病从而树立战胜疾病的信心,增加患者的依从性和自我监测自我管理的能力,进而减少并发症的发生。

(四)饮食和运动

糖耐量低减、增龄都应减少热量的摄入,而蛋白质摄入没有变化,饮食计划应包括所有能量摄入,食物的血糖指数,保持平稳的血糖谱。食物中应有足量的碳水化合物、矿物质、维生素以及纤维素。在老年糖尿病者中营养不良和肥胖是并存的,应注意营养搭配,避免体重过度减轻,引起营养不良,特别是不要以牺牲基本热量的摄取来换取体重的控制。营养不良的老人应重新评估特别是行动不便、独身、嗜酒、经济条件不好的老人。

锻炼是老年糖尿病治疗过程中的基石。运动不但可以协助控制血糖还可以维持机体的功能和肌肉的力量,减少肌肉中脂肪的含量,对于改善胰岛素抵抗有一定的益处。通常有氧运动和等距活动是最好的,建议每周有 3~5 次 20 分钟到 60 分钟的运动。既往不活动的老人在开始新的运动计划之前应行药物的评估和调整以及心血管危险的判断。运动计划中应有热身和休息时间。开始的活动量应为心率是最大心率的 50%~65%。对于活动受限或有关节疾患的老人,游泳和自行车是个比较好的选择。从血糖的角度来说,我们应教育老人在活动前、活动中以及活动后监测血糖,熟知低血糖的症状和急救办法;应正确理解活动时间和进食服药的关系。同时还有避免摔倒,导致骨折。

(五)降糖药

糖尿病的自然病程是一个进行性发展的疾病,大约的患者最终需要药物来控制血糖。在过去的十多年中,有许多新药上市。没有一种药物对老年患者来说是绝对禁忌的,但应小心选择、密切监测,和及时调整剂量。需要注意的方面:药物的副作用和相互作用、方案的复杂性、低血糖的风险以及目前的健康状况。

磺脲类药物在老年糖尿病患者中广泛应用,对于非肥胖的患者具有较好的降糖效果,是口服降糖药的一线用药。但当患者出现肝肾功能不全是容易出现低血糖,特别是服用长效的磺脲类药物,第二代药物如格列吡嗪和格列美脲,低血糖的风险相对较小。当肌酐清除率小于 30~50ml/h 一般不建议应用磺脲类药物。餐时促泌剂瑞格列奈和那格列奈作用时间短,较少引起严重的低血糖。瑞格列奈在肌酐清除率大于 40ml/h 的老年人中不需调整剂量。虽然它起效快作用时间短但对于热量摄入不足的老年人来说还是会有低血糖的风险。当患者肌酐清除率小于 30ml/h 或肝功能异常时,应尽量避免使用。

双胍类药物是临床广泛应用的药物,具有增加外周血糖的摄取、增加胰岛素敏感性,控制体重等作用是口服药物治疗的基石,但在肾功能不全的患者易引起乳酸堆积。对于老年患者来说,血肌酐不是评价患者肾功能的指标,大于 75 岁的老年患者应计算肌酐清除率。肌酐清除率<30ml/min 时,二甲双胍禁用,当肌酐清除率在 30~60ml/min 时,药物剂量减半。在有低氧性疾病(肺部疾病和心力衰竭)和肝功能不全的患者中应慎用。二甲双胍单独使用时一般不会引起低血糖症状,但与其他药物合用,特别是与胰岛素联用时,可有低血糖风险。此外,二甲双胍通过减轻胰岛素抵抗、改善内皮细胞功能、降低脂质沉积、抗炎症、抗氧化应激等作用,从而实现心血管系统的保护作用。多项研究提示,在接受降糖药物治疗的 2 型糖尿病(T2DM)患者中,二甲双胍组较磺脲类组和胰岛素组罹患肿瘤风险降低,二甲双胍剂量越大,肿瘤发生风险越小。英国前瞻性糖尿病研究(UKPDS)结果显示,与饮食控制组相比,二甲双胍组随访 10 年后发生肿瘤风险降低 29%。

α 糖苷酶抑制剂抑制肠道血糖的吸收,有较多的胃肠副作用在临床上限制了它的应用。阿卡波糖在老年患者中适当使用相对安全,单用不会有严重的低血糖事件,但有时会有严重的副作用而限制它的使用。在有以下情况时应禁用:炎症性肠炎、肠道梗阻症状、肠疝气、严重的肾功能不全。

噻唑烷二酮类药物是胰岛素增敏剂,曾广泛应用于临床,但由于可导致水钠潴留和水肿,有潜在的心血管风险,在临床使用中受限。研究指出在老年人群中使用噻唑烷二酮类药物的效果与青年人是一致的,但对于有心脏疾患的患者应禁用或慎用。

肠促胰高血糖素样肽 1(glucagon－like peptidel,GLP－1)类似物和二肽基肽酶－4(DPP－4)抑制剂是近年来新近上市的降血糖药物。GLP－1 是由肠道 L 细胞分泌的一种肽类激素,具有以下生理作用:以葡萄糖依赖方式作用于胰岛 β 细胞,促进胰岛素基因的转录,增加胰岛素的生物合成和分泌,当血糖低至 3.36mmol/L 时不再有刺激胰岛素分泌的作用,可避免引起严重低血糖;刺激 β 细胞的增殖和分化,抑制 β 细胞凋亡,从而增加胰岛 β 细胞数量,抑制胰高血糖素的分泌,抑制食欲及摄食,延缓胃内容物排空等。这些功能都有利于降低餐后血糖并使血糖维持在恒定水平。DPP－4 不仅可降解 GLP－1,还可降解包括 GIP 在内的多种肽类。DPP－4 抑制剂可以通过提高活性 GLP－1 的水平改善 α 和 β 细胞对血糖的敏感性,调节胰岛素敏感性和糖原的输出维持血糖水平在生理范围,同时降低低血糖的风险。GLP－1 类似物有 Liraglutide(利拉鲁肽)、Exenatide(艾塞那肽)等,DPP－4 抑制剂有 Sita-gliptin(西格列汀),Vildagliptin(维格列汀)等。

目前艾塞那肽、西格列汀在老年糖尿病患者中应用的经验较少,但有研究显示,维格列汀在老年人群中具有良好的疗效和安全性,与年轻人相比,维格列汀用于老年患者具有同等的降低 HbA1c、空腹血糖和体重的疗效,且低血糖事件的发生率少。Baron 等人的研究显示单药治疗 24～52 周,HbA1c 下降 1%,与 65 岁以下组相似,且与 Pradey 等人研究结果一致,均提示低血糖的发生率低于 1%。

老年糖尿病患者不同程度的存在高胰高血糖素血症和餐后高血糖,而维格列汀的治疗恰恰是针对这两方面。它能改善 α 和 β 细胞调节血糖平衡的能力,在高血糖状态它能降低不适当分泌的糖原,但同时很好的保护糖原对应急状态的反应如低血糖。这就是为什么老年糖尿病患者不易造成低血糖的原因。但目前该类药物在老年人群中的临床资料不多,尚不建议广泛应用。

(六)胰岛素

使用胰岛素的目的是消除高血糖带来的临床症状,使血糖水平尽快达标,预防远期并发症。对于老年患者来说,胰岛素的应用方案应简单、操作方便,但要增加测血糖的次数,避免低血糖的发生,消除对注射的恐惧。老年人群中应用胰岛素的利与弊见表 11－19。

表 11－19 老年人群中应用胰岛素的利与弊

利
- 良好的血糖控制
- 易于控制餐后血糖
- 有利于控制黎明现象
- 通过改善 HbA1c,预防和减少糖尿病远期并发症
- 避免口服降糖药带来的副作用

弊
- 需要多次注射,方案较复杂
- 每天多次血糖监测
- 体重增加
- 低血糖风险增加

胰岛素包括动物胰岛素、人胰岛素和胰岛素类似物。对于老年人目前更多的是推荐胰岛素类似物,因其起效快,作用时间短。目前有三种短效胰岛素类似物:赖氨酸胰岛素类似物

(B28/29位,赖氨酸替代脯氨酸)、门冬氨酸胰岛素类似物(B28位,门冬氨酸替代脯氨酸)、谷氨酸胰岛素类似物(APIDRA,B29位,谷氨酸替代赖氨酸)。但是单用短效胰岛素类似物并不能长久地控制良好的血糖,特别是无法控制两餐间和夜间血糖。可考虑兼用鱼精蛋白锌胰岛素、甘精胰岛素、地特胰岛素。如果顾虑多次注射胰岛素不能接受,则可选择预混胰岛素或(和)联用口服降糖药。其应用模式与年轻人相同。

目前的用药的总体趋势是早期积极的联合用药使血糖尽快达标,不同药物联用可使机制互补,但在老年人中应注意药物之间的相互作用。

(七)老年糖尿病患者血压、血脂控制

基于1999年WHO的高血压诊断标准,30%~50%的2型糖尿病患者和20%~40%的IGT患者有高血压。大部分患者是单纯的收缩压升高。糖尿病高血压与胰岛素抵抗以及糖尿病肾病相关。糖尿病患者在确诊高血压的同时应该对其心血管危险因素进行评估。对部分新诊断老年高血压应除外继发因素,如甲减、血管重建等。

老年糖尿病伴高血压患者开始治疗的阈值是大于等于140/80mmHg3个月,而且经过生活方式的干预,不同时间测3次血压均高于阈值。HOT研究显示,当舒张压≤80mmHg时,主要心血管事件下降51%,卒中下降30%,但是当舒张压≤75mmHg时,主要心血管事件和一些冠心病事件反而更多。研究显示任何年龄控制血压都可降低卒中的风险。但在一项meta分析中显示,大于85岁的人群中控制血压可使卒中下降34%,主要心血管事件风险下降22%,心力衰竭39%,而对心血管死亡率并没有益处。因此对于一些患有多系统疾病的老人预防心力衰竭和卒中比微血管病变更重要,因此血压可控制在150/90mmHg即可。如果收缩压达到180mmHg,至少应降20~30mmHg。

糖尿病患者严格血脂控制可带来心血管受益,建议:改变生活方式、低脂饮食、增加活动,控制体重;糖尿病一旦被确诊,应行心血管风险的评估(具体评估见表11—20);血糖达标;他汀类药物治疗。

表11—20　10年心血管风险

| 高危:有明确的心血管疾病(冠心病症状、卒中、外周血管病变)或者冠脉事件的风险>15% |
| 低危:没有明确的心血管疾病或冠脉事件风险<15% |

他汀类药物治疗分一、二级预防。一级预防:没有心血管疾病史,但心血管10年风险>15%的患者,若血脂谱异常,应使用他汀类药物,但目对于前80岁以上患者没有足够的一级预防的临床证据。二级预防:已有心血管疾病,应用他汀类药物,同时可降低卒中的风险。

三项研究HPS,CARDS,PROSPER研究人群包括80岁以上的年龄组,结果显示接受他汀类药物治疗老年人和年轻人同样受益。PROSPER研究是唯一的一项在70~82岁有高危因素的人群中进行的一级和二级预防研究。普法他汀40mg三年能降低非致死性心肌梗死和冠心病死亡15%,但对于卒中没有益处。HPS研究是人选40~80岁有卒中病史且下肢动脉炎或糖尿病的患者予以辛伐他汀40mg治疗:第一次卒中的风险下降25%,70岁以上的糖尿病患者也同样受益。在65~80岁的患者中辛伐他汀可降低主要心血管事件的风险31%。CARDS研究是入组40~75岁糖尿病患者,其LDL—C小于1.6g/L,至少有一个并发症。阿托伐他汀10mg可降低首次心血管事件37%。根据目前资料,老年糖尿病患者使用他汀类药物是受益的,耐受性与年龄无关。但目前没有足够的证据表明80岁以上的患者同样受益,但实际上没有理由在糖尿病患者,或者在高危的正常人群中因为年龄原因而中断他汀治疗。

贝特类药物在糖尿病患者中应用是有效和安全的，如果应用他汀类药物6个月以上，甘油三酯水平仍≥2.3mmol/L，应使用贝特类药物；或有心血管疾病且单纯甘油三酯水平≥2.3mmol/L，也应使用贝特类药物。对于一个有心血管疾病的患者而言如果空腹甘油三酯水平持续≥10mmol/L，应就诊于糖尿病专科医师。目前没有75岁以上患者非诺贝特的临床资料。

（赵建传）

第五节　骨质疏松症

一、概述

骨质疏松症（osteoporosis，OP）是一种以骨量低下、骨微结构破坏、导致骨脆性增加、易发生骨折为特征的全身性骨病（WHO，1994）。2001年美国国立卫生研究院（NIH）提出骨质疏松症是以骨强度下降、骨折风险性增加为特征的骨骼系统疾病，骨强度反映了骨骼的两个主要方面，即骨矿密度和骨质量。

该病可发生于不同性别和任何年龄，但多见于绝经后妇女和老年男性。骨质疏松症分为原发性和继发性两大类。原发性骨质疏松症又分为绝经后骨质疏松症（Ⅰ型）、老年性骨质疏松症（Ⅱ型）和特发性骨质疏松（包括青少年型）3种。绝经后骨质疏松症一般发生在妇女绝经后5～10年内；老年性骨质疏松症一般指老人70岁后发生的骨质疏松；继发性骨质疏松症指由任何影响骨代谢的疾病或药物所致的骨质疏松症；而特发性骨质疏松主要发生在青少年，病因尚不明。

二、病理生理特征

以下三方面因素可以导致骨骼脆性增加：在生长期没有达到理想的骨量和骨强度；过度的骨吸收导致骨量减少及骨微结构破坏；骨重建过程中，骨形成不足以代偿过度的骨吸收。脆性骨折，尤其是髋部和腕部骨折还与跌倒的频率与方向有关。

为了维持健康骨骼，骨重建过程不断地将陈旧的骨骼去除，并以新的骨骼替代。骨重建过程是成人骨骼中骨细胞的主要活动，骨重建可以发生在不规则的小梁骨表面的吸收陷窝，也可以发生在相对规则的皮质骨的哈弗系统。该过程始于多能干细胞活化为破骨细胞，而这需要与成骨细胞的相互作用才能完成。由于骨重建过程中的骨吸收和逆转阶段非常短暂，而需要成骨细胞完成修复的阶段较长，因此，任何骨重建的加快均会导致骨丢失增加。而且，大量未经修复替代的吸收陷窝和哈弗氏管会使骨骼更加脆弱，过度的骨吸收还会导致小梁骨正常结构的彻底丧失。因此，骨吸收增加会通过多种途径导致骨骼变得脆弱。然而，骨吸收增加并不一定导致骨量丢失，比如，骨骼在青春期加速生长期的改变。因此，骨重建过程中骨形成不足以代偿骨吸收才是骨质疏松病理生理过程的关键因素。

老年人的骨量等于青年（约30～40岁）时峰值骨量减去其后的骨量丢失。绝经和老龄会导致骨转换加快及骨量的丢失，从而导致骨折风险增加，而其他与老龄相关的功能下降将进一步放大骨折的风险。图11-1显示了与骨质疏松骨折风险相关的各种因素，包括与老龄和性激素缺乏相关的因素，以及某些特殊的危险因素，如糖皮质激素应用等。当脆弱的骨骼负荷过度时,跌倒或进行某些日常活动时即可能发生骨折。

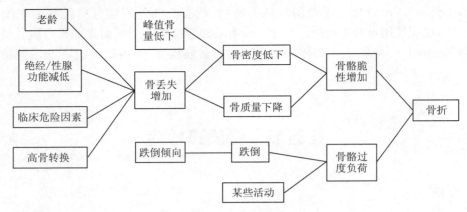

图 11-1　骨质疏松骨折的危险因素

三、流行病学资料

随着我国老年人口的增加,骨质疏松症发病率处于上升趋势,在我国乃至全球都是一个值得关注的健康问题。目前,我国岁以上老龄人口估计有 1.73 亿,是世界上老年人口绝对数量最多的国家。2003 年至 2006 年的一次全国性大规模流行病学调查显示,50 岁以上人群以椎体和股骨颈骨密度值为基础的骨质疏松症总患病率女性为 20.7%,男性为 14.4%。60 岁以上人群中骨质疏松症的患病率明显增高,女性尤为突出。按调查估算全国 2006 年在 50 岁以上人群中约有 6944 万人患有骨质疏松症,约 2 亿 1 千万人存在低骨量。北京等地区基于影像学的流行病学调查显示,50 岁以上妇女脊椎骨折的患病率为 15%,相当于每 7 名 50 岁以上妇女中就有一位发生过脊椎骨折。近年来,我国髋部骨折的发生率也有明显上升趋势,经美国人口作标化后,从 1990—1992 年间至 2002—2006 年间,北京市 50 岁以上的女性和男性髋部骨折发生率分别增长了 2.76 倍和 1.61 倍,而 70 岁以上的女性和男性髋部骨折发生率分别增长了 3.37 倍和 2.01 倍。预计未来几十年中国人髋部骨折率还会明显增长。骨质疏松的严重后果是发生骨质疏松性骨折(脆性骨折),即在受到轻微创伤或日常活动中即可发生的骨折。骨质疏松性骨折的危害很大,导致病残率和死亡率的增加。而且,骨质疏松症及骨质疏松性骨折的治疗和护理,需要投入巨大的人力和物力,费用高昂,造成沉重的家庭、社会和经济负担。

四、病因与危险因素

(一)老龄

绝大多数骨质疏松症源自与年龄相关的骨量丢失。人体骨骼的骨量在 20～30 岁之间达到顶峰。决定骨量峰值的因素包括:性别、种族、遗传、营养以及体力活动状态等。男性的骨量明显高于女性,部分原因与男性体格较大有关。黑人骨量高于白人或亚洲人。就某一特定人种群体而言,遗传同样也是决定峰值骨量的一个重要因素。例如,在白人女性中超过一半的峰值骨量变异是由遗传因素决定的。在骨骼生长的高峰阶段钙的摄入是非常重要的。例如,在众所周知的孪生子研究中发现,青春期补充钙者能显著增加骨量。

人体骨骼在 40 岁以后表现为缓慢的年龄依赖性的骨量丢失。这种骨量丢失在男性和女性均以相似的速率发展,骨皮质和骨小梁丢失也是相似的,一生中大约各丢失 25%。随着年龄增加,骨量丢失到一定程度后就会大大增加骨折的风险,特别是那些未达到理想峰值骨量的个体更是如此。年龄相关的骨量丢失在黑人、白人和亚洲人中大致相似。

（二）性激素缺乏

女性患者由于雌激素缺乏造成骨质疏松,男性则为性功能减退所致睾酮水平下降引起。绝经后骨量的快速丢失使得女性骨质疏松性骨折的危险性大大高于男性,卵巢早衰则使其危险性更为增高。绝经后 5 年内会有一个突然显著的骨量丢失加速阶段,每年骨量丢失 2%～5%较为常见,约 20%～30%的绝经早期妇女骨量丢失＞3%/年,称为快速骨量丢失者;而70%～80%妇女骨量丢失＜3%/年,称为正常骨量丢失者。绝经后骨量丢失是不成比例的,骨小梁丢失约 25%,骨皮质丢失约 10%,绝经后不成比例的骨小梁骨质丢失可以解释女性脊椎骨折比髋部骨折出现更早,因为椎体骨主要由松质骨组成。

性腺功能减退的男性也存在着骨丢失问题,睾酮的替代治疗也有益处。就骨而言,睾酮在男性中的作用与雌激素在女性中的作用同样重要,然而,在罕见的雌激素作用缺陷的男性病例会出现骨骺闭合延迟、骨量峰值的显著降低等。雌激素作用减弱是由雌激素合成最后阶段中芳香化酶的缺乏或雌激素受体的缺陷导致。这表明即使睾酮水平正常的男性,雌激素对于软骨和骨骼的发育也是非常重要的。这也提示性腺衰竭对骨的影响是多因素作用的结果。

（三）遗传因素

骨质疏松症以白人尤其是北欧人种多见、其次为亚洲人,而黑人少见。骨密度为诊断骨质疏松症的重要指标,骨密度值主要决定于遗传因素,其次受环境因素的影响。有报道青年双卵孪生子之间的骨密度差异是单卵孪生子之间差异的 4 倍;而在成年双卵孪生子之间骨密度差异是单卵孪生子的 19 倍。有研究指出,骨密度与维生素 D 受体基因型的多态性密切相关。1994 年 Morrison 等报道维生素 D 受体基因型可以预测骨密度的不同,可占整个遗传影响的 75%,经过对各种环境因素调整后,bb 基因型者的骨密度可较 BB 基因型高出 15%左右;在椎体骨折的发生率方面,bb 基因型者可比 BB 型晚 10 年左右,而在髋部骨折的发生率上,bb 基因型者仅为 BB 型的 1/4。维生素 D 受体基因型多态性对骨密度影响的研究结果在各人种和各国家间存在很大的差异,最终结果仍有待进一步深入研究。

（四）营养因素

已经发现青少年时钙的摄入与成年时的骨量峰值直接相关。钙的缺乏导致 PTH 分泌和骨吸收增加,低钙饮食者易发生骨质疏松。维生素 D 的缺乏导致骨基质的矿化受损,可出现骨软化症。长期蛋白质缺乏造成骨基质蛋白合成不足,导致新骨生成落后,如同时有钙缺乏,骨质疏松则更快出现。维生素 C 是骨基质羟脯氨酸合成中不可缺少的,能保持骨基质的正常生长和维持骨细胞产生足量的碱性磷酸酶,如缺乏维生素 C 则可使骨基质合成减少。

（五）失用因素

肌肉对骨组织产生机械力的影响,肌肉发达者骨骼强壮,则骨密度值高。由于老年人活动减少,使肌肉强度减弱、机械刺激少、骨量减少,同时肌肉强度的减弱和协调障碍使老年人较易跌倒,伴有骨量减少时则易发生骨折。老年人患有脑卒中等疾病后长期卧床不活动,因失用因素导致骨量丢失,容易出现骨质疏松。

（六）药物及疾病

抗惊厥药,如苯妥英钠、苯巴比妥以及卡马西平,可引起维生素 D 缺乏以及肠道钙的吸收障碍,并且继发甲状旁腺功能亢进。过度使用包括铝制剂在内的制酸剂,能抑制磷酸盐的吸收以及导致骨矿物质的分解。糖皮质激素能直接抑制骨形成,降低肠道对钙的吸收,增加肾脏对钙的排泄,继发甲状旁腺功能亢进,以及影响性激素的产生。长期使用肝素会出现骨质疏松,具体机制未明。化疗药,如环孢素 A,已证明能增加啮齿类动物的骨更新。

肿瘤,尤其是多发性骨髓瘤的肿瘤细胞产生的细胞因子能激活破骨细胞,以及儿童或青少年的白血病和淋巴瘤,后者的骨质破坏常是局灶性的。胃肠道疾病,例如炎性肠病导致吸收不良和进食障碍;神经性厌食症导致快速的体重下降以及营养不良,并与闭经有关。珠蛋白生成障碍性贫血,源于骨髓过度增生以及骨小梁连接处变薄,这类患者中还会出现继发性性腺功能减退症。

（七）其他因素

酗酒对骨有直接毒性作用,与骨的更新减慢和骨小梁体积减小有关。Framingham 研究证实,长期酗酒能增加男性和女性髋部骨折的危险性。吸烟对于男、女性骨矿密度和骨质丢失速率均有不良影响。吸烟的女性对外源性雌激素的代谢明显快于不吸烟的女性,另外还能造成体重下降并致提前绝经。过量咖啡因的摄入与骨量的减少有关,咖啡因的应用能增加与骨密度无关的髋部骨折的危险性。

五、临床表现

许多骨质疏松症患者早期常无明显的症状,往往在骨折发生后经 X 线或骨密度检查时才发现已有骨质疏松。骨质疏松症典型的临床表现包括疼痛、脊柱变形和发生脆性骨折。

（一）疼痛

患者可有腰背疼痛或周身骨骼疼痛,负荷增加时疼痛加重或活动受限,严重时翻身、起坐及行走有困难。发生骨折的部位可有明显的疼痛和活动障碍。

（二）脊柱变形、身高变矮

骨质疏松严重者可有身高缩短、脊柱后突或侧弯畸形和伸展受限。胸椎压缩性骨折会导致胸廓畸形,影响心肺功能;腰椎骨折可能会改变腹部解剖结构,导致便秘、腹痛、腹胀、食欲减低等胃肠道症状。

（三）骨折

脆性骨折是指低能量或者非暴力骨折,如从站高或者小于站高跌倒或因其他日常活动而发生的骨折为脆性骨折。发生脆性骨折的常见部位为胸、腰椎,髋部,桡、尺骨远端和肱骨近端。髋部骨折会导致疼痛及功能丧失,患者的功能往往不能完全恢复,许多患者需要永久性护理。腰椎骨折也会导致疼痛及功能丧失,但症状相对较轻,腰椎骨折常常反复发作,后果一般与骨折的次数相关。桡骨远端骨折会导致急性的疼痛及功能丧失,但往往功能恢复较好。患者发生过一次脆性骨折后,再次发生骨折的风险明显增加。

六、诊断及鉴别诊断

（一）骨质疏松的诊断

目前各个国家和专业学会对于骨质疏松症的诊断均基于发生了脆性骨折及（或）骨密度低下。目前尚缺乏直接测定骨强度的临床手段,因此,骨密度或骨矿含量测定仍是骨质疏松症临床诊断以及评估疾病程度的客观量化指标。

1. 脆性骨折　指低能量或者非暴力骨折，这是骨强度下降的明确体现，故也是骨质疏松症的最终结果及合并症。发生了脆性骨折临床上即可诊断骨质疏松症。

2. 基于骨密度结果的诊断标准　骨质疏松性骨折的发生与骨强度下降有关，而骨强度是由骨密度和骨质量所决定。骨密度约反映骨强度的 70%，若骨密度低同时伴有其他危险因素会增加骨折的危险性。因目前尚缺乏较为理想的骨强度直接测量或评估方法，临床上采用骨密度（BMD）测量作为诊断骨质疏松、预测骨质疏松性骨折风险、监测自然病程以及评价药物干预疗效的最佳定量指标。骨密度是指单位体积（体积密度）或者是单位面积（面积密度）的骨量，能够通过无创技术对活体进行测量。骨密度及骨测量的方法也较多，不同方法在骨质疏松症的诊断、疗效的监测以及骨折危险性的评估作用也有所不同。

双能 X 线吸收测定法（DXA）是目前国际学术界公认的诊断骨质疏松的金标准，可对髋部、腰椎以及全身的骨密度进行测定。定量计算机断层照相术（QCT）可以对单位体积的骨密度进行测定，是骨质疏松科研工作中的重要工具，但在临床工作中的应用远远不如 DXA 普遍。

基于 DXA 测定的骨质疏松诊断标准如表 11-21：骨密度值低于同性别、同种族正常成人的骨峰值不足 1 个标准差属正常；降低 1~2.5 个标准差之间为骨量低下（骨量减少）；降低程度等于和大于 2.5 个标准差为骨质疏松；骨密度降低程度符合骨质疏松诊断标准同时伴有一处或多处骨折时为严重骨质疏松。骨密度通常用 T-SCOre（T 值）表示，T 值=（测定值-骨峰值）/正常成人峰值骨密度标准差。

表 11-21　骨质疏松诊断标准

诊断	T 值
正常	T 值≥-1.0
骨量低下	-2.5<T 值<-1.0
骨质疏松	T 值≤-2.5

T 值用于表示绝经后妇女和大于 50 岁男性的骨密度水平。对于儿童、绝经前妇女以及小于 50 岁的男性，其骨密度水平建议用 Z 值表示，Z 值=（测定值-同龄人骨密度均值）/同龄人骨密度标准差。

测定骨密度的临床指征：中华医学会骨质疏松和骨矿盐疾病分会 2011 年指南推荐对符合以下任何一条者行骨密度测定：

女性 65 岁以上和男性 70 岁以上，无论是否有其他骨质疏松危险因素；

女性 65 岁以下和男性 70 岁以下，有一个或多个骨质疏松危险因素；

有脆性骨折史或（和）脆性骨折家族史的男、女成年人；

各种原因引起的性激素水平低下的男、女成年人；

X 线摄片已有骨质疏松改变者；

接受骨质疏松治疗、进行疗效监测者；

有影响骨代谢疾病或使用影响骨代谢药物史；

IOF（国际骨质疏松基金会）骨质疏松症一分钟测试题回答结果阳性；

OSTA（亚洲人骨质疏松自我筛查工具）结果≤-1。

OSTA（osteoporosis self-assessment tool for Asians）是基于年龄和体重的骨质疏松筛查工具，发现骨质疏松女性的敏感性和特异性分别为 91% 和 45%，OSTA 指数计算方法是：

(体重—年龄)×0.2。OSTA 相关的骨质疏松风险见表 11—22。

表 11—22　OSTA 相关的骨质疏松风险

风险级别	OSTA 指数
低	>—1
中	—1～—4
高	<—4

（二）骨质疏松症的鉴别诊断

骨质疏松症可由多种病因所致。在诊断原发性骨质疏松症之前，一定要重视排除其他影响骨代谢的疾病，以免发生漏诊或误诊。需要鉴别的疾病包括：

1.内分泌疾病　皮质醇增多症、性腺功能减退、甲状旁腺功能亢进症、甲状腺功能亢进症、1 型糖尿病等。

2.风湿性疾病　类风湿关节炎、系统性红斑狼疮、强直性脊柱炎、血清阴性脊柱关节病等。

3.恶性肿瘤和血液系统疾病　多发性骨髓瘤、白血病、肿瘤骨转移等。

4.药物　长期超生理剂量糖皮质激素，甲状腺激素过量，抗癫痫药物，锂、铝中毒，细胞毒或免疫抑制剂（环孢素、他克莫司），肝素，引起性腺功能低下的药物（芳香化酶抑制剂、促性腺激素释放激素类似物）等。

5.胃肠疾病　慢性肝病（尤其是原发性胆汁性肝硬化）、炎性肠病（尤其是克罗恩病）、胃大部切除术等。

6.肾脏疾病　各种病因导致肾功能不全或衰竭。

7.遗传性疾病　成骨不全、马方综合征、血色病、高胱氨酸尿症、卟啉病等。

8.其他　任何原因维生素 D 不足、酗酒、神经性厌食、营养不良、长期卧床、妊娠及哺乳、慢性阻塞性肺疾病、脑血管意外、器官移植、淀粉样变、多发性硬化、获得性免疫缺陷综合征等。

七、预防及治疗

一旦发生骨质疏松性骨折，生活质量下降，出现各种合并症，可致残或致死，因此，骨质疏松症的预防比治疗更为重要。骨质疏松症初级预防指尚无骨质疏松但具有骨质疏松症危险因素者，应防止或延缓其发展为骨质疏松症并避免发生第一次骨折；骨质疏松症的二级预防指已有骨质疏松症，T 值≤—2.5 或已发生过脆性骨折，其预防和治疗的目的是避免发生骨折或再次骨折。

骨质疏松症的预防和治疗策略较完整的内容包括基础措施、药物干预及康复治疗。

（一）基础措施

基础措施贯穿于整个骨质疏松症初级预防和二级预防，内容包括：

1.调整生活方式

（1）富含钙、低盐和适量蛋白质的均衡膳食：在老年人中普遍存在饮食中的钙、维生素 D 和蛋白质的不足。充足的蛋白质摄入对于维持肌肉骨骼系统是必要的，同时可减少骨折后并发症的发生。

（2）适量负重的体育锻炼和康复治疗：制动是导致骨量丢失的重要因素，在床上制动一周的患者所丢失的骨量可能是非制动患者一年所丢失的骨量。

（3）避免嗜烟、酗酒，慎用影响骨代谢的药物：有研究显示戒烟的老年女性髋部骨折风险可降低40％。

（4）防治跌倒：90％的髋部骨折与跌倒相关，因此应采取防止跌倒的各种措施。与跌倒相关的危险因素及发生跌倒的风险比见表11—23。

表11—23　跌倒相关的危险因素及发生跌倒的风险比

级别	危险因素	风险比
1	肌力下降	4.4
2	跌倒史	3.0
3	步态异常	2.9
4	平衡能力下降	2.9
5	使用辅助装置	2.6
6	视力下降	2.5
7	关节炎	2.4
8	日常活动能力受损	2.3
9	抑郁	2.2
10	认知功能受损	1.8
11	大于80岁	1.7

（5）加强自身和环境的保护措施（包括各种关节保护器）等。

2.骨健康基本补充剂

（1）钙剂：我国营养学会制订成人每日元素钙摄入推荐量800mg是获得理想骨峰值、维护骨骼健康的适宜剂量，如果饮食中钙供给不足可选用钙剂补充，绝经后妇女和老年人每日元素钙摄入推荐量为1000mg。目前的膳食营养调查显示我国老年人平均每日饮食钙约400mg，故平均每日应补充元素钙500～600mg。钙摄入可减缓骨的丢失，改善骨矿化。用于治疗骨质疏松症时，应与其他药物联合使用。单纯补钙并不能替代其他抗骨质疏松药物治疗。钙剂选择要考虑其安全性和有效性，高钙血症时应该避免使用钙剂。此外，应注意避免超大剂量补充钙剂潜在增加肾结石和心血管疾病的风险。

（2）维生素D：促进钙的吸收、对骨骼健康、保持肌力、改善身体稳定性、降低骨折风险有益。维生素D缺乏可导致继发性甲状旁腺功能亢进，增加骨吸收，从而引起或加重骨质疏松。成年人推荐剂量为普通维生素D200IU/d（5μg/d），老年人因缺乏日照以及摄入和吸收障碍常有维生素D缺乏，故该推荐剂量为400～800IU/d（10～20μg/d）。维生素D用于治疗骨质疏松症时，剂量可为800～1200IU/d，还可与其他药物联合使用。可通过检测血清250HD浓度了解患者维生素D的营养状态，适当补充维生素D。国际骨质疏松基金会建议保持老年人血清250HD水平等于或高于30ng/ml（75nmol/L）以降低跌倒和骨折风险。此外，临床应用维生素D制剂时应注意个体差异和安全性，定期监测血钙和尿钙，酌情调整剂量。

（二）药物治疗

中华医学会骨质疏松和骨矿盐疾病分会2011年指南建议具备以下情况之一者，需考虑药物治疗：①确诊骨质疏松症患者，无论是否有过骨折；②骨量低下患者并存在一项以上骨质疏松危险因素，无论是否有过骨折；③无骨密度测定条件时，具备以下情况之一者，也需考虑药物治疗：

已发生过脆性骨折；

OSTA 筛查为"高风险"；

FRAX® 工具计算出髋部骨折概率＞3％或任何重要的骨质疏松性骨折发生概率＞20％（暂借用国外的治疗阈值，目前还没有中国人的治疗阈值）。

FRAX® 是世界卫生组织推荐的骨折风险预测简易工具，可用于计算 10 年发生髋部骨折及任何重要的骨质疏松性骨折发生概率。

抗骨质疏松药物有多种，其主要作用机制也有所不同。有的以抑制骨吸收为主，有的以促进骨形成为主，也有一些具有多重作用机制的药物。临床上抗骨质疏松药物的疗效判断应当包括是否能提高骨量和骨质量，最终降低骨折风险。目前国内已批准上市的抗骨质疏松药物如下（按药物名称英文字母顺序排列）：

1. 双膦酸盐类（bisphosphonates） 双膦酸盐是焦膦酸盐的稳定类似物，其特征为含有 P－C－P 基团。双膦酸盐与骨骼羟磷灰石有高亲和力的结合，特异性结合到骨转换活跃的骨表面上抑制破骨细胞的功能，从而抑制骨吸收。不同双膦酸盐抑制骨吸收的效力差别很大，因此临床上不同双膦酸盐药物使用的剂量及用法也有所差异。

（1）阿仑膦酸钠：中国 SFDA 批准用于治疗绝经后骨质疏松症和糖皮质激素诱发的骨质疏松症。有些国家也批准治疗男性骨质疏松症。临床研究证明增加骨质疏松症患者腰椎和髋部骨密度、降低发生椎体及非椎体骨折的风险。用法为口服片剂：70mg，每周一次或 10mg，每日 1 次；阿仑膦酸钠 70mg＋维生素 D_3 2800IU 的复合片剂，每周 1 次。建议空腹服药，用 200～300ml 白开水送服，服药后 30 分钟内不要平卧，应保持直立体位。另外，在此期间也应避免进食牛奶、果汁等饮料及任何食品和药品。胃及十二指肠溃疡、反流性食管炎者慎用。

（2）依替膦酸钠：中国 SFDA 批准用于治疗原发性骨质疏松症、绝经后骨质疏松症和药物引起的骨质疏松症。临床研究证明增加骨质疏松症患者腰椎和髋部骨密度、降低椎体骨折风险。用法为口服片剂，每次 0.2g，一日 2 次，两餐间服用。本品需间歇、周期服药，服药两周后需停药 11 周，然后重新开始第二周期，停药期间可补充钙剂及维生素 D_3。服药 2 小时内，避免食用高钙食品（例如牛奶或奶制品）以及含矿物质的营养补充剂或抗酸药。肾功能损害者、孕妇及哺乳期妇女慎用。

（3）伊班膦酸钠：中国 SFDA 批准用于治疗绝经后骨质疏松症。临床研究证明增加骨质疏松症患者腰椎和髋部骨密度、降低发生椎体及非椎体骨折的风险。该药为静脉注射剂，每 3 个月一次间断静脉输注伊班膦酸钠 2mg，加入 250ml 生理盐水，静脉滴注 2 小时以上。肌酐清除率＜35ml/min 的患者不能使用。

（4）利塞膦酸钠：国内已被 SFDA 批准治疗绝经后骨质疏松症和糖皮质激素诱发的骨质疏松症，有些国家也批准治疗男性骨质疏松症。临床研究证明增加骨质疏松症患者腰椎和髋部骨密度、降低发生椎体及非椎体骨折的风险。用法为口服片剂 5mg，每日 1 次；片剂 35mg，每周 1 次。服法同阿仑膦酸钠。胃及十二指肠溃疡、反流性食管炎者慎用。

（5）唑来膦酸：中国已被 SFDA 批准治疗绝经后骨质疏松症。临床研究证明增加骨质疏松症患者腰椎和髋部骨密度、降低发生椎体及非椎体骨折的风险。唑来膦酸静脉注射剂 5mg，静脉滴注至少 15 分钟以上，每年一次。肌酐清除率＜35ml/分的患者不能使用。

2.降钙素类(calcitonin)　降钙素是一种钙调节激素,能抑制破骨细胞的生物活性和减少破骨细胞的数量,从而阻止骨量丢失并增加骨量。降钙素类药物的另一突出特点是能明显缓解骨痛,对骨质疏松性骨折或骨骼变形所致的慢性疼痛以及骨肿瘤等疾病引起的骨痛均有效,因而更适有疼痛症状的骨质疏松症患者,主要用于骨质疏松骨折急性期。目前应用于临床的降钙素类制剂有 2 种:鲑鱼降钙素和鳗鱼降钙素类似物,临床研究证实均可增加骨质疏松患者腰椎和髋部骨密度,SFDA 均批准用于治疗绝经后骨质疏松症,两者的使用剂量和用法有所差异。

鲑鱼降钙素有鼻喷剂和注射剂二种。鲑鱼降钙素注射剂一般应用剂量为 50IU/次,皮下或肌内注射,根据病情每周 2~7 次。鳗鱼降钙素为注射制剂,用量 20U/周,肌内注射。

此类药物不良反应包括少数患者有面部潮红、恶心等不良反应,偶有过敏现象,可按照药品说明书的要求确定是否做过敏试验。

3.雌激素类(estrogen)　雌激素类药物能抑制骨转换,阻止骨丢失。临床研究已证明激素疗法(HT),包括雌激素补充疗法(ET)和雌、孕激素补充疗法(EPT)能阻止骨丢失,降低骨质疏松性椎体、非椎体骨折的发生风险,是防治绝经后骨质疏松的有效措施。在各国指南中均被明确列入预防和治疗绝经妇女骨质疏松药物。有口服、经皮和阴道用药多种制剂。药物有结合雌激素、雌二醇、替勃龙等。激素治疗的方案、剂量、制剂选择及治疗期限等应根据患者情况个体化选择。其适应证为 60 岁以前的围绝经和绝经后妇女,特别是有绝经期症状(如潮热、出汗等)及有泌尿生殖道萎缩症状的妇女。禁忌证包括雌激素依赖性肿瘤(乳腺癌、子宫内膜癌)、血栓性疾病、不明原因阴道出血及活动性肝病和结缔组织病为绝对禁忌证。子宫肌瘤、子宫内膜异位症、有乳腺癌家族史、胆囊疾病和垂体泌乳素瘤者慎用。需注意严格掌握实施激素治疗的适应证和禁忌证,绝经早期开始用(60 岁以前),使用最低有效剂量,规范进行定期(每年)安全性检测,重点是乳腺和子宫。

4.甲状旁腺激素(PTH)　PTH 是当前促进骨形成药物的代表性药物:小剂量 rhPTH(1－34)有促进骨形成的作用。国内已批准治疗绝经后严重骨质疏松症。临床试验表明rhPTH(1－34)能有效地治疗绝经后严重骨质疏松,提高骨密度,降低椎体和非椎体骨折发生的危险。用法为 20μg/d,皮下注射。用药期间应监测血钙水平,防止高钙血症的发生。治疗时间不宜超过 2 年。有动物研究报告,rhPTH(1－34)可能增加成骨肉瘤的风险,因此对于合并佩吉特(Paget)病、骨骼疾病放射治疗史、肿瘤骨转移及合并高钙血症的患者,应避免使用。

5.选择性雌激素受体调节剂类(SERMs)　SERMs 不是雌激素,其特点是选择性地作用于雌激素的靶器官,与不同形式的雌激素受体结合后,发生不同的生物效应,在骨骼上与雌激素受体结合,表现出类雌激素的活性,抑制骨吸收,而在乳腺和子宫上则表现为抗雌激素的活性,因而不刺激乳腺和子宫。国内已被 SFDA 批准的适应证为治疗绝经后骨质疏松症。临床试验表明雷洛昔芬(raloxifene)可降低骨转换至女性绝经前水平,阻止骨丢失,增加骨密度,降低发生椎体骨折的风险。降低雌激素受体阳性浸润性乳癌的发生率。雷洛昔芬用法为60mg,每日 1 片,口服。少数患者服药期间会出现潮热和下肢痉挛症状,潮热症状严重的围绝经期妇女暂时不宜用。国外研究报告该药轻度增加静脉栓塞的危险性,国内尚未发现类似报道。故有静脉栓塞病史及有血栓倾向者如长期卧床和久坐期间禁用。

6.锶盐　锶(strontium)是人体必需的微量元素之一,参与人体许多生理功能和生化效应。锶的化学结构与钙和镁相似,在正常人体软组织、血液、骨骼和牙齿中存在少量的锶。人工合成的锶盐雷奈酸锶(strontium ranelate),是新一代抗骨质疏松药物。国内已被 SFDA 批准治疗绝经后骨质疏松症。体外实验和临床研究均证实雷奈酸锶可同时作用于成骨细胞和破骨细胞,具有抑制骨吸收和促进骨形成的双重作用。临床研究证实雷奈酸锶能显著提高骨密度,改善骨微结构,降低椎体骨折及所有非椎体骨折风险。用法为口服 2g/d,睡前服用,最好在进食 2 小时之后。不宜与钙和食物同时服用,以免影响药物吸收。不推荐在肌酐清除率<30ml/min 的重度肾功能损害的患者中使用。具有高静脉血栓(VTE)风险的患者,包括既往有 VTE 病史的患者,应慎用雷奈酸锶。

7.活性维生素 D 及其类似物　包括 1,25 双羟维生素 D_3(骨化三醇)和 1α 羟基维生素 D_3(α 骨化醇)。前者因不再需要经过肝脏和肾脏羟化酶羟化就有活性效应,故得名为活性维生素 D。而 1α 羟基维生素以则需要经 25－羟化酶羟化为 1,25－双羟维生素 D_3 后才具活性效应。所以,活性维生素 D 及其类似物更适用于老年人、肾功能不全以及 1α 羟化酶缺乏的患者。目前国内 SFDA 已批准用于骨质疏松症的治疗。能促进骨形成和矿化,并抑制骨吸收。有研究表明,活性维生素 D 对增加骨密度有益,能增加老年人肌肉力量和平衡能力,降低跌倒的危险,进而降低骨折风险。长期使用应注意监测血钙和尿钙水平。

1,25－双羟维生素 D_3 以用法为口服,0.25～0.5μg/d;1α 羟基维生素 D_3 的用法为口服,0.5～1.0μg/d,后者肝功能不全者可能会影响疗效,不建议使用。

8.维生素 K_2(四烯甲萘醌)　四烯甲萘醌是维生素 K_2 的一种同型物,是 γ 羧化酶的辅酶,在 γ－羧基谷氨酸的形成过程中起着重要的作用。羧基谷氨酸是骨钙素发挥正常生理功能所必需的。动物试验和临床试验显示四烯甲萘醌可以促进骨形成,并有一定抑制骨吸收的作用。在中国已获 SFDA 批准治疗绝经后骨质疏松症,临床研究显示其能够增加骨质疏松患者的骨量,预防骨折发生的风险。用法为口服 15mg,一日 3 次,饭后服用(空腹服用时吸收较差,必须饭后服用)。少数患者有胃部不适、腹痛、皮肤瘙痒、水肿和转氨酶暂时性轻度升高。服用华法林者禁忌使用。

(董霞)

第六节　类风湿关节炎

类风湿关节炎(rheumatoid arthritis,RA)是一种原因不明的,以慢性、进行性、侵袭性关节炎为主要表现的全身性自身免疫性疾病。炎症性疾病,主要病变部位在关节滑膜,也可累及关节外的其他器官和系统。它可发生在任何年龄,发病高峰年龄为 30～50 岁。其患病率随年龄的增加而增加,随着人口老龄化,老年 RA 越来越受到人们的关注。

通常人们把 60 岁以上的 RA 患者称为老年 RA,这其中又分两种情况:一种是 60 岁以后发病的 RA,称为老年发病的类风湿关节炎(elderly－onset rheumatoid arthritis,EO－RA);另一种是 60 岁以前发病,携带疾病进人老年,即非老年发病的类风湿关节炎(NEORA)。老年类风湿关节炎在临床表现、诊断和治疗等方面都有与非老年类风湿关节炎不同的特点,尤其 EORA 更是如此(表 11－24)。

表 11-24　EORA 与 NEORA 临床特点的比较

	EORA	NEORA
发病年龄	>60 岁	30~50
受累关节数	寡关节	多关节
受累部位	大中关节为主	小关节
关节炎发作类型	急起发作常见	缓慢发作
RF	少见	多见
性别差异	1∶1~1∶2	1∶2~1∶4
ESR(CRP)升高	++	+
HLA 分型	DRB1＊01	DRB1＊04
糖皮质激素疗效	++	+

一、流行病学

RA 是全球性疾病,发病率在 0.01％~0.05％,患病率为 0.18％~1.07％。不同地区和人群之间,其发病率和患病率存在着人种和地区差异。发病率和患病率的种族差异表现为印第安人高于白种人,白种人高于亚洲黄种人;发达国家较高,发展中国家较低。中国 RA 患病率约为 0.32％~0.36％。

本病可发生于任何年龄,发病高峰在 30~50 岁之间。女性多发,男女之比约为 1∶3。

RA 的发病率随年龄增长而增加,老年发病的 RA 约占老年人群的 2％,约占 RA 患者的 10％~33％。与 60 岁前发病的 RA 相比,老年发病的 RA 一性别差异变小,男女之比约为 1∶1.5~1∶2。

二、病因

RA 的病因目前尚不明确,有研究认为遗传易感者在反复感染诱导下,发生自身免疫反应,内分泌和环境因素则增加了这种易感性。

（一）感染因素

包括多种致病微生物,如病毒、细菌、支原体和寄生虫等。有研究显示,EB 病毒和结核分枝杆菌的某些蛋白结构均与 HLA-DR1＊0404 等亚型有共同的氨基酸序列,可能通过"分子模拟",引发机体的自身免疫反应,诱发 RA 的发生。此外,77％的 RA 患者滑膜中有细小病毒(parvovirus)B19 基因,活动性滑膜炎患者的滑膜组织大多表达 B19 抗原 VP-1,而骨关节炎及健康对照组无 VP-1 表达。近来有人用 B19 病毒成分直接免疫小鼠,诱导了小鼠关节炎的发生,这为 B19 病毒感染与 RA 发病的关系提供了佐证。其他与 RA 有关联的病毒包括巨细胞病毒、肝炎病毒及多种逆转录病毒如慢病毒、Ⅰ型人 T 细胞病毒(HTLA-1)、Ⅰ型和Ⅱ型人类免疫缺陷病毒(HIV-1)等。

（二）遗传因素

单卵双生子同患 RA 的几率为 27％,而在异卵双生子则为 13％,均远高于普通人群。显示遗传因素在本病的发生当中具有重要作用。大量研究显示,人类白细胞抗原(HLA)表型与 RA 发病有着密切关系,在白种人,近 80％的 RA 患者表达 HLA-DR1 和 HLA-DR4 亚型。此外,某些 HLA-DR1、HLAⅢ类抗原及 T 细胞受体基因均可能与 RA 的免疫学异常有关。

老年发病的 RA 的易感 HLA 表型可能有所不同。有研究显示老年发病的 RA 与 HLA—DRB1＊01 关联度更大，而非青年发病的 RA 常见的 HLADRB1＊04。

（三）内分泌因素

本病男女发病比率 1：3，更年期女性的发病率明显高于同龄男性及老年女性，80 岁后男女发病率相似。显示性激素参与了 RA 的发生、发展。除性激素外，泌乳素、下丘脑—垂体—肾上腺轴和皮质醇均可能对 RA 的发生和演变产生影响。

（四）其他因素

寒冷、潮湿、疲劳、外伤、吸烟及精神刺激等因素均可诱导 RA 的发病。

三、临床表现

RA 作为一种全身性自身免疫性疾病，临床表现虽然以关节症状为主，但全身表现及脏器受累亦不少见。大多数 RA 隐匿起病，即起病缓慢，发病初期症状不典型，可表现为一个或几个关节的僵硬、肿胀或疼痛。约有 8％～15％的 RA 呈快速起病，几天或数周内出现典型的关节症状。这种起病方式虽然可见于各个年龄段人群的患者，但以老年人为主。约有 15％～20％的患者起病介于前两者之间称为亚急性起病。RA 的病程大致可分为三类，第一类为进展型，最常见，占 65％～70％，自发病以后，临床表现没有明显的自发缓解征象，病情持续发展；除关节症状外，部分患者可伴有乏力、体重下降、低热、肌肉酸痛等全身症状，需要长期持续治疗，第二类为间歇型，即病情呈间歇性发作，两次发作之间可有数个月的缓解期，占 15％～20％。第三类则为长期临床缓解，两次急性发作之间病情缓解可长达数年甚至数十年之久，约占 10％。

（一）关节表现

RA 的关节症状表现多样，早期主要表现为关节的滑膜炎症，因此与其他关节病相比均具有炎症性（红、肿、热、痛）关节病的共同点。主要受累关节为有滑膜的可动关节，以手、腕、足小关节受累多见，也可出现肩、肘、膝、髋等大关节炎症。各关节受累频率从高到低依次为：掌指、腕、近端指间关节、跖趾、肩、膝、踝、肘、颈及下颌关节。

典型关节表现为缓慢起病的对称性、多小关节炎症。而在老年起病的 RA 患者中，急起、单关节或少关节炎更为常见。RA 的关节症状通常有以下几种表现形式：

1.晨僵　是指患者清晨出现关节部位的发紧和僵硬感，这种感觉在活动后可明显改善。晨僵是许多关节炎的表现之一。但在 RA 最为突出，可持续 1 个小时以上。晨僵时间和程度可作为评价病情活动和观察病情变化的指标。

2.关节痛及压痛　关节痛及压痛常常是 RA 发病的最早症状。多呈持续性、对称性，常见部位是近端指间关节、掌指关节、腕关节，也可累及肘、膝、足等。

3.关节肿胀　关节肿常呈对称性，可见于任何关节，但以双手近端指间关节、掌指关节及腕关节受累最为常见。主要是由于关节腔积液、滑膜增生及组织水肿而致。

4.关节畸形　常出现于病程中晚期，由于滑膜增生、软骨破坏，或关节周围肌肉萎缩及韧带牵拉的综合作用引起关节半脱位或脱位。关节畸形最常见于近端指间关节、掌指关节及腕关节，如屈曲畸形、强直、天鹅颈样畸形及钮孔花畸形等。

5.骨质疏松　骨质疏松在本病非常常见，并随病程迁延而增多。其原因可能与失用、成骨细胞功能降低、溶骨作用增强有关。

6.关节功能障碍　由于关节炎症的持续存在,导致受累关节局部的损害和修复反复进行,最终使增生的滑膜发生纤维化及钙化,导致关节强直,初期以纤维化强直为主,晚期则为骨性强直,关节功能完全丧失。

RA 最常侵袭四肢远端小关节。90％的 RA 患者有手关节受累,并为本病的首发症状。手关节炎多累及近端指间关节,呈现为近端指间关节的梭形肿胀,而远端指间关节较少受累(<5％)。脊柱除颈椎受累多见外,其余胸、腰及骶髂关节极少受累;关节症状多呈对称性,也可表现为不对称。

不同关节的表现:

(1)手的关节:绝大部分 RA 患者以手部关节病变为首发症状。典型表现为掌指关节、近端指间关节对称性肿胀,半数以上患者出现近端指间关节、掌指关节和腕关节受累。近端指间关节软组织梭形肿胀最为常见,发病 2 年内出现概率高达 99％;掌指关节,特别是第二、三掌指关节长期肿胀十分常见。远端指间关节很少受累。指关节病变易造成各种畸形,如鹅颈指、掌指关节向掌侧半脱位和尺偏移。手的屈肌腱鞘炎亦十分常见,约可累及半数 RA 患者,炎症和周围粘连均可限制近端指间关节的活动,使握力大为减退。少数患者可有雷诺现象,一些患者有掌红斑,手指及甲皱可见血管炎。

(2)腕关节:几乎所有的 RA 患者都有腕关节受累。最早受累的部位多为尺骨远端的滑囊,出现局部软组织肿胀和压痛;腕背侧由于尺侧伸肌腱和指总伸肌腱鞘炎或腕关节的滑膜炎引起的弥漫性软组织肿胀和压痛是 RA 的特征性表现。掌侧滑膜肥厚和腱鞘炎可压迫腕横韧带下的正中神经,引起腕管综合征,表现为拇指,第二、三指及第四指桡侧感觉异常和迟钝,并有手部刺痛和灼痛。在病变晚期,由于桡腕、腕间和(或)腕掌关节的强直,整个腕关节僵硬强直,活动受限。

(3)肘关节:20％～60％的 RA 患者可有肘关节受累。疾病早期肘关节仅占 15％～20％,且多为缓慢起病,表现为关节自发痛和活动痛,持物时加重,程度多不严重;渐出现关节肿胀,中后期出现关节活动受限。伸展受限是早期表现,但肘的功能基本正常。随疾病进展,屈曲功能也受损,这时患者的自理能力将受很大影响。有时在鹰嘴和桡骨头之间的陷窝处可看到和触摸到肘关节积液,同时可有关节周围囊肿,囊肿破裂可引起前臂炎性反应。如滑膜炎持续存在,肱尺关节将首先出现侵蚀性改变,继而桡骨头移向肱骨小头,表现为桡肱关节和尺肱关节有压痛和活动障碍,肘屈曲挛缩十分常见。

(4)肩关节:也常受到累及,受累关节无明显肿胀,多表现为肩关节疼痛,尤其是夜间痛。发病初期多为间断性,随疾病进展而转为持续性,并逐渐出现关节运动障碍。由于手、腕、肘的适应机制,在很长时期内患者的自理能力不受影响。所以肩关节受累的症状只有到疾病晚期才显现出来。肩关节是由盂肱关节、肩锁关节及喙锁关节构成,各关节均可发生炎症。盂肱关节炎症可引起喙突外侧肿胀,当邻近的肩峰下滑囊也发生炎症时,全肩肿大。由于疼痛迫使关节活动减少,导致肌群虚弱无力及萎缩。

(5)膝关节:膝关节是较易受累的大关节,少部分患者以膝关节炎为首发症状。由于膝关节是负重关节,所以受累早期即有明显疼痛和肿胀,出现股四头肌萎缩,关节伸屈困难,而迅速影响功能,后期关节固定屈曲挛缩。通常膝关节皮肤温度较低,如发现膝关节皮肤温度与大小腿处皮温相等,说明膝关节有炎症存在。膝关节滑膜渗出液多于 5ml 就可出现膝关节积液如关节积液量大,屈膝时腔内压力增高,迫使滑液后移,形成腘窝囊肿,引起膝后部疼痛和发胀,并可触及有弹性的软组织肿块;当压力继续增大,腘窝囊肿破裂,滑液沿腓肠肌下流,可产生膝后部及小腿肚的突然疼痛,伴局部红肿、热、痛。B型超声检查及关节造影可证实腘窝囊肿及破裂的诊断。

(6)足和踝:踝关节受累在疾病早期或轻型RA患者中少见,多见于严重进展型RA。表现为踝前后囊性肿胀。踝关节的稳定依靠韧带的完整,当连接胫骨、腓骨和距骨的韧带被侵蚀而变得松弛时,可出现足内翻和足外翻。偶有跟腱类风湿结节,并可引起跟腱断裂。约1/3 RA患者发生足关节病变,其中跖趾关节的滑膜炎最为常见,早期表现为肿胀压痛,随病情进展可出现跖骨头半脱位,踇趾外翻以及足趾外侧偏移和爪样足变形。

(7)颈椎:RA对脊柱的影响,几乎均局限于颈椎,且发病率很高,有人报道早期大约25%,随着病情的发展最终可有患者出现颈椎受累的症状。主要的常见症状为颈项痛,头向肩部旋转活动时疼痛加重,肩或臂部感觉异常。X线检查可见颈椎间盘关节骨和软骨被破坏,关节间隙狭窄。寰枢关节为最易受累的颈椎关节,可发生向前、向后及竖直方向的半脱位。发生半脱位时,患者常感从颈部向枕部的放射性疼痛,手部感觉减退,转头时症状加重。查体可见枕颈椎前凸消失,颈部被动活动受限。脊髓受压是半脱位的严重并发症,其受压程度与脊髓腔的容积有关。脊髓受压的表现为:①严重颈部疼痛,常向枕部放射;②括约肌失控,如尿失禁或尿潴留;臂和腿活动能力减退;③手或脚刺痛和(或)麻木;④腿不自主跳动;⑤吞咽困难、眩晕、抽搐、构音障碍、眼球震颤或半身不遂等。偶有突发死亡。

(二)关节外表现

RA虽以关节受累为特征,但关节外表现也是RA全身表现的一部分。某些全身表现如乏力、发热、消瘦、贫血等可先于关节表现出现于发病的早期。同时,关节外表现往往与关节症状伴发,有些关节外受累会导致严重的后果,甚至危及患者的生命。

1.类风湿结节 大约15%~20%的类风湿因子阳性的RA患者有类风湿结节,类风湿因子阴性的患者很少有类风湿结节。结节呈圆形或椭圆形,质地较硬,直径自数毫米至数厘米不等,一个或数个位于皮下,常附着于骨膜上。多见于关节隆突部及经常受压处,如前臂尺侧及鹰嘴突处,亦可见于枕部及前额。腱鞘结节也较常见,可发生在踝周围腱鞘,足跟腱鞘及掌屈肌腱鞘,严重时可妨碍腱鞘内肌腱的活动。偶见于胸膜、脑膜、鼻梁、耳部、巩膜、肺和心脏等处。经治疗病情缓解后,结节可软化、缩小乃至消失。

2.血管炎 类风湿血管炎的发生率低于1%,是重症RA的表现之一,患者多伴有淋巴结病变及骨质破坏。常见于病情严重,有类风湿结节、高滴度类风湿因子、血沉快、贫血、血小板增多、补体低的患者。病理改变是坏死性血管炎,主要累及病变组织的小动脉,亦可侵犯微静脉。皮肤表现是血管炎最常见的关节外表现。主要包括下肢皮肤溃疡、瘀点或紫癜、指(趾)端梗死、坏疽,其次为非特异性斑丘疹或结节红斑等。血管炎也可累及内脏,如心、肺、肠道、肾、胰、脾、淋巴结及睾丸等,导致相应器官动脉炎。

3.血液系统表现 贫血是RA关节外表现较为常见的症状,大多为轻度、正细胞正色素性贫血。贫血与RA的活动性,特别与关节炎的严重程度有关。部分患者患者可出现血小板、嗜酸性粒细胞增多,可能与疾病活动有关。

活动期RA患者可有淋巴结肿大,肿大淋巴结可活动,常无压痛,常见于腋窝、腹股沟和滑车上,随疾病控制,淋巴结可缩小。

4.肺及胸膜表现 10%~30%的本病患者可出现肺部病变,较常见的有肺间质纤维化、胸膜炎,也可见结节性肺病、肺血管炎和肺动脉高压。

5.心脏病变　心血管疾病是 RA 患者的主要死因之一,约占 50%。急慢性 RA 炎症均可引起心脏损害。心脏病变可分为心包炎、偶见传导障碍。心包炎最常见,发生率可达 10% 以上。心肌炎、心内膜炎及心脏瓣膜病变也不少见,但多无临床表现。另外,本病也是早发动脉粥样硬化和心血管疾病的独立危险因素。

6.肾脏病变　肾脏损害少见,而且相对轻微,进展缓慢,常表现为单纯镜下血尿或蛋白尿或两者兼有,偶见肾病综合征。病变中系膜增生性肾小球肾炎最常见,约占 25%～50%,淀粉样变约占 5%～15%。

7.眼部干燥性角结膜炎　是最常见的眼部受累表现,见于 10%～35% 的 RA 患者,其严重程度不一定与 RA 相平行。需要注意是否有继发性干燥综合征发生。眼部其他病变有巩膜炎和浅层巩膜炎,与血管炎、关节炎活动相关,需要积极救治。

8.其他　本病也可因血管炎、淀粉样变而引起消化系统、肝脏、脾脏、胰腺等损害。

9.几个特殊类型的 RA

(1)Felty 综合征:是指 RA 伴有脾大及粒细胞减少的三联征。见于的 RA 患者,多伴有贫血、血小板减少、血沉增快、RF 及 HLA－DR4 阳性。部分病例可为 ANA 或抗组蛋白抗体阳性。

(2)反复型风湿症:是一种反复急性发作的关节炎。以单个或少数关节起病,可在几小时内达高峰,持续数小时至数天,发作间期关节完全正常。部分 RF、ACPA 阳性,血沉增快。HLA－DR4 阳性者的患者可转变成典型 RA。

(3)缓解型血清阴性对称性滑膜炎伴凹陷性水肿综合征(syndrome of remitting seronegative symmetric synovitis with pitting edema,RS3PE):该病多见于老年人,其特征是突发的对称性手背凹陷性水肿、腕关节滑囊炎及手指屈肌腱鞘炎。病变亦可累及足和踝关节。RS3PE 患者的 RF 多为阴性,亦无 X 线片可见的关节破坏。部分病例表达 HLA－87。

四、诊断

RA 诊断主要根据病史及典型的临床表现,对中晚期患者,诊断一般不难。国际上应用较广泛的诊断标准仍是 1987 年美国风湿病学会制订的 RA 分类标准(表 11－25),符合表中 7 项中至少 4 项者可诊断为 RA。但是,不除外符合标准者合并另一种疾病的可能性。该标准的敏感性为 94%,特异性为 89%,对早期、不典型及非活动性 RA 容易漏诊。因此 2010 年美国风湿病学会及欧洲抗风湿病联盟(EULAR)共同推出的新的 RA 分类标准(表 11－26)。

表 11－25　1987 年美国风湿病学会制订的 RA 分类诊断标准

1987 年美国风湿病学会制订的 RA 分类诊断标准
1.晨僵,持续至少 1 小时
2.至少三个关节区的关节炎:关节肿痛涉及双侧近端指间关节、掌指关节、腕关节、肘关节、跖趾关节、踝关节、膝关节共 14 个关节区中至少 3 个
3.手关节炎。关节肿胀累及近端指间关节,或掌指关节,或腕关节
4.对称性关节炎。同时出现左、右两侧的对称性关节炎(近端指间关节、掌指关节及跖趾关节不要求完全对称)
5.皮下结节
6.RF 阳性(所用方法在正常人的检出率<5%)
7.手和腕关节 X 线片显示骨侵蚀或骨质疏松。

注:表中 1～4 项必须持续超过 6 周

表 11－26　2010 年 ACR/EULAR 标准

2010 年 ACR/EULAR 标准
关节受累(0～5 分)
1 个大中关节(0 分)
2～10 个大中关节(1 分)
1～3 个小关节(2 分)
4～10 个小关节(3 分)
＞10 个关节且至少有 1 个小关节(5 分)
自身抗体(0～3 分)
RF 和 ACPA 均阴性(0 分)
RF 或 ACPA 阳性(2 分)
RF 或 ACPA 强阳性(3 分)
急性相反应物(0～1 分)
ESR 和 CRP 均正常(0 分)
ESR 或 CRP 增高(1 分)
病程(0～1 分)
＜6 周(0 分)
≥6 周(1 分)
总积分达到或超过 6 分,诊断为 RA
当 1 个或 1 个以上关节肿胀,排除其他疾病所致,影像学有典型的 RA 侵蚀可诊断为 RA,无须采用本分类标准

注:关节受累:评估时关节肿胀和压痛,不包括远端指关节、拇腕掌关节和第 1 跖趾关节小关节:包括掌指关节、近端指关节、第 2～5 跖趾关节、拇指掌关节和腕关节

中、大关节:指肩、肘、髋、膝、踝关节

ACPA:抗环瓜氨酸肽抗体;阳性:超过正常值 3 倍以内;强阳性:超过正常值 3 倍以上

五、鉴别诊断

(一)强直性脊柱炎

本病主要侵犯脊柱、骶髂关节。以周围关节受累为首发症状者,需与 RA 相鉴别。其特点是:①青年男性较为多见;②主要侵犯骶髂关节及脊柱,外周关节受累多以下肢关节为主,常有跟腱炎;③90%以上患者 HLA－B27 阳性;④类风湿因子阴性;⑤骶髂关节及脊柱的 X 线改变有助于鉴别。

(二)骨性关节炎

该病为退行性骨关节病,中老年人多发,主要累及膝、脊柱等负重关节,近端指间关节和腕关节受累较少,手部可见 Heberden 结节和 Bouchard 结节。血沉、类风湿因子、ACPA 均为正常,X 线可见到关节间隙狭窄、关节边缘呈唇样增生或骨疣形成。

(三)银屑病关节炎

多关节炎型常有手关节受累,与 RA 相似。银屑病关节炎以手指远端指间关节受累为主,有特征性皮疹和指甲病变,类风湿因子阴性,可有 HLA－B27 阳性。

(四)痛风

痛风性关节炎有时与 RA 相似,如关节炎反复发作,有皮下结节(痛风石)。但痛风性关节炎多见于男性,好发部位为第一跖趾关节或跗关节,也可侵犯踝、膝、肘、腕及手关节。发病

急骤,在数小时内出现红、肿、热、痛。伴有高尿酸血症。

（五）系统性红斑狼疮

少数以双手或腕关节炎为首发症状,并可出现近端指间关节肿胀和晨僵。但这些患者多伴有发热、光过敏、面部蝶形红斑等症状,检查可发现血细胞减少、蛋白尿、抗核抗体、抗 ENA 抗体阳性等。

六、治疗

RA 目前尚无法根治,发病初期 2～3 年的致残率较高,如不及早合理治疗,3 年内关节破坏达 70％。因此积极治疗关节炎症,控制临床症状,防止关节破坏,保护关节功能,最大限度地提高患者的生活质量,是现阶段 RA 的治疗目标。及早、联合应用改善病情的抗风湿药物,控制 RA 病变的进展,根据患者的病情特点、对药物的反应及副作用等选择个体化治疗方案,并适时开展功能锻炼,保护关节功能是 RA 治疗的基本原则。

RA 的治疗主要包括一般治疗,药物和外科治疗等。

（一）一般治疗

在关节肿痛明显者应强调休息及关节制动,而在关节肿痛缓解后应注意关节的功能锻炼。此外,理疗、外用药对缓解关节症状有一定作用。

（二）药物治疗

治疗 RA 的常用药物分为五大类,即非甾类抗炎药（nonsteroid antiinflammatory drugs, NSAIDs）、改善病情的抗风湿药（disease modifying antirheumatic drugs,DMARDs）、糖皮质激素、生物制剂和植物药。

1. NSAIDs　主要通过抑制环氧化酶活性,减少炎症性前列腺素合成而具有抗炎、止痛、退热、消肿作用。由于其同时对生理性前列腺素的抑制,故可出现相应的不良反应。其中胃肠道不良反应最常见,如恶心、呕吐、腹痛、腹泻、腹胀、食欲不佳,严重者有消化道溃疡、出血、穿孔等;其他不良反应如肝肾损害、骨髓造血障碍也不罕见,少数患者可发生过敏反应（皮疹、哮喘）以及耳鸣、听力下降、无菌性脑膜炎等。使用时应避免两种或以上的 NSAIDs 联合应用,因为联用不会增加药效,但副作用增加;如因疗效不佳更换品种时,应至少观察两周以上;用药时应严密监测副作用的发生,即采取相应措施。

老年患者由于脏器功能减退,或者罹患其他慢性疾病,长期应用 NSAIDs 更易引起严重消化系统不良反应,肾脏损害发生率较高;此外,还可能诱发和加重心力衰竭。因此,使用时更应慎重选择。开始用药后,应定期监测血象、肝肾功能等指标,发现不良反应及时调整用药。在老年患者合用胃黏膜保护剂,如 H_2 受体阻断剂、质子泵抑制剂或前列腺素制剂等是较好的选择。另外,选用环氧合酶－2 选择性抑制剂,如美洛昔康、塞来昔布等,可明显减少消化道不良反应,对老年患者较为适用。如果患者存在需抗血小板治疗的基础疾病如心脑血管病时,必要时应合用小剂量阿司匹林。以下是常用的几种非甾体抗炎药（表 11－27）：

表 11－27　RA 常用的 NSAIDs

分类英文	半衰期(小时)	每日总剂量(mg)	每次剂量(mg)	次/日
丙酸衍生物				
布洛芬(ibuprofen)	2	1200～3200	400～600	3
洛索洛芬(loxoprofen)	1.2	180	60	3
苯酰酸衍生物				
双氯芬酸(diclofenac)	2	75～150	25～50	3
吲哚酰酸类				
吲哚美辛(indometacin)	3～11	75	25	3
舒林酸(sulindac)	18	400	200	2
吡喃羧酸类				
依托度酸(etodolac)	8.3	400～1000	400～1000	1
非酸性类				
萘丁美酮(nabumetone)	24	1000～2000	1000	1～2
昔康类				
炎痛昔康(piroxicam)	30～86	20	20	1
烯醇酸类				
美洛昔康(meloxicam)	20	15	7.5～15	1
磺酰苯胺类				
尼美舒利(nimesulide)	2～5	400	100～200	2
昔布类				
塞来昔布(celecoxib)	11	200～400	100～200	1～2
依托考昔(eloricoxib)	22	120	60～120	1

(1)布洛芬(brufen)：布洛芬有较强的解热镇痛和抗炎作用,胃肠道的不良反应少。治疗剂量为 1.2～2.4g/d,分次服用。

(2)双氯芬酸(diclofenac)：其解热镇痛和抗炎作用比吲哚美辛强 2.5 倍,是阿司匹林的 30～50 倍。口服剂量为 75～150mg/d,分次服用。

(3)萘丁美酮(nabumetone)：是一种长效抗风湿药物。萘丁美酮具有 COX－2 倾向性抑制的特性,胃肠副作用较轻。每日用量 1000mg。

(4)美洛昔康(meloxicam)：该药是一种与吡罗昔康类似的烯醇氨基甲酰。本药有明显的 COX－2 选择性,为 COX－2 倾向性抑制剂。其用法为每天 7.5～22.5mg。该药的胃肠道不良反应较少。

(5)依托度酸(etodolac)：是另一种倾向性 COX2 抑制剂,胃肠道不良反应较少,每日剂量 200～400mg,分 2 次口服,

(6)塞来昔布(celecoxib)：是以 1,5－双吡醇为基础结构的化合物,为选择性 COX2 抑制剂。胃肠道副作用较轻,每日剂量 200～400mg。

2.DMARDs　该类药物起效较 NSAID 慢,对疼痛的缓解作用较差。临床症状的明显改善大约需 1～6 个月,故又称慢作用药。它虽不具备即刻止痛和抗炎作用,但起效后抗炎效果

持久,有减缓关节的侵蚀、破坏、改善和延缓病情进展的作用。

该类药物多为免疫抑制剂或免疫调节剂,临床多主张尽早采用几种药物联合治疗的方案,以达到增加疗效,减少副作用,早期达到缓解病情发展的目的。一般首选甲氨蝶呤,并且将它作为联合治疗的基本药物。常用药物见表11-28。

表11-28 RA常用DMARDs

药物	起效时间(月)	常用剂量(mg)	给药途径	毒性反应
甲氨蝶呤	1~2	7.5~15 每周	口服、肌内注射、静脉滴注	胃肠道症状、口腔炎、皮疹、脱发,偶有骨髓抑制、肝脏毒性、肺间质病变(罕见但严重,可能危及生命)
柳氮磺吡啶	1~2	1000 2~3次/日	口服	皮疹,偶有骨髓抑制、胃肠道不耐受。对磺胺过敏者禁用
来氟米特	1~2	10~20 1次/日	口服	腹泻、瘙痒、可逆性转氨酶升高,脱发、皮疹
羟氯喹	2~4	200 1~2次/日	口服	偶有皮疹、腹泻,罕有视网膜毒性,禁用于窦房结功能不全,传导阻滞者
金诺芬	4~6	3 1~2次/日	口服	可有口腔炎、皮疹、骨髓抑制、血小板减少、蛋白尿,但发生率低,腹泻常见
青霉胺	3~6	250~500 1次/日	口服	皮疹、口腔炎、味觉障碍、蛋白尿、骨髓抑制、偶有严重自身免疫病

(1)甲氨蝶呤(methotrexate,MTX):是目前国内外治疗RA的首选药物之一。可减少核蛋白合成,从而抑制细胞增殖和复制;另外可抑制白细胞的趋向性,有直接的抗炎作用。口服60%吸收,每日给药可导致明显的骨髓抑制和毒性作用,故多采用每周1次给药。常用剂量为每周7.5~25mg。甲氨蝶呤的副作用有恶心、口炎、腹泻、脱发、皮疹、肝酶升高,少数出现骨髓抑制,听力损害和肺间质变。也可引起流产、畸胎和影响生育力。服药期间,应定期查血常规和肝功能。

老年患者,由于肾小球清除率下降,药物从肾脏清除延缓,用药剂量过大易引起药物不良反应,如胃肠道症状、肝损害、骨髓抑制等。因此,有人推荐先予较小剂量5mg/周,随访2个月,如无不良反应,再增加剂量至每周7.5mg。长期应用较大剂量的MTX易导致肺间质纤维化,在老年患者尤为常见,选用前及服药过程中应注意肺部变化。

(2)柳氮磺吡啶(sulfasalazine,SSZ):该药能减轻关节局部炎症和晨僵,可使血沉和C反应蛋白下降,并可减缓滑膜的破坏。本品一般从小剂量开始,逐渐递增至每日2~3g。用药4~8周后起效,如4个月内无明显疗效,应改变治疗方案。柳氮磺吡啶的副作用有恶心、腹泻、皮疹、肝酶升高;偶有白细胞、血小板减少,对磺胺过敏者禁用。

老年患者易发生胃肠道反应,可同时加服碳酸氢钠,可碱化尿液,促进药物排泄;合并营养不良者易出现叶酸缺乏,应适当补充。

(3)羟氯喹(hydroxychloroquine,HCQ):治疗早期RA的首选药物之一,该药起效慢,服用后3~4个月疗效达高峰,至少连服6个月后才能宣布无效,有效后可减量维持。常用剂量为羟氯喹0.2~0.4g/d。可由小剂量开始,1~2周后增至足量。不良反应有恶心、呕吐,头痛、肌无力、皮疹及白细胞减少,偶有视网膜病变,本药有蓄积作用。

老年患者羟氯喹的剂量不超过6mg/(kg·d)时不良反应较少,为一种较安全的药物,但其视网膜毒性有待进一步研究,建议服药半年左右复查眼底;为防止心肌损害,用药前后应查心电图；对于有窦房结功能不全、心率缓慢、传导阻滞等心脏病患者应禁用。

（4）来氟米特（leflunomide，LEF）：为一种新的抗代谢性免疫抑制剂，可明显减轻关节肿痛、晨僵及增加握力，且可使血沉及C一反应蛋白水平下降。其用量 $10\sim20mg/d$。主要副作用有腹泻、瘙痒、高血压、肝酶增高、皮疹、脱发和一过性白细胞下降等，服药初期应定期查肝功能和白细胞计数。因有致畸作用，故孕妇禁服。

（5）青霉胺（D-penicillamine）：一般每日口服 $125\sim250mg$，然后增加至每日 $250\sim500mg$。一般用药 $2\sim3$ 个月左右见效，见效后可逐渐减至维持量 $250mg/d$。青霉胺不良反应较多，长期大剂量应用可出现肾损害和骨髓抑制等，如及时停药多数能恢复。其他不良反应有恶心、呕吐、厌食、皮疹、口腔溃疡、嗅觉丧失、淋巴结肿大、关节痛、偶可引起自身免疫病，如重症肌无力、多发性肌炎、系统性红斑狼疮及天疱疮等。治疗期间应定期查血、尿常规和肝肾功能。

老年患者服用青霉胺后皮疹及味觉障碍发生率较高，应予注意；适当减小剂量，$250mg/d$ 可有效减少副作用，而疗效相当。

（6）环孢素 A（cyclosporin A，CsA）：主要优点为无骨髓抑制作用，用于重症 RA。常用剂量为 $2.5\sim5.0mg/(kg\cdot d)$，维持量是 $2\sim3mg/(kg\cdot d)$。主要不良反应有高血压、肝肾毒性、神经系统损害、继发感染、肿瘤以及胃肠道反应、齿龈增生、多毛等。不良反应的严重程度、持续时间均与剂量和血药浓度有关。服药期间应查血常规、血肌酐和血压等。

环孢素因可有明显肾毒性，且单一用药效果欠佳而不推荐用于老年患者。

（7）金制剂（gold salts）：早期 RA 治疗效果较好。国内只有口服金制剂，初始剂量为 $3mg/d$，2 周后增至 $6mg/d$ 维持治疗。常见的不良反应有皮疹、瘙痒、腹泻和口炎，个别患者可见肝、肾损伤，白细胞减少、嗜酸性粒细胞增多、血小板减少或全血细胞减少，再生障碍性贫血等。为避免不良反应，应定期查血、尿常规及肝、肾功能。孕妇、哺乳期妇女不宜使用。

3. 糖皮质激素（glucocorticoid，简称激素）：一般不作为治疗 RA 的首选药物。使用糖皮质激素的原则是小剂量、短疗程，同时应用 DMARDs 治疗。小剂量糖皮质激素（每日泼尼松100mg 或等效其他激素）能迅速减轻关节疼痛、肿胀，缓解多数患者的症状，并作为 DMARDS 起效前的"桥梁"作用；此外，近期的许多研究显示，小剂量（$\leqslant10mg/d$）泼尼松可明显延缓 RA 患者的病情进展和骨侵蚀，改善关节的影像学表现。但一般认为在下述四种情况可选用激素：①类风湿血管炎，包括多发性单神经炎、类风湿肺及浆膜炎等；②过渡治疗，在重症 RA 患者，可用小量激素缓解病情；③经正规 DMARDs 治疗无效的患者；④局部应用，如关节腔内注射可有效缓解关节的炎症。

对于起病较急，关节外表现较多或合并风湿性多肌痛的老年 RA 患者，激素可做为首选，以便迅速控制症状，随病情改善可将激素逐渐减量或停用。对于因为不良反应等原因不宜使用 NSAIDs 的老年患者，小剂量激素是一种较安全的一线药物。需要注意的是，应用激素的同时需要合用 DMARDs，以达到完全控制病情的目的。此外，激素可导致骨量减少，增加骨折的危险性，建议同时补钙剂及维生素 D 预防骨质疏松及缺血性骨坏死。

4. 生物制剂　20 世纪 90 年代末开始在 RA 治疗中应用的具有明确靶点的新型药物（表11-29）。其药物靶点主要集中在与 RA 发病、发展相关的细胞因子和 T、B 免疫细胞上。与传统 DMARDs 相比，生物制剂具有起效快、患者总体耐受性好，延缓、抑制骨破坏效果显著，亦称为生物 DMARDs。与传统 DMARDs 联用，疗效优于单用传统或生物 DMARDs。

表 11-29　用于 RA 治疗的生物制剂

药物名称(商品名)	作用机制	用法用量	起效时间	副作用
etanercept（enbrel）	可溶性 TNFα 受体	皮下注射:25mg 每周 2 次或 50mg 每周 1 次	几天至 4 个月	感染时禁用、轻微的注射局部反应,罕见脱髓鞘反应
infliximab（remicade）	TNFα 拮抗剂	初次分别于第 0、2、6 周静脉注射;3mg/kg,以后每 8 周注射 1 次	几天至 4 个月	输液反应、感染,罕见脱髓鞘反应
adalimumab（humira）	TNFα 拮抗剂	皮下注射:40mg,每 2 周 1 次	几天至 4 个月	输注反应、感染(包括结核复发)、罕见脱髓鞘反应
anakinra(kineret)	IL-1 受体拮抗剂	皮下注射:100～150mg,每天 1 次	12 周之内起效可持续至 24 周	感染、中性粒细胞下降、头痛、眩晕、恶心,罕见超敏反应
rituximab（mabThera）	抗人 CD20 单抗	静脉注射,500～1000mg,每 2 周 1 次,连用 2～3 次	12～24 周	初次输液反应、感染
abatacept（orencia）	T 细胞抑制剂	初用时分别于第 0、2、4 周静脉注射,每次 500～1000mg,以后每 4 周 1 次	16 周	头痛、鼻咽炎、恶心、感染、注射反应;不宜与其他生物制剂联用,慎用于慢性阻塞性肺病患者

目前,生物制剂的适应证国内外并无统一标准。一般常用于传统 DMARDs 无效、相对禁忌或者早期出现进行性关节破坏的患者,目前应用较多的是 TNFα 拮抗剂。

TNFα 拮抗剂应用的禁忌证包括各种活动感染、最近 12 月内的假体关节关节炎、NYHA 分级Ⅲ级以上的充血性心力衰竭、恶性肿瘤、既往脱髓鞘综合征或多发性硬化病史、妊娠或哺乳期妇女。

5.植物药　植物药在国内 RA 治疗上的应用比较广泛,对减轻关节症状,改善生存质量有其独特作用。由于缺乏科学的、大样本的对照研究,其远期效果及不良作用亟待进一步研究。目前,临床应用的从植物药提取的多种药物,如雷公藤、白芍总苷、青藤碱等,对 RA 有肯定的疗效。

(1)青藤碱:口服,每次 20～80mg,每日 2～3 次。主要不良反应为皮疹、皮肤瘙痒,少数患者可有白血病、血小板减少,偶见胃肠不适、恶心、头痛、多汗等。孕妇、哺乳期妇女以及哮喘患者禁用。

(2)白芍总苷:口服,每次 600mg,每日 2～3 次。可引起大便次数增多以及轻度腹痛、腹胀,偶见皮疹。

(3)雷公藤总苷:口服,每次 10～20mg,每日 2～3 次。主要不良反应有白细胞、血小板减少,可引起月经紊乱、精子减少,可导致肝损害和消化道症状。孕妇、育龄及儿童患者忌用。

老年 RA 患者肝脏代谢功能及肾小球清除率降低,导致药物代谢动力学改变;出现关节外脏器受累的比例较青年人增多,如肺间质病变;罹患老年人常见疾病如心血管、肝肾疾病、眼部疾病、骨质疏松、糖尿病等的机会大大增加,存在和多种伴随药物相互作用等因素的影响,药物治疗的不良反应明显增加。而目前的治疗方案均来自于青壮年 RA 患者的治疗。因此,在选择联用用药方案及确定药物剂量时,应充分考虑到上述影响因素,对老年患者用药,特别要注意个体化。给药时要注意治疗方案和药物品种的选择、适当调整剂量,并进行密切的临床观察。

七、预防与保健

RA 的致残率比较高,早期诊断、及早开始合理治疗是避免关节毁损发生的根本。只有普及 RA 的一般知识,保持足够的警惕性,才能达到早诊断、早治疗。

如前所述,本病目前尚无根治措施,需要终生治疗。如何克服由于关节疼痛、畸形、功能障碍、生活能力下降、家庭和社会关系发生改变带来的精神压力、抑郁,理性地面对疾病,提高患者治疗的依从性、主动参与治疗,对于有效控制病情、改善关节功能具有重要意义。

RA 是易感人群在反复感染和其他环境因素的共同作用下,诱发自身免疫反应,导致疾病的发生。因此,加强锻炼,增强身体素质,增强抗病能力,可以减少 RA 等疾病的发生,尤其对于有 RA 家族史的女性。对于已经罹患该病的患者,避免感染诱发的病情活动同样重要。生活上应该注意天气变化,及时增减衣服,避免感冒;女性患者应注意个人卫生,避免憋尿,减少泌尿系感染。

饮食上,注意饮食卫生,避免寒凉刺激性饮食;饮食结构上,减少脂肪摄入,适当优质高蛋白和富含维生素(如维生素 B_2)、微量元素(硒、锌)的饮食;对于体重超重或肥胖者,应该注意体重控制,保护负重关节。此外,有人认为,摄入鱼油可起到缓解关节症状的作用。

日常生活应注意关节保护,本病主要小关节,尤其双手。可以注意以下几点:①使用大关节从事活动,比如把拎包改为挎包;以手持物时,尽可能用双手,比如端平底锅;②把持物握柄加大,比如在牙刷把上缠绕纱布,以利握持;③避免掌指关节弯曲指关节伸直的动作,如起床时以手掌撑起,避免只有手指;④能推不提,比如推车买菜;⑤工作时尽量坐有靠背的椅子,避免长久站立;⑥久坐、平卧后,先活动关节,再起身。

理想的 RA 的治疗是一个系统工程,需要医患、家庭、社会的共同努力。

(赵建传)

第十二章　小儿内科疾病

第一节　病毒性心肌炎

病毒性心肌炎是病毒侵犯心脏所致的以心肌炎性病变为主要表现的疾病,可伴有心包或心内膜炎症改变。近年来国内发病有增多趋势,是小儿常见的心脏疾患。本病临床表现轻重不一,预后大多良好,少数可发生心力衰竭、心源性休克,甚至猝死。

一、病因

近年来动物实验及临床观察表明,可引起心肌炎的病毒有 20 余种,其中以柯萨奇 B 组病毒(1～6 型)最常见。另外,柯萨奇 A 组病毒、埃可病毒、脊髓灰质炎病毒、腺病毒、传染性肝炎病毒、流感和副流感病毒、麻疹病毒、单纯疱疹病毒及流行性腮腺炎病毒等也可引起本病。

二、发病机制

本病的发病机制尚不完全清楚。一般认为与病毒直接侵犯心脏和免疫反应有关。①疾病早期,病毒及其毒素可经血液循环直接侵犯心肌细胞,产生变性、坏死。临床上可从心肌炎患者的鼻咽分泌物或粪便中分离出病毒,并在恢复期血清中检出相应的病毒中和抗体有 4 倍以上升高;从心肌炎死亡病例的心肌组织中可直接分离出病毒,用荧光抗体染色技术可在心肌组织中找到特异性病毒抗原,电镜检查可发现心肌细胞有病毒颗粒。这些均强有力地支持病毒直接侵犯心脏的学说。②病毒感染后可通过免疫反应造成心肌损伤。临床观察,往往在病毒感染后经过一定潜伏期才出现心脏受累征象,符合变态反应规律;患者血清中可测到抗心肌抗体增加;部分患者表现为慢性心肌炎,部分可转成扩张性心肌病,符合自身免疫反应;尸体解剖病例免疫荧光检查在心肌组织中有免疫球蛋白(IgG)及补体沉积。以上现象说明本病的发病机制中还有变态反应或自身免疫参与。

三、临床表现

发病前 1～3 周常有呼吸道或消化道病毒感染史,患者多有轻重不等的前驱症状,如发热、咽痛、肌痛等。

临床表现轻重不一,轻型患儿一般无明显自觉症状,仅表现心电图异常,可见早搏或 ST－T 改变。心肌受累明显时,可有心前区不适、胸闷、气短、心悸、头晕及乏力等症状,心脏有轻度扩大,伴心动过速、心音低钝或奔马律,心电图可出现频发早搏、阵发性心动过速或Ⅱ度以上房室传导阻滞,可导致心力衰竭及昏厥等。反复心衰者,心脏明显扩大,可并发严重心律失常。重症患儿可突然发生心源性休克,表现为烦躁不安、面色苍白、皮肤发花,四肢湿冷、末梢发绀、脉搏细弱、血压下降、闻及奔马律等,可在数小时或数天内死亡。

体征主要为心尖区第一音低钝,心动过速,部分有奔马律,一般无明显器质性杂音,伴心包炎者可听到心包摩擦音,心界扩大。危重病例可有脉搏微弱、血压下降、两肺出现啰音及肝脏肿大,提示循环衰竭。

四、辅助检查

(一)心电图检查

常有以下几种改变:①ST 段偏移,T 波低平、双向或倒置。②QRS 低电压。③房室传导阻滞或窦房阻滞、束支传导阻滞。④各种早搏,以室性早搏最常见,也可见阵发性心动过速、房性扑动等。

(二)X 线检查

轻者心脏大小正常,重者心脏向两侧扩大,以左侧为主,搏动减弱,可有肺淤血或肺水肿。

(三)心肌酶测定

血清肌酸磷酸激酶(CK)早期多有增高,其中以来自心肌的同工酶(CK－MB)特异性强,且较敏感。血清谷草转氨酶(AST)、α－羟丁酸脱氢酶(α－HBDH)、乳酸脱氢酶(LDH)在急性期也可升高,但恢复较快,其中乳酸脱氢酶特异性较差。

(四)病原学诊断

疾病早期可从咽拭子、咽冲洗液、粪便、血液、心包液中分离出病毒,但需结合血清抗体测定才有意义。恢复期血清抗体滴度比急性期增高 4 倍以上或病程早期血中特异性 IgM 抗体滴度在 1∶128 以上均有诊断意义。应用聚合酶链反应(PCR)或病毒核酸探针原位杂交法自血液中查到病毒核酸可作为某一型病毒存在的依据。

五、诊断

1999 年 9 月在昆明召开的全国小儿心肌炎心肌病学术会议对病毒性心肌炎诊断标准进行了重新修订。

(一)临床诊断依据

1.心功能不全、心源性休克或心脑综合征。

2.心脏扩大(X 线、超声心动图检查具有表现之一)。

3.心电图改变 以 R 波为主的 2 个或 2 个以上主要导联(Ⅰ、Ⅱ、aVF,V_5)ST－T 改变持续 4 周以上伴动态变化,出现窦房、房室传导阻滞,完全性右束支或左束支传导阻滞,成联律、多形、多源、成对或并行早搏,非房室结及房室折返引起的异位心动过速,低电压(新生儿除外)及异常 Q 波。

4.血清 CK－MB 升高或心肌肌钙蛋白(cTnI 或 cTnT)阳性。

(二)病原学诊断依据

1.确诊指标 自患儿心内膜、心肌、心包(活检、病理)或心包穿刺液中发现以下之一者可确诊为病毒性心肌炎:①分离到病毒。②用病毒核酸探针查到病毒核酸。③特异性病毒抗体阳性。

2.参考指标 有以下之一者结合临床可考虑心肌炎系病毒引起。①自患儿粪便、咽拭子或血液中分离到病毒,且恢复期血清同型抗体滴度较第 1 份血清升高或降低 4 倍以上。②病程早期患儿血清型特异性 IgM 抗体阳性。③用病毒核酸探针自患儿血中查到病毒核酸。

如具备临床诊断依据 2 项,可临床诊断。发病同时或发病前 2～3 周有病毒感染的证据支持诊断。①同时具备病原学确诊依据之一者,可确诊为病毒性心肌炎。②具备病原学参考依据之一者,可临床诊断为病毒性心肌炎。③凡不具备确诊依据,应给予必要的治疗或随诊,根据病情变化,确诊或除外心肌炎。④应除外风湿性心肌炎、中毒性心肌炎、先天性心脏病、结缔组织病以及代谢性疾病的心肌损害、甲状腺功能亢进症、原发性心肌病、原发性心内膜弹力纤维增生症、先天性房室传导阻滞、心脏自主神经功能异常、β—受体功能亢进及药物引起的心电图改变。

六、治疗

本病目前尚无特效疗法,可结合病情选择下列处理措施。

(一)休息

急性期至少应休息到热退后 3～4 周,有心功能不全及心脏扩大者应绝对卧床休息,以减轻心脏负担。

(二)营养心肌及改善心肌代谢药物

1. 大剂量维生素 C 和能量合剂 维生素 C 能清除氧自由基,增加冠状动脉血流量,增加心肌对葡萄糖的利用及糖原合成,改善心肌代谢,有利于心肌炎恢复,一般每次 100～150mg/kg 加入 10% 葡萄糖液静脉滴注,1/d,连用 15d。能量合剂有加强心肌营养、改善心肌功能的作用,常用三磷腺苷(ATP)、辅酶 A、维生素 B_6 与维生素 C 加入 10% 葡萄糖液中一同静脉滴注。因 ATP 能抑制窦房结的自律性,抑制房室传导,故心动过缓、房室传导阻滞时禁用。

2. 泛癸利酮(辅酶 Q_{10}) 有保护心肌作用,每次 10mg,3 岁以下 1/d,3 岁以上 2/d,肥胖年长儿 3/d,疗程 3 个月。部分患者长期服用可致皮疹,停药后可消失。

3. 1,6—二磷酸果糖(FDP) FDP 是一种有效的心肌代谢酶活性剂,有明显保护心肌代谢作用。150～250mg/(kg·d)静脉滴注,1/d,10～15d 为 1 个疗程。

(三)维生素 E

为抗氧化剂,小剂量短疗程应用,每次 5mg,3 岁以下 1/d,3 岁以上 2/d,疗程 1 个月。

(四)抗生素

急性期应用青霉素清除体内潜在细菌感染病灶,20 万 U/(kg·d)静脉滴注,疗程 7～10d。

(五)肾上腺皮质激素

在病程早期(2 周内),一般病例及轻型病例不主张应用,因其可抑制体内干扰素的合成,促进病毒增殖及病变加剧。对合并心源性休克、心功能不全、心脏明显扩大、严重心律失常(高度房室传导阻滞、室性心动过速)等重症病例仍需应用,有抗炎、抗休克作用,可用地塞米松 0.2～1mg/kg 或氢化可的松 15～20mg/kg 静脉滴注,症状减轻后改用泼尼松口服,1～1.5mg/(kg·d),逐渐减量停药,疗程 3～4 周。对常规治疗后心肌酶持续不降的病例可试用小剂量泼尼松治疗,0.5～1mg/(kg·d),每 2 周减量 1 次,共 6 周。

(六)积极控制心力衰竭

由于心肌炎患者对洋地黄制剂极为敏感,易出现中毒现象,故多选用快速或中速制剂,如毛花苷(西地兰)或地高辛等,剂量应偏小,饱和量一般用常规量的 1/2～2/3,洋地黄化量时间不能短于 24h,并需注意补充氯化钾,因低钾时易发生洋地黄中毒和心律失常。

(七)抢救心源性休克

静脉推注大剂量地塞米松 0.5～1mg/kg 或大剂量维生素 C 200～300mg/kg 常可获得较好效果。及时应用血管活性药物,如多巴胺[(1mg/kg 加入葡萄糖液中用微泵 3～4h 内输完,相当于 5~8mg/(kg·min)]、间羟胺(阿拉明)等可加强心肌收缩力、维持血压及改善微循环。持续氧气吸入,烦躁者给予苯巴比妥、地西泮(安定)或水合氯醛等镇静剂。适当输液,维持血液循环。

（八）纠正心律失常

对严重心律失常除上述治疗外,应针对不同情况及时处理。①房性或室性早搏:可口服普罗帕酮(心律平)每次 5~7mg/kg,每隔 6~8h 服用 1 次,足量用 2~4 周。无效者可选用乙胺碘呋酮(可达龙),5~10mg/(kg·d),分 3 次口服。②室上性心动过速:普罗帕酮每次 1~1.5mg/kg 加入葡萄糖液中缓慢静脉推注,无效者 10~15min 后可重复应用,总量不超过 5mg/kg。③室性心动过速:多采用利多卡因静脉滴注或推注,每次 0.5~1.0mg/kg,10~30min 后可重复使用,总量不超过 5mg/kg。对病情危重,药物治疗无效者,可采用同步直流电击复律。④房室传导阻滞:可应用肾上腺皮质激素消除局部水肿,改善传导功能,地塞米松 0.2~0.5mg/kg,静注或静滴。心率慢者口服山莨菪碱(654-2)、阿托品或静脉注射异丙肾上腺素。

（田斌斌）

第二节　儿童糖尿病

糖尿病(DM)是由于胰岛素绝对或相对缺乏所造成的糖、脂肪、蛋白质代谢紊乱,致使血糖增高、尿糖增加的一种疾病。糖尿病可分为 1 型、2 型和其他类型糖尿病,儿童糖尿病大多为 1 型。

一、病因及发病机制

（一）病因

1 型糖尿病的发病机制目前尚未完全阐明,认为与遗传、自身免疫反应及环境因素等有关。其中,环境因素可能有病毒感染(风疹、腮腺炎、柯萨奇病毒)、化学毒素(如亚硝铵)、饮食(如牛奶)、胰腺遭到缺血损伤等因素的触发。机体在遗传易感性的基础上,病毒感染或其他因子触发易感者产生由细胞和体液免疫都参与的自身免疫过程,最终破坏了胰岛 G 细胞,使胰岛分泌胰岛素的功能降低以致衰竭。

（二）发病机制

人体中有 6 种涉及能量代谢的激素:胰岛素、胰高血糖素、肾上腺素、去甲肾上腺素、皮质醇和生长激素。胰岛素是其中唯一降低血糖的激素(促进能量储存),其他 5 种激素在饥饿状态时均可升高血糖,为反调节激素。1 型糖尿病患儿 β 细胞被破坏,致使胰岛素分泌不足或完全丧失,是造成代谢紊乱的主要原因。

胰岛素能够促进糖的利用,促进蛋白质、脂肪合成,抑制肝糖原和脂肪分解等。当胰岛素分泌不足时,葡萄糖的利用量减少,而增高的胰高血糖素、生长激素和氢化可的松等又促进肝糖原分解和糖异生作用,脂肪和蛋白质分解加速,使血液中的葡萄糖增高,当血糖浓度超过肾糖阈值时(10mmol/L 或 180mg/dL)导致渗透性利尿,引起多尿,可造成电解质紊乱和慢性脱水;作为代偿,患儿渴感增加,导致多饮;同时由于组织不能利用葡萄糖,能量不足而使机体乏力、软弱,易产生饥饿感,引起多食;同时由于蛋白质合成减少,体重下降,生长发育延迟和抵抗力降低,易继发感染。胰岛素不足和反调节激素增高促进了脂肪分解,使血中脂肪酸增高,机体通过脂肪酸供能来弥补不能有效利用葡萄糖产生能量,而过多的游离脂肪酸在体内代谢,导致乙酰乙酸、β-羟丁酸和丙酮酸等在体内堆积,形成酮症酸中毒。

二、临床表现

(一)儿童糖尿病特点

起病较急剧,部分患儿起病缓慢,表现为精神不振、疲乏无力、体重逐渐减轻等。多数患儿表现为多尿、多饮、多食和体重下降等三多一少的典型症状。学龄儿可因遗尿或夜尿增多而就诊。

约有40%患儿首次就诊即表现为糖尿病酮症酸中毒,常由于急性感染、过食、诊断延误或突然中断胰岛素治疗等而诱发,且年龄越小者发生率越高。表现为恶心、呕吐、腹痛、食欲不振等胃肠道症状及脱水和酸中毒症状:皮肤黏膜干燥,呼吸深长,呼吸中有酮味(烂苹果味),脉搏细速,血压下降,随即可出现嗜睡、昏迷甚至死亡。

(二)婴幼儿糖尿病特点

遗尿或夜尿增多,多饮多尿不易被察觉,很快发生脱水和酮症酸中毒。

三、辅助检查

(一)尿液检查

尿糖阳性,通过尿糖试纸的呈色强度或尿常规检查可粗略估计血糖水平;尿酮体阳性提示有酮症酸中毒;尿蛋白阳性提示可能有肾脏的继发损害。

(二)血糖

空腹全血或血浆血糖分别≥6.7mmol/L(120mg/dL),≥7.8mmol/L(140mg/dL)。1d内任意时刻(非空腹)血糖≥11.1mmol/L(200mg/dL)。

(三)糖耐量试验,

本试验适用于空腹血糖正常或正常高限,餐后血糖高于正常而尿糖偶尔阳性的患儿。试验方法:试验前避免剧烈运动、精神紧张,停服氢氯噻嗪、水杨酸等影响糖代谢的药物,试验当日自0时起禁食;清晨按1.75g/kg口服葡萄糖,最大量不超过75g,每克加温水2.5mL,于3~5min内服完;喝糖水时的速度不宜过快,以免引起恶心、呕吐等胃肠道症状;在口服前(0分)和服后60、120、180min各采血测定血糖和胰岛素含量。结果判定见表12-1。

表12-1　糖耐量试验结果判定

	0min	60min	120min
正常人	<6.2mmol/L(110mg/dL)	<10mmol/L(180mg/dL)	<7.8mmol/L(140mg/dL)
糖尿病患儿	>6.2mmol/L(110mg/dL)	—	>11mmol/L(200mg/dL)

(四)糖化血红蛋白(HbA1c)检测

该指标反应患儿抽血前2~3个月血糖的总体水平。糖尿病患儿此指标明显高于正常(正常人<7%)。

(五)血气分析

pH<7.30,HCO_3^-<15mmol/L时证实患儿存在代谢性酸中毒。

(六)其他

胆固醇、三酰甘油及游离脂肪酸均增高,胰岛细胞抗体可呈阳性。

四、诊断

典型病例根据"三多一少"症状,结合尿糖阳性,空腹血糖≥7.0mmol/L(126mg/dL)即可诊断。糖化血红蛋白等测定有助于诊断。

五、鉴别诊断

(一)婴儿暂时性糖尿病

病因不明。多数在出生后6周左右发病。表现为发热、呕吐、体重不增、脱水等症状。血糖升高,尿糖和酮体阳性。经补液等一般处理后即可恢复。

(二)非糖尿病性葡萄糖尿症

Fanconi综合征、肾小管酸中毒等患儿都可发生糖尿,鉴别主要靠空腹血糖测定,肾功能检查,必要时行糖耐量试验。

(三)与酮症酸中毒昏迷相鉴别的疾病

如重度脱水、低血糖、某些毒物的中毒等。可根据原发病及病史鉴别。

六、治疗

(一)治疗原则与目标

①消除糖尿病症状;②防止酮症酸中毒、避免低血糖;③保证患儿正常生长发育和青春期发育,防止肥胖;④早期诊断与预防急性并发症,避免和延缓慢性并发症的发生和发展;⑤长期、系统管理和教育,包括胰岛素的应用、计划饮食、身体锻炼和心理治疗,并使患儿和家属学会自我管理,保持健康心理,保证合理的学习生活能力。

(二)胰岛素的应用

1型糖尿病患儿必须终身使用胰岛素治疗。

1.常用制剂及用法   有短效的正规胰岛素(RI),中效的珠蛋白胰岛素(NPH)和长效的鱼精蛋白锌胰岛素(PZI)三类制剂。PZI在儿童中很少单独使用。

应用方法:初始用法:①短效胰岛素(RI)初剂量0.5～1.0U/(kg·d),年龄<3岁用0.25U/(kg·d),分3～4次,于早、中、晚餐前30min及睡前皮下注射(睡前最好用NPH);②NPH与RI混合(NPH占60%,RI占40%)在早餐前30min分2次注射,早餐前注射总量的2/3,晚餐前用1/3。根据尿糖定性,每2～3d调整剂量一次,直至尿糖定性不超过++。每次调整2～4个单位为宜。也有人主张年幼儿使用每日2次的方法,年长儿每日注射3～4次。

2.胰岛素笔   为普通注射器的改良,用喷嘴压力和极细的针头将胰岛素推入皮下,操作简便,注射剂量准确。

3.胰岛素泵   即人工胰岛,通过模拟正常人胰岛β细胞,按照不同的速度向体内持续释放胰岛素,适用于血糖波动较大、分次胰岛素注射不易控制者。

4.胰岛素治疗中易发生的问题

(1)注射部位萎缩:由于反复在同一部位注射所致,影响胰岛素的治疗效果。应选用双上臂前外侧、双下肢大腿前外侧、脐两侧和臀部轮换注射,每针间距2cm,1个月内不应在同一部位重复注射。

(2)低—高血糖反应(Somogyi现象):由于慢性胰岛素过量,夜间低血糖后引发的高血糖现象。此时应逐步减少胰岛素用量使血糖稳定。

（3）黎明现象：是一种在早晨5～9点空腹血糖升高，而无夜间低血糖发生的情况，为晚间胰岛素用量不足所致。可加大晚间胰岛素剂量或将NPH注射时间稍往后移即可。

（4）低血糖：胰岛素用量过大，或使用胰岛素后未按时进食，或剧烈运动后，均易发生低血糖。久病者肾上腺素分泌反应延迟，也是易发生低血糖的因素。严重的低血糖很危险，可造成永久性脑组织损伤，如不及时抢救，可危及生命。一旦发生，立即给予葡萄糖口服或静注。

（三）饮食管理

合理的饮食是治疗糖尿病的重要环节之一，在制定饮食计划时，既要使血糖控制在正常范围，又要满足小儿生长发育的需要。每日所需热量（kcal）为1000＋（年龄×80～100）。饮食供热量按蛋白质占15%～20%，碳水化合物占50%～55%，脂肪占30%。蛋白质宜选用动物蛋白，脂肪应以植物油为主，碳水化合物最好以米饭为主。全日热量分3餐供应，分别占1/5、2/5、2/5，并由每餐中留少量食物作为餐间点心。

（四）运动疗法

胰岛素注射、计划饮食和运动锻炼被称为糖尿病治疗的三要素。运动可使热量平稳并控制体重，减少冠心病的发生。但糖尿病患儿必须在血糖得到控制后才能参加运动，运动应安排在胰岛素注射及进餐后2h之间，防止发生低血糖。若发生视网膜病变时应避免头部剧烈运动，以防发生视网膜出血。

（五）糖尿病的长期管理和监控

由于本病需要终生饮食控制和注射胰岛素，给患儿带来各种压力和心理负担，因此医务人员应介绍有关知识，定期讲座，帮助患儿树立信心，使其坚持有规律的治疗和生活。国内有举办糖尿病夏令营的经验，证实这种活动有助于患儿身心的康复。

对患儿的监控内容主要包括以下几项：

1.建立病历　定期复诊，做好家庭治疗记录。

2.监控内容和时间　血糖或尿糖和尿酮体：尿糖应每天查4次（三餐前和睡前，至少2次），每周一次凌晨2～3点钟的血糖。无血糖仪者测尿糖同时测酮体。定期测24h尿糖，至少每年一次。糖化血红蛋白：每2～3个月一次，1年至少4～6次。尿微量清蛋白：病情稳定后2～3个月或每年1～2次。血脂：最好每半年一次，包括总胆固醇、甘油三酯、HDL、LDL、VLDL。体格检查：每次复诊均应测量血压、身高、体重和青春期发育状况。眼底：病程5年以上或青春期患者每年一次。

3.控制监测　主要目的是使患儿维持尿糖定性在（＋）～（－）之间；尿酮体（－），24h尿糖≤5g；保证小儿正常生长发育，并早期发现合并症，予以及时处理。关于血糖的监测见表12－2。

表12－2　糖尿病患儿血糖控制监测表

项目	理想	良好	差	需调整治疗
空腹血糖(mmol/L)	3.6～6.1	4.0～7.0	＞8	＞9
餐后2h血糖(mmol/L)	4.0～7.0	5.0～11.0	11.1～14.0	＞14
凌晨2～4时血糖(mmol/L)	3.6～6.0	≥3.6	＜3.0或＞9	＞9
糖化血红蛋白(%)	＜6.05	＜7.6	7.9～9.0	＞9.0

（六）移植治疗

1.胰腺移植　多采用节段移植或全胰腺移植，文献报道1年成活率可达80%，肾、胰腺联合移植成活率更高。

2.胰岛移植 采用人或猪胚胎胰岛细胞,可通过门静脉或肾被膜下移植于 IDDM 患者,移植后的胰岛细胞可以生存数月,可停止或减少胰岛素用量。

(七)酮症酸中毒的治疗

原则为纠正脱水,控制高血糖,纠正电解质紊乱和酸碱失衡;消除诱因,防治并发症。

酮症酸中毒是引起儿童糖尿病急症死亡的主要原因。主要治疗措施是补充液体和电解质、胰岛素治疗和重要并发症的处理。

1.液体和电解质的补充 治疗酮症酸中毒最重要的是扩充血容量以恢复心血管功能和排尿。纠正丢失的液体按 100mL/kg 计算,输液开始的第一小时,按 20mL/kg 输入 0.9%氯化钠溶液,在第 2~3h,输入 0.45%氯化钠溶液,按 10mL/kg 静滴。当血糖<17mmol/L 时用含有 0.2%氯化钠的 5%葡萄糖液静滴,治疗最初 12h 内补充丢失液体总量的 50%~60%,以后的 24h 内补充继续丢失量和生理需要量。

钾的补充:在患儿开始排尿后应立即在输入液体中加入氯化钾作静脉滴注,其浓度为 0.1%~0.3%。一般按每日 2~3mmol/kg(150~225mg/kg)补给。

纠正酸中毒:碳酸氢钠不宜常规使用,仅在血 pH<7.1、HCO_3^-<12mmol/L 时,按 2mmol/kg 给予 1.4%碳酸氢钠溶液静滴,当 pH≥7.2 时即停用。

2.胰岛素治疗 现多数采用小剂量胰岛素静脉滴注,正规胰岛素(RI)最初剂量 0.1U/kg 静脉注射,继之持续滴注 0.1U/(kg·h),即将正规胰岛素 25U 加入等渗盐水 250mL 中输入。当血糖<17mmol/L 时,改输含 0.2%氯化钠的 5%葡萄糖液,RI 改为皮下注射,每次 0.25~0.5U/kg,每 4~6h 1 次,根据血糖浓度调整胰岛素用量。

（田斌斌）

第三节　小儿肥胖症

肥胖是威胁儿童健康的一种重要儿科内分泌疾病,近 20 多年来,世界各国儿童的肥胖患病率呈现成倍增长的趋势。以往肥胖的定义主要参考体重超过平均体重的程度,由于忽视了身高的因素,体重与体脂含量、肥胖的并发症关联性并不十分密切。近年来,国际上已倾向于统一采用体重指数(BMI)作为衡量肥胖程度的指标。目前国际上公认的 18 岁以下儿童肥胖定义为 BMI 指数达到或超过同年龄、同性别儿童 BMI 的 95 百分位数以上,而 BMI 在 85~95 百分位之间为超重。

对于年龄小于 2 岁的婴幼儿,不建议考虑肥胖的诊断,也不采用 BMI 评估该年龄组儿童的肥胖程度,而采用身高和体重进行评价。国外一般把相应身高别体重超过 95 百分位数定义为超重。

一、病因

肥胖的病因复杂多样,是遗传易感和环境因素综合交互作用的结果,常见的相关因素如下:

(一)遗传因素

1.肥胖家族史 研究显示,父母双方均瘦其子女仅有 14%肥胖;父母一方肥胖其子女约有 40％肥胖；父母双方均胖其子女 70％～80％肥胖。

2.肥胖相关基因　目前有 ob/ob 基因、神经肽 Y(NPY)、β_3 肾上腺素受体(β_3－AR)、ENPP1、FTO、MC4R 等 20 余种单基因突变与肥胖有关,总体上超过 600 种基因、染色体上的区域与肥胖的发生有关,但肥胖的相关基因有一定的种族特异性。

（二）出生体重

出生前孕妇营养过度会导致小儿生后肥胖。研究显示,后天肥胖发生率随出生体重增加而增加,而且低出生体重组肥胖以轻度为主,高出生体重组以中重度为主。

（三）孕期吸烟

孕妇孕期吸烟是其子女发生肥胖的高危因素,孕期暴露于烟草环境使胎儿的生长受到限制,导致生后对食物及能量需求增高进而引起肥胖。

（四）人工喂养

人工喂养较母乳喂养者更易肥胖。

（五）行为因素

流行病学调查表明,肥胖相关的因素中,高脂肪、高热量的食物摄入增多以及运动减少、久坐等行为因素最为重要。

1.膳食结构不合理　摄入大量高热量、高油脂的食物。

2.摄入过多　每餐主食量大、暴饮暴食以及爱吃零食等非饥饿性进食。

3.进食过快。

4.体力活动减少。

5.久坐的生活方式　每天静坐 2h 以上者,肥胖发病率显著增加。

6.研究显示,睡眠时间越短越有可能发生肥胖。

（六）社会因素

发达国家中,社会经济地位,文化水平越低者,其子女肥胖的发生率明显增高。

二、诊断要点

（一）临床表现和相关并发症

儿童单纯性肥胖临床表现除体型的均匀性肥胖、体重增加外,还包括多系统的损害。

1.代谢并发症　肥胖最常见的代谢并发症就是代谢综合征,儿童常见的代谢综合征包括肥胖、胰岛素抵抗、高血压和其他代谢异常。在重度肥胖的儿童中,代谢综合征的比例近 50％。

2.心血管系统疾病　肥胖儿童高血压的危险性是非肥胖儿童的 3 倍,肥胖儿童高血压常伴有其他代谢综合征的组分如高血脂、胰岛素抵抗和高胰岛素血症。肥胖高血压者常伴左心室肥大。

3.呼吸系统疾病　阻塞性睡眠呼吸暂停综合征(OSAS)是肥胖儿童常见的并发症,其特征是睡眠时上呼吸道部分或完全阻塞,肥胖儿童扁桃体和增殖腺切除术后容易出现持续性OSAS。

4.胃肠道疾病　非酒精性脂肪肝与肥胖和胰岛素抵抗密切相关,是儿童慢性肝病最常见的原因之一,其特征是肝内过量的脂肪沉积。脂肪肝临床常无症状,通常表现为轻、中度转氨酶的增高,预后一般较好,但也可发展成非酒精性脂肪性肝炎、肝硬化和肝功能衰竭。

5.妇科疾病　儿童肥胖患者可出现肾上腺皮质功能早现、雄激素合成增加,伴发多囊卵巢综合征(PCOS)。肾上腺皮质功能早现可导致一过性生长和骨成熟加速。PCOS患者可表现为月经不调、多毛和黑棘皮病。

6.肌肉和骨骼系统疾病　股骨头骨骺脱位(SCFE)容易发生在男孩和超重肥胖患者中,常见的症状是髋关节或膝盖疼痛。早发性肥胖容易出现SCFE。此外,还可出现退行性关节炎、胫骨内翻。肥胖患者骨密度通常增加,但却容易发生骨折。

7.神经系统疾病　特发性颅内高压(假性脑瘤)在肥胖儿童中的发病率增加。

8.血管疾病　成年肥胖患者容易出现静脉血栓,尽管儿童肥胖患者尚未观察到类似表现,但认为肥胖儿童存在深静脉血栓和肺动脉栓塞的危险性。此外,肥胖儿童动脉内膜的厚度也增加。

（二）鉴别诊断

1.皮质醇增多症　源于垂体疾病者称库欣病,源于肾上腺者称库欣综合征。儿童常见病因为长期应用糖皮质激素、肾上腺皮质增生、肾上腺皮质肿瘤(腺瘤或癌)、异源ACTH综合征(垂体、肾上腺以外的癌肿可分泌具有ACTH活性的物质)。临床以向心性肥胖、满月脸、水牛背、多血质面容为特征性表现。皮肤多毛、紫纹、痤疮,女性男性化。常伴高血压、糖代谢异常。肾上腺皮质肿瘤者腹部可扪及肿块,如垂体肿瘤所致肾上腺皮质增生可有视野缺损或颅内高压症状。化验检查示皮质醇含量升高,昼夜节律消失,小剂量地塞米松抑制试验不能被抑制。肾上腺或头颅CT和MRI检查有助诊断。

2.肥胖生殖无能综合征(Frohlich综合征)　是由下丘脑、垂体及其周围的病变引起神经内分泌功能紊乱所致。常见病因为脑炎、脑外伤或颅内肿瘤,少数为血管病变、退行性变或先天缺陷引起神经内分泌功能紊乱,使促性腺激素释放激素分泌不足而致病。临床以肥胖、性发育障碍为主要表现。患者身材矮小,骨龄延迟,部分伴尿崩症。化验检查示促性腺激素和性激素水平低下,头颅CT等有助于颅内病变的诊断。

3.甲状腺功能减退症　由于先天性发育不良、甲状腺缺如、甲状腺炎、碘缺乏或下丘脑—垂体疾病等疾病引起,由于甲状腺激素合成不足时,细胞间液增多,自微血管漏出的清蛋白和黏蛋白的含量也增多,体液大量潴留在机体内,导致黏液性水肿、体重增加而表现肥胖。患儿有表情呆滞、食欲不佳、便秘,皮肤苍白、粗糙,身材矮小等临床特征;患儿骨龄通常显著延迟;血清T_3、T_4降低,TSH升高。

4.劳—穆—比综合征(Laurence—moon—Biedl综合征)　或称性幼稚—色素性视网膜炎—多指(趾)畸形综合征。患者视网膜色素变性合并肥胖,生殖器发育不全、智力迟钝及多指畸形等综合征症状。除肥胖、智力迟钝、视网膜色素变性、生殖器官发育不良、多指(趾)畸形典型症状外,还可有眼睑下垂、眼球震颤、斜视、小头畸形、矮小、先天性心脏病、尿道下裂等,根据临床表现一般不难诊断。

5.贝—韦综合征(Prader—Willi综合征)　亦称低肌张力—低智力—性功能减退—肥胖综合征,发病与父系15q11—q13染色体表达缺失有关。临床表现肌张力低下、肥胖、智能障碍和性发育不良。患儿骨龄延迟,血生长激素水平低下。部分患儿糖耐量受损,10岁后易出现糖尿病。

6.多囊卵巢综合征　由于下丘脑—垂体—卵巢轴功能紊乱,初潮后月经量少或闭经,无排卵,长大的卵泡在卵巢皮质内形成多发囊肿性改变。患者表现肥胖、多毛、毛发分布有男性化倾向,脸部、唇周及小腿有较多汗毛,眉毛及阴毛较浓。基础体温呈单相,长期不排卵。双侧卵巢增大,血浆 LH 水平增高,FSH 水平较低,LH/FSH 比值>3。可通过 B 超、CT、腹腔镜检查确诊。

7.胰岛素瘤　胰岛素瘤细胞分泌胰岛素属自主性,既不受高血糖刺激也不受低血糖抑制,血糖低时仍有胰岛素分泌。由于血糖低,迫使患者通过增加进食以缓解症状。食欲亢进加上高胰岛素血症使合成代谢增加,导致患者肥胖。临床表现为反复发作空腹低血糖,发作时脸色苍白、软弱、多汗、焦虑、心率加快、饥饿感等。尚可表现意识朦胧,定向力与识别力渐丧失,精神失常,言语不清,久病者甚至智力低下。有时可出现低血糖抽搐似癫痫大发作。多次测定空腹血糖及血胰岛素含量有助于诊断。B 超和 CT 对较大肿瘤的定位有价值,由于75%的胰岛素瘤体积较小,直径<2cm,因此确诊率不高。必要时可作选择性动脉造影定位或经皮经肝门静脉置管分段取血测胰岛素以提高确诊率。

(三)实验室检查

1.常规检查　空腹肝功能、血糖、血脂、胰岛素、血游离皮质醇(可轻度增高)。

2.怀疑糖代谢异常者需行口服糖耐量试验　葡萄糖 1.75g/kg,最大量 75g。

3.B 超　肝、肾上腺、卵巢。

4.怀疑头颅占位者,需行 CT 或 MRI 垂体、下丘脑检查;怀疑肾上腺占位者可行 CT、B 超检测。

5.怀疑皮质醇增多者需测皮质醇分泌节律、24h 尿游离皮质醇;行地塞米松抑制试验:单纯性肥胖患者血游离皮质醇可轻度增高,可被小剂量地塞米松所抑制。

6.必要时行性激素和甲状腺素检测。

三、治疗

(一)治疗目标

7 岁以下儿童,如没有继发的并发症,体重控制的目标是保持目前体重。如果体重超过95 百分位数,有继发的并发症,则减重有助于减少并发症。7 岁以上儿童如果体重指数在 85～95 百分位数且没有特殊并发症,体重控制目标是保持体重不变。如有并发症则建议减轻体重,体重超过 95 百分位数建议减轻体重。如果有假脑瘤、阻塞性睡眠呼吸暂停综合征、糖尿病、高血压等并发症,宜较快速度减重。

(二)饮食控制

目前多数营养师推荐食物热量轻度减少、营养均衡的饮食,饮食干预的目标是减少高脂、单糖、含糖饮料等食物的摄入,增加低热量、高纤维食物,如水果、蔬菜、谷物的摄入。长期低碳水化合物、高蛋白饮食对儿童减重的效果还不清楚。推荐食物含脂肪 20%～25%、糖 40%～45%、蛋白质 30%～35%,不同年龄热量供给量如下:

6 个月以下 460.2kJ/kg;6～9 月:376.6kJ/kg;5 岁以下:2510.4～3347.2kJ/d;5～10 岁:3347.2～4184kJ/d;10～15 岁:4184～5026.8kJ/d。

(三)运动

肥胖行为干预的措施就是增加运动,减少静坐的生活方式。研究发现,规律的有氧运动效果不如与生活相关的活动,如有游戏性质的跳舞、足球等活动。为达到减重效果,每周至少一半以上的天数需要活动 30～60min。

（四）药物治疗

2003 年美国 FDA 批准脂肪酶抑制剂奥利司他（Orlistat）可用于 12 岁以上儿童肥胖的治疗。奥利司他通过抑制脂酶的活性而抑制了脂肪的吸收，但也可影响脂溶性维生素 A、维生素 D、维生素 E、维生素 K 的吸收，因此建议服药前或后 2h 补充多维维生素。中枢去甲肾上腺素、5－羟色胺和多巴胺再摄取抑制剂西布曲明（Sibutramine）可用于 16 岁以上青少年，服用者中有出现心动过速和头痛现象。

（五）手术

BMI＞40 可采用外科手术治疗，儿童常用胃转流术（rouen－Y gastric bypass，GBP）和胃束带术。外科手术减肥的早期并发症主要有肺栓塞、伤口感染、狭窄、脱水、溃疡，后期并发症主要是小肠阻塞、切口疝和微量元素缺乏，约 15％的手术病例体重复又增加。

（田斌斌）

第十三章 老年保健

第一节 老年人日常生活保健

一、饮食与营养

步入老年后总的生理特点是代谢功能降低,表现为基础代谢降低、体内脂肪组织增加、肌肉萎缩、体内水分减少、骨密度降低、咀嚼力和胃肠道功能减退、内脏器官功能随年龄的增长而呈现不同程度的下降,导致老年人容易发生疾病。因此,护理人员了解老年人生理代谢的特点,有助于维护和促进老年人的身体健康。

据文献报道,80%以上的老年人存在不同程度的营养问题,其中以矿物质元素和维生素不足或缺乏最为突出;其次为肥胖。这些营养问题已成为影响老年人健康的主要因素之一。

(一)老年人的营养需求

根据老年人的生理特性,各项营养需求如下。

1. 碳水化合物　碳水化合物是热量的主要来源,占总热量的 55%～65%。大米、面粉、杂粮中的淀粉和食糖是常见的碳水化合物。老年人的饮食中不宜含过多的蔗糖,因为它会促使血脂含量增高,对老年人健康不利,若吃得过多,还会影响其他营养素的平衡。果糖对老年人最为适宜,因此,老年人应适当摄入含果糖较多的各种水果和蜂蜜。

2. 蛋白质　原则上应该是以优质低蛋白为宜。因为老年人的体内代谢过程以分解代谢为主,需要较为丰富的蛋白质来补充组织蛋白的消耗。但由于其体内的胃胰蛋白酶分泌减少,过多的蛋白质可加重老年人消化系统和肾脏的负担,因此每天的蛋白质摄入不宜过多,蛋白质供给能量应占总热量的 15%。同时应供给的优质蛋白应占摄取蛋白质总量的 50% 以上,如瘦肉、蛋、乳及豆制品,其蛋白质含有丰富的氨基酸。

3. 脂肪　老年人每日脂肪摄入量应限制在总能量的 20%～25%。尽量选用胆固醇较少而含不饱和脂肪酸较多的食物,如瘦肉、鱼、禽、花生油、豆油、菜油、玉米油等。尽量避免猪油、肥肉、酥油、蛋黄、动物脑、肝脏等食物,否则不利于消化,且对心血管和肝脏均不利。

4. 微量元素　老年人容易发生钙代谢的负平衡,要适当多补充钙、磷、铁、碘等微量元素。奶类、虾皮、海带中含钙丰富;鱼、肉、蛋、奶、豆类中磷含量较高;动物肝脏、蛋黄、鱼及水产品中铁含量较多,可根据情况选用;海带、紫菜中钾、韩、铁的含量较多,对防治高血压、动脉硬化有益。经常选用淡菜、海带、蘑菇、花生、核桃、芝麻等则可增加必需的微量元素锌、硒、铜等的摄入量,有助于防治高血压和动脉硬化。

5. 维生素　维生素在维持身体健康、调节生理功能、增强机体抵抗力、延缓衰老过程中起着极其重要的作用。故老年人应多吃富含维生素的食物,如维生素 A、维生素 B_1、维生素 B_2、维生素 C 的饮食,特别是维生素 B 族能增加老年人的食欲。蔬菜和水果可增加维生素的摄入,且对于老年人有较好的通便功能。

6. 膳食纤维　膳食纤维主要包括淀粉以外的多糖,存在于谷、薯、豆、蔬果类等食物中。这些虽然不被人体所吸收,但在帮助通便、吸附由细菌分解胆酸等而生成的致癌物质、促进胆固醇的代谢、防止心血管疾病、降低餐后血糖和防止热量摄入过多方面,起着重要的作用老年人的摄入量以每天 30g 为宜。

7.水分　老年人因结肠、直肠的肌肉萎缩,肠道中黏液分泌减少,很容易发生便秘,严重者还可发生电解质失衡、脱水等。但过多饮水也会增加心、肾功能的负担,因此,老年人每日饮水量一般以 2000ml 左右为宜。饮食中可适当增加汤羹类食品,既能补充营养、帮助消化,又可补充相应的水分。

(二)老年人的饮食原则

1.选择平衡膳食　保持营养平衡,吃多种多样的食物才能利用食物营养素互补的作用,达到全面营养的目的。但米、面这类食物含碳水化合物较多,容易造成身体肥胖,而老人因过胖会有三高的风险,所以要适当限制热量的摄入,少吃脂肪和碳水化合物,保证足够的优质蛋白(蛋白质来源注重高质量,以豆制品为好,适当摄入动物蛋白),低脂肪(少吃动物性脂肪),低糖,低盐(每日食盐量不超过 6g),高维生素和高纤维素(多吃深色和绿色蔬菜、水果)和适量的含钙、铁的食物。主食中包括一定量的粗杂粮,粗杂粮包括全麦面、玉米、小米、荞麦、燕麦等,它比精粮含有更多的维生素、矿物质和膳食纤维。

2.养成良好习惯

(1)少量多餐:老年人由于咀嚼及吞咽能力下降,故应一天进餐 5～6 次,饮食有规律。

(2)定时定量:老年人每餐应以八九分饱为宜,尤其是晚餐,以免影响睡眠。食物种类应多样化。两餐之间可以增加适量的点心或温热的饮料。

(3)易于消化:老年人宜选择软的、熟的、松散的、清淡的、多水的食物,饭菜准备每日至少一个汤菜,除了可以帮助老年人补充水分,还可以促进消化。但是餐后 2 个小时内要少喝水,否则会稀释消化液,造成消化不良。

(4)清淡少盐:老年人口感宜清淡,少用各种含钠高的酱料,避免过多的钠摄入而引起高血压。

(5)切忌暴食:老年人消化功能减退,连续的暴饮暴食会造成肠胃疾病,同时也会增加心脏的负担。所以老年人进食应细嚼慢咽,延长自己吃饭的时间,也能帮助消化。

(6)适量运动:饭后不要立刻躺下睡觉,或者坐着工作,而是要先保持身体站立,走走路。俗话说,饭后走一走,能活九十九。但是饭后不能剧烈运动,因为剧烈运动会使消化系统停止工作,反而造成消化不良。

3.注意烹调方法　烹调方法要适合老年人的特点,一般可采用如下方法。

(1)选择用油少的烹调方式,如蒸、煮、炖、焯,避免摄入过多的脂肪而导致肥胖。

(2)老年人因咀嚼、消化吸收功能低下,故蔬菜要切细,肉类可做成肉末,烹饪方法宜采用煮或炖,使食物变软易于消化。

(3)老年人因吞咽功能低下,故宜选择黏稠度较高的食物,以减慢吞咽的速度,避免因食物过稀而引起呛咳。

(4)老年人因味觉、嗅觉等感觉功能低下,喜吃味道浓的食物,而这些食物往往过咸或过甜,对健康不利,所以烹调时可用醋、姜、蒜等调料来增味。老年人味觉、食欲较差,吃东西常觉得缺滋少味。因此,做饭菜要注意色、香、味。

(三)老年人饮食注意事项

1.食物多样,清淡饮食,营养素全,搭配合理

(1)供给老人优质蛋白、低脂肪、低糖、低盐、高维生素和适量含钙、铁的食物;主食也提倡米、面和杂粮混食;副食注意控制盐和腌制食物的摄入。

(2)饮食清淡的特点是不油腻、不太咸、不过甜、无刺激性调味品,食物口感清爽、易消化。

(3)为老年人选择食物原料要荤素搭配,注意食物的质量、颜色、味道鲜美;每日应摄入不少于 300g 蔬菜和 100g 水果。优质蛋白质应保证每日总量不少于 150~200g。每日喝一杯奶和常吃豆类食品,可提供丰富的钙、磷及部分维生素和蛋白质。食物须有较丰富的膳食纤维,健康的老人每日的摄入盐量应控制在 10g 以内。

(4)选择的食物要易于咀嚼和消化吸收,由于老年人牙齿缺损、咀嚼肌的张力低下,因此,蔬菜要切细;肉类最好制成肉馅或将肉的纤维横向切断;尽量使用清蒸或炖煮、红烧的烹制方法;少吃油炸、烧烤等比较硬的不易消化的食物。

2.促进老年人食欲的具体措施

(1)为老年人建立良好的进餐环境:①进餐时室内环境要清洁,不要有异味,室内必要时要通风换气;②老年人的餐桌、凳椅要擦净,不要有水渍和污渍;③根据老年人所吃的食品和习惯准备好餐具,餐具尽量定人使用,用后要清洗,集体用餐的餐具要注意消毒;④创造与其他老年人交流的机会,有条件让老人与大家共同进餐。

(2)帮助老年人采取正确的进餐姿势:①进餐时要保持老年人上半身挺直,身体稍向前倾;②对不能下床的老年人应扶住老年人取坐位或半坐位,身体背后及周围用棉被、软枕固定后,再协助老年人进餐;③对坐起有困难的老年人,应尽可能将老年人的头胸部用软枕抬高或摇高床头 30°~50°;④对于完全不能抬高上半身的老年人,应尽可能为老年人采取侧卧位使头部向前倾斜。

(3)了解老年人饮食习惯,促进其合理膳食;了解老年人每日进餐次数、每日餐量、每次餐量,根据老年人的饮食习惯选择食物和烹制方法,适当补充蔬菜、水果,经常调换口味,促进老年人的食欲。

(4)养成老年人良好的饮食习惯,向老年人说明凡是有营养价值的食物都要食用,不要挑食和偏食,进食要定时定量;进食速度不宜过快;食物的温度要适宜,不宜进食过冷或过热的食物。

(5)协助老年人每日进行必要的身体锻炼和活动,促进胃肠道消化和大便畅通,多和老年人说话,在保持心情愉快的状态下进餐。

二、运动与睡眠

运动是人类存在的根本,贯穿于机体生长、发育、衰老、死亡的全部过程。机体的新陈代谢、生理活动、生化反应都与运动密切相关;运动对机体各个系统都有促进作用,可调节机体处于稳定平衡状态,加强智能和体能的锻炼,对预防心身疾病的发生和发展有重要的意义。

睡眠是最根本也是最重要的休息方式,是休息的继续。通过睡眠可使白天机体的过度消耗等得到修复和补充,也是一种恢复、积累能量的过程。

(一)老年人运动的重要性

运动对于老年人来说更是至关重要。由于生理的改变、活动量的减少、肌力减退、全身各脏器的功能逐渐衰退,再加上慢性疾病的困扰,使老年人的健康受到了威胁。如果老年人能坚持适量的运动和锻炼,不仅能延缓衰老过程,而且能增强和改善机体的功能。运动可以调节各系统的功能。据报道凡是健康长寿的老人,都经常坚持运动和锻炼。

1.神经系统方面　运动可通过肌肉活动刺激、协调大脑皮质兴奋和抑制过程,促进细胞的供氧功能。特别是对脑力工作者,运动可以促进智能的发挥,同时解除大脑疲劳,有助于休息和睡眠。

2.心血管系统方面　运动可促进血液循环,使血流速度加快,心输出量增加,心肌收缩能力增强,改善心肌缺氧状况,促进冠状动脉侧支循环,血管弹性增加。另外,运动可以降低胆固醇含量,促进脂肪代谢,加强肌肉发育。因此,运动可预防和延缓老年人心血管疾病的发生和发展。

3.呼吸系统方面　老年人肺活量降低,呼吸功能减退,易患肺部疾病。通过运动提高胸廓活动度,改善肺功能,使更多的氧进入机体与组织交换,保证脏器和组织的需氧量。

4.消化系统方面　运动可促进胃肠蠕动,消化液分泌增强,有利于消化和吸收,促进机体新陈代谢活动,改善肝、肾功能。患糖尿病的老年人,特别要注意运动,运动是维持正常血糖的必要条件。

5.肌肉骨骼系统方面　运动可使老年人骨质密度增厚、坚韧性及弹性增大,延缓骨质疏松;加固关节,增加关节灵活性,预防和减少老年性关节炎的发生;运动又可使肌肉纤维变粗、坚韧有力,增加肌肉活动耐力性和灵活性。

6.其他方面　运动可以保持良好的关节灵活性,增强机体的免疫功能,预防感冒,提高机体的抗病能力。另外,运动可以调动积极的情绪,提高工作和学习的效率。

(二)影响老年人运动与安全的因素

运动涉及的身体组织器官是非常广泛的,包括肌肉骨骼系统、神经系统、心血管系统、呼吸系统等。一般正常运动时,生理上需要肌肉张力增加、心率增加、系统性的血管阻力增加、血压上升、心输出量轻微上升等,但老年人有其特殊性,具体表现为以下几个方面。

1.心脏血管系统

(1)最大耗氧量下降:研究证实,老年人活动时的最大耗氧量确有下降,而且会随着年龄的增加而递减。可能的原因是老年人因身体功能受限,造成长期的活动量减少所致。

(2)最大心率下降:研究发现,当老年人做最大限度的活动时,其最大心率要比成年人来得低。一般来说,老年人的最大心率约为170次/分。老年人的心室壁弹性比成年人弱,导致心室的再充填所需时间延长,因此影响整个心脏功能的运作。以下为卡幅耐(Karvonen)最大心率计算公式及其应用方法:

最大心率(THR)＝静息时的心率＋(保留心率×可达到最大心率的百分比)

保留心率＝(220－年龄)－(休息时的心率)

例如:66岁老先生静息时的心率是73次/分,希望借助运动达到最大心率的50%;所以其THR＝73＋{[(220－66)－73]×0.5}＝114次/分。

(3)心搏出量下降:老化会造成老年人身体的小动脉和大动脉弹性变差,使得老年人的血压收缩值上升,后负荷增加。外周静脉滞留量增加、外周血管阻力增加,也会引起部分老年人出现舒张压升高。所以,老年人增加其运动量,血管扩张能力也下降,引起回心血量减少,造成心搏出量减少。

(4)心输出量下降:由上可知,老年人因为心输出量减少,最大搏出量减少,当在最大活动量时,会导致心输出量无法上升到预期的那么多。

2.肌肉骨骼系统 肌肉质量因为老化而减少,加上肌肉张力下降,使得老年人的骨骼支撑力下降,活动时担心跌倒。老化对骨骼系统的张力、弹性、反应时间,以及执行功能都有负面的影响,这是造成老年人活动量减少的原因之一。

3.神经系统 老化的神经系统的改变包罗万象,但是真正对老年人活动所影响的神经因素却因人而异。有一些情形对某些老年人只是造成功能受限,对另一些老年人却可能是严重的功能损伤。老年人因为前庭器官过分敏感,会导致对姿势的改变耐受力下降及平衡感缺失,故老年人应考虑活动的安全性。老化会造成脑组织血流减少、大脑萎缩、运动纤维丧失、神经树突数量减少、神经传导速度变慢,导致对事情的反应时间或反射时间延长。这些会从老年人的姿势、平衡、运动协调、步态中看出。

4.其他 老年人常患有多种慢性病,使得老人对于活动弹性和耐受力下降。还有如帕金森病对神经系统的侵犯,造成老年人步态的迟缓,身体平衡感的丧失;骨质疏松症会造成老年人活动能力的受限,且害怕跌倒而造成身体损伤(骨折)。

(三)老年人运动的原则

1.要适合自己 老年人可以根据自己的年龄、体质状况、场地条件,选择运动项目,控制适当的运动量。体质健壮的可选择运动较大的项目进行锻炼。

2.要循序渐进 机体通过锻炼,其功能逐步提高。但机体对运动也有一个逐步适应的过程。所以,运动量要由小到大,动作要由简单到复杂,不要急躁冒进,急于求成。

3.要持之以恒 通过机体锻炼增强体质、防治疾病,要有一个逐步积累的过程,使之逐渐达到目的。一般要坚持数周、数月,甚至数年才能取得效果。在取得疗效以后,仍需坚持锻炼,才能保持和加强效果。所以运动锻炼一定要坚持进行,持之以恒。

4.运动时间的安排 老年人运动的时间,以每天 1~2 次,每次半个小时左右,一天运动总时间不超过 2 小时为宜。运动时间最好选择在早上起床后,因早晨空气新鲜、精神饱满、利于运动;下午或晚上运动时间可按个人情况确定,最好安排在下午 3:00~5:00 为宜。

5.运动场地的选择 运动场地尽可能选择空气新鲜、安静清幽的公园、树林、操场、庭院、海滨、湖畔、疗养院(所)等地。对于空气污秽之地、噪声震动之处、人声嘈杂场所,以及车水马龙的市政街道是不适宜作运动场地的。

6.运动强度的自我监护 运动锻炼要求有足够的而又安全的运动量,这对罹患心血管疾病、呼吸系统疾病和其他慢性疾病的老年人尤为重要。运动时的最高心率可反映机体的最大吸氧力,而吸氧力又是机体对运动员负荷耐受程度的一个指标,因而可通过最高心率来掌握运动量。

最简单方便的监测方法是以运动后的心率作为衡量标准,即:运动后最宜心率(次/分)=170-年龄。身体健康的可用 180 作被减数,即运动后最高心率(次/分)=180-年龄。计算运动时心率应采用测 10 秒心率乘以 6 的方法,而不能用直接测量 1 分钟的方法。

观察运动量是否适当的方法有:①运动后的心率达到最宜心率。②运动结束后在 3 分钟内心率恢复到运动前水平,表明运动量太小,应加大运动量;在 3~5 分钟之间恢复到运动前水平表明运动适宜;在 10 分钟以上才能恢复者,则表明运动量太大,应减少运动量。

以上监测方法还要结合自我感觉综合判断,如运动时全身热感或微微出汗,运动后感到轻松愉快或稍有疲劳,食欲增进、睡眠良好、精神振作,表示运动适当,效果良好。如运动时身体不发热或无微微出汗,脉搏次数不增或增加不多,则说明运动量尚小,应加大运动量。如果在运动中出现严重的胸闷、气喘、心绞痛或心率反而减慢、心律失常等症状应立即停止运动，并给予治疗；如果运动后感到疲乏不堪、头晕、胸闷、气促、心悸、食欲缺乏、睡眠不甜，说明运动量过大，应减少运动量。

（四）老年人活动的方式

老年人要选择合适的体育锻炼，掌握运动的强度和时间，只有科学锻炼，才能增进健康。下面是最适合老年人运动的项目。

1. 散步　散步是最简单易行的运动，既能锻炼身体，又能调节情绪。散步最好是清晨太阳升起后在绿色植物生长的环境中进行，散步的时间、距离和速度因人而异，循序渐进。

2. 慢跑和游泳　对于某些老年人，在身体健康允许的情况下，可适当加大运动强度，但也不可过度。慢跑和游泳都能增强心肺功能，促使肌肉发达。运动时应注意先做好热身运动，以免开始不适应而造成肌肉和韧带的损伤。运动之后不宜马上坐卧休息，应放松一段时间，使心率、呼吸逐渐回复至运动前的水平。

3. 跳舞　随着社会文明的发展，老年人越来越多地参与社会集体性文娱活动，跳舞就是一种时尚。跳舞能把音乐与舞蹈有机结合起来，给人带来轻松愉快的感觉，所以许多老年人比较喜爱这项运动。老年人要注意选择适当节奏的舞曲。运动前，要评估个体情况，如夜间是否休息好，有无头晕、乏力等现象，不能机械地去参加活动。跳舞能促进血液循环，对冠心病、高血压、癌症等疾病有防治的作用。

4. 球类运动　适合老年人球类运动的项目也比较多，如乒乓球、网球、台球、门球、健身球等。球类运动是有趣的健身运动，它既锻炼了肌肉关节力量，又调节大脑皮质的兴奋性以及小脑的灵活性和协调性。球类运动是一个集体的运动项目，对老年人的人际交往有一定的影响，可减轻老年人的孤独和寂寞。

5. 医疗体育　医疗体育（体疗）是指带有医疗性的体育活动，它是治疗疾病、恢复功能的一种康复方法。在医护人员的指导下，首先对老年人疾病的特点和功能进行评估，然后选择体疗项目，确定运动方案、运动强度、运动时间和运动量。通过科学的体育运动，系统地指导和帮助老年人恢复功能，体疗有利于老年人常见病的康复。

6. 打太极拳和气功　这两项体育锻炼是我国传统的民族方式。它静动结合，运动缓慢柔和，许多老年人也比较喜爱这类运动。打太极拳可以调节老年人的心境，全神贯注于锻炼之中，它的运动缓中有急、动中有静、动作优美又有节奏感，老年人也容易把握，长期锻炼可起到祛病延年的作用。气功也深受人们的青睐，中医学对气功健身和预防疾病给予肯定，通过调节机体内的"元气"达到祛病养身的目的。

（五）老年人运动的注意事项

1. 餐后不宜立即运动　因为运动可减少对消化系统的血液供应及兴奋交感神经而抑制消化器官功能活动，从而影响消化吸收，甚至导致消化系统疾病的发生。

2. 注意气候变化　老年人对气候适应调节能力较差，夏季高温炎热，户外运动要防止中暑；冬季严寒冰冻，户外活动要防跌跤和伤风感冒。

3. 年老体弱　患有多种慢性病或平时有气喘、心慌、胸闷或全身不适者，应请医生检查，并根据医嘱实施运动，以免发生意外。

4. 下列情况应暂停运动锻炼　如患有急性疾病，平时有心绞痛或呼吸困难，精神受刺激、情绪激动或悲伤之时。

5.体力劳动不能完全取代运动锻炼　体力劳动是运动的组成部分,但由于体力劳动往往局限于身体某些部位,不能使身体各部位得到均衡运动,所以体力劳动不能完全代替运动锻炼。

(六)睡眠

老年人的睡眠时间一般比青壮年少,每天 6 小时左右。有许多因素可能影响老年人的生活节律而影响睡眠质量,甚至导致失眠,如疼痛、呼吸困难、情绪变化、更换环境、夜尿频繁等,而睡眠质量的下降则可导致烦躁、精神萎靡、食欲缺乏、疲乏无力等不适。以下措施用以帮助老年人改善睡眠质量。

1.对老年人进行全面评估　找出其睡眠质量下降的原因,进行对因处理。

2.提供舒适的睡眠环境　调节卧室的光线和温度,保持床褥的干净整洁,并设法维持环境的安静。

3.养成良好的睡眠习惯　提倡早睡早起、午睡的习惯,使其生活符合人体生物节律。老年人的睡眠存在个体差异,对于已养成特殊睡眠习惯者,不能强迫立即纠正,需要多解释并进行诱导,使其睡眠时间尽量正常化。限制白天睡眠时间在 1 小时左右,同时注意缩短卧床时间,以保证夜间睡眠质量。

4.养成睡前好习惯　晚餐避免吃得过饱,睡前不饮用咖啡、酒或大量饮水,并提醒老年人于睡前如厕,以免夜尿多而干扰睡眠。

5.情绪对老年人的睡眠影响很大　由于老年人思考问题比较专一,又比较固执,遇到问题会反复考虑而影响睡眠,尤其是内向型的老年人,所以应注意调整其情绪,有些问题和事情不宜在晚间告诉老年人。

6.向老年人宣传规律锻炼对促进睡眠的重要性　指导老年人坚持参加力所能及的日间活动。

7.合理休息　老年人需要较多的休息,但要注意休息的质量。如看电视是一种调节性休息,但不宜时间过长,如果持续时间过长,不仅达不到休息的目的,反而会增加疲劳感。因此,合理的休息应穿插于整天的活动中。

8.注意用药　镇静剂虽可帮助睡眠,但有许多不良反应,故应尽量使用其他方法帮助入睡。确因入睡困难而需要使用镇静剂时,应在医生指导下用药,不要自行服用。

三、排泄与舒适

机体要维持正常的生理功能,需要不断地进行新陈代谢,而新陈代谢过程中所产生的废物则通过排泄的方式排出体外。人体主要通过皮肤、呼吸道、消化道和泌尿道 4 条途径排泄废物,其中消化道是主要的排泄途径之一。老年人由于受许多因素直接或间接的影响,排便活动容易出现问题。本节主要论述老年人便秘及其护理,并对排尿及皮肤舒适的护理也进行了一定的论述。

(一)排便异常

1.定义　便秘(constipation)是指正常的排便形态改变,大便次数减少,粪便干硬,排便困难,并需要用力排完后尚有残便感。据临床观察,65 岁以上的老年人中,至少有 1/5 经常便秘。便秘不仅影响老年人的正常生理功能,还影响老年人的生活质量。临床上常可见到便秘导致的心、脑疾病患者的病情变化,甚至猝死。因此,重视老年人便秘的防治非常重要。

2.便秘的原因及分型　根据胃肠道系统有无器质性病变可将便秘分为功能性(原发性)和器质性(继发性)便秘。

(1)功能性便秘:功能性便秘占老年便秘患者的大多数,是指无器质性病变,可能与饮食、药物、化学因素等有关。常见原因如下。

1)饮食与排便习惯不良:老年人牙齿松动脱落,影响饮食习惯,导致饮食量太少,饮食精细,食物中纤维素少,不能对胃肠道产生有效的刺激;胃—结肠反射减弱及肠内压不足,则排便反射也随之减弱;饮水过少时粪便干硬也可引起便秘;缺乏锻炼、运动量不足,导致流向肠道的血液循环减少,肠蠕动减弱;或由于厕所不清洁,以及旅行、住院等环境因素造成饮食及排便习惯改变,产生意识性抑制排便等,均可导致便秘。

2)生理功能退行性改变:老年人消化系统功能减退,胃酸及各种消化酶减少,消化器官及肌肉萎缩,胃肠松弛无力,造成排便动力缺乏及肠蠕动功能减弱,发生排便困难和便秘。

3)长期卧床,使用便盆:因卧床排便所需的腹压增高,易导致排便困难。

(2)器质性便秘

1)胃肠道梗阻或蠕动异常:常由消化道狭窄或梗阻、肠道神经或肌肉功能异常等引起。

2)医源性便秘:引起医源性便秘的原因常有两种:①药物性;②手术创伤。

3)精神、神经性便秘:中枢神经系统病变,如脑肿瘤、帕金森病、骶神经或脊髓损伤、神经性厌食等,使排便反射受抑制,产生便秘。

3.处理方法

(1)用药:可短期辅助应用一些药物。使用药物的原则如下:一般不宜经常使用;刺激性强的泻药少用为宜;口服泻药对直肠下端粪块堵塞者无效,需灌肠治疗;对伴有腹痛者,在诊断尚未明确之前,不可滥用泻药,应遵医嘱给予口服缓泻药;缓泻剂可使粪便中的水分含量增加,加快肠蠕动,加速肠内容物的运行,从而起到导泻作用,如以下几种。

1)蜂蜜:20～30ml,温开水溶化,清晨空腹饮用,营养丰富,润肠滋燥。

2)甘油、液状石蜡或香油:10～20ml,每晚睡前服。口服后6～8小时后发生作用。长期使用影响脂溶性维生素的吸收。此剂还易从肛门漏出,引起瘙痒、污染衣裤,只可短期使用。

3)番泻叶:取3～5g,每晚用沸水泡汁服用。仅作用于结肠或远端回肠,服用后8～10小时起效。

4)酚酞:又名果导,0.1g,每晚睡前服。导泻较温和,服药后4～8小时排出软便。酚酞部分由胆汁排泄,肠内再吸收形成肝循环,故一次给药作用可维持3～4天。

5)西沙比利:胃肠道动力药,主要用于与运动功能失调有关的假性肠梗阻导致的推进性蠕动不足,以及慢性便秘患者的长期治疗。早餐前及睡前服,1周内常可使便秘症状改善。严重便秘患者理想的治疗结果需2～3个月。

以上用药,可根据患者体质及便秘情况适量加减,但要注意观察药物疗效。一般泻药口服后需6～8小时发生作用,故较合理的服药时间应为睡前,这样,次晨起床后或早餐后排便,更符合生理要求。

使用缓泻剂可暂时解除便秘,但长期使用或滥用又常成为导致慢性便秘的主要原因。其机制是服用缓泻剂后结肠内容物被彻底排空,随后几天无足量粪便刺激正常排便,没有排便又再次使用缓泻剂。如此反复,结果使结肠的正常排便反射失去作用。反射减少,造成结肠扩张迟缓。这样,结肠就只能对缓泻剂、栓剂、灌肠等强烈刺激作出反应,产生对缓泻剂的生理依赖,失去正常排便的功能,导致慢性便秘。

6)使用简易通便器:常用开塞露、甘油等。作用机制是软化粪便,润滑肠壁,刺激肠蠕动而促进排便。开塞露:由50%甘油或山梨醇制成。先挤出少许药液起润滑作用,然后将药液由肛门挤入直肠内,嘱患者忍耐5~10分钟,以刺激肠蠕动,软化粪便,利于排出。

(2)灌肠:以上方法无效时,遵医嘱给予灌肠。灌肠法治疗便秘,具有立竿见影之效,但灌肠也应少用为宜。老年人采用灌肠法需根据便秘的严重程度及全身状况等,选择和配制不同性质和作用的灌肠液。常用的有:生理盐水;甘油或液状石蜡;"1,2,3"灌肠液等。灌肠应注意下列事项。

1)灌肠时,大肠可吸收一些水分,因此若反复使用清水或盐水灌肠,会导致水、电解质失衡。特别是心、肾灌流量异常的老人,用清水灌肠时尤应注意。

2)不可重复采用大量低渗溶液灌肠,因其可增加血容量,引起水中毒反应,导致软弱无力、多汗、苍白、呕吐、咳嗽、眩晕等症状。

3)灌肠溶液温度应略高于体温,为40~43℃,过高可损伤肠黏膜,过低可导致肠痉挛。用量500~1000ml。

4)肛管插入长度为10~50cm。遇阻力,可先灌入少量液体,然后拔出少许,转动一下再行插入。

5)灌肠筒内液面应距患者45~60cm,溶液慢慢流入。一般全部溶液于5~10分钟灌注完毕。

6)灌肠毕嘱患者尽量保留溶液5~10分钟后再排便,以达到较好效果。

(3)病情观察:密切观察便秘的伴随症状,积极寻找病因与诱因;观察患者目前是否养成正确的排便习惯、排便的状况、粪便的性质与量,观察治疗护理效果,作好评价。

(4)健康教育:预防和改变便秘症状主要应从改变不良生活方式、合理安排饮食、适当运动,以及正确应用药物等方面进行。

1)改变不良生活方式:教育老年人建立良好的生活习惯,使生活有规律。便意和排便反射可受大脑皮质控制,一般情况下,不能随意抑制便意而影响正常排便;照看者则应为老年人提供适当的排便环境。

①提供适当的排便环境:尽量避免患者受厕所环境及外界因素的影响。

②帮助患者重建正常的排便习惯:与患者共同制订按时排便表,选择一个适合自身排便的时间。卧床患者按时给予便器,不随意使用缓泻剂及灌肠等方法。

③选取适当的排便姿势:床上使用便器时,除非有特别禁忌,最好采取坐姿或抬高床头,利用重力作用增加腹内压促进排便。病情允许时让患者下床上厕所排便。对手术患者,在手术前有计划地训练其在床上使用便器。

(5)合理安排膳食

1)合理搭配饮食:每日摄取的热量中,合理安排脂肪、蛋白质、碳水化合物(糖类)三者的比例。

2)多摄取可促进排便的食物和饮料:多食用蔬菜、水果、粗粮等高纤维食物,如芝麻、海带、葡萄、豆类食品等,纤维素有亲水性,能吸收水分,使食物残渣膨胀,形成润滑凝胶,在肠内易推进,刺激肠蠕动,加快残渣对直肠壁的刺激,激发便意和排便反射。多饮水,病情许可时每日液体摄入量不少于2000ml(大约8大杯水)。最好晨起饮温开水或温淡盐水200~

300ml,餐前可饮用开水、蜂蜜、柠檬汁等热饮料。当出汗或某些药物造成水分额外丢失时要另外补充。适当摄取轻泄食物如梅子汁等促进排便,适当食用油脂类的食物。有肠道疾病者采用温和、低渣饮食。

3)其他:提倡老年人多食药膳粥,如核仁粥、黑芝麻粥、松子粥、银耳粥等,既具有滋补作用,又有润肠通便作用,不仅可以治疗便秘,而且可无病先防,有利于老年人健康益寿。

(6)鼓励患者适当活动

1)按个人需要制订规律的活动计划,并协助患者进行运动,如散步、慢跑、做操、打太极拳等。不能活动的老年人应定时进行被动活动,如做床上被动活动,一般每日至少运动15～20分钟。

2)指导患者进行增强膈肌、腹肌和盆底部肌肉的运动,以增强肠蠕动和肌张力,促进排便。

3)指导进行腹部环形按摩,排便时用手自右沿结肠解剖位置向左环形按摩,可促使结肠的内容物向下移动,并可增加腹内压,促进排便。指端轻压肛门后端也可促进排便。

4)正确应用药物:指导老年人出现便秘应及时就诊,切忌自行滥用泻药以至于漏诊。泻药可使肠壁对排便的反应性减弱,形成对泻药的依赖作用,反而使便秘加重。因此一般便秘尽量少用泻药,必要时遵医嘱服缓泻剂或用开塞露等。

(二)排尿异常

1.尿失禁

(1)定义:尿失禁是指尿液不能控制而自行排出。我国成人尿失禁发生率为28.9%,男、女尿失禁的发生率分别为25.1%和32.4%,以老年人居多。

(2)尿失禁的类型:尿失禁并不是一种独立的疾病,而是某些疾患累及膀胱功能的结果。尿失禁可以是暂时的,这在老年人当中相当常见,如感染、药物作用、精神因素、活动受限、便秘等因素造成的尿失禁。但很多引起暂时性尿失禁的原因往往容易被人们忽视。长期尿失禁按照症状,通常可分为急迫性尿失禁、压力性尿失禁、溢出性尿失禁、反射性尿失禁和功能性尿失禁5种。

1)急迫性尿失禁:指患者在膀胱充盈量较少的情况下,就出现很强烈的尿意,且不能很好地控制,在到达厕所之前尿液就已经流出。多数是由于非自主的膀胱收缩或膀胱逼尿肌不稳定引起。

2)压力性尿失禁:主要发生在咳嗽、大笑、提重物、打喷嚏等增加腹部压力时,有少量的尿液不自主地流出。主要与盆底肌肉松弛和尿道括约肌力量减弱有关。老年经产妇女由于雌激素水平下降对尿道、阴道产生的影响,以及分娩造成的骨盆底肌肉松弛等原因,易发生此种类型的尿失禁。

3)溢出性尿失禁:由于膀胱不能完全排空,处于充盈状态,导致尿液不自主地溢出。慢性前列腺增生及尿道狭窄等引起的下尿路梗阻、神经损伤等引起尿潴留后,均会导致溢出性尿失禁。

4)反射性尿失禁:指在完全上运动神经元性病变时出现不自觉的自发性排尿。

5)功能性尿失禁:常由于非泌尿生殖系统的因素,如认知功能的障碍、排尿环境及体能等因素的限制导致的尿失禁。

在临床上,有的老年患者尿失禁几种类型同时具备,称为混合性尿失禁。

（3）引起老年人尿失禁的危险因素：尿失禁并非年龄增长的必然结果，但老年人确实要比年轻人更容易发生该症，这是因为老龄带来的生理上的改变影响着正常的排尿活动。随着年龄的增长，导致尿失禁的危险因素也大大增加。

1）神经精神系统疾病：老年人脑血管意外的发生率远高于年轻人，尿失禁是卒中后严重的并发症。还有部分老年人由于老年性痴呆等原因引起神经性膀胱而发生尿失禁。

2）雌激素水平下降：尿失禁在老年妇女中有较高的发生率，这是因为女性更年期后雌激素水平下降，作为雌激素的靶器官，膀胱三角区、尿道以及阴道组织萎缩变薄，肌肉张力下降。如果腹部压力增高，膀胱内的压力会超过膀胱出口和尿道阻力，导致尿液外漏，发生尿失禁。

3）尿路梗阻：男性前列腺增生、下尿路结石阻塞、尿道狭窄或者直肠内有粪便嵌塞等，均可引起下尿路梗阻而造成尿液在膀胱内潴留，最终溢出，发生尿失禁。

4）逼尿肌或括约肌功能失调：老年人患有急性泌尿系统感染时，也容易出现尿失禁。部分前列腺摘除术后的老年男性或者直肠手术患者，由于手术损伤了尿道外括约肌，引起尿失禁。

5）药物作用：药物是老年人发生尿失禁的重要原因。例如，镇静安眠药能使老年人的感觉减退；利尿剂引起大量利尿而促使漏尿；具有抗胆碱能不良反应的药物和阿片类药物可使逼尿肌的收缩力减弱，导致充盈性尿失禁等。

6）其他：老年人全身的健康状况也影响着他们对于排尿的控制。

（4）处理干预：尿失禁是影响老年人身心健康和生活质量的一种常见症状。由于种种原因，人们对于尿失禁缺乏相关的医疗知识和正确的认识，相当大一部分老年尿失禁患者采取一些不正确的方法进行处理，如限制液体摄入、使用尿垫，以及减少社交活动等，但这些方法都不能从根本上解决问题，有些手段甚至对老年人的身心健康有害。作为护理人员，应该正确评估尿失禁患者的症状以及对尿失禁患者生活质量的影响，以便进行专业的护理。尿失禁的评估应包括病史询问、患者生活环境和习惯的评估、全面体检、实验室检查、尿流动力学检查等。

1）行为治疗：行为治疗包括骨盆底肌肉运动、膀胱训练、排尿习惯训练，等等，由于此类治疗方法无副作用，又能有效地缓解患者的尿失禁症状，因而成为压力性尿失禁、急迫性尿失禁及其他混合型尿失禁患者的首选治疗方法：

①骨盆底肌肉运动（pelvie muscle exercises，PME）：主要是通过训练骨盆底肌肉的肌力、耐力及反应力，起到增强骨盆底肌肉的支持功能，从而改善压力性、混合型尿失禁患者的尿急及尿液无法控制等症状。此外，告诉患者避免不良的排尿姿势也很重要。

②膀胱;再训练（bladder retraining）：其先决条件是患者必须意识清楚、有尿感，可用于急迫性尿失禁。护士可为患者制定一个规律的排尿计划，如告诉患者开始每隔30～60分钟去厕所一次排空膀胱，并在此基础上，使患者逐渐增加两次去厕所的间隔时间。有留置导尿的患者进行膀胱再训练时，因夹闭导尿管，告诉其有尿感时开放导尿管10～15分钟，然后尽量延长两次开放导尿管的间隔时间。膀胱再训练可以取得较好的效果，且不受年龄限制。

③排尿习惯的训练：可用于对排尿有认知障碍的患者进行训练。

④间歇性导尿：使用于残余尿量过多或无法自行解出小便的患者。每隔4小时先诱导患者排尿，再给予导尿，使膀胱定期、规律性地充盈和排空达到或接近生理状态。根据患者的恢复情况逐渐减少导尿次数，延长间隔时间。

在指导患者进行行为治疗时,应告诉其不能因为尿失禁而限制饮水,因为少喝水并不能改变尿频,反而会产生脱水、便秘等并发症,对于尿路感染患者的治疗也是不利的。应鼓励患者养成保持每日总摄水量在2~3L的习惯,告诉患者摄水量包括静脉补充液体、三餐饮食、水果、饮料等,但要指导患者避免摄入一些有利尿作用的饮料,如咖啡、茶、可乐、酒类等。

2)防治各种并发症:许多尿失禁的老年患者由于行动不便、无法正确识别排尿等原因,会阴部、臀部皮肤常常处于潮湿状态,极易破损,甚至发生压疮,伤口形成后容易感染不愈。因此,护理人员应做好老年人的生活护理,及时为老人更换被褥、衣服,保持皮肤的清洁干燥,避免此类并发症的发生。

尿失禁患者进行导尿时应特别注意使用无菌的导尿管,并进行无菌操作,避免泌尿系统发生感染,加重患者的尿失禁。

3)健康教育

①去除诱因:诱因的去除对于尿失禁患者来说意义重大,尤其对于一些暂时性尿失禁患者,可达到治疗和预防症状发生的目的。应全面评估患者尿失禁类型及诱发因素,从而积极治疗和预防。

②保持良好的环境:护理人员应尽量将有尿失禁的老年人安排在靠近卫生间的位置;马桶旁和走道应设置扶手并保持过道通畅,避免使用小块的地毯;卫生间内可放置防滑垫,夜间最好保留适当的照明或将照明开关设计在老年人随手可触及的位置等。这样的安排可以使老年人有尿意时可尽快地去厕所排尿,并能有效地防止摔跤等意外的发生。此外,房间的舒适整洁、空气清新有利于老年人保持身心舒适。

2. 尿潴留 尿潴留是指尿液在膀胱内不能排出,可分为急性和慢性。不同类型的尿潴留患者临床表现存在差异。急性尿潴留是指突然发生的、短时间内的膀胱充盈,尿液无法排出,患者感到尿胀难忍;而慢性尿潴留起病缓慢,患者可无明显表现,有的人只是通过体检或出现其他并发症时而被发现。急性尿潴留可导致急性肾衰竭,而长期的尿潴留可造成输尿管扩张、肾积水,最后导致慢性肾衰竭,并常伴有尿路感染和尿路结石等并发症。

(1)病因:引起老年人尿潴留的常见原因可分为机械性、神经源性、药物性和其他一些原因。

1)机械性:任何原因引起的尿路阻塞、尿道狭窄都可导致尿道机械性梗阻,使尿液无法顺利排出。对老年人而言,最常见的原因为老年男性前列腺增生造成的尿路梗阻、主要症状为进行性排尿困难,随着病情发展,患者可出现残余尿量逐渐增多,发生慢性尿潴留。在感冒、劳累、饮酒、久坐、吃辛辣刺激性食物等诱因存在时,患者可出现急性尿潴留。

2)神经源性:中枢神经系统和周围神经系统的器质性及功能性病变可不同程度地影响正常排尿的神经生理反射,也是导致尿潴留的常见原因。

3)药物性:很多药物都可引起尿潴留。例如,抗胆碱类药物可使逼尿肌松弛,α肾上腺素类药物可使括约肌收缩,从而引起尿潴留;不少老年人服用抗高血压、抗心律失常等药物及某些抗抑郁剂都可导致尿潴留的发生。

(2)评估

1)判断患者是否存在尿潴留:进行评估时,首先应确认患者是否有尿潴留存在。一般来说,急性尿潴留患者可表现出下腹部胀痛,有强烈的尿意却无法排尿。体检可发现患者下腹正中隆起,触诊表面光滑而有弹性,叩诊呈浊音。若导尿或耻骨上膀胱穿刺可引流出大量尿液,且患者症状立即缓解,肿块消失可证实诊断。慢性尿潴留主要表现为进行性的排尿困难,患者能够通过逼尿肌收缩或增加腹压而排出部分尿液。当成年人的残余尿量>150ml时,提示患者存在严重梗阻,必须采取措施进行处理。同时,B超检查还有助于进行尿潴留的病因诊断,如男性患者是否存在前列腺增生等。

2)寻找病因和诱因:由于尿潴留只是一种临床症状,因而病因诊断非常重要。体检时应注意尿道口有无狭窄,男性有无前列腺增生、有无直肠肿瘤或粪便嵌塞;女性的盆腔检查有利于对盆腔肌肉的力量、阴道变化、是否存在盆腔器官膨出及括约肌情况作出评估。

在进行评估时,应注意患者的年龄、性别,详细询问排尿情况,如是否存在排尿费力、尿流分叉、排尿中断、夜尿次数增多,排尿时是否需依靠增加腹压才能将尿液排出等,并应询问过去病史。此外,护士还应评估老年人对于出现尿潴留症状的反应,尿潴留对老年人日常生活的影响程度及患者家属对其支持程度。

3)治疗原则与干预:尿潴留在老年人中并非少见,一些老年人常反复发作急性尿潴留,感到十分痛苦;而慢性尿潴留患者又由于症状进展缓慢,不易被察觉,往往延误治疗而造成肾功能损害,带来更加严重的后果。作为护理人员,应当采取积极的措施,宣传相关知识,对存在尿潴留的老年人进行有效地防止和护理。

(3)急性尿潴留的处理:急性尿潴留治疗重点在于尽快排空膀胱中的尿液。首先应消除患者紧张的情绪,提供合适环境,使患者采取适当体位,通过物理疗法,如按摩膀胱区、下腹部热敷、热生理盐水低压灌肠等,缓解尿道括约肌痉挛,增强膀胱逼尿肌功能,并尽量使患者自行排尿。中西医结合治疗时,还可针刺患者相关穴位,如关元、中极、三阴交等促其排尿。

经过上述治疗后仍不能自行排尿的患者,应及时插导尿管或行耻骨上膀胱穿刺引流尿液。导尿时应选用管径较小的导尿管;放置膀胱内潴留尿液时,应注意控制速度,不可过快;对极度充盈的膀胱,应分次放出尿液,每次300～500ml,并间隔一定时间,避免患者在一次放出大量尿液后出现出冷汗、面色苍白、低血压、膀胱出血等情况。对于尿潴留时间短、膀胱扩张不严重、导尿后排尿功能可以恢复的患者,可不保留导尿管;反之,则应留置导尿管,接引流袋,留置导尿的时间至少1周。

(4)慢性尿潴留的处理:对慢性尿潴留的患者,可告知其养成二次排尿的习惯,这对于逼尿肌收缩无力的患者有一定效果嘱患者在排尿后,站或坐2～5分钟后再次排尿,这样做可增加膀胱的排尿效应,减少残余尿。对二次排尿无反应的患者可采用间歇导尿或留置导尿的方法治疗。

(5)病因治疗:原发病的治疗对尿潴留患者非常重要。前列腺增生的患者,首先通过药物治疗,若药物治疗无效,残余尿量>60ml时,可考虑通过手术切除增生的前列腺;对肿瘤、结石、狭窄等原因引起尿路梗阻造成的尿潴留,均可通过相应的手术去除病因;药物引起者在停止使用该药物后尿潴留可得以纠正。

(6)健康教育

1)一般指导:应教育患者定期随访,积极治疗引起尿潴留的原发病,还应告诉患者及家属切不可因为尿潴留而限制饮水,否则可能加重尿路感染、尿路结石等并发症,但饮水时应注意计划性,不可一次摄入过多水分,否则可能诱发尿潴留。护理人员还应教会患者或家属诱发排尿的方法,如听水流声、热毛巾按摩下腹部等,在患者感到不能排尿时可以使用。此外,让患者明确咖啡或热茶等饮料中含有较高的咖啡因,能够刺激排尿和平滑肌收缩,有助于排尿。

病情允许的患者在盆浴或洗热水澡后应立即排尿。

2)去除诱因:在尿潴留的病因中,前列腺增生占了很大比重,这类患者常反复发生急性尿潴留。护士应做好健康宣教工作,告诉患者饮食上注意清淡,忌辛辣刺激,戒烟戒酒;养成良好的生活习惯,不可久坐,也不可过劳,防止便秘和憋尿。去除此类诱因可有效减少尿潴留的发生。对于药物引起者,护士可让患者记下药名,告诉患者今后应禁用或慎用该类药物。

3)留置导尿的处理:许多慢性尿潴留患者通常通过留置导尿管进行治疗,护士应选择对尿路刺激小的硅胶导尿管,大小应适合患者,无菌操作非常重要,可有效避免泌尿系统感染。护士应加强对导尿管的护理,措施如下:①保持尿道口及周围皮肤的清洁,定时用生理盐水棉球擦拭,去除分泌物;②保持导尿管通畅,防止扭曲、受压;③当患者下床活动时注意集尿袋的高度不应超过耻骨联合水平;④保证集尿系统的封闭性;⑤患者应多喝水,口服维生素C酸化尿液,减少尿路感染、结石的发生,定期更换导尿管,以防导尿管堵塞或与组织粘连;⑥留置导尿期间,应间歇开放引流和训练逼尿肌功能,每4～6小时开放一次,可预防膀胱萎缩。为降低尿路感染的发生率,从根本上说,还是应该积极治疗基础病,尽量缩短留置导尿管的时间。此外,间歇导尿的方法可有效减少尿路感染的发生。

(三)舒适的处理

皮肤是人体最大的器官,有着特殊的生理功能。经过几十年的外界刺激,人体的皮肤逐渐老化,生理功能和抵抗力降低,皮肤疾病逐渐增多。因此,做好皮肤护理,保持皮肤清洁,讲究衣着卫生,是老年人日常生活护理必不可少的内容。

1.与清洁和舒适相关的系统及组织的衰老性改变

(1)皮肤:老年人皮层变薄。表皮和真皮间的接触面积大大减少,损害了对表皮的营养供应,影响了表皮的机械性、屏障和免疫功能,皮肤容易撕裂和起水疱。表皮的更换率从31～90岁减少30%～50%。

(2)附属器官

1)腺体:小汗腺的数量减少,分泌量减少,加之皮肤血管的减少,使老年人容易中暑。皮脂腺萎缩、皮脂分泌减少,使皮肤尤其是下肢皮肤常常易干燥、易脱落。

2)神经:皮肤感觉末梢器官的密度降级,老年人的轻触觉、震动觉、两点觉、角膜敏感性、空间敏感性削弱、痛阈升高。

3)毛发和指、趾甲:毛发生长周期缩短,再生能力降低。老年人头顶区、额部的毛发稀少(属雄激素性脱发)。毛发根部色素细胞合成障碍,头发变灰白。指、趾甲的生长变缓。指、趾甲变厚,逐渐失去光泽,易受到真菌感染。

4)血循环:毛细血管减少,血液流速减慢,血液供应减少,皮肤损伤后的修复时间延长。

5)脂肪组织:皮下脂肪数量减少、分布改变。皮下脂肪组织皱缩增加,结缔组织间隔萎缩,产生皱纹。

此外,与皮肤及附属器官关系密切之系统的血管硬化、血液供应减少,促使皮肤和附属器官的老化及皮肤敏感性的提高。

2.个人卫生

(1)皮肤卫生:指导老年人在日常生活中注意保持皮肤卫生,特别是皱褶部位,如腋下、肛门、外阴等的清洁卫生。沐浴可清除污垢,利于预防皮肤疾病。建议冬季每周沐浴2次,夏季则可每天温水洗浴,合适的水温可促进皮肤的血液循环,改善新陈代谢。要注意避免烫伤和着凉,建议沐浴的室温调节在 24~26℃,水温则以 40℃左右为宜;沐浴时间以 10~15 分钟为宜,时间过长易发生胸闷、晕厥等意外;沐浴时宜选择弱酸性的硼酸皂、羊脂香皂,以保持皮肤 pH 在 5.5 左右;沐浴用的毛巾应柔软,洗时轻轻擦拭,以防损伤皮肤的角质层。在晚间热水泡脚后涂上护肤霜,可预防足部皲裂。已有手足皲裂的老年人可在热水泡手足并涂以护肤霜后,再戴上棉质手套、袜子,穿戴一晚或数小时,起到有效改善皲裂状况的作用。使用药效护肤品时,应观察老年人皮肤能否耐受,有过敏反应者应及时停止使用。皮肤的健康与合理的营养关系密切,在冬令季节,有些老年人的皮肤尤其干燥,容易发生皲裂,除了多食蔬菜、水果,还要适当多食动物肝脏、鸡蛋等含维生素 A 含量丰富的食品和含胶原蛋白丰富的食品,如猪蹄、猪皮、木耳、鸡翅、牛蹄筋、鱼皮。多吃抗氧化食物,如胡萝卜、西红柿、葡萄、红酒、茶,因抗氧化食物可保护人体的皮肤细胞不受紫外线损伤,减缓皮肤的皱纹、老化。有皮肤黏膜破溃、糜烂的老年人,应补充维生素 B 族丰富的食物,如豆类;有皮肤瘙痒症的老年人,除对症治疗外,还应避免酒、葱、蒜、姜、辣椒等有刺激性的食品。

(2)头发与头部皮肤卫生:老年人的头发多干枯、易脱落,做好头发的清洁和保养,可减少头发脱落、焕发活力。应定期洗头,干性头发每周清洗 1 次,油性头发每周清洗 2 次。有条件者可根据自身头皮性质选择合适的洗发护发用品,如用肥皂,皮脂分泌较多者可用温水及中性肥皂;头皮和头发干燥者清洗次数不宜过多,可用多脂皂清洗,头发干后可涂以少许润滑油。芝麻是老年人养护头发的良好理想食品,芝麻除含有大量的蛋白质外,还含有丰富的蛋氨酸和胱氨酸,尤其是黑芝麻的酪氨酸含量很丰富,它是构成黑色素颗粒的基本物质,其数量是决定头发"黑"的程度的重要因素。

(3)指甲:修剪指甲,应在沐浴后,这时指甲较软,便于修剪。平时若要修剪,可先用热水浸泡 10 分钟。修剪前,在肢体下方垫上旧毛巾,注意指、趾甲修剪不能过短。修剪时注意不要碰伤皮肤。在从事家务劳动和洗涤时戴家用的橡胶手套,以保护双手和指甲。

3.良好的环境

(1)居室布置:居室整洁卫生,陈设雅致,墙上悬挂书画,室内放置数盆水养性绿叶,既可使周围环境调和,富有生气,又可防止空气过于干燥。

(2)居室温度:保持室内空气新鲜,尤其在寒冷季节,每日要定时通风 2~3 次,以降低空气中细菌污染率。理想的室温在 15~25℃之间。老年人对冷、热的适应力低,室温过高或过低都可影响健康。

(3)户外活动:应选择风和日丽的天气,避免日光暴晒,损伤皮肤。

(4)情绪:保持心情舒畅。烦躁或情绪的波动会加重一些皮肤疾患的症状。

4.衣着修饰 由于老年人皮肤的特点,其衣着与健康的关系越来越受到关注。老年人的服装选择,首先必须考虑实用性,即是否有利于老年人身体的健康及穿脱是否方便。

(1)保暖功效:老年人体温中枢调节功能降低,尤其是对寒冷的抵抗力和适应力减弱。因此,在寒冷时节要特别注意衣着的保暖功效。

(2)衣料质地的选择:要考虑衣着布料以及脏衣服上脱落表皮分解产物对皮肤的刺激等因素。有些衣料如毛织品、化纤织品,穿起来轻松、柔软、舒适,受到老年人的喜爱。然而,它们对皮肤有一定的刺激性,如果用来制作贴身穿着的内衣,就有可能引起瘙痒、疼痛、红肿或水泡,尤其是化纤织物,其原料是从煤、石油、天然气等高分子化合物或含氮化合物中提取出来的,其中有些成分很可能成为过敏原,一旦接触皮肤,容易引起过敏性皮炎;而且这类织物带有静电,容易吸附空气中的灰尘,易引起支气管哮喘。因此,在选料时要慎重考虑,尤其是内衣,应以透气性和吸湿性较高的纯棉织品为好。

(3)容易穿脱:即使是自理能力有损的老年人,也要尽量鼓励和指导老年人参与穿脱衣服的过程,以尽可能最大限度地保持和发挥其残余功能。因此,服装的设计要注意便于穿脱,如拉链上应配有指环,便于老年人拉动;衣服纽扣不宜过小,以方便系扣;尽量选择前开门式上装,便于老年人穿脱等。

(4)安全舒适:老年人的平衡感降低,应避免穿过长的裙子或裤子以免绊倒,活动时尽量不穿拖鞋。做饭时穿的衣服应避免袖口过宽,以防接触火源而着火。为了舒适,衣服要合身,但不能过紧,更不要压迫胸部。

(5)时尚:要注意关心老年人衣着的社会性。在尊重其生活习惯的基础上,注意衣服的款式要适合其个性以及社会活动需要,衣着色彩要注意选择柔和、不褪色、容易观察是否干净的色调。条件允许者,鼓励老年人的服饰打扮适当考虑流行时尚,如选择有朝气的色调、大方别致的款式以及饰物等。

四、沟通与交流

沟通偏重个人内在的认识、见解、思维、情感等方面互相通气,沟通可以用心,用内心来感受事物。交流是用语言表达自己的意思,交流可以是在没有任何不同看法、持不同观点方之间进行,如文化交流等。沟通则更侧重于有不同看法、不同意见方之间进行,如就某一问题进行沟通。

(一)与老年人沟通与交流的步骤与方法

1. 了解老人的情况

(1)老年人的基本情况:老年人的姓名、年龄、籍贯、称呼、有何爱好与特长、家庭情况、个人经历、生平有何得意之事等。要了解老人的脾气、喜好,可以事先打听或在日后的相互接触中进一步慢慢了解。

(2)老人们的生活环境:全面地了解他们的生活环境,明白他们是否过得很好,很舒心。随着增龄,老年人对于人情世故的态度也是在不断淡化的,一部分是居于敬老院或养老院的老年人,一部分是因病住院的老年人,封闭的生活环境使他们在内心深处与外部世界产生了隔阂,很多思想观念都与大众不同。所以,要想更好地实现与他们的交际沟通,那就要全面了解他们的生活环境,明白他们过得怎样。

(3)老年人的健康状况:老年人除了患慢性疾病或严重疾病外,全身许多组织器官功能都衰退,如视力下降、耳鸣、耳聋、注意力不集中、思考能力和理解力大幅下降。因此,在与他们沟通过程中,护理人员必须具备良好的心理素质,要有耐心和爱心。如果老年人听不清,那你就多重复几遍;如果老年人理解不了,那你就应该很有耐心地多加解释,以便更好地实现相互之间的理解沟通。

2. 语言与非语言交流

(1)说话时要简洁明白:由于老年人都存在着听力下降的问题,所以在交流中,你要充分考虑他们的信息接受能力,说话要清楚明白,尤其是不能使用别人听不懂的方言,因为老年人连最起码的听懂也很难了,更别说把你的方言转化成普通话,再加以理解。

(2)避免运用复杂语言:由于老年人和年轻人有代沟,故向老年人传达想法或是意见时,不要运用复杂的话语,因为他们听不懂,更不能理解。所以话要说得越简单越好,在不影响自己要表达的思想前提下,简单明了地组织语言。

(3)调整自己说话音量:由于老年人的听力不断下降,故我们要不厌其烦地重复自己所说的话,但千万不要冲着老人大喊大叫,否则会很无礼,在很大程度上会伤害到老年人的自尊心。所以,一定要掌握个度,具体应依据实际情况而定。

(4)动作语言是一种很有用的交际用语,在跟老年人的沟通中,如果出现了解决不了的问题,就要学会运用眼神沟通或是手势语来表达你的想法。

3.实施沟通与交流过程

(1)沟通过程要缓慢、耐心:由于老年人记忆力不好,尤其是近期记忆力,刚跟他说过一件事情,一转眼,老人会忘得一干二净,故不得不多说几遍,在他的脑子里形成深刻的印象,慢慢来,让他一点一点消化,这样才能达到你想要达到的效果。当然,在这期间,你要很有耐心,否则就会前功尽弃。在沟通过程中,你要时刻面带微笑,因为笑容能够带给人一种亲和感,拉近你们之间的距离,以便更好地了解对方,加深沟通。

(2)雇用专业的助手:如果家里有老年人,不知道怎样照顾,或者是根本没时间照顾,此时应请一个专业的助手来帮忙。因为他们知道怎样全面考虑好一位老年人的想法,以更好地解决他们所面临的困难。比如,老年人不舒服了,你只会问他哪里不舒服,而一个专业助手则会问:你是不是胃不舒服?还是头疼?又或者是背酸了?其实差别是挺大的,如果条件允许的话,在家里的老年人找一个这样的助手,以便更好地解决他的生活问题。

(二)与老年人沟通与交流的技巧

1.仪表端庄、举止稳重　护士可从老年人的着装、修饰了解其职业、健康状况、文化等信息;同样,护士的仪表形象,也会影响老年人对护士的印象。由于老年患者住院后常会产生焦虑、恐惧的心理,希望由资历深、技术高的医护人员提供服务。此时,护士端庄的仪表、沉着稳重的举止,可消除老年患者的疑虑。护士要加强自身修养与职业素质的培养,树立良好的公众形象,不断丰富实践经验并灵活应用于临床。

2.营造舒适的沟通环境　老年患者住院后,孤独感加重的同时会产生恐惧、抑郁和焦虑等心理反应。护士应首先接近患者,了解老年人家庭生活环境和老年人的个性特点,尽可能给患者营造一个轻松、舒适的环境,护理上对患者细致周到,不厌其烦,态度和蔼,耐心倾听患者的倾诉,尽可能对患者及其家属进行健康教育,陪同并指导其做各种辅助检查,使老年患者有住在家里的感觉。

3.注意尊重老年患者　老年人和任何年龄阶段的人一样,都有自尊心,都需要得到别人的尊重。有的老年人对这方面可能会更敏感,对这种需求也会特别强烈。尤其是在住院后,老年人自卑心理比较明显,突出的要求是被重视、受到尊重。因此,对老年患者尊重的同时,护理人员能获得有效的沟通。护士在工作中可以根据老年人不同的年龄、性别、职业、文化程度等给予患者一个恰当的称呼,也可以坐、站在老人的床边,投以关切的目光、微笑的表情,使老年人的自尊得以体现。

4.热情关怀、微笑服务　面带微笑是进行沟通的第一步。护士与老年患者交谈时,吐字要清楚,注意力集中在患者身上,交流中力求亲切大方,以热情友善的目光正视患者;注意讲话的方式和态度,要用建议和商量的语气,不要用命令和强迫的语气;在回答与患者病情有关的问题时,在不影响保护性医疗的情况下,适当给予通俗的解释,使患者能正确认识自身的疾病,且不可表现出粗暴、匆忙的态度。护士用真诚的行动与细致周到的护理去取得患者的信任,用幽默的态度去看事情能帮老人度过许多逆境,而健康、愉快的笑容则能密切子女与老年人之间的关系。幽默感能使情绪松弛、清新,最重要的是它能使老年人的生活欢欣鼓舞,情趣盎然。

5.把握沟通的良好时机　护理人员应抓住每次与老年患者接触的时间,注意观察老年患者的情绪变化,并分析其原因,运用适当的语句与患者进行沟通,护理人员可以利用在床头交接班、晨间护理、晚间护理、入院宣教、院中健康教育、出院指导、肌内注射和输液等护理操作的时间与老年患者进行融洽的沟通。

6.护理操作技巧的应用　应用精湛的基础护理和专科护理操作技巧赢得老年患者的信赖和配合,在实施各种护理操作时,都要注意掌握无痛性操作技术。在皮内注射、皮下注射、肌内注射、静脉输液等操作时,必须掌握无菌技术操作。护理人员应沉着、冷静、敏捷、娴熟地做好每一项护理操作技术。实际上,护理操作是一种综合性的非语言交流,是维系沟通效果的纽带。熟练的操作技巧可给老年患者留下安全、信任感,同时也能使老年患者的情绪得以平静。

(三)与老年人沟通与交流的注意事项

1.避开隐私　初次见面或者对老人情况不熟悉时,避免谈及老人的隐私问题,以免激起老人内心痛苦或不安。

2.切忌冲撞　在与老年人交流过程中不要发生言语冲撞,应宽容忍让、耐心倾听,一旦发生争执务必顺从老人。

3.不要承诺　在为老年人服务时,应尽量满足老人的需求,但不要对老人轻易许诺。

4.主动交流　老年人由于长期独居,加上以往的一些不愉快的经历可能给老人留下了心理阴影,大多数的老人性格孤僻、古怪。这就需要我们用加倍的热情和耐心,积极主动去接触他们,使他们感到关心。去融化老人的心,取得老年人的信任。

5.态度和蔼　大部分老年人缺乏安全感,希望得到别人的关怀和接纳,故护理人员脸上应常带微笑,以坦诚的态度与老年人交往,让老年人能感受到你的亲切感,感受到一种真挚的关心。

6.用心交流　护理人员的眼睛要注视对方眼睛,视线不要游走不定,让老年人觉得你不关注他,同性间可以摸着对方的手交谈。不要让老年人抬起头或远距离跟你说话,那样老年人会感觉你高高在上和难以亲近,应该近距离弯下腰去与老人交谈,老人才会觉得与你平等,并觉得你重视他。

7.语言适中　说话的速度要相对慢些,语调要适中。有些老年人撞聋(弱听),说话则须大声点,但还要关注对方表情和反应,去判断对方需要。运用合适的语速,即语速的快慢、停顿在交流中很重要,快速语速有时可用于尴尬的场面或者岔开话题,以分散老年人的注意力,语速缓慢可以用来思考。说话简洁清晰,适当的幽默,它能更好地帮助与老人增进信任和沟通。

8.话题选择　要选择老年人喜爱讨论的话题,如家乡、亲人、年轻时的事,以及电视节目等,避免提及老人不喜欢的话题,也可以先多说一下自己,让老年人信任你后再展开别的话题。

9.真诚赞赏　人都渴望自己被肯定,特别是老年人,他们就像小孩一样,喜欢表扬、夸奖、赞扬。所以,护理人员要真诚、仁爱、慷慨地多赞美老年人,让他们心情愉快,保持活跃的谈话气氛。

10. 注意应变　万一有事谈得不如意或老年人情绪发生变化时,尽量不要劝说,先用手轻拍对方的手或肩膀以示安慰,稳定情绪,然后尽快扯开话题。

11. 要有耐心　老人家一般都比较唠叨,一点点事可以说很久,你不要表现出任何的不耐烦,要耐心地倾听老人的讲话。选择合适的时机转移话题。

12. 尊重习惯　护理人员要充分了解老人平时的讲话习惯,语速、语音、语调、喜谈的话语、不想谈的话语,顺应老人,千万不要违背老人的意愿,不要随便更改老人平时的闲谈习惯。

(刘云顺)

第二节　老年人养生保健

居家养老在中国老年福利服务体系中处于基础地位,是中国长期形成的传统养老模式。然而居家养老一定程度上主要是依靠我们老年人自己养生保健。老年人在退休以后,由于没有了工作压力,一下子变得清闲起来,空余时间增多了,这就为老年养生保健提供了时间上的保证。此外,老年人一旦退休,会有一种远离社会,甚至被社会抛弃的感觉,而且退休后老年人的人际交往大大减少,子女独立或成家,更有的老伴已不幸先逝,这些都使老年人的孤寂感增强。孤独是健康的大敌,孤独、寂寞会引发抑郁症,可使癌症发病率增加。通过养生保健,一方面使老年人有事可做,不至于觉得过于无聊,另一方面可以促进老年人的身心健康,减少老年人的疾病发生率,有利于延年益寿。

不可否认,老年人存在着弱点,有一定的劣势,这主要是来自于身体的衰老和头脑的僵化。老年人要想改变此种情况,就应该进行科学合理的养生保健,加强学习,积极参与社会生活,树立健康向上的老年观,量力而行地有所作为,潇洒欢乐地颐养天年。

一、养生保健方法和关键

(一)养生保健的方法

1. 传统养生保健法　老人养生,顺应时辰。早、中、晚,老年人养生看时辰更是事半功倍。老年人养生要分时段,一天中的时段不同,养生方法也大有区别,只有顺应时辰,才能达到事半功倍的健身效果,同时还应遵循养生保健的方法。

(1)早晨养生保健的 3 件事:通常时辰为上午的 7:00～9:00,是调养肠胃的好时机。

1)口腔保健操:刷牙时做叩齿、搅海、嗽津、转舌等运动,以健齿洁龈,增强口腔咀嚼能力。

2)十指梳头:以十指代替木梳,从前往后,自下而上梳理、按摩头部百会、后顶等穴位,有安神醒脑、引气养血、通关开窍的作用。

3)补水:晨起后空腹喝 150～200ml 温白开水,有稀释血液、促进代谢、增强肠道排空作用。

(2)白天养生保健的 7 项运动:根据个人体质,可选做以下运动:

1)深呼吸:采用腹式呼吸法或缩唇呼吸法,可扩充肺部功能,应对雾霾天。

2)鼻部保健操:通过捏鼻翼、揉印香穴,可增强鼻部功能,预防鼻塞感冒。

3)拍手:边走步边拍手,可以促进血液循环,预防手指麻木的情况发生。

4)抗背:将背部在树干上有节奏地抗击,以刺激背部经络,改善血液循环。

5)做带环腰操:双手推拿腰部两侧,以梳理环绕腰腹的带脉,减少脂肪。

6)晒太阳:"日光浴"可促进血液流通,增强骨关节功能。

7)打太极拳:增加腹肌功能,预防心脑血管疾病。

(3)晚上养生保健的有效三法

1)散步:晚饭后开展1小时散步或20分钟的慢跑,可增强胃肠道蠕动,促进血液循环,减少脂肪堆积。

2)泡脚:坚持用热水或中药水足浴,有温经通络、疏经活血作用。

3)捶背:自上而下捶叩背部,可提高内分泌功能,有宁心安神、催人入睡之效。

(4)睡前养生保健力戒"三不":睡前不生气、不醉酒、不饮浓茶是养牛的三大戒律。因为睡前生气会影响情绪,导致血压升高。饮酒饮浓茶会刺激中枢神经,造成肝气郁结。

(5)老年人锻炼遵循"大、中、多"方法

1)以"大"为主:以"大"为主是指活动要以大关节、大肌群参与为主。因为只有大肌群运动,才能对心肺功能有较大的影响,并协助调整新陈代谢和神经活动。比如,做手指、手腕活动,心率基本无改变,但做肩、肘关节和腰部等活动,因为这些关节都有大量肌肉群相附,所以整体运动效果更好。在大关节、大肌群活动中,尤以下肢周期性活动更为合适。例如,散步和健身跑。

2)以"中"为度:对老年人来说,运动的速度和强度都要适中。运动的速度不宜过快或过慢。过快运动强度偏大;过慢会引起活动肌肉的过分紧张用力,也不适宜。速度适中的运动包括各种形式的拳、操、刀、剑等。控制运动强度的方法很多,对老年人来说,多伴有某些慢性病,运动中的脉搏次数每分钟170次比较安全。

3)"多"练呼吸:"多"练呼吸是提倡在锻炼的过程中,尽量以腹式呼吸为主。一般要求在自然、不用力的基础上,长吸一口气,使气运到小腹,然后再缓慢呼气,这样完成一次呼吸。这样的呼吸有助于增加肺的有效通气量,改善氧的供应和胸腔内的血液循环。气功锻炼和健身跑就是需要这样呼吸方法的运动。

2.养生保健新方法

(1)西氏养生保健:最近,日本养生学家推出了被誉为"西氏健康法"的养生保健方法。包括睡平板床、枕硬枕头、金鱼运动、毛细血管运动、合掌合法以及背腹运动等6项运动方法。这些健康法可以达到两个主要目的:一个是纠正脊椎的歪斜、弯曲、副脱臼,从而使人体保持良好的健康状况;另一个是促进血液回流,改善微循环通路,加速并拮抗血液黏稠,使心脏回流量及搏出量增加,改善身体主要脏器的供血和供氧,以抗衰老。

1)睡平板床、盖薄被:平时盖厚被的人要逐渐习惯盖薄被。睡平板床全身能真正安静休息,脊椎各节的半脱臼能得到纠正,并可矫正脊柱的前后弯曲,增加肺活量,减轻对心脏的压迫,促进肾功能,改善血液循环及皮肤的功能(脊椎的第3~第10节保持水平状,肝脏和肾脏功能就能完善)。姿势宜仰卧,床板宜硬而平,开始不适应,逐步就会习惯。

2)枕硬枕头:据正常人体生理解剖,颈部的弯曲部适合枕硬枕头,它能确保解剖学所说的正常弯曲。用木制或陶器的硬枕,枕在第3、第4颈椎的部位,身体仰卧。刚开始有疼痛感,可垫一块毛巾,待习惯后取掉毛巾。通过枕硬枕头,增加肌肉张力,可防止颈椎半脱臼。有些中老年人因颈椎疾病引起颈、肩、脑综合征,若采取睡平板床、硬枕头,就可以纠正颈椎疾病而治愈。枕硬枕头还可以防治动脉硬化症,同时硬枕对多种疾病有疗效,包括嗅觉减退、创伤脑震荡后遗症。由于硬枕头的压迫,血管的横断面缩小,这时血液流速会成倍增加,血液的流动力增加,增加了血流,改善血循环。

3)金鱼运动:模仿金鱼游泳的姿势,平床仰卧,身体伸成一条直线,两脚尖弯曲呈直角,两手交叉重叠放在第 4 颈椎部位,像金鱼的样子身体左右水平摇动。动作要迅速,每日早晚各做一次,每次 1~2 分钟。此运动亦可矫正脊椎的半脱臼。金鱼运动能协调交感神经与副交感神经和全身的神经功能,能预防脊椎侧弯症,能增强胃肠蠕动,可预防肠扭转和肠闭塞,减少发生阑尾炎的机会。此外,金鱼运动还能增进骨髓红细胞的生成。也可靠他人辅助做金鱼运动,别人两手握住足腕,进行左右摆动,但必须根据患者感觉是否良好而对摇动的速度和振幅进行调节。

4)毛细血管运动:根据毛细血管循环原动力的道理,设计"毛细血管运动",达到促进血流速度、回心量增加、改善毛细血管微循环的作用。四肢的血液占全身血液的 70%,平床仰卧,头枕硬枕,两手、两足垂直高举,然后缓慢抖动,每次最少一二分钟。此运动可促进全身血液循环和淋巴液的回流,消除疲劳,预防各种疾病,提高心脏、肾脏和血管系统的功能,治疗心脏病、高血压、动脉硬化症、肾脏病等。

5)合掌合法运动:平床仰卧,两手相合置于胸部,两手指尖合并,膝盖弯曲,两脚底合并形成合掌合。合掌后两前臂顺长轴上下活动,下肢亦顺长轴活动,但下肢活动范围不可过伸,合掌合上下伸屈运动 36~100 次,做完后手掌与脚底仍合拢,静躺 1~10 分钟。此运动可调节全身,特别是腰部、双下肢的肌肉,以及血管、神经的功能,从而促进骨盆内脏器和腹部脏器的功能。

6)背腹运动:做此运动之前,首先做如下准备运动:

①两肩同时上下端肩 10 次,能消除肩部疲劳,改善肩部的血液循环;

②头向右、左、前、后各转动 10 次,刺激颈部神经;

③头向右后方、左后方各转动 10 次,刺激颈部静脉,促进其功能;

④两臂伸直,头向右、左各转动一次,促进上肢静脉的功能;

⑤两臂上直高举,头向右、左各转动一次,可使胸部及腋部的肌肉伸长,促进其功能;

⑥拇指曲向手心用力握拳,两上臂降至水平位,前臂自然弯曲呈直角,使手掌纹路明晰,握力增强;

⑦肘不要低于肩的位置,手腕向后伸张,同时下颌上倾,头向后仰。可缓和锁骨对颈部静脉的压迫感,促进血液循环,还可刺激甲状腺调节其功能。

结束后,自然放松,手轻放于膝上;然后转入背腹运动:手自然放在膝上,脊柱以尾骶骨为基地,到头顶部成为一条直线。脊柱和腹部运动要同时进行。躯干挺直,重心落在尾骨上,身体左右摇晃,在不受呼吸影响的前提下,脊柱左右倾斜的同时,腹肌也收缩、松弛交替。进行速度以来回为 1 次,1 分钟 50 次左右,做 10 分钟,总数 500 次为标准。最初 200~300 次,可逐渐增加至 500 次。

(2)居家日常养生保健:老年人老有所养,晚年生活幸福安定,乃是社会进步、社会文明的另一个反映。护理老年人应与成年人有所不同。家属或护理人员首先应了解老年人或老年患者的特点,从护理和保健角度出发,使老年人精神愉快,减轻痛苦。这就需要家属和护理人员掌握以下各点:

1)掌握老年人具体衰老特征,例如,视力、听力、步行能力、睡眠、食欲等,以便采取针对性措施。

2)对衰老或病情的观察要细致、及时、全面。老年人各系统的老化程度不同,往往多种疾病并存,常叙述不清,只有通过细致观察和全面查体才能掌握整体情况,从而采取正确护理措施。

3)饮食、运动、休息、大小便是老年人保健护理的重点。同时注意老年人精神方面的护理,老年易感孤独、寂寞,家属及护理人员要给予充分的关怀,使老年人感到温暖和安慰。

4)老年人饮食卫生:老年人的消化道也像全身所有组织日趋衰老一样,不可避免地发生变化,如牙齿松动或脱落,味蕾敏感性差,吞咽不便,胃内膜及胃部肌肉逐步失去原有功能,不能产生足够的具有活力的消化液,小肠液和胰液及胆汁分泌减少,大肠运动能力降低等。上述变化可使老年人在饮食方面表现出食欲缺乏、进食量减少,易产生腹胀和便秘,甚至体重下降。所以老年人要做好胃肠道保健,讲究饮食卫生,做到以下几点:

①注意保护牙齿,少吃甜食,早晚刷牙,发现牙齿不好要及时修补;

②合理饮食,多吃富有纤维的食物和水果,一则加强牙齿的咀嚼能力,二则可减少便秘;

③食物烹调尽可能做到色香味俱全,并保持一定水分。避免单独进食,多同子女一起进餐,这样可以增进食欲;

④注意按时进餐,晚餐不能过饱;

⑤适当运动增加全身血液循环和加强胃肠蠕动,从而增进食欲;

⑥一旦出现胃肠功能紊乱,特别是当症状持续 2 周以上时,如腹泻、便秘、疼痛、呕吐、黑便、便血、体重减轻等应及时就医;

⑦养成定时大便的习惯。大便时注意观察颜色,不可乱用泻药,不要吸烟和过量饮酒。

5)居家日常养生保健合理需注意以下三平衡

①心态平衡:步入老年或离退休是老年人生的一个大转折,这一转折将给他们心理状态、生理功能、生活规律、饮食起居、人际关系、社会交往等带来很大变化,其中以心理变化更为突出,更为重要。失落、孤独、气怒、悲观等不良情绪长期下去将导致食欲缺乏、睡眠不好、免疫功能下降、老年性疾患加重,尤其是老年人最常见的心脑血管疾病。因此,老年人一定要保持心态平衡、情绪稳定。

②膳食平衡:一是膳食中要含有人体所需的各种营养(蛋白质、脂肪、碳水化合物、维生素、无机盐、水、纤维素),并与机体的需要量平衡;二是膳食的餐次及餐次比例平衡,在生活中可根据各自的体质、活动等具体情况做相应的调整。老年人一般以一日 3~4 餐为宜,应做到早餐吃好,中餐吃饱,晚餐吃少。睡觉较晚的老年人,可以在睡前 1 小时适当加食点奶类、面包等易于消化的食品,这样既可补充营养又可防止夜间出现饥饿感而影响睡眠。

③动静平衡:老年人运动应做到动中有静、静中有动、动静平衡。老年人的运动内容较丰富,选择什么样的运动,一定要根据自身的健康状况来选择并循序渐进,切忌过急过量。有人提倡老年人多做些家务劳动,这一倡导很好,家务劳动可以说是一种运动与静养、脑力与体力相结合的最佳形式,家务劳动的内容丰富、机动灵活、可提可放、可轻可重,不同情况的老年人都可运用。

(二)养生保健之关键

随着人们生活水平的提高,人们便有了更高层次的追求,即希望健康,渴望长寿,越来越重视生存质量。对于老年群体来说,这更是每个人苦苦追寻的梦,而梦的实现又取决于养生保健方式和效果的优劣。也许有人认为,老年人的养生保健不外乎吃喝、锻炼两方面,其实不然。医学科学的发展赋予了老年养生保健更新、更广、更科学的内容,只有用科学的知识来养生保健,才能达到益寿延年的目的。

1.合理膳食是基础　在现实生活中,牵涉老年人健康长寿的因素很多,其中"合理膳食"便是基础。中国营养学会新近制定了中国居民健康膳食指南,即:食物多样,谷类为主,粗细搭配;多吃蔬菜、水果和薯类;每天吃奶、大豆或其制品;常吃适量鱼、禽、蛋和瘦肉,减少烹调油用量,吃清淡少盐饮食;食不过量,天天运动,保持健康体重;三餐分配合理,零食要适当;每天足量饮水,合理选择饮料,如饮酒则应限量;吃新鲜卫生的食物。老年膳食指南饮食提出,碳水化合物、脂肪、蛋白质三类热源营养素的比例:碳水化合物占 70%、脂肪占 20%、蛋白质占 10%。老年人体质较弱,总体功能下降,决定了他们所需的营养素与年轻时有所不同。针对老年人的体质特点,应注意以下 3 种情况:

第一,食物宜粗细搭配。因老年人胃肠功能减弱,牙齿不好,尽量选择易消化的食物,以保证其消化吸收。

第二,营养成分宜合理,以提高机体代谢能力。充足的维生素和多种微量元素可使各种代谢酶的功能加强。特别是维生素 E、维生素 C 和胡萝卜素,有抗氧化作用,能消除有害的自由基,防止和减少细胞受损,推迟衰老;海带不仅含有大量的碘元素,还含有钙、磷、铁、蛋白质、脂肪、碳水化合物、矿物质和纤维素等人体不可缺少的营养成分;花生、芝麻、核桃是老年人补脑护脑的三大营养食品,可多食用。

第三,牛奶、大豆及其制品,可以抑制细胞脂质的氧化,抵抗人体衰老,是餐桌上必备的食品;骨头汤还能缓解老年人的骨质疏松,预防筋骨挛痛和膝脊痛,防止人体老化。此外,老年人代谢功能降低,体力活动较少,以每餐八九分饱为度,七成饱为佳。

2.宜做有氧运动　生命在于运动。相信,每天早晨在公园、绿地,甚至大街上,或慢跑,或舞剑,或散步的老年人,都怀着益寿延年的美好愿望,许多老寿星就在他们中间产生。

一个人如果长期缺乏体育锻炼,他的机体组织器官功能将会下降,最终导致机体衰退,引发一系列疾病。而长期进行锻炼,则会产生强身健体、减少疾病及延缓衰老等多种功效。老年宜做的运动便是有氧运动,它的形式很多,如快走、慢跑、健身操、游泳、骑自行车、跳绳等。在做有氧运动时,人体吸入的氧气是静息状态下的 8 倍。长期坚持有氧运动能增加体内血红蛋白的数量,提高机体抵抗力,抗衰老,增强大脑皮质的工作效率和心肺功能,增加脂肪消耗,防止动脉硬化,降低心脑血管疾病的发生。

有氧运动量的估算,最简单的方法是测每分钟心跳的次数,以 170 次减去你的年龄数,如果年龄为 40 岁,运动量应该是每分钟心率 130 次。运动有益健康,但如果方法错了就会适得其反。在进行有氧运动时须注意以下事项:

(1)患心脏病、高血压者等不适合慢跑疾病者,要经过医生的检查治疗,控制病情后在医生的指导下开始有氧运动。

(2)循序渐进,根据自己的情况,慢慢加大运动量。特别是刚开始时,不要急于达到较高级标准,起初锻炼时也不要强行达到每周 30 分钟的运动量。

(3)不要过于劳累,运动量过大会造成过度疲劳,此时就应调整、休息,不然,就会加重身体的负担。

3.提倡老有所乐　老年人在身体许可的情况下,参加一些有益的社会活动,发展和培养一些兴趣,可以减缓大脑皮质细胞的萎缩,同时,肢体的运动还可延缓各器官功能的衰退,对老年人健康长寿有极大的益处。人到老年后,多参加一些力所能及的活动,让自己的生活充实而有乐趣,这种自我价值得以实现的满足心态是精神健康极好的促进剂。比如,一些歌唱家、画家,老年后仍能从事自己所喜爱的工作,老年大学里年逾古稀的老人还在兴致盎然地学习、创作,都充分说明了老有所乐对健康的重要性。许多老年人退休前因工作繁忙,几乎没有自己的兴趣。退下来后,为驱除寂寞和惆怅,急于建立一些兴趣和爱好。需要注意的是,只有健康的活动才会促人长寿,如听音乐、习书画、收藏、交友、垂钓、弹琴、养鱼种花、下棋打牌等。

4.注重心理健康　传统的健康观认为,身体无病就是健康,随着现代医学模式的确立,人们对健康的认识发生了较大的变化,为人们所认同的新的健康观念是身心与环境处于安宁和谐的状态,是体格与心态的协调发展,不仅要有好的躯体,而且要有最佳的心理状态。心理健康和生理健康有着密切的关系,如果心理不健康,会严重影响生活质量,最终必然损害躯体健康。所以要把学习心理保健知识、掌握心理保健手段、学会身心愉快地生活,并作为每个老年人健康长寿、安度晚年的重要条件。老年人在心理方面的自我判病能力十分有限,其判断标准如下:

(1)有正常的感觉和知觉,有正常的思维,有良好的记忆;

(2)有健全的人格,情绪稳定,意志坚强;

(3)有良好的人际关系,乐于帮助他人,也乐于接受他人的帮助;

(4)能正确地认知社会,与大多数人的心理活动相一致;

(5)能保持正常的行为。

老年人如何做到年高而不老、寿高而不衰,让快乐的音符贯穿整个晚年生活,可概括为四个字,即"动"、"仁"、"智"、"乐"。如"动"字,就是多运动,运动不仅能延缓衰老,生物学家研究证明,人的机体"用进废退"。因此,老年人应加强身体的适度锻炼,循序渐进,持之以恒。

5.老年人养生保健的注意事项

(1)一忌久坐,久坐者伤肉:坐是消除疲劳的一种必要的休息,但久坐易使肌肉衰退与萎缩。故老年人应多参加适合自己的户外活动,加强肌肉锻炼,增强体质。

(2)二忌久立,久立者伤骨:老年人气血运动全靠动静结合调节平衡,如果一直站立不动,就会影响气血运行,使人体部分组织和细胞营养失调,出现气滞血凝,从而招致疾病。

(3)三忌久视,久视伤血:人到老年,如果久视就会伤血耗气,产生头晕目眩等症。故老年人看报或看电视、电影应控制在1～2小时之内,不宜连续观看。

(4)四忌久卧,久卧伤气:适可而止的睡眠对老年人健康有益,久睡则身体软弱。要顺应四时,春夏季晚卧早起,秋季应早卧早起,冬季早卧晚起。

(5)五忌久静,久静伤神:过分安静、寂寞、无聊、孤独的处境,会使老人变得精神不振、性情孤僻,丧失生活信心,导致健康状况下降。另外,优美的音乐使人轻松愉快,精神焕发。故老年人应有适当的良性声音刺激,以增进身心健康。

二、养生要点和老年人保健品

(一)老年人养生保健的要点

常言道,老年人的养生保健不外乎吃喝、锻炼两方面,其实不然,老年人养生具有科学的养生之道,归纳为养生保健要点的原则及养生保健方法的要点。

1.养生保健要点的原则

(1)每年需体检预防疾病:疾病是每个人都避不开的,所不同者只在于轻重而已,预防疾病就要提倡早期发现、早期治疗是非常重要的。平素自己应当多学点疾病自查知识,发现不适时应及早就医,力争每年检查一次身体,以防患于未然。对已查明患了各种慢性疾病的老年患者,须知应按医嘱服药,不要盲目服药。

(2)根据体能选择滋补药:老年人由于身体虚弱,大多存在多种虚症。根据自己体能选用一些补药,常年服用,对抗衰延年是有补益的,如服用黄芪、枸杞子、灵芝、当归等价廉补品就可获得滋补效果。再如补钙是每位老年朋友必须认真注意的,人到老年骨密度降低是必然的,除了饮食注意补钙外,还应适当补充钙剂。

(3)适当运动,强筋健骨:运动对防衰抗老起着很重要的作用,但运动的学问很多,不要人动己动,人跑己跑,那是很危险的。老年人不适合激烈运动,如过去没有跑步史、游泳史的老年人,不要贸然去参加,因为你的心脏负荷可能承受不了。适合老年人的运动一是做气功、二是散步,如果每天能做半小时气功,再漫步半小时,对保持良好的体能、体态、体型均有裨益。

(4)多吃素平衡膳食:主食要粗细搭配,每餐不宜过饱,七分饱为度;副食要多食果蔬、鱼、蛋、适量奶;应戒烟酒;洋葱或大蒜每餐必备;多吃黄豆制品对人体大有补益;每天最好饮酸奶500ml。

(5)处事淡泊避喜怒:人进入老年切忌过喜和暴怒,在自己心态中要彻底悟透一个"淡"字。活在淡中,乐在淡中,淡忘了年龄,淡忘了生死,淡忘了疾病,淡忘了名利,以淡养身,寿也就在淡中化生。有些老年人易于激动,不懂得以淡养生,以至在狂喜暴怒中暴卒。

2.养生保健方法的要点

(1)睡:即睡好觉。保证睡眠充足,老年人要学会有规律的生活,合理安排作息时间,保证一天有7～8小时的睡眠时间。

(2)保:即保持大脑的活力。用进废退,故老年人要多用脑,如坚持读报看书、绘画下棋,培养各方面的兴趣爱好。

(3)转:即转换不同性质的运动。在较长时间的单调工作或读书、写作后,应及时转换另外不同性质的活动,使大脑神经松弛而不过分疲劳,使脑力保持最佳状态。

(4)活:是指活动手指,俗话说心灵手巧。经常活动手指,做两手交替运动及转动健身球,可以刺激大脑两半球,有健脑益智、延缓大脑衰老的作用。

(5)参:即参加社会活动和体育活动。结交年轻朋友,以接受青春活力的感染,经常保持愉快的情绪,脱离孤僻的生活环境。

(6)听:即听优美动听的歌曲。优美的旋律可调节中枢神经系统的功能,使人有一种心旷神怡的欢乐感觉。

(7)调:即调节饮食。做到粗细混杂,荤素搭配,兼收并蓄,多吃维生素和矿物质丰富的红枣、牛奶、豆浆、蛋黄、桑葚、芥菜、芝麻、核桃仁、百合、猪脑、猪心、黑木耳,以及大部分蔬菜水果,少吃动物脂肪和含糖类食物。

(二)老年人养生保健品

1.老年保健品现状 近年来,随着人们物质条件的改善,人们的生活观念也由此发生了很大的改变,尤其是关于人们息息相关的健康问题。人们的健康意识也随着物质条件的不断改善而发生改变,健康养生的概念也不断深入人心。以前是病来了才去医治,现在人们更加注重提前防御,观念的转变是显而易见的。从市面上琳琅满目的保健品、养生产品我们不难看出,人们对于健康的要求也越来越高了。现在保健品非常的多,以下对适合老人需补的保健品作些列举,但须根据个人的具体情况应用。

(1)常规保健:深海鱼油、卵磷脂、大蒜油、蜂胶等。

(2)腰酸背痛和关节疼痛:液体钙、海豹油、葡萄籽、牛初乳等。

(3)失眠多梦:脑白金、大蒜油、液态钙等。

(4)便秘、肠胃功能失调:芦荟、大蒜油、蜂胶、蜂灵、天然维生素、通便素、膳食纤维等。

(5)抵抗力差、易患病:牛初乳、蜂胶、蜂王浆、大蒜油、蜂灵、螺旋藻、鱼蛋白等。

(6)精力匮乏、体力不支:维生素B族、维生素C、蜂胶、钙、铁、锌、硒、大豆卵磷脂等。

(7)高血脂、高血压、高胆固醇:蜂胶、蜂灵、深海鱼油、大豆卵磷脂、蜂王浆、大蒜油、银杏、甲壳素、西洋参等。

(8)延缓衰老:羊胎素、胶原蛋白、成人多维、大豆异黄酮、蜂胶、银杏、角鲨烯、大豆卵磷脂等。

另外,根据老年人的身体疾病状况,有以下适合老年人的保健品:

①一般气血虚:可以用补血类和补蛋白质来获得改善,如小米生物素。

②睡眠不好:可以补充松果体素和维生素B族,如脑白金或松果体素胶囊,维生素B族和蜂王浆。

③心脑血管:以清血脂、降血压、溶血栓为主,如纳豆红曲片、罗布麻茶,以及鱼油、卵磷脂、银杏类等保健品。

④血糖高、贮尿病患者:以降糖为主,如蜂胶、糖服宁,血糖太高的同时还要吃二甲双胍类药物和注射胰岛素。

⑤肠胃不好:长期便秘者,可用酸菜软胶囊。

2.老年人的适宜保健食品 在我们日常生活中经常所见的老年人保健食品,包括增强骨密度补钙类的保健品,如液体钙;调节血脂类的保健品,如鱼油、卵磷脂;提高免疫力类的保健品,如牛初乳、蜂胶等。而根据中医养生概念药食同源的原理,食疗也是一种很不错的选择,有很多食物都具有保健养生功效。一般常见的食物如海参、大虾、鱼、果蔬等都具有很好的养生效果。现列举几种适宜老年人选用的保健品。

(1)液体钙:钙质在人体中是极为重要的营养素,是构成骨骼最主要的元素,对于发育中的儿童与青少年之骨骼、牙齿的生长和巩固尤其重要,同时也对任何年龄的男女,尤其是妇女的健康具有重要的作用。研究证明,中国妇女的缺钙率达70%以上,人体每天会流失600mg的钙质,而钙的主要功能是维持神经系统、肌肉、心脏的正常运作,对于血液凝固、血压控制方面也有影响。缺钙会造成骨质疏松症、腰酸背痛、驼背、高血压、龋病、失眠、经痛、心悸、面潮红、情绪不稳定等更年期症状。液体钙容易被身体吸收和最大限度避免肾结石的发生,从而使其生物利用度大大超过其他钙剂。液体钙的液体大部分是用大豆植物油合成的,所以有脂肪含量及成分适宜,它含有丰富的亚油酸,有显著降低血清胆固醇含量、预防心血管疾病的功效。液体钙比固体传统钙片容易吸收,适合老年人食用。

1)液体钙的主要保健作用

①采用海洋天然珠贝精制而成的液体碳酸钙,能有效提高钙的生物利用活性。

②钙质的存在形式为液态,其颗粒更为细小且更容易为人体吸收,不容易产生服用固态补钙剂产生的便秘。

③钙是组成人体的重要元素,人体中钙的含量占总体重的 2%,其中 99% 的钙是用来强健骨骼和牙齿。维持正常的血钙浓度,对于人体代谢、细胞功能、神经系统运作、蛋白激素合成等起到至关重要的作用。

2)液体钙对人体的作用

①形成强健的骨骼和牙齿,有效减低因年龄增长而造成的骨质流失,舒缓骨质疏松情况。

②对中老年心脏的保护,有预防老年痴呆、高血压及心血管疾病的发生。

③有助于神经系统正常运作及受伤后血液凝固。

④预防骨质损失。

⑤减轻女性经前易怒、烦躁和郁闷。

(2)卵磷脂和深海鱼油搭配的保健作用:有研究发现鱼油的吸收有其不足之处。由于鱼油的消费对象为中老年人,而中老年人肝的吸收能力普遍较差。若要更好、更安全地发挥深海鱼油的作用,却离不开卵磷脂的协同作用,老年人在服用鱼油的同时服用卵磷脂,可起到相辅相成的效果。

1)增加排泄作用:鱼油把心脑血管里多余的胆固醇及其他不利机体的物质溶解分离出来,通过卵磷脂能起到运输排泄物及修复激活体内细胞的作用。

2)降低血清胆固醇含量,促进血液循环:卵磷脂具有乳化、分解油脂的作用,可增进血液循环,改善血清脂质,清除过氧化物,能使血液中胆固醇及中性脂肪含量降低,减少脂肪在血管内壁的滞留时间,促进动脉粥样硬化斑的消散,防止由胆固醇引起的血管内膜损伤。

3)协同增效作用:在服用鱼油的同时服用卵磷脂,能使鱼油的主要功效成分不饱和脂肪酸功效倍增,即起到事半功倍的作用。

4)增强肝功能,保护肝脏:鱼油在调节血脂时的代谢产物要经过肝脏代谢,从而加重了肝脏的负担,尤其是老年人的肝脏更易受损。由此可见,鱼油与卵磷脂同服,不但建立了一个清洁通畅的血液环境,使血管柔韧性增加,有效呵护心脑血管,并且卵磷脂能增强肝的排泄功能,从而保护肝脏不受损害。

食深海鱼油的同时最好配合卵磷脂一起服用,一般按 1∶2 或 1∶3 的比例服用效果最好。中老年朋友最好早晨空腹服 1 粒鱼油,2 粒卵磷脂;晚餐后 2 小时再服 1 粒鱼油,2 粒卵磷脂胶囊。

(3)牛初乳:牛初乳是指乳牛产犊后 3 天内所分泌的乳汁。这些乳汁是母牛为了供给牛犊在新生环境下,可以抗外来病毒及细菌而合成的,牛初乳在体内富含自然合成的天然抗体,它除了含有丰富的优质蛋白质、维生素和矿物质等营养成分外,还富含免疫球蛋白(主要为 IgG 抗体)、生长因子等活性功能组分,能杀伤侵入人体的致病原,抑制病菌繁殖,是一种能增强人体免疫力、促进组织生长的健康功能性食品。牛初乳被誉为最佳发展前景的非草药类天然健康食品,是免疫力低下的中老年人养生保健品。

(4)蜂胶:老年人养生保健的健康食品中经常会提及蜂胶。蜂胶是蜜蜂加工转化而成的一种有较强黏性的、棕黑色、有芳香气味的固体物质。蜜蜂从树木的新生枝芽处采集胶状物,并混入其上颚腺、蜡腺分泌物反复加工而成。蜂胶是天然药材、辅料、兽医药、植物和肉食品加工、食品防腐保鲜的好材料。蜂胶内含有丰富的氨基酸、维生素、矿物质和微量元素。蜂胶的作用和用途很广,它的主要功效成分是黄酮类化合物,具有抗病原微生物活性、抗肾中毒活性、抗癌活性;有解痉、镇静、消炎、抗感染、抗溃疡;促进组织再生、增强免疫细胞活性、预防衰老、调节免疫功能;改善血管弹性与渗透性、清除血管内壁积存物、降低血液黏稠度、有效调节内分泌等多方面效用。临床上用于治疗胃溃疡、哮喘、心血管病、肝炎、口腔炎及各种皮肤病等。

(5)冬虫夏草的养生保健作用:虫草,是虫和草结合在一起形成的,冬天是虫子,夏天从虫子里长出草来。虫草是一种叫做蝙蝠蛾的动物,将虫卵产在地下,使其孵化成长得像蚕宝宝一般的幼虫。另外,有一种孢子,会经过水而渗透到地下,专门找蝙蝠蛾的幼虫寄生,并吸收幼虫体的营养,且快速繁殖,称为虫草真菌。当菌丝慢慢成长的同时,幼虫也随着慢慢长大,并钻出地面。直至菌丝繁殖至充满虫体,幼虫就会死亡,此时正好是冬天,就是所谓的冬虫。而当气温回升后,菌丝体就会从冬虫的头部慢慢萌发,长出像草一般的真菌子座,称为夏草。

1)虫草具有强身延年、延缓衰老作用:虫草历来是滋补强身的佳品,是强身健体、延年益寿的常用补药《本草纲目拾遗》谓"治诸虚百损,宜老人,与荤素作肴炖食或鸭肉同煮则大补"。衰老是人体结构和功能随年龄的增长逐渐衰老的现象,是人类不可抗拒的历程。要延缓衰老就要保持合理的营养和随时补充抗衰老的活性成分。虫草就涵盖了五大类抗衰老的成分,分别是多糖、氨基酸、多肽(蛋白质)、核酸和维生素,另外两种是黄酮和苷类。除此之外,虫草还为人体提供了种类齐全、数量充足的微量元素,能促进延缓衰老激素的合成,延缓人体的衰老进程。

2)虫草的益精壮阳、提高性能力作用:虫草性温味甘,有较好的益精壮阳作用,用于肾阳不足的阳痿遗精、腰膝疲软等症,故《药性考》谓"秘精益气,专补命门"。虫草益精壮阳的功效主要表现在其性激素样作用。冬虫夏草能增高浆皮质醇含量,提高靶组织中的肾上腺素、胆固醇含量,增加肾上腺素的分泌,用虫草及虫草制剂能改善阳虚患者的自主活动次数增加,证明虫草有益精壮阳的作用。

3)虫草的抗癌、抗肿瘤作用:虫草的抗癌和抗肿瘤作用是由虫草中的特殊物质—虫草素和虫草多糖两种物质交叉配合起作用。虫草素是迄今为止发现的唯一的天然核苷类抗生素,也是自然界相对富集的天然抗癌抗生素。虫草素即3-脱氮腺苷,为含氮苷的核酸衍生物,属嘌呤类生物碱,有抗病毒、抗肿瘤作用。虫草多糖是一种结构复杂的高分子化合物,具有明显的抗肿瘤作用,也是理想的免疫增强剂。因其有多种生物活性且无毒副作用,越来越引起人们的关注。虫草多糖是人工虫草的主要有效成分,其特点是生物活性强、适用面广,可用于恶性肿瘤及减轻肿瘤放疗和化疗后的毒副作用等。有实验证明,虫草多糖具有下列作用:①免疫调节作用,虫草多糖有刺激 T 细胞和 B 细胞产生增殖作用,对单核巨噬细胞、T 细胞、B 细胞和 NK 细胞均有作用,是一种适用面较广的免疫增强剂,能增强机体抵抗力,改善机体功能,有助于延缓衰老。②降低血糖作用,对正常小鼠、四氧嘧啶糖尿病模型小鼠和链脲佐菌素糖尿病模型小鼠均有显著的降血糖作用,且呈现一定的量一效关系。③增加脾脏营养性血流量,对放射性损伤小鼠有明显的保护作用,使动物成活率增加,并对抗化疗药引起的骨髓抑制等不良反应。④具有降血脂、抗动脉粥样硬化作用。⑤有抗病毒、保护肝脏等作用。⑥虫草多糖对庆大霉素所致小鼠急性肾损伤具有显著的保护作用,可使尿蛋白、血清肌酐、尿素氮和肾指数显著下降。

4)虫草对肝脏的作用:肝脏是人体的消化和解毒器官,我们每天进食的大量食物都要经过肝脏的分解、代谢才能变为我们身体可利用的营养物质。进入身体的药物或者有毒物质也是经过肝脏解毒作用才避免了对我们身体和日常生活造成更大的伤害。解毒本身对肝脏损伤也较大,尤其是当患有肝脏方面的疾病损伤影响就更大,而虫草就能有效地保护肝脏的作用。

5)虫草对中老年及体弱多病者的作用:中老年人是多种病的易患人群。老年人因味觉、嗅觉减退,消化酶产生减少,食欲与消化能力差,导致营养不良或不平衡,因此需要多方面补充营养,协调体内的营养平衡。虫草能提高机体免疫能力、增强机体抗病能力,并提高体内各器官、各系统的功能,对中老年人疾病的发生起到预防作用,使身体处于最佳健康状态,特别是对术后患者、久病体虚者来说是十分重要的。虫草营养全面充分,能提供各种氨基酸、蛋白质、维生素、微量元素,并随时补充人体营养,促进伤口愈合及体内的酶、激素、抗体等重要物质的合成,其中有些活性成分使患者对虫草提供的营养保持有很高的吸收率。

6)虫草对神经衰弱、改善睡眠的作用:神经衰弱是一种常见病,头痛是神经衰弱最突出的临床表现,患者常常觉得整天头昏脑涨,头痛虽然不十分重要,但时轻时重拖延不愈,尤其是在看书、写作、思考等脑力劳动时都使头痛加重。患者由于夜间失眠、多梦,翌晨头昏脑涨、疲劳无力、昏昏欲睡,到下午时更加严重。由于注意力不集中、注意力减退,往往造成工作效率显著降低等,即为"神经衰弱"的表现。若使用虫草系列产品,可以缓解神经衰弱,由于虫草能加速血液流动,迅速消除乳酸的代谢产物,使各种血清酶的指标迅速恢复正常,从而引起血液中性物质的释放,加快血液循环,舒通经络,调和气血,并进而增加细胞的活力和表面张力,改善脑部循环,增加静动脉流入肺部的血液量,使大脑神经处于有序活泼状态,对头痛、头晕、神经衰弱、失眠及心脑血管疾病具有良好的预防和辅助治疗效果。

总之,老年养生保健品种类繁多,功效攀硕,如番茄红素软胶囊的主要作用是提高免疫力、抗老化、抑制癌细胞生长等功效;再如蜂蜜的主要作用抗菌消炎、促进组织再生、提高免疫力、改善睡眠、保护心血管、促进长寿等功效。然而人们的健康意识也随着物质条件的不断改善而发生改变,健康养生的概念也不断深入人心。由原来的病后才去医治,转变为现在人们更加注重提前防御,观念的转变是显而易见的,选择合适的养生保健品,才能达到真正的保健目的。

三、老年人的健身运动

身体适当运动对中老年人的健康好处很多。在疾病的预防、治疗和康复过程中都能发挥积极的作用,也是促进老年人长寿的重要手段之一。坚持锻炼,适当运动,可增进中老年人的生理和心理健康,达到防病祛病的目的。适合中老年人健身锻炼的项目很多,各人应根据年龄、性别、体质状况、原有基础、兴趣爱好、设备条件和周围环境等因素,慎重考虑和选择适宜本人锻炼的项目。一般来说,应选择全身各关节和便于掌握并能够坚持锻炼的项目。

(一)老年人的运动应该遵循"四四三三"的原则

1.四要原则

(1)要因人而异、量力而行:根据自身的情况,选择适合自己的运动项目,以参加动作缓慢、速度均匀、呼吸自然、费力不大的体育项目为宜。

(2)要循序渐进、逐步提高:体育锻炼不能急于求成,必须一点一点逐步增加运动量。

(3)要持之以恒、细水长流:体育锻炼最重要的就是坚持不懈,方能奏效。

(4)要注意安全:运动前要做好准备工作,还应注意周围的环境安全,以免身体受到伤害。

2.四不要原则

(1)不要进行力量性锻炼:随着年龄增长,老年人会出现运动器官萎缩、韧带弹性减弱、骨质疏松、关节活动范围减小等情况,若进行体力较强的力量性锻炼,容易造成骨骼变形,轻则损伤关节和韧带,重则骨折成疾。

(2)不要进行闭气锻炼:老年人呼吸肌的力量较弱,肺泡的弹性也相应降低,若锻炼时用力闭气,就容易损坏呼吸肌,导致肺泡破裂,引起肺支气管略血现象。因此,进行任何体育锻炼时都必须配合有节奏的自然呼吸。

(3)不要进行速度锻炼:老年人的心脏收缩力量减弱,血管壁的弹性降低、管腔变窄,血流阻力增大,若再进行快速度的锻炼,将使心脏更加不堪承受。如果原来患有高血压和心脏病,此时更容易促使脉搏和血压骤然猛升,以致造成死亡事故。

(4)不要比赛争胜:因为在比赛争胜的过程中,会促使当事者神经中枢兴奋,引起血压和心率剧增,以至于发生严重后果。

3.三个半分钟原则　醒来后不要马上起床,在床上躺半分钟;坐起来后要坐等半分钟;然后两条腿垂直在床沿再等半分钟。

4.三个半小时原则　早上起来运动半小时;中午睡半小时;晚上 6～7 点散步行走半小时。

(二)常用的健身运动方式

老年人的健身应选择对机体无害、具有保健作用、简便易学的方法,并且运动量不宜过大、不过分剧烈、不过分弯腰、不硬性低头。常选用如下方法。

1.现代耐力体育活动

(1)散步:散步对中老年人最易掌握,是一项随时随地都可锻炼的活动。选择空气清新,林木幽静环境,轻松舒展,不紧不慢地信步而来,一定会感到心旷神怡、周身舒爽。参加约会和社会活动,如果路程不远,时间充裕,那就以步当车,及时到达目的地,也是锻炼机体耐力的良好机会。要使步行达到健身的目的,行走要有一定速度(每分钟 80～90 步为中速,100 步以上为快速),路程要有一定距离(一般每天 6000 步左右,体力强的可达 1 万步)。每天走路 1小时左右,一次完成或上下午分次完成。做到自我感觉良好,没有心悸气促,全身温暖舒适或微微有汗。利用"计步器"测定运动量则是更为可靠的科学方法。

(2)慢跑:慢跑的运动量比散步走路大,受到许多中老年人的喜爱,是风靡国内外的强身健体的体育项目。健身跑在开始时应舒展活动一下肢体,放松肌肉,做好热身活动。然后展开双臂前后摆动,协调而又有节奏、深而均匀地呼吸。锻炼应从慢至快,时间从短至长,开始初练时慢跑 5～10 分钟而不觉胸闷、气短,然后每天逐渐增至 15～20 分钟,每天或隔天一次,最后甚至可增到 30～40 分钟。慢慢结束后,应缓慢步行或原地踏步,不要马上停下,做好放松整理活动,渐渐恢复到安静状态。

(3)骑自行车:骑自行车是我国大多数人的主要出行方法,也是一项锻炼肌肉(特别是腿部肌肉和关节)的全身性运动。很多中老年人仍将骑自行车作为交通和锻炼身体的两重功能。骑车的速度、距离和次数可根据各人体力酌情而定。但老年人究竟年事逐渐增高,应尽量不在刮风、下雨、严寒或酷暑时锻炼。在交通拥挤地区更要特别注意交通安全和发生意外。

(4)游泳:游泳是一项比较适于中老年人的全身性健身运动,经常锻炼对身心健康好处很多。游泳活动需要一定设备和环境,开始前应做一次全身体格检查(患严重心、肺疾病和传染病者不宜游泳)。游泳时务必采取安全措施,下水前要做准备活动;姿势则各取所好,蛙泳、仰泳或自由泳等均可。运动量妥善掌握,根据各人的自我感觉,游程一般不宜过长,50m 即休息一下,总量不超过 500m。如能坚持每天或隔天活动,效果较好。坚持适度的游泳锻炼,可增强心、肺功能,促使肌肉发达,减少腹部脂肪,保持匀称体型。

(5)球类:各项球类活动包括乒乓球、羽毛球、网球、台球、门球等,可根据各自的条件和个人爱好加以选择锻炼。目的在于健身而不做剧烈性和竞技比赛。我国古人以圆形核桃置于手掌中运转,用以锻炼指、腕关节的灵活性和协调性,并按摩掌心的穴位。目前已制成空心金属球、玉球和石球等,很受广大中老年人喜爱且适宜推广介绍。

(6)步行:步行是老人锻炼最简便、安全的运动,如果锻炼得法,效果可与慢跑相同。生理医学研究表明,步行可促进体内新陈代谢,如以 2 分钟走100m 的慢速步行 1.5～2 小时,新陈代谢率可提高 48％;步行还能调整神经系统功能,缓解血管痉挛状态,使血管平滑肌放松,有益于防止高血压、动脉硬化、糖尿病等疾病的发生;步行可以增强下肢肌肉及韧带的活动能力,保持关节灵活,促进四肢及内脏器官的循环,对于调节神经系统、加强新陈代谢有良好作用;步行可以使呼吸加深、肺活量增大,提高呼吸系统功能,同时可以使消化液分泌增加,加强肠胃功能。步行宜选择在空气清新、道路平坦的地方,而不要在烟尘多、噪声大的地方。可以固定在一个地点,也可以选择几个地点,今天去鸟语花香的公园,明天到湖畔、江边,意在使心境舒畅,让四肢舒缓、协调地摆动,全身关节筋骨得到适度的活动。有些老年人离退休后,容易产生孤独、抑郁的精神变化。步行还可以促进大脑兴奋和抑制的协调,平衡心理,消除孤独和抑郁。

2.传统体育健身运动　我国古代传统的民间保健体育,源远流长,具有广泛的群众基础,是我国中老年保健体育的一大特色。流传最广的项目有太极拳、气功、八段锦和保健按摩操等。

(1)太极拳:太极拳是人人可参与的健身运动,非常适合中老年人的一种锻炼项目。操练需要全神贯注,精神集中,动作柔和、连贯、稳健、协调,目随手转和身随移,往往一气呵成。流派较多,各有优点,但以“简化太极拳”实用、易学,效果较好,便于普及,且室内外随处均宜。清晨练拳利于启动五脏六腑,傍晚练拳不仅风靡全国,是老少皆宜的活动,而且已传往国外,受到国际友人的重视。

(2)气功:气功是我国传统医学宝库中独有的强身保健方法。中老年人通过调身(调整姿势)、调息(调整呼吸)和调心(调整精神)的锻炼达到协调身体各部的作用,增强体质,增强防病和抗病的能力。练功时应摆好姿势,坐、卧、站可按各人习惯选取,均需使身体端正和肌肉放松,达到“调身”的姿态要求;然后作均匀、深长的腹式呼吸,周而复始,进入“调息境界”。练好气功的关键是练“意志”,有意识地集中思想,排除杂念,将“意志”集中在身体某一部位(如丹田),达到“调心”的目的。“调心”和“调息”要互相配合,做到“意”“息”合一,常对增强身体健康、延缓衰老,防治一些慢性病发挥较好的作用。采用何种气功方法,遵循哪个气功流派,均应采取科学的态度,由易到难,循序渐进,持之以恒,必有功效。应避免道听途说,把气功说得玄乎和神秘莫测,甚至有一迷信和愚昧的宣传来欺骗大众,这是在发挥气功的保健作用时应要注意避免的问题。

(3)八段锦:八段锦是一个优秀的中国传统保健功法。八段锦形成于 12 世纪,后在历代流传中形成许多练法和风格各具特色的流派,它动作简单易行,功效显著。古人把这套动作比喻为"锦",意为动作舒展优美,如锦缎般优美、柔顺,又因为功法共为八段,每段一个动作,故名为"八段锦"。整套动作柔和连绵,滑利流畅;有松有紧,动静相兼;气机流畅,骨正筋柔。

(4)保健按摩操

1)踮脚:踮脚运动人的腿部肌肉中分布着大大小小的血管,人在踮脚时,腿部肌肉就会一张一弛。当肌肉放松时,来自心脏的动脉血液会增加向肌肉的灌注量;而当肌肉收紧时,通过挤压血管加快静脉血液回流心脏,从而促进血液循环。医学人员经过测试发现,当人踮起脚尖时,双侧小腿后部肌肉每次收缩时挤压出的血液量,大致相当于心脏脉搏的排血量。所以不要小看这简单的踮脚动作,它不受场地、时间的影响,却能改善整个身体的血液循环,尤其适合那些运动不多的老年人。踮脚动作的具体做法:双脚并拢,用力踮起脚尖,脚后跟离地面约1cm,然后用力着地,这样算1次(1秒钟内不得多于1次),30次为1组,每次锻炼1～2分钟,每天重复3～5次。

2)敲大腿:敲打大腿可以视为一种复合性的刺激经络的运动,可兼治胆、胃、膀胱三经之疾患。敲腿几乎适合每位老年人。敲击大腿的基本动作很简单,把两手握成空拳,用力敲打大腿正面和两侧,各200下不等,直至大腿有麻麻的感觉即可。经常敲打大腿的表面可以让胃经受到刺激而使气血运行通畅,胃经上有一个很重要的穴位叫足三里,在膝下3寸处,它被认为是长寿穴。经常按摩足三里可以养护胃气,起到养生的目的。

3)拉耳朵:中医认为,肾主藏精,开窍于耳,医治肾脏疾病的穴位有很多在耳部。所以经常进行双耳锻炼法,可起到健肾壮腰、养身延年的作用。具体方法:把双手食指放在耳屏内侧后,用食指、拇指提拉耳屏、耳垂,自内向外提拉,每次3～5分钟。此法可医治头痛、头昏、神经衰弱、耳鸣等疾病。如果用双手握空拳,以拇、食指沿耳轮上下来回推摩,直至耳轮充血、发热,可有耳聪、明目的功效,可防治阳痿、头昏等病症。如果双手拇、食指夹捏耳郭尖端,向上提揪、揉、捏、摩擦20次,使局部发热发红,可以镇静、止痛、清脑、明目,还可防治高血压。如果用双手掌心摩擦发热后,向后摩擦腹面(即耳正面),再向前反折摩擦背面,反复摩擦5～6次。此法可疏通经络,对肾脏及全身脏器均有保健作用。

(三)老年人运动的注意事项

1.老年人必须特别强调热身运动与缓和运动 热身运动10～15分钟,以做静态式的伸展操为主,改善柔软度及关节活动范围,缓和运动5～10分钟。

2.老年人应该懂得选择适宜的运动项目 因人制宜、因时制宜、因地制宜,坚持合理运动,规定运动时间,选择运动场所。不要在思想高度紧张和情绪剧烈波动时进行训练;不要选择过于偏僻或繁华的地点进行锻炼,锻炼地宜在离家附近且附近有良好通讯、交通条件的地方,以便有事时能及时求助或报警。

3.老年人运动量要合适 任何一项运动都要讲究科学性,要选择缓慢的锻炼形式。平常不运动的老年人,应从低强度、低冲击的运动开始。一般要求是重量肌力训练和有氧运动交叉进行,每周一、三、五行重量训练,二、四、六做有氧运动。重量肌力训练10～15分钟,有氧运动,即中等强度的慢跑、快走、跳绳、游泳、自行车等运动20～40分钟。禁忌负重、屏气、快速、争抗和激烈竞赛运动。

4.老年人运动要循序渐进,持之以恒 运动时间30～60分钟即可。通常在运动时,微微出汗即可,运动后不感到疲惫,仍然能较好地保持食欲与睡眠习惯,对于运动仍然有良好的兴趣,这种状态为最佳。但是,如果在运动过程中出现头晕不适,甚至心悸、心绞痛时,应减少运动量或停止运动,不能勉强。老年人运动一定要注意安全。

5.老年人冬季锻炼注意防寒防感冒　室内锻炼空气要流通,温度要适宜,清洁干燥,切忌关闭门窗。运动后宜加强营养。最好结伴锻炼,既能解除寂寞,又能相互督促、勉励和照料,以防意外。

(刘云顺)

第三节　老年人用药保健

中国从 1999 年进入了老年社会,截至 2005 年底我国年龄≥65 岁老年人口达 10055 万人,占全国总人口的 7.7%,占世界老年人口的 1/5,占亚洲老年人口的 1/2。随着年龄的增长,许多疾病的发病率也随之增加,老年人须使用更多的药品,在美国,65 岁以上的老年人消费了全国 25%的处方药和 30%的总医疗费用。老年人各脏器的组织结构和生理功能逐渐出现退行性改变,老年人的生理特点、药动学和药效学的改变以及顺应性差,影响机体对药物的吸收、分布、代谢和排泄。老年人更容易出现药物相关问题(drug—related problems,DRPs)。药物代谢动力学的改变,直接影响组织器官特别是靶器官中有效药物浓度维持的时间,影响了药物的疗效。此外,老年人常同时患有多种疾病,治疗中应用药物品种较多,发生药物不良反应的概率相应增高。因此,老年人的安全用药与护理显得尤为重要。

老年人用药最多,极易因用药不当和药物毒性导致各种危险的发生。老年人往往患有各种慢性疾病,服用多种药物后,因药物交叉反应而产生医源性疾病。在美国,约 85%老年人患有 1~2 种慢性疾病,每人平均每天服用 7~8 种不同的药物,而药物交叉反应是许多药物毒性和不良反应产生的主要原因。老年人常用药物包括:肾上腺素受体阻滞剂、钙通道阻滞剂、拟交感神经药物、甲基多巴、呋塞米(速尿)、噻嗪类利尿剂、非甾体抗炎药、类固醇、氨茶碱等。联合用药常产生毒性作用,例如,服用卡托普利(抗高血压药)同时长期补钾、服用 β 受体阻滞剂(治疗心血管疾病)、服用抗抑郁药物同时服用可乐定(抗高血压药)、地高辛与奎尼丁同时服用等。

药物通过在老年人体内的吸收、分布、代谢和排泄而起作用,了解老年人药物代谢动力学和药物效应动力学改变对老年人用药管理具有重要的临床意义。护士对老年人的用药管理必须重视,用药不当最易损害老年人的健康。护士要了解老年人用药特点和原则,了解老年人用药常见的不良反应及安全用药注意事项,并制定相关的用药管理措施。

一、老年人用药特点与原则

老年药物代谢动力学(pharmacokinetics in the elderly)简称老年药动学,是研究老年人机体对药物处置的科学,即研究药物在老年人体内的吸收、分布、代谢和排泄过程及药物浓度随时间变化规律的科学。老年药动学改变的特点为:药物代谢动力学过程降低,绝大多数药物的被动转运吸收不变、主动转运吸收减少,药物代谢能力减弱,药物排泄功能降低,药物消除半衰期延长,血药浓度增高。

(一)药物的吸收

药物的吸收(absorption)是指药物从给药部位转运至血液的过程。大多数药物都通过口

— 517 —

服给药,经胃肠道吸收后进入血液循环,到达靶器官而发挥效应。因此,胃肠道环境或功能的改变可能对药物的吸收产生影响。影响老年人胃肠道药物吸收的因素有以下几点。

1. 胃酸分泌减少导致胃液 pH 升高　老年人胃黏膜萎缩,胃壁细胞功能下降,胃酸分泌减少,胃液的消化能力减弱,黏蛋白含量减少,胰液分泌功能下降,脂肪分解和糖分解活性下降,消化腺对神经反射反应的减弱,胃液 pH 升高,可影响药物离子化程度,使巴比妥类、水杨酸类、保泰松、磺胺异噁唑等弱酸性药物在胃中脂溶性降低、解离增多,但吸收几乎与青年人无差异,需经主动吸收的药物如铁、钙、半乳糖、维生素 B_1、维生素 B_6、维生素 B_{12}、维生素 C 和木糖等,由于吸收所需的酶、糖蛋白等载体分泌减少而吸收降低。

2. 胃排空速度减慢　老年人胃变化表现在运动和分泌功能的减退,胃黏膜变薄萎缩,血流量减少,腺体萎缩,多种细胞分泌功能减弱,胃酸、胃蛋白酶分泌减少,对体液物质刺激的反应更明显,胃壁肌层也萎缩,蠕动减慢,使胃排空延迟,药物到达小肠的时间延长。因此,药物的吸收延缓、速度降低,有效血药浓度到达的时间推迟,特别对在小肠远端吸收的药物或肠溶片有较大的影响。

3. 肠活动度减少　老年人小肠黏膜因年龄增长而萎缩,腺体萎缩分泌减少、血流量减少、有效吸收面积减少,吸收能力下降。肠蠕动减慢,易致便秘,肠内容物在肠道内移动的时间延长,增加了药物与肠道表面接触时间,使药物吸收增加。但胃排空延迟、胆汁和消化酶分泌减少等因素也会影响药物的吸收。

4. 首过消除作用减弱,生物利用度增加　口服药物通过胃肠道黏膜进入门静脉,有些药物在途经肝脏时大部分被代谢,只有少部分进入血液循环,这个过程叫做首过消除(first pass elimination)。老年人随着年龄增长,胃肠道和肝脏血流量减少。胃肠道血流量减少可影响药物吸收速率,老年人对地高辛、普鲁卡因胺、奎尼丁、氢氯噻嗪等药物的吸收可能减少。肝脏血流量减少使药物首过效应减弱,对有些主要经肝脏氧化消除的药物如普萘洛尔,其消除减慢,使得血药浓度升高。老年人首过消除作用明显减弱,导致血药浓度高,生物利用度增加,要予以重视。

(二)药物的分布

药物的分布(distribmution)是指药物吸收进入体循环后向各组织器官及体液转运的过程。药物的分布不仅与药物的储存、蓄积及清除有关,而且也影响药物的效应。影响药物在体内分布的因素主要有:机体的组成成分、药物与血浆蛋白的结合能力及药物与组织的结合能力等。

1. 机体组成成分的改变对药物分布的影响　老年人细胞内液减少,体液总量减少,故水溶性药物如阿司匹林、地高辛、哌替啶、西咪替丁、吗啡等分布容积减小,血药浓度增加;老年人脂肪组织增加,非脂肪组织逐渐减少,所以脂溶性药物如地西泮、硝西泮、氯丙嗪、苯巴比妥、利多卡因等在老年人组织中分布容积增大,药物作用持续较久,半衰期延长;老年人肝合成白蛋白的功能下降,当营养不良或有慢性病(如肝、肾疾病)时,血浆白蛋白含量的下降更为显著,药物游离型增加,表观分布容积加大,药物作用增强易引起不良反应。如抗凝药华法林与血浆白蛋白结合减少,游离药物浓度增高而抗凝作用增强、毒性增大。因此,老年人使用华法林应减少剂量。

2. 器官血流量减少,改变药物的局部分布　随着增龄,心脏重量增加,左心室壁增厚,心包膜下脂肪增多。70 岁以上老年人多有心脏淀粉样变性,褐色心,主动脉和二尖瓣膜因纤维化和钙化而增厚变硬,导致心功能下降,心输出量降低。左室充盈度降低,心搏出量减少,比青年人减少30%～40%,心肌收缩期延长,收缩力与顺应性减退,致各器官血流分布减少,脑血流量比青年人减少20%。老年人主动脉及其他大动脉的弹力组织减少,胶原增多,钙沉积,导致动脉弹性变小、僵硬,内腔狭窄,造成血流速度减慢,使冠状动脉及脑、肝、肾等主要脏器的血流减少。当肌内注射和皮下注射后,药物停留在局部的时间较长。

3.药物与血浆蛋白的结合能力对药物分布的影响 老年人血浆蛋白含量随年龄增长而有所降低,青年人为49%,而65～70岁者可减至39%左右(视营养状态、膳食及疾病状态而定),但在老年人,药物与血浆蛋白的结合率变化不大。因此,在老年人单独应用血浆蛋白结合率高的药物时,血浆蛋白含量的降低对于该药在血浆中自由药物浓度的影响并不明显,而在同时应用几种药物时,由于竞争性结合,则对自由药物的血浆浓度影响较大。老年人由于脏器功能衰退,多种疾病并存,需同时服用2种及以上药物。由于不同药物对血浆蛋白结合具有竞争性置换作用,从而改变其他游离型药物的作用强度和作用持续时间,如保泰松和水杨酸可取代甲苯磺酰丁脲与蛋白的结合,使甲苯磺酰丁脲在常用剂量下即可因游离型药物浓度增高而导致低血糖。

(三)药物代谢改变

药物的代谢(metabolism)是指药物在体内发生化学变化,又称生物转化。主要有氧化、还原、水解、结合等方式。肝脏是药物代谢的主要器官。药物经过生物转化可以被灭活或解毒,还有一些药物,本身没有药理活性,需要经过生物转化才能够形成具有活性的产物。老年人生物转化能力的改变主要有如下几方面。

1.肝重量减少,肝血流减少,肝药酶活性下降 一般对药物氧化、还原、水解的影响较大,对结合反应影响较小。研究显示,25岁以后,肝血流量每年递减0.5%～1.5%,65岁老年人的肝血流量仅为青年人的40%～50%,90岁老年人仅为青年人的30%。也有报道,20岁以后肝血流量每10年减少6%～7%。

2.肝脏药物代谢减慢,药物半衰期延长 多次给药时血药浓度增高,因此老年人使用经肝脏灭活的药物时,应减少剂量。老年人肝脏微粒体酶系统的活性下降,肝脏代谢速度只有青年人的65%。因此,药物代谢减慢、半衰期延长,易造成某些主要经肝脏代谢的药物蓄积。现已证实,老年人使用利多卡因、普萘洛尔、保泰松和异戊巴比妥后,血药浓度增高,半衰期延长。值得注意的是,老年人肝脏代谢药物的能力改变不能采用常规肝功能检查来预测,这是因为肝功能正常不一定说明肝脏代谢药物的能力正常。一般认为,血药浓度可以反映药物作用强度,血浆半衰期可作为预测药物作用和用药剂量的指征。但是还应注意血浆半衰期并不能完全反映药物代谢、消除过程和药物作用时间,如米诺地尔作为长效降压药,其血浆半衰期为4.2小时,但降压效果可持续3～4天,这是药物与血管平滑肌结合,使其作用持续时间远远超过根据血浆半衰期所预测的时间。

3.肝药酶诱导作用减弱 药酶自身诱导是产生药物耐受性的原因之一,老年人对巴比妥类、利福平、苯妥英钠或吸烟、饮酒引致的肝药酶诱导反应减弱,提示老年人不易产生药物耐受性,因此对老年人增加药物剂量以提高疗效常常是有害的。

(四)药物的排泄

药物的排泄(excrelion)是指药物在老年人体内吸收、分布、代谢后,最后以药物原形或其代谢物的形式通过排泄器官或分泌器官排出体外的过程。药物由尿液、胆汁、唾液、汗液、乳汁及呼吸等途径排泄。肾脏是药物排泄的主要器官,老年人肾脏重量减轻,肾脏的重量在 40~80 岁之间要减少 10%~20%,肾功能减退,因肾皮质萎缩所致,肾小球萎缩、肾血流减少,在 40 岁前无明显变化,40 岁以后每年递减 1.5%~1.9%,65 岁老年人的肾血流量仅及青年人的 40%~50%。肾单位减少,肾小球的滤过率下降,肾小球滤过率在 50~90 岁间可下降50%。肾小管的主动分泌功能和重吸收功能降低,尿浓缩能力每 10 年约下降 5%,导致肌酐清除率和尿比重下降。这些因素均可使主要由肾以原形排出体外的药物蓄积,表现为药物排泄时间延长、清除率降低。某些通过肝胆系统排泄的药物,其清除率也会下降。由于老年人呼吸能力下降,挥发性药物的清除率亦下降,故老年人治疗需要麻醉时,应尽量少用吸入麻醉,多采用静脉麻醉方法。老年人常见代谢或排泄减少的药物见表 13-1。

表 13-1 老年人代谢或排泄减少的药物

药物类别	在肝内代谢减少	经肾脏排泄减少	药物类别	在肝内代谢减少	经肾脏排泄减少
抗生素		阿米卡星 庆大霉素 妥布霉素 环丙沙星 呋喃妥因 链霉素	精神活性药	阿普唑仑+ 三唑仑* 氯氮 地西泮 丙咪嗪 地昔帕明+	利培酮++
止痛药和抗炎药	右丙氧芬 布洛芬 哌替啶 吗啡 萘普生			去甲替林 曲唑酮 苯二氮䓬类 巴比妥类	
心血管药	氨氯地平 硝苯地平 地尔硫䓬 维拉帕米	卡托普利 依那普利 赖诺普利 唑那普利	利尿药		呋噻咪 氢氯噻嗪 氨苯蝶啶 阿米洛利
	利多卡因 奎尼丁 普萘洛尔	地高辛 普鲁卡因胺 N-乙酰普鲁长因酰胺	其他	左旋多巴	金刚烷胺 氯磺丙脲 西咪替丁 雷尼替丁 甲氨蝶呤
	茶碱				

注:*根据大多数研究的结果;+:示只在男性老年人中;++:示一羟利司培酮是其活性代谢产物。

总之,老年人肾功能减退,血浆半衰期延长,用药剂量应减少,给药间隔应适当延长,特别是以原形排泄、治疗指数窄的药物,如地高辛、氨基糖苷类抗生素无需引起注意。老年人如失水、低血压、心力衰竭或其他病变时,可进一步损害肾功能,故用药更应谨慎,最好能监测血药浓度。

二、老年人药效学特点

老年药物效应动力学(pharmacodynamics in the elderly)简称老年药效学,是研究药物对老年机体的作用及其机制的科学。老年药效学改变是指机体效应器官对药物的反应随年龄增长而发生的改变。老化对药物效应的影响见表 13－2。

表 13－2　老化对药物效应的影响

药物类别	药物	作用	老化的影响
止痛药	阿司匹林	急性胃十二指肠黏膜损伤	无变化
	吗啡	急性止痛作用	增加
	喷他佐辛	止痛作用	增加
精神活性药品	地西泮	镇静作用	明显增加
	替马西泮	精神运动作用,镇静作用	增加
	三唑仑	镇静作用	无变化
	氟哌啶醇	急性镇静作用	降低
	苯海拉明	精神动力功能	无变化
心血管药	腺苷	心率效应,血管扩张	无变化
	血管紧张素Ⅱ	血压增加	增加
	地尔硫䓬	急性抗高血压作用	增加
	非洛地平	抗高血压作用	增加
	维拉帕米	急性抗高血压作用	增加
	依那普利	急性抗高血压作用	增加
	哌唑嗪	急性抗高血压作用	无变化
	多巴胺	增加肌酐廓清	降低
	组胺	血管扩张	无变化
	异丙肾上腺素	变速作用	降低
		喷射分数	降低
		血管扩张	降低
	硝酸甘油	血管扩张	无变化
	去甲肾上腺素	急性血管收缩	无变化
	去氧肾上腺素	急性高血压作用	无变化
		急性血管收缩	无变化
	普萘洛尔	变速作用	降低
	噻吗洛尔	变速作用	无变化
支气管扩张剂	沙丁胺醇	支气管扩张	增加
	异丙托溴胺	支气管扩张	降低
利尿药	布美他尼	利尿和钠排泄	降低
	多巴胺	肌酐廓清	降低
	呋塞米	高峰利尿效应的延缓和强弱	降低
抗凝血药	肝素	激活部分凝血活酶时间	无变化
	法华林	凝血酶原时间	增加
口服降糖药	格列本脲	慢性降血糖作用	无变化
	甲苯磺丁脲	急性降血糖作用	降低
其他	阿托品	胃排空减少	无变化
	左旋多巴	由于不良反应,剂量限制	增加
	甲氧氯普胺	镇静作用	无变化

（一）老年药效学改变的特点之一

对大多数药物的敏感性增高、作用增强。

1. 对中枢神经系统药物的敏感性增高　老年人脑萎缩，脑神经细胞数目减少，脑血流量减少，导致中枢神经系统功能减退。中枢抑制药的作用增强，如服用巴比妥类催眠药后，常见兴奋躁狂或次晨的宿醉现象；吗啡的镇痛作用时间显著地长于青年人，呼吸更易抑制；地西泮引起的醒后困倦或定位不准反应；中枢抑制性降压药利舍平或氯丙嗪、抗组胺药及皮质激素等引起明显的精神抑郁和自杀倾向；氨基糖苷类抗生素、依他尼酸易致听力损害等。老年人有缺氧、发热等情况时更为明显，故老年人出现精神紊乱首先应排除中枢神经系统药物所致。

2. 对抗凝血药物的敏感性增高　老年人肝合成凝血因子的能力减退，血管发生退行性病变，止血反应减弱，故对肝素和口服抗凝血药物非常敏感，一般治疗剂量的抗凝血药可引起持久凝血障碍，并有自发性内出血的危险。

3. 对利尿药、降压药的敏感性增高　老年人每搏心输出量、心脏指数及动脉顺应性下降，总外周阻力上升，压力感受器的敏感性降低，对缺氧、儿茶酚胺等刺激的反应明显下降，对 β 受体激动药和阻断药反应性均降低，应用降压药、肾上腺素能神经拮抗、血管扩张药、左旋多巴、三环类抗抑郁药、吩噻嗪类易引起直立性低血压，其发生率与严重程度均较青壮年高。

（二）老年药效学改变的特点之二

它是对少数药物的敏感性降低，药物耐受性下降。具体表现如下：

1. 多药合用耐受性明显下降　老年人单一用药或少数药物合用的耐受性比多药合用好，如利尿药、镇静药、安眠药各一种并分别服用，耐受性较好，能各自发挥预期疗效。但若同时服用，则患者不易耐受，易出现直立性低血压。

2. 对易引起缺氧的药物耐受性差　因为老年人呼吸系统、循环系统功能降低，应尽量避免使用这类药物。如哌替啶对呼吸有抑制作用，禁用于患有慢性阻塞性肺气肿、支气管哮喘、肺源性心脏病等的患者，慎用于老年患者。

3. 对排泄慢或易引起电解质失调的药物耐受性下降　老年人由于肾脏调节功能和酸碱代偿能力较差，输液时应随时注意调整，对于排泄慢或易引起电解质失调药物的耐受性下降，故使用剂量宜小，间隔时间宜长，还应注意检查药物的肌酐清除率。

4. 对肝脏有损害的药物耐受性下降　老年人肝功能下降，对利舍平及异烟肼等损害肝脏的药物耐受力下降。

5. 对胰岛素和葡萄糖耐受力降低　老年人对胰岛素和葡萄糖的耐受力下降，大脑对低血糖的耐受力亦差，在使用胰岛素时，易引起低血糖反应或昏迷。因此，要教会老年糖尿病患者和家属识别低血糖的症状，随身携带糖果、饼干和糖尿病卡，便于发生意外时的救治。

三、老年人用药原则

1985 年，WHO 在肯尼亚首都内罗毕召开了合理用药专家会议，并将合理用药定义为："合理用药要求患者接受的药物适合其临床需要，药物剂量应符合患者的个体化要求，疗程适当，药物对患者及其社区最为低廉。"一般认为，合理用药包含 3 个基本要素：安全、有效和经济。老年人由于各器官贮备功能及身体内环境稳定性随年龄而衰退，因此，对药物的耐受程度及安全幅度均明显下降。据有关资料统计，在 41～50 岁的患者中，药物不良反应（adverse drug reaction，ADR）的发生率是 12%，80 岁以上的患者上升到 25%。我国中南大学湘雅二医院老年病学临床教研室主任蹇在金教授推荐老年人用药五大原则可作为临床合理用药的指南。

(一)受益原则

受益原则首先要求老年人用药要有明确的适应证。其次,要求用药的受益/风险比值＞1。只有治疗益处大于风险的情况下才可用药。有适应证而用药的受益/风险比值＜1者,不用药,但可选择疗效确切而毒副作用小的药物。例如,无危险因素的非瓣膜性房颤的成年人,每年抗凝治疗并发出血的比率约1.3%,而未采用抗凝治疗者每年发生脑卒中的比率为0.6%,因此,对这类患者不需抗凝治疗。又如对于老年人的心律失常,如果既无器质性心脏病,又无血流动力学障碍时,长期服用抗心律失常药物可使死亡率增加。因此,应尽可能不用或少用抗心律失常的药物。选择药物时要考虑到既往疾病及各器官的功能情况,对有些病症可以不用药物治疗则不要急于用药,如失眠、多梦老年人,可通过避免晚间过度兴奋的因素包括抽烟、喝浓茶等来改善。例如,老年重症肺炎患者,根据痰的细菌学培养,已同时多种针对革兰阳性菌和革兰阴性菌的抗生素,病情仍然控制不好,这时是否选用利奈唑胺,必须权衡利弊,因为利奈唑胺可以引起血小板严重减少。

(二)5种药物原则

许多老年人多病共存,老年人平均患有6种疾病,常常多药合用,根据某医院对500位住院老年患者的调查,在这些患者中,平均每位患者每天用药8~9种,有1/3的患者用药量在10种以上,最多的高达25种。过多使用药物不仅增加经济负担、依从性降低,而且还增加药物相互作用。有文献资料表明,老年人同时1种药物合用可使药物相互作用增加6%;同时服用5种药物发生不良反应的比例为18.6%;同时服用6种以上药物发生不良反应的比例高达81.4%;同时服用8种药物增加100%。并非所有药物的相互作用都能引起ADR,但无疑会增加潜在的危险性。40%非卧床老年人处于药物相互作用的危险之中,其中27%的老年人处于严重危险阶段。联合用药品种愈多,药物不良反应发生的比例愈高。用药品种要少,最好5种以下,治疗时先急后缓。

执行5种药物原则要注意:①了解药物的局限性,许多老年疾病无相应有效的药物治疗,若用药过多,ADR的危害反而大于疾病本身。②抓主要矛盾,选主要药物治疗。凡疗效不明显、耐受差、未按医嘱服用药物应考虑终止,病情不稳定可适当放宽,病情稳定后要遵守5种药物原则。③选用具有兼顾治疗作用的药物,如高血压合并心绞痛者,可选用β受体阻滞剂及钙拮抗剂;高血压合并前列腺肥大者,可用α受体阻滞剂。④重视非药物治疗。⑤减少和控制服用补药。老年人并非所有自觉症状、慢性病都需药物治疗,如轻度消化不良、睡眠欠佳等,只要注意饮食卫生,避免情绪波动均可避免用药。治疗过程中若病情好转、治愈或达到疗程时应及时减量或停药。

(三)小剂量原则

老年人用药量在中国药典规定为成人量的3/4;一般开始用成人量的1/4~1/3,然后根据临床反应调整剂量,至出现满意疗效而无ADR为止。剂量要准确适宜,老年人用药要遵循从小剂量开始逐渐达到适宜于个体的最佳剂量。有学者提出,从50岁开始,每增加1岁,剂量应比成人药量减少1%,60~80岁应为成人量的3/4,80岁以上为成人量的2/3即可。只有把药量掌握在最低有效量,才是老年人的最佳用药剂量。老年人用药剂量的确定,要遵守剂量个体化原则,主要是根据老年人的年龄、健康状况、体重、肝肾功能、临床情况、治疗反应等进行综合考虑。

（四）择时原则

择时原则即选择最佳时间服药。根据时间生物学和时间药理学的原理，选择最合适的用药时间进行治疗，以提高疗效和减少毒副作用。因为许多疾病的发作、加重与缓解都具有昼夜节律的变化。例如，夜间容易发生变异性心绞痛、脑血栓和哮喘，类风湿关节炎常在清晨出现关节僵硬等；药代动力学也有昼夜节律的变化。因此，进行择时治疗时，主要根据疾病的发作、药代动力学和药效学的昼夜节律变化来确定最佳用药时间。对消化道具刺激性的如四环素类抗生素、铁剂等一般是在饭后给药，但健胃药、利胆药、抗酸药、胃肠解痉药、驱肠虫药、盐类泻药等宜在饭前服用。掌握最佳时间的用药，是提高药物疗效和减少不良反应的重要措施，老年糖尿病患者的胰岛素治疗，格列本脲（优降糖）、格列喹酮（糖适平）在饭前半小时用药，二甲双胍应在饭后用药，阿卡波糖（拜糖平）与食物同服，降血糖作用强。对需长期应用皮质激素，待病情控制后，宜将 2 天的给药总量于隔日上午 6：00～8：00 一并给予，既可填补皮质激素每日分泌高峰后出现的低谷期，又可减少对肾上腺皮质功能的抑制，疗效好、不良反应亦较少治疗变异型心绞痛宜睡前用长效钙拮抗剂，治疗劳力型心绞痛应早晨用长效硝酸盐、β阿卡波糖受体阻滞剂及钙拮抗剂。

（五）暂停用药原则

老年人在用药期间，应密切观察，一旦出现新的症状，应考虑为药物的不良反应或是病情进展。前者应停药，后者则应加药。对于服药的老年人出现新的症状，停药受益可能多于加药受益。因此，暂停用药是现代老年病学中最简单、有效的干预措施之一。

四、老年人常见药物不良反应及原因

（一）老年人常见药物不良反应

药物不良反应（advense drug reaction，ADR）是指在正常用量情况下，由于药物或药物相互作用而发生意外，与防治目的无关的不利或有害反应，包括药物不良反应、毒性作用、变态反应、继发反应和特异性遗传素质等。老年人常见的药物不良反应有以下几种。

1. 精神症状　老年人的脑血流量减少，脑内酶活性减弱，或因年龄增加影响一些受体数量与结合力，或因神经介质受体的改变，因此药物小剂量时可起治疗作用，常规剂量即可引起较强的药理反应。中枢神经系统尤其大脑最易受药物作用的影响。老年人中枢神经系统对某些药物的敏感性增高，可引起精神错乱、抑郁和痴呆等，如吩噻嗪类、洋地黄、降压药和吲哚美辛等可引起老年抑郁症；中枢抗胆碱药安坦，可致精神错乱；老年痴呆患者使用中枢抗胆碱药、左旋双巴或金刚烷胺，可加重痴呆症状。

2. 体位性低血压　老年人血管运动中枢的调节功能没有青年人灵敏，压力感受器发生功能障碍，即使没有药物的影响，也会因为体位的突然改变而出现头晕。使用降压药、三环抗抑郁药、利尿剂和血管扩张药时，易发生直立性低血压，因此，在使用这些药物时应特别注意。70 岁以上的老人选用降压药时，首先要考虑到其不良反应，如美卡拉明、哌唑嗪的降压作用虽强大，但易引起直立性低血压及头昏、眩晕甚至晕厥的症状，故老年人应避免使用。

3. 耳毒性　老年人由于内耳毛细胞数目减少，听力有所下降，易受药物的影响，而产生前庭症状和听力下降。年老体弱者应用氨基糖苷类抗生素和多黏菌素可致听神经损害。前庭损害的主要症状有眩晕、头痛、恶心和共济失调，出现耳鸣、耳聋等症状预示可能有耳蜗损害。

由于毛细胞损害后难以再生,故可产生永久性耳聋,所以老年人使用氨基糖苷类抗生素时应减量,最好避免使用此类抗生素和其他影响内耳功能的药物。

4.尿潴留　三环抗抑郁药和抗帕金森病药有副交感神经阻滞作用,老年人使用这类药物可引起尿潴留,而伴有前列腺增生及膀胱颈纤维组织增生的老年人尤易发生,所以在使用三环抗抑郁药时,开始应以小剂量分次服用,然后逐渐加量。患有前列腺增生的老年人,服用呋塞米(速尿)、依他尼酸(利尿酸)等强效利尿剂可引起尿潴留,在使用时应加以注意。老年患者伴有前列腺肥大者在应用利尿剂后易出现急性尿潴留,因此,老年患者使用利尿剂最好选用中效、弱效利尿剂,如氢氯噻嗪、氨苯蝶啶等。

5.药物中毒　老年人各个重要器官的生理功能减退,60岁以上老年人的肾脏排泄毒物的功能比25岁时下降20%,70~80岁时下降40%~50%。60岁以上老年人的肝脏血流量比年轻时下降40%,解毒功能也相应降低。据多数文献报道,引起药物性肝损害的药物第1位是抗结核药,主要有异烟肼、利福平和吡嗪酰胺,以利福平多见。尤其是3种药联合应用时,占药物性肝损害约38.6%。利福平为药酶诱导剂,能增强微粒体酶的活性,促进异烟肼水解,增加中间代谢产物乙酰化异烟肼,直接损伤肝细胞。第2位是中草药(有的报告占第1位),占肝损害的21%~33%。人们普遍认为中药系纯天然植物,无毒性,多因皮肤病、风湿病、肾病、骨关节病及其他一些疾病服用中药汤剂、中成药、偏方所致,甚至因服用保健品而引起。不能不引起临床医生和广大民众的高度重视,不能自服偏方或验方,更不能大剂量、长期服用,其次为抗生素、抗肿瘤药,以及免疫抑制剂、抗真菌药、抗精神病药、抗甲状腺功能亢进药。因此,老年人用药容易中毒。肾毒性大的药物,如氨基糖苷类、万古霉素等尤应慎用。老年人由于易感病原菌种类的不同,常应用高效、广谱抗生素,疗程较长时应注意监测肝、肾及造血功能,并注意防止二重感染。

(二)老年人服用危险性增高的药物

老年人由于各器官组织结构与生理功能出现退行性改变,服用某些药物中毒的危险性增加。欧洲有关方面研究表明,20%家庭护理的老年患者使用了至少一种不适当处方。基于客观标准的明确方法,目前评价不适当处方的最佳方法还没有确定,其中应用最广泛的是Beers标准。Beers标准是由美国老年医学专家Mark H. Beers在1991年提出的。通常认为老年人使用了该标准中的药是不恰当的,因为使用这些药物的风险可能大于获益。Beers标准已经被多个国家和医疗机构使用,成为评价潜在不适当用药(potentially inappropriate medication,PIM)最广泛的和可以接受的标准。一项美国研究显示,493971名住院患者,49%的患者至少使用了Beers标准中的一种药物,6%的患者使用了3种或3种以上不适当用药,最常使用的药物是异丙嗪、苯海拉明和丙氧酚。老年人服用属于高危险性的常见药物见表13-3。与老年人疾病和生理状况无关的不合理用药标准见表13-4。特定疾病和生理状态下的老年人不合理用药标准见表13-5。

表 13-3　老年人服用的危险性增高的药物

药物类别	药物	高危险因素
止痛药	吲哚美辛	目前所有非甾类固醇消炎药(NSAID)中,吲哚美辛引起的中枢神经系统不良反应如头痛、眩晕等,最为严重
	保泰松	保泰松可引起抑制骨髓而致粒细胞减少,甚至再生障碍性贫血
	哌替啶	哌替啶不是有效的口服止痛药,与其他阿片类药比较,有许多的缺点
	喷他佐辛	喷他佐辛是阿片受体的激动剂,可引起许多中枢神经系统不良反应(如神志模糊、幻觉等),且比其他阿片类药常见
镇静催眠药	苯二氮䓬类	老年人对苯二氮䓬类药敏感性增加。较小剂量才是有效、安全的,如阿普唑仑 2mg,劳拉西泮 2mg,奥沙西泮 60mg,替马西泮 15mg,三唑仑 0.25mg 氯氮䓬、地西泮、氟西泮和硝西泮在老年人中的半衰期长,造成镇静作用延长,增加老年人跌倒和骨折的危险
	巴比妥类	在老年人中用药,巴比妥类比其他大多数镇静催眠药引起更多的不良反应,且极易成瘾,除非为了控制惊厥,否则慎用
	苯海拉明	苯海拉明是一种很强的抗胆碱能药,老年人用药后易引起长时间的呆滞或头晕等,通常不作为安眠药
	甲丙氨酯	甲丙氨酯是非苯二氮䓬类的抗焦虑药,老年人长期使用可成瘾,须逐渐减量停药
抗抑郁药	阿米替林多塞平(多虑平)	有强的抗胆碱作用的镇静作用,在老年人中很少选用为抗抑郁药
	丙米嗪	
心血管药物	地高辛	在老年人中地高辛经肾脏排泄减少,易引起药物蓄积
	双嘧达莫	双嘧达莫在老年人中使用常引起直立性低血压
	丙吡胺	丙吡胺在所有抗心律失常药物中,具有最强的负性收缩力作用,在老年人中使用可导致心力衰竭
	甲基多巴	甲基多巴可引起心动过缓,在老年人中可促发抑郁症
	利舍平	利舍平可引起老年人抑郁症、镇静作用和直立性低血压
胃肠解痉药	颠茄生物碱莨菪碱	胃肠解痉药具有高度抗胆碱能作用,老年人易引起中毒,其有效剂量老年人不一定能够耐受
抗组胺药	溴苯那敏 氯苯那敏 曲吡那敏 苯海拉明 噻庚啶 溴马秦 羟嗪 异丙嗪	许多抗组胺药有很强的抗胆碱能作用,所以老年要选用较安全的替代药
降血糖药	氯磺丙脲	氯磺丙脲在老年人中半衰期延长,能引起持久的、严重的低血糖

表 13－4　与老年人疾病和生理状况无关的老年人不合理用药标准

药物类别和名称	不宜在老年人中使用的原因	严重等级（高危或低危）
丙氧芬和含其成分药物	镇痛作用优于对乙酰氨基酚,但也有其他麻醉药物的不良反应	低危
吲哚美辛	在非甾体抗炎药中,对中枢神经系统产生不良影响最严重	高危
喷他佐辛	为麻醉止痛药物,既是激动剂也是拮抗剂,可导致更多的中枢神经系统不良反应,包括混乱和幻觉,比其他麻醉药品更普遍	高危
三甲氧苯扎胺	为最有效的止吐药物之一,可引起锥体外系不良反应	高危
肌肉松弛药和解痉药:美索巴莫,异丙基甲丁双脲,氯唑沙宗,美他沙酮,环苯扎林和奥昔布宁,不包括缓释奥昔布宁	老年患者对大多数肌肉松弛药和解痉药物的耐受性差,因其可引起抗胆碱能的不良反应:镇静、疲劳,此外,老年患者能耐受的有效剂量还值得商榷	高危
氟西泮	在老年患者体内半衰期长(通常为数天),产生长期镇静作用和增加跌倒及骨折的发生率。而中短效的苯二氮䓬类药物是可选择的	高危
阿米替林,氯氮䓬－阿米替林复合剂,奋乃静－阿米替林复合剂	因其强大的抗胆碱能和镇静作用,阿米替林很少作为老年患者的首选抗抑郁药	高危
多塞平	因其强大的抗胆碱能和镇静作用,多塞平很少作为老年患者的首选抗抑郁药	高危
甲丙氨酯	其为高度成瘾性的镇静、抗焦虑药。患者长时间使用可能会成瘾,需缓慢撤药	高危
高剂量的短效苯二氮䓬类安眠药:劳拉西泮＞3mg,奥沙西泮＞60mg,阿普唑仑＞2mg,替马西泮＞15rag,和三唑仑＞0.25mg 以上时	由于老年患者对苯二氮䓬类敏感性增加,小剂量安全有效。每日总剂量不应超过建议的最大量	高危
长效苯二氮䓬类:氯氮䓬,氯氮䓬－阿米替林复合剂,可利啶－氯氮䓬复合剂,地西泮,夸西泮(四氟硫安定),哈拉西泮和氯氮䓬盐	在老年患者体内半衰期(通常为数天),可产生长期镇静作用、还可增加跌倒及骨折的发生率。如必须使用,中短效的苯二氮䓬类药物是首选	高危
丙吡胺	在所有抗心律失常药物中其副作用最强,可引起老年患者心脏衰竭,它还是强抗胆碱能药,因此老年患者宜选用其他抗心律失常药物	高危
地高辛(不应超过＞0.125mg/d,治疗房性心律失常时除外)	肾脏清除率下降,引起毒性反应的风险增加	低危
短效双嘧达莫	可引起直立性低血压	低危
甲基多巴和甲基多巴－氢氯噻嗪复合剂	可引起心动过缓,还能加剧老年患者抑郁症	高危
利舍平(剂量＞0.25mg)	可引起抑郁症、阳痿、镇静、体位性低血压	低危
氯磺丙脲	在老年患者体内半衰期长,还能引起长时间的低血糖。此外,它是唯一可引起抗利尿激素分泌异常综合征的口服降糖药	高危
胃肠道解痉药:双环胺、莨菪碱、溴丙胺太林(普鲁本辛)、颠茄碱和可利啶－氯氮䓬复合剂	胃肠解痉药物具有强的抗胆碱作用,其疗效在能耐受的剂量下也是不确定的,这些药物应避免使用(尤其是长期使用)	高危

(续表)

药物类别和名称	不宜在老年人中使用的原因	严重等级（高危或低危）
抗胆碱药和抗组胺药：氯苯那敏（扑尔敏）、苯海拉明、羟嗪、赛庚啶、异丙嗪、曲吡那敏、右氯苯那敏	所有非处方和一些处方抗组胺药可能具有强大的抗胆碱能作用，治疗老年患者过敏性反应时非抗胆碱能的抗组胺药应首选	高危
苯海拉明	可引起精神错乱和镇静，不用于催眠，当用于处理紧急过敏反应时宜使用尽可能小的剂量	高危
氢化麦角胺和环扁桃酯	在剂量研究中其有效性尚未证实	低危
硫酸亚铁＞325mg/d	剂量＞325mg/d吸收量没有显著增加，但便秘的发病率增加	低危
所有的巴比妥类（除苯巴比妥）类药物（除外控制癫痫发作）	均具有高度成瘾性，和大多数镇静催眠药物比在老年患者中更易引起不良反应	高危
盐酸哌替啶	不是一个有效的常用口服镇痛药，可引起精神错乱，还具有其他麻醉药品的不良反应	高危
噻氯匹定	在抗凝方面不优于阿司匹林，可能还有更大的毒性。有更安全、有效的替代品	高危
酮咯酸	应避免老年人中短期和长期使用，因为有相当数量的无症状胃肠道病变	高危
苯丙胺和治疗厌食症的药物	这些药物具有潜在的成瘾性，还可引起高血压、心绞痛、心肌梗死	高危
长期足量使用，半衰期较长，非COX酶选择性非甾体类抗炎药：萘普生、奥沙普秦和吡罗昔康	可引起胃肠道出血、肾功能衰竭、高血压和心力衰竭	高危
日常使用氟西汀	其半衰期长，可过度刺激中枢神经系统而引起睡眠障碍，加剧焦虑	高危
长期使用兴奋剂泻药：比沙可啶、药鼠李皮和蓖麻油制剂（不包括与阿片类镇痛药同时使用）	可加剧肠功能紊乱	高危
胺碘酮	可引起QT间期延长和尖端扭转型室性心动过速	高危
奥芬那君	与更安全的替代品相比可引起更强的镇静和抗胆碱能不良反应	高危
胍乙啶	可引起体位性低血压，有更安全的替代品	高危
胍那决尔	可引起体位性低血压	高危
环扁桃酯	缺乏疗效	低危
盐酸苯氧丙酚胺	缺乏疗效	低危
呋喃妥因	有潜在的肾功能损害，有更安全的替代品	高危
多沙唑嗪	有潜在低血压、口干、泌尿系问题	低危
甲睾酮	可引起前列腺增生和心脏病	高危
硫利达	更易引起中枢神经系统和锥体外系不良反应	高危
美索哒嗪	可引起中枢神经系统和锥体外系不良反应	高危

（续表）

药物类别和名称	不宜在老年人中使用的原因	严重等级（高危或低危）
短效硝苯地平	可引起低血压和便秘	高危
可乐定	可引起体位性低血压和中枢神经系统不良反应	低危
矿物油	疗效和安全性尚不明确，有更安全的替代品	高危
西咪替丁	中枢神经系统不良反应，包括精神错乱	低危
依他尼酸	可引起高血压和体液平衡紊乱，有更安全的替代品	低危
干粉状甲状腺制剂	应关注对心脏的影响，有更安全的替代品	高危
苯丙胺类（不包括盐酸哌甲酯和食欲抑制剂）	可兴奋中枢神经系统	高危
口服激素	有证据证明在老年妇女可致癌（乳腺癌和子宫内膜癌），还易使心脏失去保护	低危

表13-5 特定疾病和生理状态下的老年人不合理用药标准

疾病和生理状态	药物的类别和名称	不宜在老年人使用的原因	严重等级（高和低）
心力衰竭	丙吡胺、高钠含量有药物〔钠和钠盐（海藻酸钠碳酸氢盐，二磷酸盐，柠檬酸盐，磷酸盐，水杨酸盐，一硫酸盐）〕	负性肌力作用。有可能加重水肿，使心脏衰竭恶化	高
高血压	盐酸苯丙醇胺（2001年撤出市场），伪麻黄碱，减肥药和安非他明	可能引起交感神经亢进，继而使自血压升高	高
胃或十二指肠溃疡	非甾体类抗炎药和阿司匹林>325mg（昔布类除外）	可使原有溃疡加重或产生新的溃疡	高
惊厥或癫痫	氯氮平，氯丙嗪，硫利达嗪和替沃噻吨	可降低癫痫阈值	高
血液凝固或回流障碍	阿司匹林抗凝治疗，非甾体类抗炎药，双嘧达莫（潘生丁），噻氯匹定和氯吡格雷	可以延长凝血时间，提高国际标准化比率（INR）值或抑制血小板聚焦，增加潜在的出血风险	高
膀胱颈梗阻	抗胆碱药和抗组胺药，胃肠道解痉药，肌肉松弛剂，奥昔布宁，黄酮哌酯，抗胆碱药物，抗抑郁药，减充血剂和托特罗定	可使尿流减慢，导致尿潴留	高
应力性尿失禁	α受体阻断药（多沙唑嗪、特拉唑嗪），抗胆碱药，三环抗抑郁药（盐酸丙咪嗪、盐酸多塞平、盐酸阿米替林）和长效苯二氮䓬类	可引起多尿及尿失禁恶化	高
心律失常	三环抗抑郁药（盐酸丙咪嗪、盐酸多塞平、盐酸阿米替林）	因可致心律失常发作还能引起QT间期的变化	高
失眠	减充血剂，茶碱，哌甲酯，单胺氧化酶抑制剂和安非他明	因为其对中枢神经系统的刺激作用应引起注意	高
帕金森病	甲氧氯普胺，常规抗精神病药物和他克林	因为它们的抗多巴宁/胆碱能作用应引起关注	高
认知障碍	巴比妥类，抗胆碱药物，解痉药和肌肉松弛剂，中枢神经兴奋剂：右苯丙胺、哌醋甲酯、甲基苯丙胺和匹莫林	因为中枢神经系统的改变应引起关注	

（续表）

疾病和生理状态	药物的类别和名称	不宜在老年人使用的原因	严重等级（高和低）
抑郁	长期使用苯二氮䓬,交感神经阻滞剂:甲基多巴、利血平和胍乙啶	可引起抑郁症或使抑郁症加剧	高
厌食和营养不良	中枢神经兴奋剂:右旋苯丙胺、哌醋甲酯、甲基苯丙胺、匹莫林、与氟西汀	因有抑制食欲的作用应引起注意	高
晕厥或跌倒	短效、中效苯二氮䓬类和三环抗抑郁药（盐酸丙咪嗪、盐酸多塞平、盐酸阿米替林）	可能引起共济失调、精神运动性障碍、晕厥、跌倒	高
抗利尿激素分泌失调综合征/低钠血症	选择性5-羟色胺再摄取抑制剂:氟西汀、西酞普兰、氟伏沙明、帕罗西汀和舍曲林	可能会加剧或引起抗利尿激素分泌失调综合征	高
癫痫	安非他酮	可降低癫痫阈值	高
肥胖	奥氮平	能刺激食欲,增加体重	低
慢性阻塞性肺病	长效苯二氮䓬类:氯氮䓬、氯氮䓬(利眠宁)-阿米替林复合剂、可利啶-氯氮䓬、地西泮、夸西泮、哈拉西泮和二钾氯氮䓬小受体阻断药:普萘洛尔	中枢神经系统的不良反应,可能会加剧或引起呼吸抑制	高
慢性便秘	钙通道阻滞剂,抗胆碱药物和三环抑郁药（盐酸丙咪嗪、盐酸多虑平和盐酸阿米替林）	可加重便秘	低

（三）老年人药物不良反应发生率高的原因

老年人由于药物代谢动力学的改变,各系统、器官功能及代偿能力衰退,机体耐受性降低、患病率上升,对药物的敏感性发生变化,药物不良反应发生率增高。据统计表明,50~60岁患者的药物不良反应发生率为14.14%,61~70岁为15.17%,71~81岁为18.13%,80岁以上为24.10%。老年人药物不良反应发生率高的原因如下。

1. 多重用药　多重用药是老年患者 ADR 最重要的危险因素,随着用药数目增加,ADR呈指数上升,现已确认,老年人药物不良反应的发生率与用药品种呈正相关。据统计,同时用药5种以下者,药物不良反应发生率为6%~8%,同时用6~10种时升至40%,同时用15~20种以上时,发生率升至70%~80%。其次是女性、低体质量和肝肾功能减退;再次是多病共存、依从性降低等。在多因素分析中,年龄并不是 ADR 的独立危险因素,其危险主要来自与年龄相关的因素,如增龄性变化、多种慢性疾病、医疗保健服务体系和不合理用药。老年人常患多种疾病,接受多种药物治疗,易产生药物的相互作用。

2. 老年药物代谢动力学改变　老年人肝、肾功能减退,药物代谢减慢、排泄减少,药物半衰期延长,ADR 增加。老年患者白蛋白降低,结合型药物减少,游离型药物增加,故 ADR 发生率升高。老年人所用药物在血液和组织内的浓度发生改变,导致药物作用增强或减弱,在药效欠佳时,临床医师常加大剂量,使老年药物不良反应发生率增高。

3. 老年药效学改变　老年人机体内环境稳定性减退,中枢神经系统对某些药物特别敏感,镇静药易引起中枢过度抑制;老年人免疫功能下降,使药物变态反应发生率增加。

4. 滥用非处方药　有些老年人常因缺乏医药知识,擅自服用、滥用滋补药、保健药、抗衰老药和维生素,用药的次数和剂量不当,易产生药物不良反应。据报道,服用过量维生素 E 可致恶心、呕吐及免疫功能下降等。过量服用维生素 C 能破坏食物中的维生素 B_{12},干扰维生素

A 的利用。另外,如阴虚火盛者服用人参,不但不能获得疗效,还可能出现便秘、流鼻血等症。

5.药物－疾病相互作用　老年患者多病共存,药物可以导致疾病恶化或功能异常。阿尔茨海默病患者应用抗胆碱能药和利尿剂治疗可出现神志模糊和谵妄;慢性肾功能不全者使用非甾体消炎药、氨基糖苷类、造影剂可诱发急性肾衰竭。

6.药物－药物相互作用　老年患者多重用药,增加了药物之间的相互作用。同时使用 2 种药物易发生药物之间相互作用的概率为 6%,5 种为 50%,8 种为 100%。虽然并非所有药物相互作用都能导致 ADR,但这种潜在的危险性无疑是增加的。如阿司匹林与华法林合用,前者可使后者从白蛋白中置换出来,增加抗凝作用,导致出血;β受体阻断药和地尔硫草合用可加重心脏传导阻滞或心力衰竭。

7.用药依从性差　WHO 对用药依从性的定义是患者服药行为与医务人员推荐的符合程度。用药依从性差的形式包括药品用完没有及时补充、擅自停药和不按医嘱服药。国内研究表明,用药顺应性差在老年人中的发生率是 40%～80%(平均为 50%),据 Smith 等统计,非住院患者对用药的依从性为 50%～65%,而此比例在老年非住院患者中就占 40%～75%。导致用药顺应性差的原因包括药品费用高而承担不起、产生了药物不良反应、无法阅读说明书、对药品缺乏全面信息、独居、文化程度低、抑郁症和痴呆患者等。目前有限的回顾性研究表明,用药依从性差与医疗费用和药物不良反应的增加有关,约 10%的老年患者入院原因是顺应性差。

五、老年人安全用药注意事项

随着年龄增长,老年人记忆力减退,学习新事物的能力下降,对药物的治疗目的、服药时间、服药方法常不能正确理解,影响用药安全和药物治疗的效果。因此,指导老年人正确用药是护理人员的一项重要服务。

(一)全面评估老年人用药情况

1.用药史　详细评估老年人的用药史,建立完整的用药记录,包括既往和现在的用药记录、药物的过敏史、引起不良反应的药物、老年人对药物的了解情况,询问患者如何获得药品以及如何服用药品。

2.各系统老化程度　仔细评估老年人各脏器的功能情况,如肝、肾功能的生化指标。

3.服药能力和作息时间　包括视力、听力、阅读能力、理解能力、记忆力、吞咽能力、获取药物的能力、发现不良反应的能力和作息时间。

4.心理－社会状况　了解老年人的文化程度、饮食习惯、家庭经济状况、个人生活习惯,是否吸烟、饮酒、喝咖啡等,对当前治疗方案和护理计划的了解、认识程度和满意度,家庭的支持情况,是否对药物有依赖、期望、恐惧等心理。

(二)密切观察和预防药物不良反应

老年人药物不良反应发生率高,护理人员要密切观察和预防药物的不良反应,提高老年人的用药安全。

1.密切观察药物不良反应　要注意观察老年人用药后可能出现的不良反应,并及时处理。如对使用降压药的老年患者,要注意提醒其起床时动作要缓慢,不要突然由坐卧改为直立位,避免体位性低血压。

2.注意观察药物矛盾反应　老年人用药后容易出现药物矛盾反应,即药物在应用过程中出现的与其作用完全相反的矛盾现象。如用硝苯地平治疗心绞痛反而加重心绞痛,甚至诱发心律失常,所以在用药后要细心观察,一旦出现不良反应则及时停药,并就诊,根据医嘱改服其他药物,保留剩药。

3.用药从小剂量开始 用药一般从成年人剂量的1/4开始,逐渐增大至1/3→1/2→2/3→3/4,同时要注意个体差异,治疗过程中要求连续性的观察,一旦发现不良反应,及时协助医生处理。

4.选用便于老年人服用的药物剂型 一般情况下,老年人需要长期服药时,最好选用口服给药,同时避免重复给药。另外,老年人用药应从小剂量开始,然后逐渐达到个体的最适应量。对吞咽困难的老年人不宜选用片剂、胶囊制剂,宜选用液体剂型,如冲剂、口服液等,必要时也可选用注射给药。胃肠功能不稳定的老年人不宜服用缓释剂,因为胃肠功能的改变影响缓释药物的吸收。

5.规定适当的服药时间和服药间隔 根据老年人的服药功能、生活习惯,给药方式尽可能简单,当口服药物与注射药物疗效相似时,则采用口服给药。由于许多食物和药物同时服用会导致彼此的相互作用而干扰药物的吸收,如含钠基或碳酸钙的制酸剂不可与牛奶或其他富含维生素 D 的食物一起服用,以免刺激胃液过度分泌或造成血钙或血磷过高。多数口服药物可在餐后服用,尤其是对消化道有不良反应的药物,如铁剂、某些抗菌药等。有些药物要求在餐前服用,如健胃药、助消化药等。有些药物要求在空腹或半空腹服用,如驱虫药、盐类泻药等。此外,服药间隔对治疗效果影响也较大,如果给药间隔过长达不到治疗效果,而频繁地给药又容易引起药物中毒。因此,在安排服药时间和服药间隔时,既要考虑老年人的作息时间又应保证有效的血药浓度。

6.注意药物相互作用,防止不良反应发生 老年人要选择疗效确切,对肝、肾功能损害都较小的药物。如病情需多种药物联合应用时,应注意其毒性有无相加,尽可能避免其不良反应。如普萘洛尔与降糖药合用,可加重低血糖反应,而且普萘洛尔能掩盖急性低血糖症状,危险性更大。因此老年人用药要抓主要矛盾,尽可能减少服药种类。并用药物配伍不合理举例如下:①药理性配伍禁忌,临床较常见,如维生素 C＋胰岛素;维生素 C＋肌苷;维生素 C＋三磷酸腺苷。维生素 C 为酸性药物,可使胰岛素、肌苷等药物效价明显降低或消失。同样,中草药制剂加入其他药物也不合适,一些药物在 pH＜6.8 的水溶液中极不稳定,因此应尽量分开应用,避免同时使用。②并用药物过多,3 种药物甚至≥5 种药物加入同瓶溶液中静脉滴注。例如,5％葡萄糖 250ml＋氯化钾 0.5g＋维生素 C5.0g＋三磷酸腺苷 40mg＋辅酶 A100U＋曲克芦丁 400mg＋胰岛素 3～4U＋肌苷 0.4g(7 种),许多并用药物目前无法证明实际临床效果及其并用是否合理,应谨慎使用。

7.合理饮食,以达最佳疗效 如老年糖尿病患者在服用降糖药时若不控制饮食,则无法取得满意疗效。在服用降压药与强心苷时,要控制盐的摄入。老年患者体质较弱,在服用抗生素和进行化疗时如不及时进行食物营养补充增强体质,常使治疗难以继续。

8.其他预防药物不良反应的措施 由于老年人用药依从性较差,当药物未能取得预期疗效时,要仔细询问患者是否按医嘱服药。对长期服用某一种药物的老年人,要特别注意监测血药浓度。对老年人所用的药物要进行认真记录并注意保存。

(三)提高老年人服药依从性

老年慢性病患者治疗效果不满意,除与病因、发病机制不明,缺乏有效的治疗药物外,还有一个不容忽视的问题,就是患者服药的依从性差。老年人由于记忆力减退,容易忘记服药或错服药,以及经济收入减少、生活相对拮据,担心药物不良反应、家庭社会的支持不够等原因,导致服药依从性差。提高老年人服药依从性的护理措施如下。

1.加强药物护理

(1)对住院的老年人,护理人员应严格执行给药操作规程,按时将早晨空腹服用、进餐前服用、进餐时服用、餐后服用、睡前服用的药物分别送到患者床前,并照顾其服下。

(2)对出院带药的老年人,护理人员要通过口头和书面的形式,向老年人解释药物名称、用量、作用、不良反应和用药时间。用字体较大的标签注明用药的剂量和时间,便于老年人记忆。此外,社区护士定期到老年人家中清点其剩余药片的数目,也有助于提高老年人的服药依从性。

(3)对空巢、独居的老年人则需加强社区护理干预。可将老年人每天需要服用的药物放置在专用的塑料盒内,盒子有4个小格,每个小格标明服药的时间,并将药品放置在醒目的位置,促使老年患者养成按时服药的习惯。

(4)对于精神异常或不配合治疗的老年人,护理人员需协助和督促患者服药,并确定其是否将药物服下。患者若在家中,应要求家属配合做好协助督促工作,可通过电话追踪,确定患者的服药情况。

(5)对吞咽障碍与神志不清的老年人,一般通过鼻饲给药。对神志清楚但有吞咽障碍的老年人,可将药物加工制作成糊状物后再服下。

(6)对于外用药物,护理人员应详细说明,并在盒子上外贴红色标签,注明外用药不可口服,并告知家属。

(7)老年患者有认知障碍、服用超过5种处方药物、不能阅读药物说明书、打开药瓶盖有困难、从药瓶中取出小药片有困难和不能分清药物的颜色和形状等情况,并且不能自我用药的,需要家属和照顾者的帮助。

2.开展健康教育　护理人员可通过借助宣传媒介,采取专题讲座、小组讨论、发宣传材料、个别指导等综合性教育方法,通过门诊教育、住院教育和社区教育3个环节紧密相扣的全程健康教育计划的实施,反复强化老年人循序渐进地学习疾病相关知识,提高患者的自我管理能力,促进其服药依从性。

3.建立合作性护患关系　护理人员要鼓励老年人参与治疗方案与护理计划的制订,请老年人谈对病情的看法和感受,让老年人知道每种药物在整个治疗方案中的轻重关系,倾听老年人的治疗意愿,注意老年人是否非常关注费用。与老年人建立合作性护患关系,使老年人对治疗充满信心,形成良好的治疗意向,可促进患者的服药依从性。

4.行为的治疗措施

(1)行为监测:要求老年人记服药日记、病情自我观察记录等;

(2)刺激与控制:将老年人的服药行为与日常生活习惯联系起来,如设置闹钟提醒服药时间;

(3)强化行为:当老年人服药依从性好时应及时给予肯定,依从性差时当即给予批评。

5.帮助老年人保管药品　定期整理药柜,保留常用药和正在服用的药物,弃除过期变质的药品。

(四)加强药物治疗的健康指导

1.加强老年人用药的解释工作　护理人员要以老年人能够接受的方式,向其解释药物的种类、名称、给药时间、用药方式、药物剂量、药物作用、不良反应和期限等。必要时，以书面的方式，在药袋上用醒目的颜色标明用药的注意事项。此外，要反复强调正确服药的方法和意义。书写要清楚规整，难记的名称可以用形象化的颜色、编号或代号来代表。

2.鼓励老年人首选非药物性措施　指导老年人如果能以其他方式缓解症状的，暂时不要用药，如失眠、便秘和疼痛等，应先采用非药物性的措施解决问题，将药物中毒的危险性降至最低，一般尽量少用药物和用最低有效量来治疗，合并用药物控制在3~4种，避免增加药物的不良反应。

3.指导老年人不随意购买及服用药物　一般健康老年人不需要服用滋补药、保健药、抗衰老药和维生素等。只要注意调节好日常饮食，注意营养，科学安排生活，保持平衡的心态，就可达到健康长寿的目的。对体弱多病的老年人，要在医生的指导下，辨证施治，适当服用滋补药物。

4.加强家属的安全用药知识教育　对老年人进行健康指导的同时，还要重视对其家属进行有关安全用药知识的教育，使他们学会正确协助和督促老年人用药，防止发生用药不当所造成的意外。评估老年患者对健康状况和对药物治疗的态度及正确使用药物的能力，告诉其可能会发生的一般和严重的不良反应，如何避免或使其危害最小化，以及发生后处置的办法。详细说明用药期间需观察和注意的事项，以及药物治疗的益处和风险，介绍药物的贮藏方法和被污染或已停用的药品，以及用药器具的处置方法。

5.合理选择药物　老年人应选择对肝、肾毒性小的药物，尤其应慎重选择下列药物。

(1)抗菌药：由于致病微生物不受人体衰老的影响，因此，抗菌药物的剂量一般不必调整，但老年人体内水分少、肾功能差，容易在与年轻人相同剂量下造成高血药浓度与不良反应。对肾脏与中枢有毒性的抗菌药物应尽量不用，此类药物更不可联用。

(2)肾上腺皮质激素：老年人通常患有骨质疏松，用此类激素可引起骨折和股骨头坏死，所以应尽量不用，更不能长期大量应用，如必须应用，须加钙和维生素D。

(3)解热镇痛药：容易损伤肾脏，且出汗过多易造成虚脱，长期大量应用，可引起上消化道出血。

(4)利尿药：老年人使用利尿药剂量不可过大，否则会引起循环血量不足和电解质紊乱。噻嗪类利尿药可升高血糖和尿酸，故糖尿病和痛风患者不宜应用。

(5)抗凝血药：60岁以上患者用药后出血发生率增高，尤其是女性患者，应密切观察。

(6)镇静安眠药：易引起神经系统抑制表现，如嗜睡、乏力、神经模糊、口齿不清，长期应用苯二氮䓬类药物可使老年人出现抑郁症。β受体阻滞剂，如普萘洛尔可致心动过缓、心脏停搏，还可诱发哮喘，加重心衰。

6.选择适当的剂量　一般来说，老年人初始用药应从小剂量开始，逐渐增加到合适的剂量，每次增加剂量前至少要间隔3个半衰期。为避免药物在体内蓄积中毒，可减少每次给药的剂量或延长给药的时间，也可两者同时改变。如感染发热的消炎药，在感染得到控制后再用药2~3天即可停药。对毒副作用较大的药物，遵医嘱及时停药。如激素类药物治疗必须在专业医生指导下按规定疗程使用，待病情得到控制后再逐渐减量、及时停药。

7.适度的治疗　患急性病的老年人，病情好转后要及时停药，不要长期用药，如长期用药氨茶碱、地高辛等，有效剂量和中毒剂量很接近，应定期检查肝、肾功能。对于一些慢性病，治疗指标只要控制在一定范围内即可，不必要使其恢复正常，如老年人高血压大都伴有动脉硬化,使血压降至 135/85mmHg 即可,如过低会影响脑血管及冠状动脉的灌注,甚至诱发缺血性脑卒中。

8.正确地使用药物　药物服用的方法、时间及间隔等不正确都会影响药物的治疗效果。因此,药学人员应在这些方面对老年患者进行耐心细致的指导。服药时间:

(1)肾上腺皮质激素类和长效抗高血压类药物应在清晨空腹服用。因为人体激素分泌高峰出现在早晨 7～8 时,此时服用可避免药品对激素分泌的反射性抑制作用,可以减少皮质激素的不良反应。血压在早晨和下午各出现 1 次高峰,此时用药可有效控制血压。

(2)止泻药、胃黏膜保护剂、胃动力药、解痉药、降糖药、利胆药及抗生素应在餐前 30～60 分钟服用,这样可以保持有效浓度,促进吸收而提高疗效。

(3)助消化药、降糖药(二甲双胍、阿卡波糖,格列苯脲)、抗真菌药、非类固醇消炎药应与餐同食,可避免药物被胃酸破坏,便于吸收。

(4)刺激性药物、维生素类应餐后服,以减少对胃的刺激。

(5)镇静药、平喘药、降血脂药、抗过敏药和缓泻药要睡前服,便于药物适时发挥疗效。服用方法:aa 复方氢氧化铝、硫糖铝、胶体次枸橼酸片等必须嚼碎服用,使其在胃内形成保护膜,从而减轻胃酸对胃黏膜的刺激,硝酸甘油、硝酸异山梨酯(消心痛)、硝苯地平(心痛定)等舌下含化,则能起到迅速降压、缓解心绞痛的作用。bb 肠溶片、缓释片、控释片不能嚼碎服用,否则,不能起到保护胃黏膜,以及缓慢、恒速、定量释放的作用。cc 助消化药、维生素类、止咳糖浆类不宜热水送服,因为此类药物性质不稳定,受热易被破坏,影响疗效。dd 平喘药、利胆药、抗痛风药、抗结石类药及电解质类药服用时应多喝水,可减轻不良反应,提高疗效。

9.应用口述或视觉教具　示范操作以弥补老年患者理解和知识上的不足,如打开瓶盖让其看见药品的颜色、大小、形状,以及口服固体制剂上的标示,对于某些用药的装置,要向其示范用法,如气雾剂的用法。叮嘱家属亲友对老年痴呆、抑郁症或老年独居患者用药进行督查。

(五)合理膳食、适当运动

老年人营养学饮食特点:适量的碳水化合物,少量的优质蛋白,少量的植物性脂肪,充足的无机盐、维生素及高纤维食物,充足的水分。因老年人易发生骨质疏松性骨折,所以应进食含钙丰富的食物,如牛奶、花生等。保证一日三餐,定时定量,多食蔬菜和水果,注意营养搭配,保证营养均衡。服用药物时,进食也要注意,如华法林治疗期间进食维生素 K 含量高的食物应尽量稳定,维生素 K 含量高的食物是绿叶蔬菜,如凡菜红叶、鳄梨、花椰菜、芽菜、包心菜、合掌瓜、黄瓜皮(不指脱皮黄瓜)、芥蓝叶、莴苣叶、薄荷叶、绿芥菜、菠菜叶、茶叶、水芹,以及油菜籽油、橄榄油、黄豆油,豆类、开心果等。老年人要经常参加适宜的体育活动,以促进新陈代谢和血液循环,增强心、肺功能,在运动中结交新朋友,消除内心的孤独和寂寞感,愉悦身心,提高对生活的兴趣。比较适合老年人的活动,如打太极拳、气功、散步、保健操、慢跑等。因此,合理搭配膳食、适当适量运动是提高老年人生活质量的必要条件。

六、我国老年人用药面临的安全问题

我国目前正快速进入人口老龄化社会。虽然全国拥有养老机构 38060 家(床位 266.1 万张,仅占 60 岁以上老龄人口的 1.5%),但养老护理机构的建设和发展水平远远落后于日本、美国、英国和澳大利亚,同时还缺乏集供养、养护和医护为一体的规范化的养老护理机构。

1.我国还没有建立规范化管理的养老护理服务体系,患有疾病的老年人主要是在医疗机构和家庭使用药物。

2.尽管老年人住院期间的用药可以得到医护人员的帮助和指导,但是在家庭使用药品时极为缺乏专业人员的指导,并存在较大的用药安全隐患。根据某医院对500位住院老年患者的调查,在这些患者中,平均每位患者每天用药8~9种,有1/3的患者用药量在10种以上,最多的高达25种。因此,我国老年人用药量是巨大的,同时也面临严峻的用药安全问题。

3.对于老年人用药行为,闫素英等研究显示,93.33%的药品说明书字体太小、用词专业、内容复杂,很难让老年人正确解读。随着年龄的增长,老年人认知功能减退、记忆力下降,导致老年人误服或漏服,特别是漏服的比例较高,不适当的补服将会引发药物不良反应。倡导社区老年人可采用服药卡片、图标、时间表、定时器、单剂量储药盒等方式提醒自己按时服药。积极开展用药安全知识的宣教,提示老年人分开存放包装、剂型相似的药物,以免误服。同时,也希望增加国产药物片型的差异性。

(刘云顺)

第十四章　内科疾病临床护理

第一节　感染性心内膜炎的护理

感染性心内膜炎(infective endocarditis,IE)为微生物感染心脏内膜面,伴赘生物形成。赘生物为大小不等、形状不一的血小板和纤维素团块,内含大量微生物和少量炎症细胞,最常累及瓣膜。根据病程分为急性和亚急性。急性感染性心内膜炎的特征为:中毒症状明显;病程进展迅速,数天至数周引起瓣膜破坏;感染迁移多见;病原体主要为金黄色葡萄球菌。亚急性感染性心内膜炎的特征为:中毒症状轻;病程数周至数月;感染迁移少见;病原体以草绿色链球菌多见,其次为肠球菌。根据感染部位和是否存在心内异物而将 IE 分成 4 类:左心自体瓣膜 IE、左心人工瓣膜 IE、右心 IE 以及器械相关性 IE(包括发生在起搏器或除颤器导线上的IE,可伴或不伴有瓣膜受累)。心内膜炎也可根据感染来源分为社区获得性 IE、医疗相关性IE(院内感染和非院内感染)和经静脉吸毒者的 IE。

本节主要讨论自体瓣膜感染性心内膜炎。

一、护理评估

1.病因　急性感染性心内膜炎的病原菌主要为金黄色葡萄球菌,少数由肺炎球菌、淋球菌、A 族链球菌和流感嗜血杆菌等引起。亚急性心内膜炎占据 2/3 的病例,主要发生于器质性心脏病的基础上,以心脏瓣膜病为主,其次为先天性心脏病。最常见的致病菌是草绿色链球菌,其次为 D 族链球菌(牛链球菌和肠球菌)和表皮葡萄球菌,真菌、立克次体和衣原体为少见致病微生物。亚急性感染性心内膜炎发病主要与以下因素有关:①血流动力学因素。赘生物常位于血流从高压腔经病变瓣口或先天缺损至低压腔产生高速射流和湍流的下游,高速射流冲击导致相应部位损伤,易于感染。②非细菌性血栓性心内膜病变。当内膜的内皮受损,暴露其下结缔组织的胶原纤维时,血小板聚集,形成血小板微血栓和纤维蛋白沉着,成为结节样无菌性赘生物,是细菌定居瓣膜表面的重要因素。③短暂性菌血症。各种感染或细菌寄居的皮肤黏膜的创伤导致暂时性菌血症,循环中的细菌定居在无菌性赘生物上即可发生心内膜炎。④细菌感染无菌性赘生物。取决于发生菌血症的频度和循环中细菌的数量,以及细菌黏附于无菌性赘生物的能力。急性感染性心内膜炎发病机制尚不清楚,主要累及正常瓣膜。

2.临床表现

(1)发热:亚急性者起病隐匿,有全身不适等非特异性症状。发热是亚急性感染性心内膜炎最常见的症状,常呈原因不明的持续发热 1 周以上,呈弛张性低热,一般<39℃,午后和晚上较高。急性患者呈现败血症过程,心力衰竭发作常见。

(2)心脏杂音:心脏听诊除了原有基础心脏病的各种杂音外,最具特征性表现的是新出现的病理性杂音或原有杂音的明显改变,如变得粗糙、响亮或呈音乐样。急性者较亚急性者更容易出现杂音强度和性质的改变,或出现新的杂音(尤以主动脉瓣关闭不全多见)。

(3)周围体征:多为非特异性,已经较少见,可能由微血管炎或微栓塞引起。包括:①瘀点,以锁骨以上皮肤、口腔黏膜和睑结膜多见;②指(趾)甲下线状出血;③Osler 结节:为在指和趾垫出现豌豆大的红紫色痛性结节,亚急性者较常见;④Roth 斑:为视网膜的卵圆形出血斑块,中心呈白色,多见于亚急性感染;⑤Janeway 损害:在手掌和足底有直径 1～4mm 的出血红斑,主要见于急性患者。

(4)感染的非特异性症状:如贫血、脾大等,部分患者可见杵状指(趾)。

3.并发症

(1)心脏:心力衰竭为最常见并发症,原因是瓣膜穿孔及腱索断裂导致急性心力衰竭,是亚急性感染性心内膜炎最常见的死亡原因。以主动脉瓣受损患者最多见。其他可见心肌脓肿、急性心肌梗死、心肌炎和化脓性心包炎等。

(2)动脉栓塞:可为首发症状,可发生于机体的任何部位,常见于脑、心、脾、肺、肾、肠系膜和四肢,脑栓塞发生率高。

(3)细菌性动脉瘤:多见于亚急性者。受累动脉依次为近端主动脉、脑、内脏和四肢。

(4)迁移性脓肿:急性者多见,亚急性者少见,常发生于肝、脾、骨骼和神经系统。

(5)神经系统:患者可有脑栓塞、脑细菌性动脉瘤、脑出血、中毒性脑病、脑脓肿、化脓性脑膜炎等不同神经系统受累表现。

(6)肾脏:大多数患者有肾损害,包括肾动脉栓塞和肾梗死、肾小球肾炎、肾脓肿等。

4.辅助检查

(1)血培养:是最重要的诊断方法,药物敏感试验可为治疗提供依据。近期未接受过抗生素治疗的患者阳性率可高达 95% 以上,2 周内用过抗生素或采血、培养技术不当,常降低血培养的阳性率。

(2)血液:血常规检查进行性贫血较常见,白细胞计数正常或轻度升高,中性粒细胞轻度核左移,红细胞沉降率升高。

(3)超声心动图:经胸壁超声可诊断出 50%～75% 的赘生物,经食管超声可检出 <5mm 的赘生物,其敏感性高达 95% 以上。超声心动图对 IE 诊断、处理以及随访均具有重要的意义。

(4)其他:X 线检查可了解心脏外形、肺部表现等。心电图可发现心律失常。

5.心理、社会状况　发热、心力衰竭急性发作时患者表现为焦虑不安、紧张,治疗期间患者对反复抽血化验不理解,甚至抵触,抗生素使用疗程较长使患者逐渐失去耐心,出现抑郁、悲观等不良情绪。

附:诊断要点　在原有心瓣膜病变或其他心脏病基础上,患者发现周围体征(瘀点、甲下线状出血、Osler 结节、Roth 斑、杵状指)提示本病的存在,血培养和超声心动图是诊断 IE 的两大基石。

二、护理诊断和合作性问题

1.体温过高　与感染有关。

2.营养失调　低于机体需要量与食欲下降、长期发热导致机体消耗过多有关。

3.焦虑　与发热、出现并发症、疗程长或病情反复有关。

4.潜在并发症　心力衰竭、动脉栓塞。

5.急性意识障碍　与脑血管栓塞有关。

三、护理措施

1.一般护理

（1）休息与活动：高热患者卧床休息，并给予相应的降温处理。平时合理安排休息，注意防寒保暖，避免感冒。

（2）饮食护理：给予清淡、高蛋白、高热量、高维生素、易消化的半流质饮食或软食，以补充发热引起的机体消耗。鼓励患者多饮水，做好口腔护理。有心力衰竭征象的患者按心力衰竭患者饮食进行指导。

（3）心理护理：向患者及家属解释本病的病因及发病机制，并将治疗方案、疗程及困难告诉患者，同时要给予鼓励，帮助患者建立信心。

2.病情观察　观察体温及皮肤黏膜变化，动态监测体温变化情况，每4～6h测量体温1次，并准确绘制体温曲线，判断病情进展及治疗效果。观察患者有无皮肤瘀点、指（趾）甲下线状出血、Osler结节和Janeways损害等及消退情况。观察患者有无栓塞征象，重点观察瞳孔、神志、肢体活动及皮肤温度等。

3.治疗配合

（1）抗微生物药物治疗：是最重要治疗措施。病原微生物不明时，选用针对大多数链球菌的抗生素；本病大多数致病菌对青霉素敏感，可作为首选药物；已培养出病原微生物时，根据药物敏感试验结果选择用药。

护理要点：①遵医嘱应用抗生素治疗，应早期、大剂量、长疗程、联合应用杀菌性抗生素治疗，疗程至少4～6周，以静脉给药方式为主。严格按时间用药，以维持有效的血药浓度。注意保护静脉，可使用静脉留置针，避免多次穿刺增加患者痛苦。②正确采集血标本：告知患者及家属为提高血培养结果的准确率，需多次采血，且采血量较多，在必要时甚至需暂停抗生素，以取得理解和配合。对于未经治疗的亚急性患者，应在第1天每间隔1h采血1次，共3次。如次日未见细菌生长，重复采血3次后，开始抗生素治疗。已用过抗生素者，停药2～7d后采血。急性患者应在入院后立即安排采血，在3h内每隔1h采血1次，共取3次血标本后，遵医嘱开始治疗。本病的菌血症为持续性，无需在体温升高时采血，每次采血10～20ml，同时做需氧和厌氧培养。

（2）外科治疗：对抗生素治疗无效、严重心内并发症者应及早手术治疗。部分患者赘生物过大，也应尽早手术、预防栓塞。

4.对症护理

（1）发热：高热患者卧床休息，注意病室的温度和相对湿度适宜。可予以冰袋物理降温，并记录降温后的体温变化。出汗较多时可在衣服与皮肤之间垫以柔软毛巾，便于潮湿后及时更换，增加舒适感，并防止因频繁更衣而导致患者受凉。

（2）栓塞：心脏超声可见巨大赘生物的患者，应绝对卧床休息，防止赘生物脱落。观察患者有无栓塞征象，重点观察神志、瞳孔、肢体活动及皮肤温度等。当患者突然出现胸痛、气急、发绀和咯血等症状，要考虑肺栓塞的可能；出现腰痛、血尿等，考虑肾栓塞的可能；当患者出现神志和精神改变、失语、吞咽困难、肢体功能障碍、瞳孔大小不对称，甚至抽搐或昏迷征象时，警惕脑血管栓塞的可能；当出现肢体突发剧烈疼痛，局部皮肤温度下降，动脉搏动减弱或消失，要考虑外周动脉栓塞的可能。出现可疑征象，应及时报告医生并协助处理。

四、健康指导

1.疾病知识指导　目前认为预防 IE 的最有效措施是良好的口腔卫生习惯和定期的牙科检查,在任何静脉导管插入或其他有创性操作过程中都必须严格无菌操作,预防性使用抗生素仅限于最高危患者。

2.生活指导　嘱患者平时注意防寒保暖,避免感冒,加强营养,增强机体抵抗力,合理安排休息。保持口腔和皮肤清洁,少去公共场所。勿挤压痤疮、疖、痈等感染病灶,减少病原体入侵的机会。

3.病情自我监测指导　教会患者自我监测体温变化,有无栓塞表现,定期门诊随访。

(赵艳玲)

第二节　原发性高血压的护理

高血压(primary hypertension)是一种以体循环动脉压升高为主要特点,由多基因遗传、环境及多种危险因素相互作用所致的全身性疾病。高血压是多种心、脑血管疾病的重要病因和危险因素,影响重要脏器如心、脑、肾的结构与功能,最终可导致这些器官的功能衰竭。特别是脑卒中是我国原发性高血压最主要的死亡原因。近年来,经过全社会的共同努力,我国高血压患者知晓率、治疗率和控制率有明显进步,但仍与 WHO 的要求有较大差距。其中农村低于城市,男性低于女性,经济欠发达地区低于较发达地区。高血压分为原发性高血压(又称高血压病,约占 95%)和继发性高血压(约占 5%)。

高血压的患病率在欧美等国家高于亚非国家,工业化国家较发展中国家高。过去我国高血压的患病率远低于西方发达国家,但是近年来我国高血压患病率明显升高,根据 2002 年调查数据显示,我国 18 岁以上成人高血压患病率为 18.8%,按 2010 年我国人口的数量与结构,估计我国目前约有 2 亿高血压患者,每 10 个成年人中就有 2 人患有高血压,约占全球高血压总人数的 1/5。我国人群高血压流行有两个比较显著的特点:从南方到北方,高血压患病率呈递增趋势,可能与北方年平均气温较低以及北方人群盐摄入量较高有关;不同民族之间高血压患病率也有一些差异,生活在北方或高原地区的藏族、蒙古族和朝鲜族等患病率较高,而生活在南方或非高原地区的壮族、苗族和彝族等患病率则较低,这种差异可能与地理环境、生活方式等有关,尚未发现各民族之间有明显的遗传背景差异。

一、护理评估

1.病因　目前认为原发性高血压是在一定的遗传背景下由于多种后天环境因素作用,使正常血压调节机制失代偿所致。

(1)遗传和基因因素:高血压病有明显的遗传倾向,流行病学研究提示高血压发病有明显的家族聚集性。双亲均有高血压的正常血压子女,以后发生高血压的比例增高。高血压的遗传可能存在主要基因显性遗传和多基因关联遗传两种方式。

(2)环境因素:高血压可能是环境因素与遗传易感性相互作用的结果。我国人群高血压发病的重要危险因素主要有:①高钠、低钾膳食。钠盐(氯化钠)摄入量与血压水平和高血压患病率呈正相关,而钾盐摄入量与血压水平呈负相关。我国大部分地区,人均每天盐摄入量

12~15g 以上,膳食钠盐摄入量平均每天增加 2g,收缩压和舒张压分别增高 2.0mmHg 和 1.2mmHg。②超重和肥胖。身体脂肪含量与血压水平呈正相关,且身体脂肪的分布与高血压发生也有关,腹部脂肪聚集越多,血压水平就越高。③饮酒。过量饮酒也是高血压发病的危险因素,人群高血压患病率随饮酒量增加而升高。如果每天平均饮酒>3 个标准杯(1 个标准杯相当于 12g 乙醇,约合 360g 啤酒,或 100g 葡萄酒,或 30g 白酒),收缩压与舒张压分别平均升高 3.5mmHg 与 2.1mmHg,且血压上升幅度随着饮酒量增加而增大。④精神紧张。长期精神过度紧张也是高血压发病的危险因素,长期从事高度精神紧张工作的人群高血压患病率增加。⑤其他危险因素。高血压发病的其他危险因素包括年龄、高血压家族史、缺乏体力活动等。

高血压发病机制尚不完全清楚,目前认为交感神经系统活动亢进、肾素-血管紧张素-醛固酮系统(RAAS)激活、肾脏潴留过多钠盐、胰岛素抵抗(IR)、内皮细胞功能受损等与本病发生有关。

2.临床表现

(1)健康史:①家族史。询问患者有无高血压、糖尿病、血脂异常、冠心病、脑卒中或肾脏病的家族史。②病程:患高血压的时间,血压最高水平,是否接受过降压治疗及其疗效与副作用。③既往史:目前及既往有无冠心病、心力衰竭、脑血管病、外周血管病、糖尿病、痛风、血脂异常、支气管哮喘、睡眠呼吸暂停综合征、性功能异常和肾脏疾病等症状及治疗情况。④有无提示继发性高血压的症状:例如肾炎史或贫血史,提示肾实质性高血压;有无肌无力、发作性软瘫等低血钾表现,提示原发性醛固酮增多症;有无阵发性头痛、心悸、多汗提示嗜铬细胞瘤。⑤生活方式:膳食脂肪、盐、酒摄入量,吸烟支数,体力活动量以及体重变化等情况。⑥药物引起高血压:是否服用使血压升高的药物,例如口服避孕药、生胃酮、滴鼻药、可卡因、安非他明、类固醇、非类固醇抗炎药、促红细胞生长素、环孢菌素以及中药甘草等。⑦心理社会因素:包括家庭情况、工作环境、文化程度及有无精神创伤史。

(2)症状:原发性高血压通常起病缓慢,早期常无症状或不明显,仅在体格检查时发现血压升高,少数患者则在发生心、脑、肾等并发症后才被发现。高血压患者可有头痛、眩晕、后颈部疼痛、疲劳、心悸、耳鸣等症状,但并不一定与血压水平相关。

(3)体征:听诊可闻及主动脉瓣区第二心音亢进、带有金属音调、主动脉瓣区收缩期杂音或收缩早期喀喇音;长期持续高血压可有左心室肥厚,出现抬举性心尖搏动,并可闻及第四心音。

高血压急症和高血压亚急症:曾被称为高血压危象。高血压急症是指原发性或继发性高血压患者,在某些诱因作用下,血压突然和显著升高(一般超过 180/120mmHg),同时伴有进行性心、脑、肾等重要靶器官功能不全的表现。高血压急症包括高血压脑病、颅内出血(脑出血和蛛网膜下隙出血)、脑梗死、急性心力衰竭、肺水肿、急性冠状动脉综合征(不稳定型心绞痛、急性非 ST 段抬高和 ST 段抬高型心肌梗死)、主动脉夹层动脉瘤、子痫等。高血压亚急症是指血压显著升高但不伴靶器官损害。患者可以有血压明显升高造成的症状,如头痛、胸闷、鼻出血和烦躁不安等。相当多数的患者有服药顺从性不好或治疗不足。血压升高的程度不是区别高血压急症与高血压亚急症的标准,区别两者的唯一标准是有无新近发生的急性进行性的严重靶器官损害。

(4)并发症：

1)脑血管病：包括短暂性脑缺血发作、脑血栓形成、腔隙性脑梗死、脑出血。

2)心力衰竭：左心室后负荷长期增高可致心室肥厚、扩大，晚期可发生心力衰竭。

3)慢性肾功能衰竭：长期持久血压升高可致进行性肾小球硬化，可出现蛋白尿、肾损害，晚期出现肾衰竭。

4)视力下降：累及眼底血管时可出现视力进行性下降。

3.辅助检查

(1)血压测量：包括诊所偶测血压、自测血压、动态血压监测，特别是24h动态血压监测有助于判断高血压的严重程度，了解其血压变异性和血压昼夜节律，指导降压治疗和评价降压药物疗效。如患者选择家庭血压监测，需要选择合适的血压测量仪器，并进行血压测量知识与技能培训。①使用经过验证的上臂式全自动或半自动电子血压计。②家庭血压值一般低于诊室血压值，高血压的诊断标准为$\geq 135/85mmHg$，与诊室血压的$140/90mmHg$相对应。③家庭血压适用于：一般高血压患者的血压监测，白大衣高血压识别，难治性高血压的鉴别，评价长时血压变异，辅助降压疗效评价，预测心血管风险及预后等。④对于精神高度焦虑患者，不建议自测血压。

(2)实验室检查：检查血常规、尿常规、肾功能、血糖、血脂分析、血尿酸等，可发现高血压对靶器官损害情况。

(3)心电图：可见左心室肥大、劳损。

(4)X线胸片检查：可见主动脉弓迂曲延长，左心室增大，出现心力衰竭时肺野可有相应的变化。

(5)超声心动图：了解心室壁厚度、心腔大小、心脏收缩和舒张功能、瓣膜情况等。

(6)眼底检查：有助于对高血压严重程度的了解，其分级标准如下。Ⅰ级：视网膜动脉变细，反光增强；Ⅱ级：视网膜动脉狭窄，动静脉交叉压迫；Ⅲ级：眼底出血或棉絮状渗出；Ⅳ级：视神经盘水肿。

4.心理、社会状况　高血压病程长、见效慢，多反复发作，患者长期受疾病的折磨，情绪波动大，身心疲惫，多数患者存在焦虑、紧张、恐惧、抑郁等不良心理。

二、护理诊断和合作性问题

1.疼痛　头痛与血压升高有关。

2.有受伤的危险　与头晕、视物模糊、意识改变或发生直立性低血压有关。

3.知识缺乏　不能坚持服用降压药与缺乏高血压相关知识有关。

4.潜在并发症　脑卒中。

三、护理措施

1.一般护理

(1)休息与活动：患者头痛时嘱其卧床休息，抬高床头，改变体位的动作要慢，为患者提供安静、温暖、舒适的环境,尽量减少探视。护理人员操作应相对集中,动作轻巧,防止过多干扰患者。避免劳累、情绪激动、精神紧张、环境嘈杂等不良因素。指导患者使用放松技术,如心理训练、缓慢呼吸等。

(2)饮食护理:①限制钠盐摄入,每天应低于6g;②保证充足的钾、钙摄入,多食绿色蔬菜、水果、豆类食物、油菜、芹菜、蘑菇、木耳、虾皮、紫菜等含钙量较高食物;③减少脂肪摄入,补充适量蛋白质,如蛋类、鱼类等;④增加粗纤维食物摄入,预防便秘;⑤戒烟限酒;⑥控制体重。

(3)心理护理:高血压患者患病后一般有焦虑及抑郁情绪,为了减轻患者的情绪障碍,必须为其提供情感上的支持,包括对患者的理解、爱心和鼓励。如在天冷时给输液的患者热水袋保暖,在需要时主动给一杯开水等。同时细心观察,了解患者对疾病诊断、治疗及对护理人员的情绪反应;并及时了解患者心理活动,分析其产生的原因。必要时有针对性地对患者作耐心的交谈,使患者改变思维方法和行为方式上的消极态度,在护患沟通方面不断深入,为患者创造良好的人际关系,减少患者恐惧、悲伤、抑郁、孤独等心理,保持乐观向上,平稳安定的心境。

2.病情观察　对血压持续增高的患者,应每日测量血压2~3次,并做好记录,必要时测立、坐、卧位血压,掌握血压变化规律。如血压波动过大,要警惕脑出血的发生;如在血压急剧增高的同时出现头痛、视物模糊、恶心、呕吐、抽搐等症状,应考虑高血压脑病的发生;如出现端坐呼吸、喘憋、发绀、咳粉红色泡沫痰等,应考虑急性左心衰竭的发生。出现上述各种表现时,均应立即进行紧急救治。注意保持血压的稳定,防止血压过度波动,服用降压药时要勤测血压,避免血压过分降低。防止直立性低血压的发生,改变体位时,特别是大便蹲位时间长时,更应注意。由于老年人血管调节能力较差,不能灵活地适应体位的改变,易引起一时性脑缺血,出现头昏、黑矇现象,甚至会摔倒,必要时需有人陪同老人上厕所。

3.治疗配合　有效的治疗必须使血压降至正常范围,目前主张高血压患者血压应降到140/90mmHg以下,对于高血压合并糖尿病或慢性肾脏病变的患者,应降到130/80mmHg以下。老年收缩期性高血压应使收缩压降至140~150mmHg,舒张压<90mmHg,但不低于65~70mmHg。

(1)改善生活行为:适用于各级高血压患者;①减轻体重;②限制钠盐摄入;③补充钙和钾盐;④减少食物中饱和脂肪酸的含量和脂肪总量;⑤戒烟限酒,适量饮酒后仍明显升高血压者以及体瘦者应戒酒;⑥适当运动;⑦减少精神压力,保持心理平衡。

护理要点　指导患者改善生活行为。

(2)降压药物治疗:凡高血压2级或以上患者;高血压合并糖尿病,或者已有心、脑、肾靶器官损害和并发症的患者;血压持续升高6个月以上,非药物治疗手段仍不能有效控制血压者,必须使用降压药物治疗。降压药物应用应遵循以下4项原则,即小剂量开始、优先选择长效制剂、联合应用及个体化。

1)常用降压药物:见表14-1。

表 14－1　常用降压药种类的临床选择及不良反应

药物类别	常用药物	适应证	不良反应
钙拮抗剂			
二氢吡啶类	硝苯地平（缓释片、控释片）左旋氨氯地平 尼群地平	老年高血压 周围血管病 单纯收缩期高血压 稳定型心绞痛 颈动脉粥样硬化 冠状动脉粥样硬化	踝部水肿，头痛，潮红；快速型心律失常、心力衰竭为相对禁忌证
非二氢吡啶类	维拉帕米（普通、缓释片）地尔硫䓬缓释片	心绞痛 颈动脉粥样硬化 室上性心动过速	房室传导阻滞，心功能抑制；二至三度房室传导阻滞为绝对禁忌证，心力衰竭为相对禁忌证
利尿药			
噻嗪类	氢氯噻嗪 氯噻酮	心力衰竭 老年高血压 高龄老年高血压 单纯收缩期高血压	血钾减低，血钠减低，血尿酸升高；痛风为绝对禁忌证，妊娠为相对禁忌证
襻利尿药	呋噻米	肾功能不全 心力衰竭	血钾减低
保钾利尿药	阿米洛利 氨苯蝶啶	心力衰竭 心肌梗死后	肾功能衰竭、高血钾为绝对禁忌证
醛固酮拮抗剂	螺内酯	同上	同上
β受体阻滞剂	美托洛尔（普通、缓释片）阿替洛尔 普萘洛尔	心绞痛 心肌梗死后 快速性心律失常 稳定型充血性心力衰竭	支气管痉挛，心功能抑制；二至三度房室传导阻滞、哮喘为绝对禁忌证，慢性阻塞性肺病、周围血管病、糖耐量低减、运动员为相对禁忌证
α受体阻滞剂	哌唑嗪	前列腺增生 高血脂	直立性低血压
血管紧张素转换酶抑制剂	卡托普利 依那普利 培哚普利	心力衰竭 心肌梗死后 左室肥厚 左室功能不全 颈动脉粥样硬化 非糖尿病肾病 糖尿病肾病	咳嗽，血钾升高，血管性水肿；妊娠、高血钾为绝对禁忌证
血管紧张素Ⅱ受体拮抗剂	氯沙坦 缬沙坦 厄贝沙坦 替米沙坦	同上	血钾升高，血管性水肿（罕见）；妊娠、高血钾为绝对禁忌证

2)降压药物应用方案：联合用药治疗可以增强药物疗效，减少不良反应。目前比较合理

的 2 种降压药物联合治疗方案：利尿剂与 β 受体阻滞剂；利尿剂与 ACEI 或 ARB；二氢吡啶类钙通道阻滞剂与 β 受体阻滞剂；钙通道阻滞剂与 ACEI 或 ARB。药物治疗应从小剂量开始，逐步递增剂量，达到满意血压水平所需药物的种类与剂量后进行长期降压治疗。推荐应用长效制剂可以减少血压的波动，降压药物和治疗方案选择应个体化。

护理要点遵医嘱应用降压药物治疗，定时测量患者血压并做好记录，观察药物不良反应。患者有头晕、眼花、耳鸣、视物模糊等症状时，应嘱患者卧床休息，上厕所或外出时有人陪伴。若头晕严重，应协助在床上大小便。伴恶心、呕吐的患者，应将痰盂放在患者伸手可及处，防止取物时跌倒。避免迅速改变体位，必要时病床加用床栏。

3）高血压急症和亚急症的治疗：①高血压急症的治疗。一般情况下，初始阶段（数分钟到 1h 内）血压控制的目标为平均动脉压的降低幅度不超过治疗前水平的 25%。在随后的 2～6h 内将血压降至较安全水平，一般为 160/100mmHg 左右，如果可耐受这样的血压水平，临床情况稳定，在以后 24～48h 逐步降低血压达到正常水平。在处理高血压急症时，要根据患者具体临床情况作其他相应处理，争取最大程度保护靶器官，并针对已经出现的靶器官损害进行治疗。常用的降压药物包括硝普钠（同时直接扩张动脉和静脉，降低心脏前、后负荷）、硝酸甘油（扩张静脉和选择性扩张冠状动脉与大动脉）、拉贝洛尔（兼有 α 受体阻滞作用的 β 受体阻滞剂）等。②高血压亚急症治疗。可在 24～48h 将血压缓慢降至 160/100mmHg。许多高血压亚急症患者可通过口服降压药控制，如钙通道阻滞剂、血管紧张素转换酶抑制剂、血管紧张素受体阻滞剂、α 受体阻滞剂、β 受体阻滞剂，还可根据情况应用襻利尿剂。

护理要点　定期监测血压，一旦发现血压急剧升高、剧烈头痛、视物模糊、面色及神志改变、肢体运动障碍等高血压急症的表现，立即通知医生。对于已发生高血压急症的患者，应绝对卧床休息，抬高床头，避免一切不良刺激和不必要的活动，协助生活护理。保持呼吸道通畅，吸氧。安定患者情绪，必要时用镇静剂。连接好心电、血压、呼吸监护。迅速建立静脉通路，遵医嘱尽早应用降压药物，用药过程注意监测血压变化。

4）其他：①叶酸。高同型半胱氨酸与脑卒中风险呈正相关，我国进行的多种维生素治疗试验显示，补充叶酸可显著降低脑卒中风险。②调脂治疗。高血压合并血脂异常的患者，应同时采取积极的降压治疗以及适度的降脂治疗，首选他汀类药物。③抗血小板治疗。阿司匹林在心脑血管疾病二级预防中的作用已被大量临床研究证据支持，且已得到广泛认可，但合并活动性胃溃疡、严重肝病、出血性疾病者需慎用或停用阿司匹林。④血糖控制。高血压伴糖尿病患者心血管病发生危险更高，应积极治疗糖尿病。

（3）直立性低血压的预防和处理：①首先要告诉患者直立性低血压的表现为乏力、头晕、心悸、出汗、恶心、呕吐等。②指导患者预防直立性低血压的方法：避免长时间站立，尤其在服药后最初几个小时内站立会使腿部血管扩张，血液淤积于下肢，脑部血流量减少；改变姿势，特别是从卧、坐位起立时动作宜缓慢；服药时间可选在平静休息时，服药后继续休息一段时间再下床活动。③应指导患者在直立性低血压发生时采取下肢抬高位平卧，以促进下肢血液回流。

四、健康教育

1.疾病知识指导　让患者了解自己的病情，了解控制血压的重要性和终身治疗的必要性。教会患者和家属正确的测量血压方法，每次就诊携带记录，作为医生调整药量或选择用药的依据。指导患者调整心态,避免情绪激动,以免诱发血压增高。家属应对患者充分理解、宽容和安慰。

2.指导患者用药 强调长期药物治疗的重要性,用降压药物使血压降至理想水平后,应继续服用维持量。对无症状者更应强调。告知有关降压药物的名称、剂量、用法、作用及不良反应。嘱患者必须遵医嘱按时按量服药。不能擅自突然停药,经治疗血压得到满意控制后,可以逐渐减少剂量。

3.安排合理运动 指导患者根据年龄和血压水平选择适宜的运动方式,对中老年人应包括有氧、伸展及增强肌力 3 类运动,具体项目可选择步行、慢跑、打太极拳、练气功等。运动强度因人而异,常用的运动强度指标为运动时最大心率达到 170 减去年龄(如 50 岁的人运动心率为 120 次/分),运动频率一般每周 3～5 次,每次持续 30～60min。

4.定期复诊 根据患者的总危险分层及血压水平决定复诊时间。危险分层属低危或中危者,可安排患者每 1～3 个月随诊 1 次;若为高危者,则应至少每 1 个月随诊 1 次。

(赵艳玲)

第三节　心包疾病的护理

心包疾病除原发感染性心包炎症外,尚有肿瘤、代谢性疾病、自身免疫性疾病、尿毒症等所致非感染性心包炎。按病程进展,可分为急性心包炎、慢性心包积液、粘连性心包炎、亚急性渗出性缩窄性心包炎、慢性缩窄性心包炎等。临床上以急性心包炎和慢性缩窄性心包炎最为常见。

急性心包炎为心包脏层和壁层的急性炎症,可由病毒、细菌、自身免疫、物理、化学等因素引起。心包炎常为某种疾病表现的一部分或为其并发症,因此常被原发疾病所掩盖,但也可单独存在。

慢性缩窄性心包炎指心脏被增厚、僵硬、纤维化的心包所包围,致使心脏舒张期充盈受限而产生血液循环障碍的疾病。

一、护理评估

1.病因

(1)急性心包炎:最常见病因为病毒感染,其他包括细菌、自身免疫病、肿瘤侵犯心包、尿毒症、心肌梗死后心包炎、主动脉夹层、胸壁外伤或心脏手术后。有些患者经检查后仍无法确定病因称特发性急性心包炎或急性非特异性心包炎。约 1/4 患者可复发,少数甚至反复发作。

发病机制:心包腔是心包脏层与壁层之间的间隙,正常腔内有 30ml 左右的浆液,以减少心脏搏动时的摩擦。急性炎症反应时,心包脏层和壁层出现纤维蛋白、白细胞渗出,此时尚无明显液体积聚,为纤维蛋白性心包炎。随着病程发展,心包腔渗出液增多,则转变为渗出性心包炎,常为浆液纤维蛋白性,液体量由 100ml 至 2000～3000ml 不等,可呈血性或脓性。当渗出液短时间内大量增多时,心包腔内压力迅速上升,导致心室舒张期充盈受限,并使外周静脉压升高,最终导致心输出量降低,血压下降,出现急性心脏压塞的临床表现。

(2)慢性缩窄性心包炎:我国缩窄性心包炎的病因以结核性为最常见,其次为急性非特异性心包炎、化脓性或创伤性心包炎演变而来。近年来放射性心包炎或心脏手术后引起者逐渐增多。其他少见的病因包括自身免疫性疾病、恶性肿瘤、尿毒症、药物等。

发病机制：急性心包炎后，随着渗出液逐渐吸收，可有纤维组织增生，心包增厚、粘连、钙化，最终形成坚厚的瘢痕，心包失去伸缩性，致使心室舒张受阻、充盈减少，心搏量下降，腔静脉淤血。

2.临床表现

(1)健康史：询问有无细菌、病毒等感染史；风湿热、急性心肌梗死、尿毒症、外伤等病史；既往是否诊断过急性心包炎等。

(2)急性心包炎患者的症状和体征：

1)纤维蛋白性心包炎：①症状。心前区疼痛为主要症状，疼痛的性质和部位是易变的，常位于胸骨后或心前区，可放射至颈部、左肩、左臂和背部。疼痛性质为压榨样或锐痛，需注意与心肌梗死相鉴别。疼痛多在卧位、咳嗽、深吸气时加重，坐起或前倾位时减轻。冠脉缺血疼痛则不随胸部活动或卧位而加重，两者可鉴别。②体征。心包摩擦音是纤维蛋白性心包炎的典型体征，因炎症而变得粗糙的壁层与脏层在心脏活动时相互摩擦而引起，呈抓刮样粗糙音，与心音的发生无相关性。多位于心前区，以胸骨左缘第三、四肋间最为明显，坐位时身体前倾、深吸气或将听诊器胸件加压更易听到。心包摩擦音可持续数小时或持续数天、数周，当积液增多，将两层心包分开时，摩擦音即可消失。

2)渗出性心包炎：临床表现取决于积液对心脏的压塞程度，重者可出现循环障碍或衰竭。①症状：呼吸困难是最突出的症状，与支气管、肺受压及肺淤血有关，严重时可有端坐呼吸，伴身体前倾、呼吸浅速、面色苍白、发绀等。也可因压迫气管、喉返神经、食管而产生干咳、声音嘶哑及吞咽困难。还可出现上腹部疼痛、发热、乏力、烦躁等症状。②体征。心尖搏动减弱或消失，心音低而遥远，心脏浊音界向两侧扩大，且为绝对浊音区。积液量大时可在左肩胛骨下出现浊音及左肺受压迫引起的支气管呼吸音，称心包积液征（Ewan征）。大量心包积液可使收缩压下降，而舒张压变化不大，故脉压缩小。大量心包积液影响静脉回流，而致体循环淤血表现，如颈静脉怒张、肝大、水肿及腹水等。

3)心脏压塞：心包积液快速增加可引起急性心脏压塞，表现为气促、心动过速、血压下降、大汗淋漓、四肢冰凉，严重者出现意识恍惚。如积液积聚较慢，则出现亚急性或慢性心脏压塞，表现为体循环淤血、静脉压升高、颈静脉怒张、奇脉等。按心脏压塞程度，脉搏可出现正常、减弱或奇脉。奇脉是大量心包积液患者触诊时，桡动脉搏动呈吸气时显著减弱或消失，呼气时又复原的现象。

(3)慢性缩窄性心包炎患者的症状和体征：心包缩窄多于急性心包炎后1年内形成，少数可长达数年。常见症状为劳力性呼吸困难，主要与心搏量降低有关，可伴有疲乏、食欲不振、上腹胀痛等。体征有颈静脉怒张、肝大、腹水、下肢水肿、心率增快等；可见Kussmaul征，即吸气时颈静脉怒张更明显。心脏体检可见心浊音界正常或稍大，心尖搏动减弱或消失，心音减低，可出现奇脉和心包叩击音。

3.辅助检查

(1)实验室检查：感染性常有外周血白细胞计数增加、红细胞沉降率加快。

(2)X线检查：渗出性可见心影向两侧扩大，胸透可见心尖搏动减弱或消失；肺部无明显充血现象而心影扩大是心包积液的有力证据。缩窄性心包炎X线检查心影偏小、正常或轻度增大,部分可见心包钙化。

(3)心电图:急性心包炎常规导联(除 aVR 外)普遍 ST 段抬高呈弓背向下型抬高;数天后,ST 段回到基线,T 波低平或倒置,持续数周或数月后 T 波逐渐恢复正常。心包积液时时可有 QRS 波群低电压及电交替,无病理性 Q 波。慢性缩窄性心包炎心电图有 QRS 波群低电压、T 波低平或倒置。

(4)超声心动图:对诊断心包积液迅速可靠。缩窄性心包炎超声心动图可见心包增厚、室壁活动减弱、室间隔矛盾运动等。

(5)心包穿刺:心包穿刺的主要指征是心脏压塞和未能明确病因的渗出性心包炎。心包穿刺对穿刺液的常规检查和细菌培养可鉴别积液的性质并确定病因。

(6)心包镜及心包活检:有助于明确病因。

4.心理、社会状况　急性心包炎患者因疼痛、呼吸困难导致烦躁不安,诊疗措施如心包穿刺使患者紧张、恐惧,失去安全感。缩窄性心包炎患者因为病情反复、迁延不愈,以及对预后的担忧而出现焦虑、抑郁、无助等不良情绪。

二、护理诊断和合作性问题

1.气体交换受损　与肺淤血、肺或支气管受压有关。

2.疼痛　胸痛与心包炎症有关。

3.体液过多　与渗出性、缩窄性心包炎有关。

4.活动无耐力　与心输出量减少有关。

5.营养失调　低于机体需要量与结核、肿瘤等病因有关。

6.焦虑　与病因诊断不明、病情重、疗效不佳有关。

三、护理措施

1.一般护理

(1)休息与活动:指导患者卧床休息,勿用力咳嗽、深呼吸或突然改变体位,以免引起疼痛加重。协助患者取舒适卧位,如半坐卧位或前倾坐位,使膈肌下降,利于呼吸。出现心脏压塞的患者往往被迫采取前倾坐位,应提供可以依靠的床上小桌。保持环境安静,限制探视,注意病室的温度和相对湿度,避免患者受凉,以免发生呼吸道感染而加重呼吸困难。

(2)饮食护理:给予高热量、高蛋白、高维生素、易消化的半流质饮食或软食,少量多餐,限制钠盐和水分的摄入。

(3)心理护理:向患者介绍心包疾病的发病原因与治疗过程,耐心解答患者提出的问题,减轻患者思想压力,有利于患者的治疗配合与康复。缩窄性心包炎患者应告诉患者手术治疗的重要性,针对患者顾虑给予解释和帮助,使其早日接受手术治疗。

2.病情观察　注意观察患者疼痛的部位、性质及其变化情况,如患者疼痛明显,应及时通知医生。密切观察呼吸、血压、脉搏、心率、面色等变化。如出现面色苍白、呼吸急促、烦躁不安、发绀、血压下降、刺激性干咳、心动过速、脉压小、颈静脉怒张加重、静脉压持续上升等心包填塞的症状,应立即帮助患者取前倾坐位,并及时通知医生,备好心包穿刺用品,协助进行心包穿刺抽液。如不能缓解症状,应考虑心包切开引流。

3.治疗配合

（1）急性心包炎

1）病因治疗：针对病因，应用抗生素、抗结核药物、化疗药物等治疗。

2）对症治疗：缓解胸痛、呼吸困难。

护理要点：①胸痛：局部可放置冰袋，减少咳嗽和变换体位。干性纤维蛋白性心包炎，可取左侧卧位，减少胸膜摩擦，减轻疼痛。遵医嘱及时准确应用解热镇痛剂、抗生素、化疗药物等，注意观察患者有无胃肠道反应、出血等不良反应。②呼吸困难：给予半卧位、吸氧，控制输液速度，防止加重心脏负荷。

3）心包穿刺：解除心脏压塞和减轻大量渗液引起的压迫症状，必要时可经穿刺向心包腔内注入抗菌药物或化疗药物等。

护理要点：①术前护理：术前需行超声检查，以确定积液量和穿刺部位，并对最佳穿刺点做好标记；备齐物品，向患者说明手术的意义和必要性，解除思想顾虑，必要时应用少量镇静剂；询问患者是否有咳嗽，必要时给予可待因镇咳治疗；进行心电、血压监测；操作前开放静脉通路，准备抢救药品如阿托品等以备急需。②术中配合：嘱患者勿剧烈咳嗽或深呼吸，穿刺过程中有任何不适，应立即告知医护人员。持续进行心电监护，严格无菌操作，抽液中随时注意夹闭胶管，防止空气进入心包腔；抽液要缓慢，第1次抽液量不宜超过200ml，以后每次抽液量不超过1000ml，以防急性右室扩张；若抽出新鲜血，立即停止抽吸；记录抽液量、性质，按要求及时送检。密切观察患者的反应，如面色、呼吸、血压、脉搏、心电等变化，如有异常，及时协助医生处理。③术后护理：术毕拔除穿刺针后，穿刺部位覆盖无菌纱布，用胶布固定；嘱患者平卧位或半卧位休息4～6h，每小时测血压1次，直至平稳。连续进行心电监护，密切观察患者面色、表情、呼吸、心率、心律变化，并给予氧气吸入，详细记录患者尿量及脉搏（有无奇脉）情况；术后常规应用抗生素3～5d，以预防感染；心包引流者需做好引流管的护理，待心包引流液<25ml/d时拔除导管。

4）心包切开引流及心包切除术等。

（2）缩窄性心包炎：早期实施心包切除术，通常在心包感染被控制，结核活动已静止即应手术，并在术后继续用药1年。

四、健康指导

1.疾病知识指导　嘱患者注意休息，加强营养，增强机体抵抗力。予高热量、高蛋白、高维生素、易消化食物，限制钠盐和水的摄入。注意防寒保暖，防止呼吸道感染。

2.用药与治疗指导　告诉患者坚持足够疗程药物治疗（如抗结核治疗）的重要性，不要擅自停药，防止复发；注意药物不良反应；定期随访检查肝肾功能；对缩窄性心包炎患者讲明行心包切除术的重要性，解除思想顾虑，尽早接受手术治疗。术后患者仍应坚持休息半年左右，加强营养，以利于心功能的恢复。

（赵艳玲）

第四节　心肌病的护理

心肌病（cardiomyopathy）指各种病因引起的一组非均质的心肌病变，包括心脏机械和

(或)心电活动的异常,常表现为心室不适当的肥厚或扩张,病因多种多样,但遗传性很常见。影像发现提供诊断和分类依据,基因诊断和基因筛选近年已成为心肌病研究的新领域。临床治疗有多种选择,包括药物、介入、外科手术和心脏移植等方法,心肌病已成为可知原因、能够诊断和治疗的常见病。

心肌病分为原发性心肌病(病变仅局限在心脏的心肌)和继发性心肌病(心肌的病变是全身多器官病变的一部分)两大类。原发性心肌病包括扩张型心肌病(DCM)、肥厚型心肌病(HCM)、致心律失常性右室心肌病(ARVC)、限制型心肌病(RCM)和未定型心肌病 5 类。病毒性心肌炎演变为扩张型心肌病属继发性、左室心肌致密化不全纳入未定型心肌病。本节重点阐述扩张型心肌病和肥厚型心肌病。

扩张型心肌病(dilated cardiomyopathy,DCM)是一类既有遗传又有非遗传原因造成的复合型心肌病,以左心室、右心室或双心腔扩大和收缩功能障碍等为特征,常发生心力衰竭和心律失常。DCM 是心肌疾病的常见类型,我国患病率为 13～84/10 万,猝死率高,5 年病死率为 15％～50％。

肥厚型心肌病(lypertrophic cardiomyopathy,HCM)是一种原发于心肌的遗传性疾病,是青少年运动猝死的主要原因。临床表现多样,可无症状,或轻度胸闷、心悸、呼吸困难,严重者出现恶性室性心律失常、心力衰竭、心房颤动伴栓塞、猝死等。病理改变涉及心肌细胞和结缔组织两个方面,包括心肌细胞排列紊乱、小血管病变和瘢痕形成等。大体解剖表现为心肌壁肥厚,心室腔缩小,左心室充盈受限,舒张期顺应性下降。根据有无左心室流出道梗阻,分为梗阻性肥厚型心肌病和非梗阻性肥厚型心肌病。

一、护理评估

1.病因

(1)扩张型心肌病:①特发性 DCM,原因不明,需要排除全身疾病和有原发病的 DCM,约占 DCM 的 50％。②家族遗传性 DCM:DCM 中有 30％～50％有基因突变和家族遗传背景,部分原因不明。③继发性 DCM:缺血性心肌病、感染/免疫性 DCM、中毒性 DCM、围生期心肌病、部分遗传性疾病伴发 DCM、自身免疫性心肌病、代谢内分泌性和营养性疾病。

DCM 的发生与持续性病毒感染和自身免疫反应有关,以病毒感染,尤其是柯萨奇 B 病毒引发病毒性心肌炎最终转化为 DCM 关系最为密切。DCM 常呈现家族性发病趋势,不同的基因产生突变和同一基因的不同突变都可以引起 DCM 并伴随不同的临床表型,发病可能与环境因素和病毒感染等因素有关。

(2)肥厚型心肌病:HCM 是遗传性疾病,心肌蛋白基因突变与 HCM 发病有关,已发现和报道 15 个突变基因,超过 400 个位点突变导致 HCM,中国汉族人中至少有 6 个基因变异与 HCM 发病相关。

2.临床表现

(1)健康史:询问患者起病前有无病毒感染史、家族史、临床经过等。

(2)DCM 的症状和体征:

1)症状:起病缓慢,常出现充血性心力衰竭的症状和体征时才来就诊。早期患者可有心脏轻度扩大而无明显症状,随着病情发展而出现气急甚至端坐呼吸、肝大、水肿等心力衰竭的症状和体征。常出现各种心律失常,部分患者可发生栓塞或猝死。

2)体征:主要为心脏扩大,常可闻及第三或第四心音,心率快时呈奔马律。

(3)HCM的症状和体征:

1)症状:①呼吸困难。90%以上有症状的HCM患者出现劳力性呼吸困难,夜间阵发性呼吸困难较少见。②胸痛。1/3的HCM患者有劳力性胸痛,但冠状动脉造影正常,胸痛可持续较长时间或间发,或进食过程引起。③心律失常。HCM患者易发生多种形态室上性心律失常、室性心动过速、心室颤动、心源性猝死,心房颤动、心房扑动等房性心律失常也多见。④晕厥。15%~25%的HCM至少发生过一次晕厥,约20%患者主诉黑矇或短瞬间头晕。⑤猝死。HCM是青少年和运动员猝死的主要原因,占50%;恶性心律失常、室壁过厚、流出道阶差超过50mmHg是猝死的主要危险因素。

2)体征:心脏轻度增大患者在胸骨左缘第三、四肋间可听到喷射性收缩期杂音,心尖部也常可闻及吹风样收缩期杂音。使心肌收缩力下降或使左心室容量增加的因素,如应用β受体阻滞剂、取下蹲位、下肢被动抬高,杂音可减轻;而使心肌收缩力增强或使左心室容量减少的因素,如应用洋地黄类、硝酸酯类、利尿剂、Valsalva动作或取站立位,杂音可增强。

3.辅助检查

(1)X线检查:扩张型心肌病心影明显增大,心胸比>50%,有肺淤血征。肥厚型心肌病心影增大多不明显,如有心力衰竭则心影明显增大,有肺淤血征。

(2)心电图:扩张型心肌病可见多种心律失常如室性心律失常、心房颤动,少数病例可见病理性Q波,QRS低电压,ST段下移及T波倒置。肥厚型心肌病最常见左心室肥大,可有ST-T改变、深而不宽的病理性Q波,室内传导阻滞和室性心律失常亦常见。

(3)超声心动图(UCG):扩张型心肌病显示心脏各腔均增大,以左心室扩大早而显著,室壁运动减弱,提示心肌收缩力下降。彩色血流多普勒显示左房室瓣、右房室瓣反流。超声心动图是肥厚型心肌病主要诊断手段。根据超声心动图特点可将HCM分为3种类型:梗阻型(安静时左室流出道与主动脉压力阶差>30mmHg)、隐匿型梗阻(负荷运动压差>30mmHg)、无梗阻型(安静或负荷时压力阶差<30mmHg)。可显示室间隔的非对称性肥厚,舒张期室间隔厚度≥15mm,且与左心室后壁厚度之比在1.3~1.5及以上,间隔运动低下。左室流出道狭窄,彩色多普勒血流显像可评价左心室流出道压力阶差,左房室瓣反流。少数病例显示心肌均匀肥厚或心尖部肥厚。

(4)其他:心导管检查、心血管造影、放射性核素检查、免疫学检查、磁共振心肌显像、心内膜心肌活检等均有助于诊断。

4.心理、社会状况　心力衰竭、心律失常影响患者日常的工作与生活,扩张型心肌病病程长、迁延不愈,治疗效果不理想,使患者产生忧虑、挫折、抑郁、悲观等消极情绪。肥厚型心肌病病因不明确、可能发生猝死,使患者产生焦虑、紧张甚至恐惧等不良心理反应。

附:诊断要点

1.扩张型心肌病　临床常用左心室舒张期末内径(LVEDD)>5.0cm(女性)和>5.5cm(男性),左室射血分数(LVEF)<45%和(或)左心室缩短速率(FS)<25%作为诊断标准。其他X线胸片、心脏放射性核素、心脏CT有助于诊断,磁共振检查对于一些心脏局限性肥厚的患者具有确诊意义。

2.肥厚型心肌病　包括临床诊断,基因表型和基因筛选,猝死高危因素评估等方面。主要标准为:超声心动图左心室壁和(或)室间隔厚度超过15mm;多普勒超声、磁共振发现心尖、近心尖室间隔部位肥厚,心肌致密或间质排列紊乱。

二、护理诊断和合作性问题

1.疼痛　胸痛与肥厚心肌耗氧量增加有关。

2.活动无耐力　与心肌病变使心脏收缩力减退,心搏出量减少有关。

3.恐惧　与病程长、治疗效果不明显、有猝死的危险有关。

4.潜在并发症　栓塞、心绞痛、心律失常、猝死。

5.有受伤的危险　与梗阻性肥厚型心肌病所致头晕及晕厥有关。

三、护理措施

1.一般护理

(1)休息与活动:病情加重时立即停止活动,卧床休息;症状轻者可参加轻体力工作,但要避免劳累。嘱患者避免剧烈运动、突然屏气或站立、持重、情绪激动、饱餐、寒冷刺激,戒烟酒,防止诱发心绞痛。肥厚型心肌病患者在运动后有发生晕厥和猝死的危险,告诉患者避免剧烈的运动、持重和屏气。

(2)饮食护理:给予高蛋白、高维生素、富含纤维素的清淡饮食,心力衰竭时低盐饮食。

(3)心理护理:在诊疗过程中安慰患者,解除紧张情绪;耐心倾听、解答患者关于疾病的疑虑;充分调动家庭成员对患者的心理支持,帮助患者调适不良情绪,增强战胜疾病的信心。

2.病情观察　评估疼痛的部位、性质、程度、持续时间、诱因及缓解方式,注意血压、心率、心律及心电图变化。

3.治疗配合

(1)扩张型心肌病:治疗目标是阻止基础病因介导的心肌损害,有效地控制心力衰竭和心律失常,预防猝死和栓塞,提高 DCM 患者的生活质量和生存率。

1)病因治疗:要积极寻找病因,并给予相应的治疗,如控制感染、严格限酒或戒酒、改变不良的生活方式等。

2)药物治疗:①在早期阶段,仅仅是心脏结构的改变,UCG 显示心脏扩大、收缩功能损害但无心力衰竭的临床表现,在早期针对病因和发病机制的治疗更为重要。②在中期阶段:UCG 显示心脏扩大、LVEF 降低并有心力衰竭的临床表现。此阶段可使用利尿剂、ACEI 或 ARB、β 受体阻滞剂、螺内酯、地高辛、胺碘酮等来纠正心力衰竭与心律失常。③在晚期阶段:UCG 显示心脏扩大、LVEF 明显降低,并有顽固性终末期心力衰竭的临床表现。此阶段在上述利尿剂、ACEI/ARB、地高辛等药物治疗基础上,可考虑短期应用非洋地黄类正性肌力药物如多巴酚丁胺、米力农等。此外,可口服阿司匹林、华法林预防栓塞,辅酶 Q_{10}、曲美他嗪改善心肌代谢。药物不能改善症状者,建议行心脏移植等非药物治疗方案。

3)猝死的预防:纠正心力衰竭,降低室壁张力;纠正低钾低镁;改善神经激素功能紊乱,选用 ACEI 和 β 受体阻滞剂;避免药物因素如洋地黄、利尿剂的毒副作用;胺碘酮有效控制心律失常,可预防猝死;心率过缓者,有必要置入永久性起搏器;恶性心律失常患者置入 ICD。

4)心脏再同步化治疗:改善严重心力衰竭患者的症状。

5)探索中的治疗方法:免疫学治疗、细胞移植、基因治疗。

护理要点:遵医嘱做好病因治疗、药物治疗等,注意疗效及不良反应。心肌病患者对洋地黄敏感性增强,使用洋地黄时应密切观察,剂量宜小,以免中毒;随时观察有无血尿、胸痛、咯血、失语、偏瘫等栓塞症状,有无猝死发生,以便及时处理。

(2)肥厚型心肌病:治疗目标是减轻左心室流出道梗阻,缓解症状,尽可能逆转心肌肥厚,改善左心室舒张功能,预防猝死,提高肥厚型心肌病患者的长期生存率。①基础药物治疗:以β受体阻滞剂及钙通道阻滞剂最为常用,常用药物有美托洛尔、地尔硫䓬或维拉帕米。②药物治疗效果不佳,有适用证者可经皮经腔室间隔心肌消融术(PTSMA)、外科室间隔心肌切除术去除肥厚的室间隔心肌。③有恶性室性心律失常者,可安装埋藏式心脏复律器。④药物治疗效果不佳,PTSMA 不适宜或手术不成功,特别是合并缓慢性心律失常者,可安装双腔起搏器(DDD)。

护理要点:①持续吸氧,氧流量为 3～4L/min。②遵医嘱使用 β 受体阻滞剂、钙通道阻滞剂等药物。避免使用增强心肌收缩力及减轻心脏负荷的药物如洋地黄、硝酸酯类、利尿剂等,以免加重左心室流出道梗阻。③做好心肌消融术、外科手术切除、植入 DDD 型起搏器等护理。

四、健康指导

1. 症状轻者可参加轻体力工作,但要避免劳累,同时应避免病毒感染、乙醇中毒及其他毒素对心肌的损害。注意防寒保暖,预防上呼吸道感染。肥厚型心肌病者应避免情绪激动、持重、屏气及激烈运动如球类比赛等,减少晕厥和猝死的危险。鼓励患者与家人一起居住,不宜独居。有晕厥病史或猝死家族史者应避免独自外出活动,以免发作时无人在场而发生意外。

2. 给予高蛋白、高维生素、富含纤维素的清淡饮食,心力衰竭时低盐饮食。

3. 遵医嘱服药,说明药物的名称、剂量、用法,教会患者及家属观察药物疗效及不良反应。嘱患者定期门诊随访,症状加重时立即就诊,防止病情进展、恶化,以提高生存年限。

(赵艳玲)

第五节　急性呼吸道感染的护理

一、急性上呼吸道感染

急性上呼吸道感染(acute upper respiratory tract infection)是鼻腔、咽或喉部急性炎症的总称,是最常见的呼吸道感染性疾病,可引起严重的并发症。

本病全年皆可发病,但冬春季节多发;不同年龄、性别、职业和地区都可发病;具有一定的传染性,可通过含有病毒的飞沫或被污染的手和用具传播,多为散发,但可在气候突变时流行。由于引起上呼吸道感染的病毒类型较多,人体感染后只产生较弱而短暂的免疫力,无交叉免疫,且健康人群中有人携带病毒,故一个人一年内可多次发病。年老体弱者、儿童和有慢性呼吸道疾病者易患本病。

(一)护理评估

1. 病因　急性上呼吸道感染有 70%～80% 是由病毒引起的。其中主要包括流感病毒(甲、乙、丙)、副流感病毒、呼吸道合胞病毒、腺病毒、鼻病毒、埃可病毒、柯萨奇病毒、风疹病毒等。细菌感染只占 20%～30%,可直接或继发于病毒感染之后发生,以溶血性链球菌最为多见,其次为流感嗜血杆菌、肺炎链球菌和葡萄球菌等,偶见革兰阴性杆菌。当有受凉、淋雨、过度紧张或疲劳等诱发因素,导致全身或呼吸道局部防御功能降低时,原先存在于上呼吸道或外界侵入的病毒和细菌迅速繁殖,引起本病。

2.临床表现

(1)健康史:询问当地上呼吸道感染流行情况;发病前有无与上呼吸道感染患者的接触史;有无受凉、淋雨、过度紧张或疲劳等诱发因素;有无慢性呼吸道疾病史等。

(2)症状和体征:

1)普通感冒:又称急性鼻炎,俗称"伤风",好发于冬春季节,成人多为鼻病毒所致。以鼻咽部卡他性炎症为主要表现,起病较急。初期出现咽痒、咽干或咽痛,发病同时或数小时后,可有鼻塞、喷嚏、流清水样鼻涕,鼻涕2~3d后变稠。有咽鼓管炎者听力减退,也可出现流泪、味觉迟钝、呼吸不畅、声嘶、少量黏液痰等。全身症状较轻或无症状,可仅有低热、轻度畏寒、头痛、不适感等。可见鼻腔黏膜充血、水肿、有分泌物,咽部轻度充血等体征。如无并发症,经5~7d后痊愈。

2)急性病毒性咽炎、喉炎:①急性病毒性咽炎,多发于冬春季节。表现为咽部发痒、不适和灼热感,咽痛短暂且轻,可伴有发热、乏力等,咽部充血、水肿,颌下淋巴结肿大和触痛等。腺病毒感染时常合并眼结膜炎。出现吞咽疼痛时,常提示有链球菌感染。②急性病毒性喉炎,表现为声音嘶哑、说话困难、咳嗽时咽喉疼痛,可伴发热或咽炎。体检可见喉部充血、水肿,局部淋巴结肿大有触痛,可闻及喉部喘息声。

3)疱疹性咽峡炎:好发于夏秋季,多见于儿童。病原体为柯萨奇A组病毒。表现为明显咽痛、发热,病程约1周。体检可见咽充血,软腭、腭垂(悬雍垂)、咽和扁桃体表面有灰白色疱疹及浅表溃疡,周围有红晕。

4)咽结膜热:好发于夏季,儿童多见,以游泳中传播为主。病原体为腺病毒(3、7型)。病程1~2周,表现为发热、咽痛、畏光、流泪、发热和咽、结膜明显充血。

5)细菌性咽—扁桃体炎:以链球菌感染多见。起病急,明显咽痛、畏寒、发热,体温超过39℃。可见咽部明显充血,扁桃体肿大、充血,表面有黄色点状渗出物,颌下淋巴结肿大、压痛。肺部检查无异常体征。

3.并发症　本病如不及时治疗,可并发急性鼻窦炎、中耳炎、气管—支气管炎。部分患者可继发病毒性心肌炎、肾小球肾炎、风湿热等。

4.辅助检查

(1)血常规:病毒感染者,白细胞计数正常或偏低,淋巴细胞比例升高。细菌感染者,可见白细胞计数和中性粒细胞增多,可有核左移现象。

(2)病原学检查:病毒分离、病毒抗原的血清学检查等,有利于判断病毒类型。细菌培养可判断细菌类型和药物敏感试验。

5.心理、社会状况　患者可因症状重,得不到很好的休息或有并发症而情绪低落或焦虑不安,也可因持无所谓态度延误诊治,使病情加重而懊悔不已。

(二)护理诊断和合作性问题

1.体温过高　与病毒和(或)细菌感染有关。

2.舒适的改变　鼻塞、流涕、咽干、喉痒与鼻、咽、喉部炎症有关。

3.潜在并发症　鼻窦炎、气管—支气管炎、心肌炎、风湿热、肾小球肾炎等。

（三）护理措施

1.一般护理

（1）休息与活动：患者以休息为主，症状严重者卧床休息。

（2）饮食护理：给予清淡、易消化的高热量、低脂肪、丰富维生素的流质或半流质饮食，鼓励患者每天保持足够的饮水量，必要时静脉补液。避免刺激性食物，忌烟、酒。

（3）心理护理：关心患者，向患者解释病情，鼓励患者积极配合治疗。

（4）防止交叉感染：注意隔离患者，减少探视，做好消毒工作，避免交叉感染。患者咳嗽或打喷嚏时应避免对着他人，最好用餐巾纸掩住口鼻，餐巾纸集中焚烧。

（5）口腔护理：鼓励患者多漱口；协助口腔护理，每日3次，防止口腔感染。

2.病情观察　密切观察患者的体温、脉搏、呼吸等变化，警惕并发症发生。患者如有发热、头痛加重，伴脓涕，鼻窦有压痛，提示鼻窦炎；患者如出现心率、脉搏增快与体温升高不相称，应警惕病毒性心肌炎的可能，及时通知医生。

3.治疗配合　无并发症者注意保暖，多饮水，一般不需特殊治疗；症状明显者对症（发热、头痛、全身肌肉酸痛者可给予解热镇痛药；鼻塞可用1％麻黄碱滴鼻；频繁喷嚏、流涕给予抗过敏药物；咽痛可用消炎喉片含服，局部雾化治疗）和中医治疗；广谱抗病毒药利巴韦林对流感病毒、呼吸道合胞病毒等均有较强的抑止作用；吗啉胍对流感病毒、腺病毒和鼻病毒有一定疗效。如有细菌感染，可选用适合的抗生素，如青霉素、红霉素、螺旋霉素、氧氟沙星等。单纯的病毒感染可不用抗生素。

护理要点高热者给予降温，一般用物理降温，必要时遵医嘱用药物降温，采用降温措施30min后应观察降温效果并记录；出汗后及时用温水擦身、换衣和床单，注意防止受凉。遵医嘱给予解热镇痛药，如复方阿司匹林、对乙酰氨基酚（扑热息痛）、银翘片、复方柴胡注射液以及1％麻黄碱滴鼻液、消炎喉片等。常用感冒药含有氯苯吡胺（扑尔敏）等抗组胺类药物，服后有一定的中枢抑制作用，服药期间不得驾驶车、船、飞机等机动车辆或操纵机器。同时注意观察其他药物的疗效与不良反应。

（四）健康教育

1.避免诱因　告之患者及家属避免上呼吸道感染的常见诱因，如受凉、过度疲劳；保持室内空气新鲜、阳光充足；在高发季节少去人群密集的公共场所，防止交叉感染；戒烟。

2.增强免疫力　增强机体自身抗病能力是预防急性上呼吸道感染最好的办法。应坚持有规律的合适的身体锻炼，进行耐寒训练，如冷水洗脸、冬泳等，提高机体预防疾病能力及对寒冷的适应能力。必要时注射疫苗（如流感疫苗）预防。

3.识别并发症并及时就诊　如药物治疗后症状不缓解，出现耳鸣、耳痛、外耳道流脓等中耳炎症状，或恢复期出现胸闷、心悸等心肌炎症状，眼睑水肿等肾炎症状，关节痛等风湿症状，应及时就诊。

二、急性气管－支气管炎

急性气管－支气管炎（acute tracheo－bronchitis）是指感染、物理、化学、过敏等因素引起的气管－支气管黏膜的急性炎症。临床主要表现为咳嗽和咳痰。常发生于寒冷季节或气候突变时，多为上呼吸道急性感染迁延而来。

（一）护理评估

1.病因

（1）感染：是最常见的病因。由病毒、细菌直接感染，或急性上呼吸道病毒感染迁延而来，也可在病毒感染后继发细菌感染。近年来，支原体和衣原体感染引起的急性气管—支气管炎发病率有所上升。

（2）物理与化学因素：过冷空气、粉尘、刺激性气体或烟雾（氨气、氯气、二氧化硫、二氧化氮等），可刺激气管—支气管黏膜而引起本病。

（3）变态反应：花粉、有机粉尘、真菌孢子等的吸入以及对细菌蛋白质过敏等，均可引起气管—支气管的变态反应；寄生虫（如钩虫、蛔虫的幼虫）移行至肺，也可致病。

2.临床表现

（1）健康史：重点询问患者有无急性上呼吸道病毒感染史。

（2）症状：起病较急，常先有鼻塞、流涕、咽痛、声音嘶哑等急性上呼吸道感染症状，继之出现干咳或伴少量黏痰，1～2d 后可转为黏液脓性或脓性痰，痰量增多，咳嗽加剧，甚至痰中带血。可在深呼吸和咳嗽时感胸骨后疼痛，伴支气管痉挛时，可有气促、胸部紧缩感。全身症状较轻，可有低或中等度发热，伴乏力等，多于 3～5d 后消退。咳嗽、咳痰可持续 2～3 周，吸烟者则持续时间更长。

（3）体征：胸部听诊呼吸音正常或增粗，并可有散在干、湿啰音，啰音不固定，于咳嗽后啰音的部位、性质改变或消失。

3.辅助检查　病毒感染时，血常规白细胞计数多正常；细菌感染较重时，白细胞计数和中性粒细胞增高。痰涂片或培养可发现致病菌。X 线胸片检查多无异常，或仅有肺纹理增粗，肺门阴影增深。

4.心理、社会状况　个体和家属对疾病的认知和态度，患者有无焦虑、抑郁等情绪反应，个人应对情况等。

（二）护理诊断和合作性问题

1.清理呼吸道无效　与呼吸道感染、痰液黏稠有关。

2.气体交换受损　与过敏引起支气管痉挛有关。

（三）护理措施

对症治疗主要为止咳，剧烈干咳者，给予喷托维林、复方甘草片等止咳。抗菌治疗一般选用抗革兰阳性为主的抗生素，如青霉素、头孢菌素、大环内酯类、氟喹诺酮类抗生素，或根据细菌培养和药敏试验结果选择药物，支原体感染者首选红霉素。

护理要点遵医嘱正确给予抗生素、氨茶碱、β_2 受体激动剂等药物治疗。应用 β_2 受体激动剂要注意心动过速等不良反应。

（杨赛）

第六节　肺炎的护理

一、肺炎的分类

肺炎（pneumonia）是指终末气道、肺泡和肺间质的炎症，最常见的病因为感染，以细菌性肺炎最为常见。由于病原体变迁、易感人群结构改变(如社会人口老龄化、吸烟人群的低龄化)、医院获得性肺炎发病率增高、不合理应用抗生素引起细菌耐药性增高等.虽然新的强效抗生素不断投入应用,但肺炎的发病率和病死率仍很高。

1. 按病因分类

(1)细菌性肺炎:如肺炎链球菌、金黄色葡萄球菌、甲型溶血性链球菌等革兰阳性球菌所致肺炎;肺炎克雷伯杆菌、流感嗜血杆菌、铜绿假单胞菌等革兰阴性杆菌所致肺炎;棒状杆菌、梭形杆菌等厌氧杆菌所致肺炎。

(2)非典型病原体所致肺炎:如支原体、军团菌和衣原体等所致肺炎。

(3)病毒性肺炎:如冠状病毒、腺病毒、呼吸道合胞病毒、流感病毒等所致肺炎。

(4)真菌性肺炎:如白色念珠菌、曲菌、放线菌等所致肺炎。

(5)其他病原体所致肺炎:如立克次体(如 Q 热立克次体)、弓形虫(如鼠弓形虫)、原虫(如卡氏肺囊虫)、寄生虫(如肺包虫、肺吸虫、肺血吸虫)等所致肺炎。

(6)理化因素所致的肺炎:如放射性损伤引起的放射性肺炎;胃酸吸入引起的化学性肺炎;吸入刺激性气体、液体等化学物质,亦可引起化学性肺炎;过敏原引起机体的变态反应或异常免疫反应时,可引起过敏性肺炎。

细菌性肺炎最为常见,细菌性肺炎最常见的病原菌是肺炎球菌,其次为葡萄球菌、肺炎杆菌。

2. 按感染来源分类

(1)社区获得性肺炎(community acquired pneumonia,CAP):也称院外肺炎,是指在医院外罹患的感染性肺实质(含肺泡壁,即广义上的肺间质)炎症,包括有明确潜伏期的病原体感染而在入院后平均潜伏期内发病的肺炎。CAP 是威胁人类健康的常见感染性疾病之一,肺炎链球菌为主要的病原体,其致病原的组成和耐药特性在不同国家、不同地区之间存在着明显差异,而且随着时间的推移而不断变迁。

(2)医院获得性肺炎(hospital acquired pneumonia,HAP):简称医院内肺炎,是指患者在入院时既不存在、也不处于潜伏期,而是在住院 48h 后发生的感染,也包括在医院获得感染而于出院后 48h 内发生的肺炎。其中以呼吸机相关肺炎最为多见,治疗和预防较困难。误吸口咽部定植菌是 HAP 最主要的发病机制。常见病原菌为革兰阴性杆菌,包括铜绿假单胞菌、肺炎克雷伯杆菌、肠杆菌等。除了医院,在老年护理院和慢性病护理院生活的人群肺炎易感性亦高,临床特征和病因学分布介于 CAP 和 HAP 之间,可按 HAP 处理。

3. 按解剖分类

(1)大叶性肺炎:病原体先在肺泡引起炎症,经肺泡间孔(Cohn 孔)向其他肺泡扩散,以致一个肺段或肺叶发生炎症(肺实变),又称肺泡性肺炎。致病菌多为肺炎链球菌。

(2)小叶性肺炎:指病变起于支气管或细支气管,继而累及终末细支气管和肺泡,又称支气管性肺炎。病灶可融合成片状或大片状,密度深浅不一,且不受肺叶和肺段限制,区别于大叶性肺炎。常继发于其他疾病,可由肺炎链球菌、葡萄球菌、病毒、肺炎支原体等引起。

(3)间质性肺炎:以肺间质炎症为主,包括支气管壁、支气管周围间质组织及肺泡壁。由于病变在肺间质,呼吸道症状较轻,异常体征较少。可由细菌、支原体、衣原体、病毒或卡氏肺囊虫等引起。

二、社区获得性肺炎患者的护理

社区获得性肺炎(CAP)是指在医院外罹患的感染性肺实质(含肺泡壁,即广义上的肺间质)炎症,包括具有明确潜伏期的病原体感染而在入院后潜伏期内发病的肺炎。CAP 是威胁人类健康的常见感染性疾病之一,其致病原的组成和耐药特性在不同国家、不同地区之间存在着明显差异,而且随着时间的推移而不断变迁。

细菌、真菌、衣原体、支原体、病毒和寄生虫均可引起 CAP,其中以细菌最为常见,肺炎链球菌居首位。本节主要讨论肺炎链球菌肺炎。

肺炎链球菌肺炎(streptoccus pneumonia)或称肺炎球菌肺炎(pneummocoecal pneumonia),由肺炎链球菌或称肺炎球菌引起,占医院外获得性肺炎的半数以上。临床起病急骤,以高热、寒战、咳嗽、咳铁锈色痰和胸痛为特征。本病以冬季与初春为高发季节,常与呼吸道病毒感染并行,男性较多见。多为原先健康的青壮年、老年或婴幼儿。

(一)护理评估

1.病因 肺炎链球菌是上呼吸道寄居的正常菌群,在全身及呼吸道抵抗力降低时,如上呼吸道感染、COPD、受凉、糖尿病、心力衰竭、醉酒、全身麻醉等诱因存在时,有毒力的肺炎链球菌进入下呼吸道致病。肺炎链球菌是革兰阳性球菌,其毒力大小与具有多糖荚膜有关。肺炎球菌经阳光直射 1h,或加热至 52℃ 10min 即可被杀灭,对苯酚(石炭酸)等消毒剂也较敏感,但在干燥痰中可存活数月。

细菌在肺泡内繁殖滋长,引起肺泡壁水肿,白细胞和红细胞渗出,渗出液含有细菌,经 Cohn 孔向肺的中央部分蔓延,累及整个肺叶或肺段而致肺炎,叶间分界清楚;易累及胸膜而致渗出性胸膜炎。老年人和婴幼儿可由支气管播散形成支气管肺炎。典型病理改变为充血期、红色肝变期、灰色肝变期和消散期。病变消散后肺组织结构无损坏,不留纤维瘢痕。极少数患者由于机体反应性差,纤维蛋白不能完全吸收,称为机化性肺炎。

2.临床表现

(1)健康史:询问本病的有关病因,如有无受凉、淋雨、劳累等诱因,有无上呼吸道感染史;有无 COPD、糖尿病等慢性病史;是否使用过抗生素、激素、免疫抑制剂;是否吸烟,吸烟量多少;是否有吸毒史;目前病情与一般状况等。

(2)症状:典型表现为起病急骤、畏寒或寒战、高热,体温可在数小时内达 39~40℃,呈稽留热。老年体弱者体温可不高,提示病情严重。全身肌肉酸痛,患侧胸痛明显,深呼吸或咳嗽时加剧,患者常取患侧卧位。开始痰少,可带血丝,24~48h 后可呈铁锈色,与肺泡内浆液渗出和红细胞渗出有关。老年人病情常较隐匿,呼吸道症状偏少,而神经、循环和消化系统症状相对多见。脾切除者罹患肺炎球菌肺炎病情常呈激进型,可于 12~18h 内死亡。

(3)体征:患者呈急性病容,鼻翼翕动,面颊绯红,口角和鼻周有单纯疱疹,严重者可有发绀、心动过速、心律不齐。早期肺部无明显异常体征。实变时,触觉语颤增强,叩诊呈浊音或实音,听诊闻及支气管肺泡呼吸音或管样呼吸音等实变体征。消散期可闻及湿啰音。病变累及胸膜可有胸膜摩擦音,出现胸腔积液有相应体征。如并发中毒性心肌病变,可出现心音低钝、奔马律、心律失常和周围循环衰竭。

本病自然病程为 1~2 周。发病 5~10d 体温可自行骤降或逐渐消退;使用有效抗菌药物后体温于 1~3d 内恢复正常。同时,其他症状与体征亦随之渐渐消失。

3.并发症

(1)胸腔积液:表现为呼吸音减低和语颤降低,偶可发生脓胸。

(2)其他:呼吸衰竭、感染性休克、多器官衰竭。

4.辅助检查

(1)实验室检查:血常规见白细胞计数升高,达到$(10\sim20)\times10^9$/L,中性粒细胞比例增多(>0.80),伴核左移,细胞内可见中毒颗粒。痰涂片做革兰染色及荚膜染色镜检,如有革兰阳性、带荚膜的双球菌或链球菌,可作出初步病原诊断。痰培养$24\sim48h$可确定病原体。尿液肺炎链球菌抗原检测阳性。

(2)X线检查:X线胸片示病变早期肺纹理增多或局限于一个肺段或肺叶的淡薄、均匀阴影,实变期可见大片均匀致密的阴影,在实变阴影中可见支气管充气征,肋膈角可有少量胸腔积液。消散期,炎性浸润逐渐吸收,可有片状区域吸收较快而呈"假空洞"征。一般起病$3\sim4$周后才完全消散。

5.心理、社会状况　本病起病急,症状明显,病情重,往往会给患者带来种种心理问题,如怕耽误工作或学习,不适应陌生环境等。

(二)护理诊断和合作性问题

1.体温过高　与肺部感染有关。

2.气体交换受损　与肺部感染引起呼吸面积减少有关。

3.潜在并发症　胸腔积液、呼吸衰竭、感染性休克、多器官衰竭。

4.疼痛　胸痛与胸膜反应有关。

5.焦虑　与病情重,患者对疾病不了解有关。

(三)护理措施

1.一般护理

(1)休息与活动:发热患者应卧床休息,以减少氧耗量,缓解头痛、肌肉酸痛等症状。胸痛时嘱患者取患侧卧位。

(2)饮食护理:给予高蛋白质、高热量、高维生素、易消化的流质或半流质,以补充高热引起的营养物质消耗。鼓励患者多饮水,每日饮水量在$1500\sim2000ml$。轻症者无需静脉补液,食欲差或不能进食者、失水明显者可遵医嘱静脉补液,保持血钠$<145mmol/L$,尿相对密度(尿比重)<1.020,补充因发热而丢失较多的水和盐,加快毒素排泄和热量散发。心脏病或老年人应注意补液速度,避免过快导致急性肺水肿。

(3)心理护理:护理人员要多关心、安慰患者,多与患者沟通、解释,消除其紧张、恐惧心理。

(4)口腔护理:鼓励患者经常漱口,口唇疱疹者局部涂抗病毒软膏,防止继发感染。

(5)降温护理:高热时可采用乙醇(酒精)擦浴、冰袋、冰帽等措施物理降温,以逐渐降温为宜,退热时需补充液体,防止虚脱。或遵医嘱给予小剂量退热剂。儿童要预防惊厥,不宜用阿司匹林或其他解热药,以免大汗、脱水和干扰热型观察。患者出汗时,及时协助擦汗、更换衣服,避免受凉。

(6)促进排痰,改善呼吸:气急者给予半卧位,或遵医嘱给予氧气吸入,流量$2\sim4L/min$。痰黏不易咳出时,可鼓励患者多饮水,亦可给予蒸汽或超声雾化吸入,或遵医嘱给予祛痰剂,以稀释痰液,并配合翻身拍背,促进痰液排出。

2.病情观察　密切观察生命征和神志、尿量的变化,下列情况应考虑有重症肺炎的可能:①意识障碍;②呼吸频率≥30次/分;③PaO_2<60mmHg,PaO_2/FiO_2<300,需行机械通气治疗;④动脉收缩压<90mmHg;⑤并发感染性休克;⑥X线胸片显示双侧或多肺叶受累,或入院48h内病变扩大≥50%;⑦少尿:尿量<20ml/h,或<80ml/4h,或并发急性肾功能衰竭需要透析治疗。

3.治疗配合

(1)抗菌药物:一旦诊断即用抗生素治疗,不必等待细菌培养结果。如抗生素治疗有效,24~72h后体温即可恢复正常。抗菌药物疗程持续至体温正常后3d,总疗程不短于5~7d,首选青霉素G,对青霉素过敏或耐药者,可用红霉素、林可霉素、头孢菌素类、喹诺酮类,多重耐药菌株感染者可用莫西沙星、吉米沙星或万古霉素。

护理要点　遵医嘱使用抗生素,观察疗效和不良反应。应用青霉素类和头孢类防止过敏;喹诺酮类药可影响骨骼的发育,因此儿童不宜应用,偶见皮疹、恶心,极少数患者可诱发精神症状;氨基糖苷类抗生素有肾、耳毒性,老年人或肾功能减退者,应特别注意观察是否有耳鸣、头晕、唇舌发麻等不良反应的出现。

(2)对症与支持治疗:卧床休息,营养支持,多饮水。剧烈胸痛者,给予少量镇痛药,如可待因15mg。有明显麻痹性肠梗阻或胃扩张,应暂时禁食、禁饮和胃肠减压。烦躁不安、谵妄、失眠者给予地西泮5mg肌内注射或水合氯醛1~1.5g保留灌肠。

护理要点:多饮水,保证营养,密切观察病情变化,促进患者舒适。禁用抑制呼吸的镇静药。

(3)并发症治疗:高热常在抗菌药物治疗后24h内消退,或数日内逐渐下降。如体温3d后不降或降而复升时,应考虑肺炎链球菌的肺外感染或其他疾病存在的可能性,如脓胸、心包炎、关节炎等,给予相应治疗。感染性休克者应注意补充血容量,扩容是抗休克最基本的措施,可根据中心静脉压调整。在补充血容量和纠正酸中毒后,末梢循环仍无改善时,可应用血管活性药物,如多巴胺、酚妥拉明、间羟胺等,使收缩压维持在90~100mmHg。血管活性药物应由单独一路静脉输入,以便随时根据血压的变化调整滴速。滴注多巴胺时药液不得外溢至组织中,以免局部组织缺血坏死。宜选用2~3种广谱抗生素联合、大剂量、静脉给药。对病情严重者,可考虑使用糖皮质激素。纠正水、电解质及酸碱失衡,但输液速度不宜太快,防止心力衰竭和肺水肿的发生。有明显酸中毒者,可应用5%碳酸氢钠静脉滴注,因其配伍禁忌较多,宜单独输入。

护理要点:观察有无并发症的发生。发现感染性休克,立即通知医生,并备好物品,积极配合抢救:①患者取仰卧中凹位,抬高头胸20°、抬高下肢约30°,有利于呼吸和静脉血回流;②给予高流量吸氧,维持PaO_2>60mmHg,改善缺氧状况;③严密观察病情,注意体温、脉搏、呼吸、血压及神志的变化,记录24h出入量;④做好抗休克与抗感染抢救配合,口唇红润、肢端温暖、收缩压>90mmHg,尿量>30ml/h以上,提示血容量已补足;⑤如血容量已补足,尿量<400ml/d,尿相对密度<1.018,应及时报告医生,注意有无急性肾衰竭。

(四)健康教育

1.预防病因和诱因　向患者及家属讲解肺炎的病因和诱因。避免受凉、淋雨、吸烟、酗酒、过度疲劳等诱因。有皮肤痈、疖、伤口感染、毛囊炎、蜂窝织炎时应及时治疗,尤其是免疫功能低下者(糖尿病、血液病、HIV感染、肝硬化、营养不良、儿童等)和COPD、支气管扩张者。

慢性病、长期卧床、年老体弱者,应注意经常改变体位、翻身、拍背、咳出气道痰液,并注射肺炎疫苗。

2.增强体质 鼓励患者适当参加体育锻炼,增强体质,提高抗病能力。

三、医院获得性肺炎患者的护理

医院获得性肺炎(hospital acquired pneumonia,HAP)简称医院内肺炎,是指患者在入院时既不存在、也不处于潜伏期,而是在住院48h后发生的感染,也包括在医院获得感染而于出院后48h内发生的肺炎。其中以呼吸机相关肺炎(ventilator associated pneumonia,VAP)最为多见。本节主要讨论VAP。

VAP是重症医学科(ICU)内机械通气患者最常见的感染性疾病之一。VAP指气管插管/气管切开患者接受机械通气48h后发生的肺炎。撤机、拔管48h内出现的肺炎仍属VAP。目前VAP在国内外的发病率、病死率均较高,导致ICU留治时间与机械通气时间延长,住院费用增加。VAP分为早发VAP和晚发VAP。早发VAP发生在机械通气<4d,主要由对大部分抗菌药物敏感的病原菌引起;晚发VAP发生在机械通气>5d,主要由多重耐药菌或泛耐药菌引起。

目前已证实多种预防措施可降低VAP的发病率,故采用适当的措施以预防VAP对临床非常重要。防止患者吸入、呼吸治疗器械严格消毒或灭菌、优选通气技术、注意手卫生等措施有助于VAP的预防。

(一)护理评估

1.病因 VAP的致病菌,尤其是晚发VAP的致病菌多为多重耐药菌(multi-drug resistance,MDR)、泛耐药(extensively drug-resistant,XDR)或全耐药(pandrug-resistant,PDR)细菌,包括铜绿假单胞菌、鲍曼不动杆菌、甲氧西林耐药金黄色葡萄球菌(methicillin-resistant staphylococcus aureus,MRSA)及产超广谱-β内酰胺酶(extended spectrum beta-lactamases,ESBLs)的大肠埃希菌或肺炎克雷伯菌等。

口咽部定植菌误吸是VAP最主要的感染来源和感染途径,呼吸机雾化器、氧气湿化瓶水污染是引发VAP的重要来源。

2.临床表现

(1)健康史:患者的基础状态、诊疗相关操作及药物治疗情况等。

(2)症状和体征:多急性起病,咳嗽、咳脓痰,伴或不伴胸痛,发热,肺实变体征和(或)湿性啰音。因基础疾病的掩盖、免疫功能差,可使患者起病隐匿,临床表现不典型。

3.辅助检查

(1)X线胸片:可见新的或进展性肺泡浸润和实变,范围大小不等,严重者出现组织坏死和多个小脓腔形成。粒细胞缺乏、严重脱水患者并发HAP时X线检查可以阴性,卡氏肺孢子菌肺炎有10%～20%患者X线检查完全正常。

(2)微生物检测:气道分泌物涂片检查有助于VAP诊断和病原微生物类型的初步判别。经气管导管内吸引(ETA)分离的细菌菌落计数≥10^5CFU/ml,经气管镜保护性毛刷(PSB)分离的细菌菌落计数≥10^3CFU/ml,或经气管镜支气管肺泡灌洗(BAL)分离的细菌菌落计数≥10^4CFU/ml可考虑为致病菌。血培养对VAP诊断的敏感性一般不超过25%,胸腔积液的培养在VAP诊断中的研究尚少。

4.心理、社会状况　由于病情重、预后差，患者可有焦虑、抑郁心理。

（二）护理措施

治疗配合包括抗感染治疗、呼吸治疗（吸氧和机械通气）、支持治疗和痰液引流等综合治疗方法，其中以抗感染治疗最重要。

早发 VAP 和多重耐药病原菌感染低危患者，初始经验性抗菌药物治疗选用恰当抗菌谱的单药治疗；晚发 VAP 可能由多重感染病原菌引起，应选择广谱抗生素联合治疗。在 VAP 经验性抗感染治疗的基础上，一旦获得病原学证据，应及时转为目标性治疗（表 14－2）。VAP 抗感染疗程一般为 7～10d，如患者疗效不佳、多重耐药菌感染或免疫功能缺陷，则可适当延长治疗时间。

表 14－2　VAP 常见病原菌目标治疗的抗菌药物选择

病原菌	可选择的药物
铜绿假单胞菌	头孢菌素类药物（如头孢哌酮、头孢他啶、头孢吡肟）或碳青霉烯类（如亚胺培南、美罗培南）或 β－内酰胺类/β－内酰胺酶抑制剂复方制剂（如头孢哌酮－舒巴坦、哌拉西林－他唑巴坦）；可联合使用抗假单胞菌的喹诺酮类（如环丙沙星、左氧氟沙星）或氨基糖苷类（如阿米卡星、庆大霉素）
鲍曼不动杆菌	含舒巴坦的 β－内酰胺类复方制剂（如头孢哌酮－舒巴坦、氨苄西林－舒巴坦）或碳青霉烯类（如亚胺培南、美罗培南可联合使用氨基糖苷类（如阿米卡星）或四环素类（如米诺环素、多西环素、替加环素）或喹诺酮类（如左氧氟沙星、环丙沙星）或多黏菌素 E
产 ESBU 肠杆菌	β－内酰胺类/β－内酰胺酶抑制剂复方制剂（如头孢哌酮－舒巴坦、哌拉西林－他唑巴坦）或碳青霉烯类（如亚胺培南、美罗培南）或四环素类（如替加环素）
甲氧西林耐药金黄色葡萄球菌	利奈唑胺或糖肽类（如万古霉素、替考拉宁）或四环素类（如替加环素）

护理要点：遵医嘱正确使用抗生素，注意药物疗效和不良反应的观察。

（三）健康教育

1.病房管理　定时通风，保持室温 24～26℃，湿度 50%～60%。每日 2 次空气消毒，以含氯消毒液每天拖地 3 次，定期进行空气培养。

2.手卫生　与患者接触要正确洗手，洗手在预防 VAP 中起重要作用。

3.体位　胃内容物的反流和误吸是 VAP 的重要危险因素，半卧位时胃内容物的反流和误吸明显减少。

4.口腔护理　口腔护理能使常寄菌降至最低限度，防止口腔黏膜干燥，提高黏膜防御能力。口腔护理每天至少 2 次。

5.饮食　有效的肠内营养能改善营养摄取，增强机体免疫功能，从而降低患者感染性并发症的发生，是预防 VAP 的重要因素。凡胃肠道功能存在的患者，应优先考虑给予肠内营养。

（杨赛）

第七节　慢性阻塞性肺疾病患者的护理

慢性阻塞性肺疾病（chronic obstructive pulmonary disease，COPD），简称慢阻肺，是一种以持续气流受限为特征的可以预防和治疗的疾病。其气流受限多呈进行性发展，与气道和肺组织对烟草烟雾等有害气体或有害颗粒的慢性炎症反应增强有关。主要累及肺脏,但也可引起全身(肺外)的不良效应,可存在多种合并症。急性加重和合并症影响患者整体疾病的严重程度。肺功能检查对确定气流受限有重要意义。在吸入支气管舒张剂后,$FEV_1/FVC<70\%$表明存在持续气流受限。慢性咳嗽、咳痰常早于气流受限许多年存在,但非所有具有咳嗽、咳痰症状的患者均会发展为慢阻肺,部分患者可仅有持续性气流受限改变,而无慢性咳嗽、咳痰。

COPD 与慢性支气管炎及肺气肿密切相关。慢性支气管炎(chronic bronchitis,简称慢支)是指气管、支气管黏膜及其周围组织的慢性、非特异性炎症。临床上以慢性咳嗽、咳痰为基本特征,可伴有喘息,常反复发作,每年咳嗽、咳痰 3 个月以上,并连续 2 年。阻塞性肺气肿(obstructive pulmonary emphysema,简称肺气肿)是指肺部终末细支气管远端气腔(呼吸性细支气管、肺泡管、肺泡囊和肺泡)弹性减弱、充气、过度膨胀、肺容量增大或同时伴有气道壁结构的破坏。多由慢性支气管炎发展而来,临床特征为进行性加重的呼吸困难、疲乏、食欲减退和体重减轻。当慢性支气管炎和(或)肺气肿患者肺功能检查出现气流受限并且不能完全可逆时,则诊断为 COPD。如患者只有"慢性支气管炎"和(或)"肺气肿",而无气流受限,则不能诊断为 COPD。一些已知病因或具有特征性病理改变的气流受限疾病,如支气管扩张症、肺结核、弥漫性泛细支气管炎和闭塞性细支气管炎等均不属于慢阻肺。

COPD 是呼吸系统疾病中的常见病和多发病,其患病率和死亡率均高。COPD 目前居全球死亡原因的第 4 位,世界银行/世界卫生组织公布,至 2020 年 COPD 将位居世界疾病经济负担的第 5 位。在我国,COPD 同样是严重危害人民身体健康的重要慢性呼吸系统疾病。近期我国流行病学调查显示,40 岁以上人群 COPD 患病率为 8.2%。

一、护理评估

1.病因　引起 COPD 的病因不清楚,引起 COPD 的危险因素包括个体易感因素和环境因素两个方面,两者相互影响。

(1)个体因素:某些遗传因素可增加 COPD 发病的危险性。已知的遗传因素为 α_1-抗胰蛋白酶缺乏。欧美研究显示,重度 α_1-抗胰蛋白酶缺乏与肺气肿形成有关。我国人群中 α_1-抗胰蛋白酶缺乏在肺气肿发病中的作用尚待明确。支气管哮喘和气道高反应性是 COPD 的危险因素,而气道高反应性可能与机体某些基因和环境因素有关。

(2)环境因素:①吸烟。吸烟是目前公认 COPD 已知发病危险因素中最重要的因素,吸烟者肺功能的异常率较高,吸烟者死于 COPD 的人数较非吸烟者为多。②职业性粉尘和化学物质:如烟雾、过敏原、工业废气及室内空气污染等。③空气污染:化学气体如氯、氧化氮、二氧化硫等,粉尘如二氧化硅、煤尘、棉尘、蔗尘等,烹调时产生的大量油烟和生物燃料产生的烟尘。大气中 PM2.5 和 PM10 可能与慢阻肺的发生有一定关系。④感染:呼吸道感染是 COPD 发病和加剧的另一个重要因素。病毒和(或细菌)感染是慢阻肺急性加重的常见原因。儿童期严重的下呼吸道感染与成年后肺功能的下降及呼吸道系统症状发生有关。⑤社会经济地位:COPD 的发病可能与室内外空气污染的程度不同、营养状况或其他和社会经济地位等差异有一定内在的联系。低体质指数与慢阻肺发病有关,体质指数越低,慢阻肺发病发病率越局。

发病机制尚未完全明了。目前普遍认为 COPD 以气道、肺实质和肺血管的慢性炎症为特征,在肺的不同部位有肺泡巨噬细胞、T 淋巴细胞(尤其是 CD 细胞)和中性粒细胞增加,部分患者有嗜酸性粒细胞增多。激活的炎症细胞释放多种介质,包括白三烯 B4(LTB4)、白介素－8(IL－8)、肿瘤坏死因子－α(TNF－α)和其他介质。这些介质能破坏肺的结构和(或)促进中性粒细胞炎症反应。除炎症外,肺部的蛋白酶和抗蛋白酶失衡、氧化与抗氧化失衡以及自主神经系统功能紊乱(如胆碱能神经受体分布异常)等也在 COPD 发病中起重要作用。

2.临床表现

(1)健康史:询问有无吸烟史,职业性或环境有害物质接触史,家族史,发病年龄及好发季节,有无慢性咳嗽、咳痰、气短或呼吸困难等症状,是否并发慢性肺源性心脏病和右心衰竭。

(2)症状:

1)慢性咳嗽:通常为首发症状。初起咳嗽呈间歇性,早晨较重,以后早晚或整日均有咳嗽,但夜间咳嗽并不显著。少数病例咳嗽不伴咳痰。也有部分病例虽有明显气流受限,但无咳嗽症状。

2)咳痰:咳少量黏液性痰,部分患者在清晨较多。合并感染时痰量增多,常有脓性痰。

3)气短或呼吸困难:是 COPD 的标志性症状,也是使患者焦虑不安的主要原因。早期仅于劳力时出现,后逐渐加重,以致日常活动甚至休息时也感气短。

4)喘息和胸闷:不是 COPD 的特异性症状。部分患者特别是重度患者有喘息;胸部紧闷感通常于劳力后发生,与呼吸费力、肋间肌等容性收缩有关。

5)全身性症状:在疾病的临床过程中,特别是较重患者,可能会发生全身性症状,如体重下降、食欲减退、外周肌肉萎缩和功能障碍、精神抑郁和(或)焦虑等。合并感染时可咳血痰或咯血。

COPD 特征性症状是慢性和进行性加重的呼吸困难、咳嗽和咳痰。

(3)体征:早期可无异常,部分患者可闻及散在的湿啰音和(或)干啰音。伴有阻塞性肺气肿时,有肺气肿的体征:视诊桶状胸,胸部呼吸运动减弱;触诊语颤减弱;叩诊呈过清音;听诊肺泡呼吸音减弱。

3.并发症

(1)慢性呼吸衰竭:常在 COPD 急性加重期发生,其症状明显加重,发生低氧血症和高碳酸血症(Ⅱ型呼吸衰竭),可有缺氧和 CO_2 潴留的临床表现。

(2)自发性气胸:如有突然加重的呼吸困难,并伴有明显发绀,患侧胸廓饱满,肋间隙增宽.肺部叩诊为鼓音,听诊呼吸音减弱或消失,应考虑自发性气胸.进行 X 线检查确诊。

(3)慢性肺源性心脏病:由于 COPD 肺病引起肺结构性改变,引起肺血管床减少及缺氧致肺动脉痉挛、血管重塑,导致肺动脉高压,右心室肥厚扩大,最终导致右心衰竭。

4.辅助检查

(1)肺功能检查:是判断气流受限的主要客观指标,对 COPD 诊断、严重程度评价、疾病进展、预后及治疗反应等有重要意义。

第一秒用力呼气容积占用力肺活量的百分比(FEV_1/FVC)是评价气流受限的敏感指标。第一秒用力呼气容积占预计值百分比(FEV_1%预计值),是评估 COPD 严重程度的良好指标。吸入支气管舒张药物后 $FEV_1/FVC<70$% 及 $FEV_1<80$%预计值者,可确定为不能完全可逆的气流受限。

肺总量(TLC)、功能残气量(FRC)和残气量(RV)增高,肺活量(VC)减低,表明肺过度充气,有参考价值,RV/TLC 增高。

一氧化碳弥散量(LD_{co})及其与肺泡通气量比值下降,可供诊断参考。

(2)X 线胸片检查:早期胸片可无变化,可逐渐出现肺纹理增粗、紊乱等非特异性改变及肺气肿改变。

(3)痰液检查:痰培养和药敏,找致病菌,指导用药。

(4)动脉血气分析:早期无异常,随病情进展,可出现低氧血症、高碳酸血症、酸碱平衡失调等,用于判断呼吸衰竭的类型。

5.严重程度分级及病程分期

(1)COPD 严重程度分级:根据 FEV_1/FVC、$FEV_1\%$预计值和临床表现,可对 COPD 的严重程度作出临床严重度分级(表 14-3),根据患者自我评估测试问卷也可评估病情(表 14-4)。

表 14-3　COPD 的临床严重程度分级

分级	临床特征
Ⅰ级(轻度)	• $FEV_1/FVC<70\%$ • $FEV_1≥80\%$预计值 • 伴或不伴有慢性症状(咳嗽、咳痰)
Ⅱ级(中度)	• $FEV_1/FVC<70\%$ • $50\%≤FEV_1<80\%$预计值 • 常伴有慢性症状(咳嗽、咳痰、活动后呼吸困难)
Ⅲ级(重度)	• $FEV_1/FVC<70\%$ • $30\%≤FEV_1<50\%$预计值 • 多伴有慢性症状(咳嗽、咳痰、呼吸困难),反复出现急性加重
Ⅳ级(极重度)	• $FEV_1/FVC<70\%$ • $FEV_1<30\%$预计值或 $FEV_1<50\%$预计值 • 伴慢性呼吸衰竭,可合并肺心病及右心功能不全或衰竭

表 14-4　慢阻肺患者自我评估测试问卷

从不咳嗽	012345	总是在咳嗽
一点痰也没有	012345	有很多很多痰
没有任何胸闷的感觉	012345	有很严重的胸闷感觉
爬坡或上 1 层楼时,没有气喘的感觉	012345	爬坡或上 1 层楼时,感觉严重喘不过气来
在家能做任何事情	012345	在家做任何事情都很受影响
尽管有肺部疾病,但对外出很有信心	012345	由于有肺部疾病,对离家一点信心都没有
睡眠非常好	012345	由于有肺部疾病,睡眠相当差
精力旺盛	012345	一点精力都没有

注:数字 0~5 表示严重程度,标记最能反映当前情况的选项,在数字上打 X,每个问题标记一个选项。总分 40 分,分数越高,病情越严重。

(2)COPD 病程分期

1)稳定期:患者咳嗽、咳痰、气短等症状稳定或症状较轻。

2)急性加重期:患者呼吸道症状超过日常变异范围的持续恶化,并需改变药物治疗方案。在疾病过程中,患者常有短期内咳嗽、咳痰、气短和(或)喘息加重,痰量增多,为脓痰或黏液脓性痰,可伴发热等炎症明显加重的表现。

6.心理、社会状况 COPD 患者因长期患病,影响工作和日常生活,易出现焦虑、抑郁、紧张、恐惧、悲观失望等不良心理。

二、护理诊断和合作性问题

1.清理呼吸道无效 与呼吸道分泌物增多且黏稠、支气管痉挛、无效咳嗽有关。

2.气体交换受损 与气道阻塞、通气不足、呼吸肌疲劳、分泌物过多和肺泡呼吸面积减少有关。

3.活动无耐力 与疲劳、呼吸困难、氧供与氧耗失衡有关。

4.营养失调 低于机体需要量与食欲降低、摄入减少、腹胀、呼吸困难、痰液增多有关。

三、护理措施

1.一般护理

(1)休息与活动:病情较轻者可适当活动,病情较重者应卧床休息,保持室内空气新鲜流通、适宜的室温与相对湿度。

(2)饮食护理:提供高蛋白、丰富维生素易消化食物,少量多餐。避免刺激性食物;避免产气食物,如汽水、啤酒、豆类、马铃薯和胡萝卜等;避免易引起便秘的食物,如油煎食物、干果、坚果等。营养支持要求达到理想体重,同时避免摄入高糖类(碳水化合物)和高热量饮食,以免产生过多二氧化碳。

(3)心理护理:针对患者病情及心理特征给予精神安慰、心理疏导,调动各种社会关系给予精神及物质关怀,介绍类似疾病治疗成功的病例,强调坚持康复锻炼的重要性,以取得主动配合,树立战胜疾病的信心。

(4)合理氧疗:COPD 患者需长期给氧,要注意用氧安全,避免吸入氧浓度过高,抑制呼吸中枢而引起二氧化碳潴留及氧中毒。氧疗时间每天>15h,特别是睡眠时间不可间歇,以防熟睡时呼吸中枢兴奋性更低或上呼吸道阻塞而加重缺氧,密切观察缺氧症状有无改善。

2.病情观察 观察咳嗽、咳痰、呼吸困难的程度,监测肺功能、动脉血气分析和水、电解质、酸碱平衡等情况。

3.治疗配合

(1)COPD 急性加重期的治疗:

1)确定 COPD 急性加重的原因:引起 COPD 加重的最常见原因是气管-支气管感染,主要是病毒、细菌的感染,部分病例可能为环境理化因素。

2)COPD 急性加重的诊断和严重性评价:神志变化是病情恶化和危重的指标,一旦出现,需及时送医院救治。

3)COPD 急性加重的院外治疗:对于病情相对较轻的急性加重患者可在院外治疗,但需注意严密观察病情变化,及时决定需否送医院治疗。

4)COPD 急性加重住院的治疗处理:①氧疗。氧疗是 COPD 住院患者的基础治疗。无严重合并症的患者氧疗后易达到满意的氧合水平[PaO_2>60mmHg 或脉搏血氧饱和度(SpO_2)>90%]。应予控制性低浓度氧疗,避免 PaO_2 骤然大幅升高引起呼吸抑制,导致 CO_2 潴留及呼吸性酸中毒。②药物治疗:抗菌药物治疗在 COPD 患者住院治疗中居重要地位。另外,可选择短效 β_2 受体激动剂、抗胆碱能药物(异丙托溴铵、噻托溴铵等)、茶碱类药物(静脉滴注)、糖皮质激素(口服或静脉滴注)。③合并症治疗:合并右心衰竭时可选用利尿剂,利尿剂不可过量过急使用,以避免血液浓缩、痰黏稠而不易咳出及电解质紊乱。合并左心室功能不全时可适当应用强心剂;对于感染已经控制,呼吸功能已改善,经利尿剂治疗后右心功能仍未改善者,也可适当应用强心剂。应用强心剂需慎重,因为 COPD 患者长期处于缺氧状态,对洋地黄的耐受性低,洋地黄治疗量与中毒量接近,易发生毒性反应,引起心律失常。合并肺动脉高压和右心衰竭时,在改善呼吸功能的前提下可以应用血管扩张剂。④危重患者治疗:如出现 $PaCO_2$ 明显升高、意识模糊、咳嗽反射显著减弱,若无条件使用或不同意使用机械通气,在保持气道通畅的前提下,可用呼吸兴奋剂治疗,如尼可刹米(可拉明)、山梗菜碱(洛贝林)和吗乙苯吡酮等,对于已有呼吸肌疲劳的患者应慎用。根据病情需要,选择无创或有创机械通气。同时应监测动脉血气状况,维持液体和电解质平衡,补充营养,引流痰液,识别并处理伴随疾病(冠心病、糖尿病、高血压等)及合并症(休克、弥散性血管内凝血、上消化道出血、胃功能不全等)。

护理要点 教会患者正确排痰方法,保持呼吸道通畅。对于感染严重,痰液黏稠不易咳出者,可胸部叩击与震荡,同时鼓励多饮水,使用祛痰剂或采用超声雾化吸入疗法湿化气道,使痰液易于咳出。根据病情遵医嘱给予支气管舒张剂、糖皮质激素、抗生素、祛痰药等,密切观察药物疗效及不良反应。

(2)COPD 稳定期治疗:见表 14-5。

表 14-5 稳定期 COPD 的分级治疗方案

I 级(轻度)	II 级(轻度)	III 级(轻度)	IV 级(轻度)
避免危险因素,接种流感疫苗;按需使用短效支气管舒张剂 ——————————————→			
规律应用一种或多种长效支气管舒张剂,辅以康复治疗 ——————————————→			
反复急性加重,可吸入糖皮质激素 ——————————————→			
			出现呼吸衰竭,应长期氧疗;可考虑外科手术治疗

注:短效支气管舒张剂指短效 β_2 受体激动剂、短效抗胆碱药及氨茶碱;长效支气管舒张剂指长效 β_2 受体激动剂、长效抗胆碱药和缓释茶碱;建议首选吸入型支气管舒张剂治疗。

1)教育与管理:教育与管理可以提高患者对 COPD 的认识,更好地配合治疗和加强预防措施,维持病情稳定,提高生活质量。

2)控制职业性或环境污染:避免或防止粉尘、烟雾及有害气体吸入。

3)药物治疗:支气管舒张剂是控制 COPD 症状的主要治疗措施,多首选吸入治疗。常选用 β_2 受体激动剂(如沙丁胺醇气雾剂)、抗胆碱药(如异丙托溴铵气雾剂)、茶碱类[如茶碱缓(控)释片]、磷酸二酯酶—4(PDE—4)抑制剂(如罗氟司特)、疫苗(如流感疫苗和肺炎球菌疫苗)等。对重度或极重度,反复加重的患者,可长期吸入糖皮质激素和长效 β_2 肾上腺素能受体激动剂联合制剂(沙美特罗加氟替卡松、福莫特罗加布地奈德)。溴己新、盐酸氨溴索等祛痰剂可酌情选用。

4)非药物治疗:长期氧疗对 COPD 合并慢性呼吸衰竭患者的血流动力学、呼吸生理、运动耐力和精神状态产生有益影响,可改善患者生活质量,提高生存率。提倡在医生指导下施行长期家庭氧疗(LTOT)。一般采用鼻导管吸氧,氧流量为 $1\sim2L/min$,吸氧时间$>15h/d$,使患者在静息状态下,达到 $PaO_2>60mmHg$ 和(或)使 SaO_2 升至 90% 以上。康复治疗适用于中度以上 COPD 患者。其中呼吸生理治疗包括正确咳嗽、排痰方法和缩唇呼吸等,肌肉训练包括全身性运动及呼吸肌锻炼,如步行、踏车、腹式呼吸锻炼等。科学的营养支持与加强健康教育亦为康复治疗的重要方面。还可行外科手术治疗,如肺大疱切除术、肺减容术和肺移植术。

教育与管理主要内容包括教育与督促患者戒烟(迄今能证明有效延缓肺功能进行性下降的措施仅有戒烟);使患者了解 COPD 的临床知识;掌握治疗方法;学会自我控制病情的技巧,如腹式呼吸及缩唇呼吸锻炼等;了解赴医院就诊的时机;社区医生定期随访管理。

四、健康教育

1.预防急性加重

(1)劝告患者戒烟:告知患者和家属戒烟能缓解病情的进展,使患者乐意戒烟,并能积极参与共同制订戒烟计划;指导戒烟的方法:与戒烟成功者交流经验和体会,避免接触吸烟的用具、人群和环境。第 1 周可出现较严重的戒断症状(坐立不安、烦躁、头痛、腹泻、体重增加等),鼓励患者多饮水以排出体内积蓄的尼古丁,多吃水果、蔬菜,参加文体活动,必要时可外出旅游,嚼口香糖等以分散注意力。完全戒烟需 $2\sim4$ 周。

(2)接种流感疫苗和肺炎球菌疫苗。

(3)掌握吸入装置的用法与治疗有关的知识,吸入长效支气管舒张剂或联合应用吸入激素,使用 PDE-4 抑制剂等。

2.改善环境　加强劳动保护,避免烟雾、粉尘和刺激性气体对呼吸道的影响。

3.指导康复锻炼　使患者理解康复锻炼的意义,根据患者的爱好和病情制定个体化的锻炼计划,增强抵抗力。

(1)腹式呼吸锻炼:肺气肿患者常呈浅速呼吸,呼吸效率低,让患者作深而慢的腹式呼吸。机制:通过腹肌的主动舒张与收缩加强腹肌训练,可随呼吸阻力减低,肺泡通气量增加,提高呼吸效率。方法:开始训练时以半卧位、膝半屈曲最适宜,立位时上半身略向前倾,上身肌群放松做深呼吸,用鼻吸气,经口呼气,要求深吸缓呼,切勿用力呼气,吸气时腹肌放松,腹部鼓起,呼气时腹肌收缩,腹部下陷。开始训练时,患者可将一手放在腹部,一手放在前胸,以感知胸腹起伏,呼吸时应使胸廓保持最小的活动度。一般吸气 2s,呼气 $4\sim6s$。1 气与呼气时间比为 1:2 或 1:3。每分钟呼吸速度保持在 $7\sim8$ 次,开始每日 2 次,每次 $10\sim15min$,熟练后可增加次数和时间,使之成为自然的呼吸习惯。

(2)缩唇呼吸法:肺气肿患者因肺泡弹性回缩力减低,小气道阻力增高,呼气时小气道提早闭合,致使气体滞留在肺泡内。机制:通过缩唇徐徐呼气,可提高支气管内通气时间,防止呼气时小气道过早陷闭,以利肺泡气体排出。方法:用鼻吸气,缩唇做吹口哨样缓慢呼气,在不感到费力的情况下,自动调节呼吸频率、呼吸深度和缩唇程度,以能使距离口唇 30cm 处与唇等高点水平的蜡烛火焰随气流倾斜又不致熄灭为宜。每天 3 次,每次 30min。

（3）全身性运动：指导有氧运动,如步行、爬斜坡、上下楼梯及慢跑等。运动量由慢至快,由小至大逐渐增加,以身体耐受情况为度。一般 1～2 周后可使心肺功能显著改善。可增强患者的体力康复,改善心肺功能。

4. 家庭氧疗　长期家庭氧疗（LTOT）对 COPD 慢性呼吸衰竭者可提高生活质量和生存率,持续低流量吸氧 1～2L/min,每天 15h 以上。指导患者和家属了解氧疗的目的、必要性及注意事项；注意安全,供氧装置周围严禁烟火,防止氧气燃烧爆炸；氧疗装置定期更换、清洁、消毒。

（杨赛）

参考文献

[1]闫涛,李梵,李克,赵平,王慧芬.乙型肝炎相关慢加急性肝衰竭患者乙型肝炎病毒前
　　C/C区联合突变特点分析[J].临床肝胆病杂志,2013(02):120－123＋127.

[2]高占成,胡大一.呼吸内科[M].北京:北京科学技术出版社,2012.

[3]孙桂珍,李学亮,吉布强,张海燕,徐彧,金北平,张小红.伊曲康唑对恶性血液病患者
　　侵袭性真菌感染的疗效分析[J].中华医院感染学杂志,2012(16):3624－3626.

[4]陈晓平,石应康.心血管系统疾病[M].北京:人民卫生出版社,2012.

[5]张方琪,杨学敏,唐元元,王娟,李志奎.嗜酸性粒细胞在哮喘发病机制中的研究进展
　　[J].中华肺部疾病杂志(电子版),2013(02):162－165.

[6]孙兴国.运动心肺功能鉴别心源性呼吸困难[J].中国实用内科杂志,2013(S1):12－13.

[7]唐承薇,程南生.消化系统疾病[M].北京:人民卫生出版社,2011.

[8]秦福芳.慢性阻塞性肺疾病继发肺部真菌感染诊治与分析[J].中华医院感染学杂志,
　　2013(12):2816－2818.

[9]王清,牟燕.心血管系统疾病[M].北京:中国医药科技出版社,2012.

[10]金赟,李江涛.肝癌细胞侵犯微血管的临床相关因素及分子标志物的研究进展[J].
　　临床肝胆病杂志,2013(07):550－553.

[11]张翔,邢春燕.呼吸系统疾病[M].北京:人民卫生出版社,2012.

[12]刘丹,王星,苏晨,陈艺莉,黄慧玲.高血压患者血压昼夜模式与心率变异性的相关性
　　分析[J].中国实用内科杂志,2011(10):787－788.

[13]马亦林,李兰娟.传染病学[M].上海:上海科学技术出版社,2011.

[14]黄华萍,李羲.慢性阻塞性肺疾病合并原发性支气管肺癌的诊治策略[J].中华肺部
　　疾病杂志(电子版),2012(06):561－564.

[15]徐西元,梁桂林,张冬云.实用临床中医诊疗学[M].天津:天津科学技术出版
　　社,2011.

[16]毛红柳,刘兴元.先天性心脏病相关 GATA5 基因突变研究[J].国际心血管病杂志,
　　2013(03):173－177.

[17]杨庭树.心血管内科诊疗常规[M].北京:中国医药科技出版社,2012.

[18]刘文虎,张东亮.使用肾内科查房医嘱手册[M].北京:北京大学医学生版社,2012.

[19]何权瀛.呼吸内科诊疗常规[M].北京:中国医药科技出版社,2012.

[20]沈迎,吴宗贵,沈卫峰.冠状动脉侧支循环研究进展[J].国际心血管病杂志,2013
　　(05):265－268.

[21]李德天.泌尿系统与疾病[M].上海:上海科学技术出版社,2008.

[22]邝卫红.肝胆疾病[M].北京:中国医药科技出版社,2013.

[23]施卉,任成山.急性肺损伤/急性呼吸窘迫综合征基础及临床研究进展[J].中华肺部
　　疾病杂志(电子版),2013(04):350－355.

[24]胡红,刘又宁.糖皮质激素在呼吸疾病治疗中的应用[J].中国实用内科杂志,2013
　　(10):764－767.